住院医师

规范化培训结业临床实践能力考核规程

李韶莹　主编

清华大学出版社
北　京

内容简介

《住院医师规范化培训结业临床实践能力考核规程》是一部面向培训基地师生的实操指南。规程以国家最新标准为依据，细化六大核心能力指标、分层递进考核节点及评价流程；考核试卷精选内、外、妇、儿等学科临床实践过程中遇到的各种实际病例，涵盖临床思维、技能操作、医学人文三大模块。每套题均含考站设计、评分细则，精析真题考点；可直接用于日常测评与年度结业考核，也可供参加规范化培训的住院医师备战结业考试，帮助考生高效顺利通关。

图书在版编目（CIP）数据

住院医师规范化培训结业临床实践能力考核规程 / 李韶莹主编. -- 北京 : 清华大学出版社, 2025. 7.
ISBN 978-7-302-69860-9

Ⅰ. R192.3

中国国家版本馆CIP数据核字第2025GQ4020号

责任编辑：肖　军
封面设计：钟　达
责任校对：李建庄
责任印制：宋　林

出版发行：清华大学出版社
网　址：https://www.tup.com.cn, https://www.wqxuetang.com
地　址：北京清华大学学研大厦 A 座　**邮　编：**100084
社 总 机：010-83470000　**邮　购：**010-62786544
投稿与读者服务：010-62776969, c-service@tup.tsinghua.edu.cn
质量反馈：010-62772015, zhiliang@tup.tsinghua.edu.cn
印 装 者：三河市龙大印装有限公司
经　销：全国新华书店
开　本：185mm×260mm　**印　张：**39.5　**字　数：**999 千字
版　次：2025 年 8 月第 1 版　**印　次：**2025 年 8 月第 1 次印刷
定　价：298.00 元

产品编号：111661-01

编写委员会

主　编　李韶莹

副主编　宁丽晖　李兆婷　吴志芳

赵星涛　贾易周

编　委（按笔划顺序排列）

王茜茹　王晓红　宁丽晖

李兆婷　李韶莹　吴志芳

贺业新　张国勇　张瑞林

赵星涛　郝雪玮　贾易周

前　言

住院医师规范化培训是深化毕业后医学教育改革的重大举措，是医学生成长为合格临床医师的必经之路。2013年底，国家卫生和计划生育委员会（简称卫计委）等7部门联合印发《关于建立住院医师规范化培训制度的指导意见》（国卫科教发〔2013〕56号），标志着住院医师规范化培训（以下简称住培）作为国家制度正式全面启动。2014年8月，卫计委印发《住院医师规范化培训基地认定标准（试行）》和《住院医师规范化培训内容与标准（试行）》（简称两个标准），为培训基地建设和培训工作树立了“建设与质量标尺”，在推进住培制度建设中起到了至关重要的作用。随着住培制度建设的深入推进，特别是《国务院办公厅关于深化医教协同进一步推进医学教育改革与发展的意见》（国办发〔2017〕63号）和《国务院办公厅关于加快医学教育创新发展的指导意见》（国办发〔2020〕34号）对完善住培制度、提高人才培养质量提出了新的更高要求；同时，由于疾病谱的变化、医学新技术的普及与应用，2022年中国医师协会对两个标准进行了修订。

为提高住院医师的临床实践能力，通过同质化的标准考核住院医师的岗位胜任力，及通过更接近临床的考核方式考验住院医师的临床思维能力，在山西省卫生健康委员会、山西省住院医师（助理全科医生）规范化培训管理中心、山西省各住培基地的努力下，编者总结近年来全省结业实践能力考核的实际情况，撰写本规程。由于编者水平有限，难免出现错漏之处，敬请谅解。

李韶莹

目　录

总　　则

为规范住院医师规范化培训结业临床实践能力考核，使考核更接近临床，更能对住院医师的六大岗位胜任力进行综合评估，从而逐步实现住院医师规范化培训结业考核的同质化，特制订本规程。

一、使用范围

本标准适用于山西省住院医师规范化培训结业临床实践能力考核，包括住培34个专业，分别为内科、外科及外科各专业方向、妇产科、儿科、儿外科、急诊科、神经内科、骨科、皮肤科、眼科、耳鼻咽喉科、精神科、康复医学科、麻醉科、放射科、超声医学科、医学检验科、核医学科、放射肿瘤科、临床病理科、口腔科、全科、重症医学科。

二、制订依据

依据《住院医师规范化培训内容与标准（2022版）》《住院医师规范化培训结业临床实践能力考核指导标准》等要求，结合山西省住院医师规范化培训的实际情况制订本规程。

三、考核对象

1. 在各培训基地全部过程考核中认定为合格，经培训基地审核、山西省住培管理中心复审合格的当年度结业的住院医师培训学员（以下简称住院医师）。

2. 已纳入山西省住院医师规范化培训，完成相应培训且过程考核合格，经培训基地审核、山西省住培管理中心复审合格的当年度毕业的专业硕士研究生。

3. 符合国家培训时间、补考时间、补考次数等有关规定，已完成培训的延期或补考学员。

以上三类人员需在当年度4月底前，取得国家执业医师资格证书，且培训时间计算至当年12月31日完成36个月住院医师规范化培训（符合减免培训时间规定的可按照减免时间顺减）；专业硕士并轨研究生须完成33个月培训。

四、考核内容

根据国家《住院医师规范化培训内容与标准（2022版）》的要求，重点考核住院医师对多发病、常见病的独立诊治能力。临床实践能力考核内容包括：接诊患者、辅助检查结果判读、医疗文书书写、临床思维、基本技能操作、医患沟通等。

五、考核基地

全省组织考核基地的申报、遴选、认证工作，现有考核基地7个（表0-1）。

表 0-1　山西省住院医师规范化培训结业实践考核基地

考核基地	基地所在地市	认证年份
山西医科大学第一医院	太原市	2017年
山西医科大学第二医院	太原市	2018年
山西省人民医院	太原市	2018年
太原市中心医院	太原市	2019年
山西省汾阳医院	汾阳市	2019年
临汾市人民医院	临汾市	2019年
运城市中心医院	运城市	2019年

六、考核形式及考站设置

住院医师规范化培训结业临床实践能力考核采取客观结构化临床考核（OSCE）的方式进行，采用在标准化患者（SP）、真实患者或医学模拟人实际操作。根据专业不同设置不同考站，包含接诊患者、辅助检查结果判读、医疗文书书写、临床思维、基本技能操作、医患沟通等内容。山西省住院医师规范化培训临床实践能力结业考核项目如表 0-2 所示。

表 0-2　山西省住院医师规范化培训临床实践能力结业考核项目

考站名称	考核内容	考核形式	每站考官人数	涉及专业
辅助检查结果判读	X线、CT、MRI、超声、心电图及其他实验室检查	人机对话		神经内科、检验医学科、皮肤科、康复医学科、骨科、眼科、耳鼻咽喉科、临床病理科、重症医学科
接诊患者	病史采集	SP/真实患者	2	内科、皮肤科、神经内科、康复医学科、眼科、耳鼻咽喉科、核医学科、放射肿瘤科、儿科、儿外科、急诊科、外科及外科各专业方向、口腔各专业、妇产科、全科、精神科、重症医学科
	体格检查	SP/真实患者		
	病例分析	面试		
文书书写/放射诊断报告书写	首程/大病历/SOAP病历/检验报告/放射诊断报告书写	笔答	2	神经内科、全科、康复医学科、眼科、口腔科、皮肤科、核医学科、儿科、儿外科、精神科、放射科、口腔各专业
临床思维/病例分析	根据题干回答问题	分步递呈面试	2	内科、皮肤科、神经内科、眼科、耳鼻咽喉科、医学检验科、核医学科、超声医学科、儿科、儿外科、急诊科、外科及外科各专业方向、放射科、放射肿瘤科、妇产科、精神科、麻醉科、重症医学科、康复医学科
技能操作	根据题干完成操作	模型/SP	2	内科、皮肤科、神经内科、康复医学科、眼科、耳鼻咽喉科、临床病理科、医学检验科、核医学科、超声医学科、放射肿瘤科、儿科、儿外科、急诊科、外科及外科专业各方向、放射科、口腔各专业、妇产科、精神科、麻醉科、全科、重症医学科
医患沟通	根据题干与SP沟通	SP/考官	2	内科、神经内科、医学检验科、超声医学科、儿外科、儿科、急诊科、外科及外科专业各方向、放射科、口腔各专业、妇产科、精神科、麻醉科、全科

七、考核工作流程

（一）第一阶段：制订考核方案

1. 参加人员：考核基地领导组、专家组、考务组。

2. 工作流程

（1）确定基地考核实施组织管理负责人名单、管理人员体系。

（2）根据考核人数、考核专业确定考核时间，制订考核方案、考核场地设施设置（含安保设施）、考官培训方案及培训细则、考务实施细则、应急预案等。

（3）做好经费预算，上报领导组审核。

（4）考核方案领导组审核，相关资料报送至省住培管理中心。

（二）第二阶段：考核筹备工作

1. 参加人员：考核基地领导组、专家组、考务组。

2. 工作流程

（1）安排各场所设置，配备相关物资及人员。

（2）联系制作各场所标识、考试路线图等。

（3）调试OSCE考站软件及视频监控录制设备，做好备份。

（4）组织各类工作人员考前培训（导引员、工作人员、SP）。

（5）联系相关部门提供餐饮、停车等配套服务。

（6）试卷存放于保密室，严格管理。

（7）考务组协同专家组，根据各专业临床实践能力考核内容及要求布置考场，调试各种模拟设备。

（8）收集考官、考务等人员账号信息，统计核对，确保信息无误。

（9）领导组检查筹备情况，组织完善考核安排。

（三）第三阶段：正式考核

1. 参加人员：考核基地领导组、专家组、考务组。

2. 工作流程及各类人员职责

（1）考务组：①负责考生候考区的管理；②考官签到、发放工作服、安排考场；③导引员引导各考生准时进入考场；④考点工作人员负责考站物品准备，协助考官及考生工作；⑤信息管理人员负责全程视频录像，并及时导出视频，妥善保存；⑥后勤保障人员负责联系餐饮、住宿、停车等事项；⑦记分员负责及时、准确录入成绩；⑧纪检人员全程巡查，保证考试的公平公正。

（2）专家组：①关注整个考场情况，保证考试的公平公正性；②对考核成绩不合格者，专业负责人及考官复核视频，核验考核成绩。

（3）领导组：巡视考场情况，对突发事件及时采取应对措施。

（四）第四阶段：总结上报阶段

1. 参加人员：考核基地领导组、专家组、考务组。

2. 工作流程

（1）考务组负责统计并核对临床实践能力考核成绩。

（2）由专家组与联系人核分并汇总成绩；领导组审核无误后，由联系人将相关考核资料报送山西省住培管理中心。

（3）由考务组设置问卷，对所有参加考核的考官、考生进行调查。

（4）根据预算计算实际发生费用，及时准确支出各项费用。

（5）总结本次考核存在的问题，汇报给领导组，进一步改进考核流程。

八、考官培训方案

（一）考官培训时间

各专业考核前半小时进行。

（二）培训方式

由主考官进行现场讲解沟通。

（三）培训内容

1. 各级考官职责

（1）主考官职责：全面负责本考站的考试工作，严格按照规定的时间和程序进行，协调考试中出现的问题；负责指导其他考官，保证考试公正、公平。在每个场次结束后，组织相关考官共同对成绩不合格考生考试现场通过视频回放核验考核情况。

（2）考官职责：严谨、公平、公正地评价考生的考核情况；每场次结束后，负责清点评分标准，交接给考务人员；与主考官共同对成绩不合格考生考试现场通过视频回放核验考核情况。

2. 考官应遵守的考场规则

（1）考官应按照规定时间、规定路线到达考点，接卷后不得离开存放试卷的地点，核对卷袋上的科目、检查卷袋的密封封条是否完整，如有问题，立即向考点负责人报告。

（2）掌握各考站考核的内容、流程、评分要求及标准。考官应根据试题内容、评分标准判分。原则上不得随意增减和更改考核内容、评分标准。如对试题内容、评分标准有异议，可向主考官提出，由主考官统一回答和解决。

（3）考官应根据规定计算考生的最终得分，不得随意更改考生的得分；评分全部采用扣分制，并当场统计总分；评分标准须用黑色或蓝黑色水（钢）笔填写，评分修改处需要更正签名。

（4）考核执行考官、考生“双盲”原则，考核过程中，考官不能询问考生单位、导师或带教老师姓名等，考生不能向考官透露自己的姓名、培训基地。

（5）在考场内，考官不得对试题内容、题意作任何解释和提示。如考生提出试卷有问题，可及时报告主考官，由主考官统一回答。

（6）考官要严格执行考场纪录，如发现考生有违反《考场规则》的举动或作弊行为，应立即制止，并将作弊考生领至主考官处。由主考官指定工作人员处理。

（7）考官要贯彻爱护考生和人文关爱的理念。使用文明用语，避免过度紧张的考试气氛。若有考生突发急病，应及时上报考点专业负责人，请医务人员诊断、治疗。对不能坚持考试者，应予说明并准予停考。

（8）考核结束后，考官应清点试卷、评分标准，检查无误并签名后，交送考场工作人员。考卷不得带出考场（包括考官和考生的草稿纸），一旦发现试卷、评分标准丢失，应立即报告考点专业负责人，迅速追查。

（9）考官不得以任何理由、任何形式向住院医师规范化培训考核工作人员以外的单位和个人泄露考核分数或结果。

（10）考官每场次开考前要上缴手机，开考后要遵守考场纪律，在场内不准吸烟、不得阅读书报和谈笑，不准抄题、做题，不得将试题带出考场，更不得以任何形式营私舞弊。对于不履行考官职责，违反考官要求的人员，将由主考官上报省卫健委。

（11）考核结束，由主考官组织考试总结会，考官对结业技能考核工作提出批评和建议。

3. 专业相关问题介绍

（1）对相关专业结业实践技能考核指导标准进行解读。

（2）本专业的考核流程介绍：站点设置、考生换站顺序。

（3）统一评分标准，保障考核的公平、公正。

九、考核考务实施方案

（一）考务工作人员类型

1. 主要负责人。

2. 考务人员包括导引员、记分员、考站工作人员以及候考区、检录区、考官组工作人员。

3. 标准化患者（Standardized Patients，以下简称SP）。

4. 纪检人员。

（二）考务实施细则

1. 考试前期

（1）命题、审题及试题管理：①按山西省住培管理中心要求，组织各专业基地按照要求完成命题工作，相关人员签署保密协议；②命题结束，由培训基地住培管理部门审核、整理、汇总，并装档密封后上报省住培管理中心；③由省住培管理中心选派专家完成审题工作；④考核基地从住培管理中心领取试卷后，妥善存放于保密室；⑤所有工作人员签署保密责任书，防止试题泄露。

（2）考试时间、场地安排：①总负责人与各专业基地协商，确定考核时间、考站安排、考官人数、SP人数、工作人员人数；②将考核安排、实施方案及相关文件上报省住培办审核；③设置考场及辅助区域的布局，根据最终确定的考核方案布置考场，实施考核。

（3）联系各类人员：①联系考官：根据专业考核需求，依据省里发回的考官名单，及时通知考官报到时间、地点；②联系SP：确定SP需要人数，通知SP到场时间，组织SP培训；③联系工作人员：确定工作人员，安排工作岗位，组织培训。

（4）考场布置：①外围布置：检录区、候考区、考官报到及培训室；②考场内准备：根据不同专业设站要求，布置考场，全程录像。

（5）安保措施：①学员、考官保存物品、手机；②所有工作人员均签署保密协议书；③试卷保存：保密室保存试卷，专人负责，24小时监控。

（6）后勤保障：考官住宿酒店、餐饮、标识制作等。

2. 考试当日

（1）考生方面：由检录区工作人员负责考生签到（收手机、存包）、抽签→候考区工作人员管理候考考生→导引员引导考生进入考站，按顺利换站，考核结束后出站。

（2）考官方面：由工作人员负责考官签到、抽签→发放白衣→收手机→由主考官进行考官培训→引导考官进入考场。

（3）考点：由考点工作人员负责学员和考官在考场内的配合工作，包括整理考场用物，考场内需要协调的事情由专业基地负责人及考场总负责人沟通解决。

3．考试后期

（1）成绩汇总，审核。

（2）试卷整理，考官、考生签到表及其他考务资料留存保密室。

（3）成绩汇总表加盖医院公章，与巡考专家巡视表等交至省住培办。

（4）核算各基地交付的考核费，发放考务费用。

（5）对考核工作进行总结。

十、突发事件应急预案

（一）总则

1．为保障考试工作顺利进行，及时预防和有效处理考试过程中的突发事件，结合本考区的实际情况，特制订本预案。

2．本预案的制订原则。发现问题，即时上报；统一指挥，系统联动；分级责任，属地管理；快速反应，有效控制；重在预防，依法处置。

3．本预案适用于因自然因素或人为因素引起的试题泄密、贩卖试题或蓄意破坏考试秩序、影响考试公平，破坏正常考试秩序、社会稳定等事故、事件和灾害。

（二）组织指挥体系及职责

1．设立考试突发事件应急领导小组。

2．突发事件应急领导小组的分工

组　长：亲临现场，听取汇报，作出指示。

副组长：协助主要领导提出建议、决策。

组　员：协助做好事件上报、情况通报和事件处理工作。根据领导指示，做好上传下达及有关协调工作。参与重大事件的调查研究和处理工作，争取相关部门的协助配合。

主要职责：启动本预案，第一时间上报事件情况，包括：事件原因、事件性质、波及范围、目前的基本处理措施、对事件等级的初步判断；落实应急领导小组进行工作部署；做好善后处理工作，办公室设在科教处规培办，负责汇集并报告各方面情况，提出处理意见，并根据省级考试管理机构指示部署协调各有关部门开展工作。

（三）预警和预防机制

1．考试安全事件应急工作要完善安全规章制度、网络责任制度，坚持早发现、早报告、早处置的方针。要及时发现和掌握本考点存在的“苗头性”问题，如有重要情况须采取有效措施进行处置并及时上报。

2．考试安全事件信息要按照分级负责，逐级上报的要求报送。对考点的安全事件信息要及时向应急办公室报送。同时，要迅速启动相应预案，先行到达考点开展应急工作，防止事态进一步扩大。

3．考试安全事件应急工作接警处警中心设在保卫科。保卫科对考点考试安全事件统一接警。

4. 如发生自然灾害等不可预见重大突发事件以及暴发传染病疫情等事件时，应急领导小组根据实际情况汇报省级考试机构，由省级考试机构统一决定处理方案。

（1）在考试过程中发生自然灾害，考点应妥善疏散、安置考生，配合地方政府帮助考生解决食、宿、交通问题，将自然灾害的损失降到最低。

（2）在考试过程中暴发传染病，考点应配合地方政府和卫生防疫部门的工作，进行考点隔离、人员隔离或者采取地方政府和卫生防疫部门要求的其他措施，防止疫情扩散。

5. 由于自然灾害，交通事故或故障、考试组织和管理以及其他原因，导致考生无法按时到达考点，不能正常进行考试时，应急领导小组应根据不同情况决定：考试正常进行，未能正常考试的考生参加下次考试。

6. 发生考前试题试卷泄密事件时，应立即采取措施，保护现场，接受调查处理，同时向省级考试机构报告，并协助调查。

（四）应急响应

1. 一旦发现考试安全事件征兆或发生考试安全事件时，知情人要立即向应急办公室报告有关情况。

2. 各级各类考试安全事件接到信息后，要立即报送应急办。应急办在迅速查明情况后，提出建议意见报告应急领导小组。应急领导小组召集紧急会议研究决定启动应急预案。应急领导小组组员要赶赴现场，成立现场指挥部，指挥、协调应急行动。

3. 应急预案启动后，事态仍继续扩大，难以控制时，请求上级主管部门启动重大考试安全事件应急预案。

（五）后期处置

1. 一旦发生考试试题泄密，应急预案工作组将及时启用备用试题，防止与泄密有关的信息散布，尽可能地将波及范围和损失控制在最小范围内，确保考试的顺利进行。

2. 考点坚持开展“诚信考试”教育，提高考生的公平竞争意识。

3. 在开展重大考试安全事件应急工作的同时，由应急领导小组决定依法组成事故调查组，根据有关法律法规进行事件调查，写出书面报告，提出对有关责任人的处理意见，按程序报批处理。制订明确的奖惩制度，对突发事件接警处警、信息报送、应急决策、应急指挥和应急响应等各个环节上，对有关人员的立功和过失行为分别给予奖惩。

（六）保障措施

1. 通信与信息保障。应急领导小组有关人员要建立备份和紧急保障措施，确保通信顺畅，考点要根据实际情况建立突发事件信息报告员制度，收集突发事件信息并即时上报，收集和上报各类突发事件。

2. 治安保障。重大考试安全事件发生后，公安机关应迅速加强对重点场所、重点人群的保护，严厉打击各种破坏活动，做好调查取证工作。

（李韶莹）

第一章　内　　科

为规范山西省住院医师规范化培训结业临床实践能力考核，提高结业临床实践能力考核的质量，考核住院医师岗位胜任力，逐步实现住院医师规范化培训结业考核的同质化，特制订本规程。

一、使用范围

适用于山西省住院医师规范化培训结业临床实践能力考核-内科专业。

二、制订依据

依据国家《住院医师规范化培训内容与标准（2022版）》《住院医师规范化培训结业临床实践能力考核标准方案（2022版）（内科）》，结合山西省住院医师规范化培训的实际情况，制订本规范。

三、考核对象

符合考核条件，参加住院医师规范化培训（内科）专业结业临床实践能力考核的住院医师

四、考核内容

包括接诊患者、临床思维、临床技能操作、人文沟通相关内容。

五、考核重点

根据国家《住院医师规范化培训内容与标准（2022版）》-内科培训细则的要求，重点考核住院医师对内科多发病、常见病的独立诊治能力。

六、考核形式及考站设置

住院医师规范化培训结业临床实践能力考核采取客观结构化临床考核（OSCE）的方式，采用在标准化患者、医学模拟人上实际操作。共设置接诊患者、临床思维1、临床思维2、临床操作、交流沟通五站。

第一考站：接诊患者

考核内容：内科患者接诊，包括病史采集＋重点查体＋初步诊断。

考核方式：面试＋SP，需要对标准化患者（Standardized Patients，以下简称SP）进行病史采集、重点查体，并基于此站问诊内容及提供的部分查体内容给出初步诊断及鉴别诊断。

考核考题：内科常见疾病及重点疾病。

考核时间：14＋1分钟。

分值占比：100分，占比20%。

第二考站：临床思维1

考核内容：内科临床思维，此站备考2份病例（为消化内科、呼吸内科、心内科的病例）

考核方式：面试，采用分步递呈的方式进行考核。考生进入考场后首先阅读题干上的简要病例，根据所给病例，向考官询问补充病史、体检和辅助检查结果相关信息，考官根据考生询问的具体问题，给出补充内容。之后考生按照试题的具体要求依次汇报病例特点、诊断和诊断依据、鉴别诊断、诊疗计划等内容（上述内容可因试题不同而异）。

考核时间：14＋1分钟。

分值占比：100分，占比20%。

第三考站：临床思维2

考核内容：此站备考2份病例（为血液科、肾内科、内分泌科、风湿免疫科、感染疾病科的病例）。

考核方式：面试，采用分步递呈的方式，考生进入考场后首先阅读题干上的简要病例，根据所给病例，向考官询问补充病史、体检和辅助检查结果相关信息，考官根据考生询问的具体问题，给出补充内容。之后考生按照试题的具体要求依次汇报病例特点、诊断和诊断依据、鉴别诊断、诊疗计划等内容（上述内容可因试题不同而异）。

考核时间：14＋1分钟。

分值占比：100分，占比20%。

第四考站：临床操作

考核内容：内科基本技能操作（主要包括胸腔穿刺、腹腔穿刺、腰椎穿刺、骨髓穿刺、留置胃管、穿脱隔离衣、关节腔穿刺、心包穿刺、导尿术、心肺复苏、除颤、气管插管、心电图操作、吸痰等内科常见操作）。

考核方式：利用模型进行模拟技能操作，操作过程中，边操作边表述过程，并回答相关问题。

考核时间：14＋1分钟。

分值占比：100分，占比20%。

第五考站：交流沟通

考核内容：告知坏消息、知情同意、健康咨询等。

考核方式：面试＋SP

考核时间：14＋1分钟。

分值占比：100分，占比20%。

七、成绩评定

1. 每站得分为该站的成绩（满分100分）×0.20，总分为5站得分之和。

2. 总分达70分为合格。

八、具体实施

1．采用统一考题、统一考核形式与标准进行集中考核，以保证考核的公平性和同质性。考核基地同一批次、同一时段使用同一考题。各站试题数量根据考试批次安排设定，每半天至少一套试题，各批次之间不得重复，并准备至少1套备用题。

2．每个考站配两名考官，两名考官来自不同培训基地，两名考官独立评分。

3．各类型人员考前培训

（1）考官培训内容包括《住院医师规范化培训结业临床实践能力考核标准方案（2022版）（内科）》、考官制度、执考要求、评分要求、评分标准等；考前培训应按分配的考核任务进行分组培训，由考核专业负责人及指定的考站组长负责召集该站考官进行培训，培训重点是评分细则的一致性，具体包括熟悉考核病例（或主题）的内容；对照评分细则进行一致性评分练习与讨论。

（2）考生培训内容包括考场设置、考试流程、每站考核注意事项等。

（3）考务人员培训内容包括考场设置、人员分工、不同岗位考务人员工作流程及注意事项等。

（4）SP培训包括案例培训、标准化回答、特殊体征培训等。

九、考站设置建议（表1-1）

表1-1　内科考站设置方案

组别	序号	换站顺序				
		第一站接诊患者 15分钟	第二站临床思维1 15分钟	第三站临床思维2 15分钟	第四站临床操作 15分钟	第五站交流沟通 15分钟
第一组	01	第一站→第二站→第三站→第四站→第五站				
	02	第二站→第三站→第四站→第五站→第一站				
	03	第三站→第四站→第五站→第一站→第二站				
	04	第四站→第五站→第一站→第二站→第三站				
	05	第五站→第一站→第二站→第三站→第四站				

说明：依据参考人数分组进行考核，五站同时进行考试（同时设置多组），每站14分钟，换站1分钟，每组完成考核需75分钟

十、模拟试题

模拟试题（第一套）

第一部分：接诊患者（时间14＋1分钟，分值100分）

一、考生题干

杨×，男，58岁，农民，反复胸骨后不适10余天。

1．请考生阅读该病例摘要，对该患者进行询问并补充相应的病史、重点查体。

2．根据你采集的病史及查体情况，提出初步诊断及3个鉴别诊断。

二、考官参考资料

杨×，男，58岁，农民，反复胸骨后不适10余天。

现病史：患者于10余天前出现反复胸骨后不适，发作与活动或情绪变化无关，向颈部及咽喉部放射，不伴心悸、气短，不伴反酸、烧心等不适，上午多发，与活动无明显关系，每次持续时间1～3分钟，每天发作1～3次，于昨日就诊于当地医院，化验血常规、凝血功能、肌钙蛋白、BNP未见明显异常，未发作时心电图提示：窦性心动过缓，下壁、侧壁T波异常，疑诊“冠心病”，给予口服阿司匹林和阿托伐他汀，但患者没有服用。为行进一步诊治，以“胸骨后不适待查？不稳定型心绞痛？”经门诊入住我科。患者自发病以来，精神、食欲、睡眠一般，大小便未见明显异常，体重无变化。

既往史：否认高血压病史，否认糖尿病病史，否认肾脏病史，无脑血管意外疾病史。否认手术史，否认外伤史，否认输血史，否认肝炎史，否认结核病史，无传染病病史，预防接种史不详，否认食物过敏史，无药物过敏史。

个人史：生于山西省××市×县，居住于现住址，否认近期外出旅居史，否认疫区久居史，否认有害物接触史，否认放射性物质接触史，吸烟30年余，20支/日，戒烟10余天，偶有饮酒，否认冶游史。

婚育史：25岁结婚，生育2女，配偶及子女身体健康。

家族史：父亲曾患有脑梗死，恢复良好，母亲身体健康。1兄2弟3姐体健，没有与患者类似疾病，无家族遗传倾向的疾病，家族否认肝炎、结核等传染性疾病。

三、考官评分标准（表1-2）

表1-2 接诊患者评分标准

问诊内容评分项目（打钩）	是/否	问诊内容评分项目（打钩）	是/否
1. 自我介绍、询问一般情况		11. 有无心慌、气短	
2. 胸痛发作的诱因		12. 有无恶心、呕吐	
3. 胸痛的部位、放射痛		13. 有无反酸、烧心	
4. 胸痛的性质、程度		14. 对患者是否给予安慰	
5. 胸痛的持续时间		15. 胸痛的诊治过程	
6. 胸痛的加重因素		16. 近期精神和睡眠状况	
7. 确认胸痛的缓解方式（药物）		17. 近期食欲、大小便及体重情况	
8. 胸痛的发作频率、规律		18. 吸烟、饮酒史	
9. 胸痛与体位、活动量的关系		19. 其他病史	
10. 胸痛与情绪的关系		20. 家族史	
以上每项2分			

问诊综合表现		标准分	得分
收集病史技巧	1. 组织安排合理，能按顺序询问	2	
	2. 询问目的明确，重点突出，使患者对问题十分清楚	2	
	3. 澄清技巧，进行小结	2	
交流技巧	4. 充分回应患者提问并提供一定信息	2	
	5. 语言通俗易懂，没有使用医学用语	2	

续表

问诊内容评分项目（打钩）	是/否	问诊内容评分项目（打钩）	是/否
交流技巧	6．正确使用肢体语言，促进交流	2	
	7．不打断患者，适当使用停顿技巧	2	
医患关系	8．衣着整洁	2	
	9．尊重患者，态度和蔼可亲	2	
	10．关心、同情患者，使患者感到舒适	2	

重点查体项目（打钩）	是/否	重点查体项目（打钩）	是/否
1．生命体征：体温、脉搏、呼吸、血压		6．心脏视诊	
2．口唇、口腔、咽部、扁桃体		7．心脏触诊	
3．颈部淋巴结		8．心脏叩诊	
4．颈静脉、甲状腺		9．心脏听诊	
5．肺部听诊		10．腹部触诊、下肢水肿	
以上每项2分			

体检综合表现评分项目		标准分	得分
系统规范	1．查体系统、有序	2	
重点查体	2．围绕病史选择查体，突出重点，有针对性	2	
查体技巧	3．手法规范，检查熟练	2	
	4．节奏适度，与患者有交流	2	
	5．注意患者反应	2	

诊断与鉴别诊断	分值	得分
主要诊断：急性冠脉综合征（3分）、不稳定型心绞痛（4分）	7	
鉴别诊断：急性心肌梗死、反流性食管炎、肋间神经痛、肺血栓栓塞症、主动脉夹层（每个1分，答出3项即可）	3	

第二部分：临床思维1-1（二选一，时间14＋1分钟，分值100分）

一、考生题干

患者，男，72岁，主因“慢性咳嗽、咳痰20余年，气短10年，加重4天”入院。患者20余年来慢性咳嗽、咳痰，冬春季节加重，痰多呈白色泡沫状，易咳出。10余年来逐渐出现气短，活动后明显，未规范诊治。4天前上呼吸道感染后上述症状明显加重，日常活动即感气短明显，夜间不能平卧，咳黄痰，气短加重，伴双下肢水肿、腹胀、少尿，无发热、咯血、晕厥，就诊于我院急诊。既往无高血压、糖尿病、冠心病病史。工人，已退休。吸烟50年，每日30支。

请考生接诊SP，通过考官呈递信息完成以下问题：

考生版1/5

1．请说出该患者此次气短急性加重、下肢水肿的可能原因（至少3种）。

2．其中最可能的原因是什么？

考生版2/5

3．该患者慢性肺源性心脏病的病因是什么？

4．该患者发生心功能不全的诱因是什么？

5．对该患者进行体格检查时，你需要特别关注的情况有哪些？

考生版3/5

查体：体温（T）36.4℃，呼吸（R）30次/分，脉搏（P）112次/分，血压（BP）140/80mmHg。神志清楚，呼吸急促，高枕卧位，球结膜轻度充血水肿，口唇发绀，气管居中，无三凹征。浅表淋巴结未触及，颈静脉怒张。胸廓对称，桶状胸，双侧呼吸运动减弱，语颤减弱，双肺叩诊过清音，肺下界位于腋中线第9肋间，双肺听诊呼吸音弱，可闻及散在湿啰音及干鸣音，心率112次/分，律齐，剑突下心脏搏动明显增强，$P_2>A_2$，肺肝界下移，肝大、肋下3cm，无触痛，双下肢水肿，未见杵状指，四肢末梢发绀。

6．为明确诊断并评估病情，你计划安排的辅助检查有哪些？

考生版4/5

患者检查结果回报：

（1）血常规：WBC 13.2×10^9/L，N 88%，Hb（血红蛋白）150g/L，PLT（血小板计数）133×10^9/L。

（2）C反应蛋白（CRP）：126mg/L。

（3）肝功能正常，血清浓度：K^+3.3mmol/L，Na^+130mmol/L，Cl^-80mmol/L，Cr 96μmol/L，BUN（血尿素氮）6.5mmol/L。

（4）脑钠肽（BNP）：800pg/ml

（5）动脉血气分析（未吸氧）：pH 7.42，$PaCO_2$ 62mmHg，PaO_2 42mmHg，HCO_3^- 35mmol/L。

（6）心电图：窦性心动过速，肺型P波，右束支传导阻滞，电轴右偏，顺钟向转位。

（7）痰涂片：革兰氏阳性球菌、革兰氏阴性杆菌；痰抗酸染色阴性；痰培养待结果回报。

（8）肺功能：FEV_1占预计值30%，吸入支气管舒张药物（沙丁胺醇）后FEV_1/FVC占预计值46%，改善率7%，RV升高，阻塞性通气功能障碍。

（9）心脏彩超：右心房内径48mm×35mm，右心室内径23mm，左心室内径45mm，三尖瓣轻度反流，肺动脉压力60mmHg，EF 56%。

（10）胸片：肺动脉段突出，双侧肺门影增大，右下肺动脉干增粗。

7．作为接诊医师，需要进行的治疗？

考生版5/5

入院后第2天，患者出现嗜睡，血压120/60mmHg，呼吸20次/分，体温36℃，口唇发绀，球结膜水肿，面色潮红，多汗，双肺闻及干鸣音，律齐，下肢略肿。仔细检查发现家属自行将氧流量调至5L/min约1小时。急查血气提示：pH 7.26，$PaCO_2$ 80mmHg，PaO_2 60mmHg，SaO_2 88%。

8．需立即进行哪些处置？

二、考官参考答案

1．请说出该患者此次气短急性加重、下肢水肿的可能原因（总8分，答出1项3分，2项6分，3项8分）。

（1）慢性肺源性心脏病。（2）肺血栓栓塞症。（3）左心衰竭/心力衰竭。

（4）支气管扩张症。（5）慢性阻塞性肺疾病急性加重。

2. 其中最可能的原因是什么（3分）？慢性肺源性心脏病（答右心衰竭得2分）。

3. 该患者慢性肺源性心脏病的病因是什么（3分）？慢性阻塞性肺疾病。

4. 该患者发生心功能不全的诱因是什么（3分）？呼吸道感染。

5. 对该患者进行体格检查时，你需要特别关注的情况有哪些（24分）？

（1）生命体征：T 36.4℃（1分），R 30次/分（1分），P 112次/分（1分），BP 140/80mmHg（1分）。

（2）体位：高枕卧位（1分）。

（3）神志：清楚（1分）。

（4）皮肤黏膜：发绀（1分）。

（5）颈静脉：无颈静脉怒张（1分）。

（6）肺部查体：外形桶状胸（1分），呼吸运动双侧呼吸运动减弱（1分），语颤减弱（1分），叩诊过清音（1分），肺下界腋中线第9肋间（1分），双肺听诊呼吸音弱（1分），可闻及散在湿啰音及干鸣音（2分）。

（7）心脏查体：心率112次/分，心律齐（1分），剑突下心脏搏动明显增强（1分），$P_2 > A_2$（1分），心脏各瓣膜区未闻及杂音（1分）。

（8）腹部查体：触诊腹平软，肝大、肋下3cm（1分）。

（9）双下肢：轻度可凹性水肿（1分）。

（10）四肢：末端发绀（1分），杵状指（1分）。

6. 为明确诊断并评估病情，你计划安排的辅助检查有哪些（25分）？

血常规、CRP、肝功能、电解质、动脉血气分析、心电图、痰涂片、肺功能、心脏彩超、胸片。

考生回答后给出以下检查结果

（1）血常规：WBC 13.2×10^9/L，N 88%，Hb 150g/L，PLT 133×10^9/L（1分）。

（2）C反应蛋白：126mg/L（1分）。

（3）血生化：ALT 24U/L，AST 30U/L，白蛋白36g/L（1分），K^+ 3.3mmol/L，Na^+ 130mmol/L，Cl^- 80mmol/L（1分），Cr 96μmol/L，BUN 6.5mmol/L（1分）。

（4）超敏肌钙蛋白（cTnI）：0.02ng/dl（1分），BNP 800pg/ml（2分）。

（5）动脉血气分析（未吸氧）：pH 7.42，$PaCO_2$ 62mmHg，PaO_2 42mmHg，HCO_3^- 35mmol/L（3分）。

（6）心电图：窦性心动过速，肺型P波，右束支传导阻滞，电轴右偏，顺钟向转位（3分）。

（7）痰涂片：革兰氏阳性球菌、革兰氏阴性杆菌；痰培养待结果回报（2分）。

（8）肺功能：FEV_1占预计值30%，吸入支气管舒张药物（沙丁胺醇）后FEV_1/FVC占预计值46%，改善率7%，RV升高，阻塞性通气功能障碍（3分）。

（9）心脏彩超：右心房内径48mm×35mm，右心室内径23mm，左心室内径45mm，三尖瓣轻度反流，肺动脉压力60mmHg，EF 56%（3分）。

（10）胸片：肺动脉段突出，双侧肺门影增大，右下肺动脉干增粗（3分）。

7. 作为接诊医师，需要进行哪些治疗（17分）？

（1）低流量吸氧（2分），必要时呼吸机辅助通气（1分）。

（2）心电监测（2分）。

（3）记出入量（1分）。

（4）抗感染治疗：三代头孢或β-内酰胺/β-内酰胺酶抑制剂＋大环内酯类抗生素或喹诺酮类抗生素（2分）。

（5）支气管扩张剂：吸入短效β_2受体激动剂（3分）。

（6）糖皮质激素：雾化吸入布地奈德（2分），全身应用糖皮质激素（2分）。

（7）改善心功能：应用袢利尿剂（1分）。

（8）维持水电解质平衡（1分）。

8．需立即进行哪些处置（7分）？

（1）调低氧流量（2分）。

（2）无创呼吸机辅助通气（2分），必要时气管插管有创通气（2分）。

（3）急查血常规、凝血检查、头颅CT、电解质等除外其他原因引起的嗜睡（1分）。

注：本题满分100分，参考答案标出：90分。

建议其他评分：（1）表达简洁、明了：5分；（2）临床思维清晰：5分。

三、考官评分标准（表1-3）

表1-3 临床思维评分标准

考核内容及标准		标准分	得分
1．气短急性加重、下肢水肿原因（至少3种，1种3分，最多8分） 慢性肺源性心脏病、肺血栓栓塞症、左心衰竭/心力衰竭、支气管扩张症、慢性阻塞性肺疾病急性加重		8	
2．最可能原因：慢性肺源性心脏病（答右心衰竭得2分）		3	
3．肺心病病因是：慢性阻塞性肺疾病		3	
4．右心衰的诱因是：呼吸道感染		3	
5．体格检查重点（共24分）	（1）生命体征：T、P、R、BP（各1分）	4	
	（2）体位：高枕卧位	1	
	（3）神志：清楚	1	
	（4）皮肤黏膜：发绀	1	
	（5）颈静脉：颈静脉怒张	1	
	（6）肺部查体：外形、呼吸运动、语音震颤、叩诊、肺下界、听诊（各1分）、干湿啰音（2分）	8	
	（7）心脏查体：心率心律、剑突下心脏搏动、$P_2>A_2$、瓣膜区杂音（各1分）	4	
	（8）腹部查体：触诊	1	
	（9）四肢：水肿、末端发绀、杵状指（各1分）	3	
6．安排的辅助检查（共25分）	（1）血常规	1	
	（2）CRP	1	
	（3）ECG	3	
	（4）血生化：肝、肾功能，电解质、cTnI（各1分）	4	
	（5）胸片	3	
	（6）心脏彩超	3	

续表

考核内容及标准		标准分	得分
6. 安排的辅助检查（共25分）	（7）BNP	2	
	（8）动脉血气分析	3	
	（9）痰培养＋药敏	2	
	（10）肺功能	3	
7. 需进行哪些治疗（共17分）？	（1）低流量吸氧（2分），必要时呼吸机辅助通气（1分）	3	
	（2）心电监测	2	
	（3）记出入量	1	
	（4）抗感染治疗：三代头孢或β-内酰胺/β-内酰胺酶抑制剂＋大环内酯类或喹诺酮类抗生素	2	
	（5）支气管扩张剂：吸入短效β_2受体激动剂	3	
	（6）糖皮质激素：雾化吸入布地奈德，全身应用糖皮质激素（各2分）	4	
	（7）改善心功能：应用袢利尿剂	1	
	（8）维持水电解质平衡	1	
8. 需立即进行哪些处置（共7分）？	（1）调低氧流量（2分）	2	
	（2）无创呼吸机辅助通气，必要时气管插管有创通气（各2分）	4	
	（3）急查血常规、凝血检查、头颅CT、电解质等除外其他原因	1	
表达简单、明了		5	
临床思维清晰		5	
总分		100	

第二部分：临床思维1-2（二选一，时间14＋1分钟，分值100分）

一、考生题干

患者入院前3天因饮酒及进食油腻食物后出现中上腹刀割样疼痛，进行性加重，放射至后背部，伴恶心、呕吐，呕吐物为胃内容物。6小时后出现发热，体温达38.8℃。曾就诊于院外，给予输液治疗（消炎药，具体不详），患者恶心呕吐好转，但中上腹痛持续加重，无排便，体温持续升高。遂就诊于我院急诊。自发病以来，精神食欲差。

既往史：胆囊结石3年。高血脂病史6年，甘油三酯和胆固醇均升高。无特殊药物使用史，无药物过敏史。

请考生接诊SP，通过考官呈递信息完成以下问题：

考生版1/5

1．请说出该患者此次腹痛的可能原因（至少三种）。

2．其中最可能的原因是什么？

考生版2/5

3．该患者急性胰腺炎的原因是什么？

4．该患者促发急性胰腺炎的诱因是什么？

5．对该患者进行体格检查时，你需要特别关注的情况有哪些？

考生版3/5

T 39.4℃，P 108次/分，R 32次/分，BP 110/72mmHg，神志清；精神差，急性病面容，体型肥胖，全身皮肤巩膜无黄染，HR 108次/分，律齐，未及早搏和杂音，呼吸急促，双肺呼吸音清，未及明显干湿啰音。腹部轻微膨隆，肠鸣音1次/分，肝脾肋下未及，未触及异常包块，中上腹和脐周明显压痛，伴肌紧张，墨菲征（＋），麦氏点压痛（－），移动性浊音（－），双下肢无水肿。

6. 为明确诊断并评估病情，你计划安排的辅助检查有哪些？

考生版4/5

患者检查结果回报：

（1）血常规：WBC 13.02×10^9/L，N% 86%，Hb 122/L，PLT 122×10^9/L。

（2）C反应蛋白：125ng/ml。

（3）血生化：ALT 185U/L，AST 192U/L，胆红素正常；血淀粉酶682U/L，血脂肪酶326U/L，尿淀粉酶600U/L；甘油三酯10.9mmol/L，胆固醇7.9mmol/L，K^+4.35mmol/L，Na^+135mmol/L，Ca^{2+}2.35mmol/L。肾功能正常。

（4）腹部超声：胆囊结石，胆囊壁增厚，胆总管增宽，胰腺肿大。

（5）腹部CT或者磁共振胰胆管成像：胆囊结石，胆囊壁增厚，胆总管结石，胰腺肿大，周围可见渗出液。

（6）腹部平片：肠胀气。

7. 作为接诊医生需进行的主要处置是什么？

考生版5/5

经过2天治疗患者腹痛症状改善。于今晨腹痛突然加重，并出现寒战，高热、黄疸。

8. 需立即进行哪些处置？

二、考官参考答案

1. 请说出该患者此次腹痛的可能原因（1项3分，最多8分）（8分）

（1）急性胰腺炎。

（2）肠梗阻。

（3）胆囊结石、胆囊炎、胆总管结石、胆总管炎。

（4）消化性溃疡。

（5）消化道穿孔。

2. 其中最可能的原因是什么？急性胰腺炎（3分）。

3. 该患者急性胰腺炎的原因和诱因是什么？胆囊结石、饮酒及进食油腻食物（3分）。

4. 对该患者进行哪些体格检查时，你需要特别关注的情况有哪些（24分）？

（1）生命体征：T 39.4℃，P 108次/分，R 32次/分，BP 110/72mmHg（4分）。

（2）神志：清楚（2分）。

（3）皮肤黏膜：无黄染（2分）。

（4）心律：HR 108次/分，律齐，未及期前收缩和杂音（2分）。

（5）呼吸：急促，双肺呼吸音清，未及明显干湿啰音（2分）。

（6）腹部查体：腹部平软（2分），剑突下及右上腹压痛伴肌紧张（2分），Murphy征阳性（2分），全腹部无反跳痛（2分），肝脾肋下未触及（2分），肠鸣音减弱（2分）。

5．为明确诊断并评估病情，你计划安排的辅助检查有哪些（25分）？

（1）血常规（3分）。

（2）C反应蛋白（3分）。

（3）血生化：肝功能、肾功能、血脂、血糖、电解质（各1分）、血淀粉酶，血脂肪酶、尿淀粉酶（各2分）。

（4）腹部超声（3分）。

（5）腹部平片（3分）。

（6）腹部CT或者磁共振（2分）。

6．作为接诊医生，需要进行哪些主要处置（16分）？

（1）禁食（3分）。

（2）生命体征监测（3分）。

（3）抑制胰酶分泌生长抑素或奥曲肽（3分）。

（4）抑酸（3分）。

（5）抗感染（2分）。

（6）营养支持治疗（2分）。

经过2天治疗患者腹痛症状改善。于今晨腹痛突然加重，并出现寒战，高热、黄疸。

7．需立即进行哪些处置（8分）？

急诊ERCP取石术（4分），加强抗感染治疗、抽血培养（各2分）。

注：本题满分100分，参考答案标出：90分。

建议其他评分：（1）表达简洁、明了：5分；（2）临床思维清晰：5分。

三、考官评分标准（表1-4）

表1-4　临床思维评分标准

考核内容及标准		标准分	得分
1．腹痛原因（至少3种，1种3分，最多8分）急性胰腺炎、胆囊结石、胆囊炎、胆管结石、胆管炎、肠梗阻、消化性溃疡、消化道穿孔		8	
2．腹痛最可能的原因：急性胰腺炎		3	
3．急性胰腺炎的病因：胆囊结石、饮酒饮酒及进食油腻食物（各1分）		3	
4．急性胰腺炎的诱因 饮酒饮酒及进食油腻食物		3	
5．体格检查重点（共24分）	（1）生命体征：T、P、R、BP（各1分）	4	
	（2）神志：清楚	2	
	（3）皮肤黏膜：无黄染	2	
	（4）心律：108次／分，律齐，未及早搏和杂音	2	
	（5）呼吸急促，双肺呼吸音清，未及明显干湿啰音	2	
	（6）腹部查体：腹部平软（2分），剑突下及右上腹压痛伴肌紧张（2分），Murphy征阳性（2分），全腹部无反跳痛（2分），肝脾肋下未触及（2分），肠鸣音减弱（2分）	12	
6．安排的辅助检查（共25分）	（1）血常规	3	
	（2）CRP	3	
	（3）血生化：肝功能、肾功能、血脂、血糖、电解质（各1分），血淀粉酶、血脂肪酶、尿淀粉酶（各2分）	11	

续表

<table>
<tr><th colspan="2">考核内容及标准</th><th>标准分</th><th>得分</th></tr>
<tr><td rowspan="3">6. 安排的辅助检查（共25分）</td><td>（4）腹部超声</td><td>3</td><td></td></tr>
<tr><td>（5）腹部平片</td><td>3</td><td></td></tr>
<tr><td>（6）腹部CT或者磁共振</td><td>2</td><td></td></tr>
<tr><td rowspan="6">7. 需要进行哪些主要处置（共16分）？</td><td>（1）禁食</td><td>3</td><td></td></tr>
<tr><td>（2）生命体征监测</td><td>3</td><td></td></tr>
<tr><td>（3）抑制胰酶分泌</td><td>3</td><td></td></tr>
<tr><td>（4）抑酸</td><td>3</td><td></td></tr>
<tr><td>（5）抗感染</td><td>2</td><td></td></tr>
<tr><td>（6）营养支持治疗</td><td>2</td><td></td></tr>
<tr><td rowspan="2">8. 需立即进行哪些处置（共8分）？</td><td>（1）急诊ERCP取石术</td><td>4</td><td></td></tr>
<tr><td>（2）抽取血培养、加强抗感染治疗（各2分）</td><td>4</td><td></td></tr>
<tr><td colspan="2">表达简单、明了</td><td>5</td><td></td></tr>
<tr><td colspan="2">临床思维清晰</td><td>5</td><td></td></tr>
<tr><td colspan="2">总分</td><td>100</td><td></td></tr>
</table>

第三部分：临床思维2-1（二选一，时间14+1分钟，分值100分）

一、考生题干

患者，男性，23岁。因“右膝关节肿痛3周”就诊。查体：T 36.7℃，P 76次/分，R 20次/分，BP 110/75mmHg，一般情况可，双眼球结膜充血，心肺腹（－），脊柱生理弯曲存在，枕墙距0，右膝关节肿胀、局部皮温高、压痛（＋）、屈伸受限，余关节（－），双下肢无浮肿。既往体健，1个月前有过尿频、尿急、尿痛。

请考生接诊SP，通过考官呈递信息完成以下问题：

考生版1/5

1. 该患者关节肿痛可能的原因有哪些？

考生版2/5

查体：T 36.7℃，P 76次/分，R 20次/分，BP 110/75mmHg，一般情况可，双眼球结膜充血，心肺腹（－），脊柱生理弯曲存在，枕墙距0，右膝关节肿胀、局部皮温高、压痛（＋）、屈伸受限，余关节（－），双下肢无浮肿。

2. 作为接诊医生，你还需要询问患者哪些情况？

考生版3/5

3. 经询问病史，该患者既往体健，1个月前有过尿频、尿急、尿痛，为明确诊断，你计划安排哪些检查？

考生版4/5

相关检查结果：血常规、肝肾功能、ASO正常范围，尿酸462μmol/L，血沉53mm/h，C反应蛋白36.2mg/dl，抗CCP（－），抗核抗体（－），HLA-B27（＋），尿培养（－），便培养（－），关节腔穿刺液培养（－）。骶髂关节CT：未见异常。

4. 综合分析以上资料，患者最可能的诊断是什么?

考生版5/5

5. 为尽快缓解症状，你会采取什么措施?

二、考官参考答案

1. 该患者关节肿痛可能的原因有哪些（12分）?

（1）反应性关节炎。

（2）脊柱关节炎/强直性脊柱炎。

（3）感染性关节炎。

（4）痛风性关节炎。

（5）银屑病关节炎。

（6）其他。

2. 作为接诊医生，你还需要询问患者哪些情况（24分）?

（1）既往有无类似情况。

（2）有无发热、发病前有无感染史。

（3）腰背痛。

（4）臀区痛。

（5）足跟痛。

（6）虹膜睫状体炎。

（7）银屑病、皮疹。

（8）风湿病家族史。

（9）询问除关节症状之外的其他风湿病症状，如口腔溃疡、口眼干等。

3. 经询问病史，该患者既往体健，1个月前有过尿频、尿急、尿痛，为明确诊断，你计划安排哪些检查（36分）?

（1）骶髂关节CT。

（2）HLA-B27。

（3）血尿酸。

（4）抗CCP（或类风湿抗体）。

（5）抗核抗体（或抗核抗体谱）。

（6）尿培养。

（7）便培养。

（8）ASO。

（9）血沉。

（10）C反应蛋白。

（11）关节腔穿刺液培养。

4. 综合分析以上资料，该患者最可能的诊断是什么（10分）?

反应性关节炎（反应性关节炎得10分，答脊柱关节炎得5分）。

5. 为尽快缓解症状，你会采取什么措施（18分）?

（1）口服非甾体抗炎药：如塞来昔布、依托考昔、布洛芬等。

（2）口服或静脉输注糖皮质激素。

（3）关节腔局部注射糖皮质激素。

（4）可选择使用靶向生物制剂。

三、考官评分标准（表1-5）

表1-5　临床思维评分标准

考核内容及标准		标准分	得分
可能的病因（12分）	反应性关节炎	3	
	脊柱关节炎/强直性脊柱炎	2	
	感染性关节炎	2	
	痛风性关节炎	2	
	银屑病关节炎	2	
	其他的可能病因	1	
补充询问项目（24分）	既往有无类似情况	2	
	有无发热、发病前有无感染史	3	
	腰背痛	4	
	臀区痛	4	
	足跟痛	3	
	虹膜睫状体炎	3	
	银屑病、皮疹	2	
	风湿病家族史	2	
	询问除关节症状之外的其他风湿病症状，如口腔溃疡、口眼干等	1	
检查（36分）	骶髂关节CT	5	
	HLA-B27	5	
	血尿酸	3	
	抗CCP（或类风湿抗体）	1	
	抗核抗体（或抗核抗体谱）	1	
	尿培养	4	
	便培养	2	
	ASO	2	
	血沉	4	
	C反应蛋白	4	
	关节腔穿刺液培养	5	
最可能的诊断（10分）	反应性关节炎（如答脊柱关节炎得5分）	10	
采取的措施（18分）	非甾体抗炎药（4分）任意举例一种常用药物（1分）	5	
	口服或静脉输注糖皮质激素	5	
	关节腔局部注射糖皮质激素	5	
	可选择使用靶向生物制剂	3	
总分		100	

第三部分：临床思维2-2（二选一，时间14＋1分钟，分值100分）

一、考生题干

患者，女，16岁，学生，因“口干、多饮2个月，恶心、呕吐1天，加重2小时”到急诊就诊。

患者2个月前无明显诱因开始出现口干、多饮、多尿，伴易饥、消瘦，未予重视。患者1天前感冒后自觉上述症状加重，开始出现恶心、呕吐，呕吐物为胃内容物，非喷射状，无腹痛、腹泻、反酸、烧心、便血，无头痛、头晕、胸闷、气短，无尿频、尿急、尿痛，无发热、寒战，于当地门诊就诊，考虑“急性胃肠炎”，给予抗感染治疗后症状缓解不明显。2小时前自觉上述症状加重，同时出现气短、心悸，无胸憋，无尿量减少、水肿，无意识障碍，进一步诊治就诊于我院急诊，急诊测血糖30.6mmol/L，自患者病情加重以来，精神饮食差，大便无，小便量约每日3000ml，睡眠欠佳。

请考生接诊SP，通过考官呈递信息完成以下问题：

考生版1/5

1．请说出该患者出现恶心、呕吐、气短的可能原因有哪些？

2．其中最可能的病因是什么？

考生版2/5

3．此疾病常见的诱因是什么？本患者出现相应表现的原因是？

4．对该患者进行体格检查时，你需要特别关注的情况有哪些？

考生版3/5

查体：T 38.1℃，P 126次/分，R 30次/分，BP 106/60mmHg，神志清楚，精神萎靡，对答少。呼吸有烂苹果味。皮肤弹性差，脱水貌。口唇干裂脱皮，无颈静脉怒张，双肺呼吸音清，未闻及干湿性罗音。心界正常，心率126次/分，心律齐，心音有力，心脏各瓣膜区未闻及杂音。腹平软，肝、脾肋下未触及。双肾区叩击痛（＋）。双下肢无水肿。

5．为明确诊断并评估病情，你计划安排的辅助检查有哪些？

考生版4/5

患者检查结果回报：

（1）血常规：白细胞19.7×10^9/L，中性粒细胞占86.6%，血红蛋白121g/L。

（2）C反应蛋白：67ng/ml。

（3）尿常规：尿糖（＋＋＋＋），尿酮体（＋＋＋＋），白细胞数572个/高倍。

（4）血酮体：6.8mmol/L。

（5）动脉血气分析：pH 7.09，$PaCO_2$ 26.6mmHg，PaO_2 75.5mmHg，HCO_3^- 15.8mmol/L。

（6）血生化：丙氨酸氨基转移酶8U/L，天门冬氨酸氨基转移酶11U/L，白蛋白45g/L；尿素氮3.9mmol/L，血肌酐38μmol/L；血钾4.6mmol/L，血钠138mmol/L，血氯98mmol/L；血糖22.4mmol/L。

（7）心电图：窦性心动过速。

（8）胸片：未见明显异常。

（9）彩超：肝、胆、脾、胰、双肾、膀胱未见明显。

（10）尿培养（＋），药敏：阳性。

6．作为接诊医生，需进行的主要处置是哪些？

考生版5/5

若治疗2小时后患者症状较前好转，但复查血钾2.8mmol/L。心电监护：心率约110次/分，律齐。测血压110/60mmHg。

7．需立即进行哪些处置？

二、考官参考答案

1．请说出该患者出现恶心、呕吐、气短的可能原因（总8分，答出3项8分，2项5分，1项3分）。

（1）糖尿病酮症酸中毒。

（2）高血糖高渗综合征。

（3）糖尿病乳酸酸中毒。

（4）急性胃肠炎。

（5）急性胰腺炎。

2．其中最可能的病因是什么？糖尿病酮症酸中毒（3分）。

3．此疾患常见的诱因是什么？本患者出现相应变现的原因是（总4分：说出5个诱因得4分，3～4个得2分，小于3个得1分）

急性感染、胰岛素不适当减量或中断治疗、饮食不当、胃肠疾病、脑卒中、心肌梗死、创伤、手术、妊娠、分娩、精神刺激等。本患者：感染。

4．对该患者进行体格检查时，你需要特别关注的情况有哪些（共24分）？

（1）生命体征：T 38.1℃（1分），P 126次/分（1分），R 30次/分（1分），BP 106/60mmHg（1分）。

（2）呼吸：烂苹果味（2分）。

（3）神志：清晰，精神萎靡（1分）。

（4）皮肤黏膜：皮肤弹性差，脱水貌（2分）。

（5）颈静脉：无颈静脉怒张（2分）。

（6）肺部查体：外形无桶状胸（1分），听诊双肺呼吸音清（2分）。

（7）心脏查体：心界正常（1分），心率126次/分（1分），心律齐（1分），心音有力（1分），心脏各瓣膜区未闻及杂音（1分）。

（8）腹部查体：触诊腹平软，肝、脾不大（2分），双肾叩击痛（+）（1分）。

（9）双下肢：无水肿（2分）。

5．为明确诊断并评估病情，你计划安排的辅助检查有哪些（共25分）？

考生回答后给出以下检查结果

（1）血常规：白细胞19.7×10^9/L，中性粒细胞占86.6%，血红蛋白121g/L（2分）。

（2）C反应蛋白：67ng/ml（2分）。

（3）尿常规：尿糖（++++），尿酮体（++++），白细胞数572个/高倍（2分）。

（4）血酮体：6.8mmol/L（2分）。

（5）动脉血气分析：pH 7.09，$PaCO_2$ 26.6mmHg，PaO_2 75.5mmHg，HCO_3^- 15.8mmol/L（2分）。

（6）血生化：ALT 8U/L，AST 11U/L，白蛋白45g/L（1分）；BUN 3.9mmol/L，SCr 38μmol/L（1分）；K^+4.6mmol/L，Na^+138mmol/L，Cl^-98mmol/L（1分）；Glu 22.4mmol/L（1分）。

（7）ECG：窦性心动过速（3分）。

（8）胸片：未见明显异常（3分）。

（9）彩超：肝、胆、脾、胰、双肾、膀胱未见明显（3分）。

（10）尿培养（+），药敏：阳性（2分）。

6. 作为接诊医生，需进行的主要处置是（共16分）？

（1）吸氧，心电监护（1分）。

（2）记出入量（2分）。

（3）大量补液：补液量一般为4000～6000ml（2分）。

（4）补液种类：先盐水，血糖降至13.9mmol/L以下后更换为葡萄糖液（2分）。

（5）小剂量胰岛素降糖：胰岛素以0.1U/（kg·h）速度持续静点（1分）；每1～2小时测血糖，血糖下降幅度小于3.9～6.1mmol/L（2分）。

（6）纠正酸中毒：血pH值小于7.0适当补碱，该患者暂不予补碱（2分）。

（7）纠正电解质紊乱：血钾＜3.5mmol/L且尿量足够，即可静脉补钾（2分）。

（8）抗感染治疗：喹诺酮类抗生素（或依据药敏结果，2分）。

若治疗2小时后患者症状较前好转，但复查血钾2.8mmol/L。心电监护：心率约110次/分，律齐。测血压110/60mmHg。

7. 需立即进行哪些处置？停止静点胰岛素（3分）；立即补钾（2分）；血钾上升至3.5mmol/L时再开始胰岛素降糖（3分）。

注：本题满分100分，参考答案标出：90分。

建议其他评分：（1）表达简洁、明了：5分；（2）临床思维清晰：5分。

三、考官评分标准（表1-6）

表1-6　临床思维评分标准

项目		标准分	得分
1. 恶心、呕吐、气短可能原因（3项8分，2项5分，1项3分）		8	
2. 其中最可能的病因：糖尿病酮症酸中毒		3	
3. 常见的诱因（5个诱因得4分，3～4个得2分，小于3个得1分）		4	
4. 本患者出现相应表现的原因		2	
5. 体格检查重点（共24分）	（1）生命体征：T、P、R、BP	4	
	（2）呼吸：烂苹果味	2	
	（3）神志：清晰，精神萎靡	1	
	（4）皮肤黏膜：皮肤弹性差，脱水貌	2	
	（5）颈静脉：无颈静脉怒张	2	
	（6）肺部查体：外形（1分），听诊（2分）	3	
	（7）心脏查体：心界，心率，心律，心音，瓣膜区杂音	5	

续表

项目		标准分	得分
5．体格检查重点（共24分）	（8）腹部查体：触诊（2分），叩诊（1分）	3	
	（9）双下肢：无水肿	2	
6．安排的辅助检查（共25分）	（1）血常规	2	
	（2）CRP	2	
	（3）尿常规	2	
	（4）血酮体	2	
	（5）血气分析	2	
	（6）血生化：肝、肾功能，血糖、电解质（各1分）	4	
	（7）心电图	3	
	（8）胸片	3	
	（9）彩超	3	
	（10）尿培养＋药敏	2	
7．需进行的主要处置（共16分）	（1）吸氧，心电监护	1	
	（2）记出入量	2	
	（3）大量补液：一般为4000～6000ml	2	
	（4）补液种类：先盐后糖	2	
	（5）小剂量胰岛素降糖：降糖速度（1分）、幅度（2分）	3	
	（6）纠正酸中毒：补碱原则	2	
	（7）纠正电解质平衡：补钾原则	2	
	（8）抗感染：喹诺酮类（或依据药敏结果）	2	
8．需立即进行哪些处置（共8分）	（1）停止静点胰岛素（3分）；立即补钾（2分）	5	
	（2）血钾上升至3.5mmol/L时再开始胰岛素降糖	3	
表达简单、明了		5	
临床思维清晰		5	
总分		100	

第四部分：临床操作（时间14＋1分钟，分值100分）

一、考生题干

患者，男性，34岁。因皮肤瘀斑1周就诊。血细胞分析：WBC 13.5×10^9/L，Hb 90g/L，PLT 10×10^9/L。凝血检查正常。

查体：T 36.9℃，P 89次/分，R 20次/分，BP 120/80mmHg。全身皮肤黏膜散在出血点、瘀点、瘀斑，浅表淋巴结未触及肿大。睑结膜略苍白，巩膜未见黄染，胸骨压痛阴性，心肺无异常。腹平软，无压痛，肝脾未触及。双下肢未见明显水肿。

1．为明确该患者贫血原因，应考虑的检查项目有哪些？

2．请在模具上进行骨髓穿刺（含医患交流内容）。

二、考官评分标准（表1-7）

表1-7　临床操作评分标准

项目	考核内容及标准	标准分	得分
问答 （10分）	根据题干回答问题： 1. 血常规。 2. 凝血系列。 3. 血小板抗体检测。 4. 骨髓穿刺检查。 5. 血生化、肝肾功能。	10	
骨髓穿刺准备 （共12分）	穿工作服，戴口罩，帽子，洗手（七步洗手，可口述）	2	
	核对床号、姓名，询问麻药过敏史、血友病史、核对患者凝血功能检查结果	2	
	知情同意并签字，测血压、脉搏正常（可口述），评估穿刺部位皮肤情况，选择体位、穿刺点。 体位： 髂前上棘、胸骨：仰卧； 髂后上棘：俯卧、侧卧位； 腰椎棘突：坐位、侧卧位； 穿刺点：准确判断穿刺点并标记； 髂前上棘穿刺点：髂前上棘后1～2cm； 髂后上棘穿刺点：骶椎两侧，臀部上方突出位置； 胸骨穿刺点：胸骨正中线平第2～3肋间水平； 腰椎棘突穿刺点：腰椎棘突突出处。	5	
	用物准备：一次性骨髓穿刺包（包含无菌手套1副、治疗盘1个、无菌镊子2把、洞巾1块、骨髓穿刺针1枚、20ml注射器1支、5ml注射器带针头1支、干棉球若干、无菌纱布2块、玻片8张）、碘伏、2%利多卡因、采血针、棉签、砂轮、无菌敷贴或创可贴1枚，利器盒、医疗垃圾桶、生活垃圾桶。根据患者情况备管。检查物品是否在有效期内，接触无菌用品前手卫生	3	
操作过程 （共58分）	取骨穿包，检查包裹有效期，包装是否完好	2	
	打开骨穿包＋戴无菌手套，注意开包顺序，佩戴手套后，双手活动区域同外科手消毒	3	
	清点物品，检查穿刺针，将骨髓穿刺针固定器固定在适当的长度上（髂骨穿刺约1～1.5cm），检查注射器、玻片，请助手倒好碘伏	4	
	消毒顺序：以穿刺点为圆心，由内向外	2	
	消毒范围：直径15cm以上	1	
	消毒2～3次，消毒不留空隙，每次范围小于前一次，最后一次消毒直径大于孔巾直径；待干	3	
	铺孔巾	2	
	请助手核对麻药并正确开启，抽吸麻药，回抽、排气。注意抽吸麻药不要沾湿玻片及无菌物品	2	
	于穿刺点行皮丘注射	2	
	沿穿刺点垂直进针	2	
	边进针边回抽及推药	2	
	在骨膜表面行多点麻醉	2	

续表

项目	考核内容及标准	标准分	得分
操作过程（共58分）	左手固定并绷紧穿刺部位的皮肤	2	
	沿穿刺点垂直骨面进针（胸骨穿刺除外）	2	
	到达骨膜后，旋转缓慢进针	2	
	阻力消失，穿刺针固定，如无固定继续进针直至穿刺针固定	2	
	干燥注射器回抽1～2ml空气	2	
	抽出骨髓液约0.1～0.2ml	3	
	抽骨髓液之注射器保持向下，涂5～7张骨髓片，涂片手法正确，连同2～3张外周血涂片一同送检	4	
	涂片置于盒中放置不得叠摞，如需进一步作免疫分型、染色体等其他检查可再抽吸骨髓液，抽吸量视检查项目而定（可口述）	2	
	插入针芯，拔出穿刺针，用纱布按压1～3分钟（可口述时间）	2	
	消毒穿刺点，无菌创可贴覆盖并固定，局部按压	4	
	操作完成后为患者复原衣物，嘱患者针孔处3天不着水，观察生命体征	3	
	分类处理医疗垃圾，注意利器分开放置	3	
注意事项	操作过程应该注意观察患者生命体征，如有头晕、面色苍白、出汗、心悸等不良反应，应立即停止操作（5分）；操作过程中注意询问患者的感受，体现人文关怀（5分）	10	
	操作过程中注意不得跨越无菌区，每违反1次扣5分，最多扣10分	10	
总分		100	

第五部分：交流沟通（时间14＋1分钟，分值100分）

一、考生题干

患者：男性，52岁，间断双下肢水肿3年，加重伴无尿2天入院。

查体：T 36.5℃，P 110次/分，R 26/分，BP 170/100mmHg，急性面容，贫血貌，全身水肿，端坐呼吸，双肺下叶呼吸音弱，可闻及少许湿罗音；心界稍向左扩大，心律齐，心尖部可闻及2级收缩期杂音，腹软，肝脾肋下未及，移动性浊音阳性；双下肢对称可凹性水肿。

辅助检查提示：

结果：心电图示窦速，心率110次/分，S-T段低平。血气分析：pH 7.29，BE-9mmol/L，钾6.5mmol/L，PO_2 67mmHg，PCO_2 34mmHg；化验：BNP＞5000pg/ml，血尿素氮39.1mmol/L，肌酐738μmol/L，钾离子6.0mmol/L，二氧化碳结合力12.8mmol/L，血糖5.6mmol/L；血常规：WBC 6.1×10^9/L，Hb 68g/L，HCT 0.19%，PLT 107×10^9/L；尿常规：蛋白尿（＋＋＋），尿比重1.015；双肾皮质回声增高，双肾弥漫性病变，左肾9.0cm×3.4cm，右肾8.8cm×4.2cm，无膀胱尿潴留。

任务：你作为住院医师向患者家属（SP扮演）交代病情，协商治疗事宜。

二、考官评分标准

1. 任务完成情况评分（共40分，表1-8）

表1-8　任务完成情况评分标准

序号	考核内容	标准分	得分
1	自我介绍	5	
2	确认授权家属，了解患者或其他家属是否参加	5	
3	简单介绍患者目前病情及诊断	5	
4	IgA肾病的一般知识	5	
5	患者目前的病情	5	
6	目前的治疗效果	5	
7	恰当回答患者咨询的相关问题	5	
8	总结确认	5	
总分		40	

2．综合表现（60分，表1-9）

表1-9　综合表现评分标准

序号	项目	标准分	得分
1	传达消息分步合理	6	
2	表达共情（同情）	6	
3	适度的等待（情绪调适的时间）	6	
4	提供正面信息	6	
5	没有复杂难懂的专业术语	6	
6	没有不符合实际的承诺	6	
7	考虑患者（家属）意见	6	
8	承诺给患者（家属）提供持续的支持	6	
9	语速、语音、语调恰当，使人舒适	6	
10	适当的目光接触及肢体语言	6	
总分		60	

模拟试题（第二套）

第一部分：接诊患者（时间14分钟，分值100分）

一、考生题干

张×，男性，42岁，发热、咳嗽、咳痰、胸痛4天，加重伴呼吸困难2天。

生命体征：T 38.2℃，P 108次/分，R 24次/分，BP 110/70mmHg，SaO_2（未吸氧）95%。

请你用14分钟的时间对患者进行病史采集、重点查体、给出初步诊断及3个鉴别诊断。

二、病例摘要

患者，42岁。

主诉：“发热、咳嗽、咳痰、胸痛4天，加重伴呼吸困难2天。”

现病史：患者5天前淋雨受凉后出现打喷嚏、流鼻涕，未行特殊处理。4天前出现畏寒、发热，全身肌肉酸痛，体温最高达39.0℃，伴咳嗽，程度剧烈，初时痰少，后逐渐增多，为黄脓痰，偶有痰中带血，痰量每日约30ml左右，无盗汗，感右胸痛，为针刺样，呼吸及咳嗽时显著，自服“头孢类抗生素、消炎痛及新康泰克”后症状无明显好转，近2日出现活动后呼吸困难，平卧位不明显。无心前区不适及夜间阵发性呼吸困难表现，无发作性喘息。自发病以来，患者精神、食欲及睡眠均较差，大小便正常，体重无明显变化。

既往史：2型糖尿病病史1年，平时规律口服二甲双胍，血糖控制在7mmol/L左右。对磺胺类药物过敏。否认高血压、冠心病病史。否认手术、外伤及输血史。否认“肝炎、结核”病史。

个人史：吸烟20余年，20支/天，无嗜酒史。

婚育史：已婚，育有1子1女，爱人及孩子均体健。

家族史：母亲有冠心病，父亲身体健康。

三、考官评分标准（100分，表1-10）

表1-10A 接诊患者评分标准（总分40分）

问诊内容评分项目（打钩）	是√\否O	问诊内容评分项目（打钩）	是√\否O
1. 自我介绍及询问患者一般情况		11. 询问近期睡眠情况	
2. 询问主要症状		12. 询问大小便、食欲及体重情况、	
3. 询问诱因		13. 对患者的疑虑是否给予安慰	
4. 询问发热的特点		14. 询问既往疾病的诊治过程	
5. 询问咳嗽的程度及痰液的性状		15. 询问其他病史	
6. 询问有无咯血		16. 询问过敏史	
7. 询问胸痛的部位、性质、加重或缓解的诱因		17. 预防接种史	
8. 询问气喘的特点、加重或缓解的诱因		18. 吸烟、饮酒史	
9. 询问本次疾病用药情况		19. 婚育史	
10. 询问疗效		20. 家族疾病史	
以上每项2分			
总分			

表1-10B 问诊综合表现评分标准）（总分20分）

问诊综合表现评分		标准分	得分
收集病史技巧	1. 组织安排合理，能按顺序询问	2	
	2. 询问目的明确，重点突出，使患者对问题十分清楚	2	
	3. 澄清技巧，进行小结	2	
交流技巧	4. 充分回应患者的提问，并提供一定的信息	2	
	5. 语言通俗易懂，没有使用医学术语	2	
	6. 正确使用躯体语言，鼓励患者进行表述	2	
	7. 不打断患者，适当使用停顿技巧	2	
医患关系	8. 衣着整洁	2	
	9. 尊重患者，态度和蔼、认真	2	
	10. 关心、同情患者，使患者感到舒适	2	
合计		20	

表1-10C　查体评分标准（总分20分）

重点查体项目（打钩）	是\否	重点查体项目（打钩）	是\否
1．一般情况		6．肺部叩诊	
2．皮肤黏膜		7．肺部听诊	
3．胸廓视诊		8．心脏查体	
4．肺部视诊		9．腹部查体	
5．肺部触诊		10．四肢	
以上每项2分			
总分			

表1-10D　体检综合表现评分标准（总分10分）

体检综合表现评分项目		标准分	得分
系统规范	1．查体系统、有序	2	
重点查体	2．围绕病史选择查体，重点突出、有针对性	2	
查体技巧	3．手法规范，检查熟练	2	
	4．节奏适度，与患者有交流	2	
	5．注意患者反应	2	
合计		10	

表1-10E　诊断与鉴别评分标准（总分10分）

诊断与鉴别诊断	标准分	得分
初步诊断：社区获得性肺炎、2型糖尿病	7	
鉴别诊断：肺结核、肺癌、肺脓肿、上呼吸道感染、支气管扩张（最少3个）	3	
合计	10	

第二部分：临床思维1-1（二选一，时间14＋1分钟，分值100分）

一、考生题干

患者，赵×，男性，75岁，主因“慢性咳嗽、气短15年，加重1周”入院。

患者于15年前开始出现慢性咳嗽、活动气短，于每年冬季及感冒受凉后咳嗽、咳痰、气喘症状加重，发作严重时于诊所输液抗炎、平喘治疗可暂时缓解，活动耐量逐渐下降，2年前开始缓慢走平路即气短，并间断双下肢水肿，间断口服茶碱缓释片治疗不能完全缓解症状。1周前受凉后气喘加重，简单活动受限，进食、穿衣等简单动作不能连贯完成，并咳嗽、咳黄痰增多，偶有痰中带血丝，间断发热，最高体温38℃，并双下肢水肿，4天前就诊于社区诊所输液（头孢噻肟、炎琥宁、氨茶碱等）治疗3天，患者气喘无缓解，静息状态即气短、喘憋、持续呼吸困难、不能平卧，伴乏力、精神食欲及睡眠差。

既往史：高血压病史6年，最高血压：185/110mmHg，服用“施慧达”治疗，血压控制欠佳，4年前因胸痛考虑“冠心病”，口服阿司匹林肠溶片至今。

个人史：吸烟史40年，每日30支，已戒烟4年。偶饮酒。

请考生接诊SP，通过考官呈递信息完成以下问题：

考生版1/5

1．请说出该患者呼吸困难的可能原因（至少3种）

2．其中最可能的原因是什么？

3．该患者呼吸困难加重的主要诱因是什么？

4．该患者进行体格检查时，你需要特别关注的情况有哪些？

考生版2/5

查体：T 37.7℃，P 116次/分，R 24次/分，BP 155/85mmHg，患者体型消瘦，端坐位呼吸，神志清楚，球结膜充血水肿，口唇、甲床发绀，颈静脉充盈；桶状胸、肋间隙增宽，呼吸三凹征阳性，双肺叩诊过清音，肺肝浊音界下移，双肺可闻及散在喘鸣音，双下肺可闻及散在湿啰音；心界正常，心率116次/分，心律齐，心音低钝，$P_2>A_2$，心脏各瓣膜区未闻及杂音；腹平软，肝、脾肋下未触及；双下肢轻度可凹性水肿。

5．为明确诊断并评估病情，你计划安排的辅助检查有哪些？

考生版3/5

患者检查结果回报：

（1）血常规：WBC 13.02×10^9/L，N% 0.79，Hb 145g/L，PLT 122×10^9/L。

（2）BNP：1580pg/ml。

（3）血生化：ALT 58U/L，AST 52U/L，白蛋白29.5g/L，BUN 7.2mmol/L，SCr 99μmol/L；CK 124U/L，CK-MB 5.66ng/ml；肌钙蛋白18.3pg/ml；K^+3.98mmol/L，Na^+135mmol/L，Cl^-99mmol/L；Glu 6.2mmol/L；CRP 66mg/L。

（4）ESR：49mm/h。

（5）降钙素原：0.91ng/ml。

（6）D-二聚体：0.4μg/ml。

（7）动脉血气分析：pH 7.31，$PaCO_2$ 68mmHg，PaO_2 52mmHg，SaO_2 85%，HCO_3^- 30mmol/L，BE 0.31mmol/L。

（8）超声心动图：右房室内径增大，左房室内径正常，左室舒张功能减低，LVEF 58%，TR法估测肺动脉收缩压约69mmHg。

（9）胸部CT：双肺肺气肿，双肺多发肺大疱，以左上肺明显，双下肺斑片状渗出影。

（10）ECG：窦性心动过速，电轴右偏，不完全右束支传导阻滞，T波轻度异常。

6．作为接诊医生，结合病史、查体及检查结果考虑该患者的初步诊断？

7．需要对该患者进行哪些处置？

考生版4/5

治疗第3天，患者剧烈咳嗽后，突发胸痛并呼吸困难加重，呼吸急促，口唇发绀，血压135/85mmHg，左肺叩诊鼓音，呼吸音减低，心电监护心率126次/分，脉氧饱和度85%（吸氧3L/min）。

8．患者呼吸困难可能的病因是什么？

考生版5/5

9．需立即进行哪些处置？

二、考官参考资料

1．请说出该患者呼吸困难的可能原因？（答出3项8分，2项5分，1项3分）（8分）

（1）慢性阻塞性肺病急性加重。

（2）心力衰竭。

（3）肺部感染（肺炎）。

（4）气胸。

（5）支气管哮喘。

2．其中最可能的原因是什么？慢性阻塞性肺病急性加重（3分，答对慢性阻塞性肺病得2分）。

3．该患者呼吸困难加重的主要诱因是什么？受凉、肺部感染（3分）。

4．该患者进行体格检查时，你需要特别关注的情况有哪些？（20分）

（1）生命体征：T 37.7℃，P 116次/分，R 24次/分，BP 155/85mmHg（2分）。

（2）体位：端坐位呼吸（1分）。

（3）神志：清楚（1分）。

（4）皮肤黏膜：有无发绀；球结膜有无水肿（2分）。

（5）颈静脉：有无怒张（1分）。

（6）肺部查体：视诊（1分）、触诊（1分）、叩诊（1分）、听诊（1分）。

（7）心脏查体：视诊（1分）、触诊（1分）、叩诊（1分）、听诊（1分）。

（8）腹部查体：触诊腹平软，肝、脾有无肿大（2分）。

（9）双下肢：双下肢水肿程度（1分），是否为可凹性（1分），水肿是否对称（1分）。

5．为明确诊断并评估病情，你计划安排的辅助检查有哪些（22分）？

考生回答后给出以下检查结果。

（1）血常规：WBC 13.02×10^9/L，N% 0.79，Hb 145g/L，PLT 122×10^9/L（2分）

（2）BNP：1580pg/ml（2分）

（3）血生化：ALT 58U/L，AST 52U/L，白蛋白29.5g/L（1分），BUN 7.2mmol/L，SCr 99μmol/L（1分），CK 124U/L，CK-MB 5.66ng/ml，肌钙蛋白18.3pg/ml（1分），K^+ 3.98mmol/L，Na^+135mmol/L，Cl^-99mmol/L（1分），GLU 6.2mmol/L（1分），CRP 66mg/L（1分）

（4）ESR：49mm/h（2分）。

（5）降钙素原：0.91ng/ml（2分）。

（6）动脉血气分析：pH 7.31，$PaCO_2$ 68mmHg，PaO_2 52mmHg，SaO_2 85%，HCO_3^- 30mmol/L，BE 0.31mmol/L（2分）。

（7）超声心动图：右房室内径增大，左房室内径正常，左室舒张功能减低，LVEF 58%，TR法估测肺动脉收缩压约69mmHg（2分）。

（8）胸部CT：双肺肺气肿，双肺多发肺大疱，以左上肺明显，双下肺斑片状渗出影（2分）。

（9）ECG：窦性心动过速，电轴右偏，不完全右束支传导阻滞，T波轻度异常（2分）。

6. 作为接诊医生，结合病史、查体及检查结果考虑该患者的初步诊断（6分）？（考官认为存在的诊断可加最多1分）

（1）慢性阻塞性肺病急性加重（1分）

（2）肺部感染（1分）

（3）Ⅱ型呼吸衰竭（1分）

（4）慢性肺源性心脏病（1分）

（5）心力衰竭（1分）

（6）高血压病3级（极高危）（1分）

7. 需要对该患者进行哪些处置？（20分）

（1）低流量吸氧（2分）。

（2）心电、血压、血氧饱和度监测（2分）。

（3）抗感染治疗（2分）。

（4）祛痰治疗（2分）。

（5）静脉使用糖皮质激素平喘（2分）。

（6）高压泵雾化吸入糖皮质激素及平喘药物（2分）。

（7）适当利尿，记录出入量（2分）。

（8）降压治疗（2分）。

（9）保护胃黏膜、抗凝等预防并发症发生（2分）。

（10）根据病情必要时无创或有创呼吸机辅助通气治疗（2分）。

8. 突发呼吸困难加重可能的病因是什么？可能原因：自发性气胸（4分）。

9. 需立即进行哪些处置（4分）？

（1）急诊胸片或胸部CT检查（2分）。

（2）行胸腔闭式引流（2分）。

注：本题满分100分，参考答案标出：90分。

建议其他评分：（1）表达简洁、明了：5分；（2）临床思维清晰：5分。

三、考官评分标准（表1-11）

表1-11 临床思维评分标准

考核内容及标准		标准分	得分
1. 可能原因（共8分）	慢性阻塞性肺病急性加重、心力衰竭、肺部感染（肺炎）、气胸、支气管哮喘（答出3项8分，2项5分，1项3分）	8	
2. 最可能的原因（共3分）	慢性阻塞性肺病急性加重（答对慢性阻塞性肺病得2分）	3	
3. 加重诱因（共3分）	受凉、肺部感染	3	
4. 体格检查重点（共20分）	（1）生命体征：T、P、R、BP	2	
	（2）体位：端坐位呼吸	1	
	（3）神志：是否清楚	1	
	（4）皮肤黏膜：有无发绀；球结膜有无充血	2	

续表

考核内容及标准		标准分	得分
4．体格检查重点（共20分）	（5）颈静脉：有无颈静脉怒张	1	
	（6）肺部查体：视触叩听	4	
	（7）心脏查体：视触叩听	4	
	（8）腹部查体：触诊腹平软，肝、脾有无肿大	2	
	（9）双下肢：水肿程度、可凹性、对称	3	
5．安排的辅助检查（共22分）	（1）血常规	2	
	（2）BNP	2	
	（3）血生化：肝功能、肾功能、心肌酶、肌钙蛋白、电解质、血糖、CRP	6	
	（4）动脉血气分析	2	
	（5）降钙素原	2	
	（6）ESR	2	
	（7）超声心动图	2	
	（8）心电图	2	
	（9）胸部CT	2	
6．初步诊断（共6分）	慢性阻塞性肺病急性加重、肺部感染、Ⅱ型呼吸衰竭、慢性肺源性心脏病、心力衰竭、高血压病3级（极高危）其他（1）	6	
7．需进行处置（共20分）	（1）低流量吸氧	2	
	（2）心电、血压、血氧饱和度监测	2	
	（3）抗感染治疗	2	
	（4）祛痰治疗	2	
	（5）静脉使用糖皮质激素平喘	2	
	（6）雾化吸入糖皮质激素及平喘药物	2	
	（7）适当利尿，记录出入量	2	
	（8）降压治疗	2	
	（9）保护胃黏膜、抗凝等预防并发症发生	2	
	（10）根据病情必要时无创或有创呼吸机辅助通气治疗	2	
8．呼吸困难加重可能原因及需要处置（共8分）	自发性气胸	4	
	（1）急诊胸片或胸部CT检查	2	
	（2）行胸腔闭式引流	2	
表达简单、明了		5	
临床思维清晰		5	
总分		100	

第二部分：临床思维1-2（二选一，时间14＋1分钟，分值100分）

一、考生题干

患者王×，男性，54岁，主因“嗜睡2天”入院。

现病史：患者于2天前进食乳白羊肉汤后出现嗜睡，初期昼伏夜醒，入睡后可唤醒，唤醒后随即再次入睡。唤醒后言语混乱，答非所问，有烦躁，打人倾向。无头痛、头晕，无晕厥、意识丧失，无肢体活动障碍；无心慌、气短；无恶心、呕吐，无腹痛、腹泻；无口渴、多饮多尿；无寒战、发热等症状。院外未予诊治，遂来我院。自发病以来，精神、食欲差，未大便，小便量少，色黄；睡眠情况如上述。

既往史：患慢性乙型肝炎病史20年，间断口服中药护肝治疗。

个人史：吸烟史20年，每日20支；无饮酒史。

家族史：无特殊。

请考生接诊SP，通过考官呈递信息完成以下问题：

考生版1/5

1．请说出该患者嗜睡的可能原因（至少3种）

2．其中最可能的原因是什么？

考生版2/5

3．该患者肝性脑病的最可能诱发因素是什么？

4．该患者进行体格检查时，你需要关注的情况有哪些？

考生版3/5

查体：T 36.5℃，P 86次/分，R 20次/分，BP 120/75mmHg，嗜睡，可唤醒，计算力、定向力下降。面色晦暗，可见肝掌、蜘蛛痣；皮肤及巩膜黄染。双肺呼吸音粗，双肺未闻及啰音、喘鸣音，心界正常，心率86次/分，心律齐，心脏各瓣膜区未闻及杂音。腹膨隆，全腹无压痛、反跳痛、肌紧张；肝脏肋下未及，脾脏肋下4cm，质中等，无压痛；移动性浊音阳性，肠鸣音3～4次/分。双下肢轻度浮肿。扑翼样震颤阳性，病理征阴性。

为明确诊断并评估病情，你计划安排的辅助检查有哪些？

考生版4/5

患者检查结果回报：

（1）血常规：WBC 2.02×10^9/L，N% 0.72，Hb 122g/L，PLT 54×10^9/L。

（2）血氨：198μmol/L（18～72μmol/L）。

（3）血生化：ALT 328U/L，AST 246U/L，血清总胆红素86μmol/L，血清结合胆红素57μmol/L，白蛋白27g/L，BUN 5.2mmol/L，Cr 76μmol/L；CK 84U/L，CK-MB 20U/L（0～25），K^+4.35mmol/L，Na^+135mmol/L，Cl^-99mmol/L；GLU 6.2mmol/L；甘油三酯2.04mmol/L，总胆固醇5.07mmol/L；

（4）动脉血气分析：pH 7.35，$PaCO_2$ 37mmHg，PaO_2 95.4mmHg，SaO_2 95%，HCO_3^- 23mmol/L，Lac 52mmol/L。

（5）凝血功能：凝血酶原时间（PT）19s（11～14s），凝血酶原活动度43%。

（6）乙肝五项：HBsAg阳性，HBsAb阴性，HBeAg阳性，HBeAb阴性，HBcAb阳性。

（7）乙型肝炎病毒DNA定量：3.26×10^6IU/ml。

（8）腹部彩超或腹部CT：肝实质弥漫性病变（考虑肝硬化）腹腔积液。

（9）头部CT：未见异常。

（10）ECG：窦性心律，大致正常心电图。

5．作为接诊医生，根据病史、查体及辅助检查，请对该患者做出全面诊断？

6．需要对该患者进行哪些处置?

考生版5/5

治疗第2天，患者突然出现恶心、呕吐，呕吐物为暗红色血液，量约500ml，伴头晕、心慌、出冷汗，面色苍白。血压：80/45mmHg，心电监护提示心率：112次/分，脉氧饱和度：96%（吸氧2L/min）。

7．需立即进行哪些处置?

二、考官参考资料（消化科）

1．请说出该患者嗜睡的可能原因（8分，答出3项8分，2项5分，1项3分）。

（1）肝性脑病。

（2）脑梗死。

（3）脑出血。

（4）电解质紊乱。

（5）肾上腺皮质功能减退。

（6）甲状腺功能减退。

（7）低血糖。

2．其中最可能的原因是什么? 肝性脑病（3分）。

3．该患者肝性脑病的最可能诱发因素是什么? 高蛋白饮食、便秘（3分）。

4．该患者进行体格检查时，你需要特别关注的情况有哪些（21分）?

（1）生命体征：T（1分），P（1分），R（1分），BP（1分）。

（2）神志：嗜睡（2分）。

（3）计算力、定向力（1分）。

（4）皮肤巩膜：有无肝掌、蜘蛛痣（1分），皮肤、巩膜黄染（1分）。

（5）肺部查体（1分）。

（6）心脏查体（1分）。

（7）腹部查体（5分）：视诊（1分）、听（1分）、叩（有无移动性浊音1分）、触肝（1分）、触脾（1分）。

（8）扑翼样震颤（3分）。

（9）病理征（2分）。

5．为明确诊断并评估病情，你计划安排的辅助检查有哪些?（26分）

考生回答后给出以下检查结果

（1）血常规：WBC 2.02×10^9/L，N% 0.72；Hb 122g/L；PLT 54×10^9/L（2分）。

（2）血氨：198μmol/L（18～72μmol/L）（3分）。

（3）血生化：ALT 328U/L，AST 246U/L，血清总胆红素86μmol/L，血清结合胆红素57μmol/L，白蛋白27g/L（1分）；BUN 5.2mmol/L，Cr 76μmol/L（1分）；CK 84U/L，CK-MB 20U/L（0～25）（1分）；K^+4.35mmol/L，Na^+135mmol/L，Cl^-99mmol/L（1分）；GLU 6.2mmol/L（1分）；甘油三酯2.04mmol/L，总胆固醇5.07mmol/L（1分）。

（4）动脉血气分析：pH 7.35，$PaCO_2$ 37mmHg，PaO_2 95.4mmHg，SaO_2 95%，HCO_3^- 23mmol/L，Lac 1.2mmol/L（2分）。

（5）凝血功能：凝血酶原时间（PT）19s（11～14s），凝血酶原活动度43%（2分）

（6）乙肝五项：HBsAg阳性，HBsAb阴性，HBeAg阳性，HBeAb阴性，HBcAb阳性（2分）。

（7）乙型肝炎病毒DNA定量：3.26×10^{6}IU/ml（2分）。

（8）腹部彩超或腹部CT：肝实质弥漫性病变（考虑肝硬化）、腹腔积液（3分）。

（9）头颅CT未见明显异常（2分）。

（10）ECG：窦性心律，大致正常心电图（2分）。

6．作为接诊医生，根据病史、查体及辅助检查，请对该患者做出全面诊断（5分）？

肝性脑病（1分）、慢性乙型肝炎肝硬化（1分）、腹腔积液（1分）、脾功能亢进（1分）、低蛋白血症（1分）。

7．需要对该患者进行哪些处置（15分）？

（1）心电监护、吸氧（3分）。

（2）卧床休息（2分）。

（3）低蛋白饮食、通便（3分）。

（4）减少肠内氨吸收，口服乳果糖、食醋灌肠（3分）。

（5）静点门冬氨酸鸟氨酸、支链氨基酸（3分）。

（6）维持水电解质平衡、对症、支持营养治疗（1分）。

8．需立即进行哪些处置（9分）？

（1）暂禁饮食（1分）。

（2）建立静脉通路，扩容、补液（2分）。

（3）抑酸：质子泵抑制剂（2分）。

（4）降低门脉高压：生长抑素或特利加压素（2分）。

（5）交叉配血做好输血准备（2分）。

注：本题满分100分，参考答案标出：90分。

建议其他评分：（1）表达简洁、明了：5分；（2）临床思维清晰：5分。

三、考官评分标准（表1-12）

表1-12 临床思维评分标准

考核内容及标准		标准分	得分
1．嗜睡的可能原因（答出3项8分，2项5分，1项3分）：肝性脑病、脑梗死、脑出血、电解质紊乱、肾上腺皮质功能减退、甲状腺功能减退、低血糖等		8	
2．最可能的原因：肝性脑病		3	
3．该患者肝性脑病的主要诱发因素：高蛋白饮食、便秘		3	
4．体格检查重点（共21分）	（1）生命体征：T、P、R、BP（各1分）	4	
	（2）神志：嗜睡	2	
	（3）计算力、定向力	1	
	（4）皮肤黏膜：有无肝掌、蜘蛛痣、黄染	2	
	（5）肺部查体	1	
	（6）心脏查体	1	
	（7）腹部查体：视（1分）、听（1分）、叩（移动性浊音1分）、触［肝（1分）脾（1分）］	5	

续表

考核内容及标准		标准分	得分
4．体格检查重点（共21分）	（8）扑翼样震颤	3	
	（9）病理征	2	
5．安排的辅助检查（共26分）	（1）血常规	2	
	（2）血氨	3	
	（3）血生化：肝功能、肾功能、心肌酶、电解质、血糖、血脂	6	
	（4）动脉血气分析	2	
	（5）凝血功能	2	
	（6）乙肝五项	2	
	（7）乙型肝炎病毒DNA定量	2	
	（8）腹部彩超或腹部CT	3	
	（9）头部CT	2	
	（10）心电图	2	
6．全面诊断（5分）	肝性脑病、慢性乙型肝炎肝硬化、腹腔积液、脾功能亢进、低蛋白血症	5	
7．需进行处置（共15分）	（1）心电监护、吸氧	3	
	（2）卧床休息	2	
	（3）低蛋白饮食、通便	3	
	（4）减少肠内氨吸收：口服乳果糖、食醋灌肠	3	
	（5）静点门冬氨酸鸟氨酸、支链氨基酸	3	
	（6）维持水电解质平衡、对症、支持营养治疗	1	
8．需立即进行哪些处置（9分）	（1）暂禁饮食	1	
	（2）建议静脉通路，扩容、补液	2	
	（3）抑酸；质子泵抑制剂	2	
	（4）降低门脉高压：生长抑素或特利加压素	2	
	（5）交叉配血做好输血准备	2	
表达简洁、明了		5	
临床思维清晰		5	
总分		100	

第三部分：临床思维2-1（二选一，时间14＋1分钟，分值100分）

一、考生题干

患者，女，40岁，主因“皮疹1年，多关节肿痛4个月”就诊。患者1年前春天接触花粉后出现双手皮疹，红色点状皮疹，予抗过敏后皮疹好转。4个月前受凉后出现双手多关节肿痛，双腕，双手第2、3、4掌指关节，双手第2、3、4、5近端指间关节肿胀疼痛，伴晨僵，时间大于1小时，无口干眼干，无发热、无咳嗽咳痰，无活动后气短、无光过敏及反复口腔溃疡，为进一步诊治入院。患者自发病以来，神志清、精神欠佳、睡眠差，大小便次数可。月经无异常。既往体健，否认风湿性疾病家族史。

请考生接诊SP，通过考官呈递信息完成以下问题：

考生版1/3

1. 请说出该患者关节疼痛的可能原因（至少3种）。

2. 其中最可能的原因是什么？

3. 对该患者进行体格检查时，你需要特别关注的情况有哪些？

考生版2/3

查体：T 36.8℃，P 90次/分，R 20次/分，BP 126/75mmHg。精神萎靡，无皮疹，右腕关节可触及一花生大小韧性皮下结节，双肺呼吸音清，未闻及干湿啰音，心率90次/分，律齐，心音有力，肝脾肋下未触及，双下肢无水肿，双腕，双手第2、3、4掌指关节，双手第2、3、4、5近端指间关节肿胀疼痛。

4. 为明确诊断及评估病情，你计划安排的辅助检查有哪些？

考生版3/3

患者检查结果回报：

（1）血常规：WBC 8.02×10^9/L，N% 0.70，L% 0.22，Hb 125g/L，PLT 278×10^9/L。

（2）尿常规：未见明显异常。

（3）便常规：未见明显异常。

（4）类风湿因子160IU/ml、抗CCP抗体500IU/ml、C反应蛋白25mg/L、血沉80mm/h。

（5）心电图：窦性心律。

（6）胸片：心、肺、膈未见明显异常。

（7）关节超声：双手掌指关节、近端指间关节滑膜炎。

（8）双手X线片：未见明显异常。

5. 作为接诊医生，需进行的主要处置是？

6. 如何做好患者的随访工作？

二、考官参考资料

1. 请说出该患者关节炎的可能原因（答出3项10分，2项6分，1项3分）。

（1）感染性关节炎。

（2）类风湿关节炎。

（3）骨关节炎。

（4）系统性红斑狼疮。

（5）干燥综合征。

（6）强直性脊柱炎。

2. 其中最可能的原因是什么？类风湿关节炎（5分）。

3. 对该患者进行体格检查时，你需要特别关注的情况有哪些（22分）？

（1）生命体征：T 36.8℃（1分），P 90次/分（1分），R 20次/分（1分），BP 126/75mmHg（1分）。

（2）神志：清楚（2分）。

（3）皮肤黏膜：目前未见皮疹（2分）。

（4）皮下结节：右腕关节可触及一花生大小韧性皮下结节（4分）。

（5）肺部查体：双肺呼吸音清，未闻及干湿啰音（2分）。

（6）心脏查体：心率90次/分，心律齐，各瓣膜区未闻及病理性杂音（2分）。

（7）腹部查体：腹平软，无压痛、反跳痛，肝、脾肋下未触及（2分）。

（8）双下肢：无水肿，足背动脉搏动尚可（2分）。

（9）脊柱关节查体：对称性多关节肿痛（双腕，双手第2、3、4掌指关节，双手第2、3、4、5近端指间关节肿胀疼痛）（2分）。

4．为明确诊断及评估病情，你计划安排的辅助检查有哪些（22分）？

考生回答后给出以下检查结果

（1）血常规：WBC 8.02×10^9/L，N% 0.70，L% 0.22，Hb 125/L，PLT 278×10^9/L（2分）。

（2）尿常规：未见明显异常（2分）。

（3）便常规：未见明显异常（2分）。

（4）类风湿因子160IU/ml、抗CCP抗体500IU/ml（4分），C反应蛋白25mg/L、血沉80mm/H（4分）。

（5）心电图：窦性心律（2分）。

（6）胸片：心、肺、膈未见明显异常（2分）。

（7）关节超声：双手掌指关节、近端指间关节滑膜炎。（2分）。

（8）双手X线片未见明显异常（2分）。

5．作为接诊医生，需进行的主要处置是？（16分）

（1）注意休息、避免劳累（4分）。

（2）抗风湿药物：甲氨蝶呤、来氟米特、硫酸羟氯喹等（4分）。

（3）对症治疗：非甾体消炎止痛药（美洛昔康、塞来昔布等）（4分）。

（4）功能锻炼、健康指导（4分）。

6．如何做好患者的随访工作（15分）？

（1）治疗期间出现关节疼痛，及时就诊（5分）。

（2）治疗期间出现皮疹、食欲减退、肝功能异常等及时就诊（5分）。

（3）按要求监测血常规、血沉、C反应蛋白、类风湿因子、抗环瓜氨酸肽抗体，肝肾系列、离子等（5分）。

注：本题满分100分，参考答案标出：90分。

建议其他评分：（1）表达简洁、明了：5分；（2）临床思维清晰：5分。

三、考官评分标准（表1-13）

表1-13　临床思维评分标准

考核内容及标准		标准分	得分
1．关节炎的可能原因（答出3项10分，2项6分，1项3分） 感染性关节炎、类风湿关节炎、骨关节炎、系统性红斑狼疮、干燥综合征、强直性脊柱炎		10	
2．关节炎最可能的原因是什么？类风湿关节炎		5	
3．体格检查重点（22分）	（1）生命体征：T、P、R、BP（各1分）	4	
	（2）神志：清楚	2	
	（3）皮肤黏膜：皮疹	2	

续表

考核内容及标准		标准分	得分
3．体格检查重点（22分）	（4）皮下结节：类风湿结节	4	
	（5）肺部查体：双肺呼吸音清，未闻及干湿啰音	2	
	（6）心脏查体：心率90次/分，心律齐，各瓣膜区未闻及病理性杂音	2	
	（7）腹部查体：腹平软，无压痛、反跳痛，肝、脾肋下未触及	2	
	（8）双下肢：无水肿，足背动脉搏动尚可	2	
	（9）脊柱及关节查体：对称性多关节肿胀压痛	2	
4．安排的辅助检查（22分）	（1）血常规	2	
	（2）尿常规	2	
	（3）便常规	2	
	（4）血沉、C反应蛋白	4	
	（5）类风湿因子、抗环瓜氨酸肽抗体	4	
	（6）心电图	2	
	（7）胸片或肺CT	2	
	（8）双手关节X线正斜位片	2	
	（9）关节超声	2	
5．需进行的主要处置（16分）	（1）注意休息，避免劳累	4	
	（2）抗风湿药物：甲氨蝶呤、来氟米特、硫酸羟氯喹	4	
	（3）对症治疗：非甾体消炎止痛药（美洛昔康、塞来昔布等）	4	
	（4）功能锻炼、健康指导	4	
6．随访（15分）	（1）治疗期间出现关节疼痛，及时就诊	5	
	（2）治疗期间出现皮疹、食欲减退、肝功能异常等及时就诊	5	
	（3）按要求监测血常规、血沉、C反应蛋白、类风湿因子、抗环瓜氨酸肽抗体，肝肾系列、离子等	5	
表达简洁、明了		5	
临床思维清晰		5	
总分		100	

第三部分：临床思维2-2（二选一，时间14＋1分钟，分值100分）

一、考生题干

患者，女，40岁，主因“心悸手抖、怕热多汗伴体重减轻2个月”就诊。患者2个月前无明显诱因出现心悸手抖、怕热多汗，伴体重减轻（5公斤），伴口干、多食消瘦、失眠、易怒、胸闷、气短、活动后明显，为进一步诊治入院。患者自发病以来，神志清、精神欠佳、睡眠差，大便次数增多，4次/d，不成形糊状便，小便正常。停经2个月。既往体健，否认糖尿病及甲状腺相关疾病家族史。

请考生接诊SP，通过考官呈递信息完成以下问题：

考生版1/3

1．请说出该患者心悸手抖、体重减轻的可能原因（至少3种）。

2．其中最可能的原因是什么？

3．对该患者进行体格检查时，你需要特别关注的情况有哪些？

考生版2/3

查体：T 36.8℃，P 122次/分，R 20次/分，BP 126/75mmHg。精神差，双眼轻度突出，甲状腺Ⅱ度肿大，质软，可触及震颤，可闻及血管杂音，双肺呼吸音清，未闻及干湿啰音，心率122次分，律齐，心音有力，肝脾肋下未触及，双下肢无水肿，双手平举震颤试验（＋）。

4．为明确诊断及评估病情，你计划安排的辅助检查有哪些？

考生版3/3

患者检查结果回报：

（1）血常规：WBC 12.02×10^9/L，N% 0.70，L% 0.22，Hb 145g/L，PLT 278×10^9/L。

（2）尿常规：未见明显异常。

（3）便常规：未见明显异常。

（4）甲状腺功能：TSH＜0.01μIU/ml，FT_3 47.54pmol/L，FT_4 100.00pmol/L，TRAb 17.39IU/L，TPOAb 5.04IU/ml，TGAb 16.67IU/ml。

（5）血生化：ALT 28U/L，AST 32U/L，ALB 41.5g/L；BUN 7.2mmol/L，SCr 57μmol/L；K^+5.15mmol/L，Na^+137.00mmol/L，Cl^-104.10mmol/L；GLU 5.10mmol/L。

（6）心电图：窦性心动过速。

（7）胸片：心、肺、膈未见明显异常。

（8）甲状腺超声：双侧甲状腺弥漫性肿大。

（9）甲状腺摄碘率：增高。

5．作为接诊医生，需进行的主要处置是？

6．如何做好患者的随访工作？

二、考官参考资料

1．请说出该患者心悸手抖、体重减轻的可能原因（答出3项10分，2项6分，1项3分）

（1）心律失常。

（2）低血糖反应。

（3）甲状腺功能亢进症。

（4）慢性胃肠炎。

（5）糖尿病。

2．其中最可能的原因是什么（5分）？

甲状腺功能亢进症（Graves病）。

3．对该患者进行体格检查时，你需要特别关注的情况有哪些（22分）？

（1）生命体征：T 36.8℃（1分），P 122次/分（1分），R 20次/分（1分），BP 126/75mmHg（1分）。

（2）神志：清楚（2分）。

（3）双侧眼球：轻度突出（2分）。
（4）甲状腺：Ⅱ度肿大，质软，可触及震颤，可闻及血管杂音（4分）。
（5）肺部查体：双肺呼吸音清，未闻及干湿啰音（2分）。
（6）心脏查体：心率122次/分，心律齐，各瓣膜区未闻及病理性杂音（2分）。
（7）腹部查体：腹平软，无压痛、反跳痛，肝、脾肋下未触及（2分）。
（8）双下肢：无水肿，足背动脉搏动尚可（2分）。
（9）双手平举震颤试验（+）（2分）。

4. 为明确诊断及评估病情，你计划安排的辅助检查有哪些？（22分）

考生回答后给出以下检查结果

（1）血常规：WBC 12.02×10^9/L，N% 0.70，L% 0.22，Hb 145g/L，Plt 278×10^9/L（2分）。
（2）尿常规：未见明显异常（2分）。
（3）便常规：未见明显异常（2分）。
（4）甲状腺功能：TSH<0.01μIU/ml、FT_3 47.54pmol/L、FT_4 100.00pmol/L、TRAb 17.39IU/L、TPOAb 5.04IU/ml、TGAb 16.67IU/ml（2分）。
（5）血生化：ALT 28U/L，AST 32U/L，ALB 41.5g/L；BUN 7.2mmol/L，SCr 57μmol/L；K^+5.15mmol/L，Na^+137.00mmol/L，Cl^-104.10mmol/L；GLU 5.10mmol/L（6分）。
（6）心电图：窦性心动过速。（2分）。
（7）胸片：心、肺、膈未见明显异常（2分）。
（8）甲状腺超声、双侧甲状腺弥漫性肿大。（2分）。
（9）甲状腺摄碘率增高（2分）。

5. 作为接诊医生，需进行的主要处置是？（16分）

（1）注意休息、忌碘饮食（4分）。
（2）抗甲状腺药物：甲巯咪唑或丙硫氧嘧啶（4分）。
（3）减慢心率：β受体阻滞剂（4分）。
（4）补充B族维生素（4分）。

6. 如何做好患者的随访工作？（ATD治疗副作用）（15分）

（1）治疗期间出现发热、咽痛，及时就诊（5分）。
（2）治疗期间出现皮疹、黄疸、关节疼痛等及时就诊（5分）。
（3）按要求监测血常规、肝功能及甲功能（5分）。

注：本题满分100分，参考答案标出：90分。

建议其他评分：（1）表达简洁、明了：5分；（2）临床思维清晰：5分。

三、考官评分标准（表1-14）

表1-14 临床思维评分标准

考核内容及标准	标准分	得分
1. 心悸手抖、体重减轻的可能原因（答出3项10分，2项6分，1项3分）：心律失常、低血糖反应、甲状腺功能亢进症、慢性胃肠炎、糖尿病	10	
2. 心悸手抖、体重减轻最可能的原因是什么？甲状腺功能亢进症	5	

续表

考核内容及标准		标准分	得分
3. 体格检查重点（22分）	（1）生命体征：T、P、R、BP（各1分）	4	
	（2）神志：清楚	2	
	（3）双侧眼球：轻度突出	2	
	（4）甲状腺：Ⅱ度肿大，质软，可触及震颤，可闻及血管杂音	4	
	（5）肺部查体：双肺呼吸音清，未闻及干湿啰音	2	
	（6）心脏查体：心率122次/分，心律齐，各瓣膜区未闻及病理性杂音	2	
	（7）腹部查体：腹平软，无压痛、反跳痛，肝、脾肋下未触及	2	
	（8）双下肢：无水肿，足背动脉搏动尚可	2	
	（9）双手平举震颤试验（＋）	2	
4. 安排的辅助检查（22分）	（1）血常规	2	
	（2）尿常规	2	
	（3）便常规	2	
	（4）血生化：肝功能、肾功能、电解质、血糖	6	
	（5）甲状腺功能	2	
	（6）心电图	2	
	（7）胸片	2	
	（8）甲状腺彩超	2	
	（9）甲状腺摄碘率	2	
5. 需进行的主要处置（16分）	（1）注意休息、忌碘饮食	4	
	（2）抗甲状腺药物：甲巯咪唑或丙硫氧嘧啶	4	
	（3）减慢心率：β受体阻滞剂	4	
	（4）补充B族维生素	4	
6. 随访（15分）	（1）治疗期间出现发热、咽痛，及时就诊	5	
	（2）治疗期间出现皮疹、黄疸、关节疼痛等及时就诊	5	
	（3）按要求监测血常规、肝功及甲功	5	
表达简洁、明了		5	
临床思维清晰		5	
总分		100	

第四部分：技能操作（时间14＋1分钟，分值100分）

一、考生题干

患者女性，43岁，主因腹胀，尿量减少伴双下肢水肿2周。

查体：T 36.1℃，P 75次/分，R 18次/分，BP 120/80mmHg，双肺呼吸音清。HR 75次/分，律齐，未闻及杂音。腹部彭隆，移动性浊音阳性，双下肢水肿。

1. 为明确该患者腹水的原因，应首先考虑的处理和检查措施？

2. 请在模具上进行操作。

二、考官评分标准（表1-15）

表1-15　技能操作评分标准

考核内容	标准分	得分
1. 问题1（10分）	10	
2. 操作（90分）	90	
（1）询问患者情况，了解有无禁忌证（凝血异常，腹部损伤）	5	
（2）向患者说明该项操作的目的和方法	5	
（3）准备有关器械和物品	4	
（4）戴帽子、口罩，洗手	3	
（5）嘱患者排空尿液，有不适及时告知，穿刺点选择：左下腹与左髂前上棘连线中外1/3交点	3	
（6）打开腹穿包，戴无菌手套	2	
（7）检查及冲洗管路	3	
（8）局部消毒（穿刺点为中心5cm消毒）、铺巾	5	
（9）局部麻醉：核对麻药名称及浓度，逐层浸润，注药前回抽，皮丘	5	
（10）换穿刺针，左手固定穿刺处皮肤，右手持针经麻醉处垂直进针，两次突破感，抵抗感消失，松开引流管，留取标本	15	
（11）拔出穿刺针，穿刺点消毒覆盖无菌纱布，稍用力压迫穿刺部位，胶布固定	5	
（12）测量腹水，脉搏，血压，腹部体格检查	5	
（13）如大量放腹水，腹带固定	5	
（14）患者卧床休息，穿刺点位于上方	5	
（15）处理污染物品	5	
（16）无菌观念	10	
（17）术后嘱咐患者后续注意事项	5	
总分	100	

第五部分：交流沟通（时间14＋1分钟，分值100分）

一、考生题干

患者××，男，65岁。因长期乏力、食欲减退及夜尿增多来诊。既往有高血压病史8年，近期血压控制不佳。血液检查显示肾功能指标异常（血肌酐136.00μmol/L），电解质、血色素正常，尿蛋白阳性（尿常规红细胞阴性、蛋白0.50g/L），经进一步检查诊断为慢性肾功能不全。

二、标准化患者扮演环节

1. 对病情的认知和担忧。

（1）表达对肾功能不全疾病的陌生感和担忧，询问疾病的严重程度和可能的后果。

（2）描述日常生活中的一些不适症状，如乏力、食欲减退和夜尿增多，并询问这些症状是否与肾功能不全有关。

2．对治疗方案的疑问。

（1）询问肾功能不全的治疗方法，包括药物治疗、饮食调整和生活方式改变等。

（2）询问是否需要长期服药，以及药物可能的副作用。

3．对日常生活的顾虑。

（1）询问肾功能不全是否会影响日常活动和工作能力。

（2）询问是否需要调整饮食习惯，以及哪些食物应该避免食用。

4．对预后的关注。

（1）询问肾功能不全的预后情况，是否有可能恶化或进展为尿毒症。

（2）询问定期进行肾功能检查的重要性，以及如何解读检查结果。

5．对医生的态度和期望。

（1）表现出对医生的信任和依赖，希望获得专业的指导和建议。

（2）询问医生在日常生活中的注意事项，以及如何更好地管理疾病。

三、考官评分标准（表1-16）

考官应关注考生在以下方面的表现：

（1）是否能够准确理解患者的病情和担忧，并给予恰当的解释和安慰。

（2）是否能够提供针对肾功能不全的有效治疗方案和日常生活建议。

（3）是否能够解答患者的疑问，缓解患者的焦虑情绪。

（4）是否能够建立良好的医患关系，增强患者的信任感和治疗信心。

表1-16A　任务完成情况评分（共40分）

序号	内容	标准分	得分
1	自我介绍	5	
2	确认授权家属，了解患者或其他家属是否参加	5	
3	介绍患者目前肾功能不全的诊疗情况	-	
3.1	肾功能不全的诊断及病情评估	5	
3.2	治疗方案的解释及效果	5	
3.3	长期治疗的重要性及注意事项	5	
4	生活方式调整对肾功能不全管理的影响	5	
5	恰当回答患者及其家属的疑虑和问题	5	
6	总结交流内容，强调后续随访和复查的重要性	5	
总分		40	

表1-16B　综合表现评分表（60分）

序号	项目	标准分	得分
1	传达信息清晰、准确，逻辑性强	6	
2	表达对患者的关心和理解	6	
3	适度的等待（情绪调适的时间）	6	
4	提供正面信息（冠心病治疗效果佳）	6	

续表

序号	项目	标准分	得分
5	没有复杂难懂的专业术语	6	
6	没有不符合实际的承诺	6	
7	考虑患者（家属）意见	6	
8	承诺给患者（家属）提供持续的支持	6	
9	语速、语音、语调恰当，使人舒适	6	
10	适当的目光接触及肢体语言	6	
总分		60	

附件：常用技能操作评分标准

附表 1-1　腹腔穿刺术评分标准

项目	内容	标准分	得分
准备	操作者：仪容仪表整洁规范、洗手、戴口罩、帽子	2	
	核对患者信息，与患者解释，取得配合，询问有无过敏史，嘱患者排空膀胱。明确无禁忌，签署知情同意书	5	
	环境适宜操作，测生命体征，摆体位，测腹围	3	
	选穿刺点：暴露操作部位，查体叩诊移动性浊音，结合B超定位，标记穿刺点（常用穿刺点：脐与左髂前上棘中外1/3交界处）	10	
	用物：腹穿包（无菌手套、孔巾、弯盘、镊子、无菌试管，5ml、50ml注射器，腹腔穿刺针、创可贴、纱布、棉球），无菌长镊，0.5%碘伏，2%利多卡因，胶布，污物桶、快速手消液	5	
操作过程	检查穿刺包有无破损及有效期	5	
	打开穿刺包，检查穿刺包内器械，戴无菌手套，按序准备用物，检查穿刺针是否通畅及密闭性等	5	
	消毒：以穿刺点为中心进行常规皮肤消毒，铺孔巾，中心应置于操作部位	15	
	局部麻醉：核对2%利多卡因，用注射器抽取，自穿刺点针尖与皮肤呈30°打一皮丘，进而垂直进针，边进针边回抽，逐渐麻醉壁层腹膜（有突破感或回抽有腹水）	10	
	穿刺：先夹住穿刺针后的硅胶管，以左手固定穿刺部位局部皮肤，右手持穿刺针，沿麻醉部位垂直缓慢刺入（对老年人或体质较弱的患者可采用迷路进针），当针锋抵抗感突然消失后表示针尖已进入腹膜腔	10	
	抽液：接上50ml注射器，松开夹子，助手同时用镊子协助固定穿刺针，抽吸腹腔液体；注射器抽满后，夹紧胶管，取下注射器；将液体注入盛器中，留取标本送检。抽液量首次不超过1000ml，以后每次不超过3000ml	10	
	抽液完毕后拔出穿刺针，纱布按压至不出血，终末消毒，创可贴或纱布胶布包扎（必要时腹带加压包扎），术后测腹围	5	
	帮助患者恢复体位，整理衣物，向患者交代注意事项	5	
	依据医疗废物处理条例处理好相应的医疗废物	2	
	标本送检并做好操作记录	3	
评价	遵循无菌原则，操作熟练规范 医患沟通良好，穿刺过程密切观察患者有无不适，能体现人文关怀	5	
总分		100	

附表1-2　胸腔穿刺术评分标准

项目	内容	标准分	得分
准备	操作者：仪容仪表整洁规范、洗手、戴口罩、帽子	5	
	核对患者信息，向患者解释，取得配合，签署知情同意书	5	
	用物：胸穿包（无菌手套、孔巾、弯盘、镊子、无菌试管，5ml、50ml注射器，胸腔穿刺针、创可贴、纱布、棉球），无菌长镊，0.5%碘伏，2%利多卡因，胶布，污物桶、快速手消液	8	
	环境：安静整洁、温度适宜、光线适当	2	
	体位：患者取坐位，面向椅背，双手前臂平放于椅背上，前额伏于前臂上；不能起床者，可取卧位，患侧前臂置于枕部	5	
	胸腔穿刺抽液：先进行胸部叩诊，选择实音明显的部位进行穿刺，穿刺点在皮肤上作标记。穿刺点常选择（口述）：①肩胛下角线7～9肋间；②腋后线7～8肋间；③腋中线6～7肋间；④腋前线5～6肋间	5	
操作过程	检查穿刺包有无破损及有效期	5	
	按序准备用物，打开无菌包，检查穿刺包内器械，注意穿刺针是否通畅，戴无菌手套	5	
	消毒：以穿刺点为中心进行常规皮肤消毒，铺孔巾，局部麻醉	10	
	穿刺：先夹住穿刺针后的硅胶管，以左手固定穿刺部位局部皮肤，右手持穿刺针（用无菌纱布包裹），沿麻醉部位经肋骨上缘垂直缓慢刺入，当针锋抵抗感突然消失后表示针尖已进入胸膜腔；接上50ml注射器，松开夹子，助手用镊子协助固定穿刺针，抽吸胸腔液体；注射器抽满后，夹闭硅胶管，取下注射器；将液体注入盛器中，记载并送化验检查。抽液量首次不超过600ml，以后每次不超过1000ml	20	
	抽液完毕后拔出穿刺针，覆盖无菌纱布，稍用力压迫穿刺部位，以创可贴固定，让患者静卧休息	10	
	整理用物，填写检查单并送检	5	
	依据医疗废物处理条例处理好相应的医疗废物	5	
	穿刺前后应评估患者生命体征，穿刺过程中应观察患者有无不适	5	
评价	遵循无菌原则，操作熟练规范 医患沟通良好，穿刺过程密切观察患者有无不适，能体现人文关怀	5	
总分		100	

附表1-3　腰椎穿刺评分标准

项目	考核内容及标准	标准分	得分
操作前准备	核对患者的姓名、床号、嘱患者排尿	2	
	腰穿术前知情同意书签字，向患者交代腰穿常见并发症（头痛、脑疝、感染各1分）及术后注意事项	8	
	术前核对血常规、凝血功能，监测生命体征	2	
	准备和检查物品是否齐全完好及穿刺包、麻药有效期	1	
	操作者正确戴好帽子、口罩	1	
	使用消毒洗手液按照正确步骤洗手	1	
体位	协助患者采取舒适体位，侧卧位，背部与床面垂直，头向前胸屈曲，两手抱膝紧贴腹部，使躯干呈弓形，使脊柱尽量后凸以增宽椎间隙	6	

续表

项目	考核内容及标准	标准分	得分
定位	确定穿刺点并标记：以髂后上棘连线与后正中线的交会处为穿刺点，此处相当于第3-4腰椎棘突间隙，也可在上一或下一腰椎间隙进行	6	
消毒铺巾	常规消毒，消毒范围至少15cm	2	
	打开穿刺包外层，戴无菌手套、打开全部穿刺包	1	
	检查物品，穿刺针是否通畅	2	
	正确铺洞巾	2	
麻醉	核对麻药（2%利多卡因），逐层浸润麻醉（皮丘、垂直进针、回抽）	2	
穿刺过程	术者用一手固定穿刺点皮肤，另一手持穿刺针以垂直背部的方向缓慢进针，针尖稍斜向头部缓慢刺入4～6mm	8	
	阻力消失有落空感时，缓慢抽出针芯，见脑脊液流出	8	
	观察滴速	2	
	测压前摆好体位，伸展头颈，下肢缓慢伸直，连接测压管测量压力	5	
	判断是否正常（正常40～50滴/分，压力80～180mmH_2O）	5	
	术中观察患者反应：如头晕、面色苍白、出汗、心悸或生命体征变化；如有反应，则停止抽液并对症处理	5	
标本收集	收集脑脊液2～5ml送检。顺序正确（病原学、生化、常规、细胞学）	2	
术后处理	将针芯插入后一起拔出穿刺针，穿刺点消毒，覆盖无菌纱布，用胶布固定，整理衣物	3	
	标本标记送检，分类处理操作用物	1	
	交待术后注意事项：去枕平卧4～6h，术后监测生命体征并观察患者反应	4	
	洗手，完成操作记录	1	
人文关怀		5	
无菌观念		5	
总分		100	

附表1-4 骨髓穿刺术评分标准

项目	步骤	标准分	得分
准备	操作者：仪容仪表整洁规范、洗手、戴口罩、帽子	4	
	核对患者信息，与患者解释，取得配合，签协议书，嘱患者排尿	5	
	用物：骨穿包（无菌手套、弯盘、孔巾、镊子、载玻片、5ml注射器、20ml注射器、骨穿针、创可贴、纱布、棉球），0.5%碘伏，2%利多卡因，污物桶、利器盒、快速手消液，必要时备酒精灯及火柴	5	
	环境：安静整洁、温度适宜、光线适当	2	
	体位：仰卧位或侧卧位	4	
	穿刺点选择（进行提问）：①前上棘穿刺点位于髂前上棘后1～2cm；②髂后上棘穿刺点位于骶椎两侧、臀部上方突出口部位；③胸骨：位于胸骨柄或胸骨体（相当于第1～2肋间隙）；④腰椎棘突穿刺点位于腰椎棘突突出处（在穿刺点皮肤上作标志）	10	

续表

项目	步骤	标准分	得分
操作过程	检查穿刺包有无破损，在有效期内	5	
	打开穿刺包，检查包内用物。戴无菌手套，穿刺针固定器固定在离针尖1.5cm处	5	
	常规消毒局部皮肤、铺孔巾	10	
	在穿刺点局部皮下注射形成一个皮丘，将注射器垂直于皮肤表面，缓慢刺入，逐层浸润麻醉各层组织，直至骨膜，以穿刺点为中心，对骨膜进行多点麻醉	10	
	调节进针深度，左手固定穿刺部位皮肤，右手持针向骨面垂直，左右旋转缓慢钻入骨质，当感到阻力消失，穿刺针能固定在骨内，表示已进入骨髓腔	15	
	拔除针芯，接上干燥的20ml注射器，抽吸约0.2ml骨髓液后，将针芯重插入，将骨髓液滴于载玻片上，快速涂片6～8张	10	
	左手取无菌纱布置于针孔处，右手将针拔出，纱布盖在针孔上，并按压数分钟，创可贴覆盖	5	
	术后严密观察并做好记录，整理用物。标本标记，填写检验单送检	3	
	依据医疗废物处理条例处理好相应的医疗废物	2	
评价	遵循无菌原则，操作熟练规范； 医患沟通良好，穿刺过程密切观察患者有无不适，能体现人文关怀	5	
总分		100	

附表1-5　导尿术评分标准

考核内容及标准	标准分	得分
1. 问题1	3	
2. 问题2	7	
（1）询问患者情况，了解有无禁忌证（前列腺肥大）	5	
（2）向患者说明该项操作的目的和方法	5	
（3）准备有关器械和物品	5	
（4）垫防水布	3	
（5）戴帽子、口罩	3	
（6）外阴清洗（肥皂液或碘伏稀释液）	4	
（7）局部消毒、铺巾	4	
（8）戴手套	4	
（9）检查导尿管是否通畅、气囊是否漏气	4	
（10）尿管前端涂石蜡油	3	
（11）消毒：尿道口旋转擦拭，再由龟头向阴茎根部	4	
（12）将阴茎提起适当角度，用导尿管插入尿道	4	
（13）缓慢插入导尿管15～20cm	5	
（14）见尿液流出后，再进入2～3cm	5	
（15）水囊注水后轻拉尿管至静止	5	

续表

考核内容及标准	标准分	得分
(16)连接无菌尿袋	4	
(17)处理污染物品	5	
(18)无菌观念	10	
(19)熟练程度	4	
(20)术后嘱咐患者后续注意事项	4	
总分	100	

附表1-6 心肺复苏评分标准

项目	考核内容及标准	标准分	得分
准备	操作者 仪容仪表整洁规范，动作规范，行动敏捷，体现急救意识	2	
	环境：现场环境安全	2	
评估	判断意识：①快步走到患者身侧，双腿跪在地上；②拍患者双肩；③左右耳旁呼叫两次“您怎么了？”	6	
	看表计时（意识丧失）高声呼喊：“快来人抢救！”	3	
	迅速判断有无心跳：用右手的示指、中指自环状软骨外移2～3cm至凹陷处，触摸患者颈动脉搏动，同时观察有无呼吸运动（胸廓起伏）	5	
胸外按压	去枕平卧，将患者身体摆正	3	
	解开衣扣，松开腰带； 同时口述：将患者置于地上或硬板床上，软床上面垫木板	5	
	按压部位：在胸骨中、下1/3交界处（成人男性可快速定位于两乳头连线中点的胸骨处）	8	
	按压姿势：双手叠加，十指相扣，以下方一手掌根部放在按压部位，双臂位于患者胸骨的正上方，双肘关节伸直；以髋关节为支点，身体重量垂直下压，压力均匀，不可冲击式按压，抬起时手掌根不能离开按压位置；按压时观察患者面部反应	15	
	快速按压，按压深度5～6cm，每次按压后胸廓完全弹回	6	
	正确按压30次，按压频率100～120次/分	5	
人工呼吸	取纱布清除口鼻腔分泌物（必要时头偏向一侧）；口述：取下活动性义齿	4	
	仰头抬颏法开放气道	5	
	人工呼吸：吹气2次（口盖纱布，口对口要包严，吹气时捏紧患者鼻翼，吹气后松开手），应在10秒内完成，每次吹气时间大于1秒，按压与呼吸不能同时进行，两次人工呼吸之间观察患者的胸廓起伏情况	15	
	两次人工呼吸之后继续行胸外心脏按压，按照按压与吹气之比30∶2的比率连续做五循环，之后进行再评估	5	
评估	评估患者复苏有效：（首先）摸到大动脉搏动；自主呼吸恢复；评估意识（患者有反应）；颜面、口唇皮肤色泽转红润；瞳孔对光反射存在	6	
评价	操作熟练，动作连贯，急救意识强； 全部操作时间在3分钟以内	5	
总分		100	

附表1-7　气管插管评分标准

项目	考核内容及标准	标准分	得分
准备	操作者：仪容仪表整洁规范、洗手，戴口罩、帽子	2	
	用物：手套，简易呼吸器，面罩，气管导管及管芯，套囊、牙垫，胶布，喉镜，10ml注射器，听诊器，石蜡油，治疗巾，快速手消液，污物桶等	8	
	体位：取仰卧、将枕垫于项部，使头尽量后仰，让口、咽、喉三轴线接近重叠	8	
	加压给氧：使用简易呼吸器面罩加压给氧，交与助手给患者吸100%纯氧2～3分钟，送气频率10～12次/分，插管时暂停通气	8	
	环境：安静整洁、温度适宜、光线适当	2	
操作过程	在患者头部两侧铺无菌治疗巾；选择适当规格的气管导管；（戴手套）用10ml注射器检查充气套囊是否漏气；在导管内放入导丝并塑型，确认导丝距导管开口至少有1.0cm距离，不超过导管尖端；在导管前端和套囊均匀涂抹润滑剂（使用消毒的液体石蜡油）；选择一个大小合适的喉镜，检查喉镜光源亮灯后随手关闭，放置于左手边备用；备好一个带翼牙垫，两条固定胶布；吸引器连接吸痰管放置于床旁备用；最后术者在胸前挂好听诊器	18	
	左手持喉镜，自右侧口角置入，将舌体挡向左侧，再将镜移至正中，见到悬雍垂（不能以患者的牙齿为支点去撬门牙）	8	
	沿舌背弧度将镜再稍向前置入咽部，见到会厌（不可挑压会厌），镜片前端放置在会厌谷	6	
	上提喉镜，显露声门，右手以握笔状持导管从右侧弧形斜插口中，将导管前端对准声门后轻柔地插入气管内插入，深度为导管尖端距门齿22cm ± 2cm（成年人）	10	
	（助手帮助）拔出导管管芯	4	
	置牙垫于牙间，退镜	8	
	用10ml注射器向套囊内充气，压力适中	6	
	确认导管位置：挤压呼吸球囊人工通气时见双侧胸廓对称起伏，听诊器听诊双肺呼吸音存在并对称。用胶布将气管导管和牙垫妥善固定	4	
	依据医疗废物处理条例处理好相应的医疗废物	2	
评价	遵循无菌原则，操作熟练规范； 密切观察患者有无不适，能体现人文关怀	6	
总分		100	

附表1-8　胃管置入术评分标准

项目	考核内容及标准	标准分	得分
准备	1．核对患者姓名、性别、年龄（0.5分）。 2．向患者及家属交代插胃管必要性，并请请家属回避（0.5分）。 3．向患者解释配合方法（重点强调调整呼吸及配合吞咽，1分）。 4．操作前洗手（1分）。 5．物品准备：治疗盘（14件，规范所有物品摆放位置，利于检查），携至患者床旁（患者右侧，0.5分）。 6．手电筒检查患者鼻腔和口腔（有无假牙，有无鼻中隔偏曲），有假牙取出（1分）。 7．征求患者意见选择鼻孔，用湿棉签清洁鼻孔（0.5分）	5	
体位	协助患者半坐卧位（摇高床铺或背后靠枕，1分）。 颌下铺治疗巾放置弯盘于口角处（1分）	2	

续表

项目	考核内容及标准	标准分	得分
操作过程	1．戴口罩，带手套（检查包装，按无菌法戴，0.5分）。 2．取出胃管，测量插入的长度，成人插入55～60cm，测量完后，注意左手固定于预定点附近（注意无菌操作，尽量不要用手触及胃管前端，测量时不碰到患者身体，1.5分）。 3．液状石蜡滑润胃管末端（前端10cm，1分）。 4．插入14～16cm处嘱患者吞咽并顺势向前推进直至预定长度（1分）。 5．初步固定（1分）。 6．确定胃管位置（三种方法均可，如仅用插进水杯冒泡法此项不给分，1分）。 7．用纱布擦拭患者嘴角，撤弯盘，摘手套（1分）。 8．用胶布固定于患者面颊部（牢靠，而且注意自然弧度，防止打折，1分）。 9．将胃管末端反折，纱布包裹，或接引流袋，撤治疗巾（1分）。 10．固定引流袋（1分）	10	
术后处理	1．协助患者舒适体位，询问患者感受（1分）。 2．整理患者（盖衣被）及用物（1分）。 3．叮嘱患者及家属注意事项（1分）	3	
总分		20	

附表1-9 心电图操作评分标准

项目	考核内容及标准	标准分	得分
准备（共13分）	操作者：仪容仪表整洁规范、洗手、戴口罩、帽子	3	
	核对患者姓名信息，与患者解释，取得配合。患者取仰卧位，取下携带的金属物品，充分暴露前胸、手腕、脚踝并放松肢体，平静呼吸	3	
	用物：心电图机、电源线、导联线、探查电极、心电图记录纸、导电糊、棉签、酒精、分规、记录笔、报告单	4	
	使用交流电源的心电图机，室温保持在18度以上，避免患者因寒冷产生肌电干扰	3	
操作过程（共77分）	1．检查心电图机的电源线、导联线、探查电极，并连接	4	
	2．打开心电图机开关，安装记录纸，检查记录纸是否充足	3	
	3．校正心电图机的走纸速度25mm/s、波幅大小，基线是否稳定，并查看标准电压，校正后使其1mm＝1Mv 4．对电极放置部位进行清洁或皮肤处理	2	
	5．连接电极的局部皮肤涂抹导电糊	3	
	6．严格按照统一标准，准确安放电极： （1）标准肢体导联 Ⅰ导：左上肢连接正极，右上肢连接负极； Ⅱ导：左下肢连接正极，右上肢连接负极； Ⅲ导：左下肢连接正极，左上肢连接负极。 （2）加压肢体导联 aVR导联：右上肢连接正极，左上肢和左下肢连接负极； aVL导联：左上肢连接正极，右上肢和左下肢连接负极； aVF导联：左下肢连接正极，右上肢和左上肢连接负极。 （3）肢体导联安放位置 红线（右上肢）、黑线（右下肢）、黄线（左上肢）、绿线（左下肢）。	20	

续表

项目	考核内容及标准	标准分	得分
操作过程	（4）胸前导联：将心电图机的负极与心电端连接，正极至于胸壁的特定部位，即构成胸前导联。根据心脏在胸腔的位置，正确安放V1～V6导联。V1胸骨右缘第4肋间，V2胸骨左缘第4肋间，V3胸骨左缘V2～V4连线的中点，V4左锁骨中线第5肋间，V5左腋前线与V4同一水平，V6左腋中线与V4/V5同一水平	20	
	7. 描记心电图，Ⅰ、Ⅱ、Ⅲ、aVR、aVL、aVF，和胸前导联V1、V2、V3、V4、V5、V6	10	
	8. 每个导联记录长度不少于4个完整的心动周期	10	
	9. 对怀疑或已确定急性心肌梗死的患者，首次心电图必须增加V_3R、V_4R、V_5R、V_7、V_8、V_9导联心电图，并用记号笔在胸前导联皮肤做标记，便于再次记录心电图能在同一部位，以资鉴别	10	
	10. 记录的心电图必须标明患者姓名、性别、年龄、检查日期、时间	10	
	11. 记录结束，去除电极，清洁被检者皮肤，关闭开关，拔掉电源	5	
评价（10分）	整理用物，交代患者及家属相关注意事项； 操作熟练规范，沟通流畅，患者满意	10	
总分		100	

附表1-10　穿脱隔离衣评分标准

项目	考核内容及标准	标准分	得分
准备（共10分）	明确隔离衣的使用指征：①接触经接触传播的感染性疾病患者，如传染病患者、多重耐药菌感染患者等；②对患者实施保护性隔离，如大面积烧伤等；③可能受到患者血液、体液、分泌物、排泄物喷溅	4	
	穿隔离衣前要戴好帽子、口罩，取下手表，卷袖过肘，洗手	4	
	环境：安静整洁、温度适宜、光线适当	2	
穿隔离衣操作过程（共35分）	检查隔离衣大小合适，无潮湿、破损	3	
	1. 手持衣领从衣钩上取下隔离衣，将清洁面朝向自己，衣服向外折，露出肩袖内口，一手持衣领，另一手伸入袖内并将衣领向上拉，使另一手露出来，并以此法穿好另一袖，勿触及面部	12	
	2. 两手持衣领顺边缘由前向后扣好颈带，然后扣好袖口或系上袖带	5	
	3. 从腰部向下约5cm处自一侧衣缝将隔离衣后身向前拉，见到衣边捏住，依法将另一边捏住，两手在背后将两侧衣边对齐，向一侧按压折叠，以一手按住，另一手将腰带拉至背后压住折叠处，在背后交叉后，到前面打一活结，系好腰带	15	
脱隔离衣操作过程（共50分）	1. 解开腰带，在前面打一活结	5	
	2. 解开袖口，在肘部将部分袖子塞入工作服内，暴露前臂	5	
	3. 消毒双手，按前臂到指尖的顺序刷洗2分钟，清水冲洗，擦干	5	
	4. 解开衣领	5	
	5. 一手伸入另一侧袖口内，拉下衣袖过手（用清洁手拉袖口内的清洁面），用遮盖着的手在外面拉下另一衣袖；两手在袖内使袖子对齐，双臂逐渐退出	15	
	6. 双手持领，将隔离衣两边对齐（如挂在半污染区的隔离衣，清洁面向外；如挂在污染区的隔离衣，污染面向外），挂在钩上脱去帽子、口罩，再次洗手	15	
评价	操作熟练规范； 无菌观念强	5	
总分		100	

附表1-11 吸痰术评分标准

项目	考核内容及标准	标准分	得分
准备	操作者：仪容仪表整洁规范、洗手，戴口罩、帽子	6	
	核对患者信息，评估病情、年龄、意识状态、呼吸状况、合作程度、心理状态、有无自行咳痰能力、吸氧流量、卧位安全舒适。与患者解释，取得配合	5	
	操作部位：口腔黏膜，有无活动义齿、口腔疾患，鼻腔是否通畅、鼻腔黏膜有无破损等	2	
	用物：一次性吸痰管（一般成人14#，儿童12#），一次性手套，灭菌注射用水或生理盐水1瓶，无菌治疗碗1个，纱布或纸巾数块，弯盘，必要时备棉签、手电筒、听诊器、小桶1个（内盛1000mg/L含氯消毒液或清水）、电动吸痰器1台（接通电源，打开开关，调节负压：成人0.04～0.053MPa、儿童＜0.04MPa，关闭开关备用），医疗污物桶、生活污物桶、快速手消液，必要时备舌钳、张口器、压舌板、插线板	6	
	环境：安静整洁、温度适宜、光线充足、安全舒适	1	
操作过程	携用物至床旁，查对；向清醒患者或家属解释，取得配合	5	
	置吸痰器于床头一侧，听诊双肺部呼吸音，调节氧流量，给予高流量吸氧	5	
	检查患者口腔、鼻腔，必要时清洁	2	
	将患者去枕仰卧，头偏向一侧，略向后仰，铺治疗巾于颌下	3	
	将适量的灭菌水或生理盐水倒入治疗碗内，打开吸痰管包装备用	5	
	右手戴一次性手套，取吸痰管与吸痰器导管连接	6	
	打开吸引器开关，右手持吸痰管前端（经鼻吸痰时取掉操作侧鼻孔氧气）	10	
	先吸口咽部分泌物，再吸气管内分泌物。在患者吸气时顺势经咽喉插入气管达一定深度（约15cm）	4	
	患者有咳嗽时，立即右手轻轻左右旋转上提吸出痰液	3	
	吸痰过程中密切观察，如出现紫绀、心率下降应立即停止吸痰，一次吸痰时间≤15s	4	
	一根吸痰管只能使用一次，吸痰过程中观察患者面色、呼吸及痰液性状等，如需再次吸痰，间隔3～5分钟	4	
	吸痰管取出后，吸生理盐水冲净痰液，以免堵塞（经鼻吸痰者，左手给患者戴氧气管）	3	
	吸痰完毕关闭吸痰器，将吸痰管和脱下的手套弃于医疗污物桶内，抽吸消毒液或清水冲洗吸痰器连接管，妥善放置连接管	4	
	用手电筒检查患者口腔（鼻腔）黏膜有无损伤，用纱布擦净患者口鼻周围，调节氧流量至原吸氧流量	4	
	吸痰器留置床旁，记录吸痰时间，痰液颜色、性状、量，吸痰后患者症状体征有无改善	3	
	整理床铺，协助患者取舒适卧位 再次查对，感谢合作	3	
	用物根据《消毒技术规范》《医疗废物管理条例》处理用物	2	
	操作者洗手、记录	3	
评价	遵循无菌原则，操作熟练规范，吸痰有效	2	
	态度和蔼，通俗易懂，体现人文关怀	2	
	评估准确、仪态大方、沟通良好、操作熟练、思维缜密、应变能力强、职业气质良好	3	
总分		100	

附表 1-12　电除颤评分标准

项目	考核内容及标准	标准分	得分
目的	通过电除颤，纠正、治疗心律失常，恢复窦性心律	1	
适应证	适于转复各类异位快速心律失常	1	
禁忌证	病史已多年、心脏（尤其是左心房）明显增大，伴高度或完全性房室传导阻滞的心房颤动，伴完全性房室传导阻滞的心房扑动，反复发作而药物不能维持疗效或伴病态窦房结综合征的异位性快速心律失常；洋地黄类药物或低血钾	2	
操作准备	1. 患者去枕平卧于硬板床。 2. 环境：整洁，安全，有电源、电插座及吸氧、吸痰装置。 3. 用物：除颤器、导电胶、心电监测导联线及电极、抢救车、乙醇纱布等	1	
操作要点	1. 备齐用物至床旁，打开电源	1	
	2. 暴露患者胸部，必要时建立心电监护	0.5	
	3. 判断患者心律失常类型	0.5	
	4. 电极板均匀涂抹导电胶	1	
	5. 选择合适的能量（成人360J）	1	
	6. 充电放置电极板于合适位置（胸骨右缘第二肋间—心尖部；左腋前线第五肋间—心底部）；大声嘱其他人员离开病床	2	
	7. 两手同时按下两个电极板下的放电键	1	
	8. 观察患者的心电图改变	1	
	9. 如果室颤/室扑（无脉性室速）持续出现，立即重新冲电，重复步骤	1	
	10. 操作完毕，将能量开关回复至零位	0.5	
	11. 清洁皮肤，安置患者	0.5	
	12. 监测心率、心律，并遵医嘱用药	0.5	
	13. 记录	1	
注意事项	1. 若心电显示为细颤，应坚持心脏按压或用药，先用肾上腺素1mg静推，3～5min可重复一次，使细波转为粗波后电击除颤	0.5	
	2. 导电胶涂抹要均匀，防止皮肤灼伤	0.5	
	3. 放电除颤时，注意患者和其他人、物绝缘	0.5	
	4. 儿童能量选择：首次2J/kg，第2次2～4J/kg，第3次4J/kg	1	
	5. 对于能明确区分QRS和T波的室速，应进行同步电复律；无法区分者，采用非同步电除颤	1	
总分		20	

附表 1-13　关节腔穿刺术评分标准

项目	考核内容及标准	标准分	得分
用物准备	关节腔穿刺模型、穿刺包1个（包括消毒孔巾、弯盘、消毒纱布等）、5ml穿刺针2支、20ml注射器各1支、无菌手套2副、无菌试管多支、弯盘1个，局麻药（利多卡因100mg）1支、消毒液（碘伏）1瓶、砂轮1枚、棉签1包、胶布1卷、无菌敷贴1个、油性画线笔。如需关节腔内注射药物，应准备好所需药物及注射器	3	
操作前准备	向患者和（或）法定监护人说明关节腔穿刺的目的、意义、安全性和可能发生的并发症。简要说明操作过程，解除患者的顾虑，取得配合，并签署知情同意书	1	

续表

项目	考核内容及标准	标准分	得分
操作前准备	详细了解病史，参阅患者骨关节X线或CT片（必要时在B超检查下）确定穿刺点，并用油性画线笔标记穿刺点	1	
	进行体格检查和必要的实验室检查，如血常规、血小板计数、出凝血时间、活化部分凝血活酶时间及凝血酶原时间等	1	
	体位准备及穿刺点选择： （1）通常取仰卧位下肢屈曲90°或仰卧位下肢伸直； （2）穿刺点定位：髌骨外下缘或髌骨外上缘为穿刺点。用油性画线笔进行标记	3	
操作过程	操作者洗手，戴帽子、口罩	1	
	按序准备用物，打开无菌包放入所需无菌物品，备胶布，戴无菌手套	2	
	以穿刺点为中心进行常规皮肤消毒。检查穿刺包内器械，铺无菌洞巾。2%利多卡因局部麻醉	3	
	穿刺：术者右手持注射器，左手固定穿刺点。沿麻醉路径穿刺，当针进入关节腔后，左手不动，固定针头及注射器，右手缓慢抽动注射器筒栓进行抽液或注药等操作	3	
	整理用物，填写检查单并送检	1	
	正确处理术后用物（医疗废物处理）	1	
总分		20	

附表1-14　心包穿刺术评分标准

项目	考核内容及标准	标准分	得分
准备（共16分）	核对患者姓名、性别、年龄	1	
	评估患者有无心包穿刺适应证	1	
	核对X线胸片和心脏B超	1	
	核对凝血功能和血常规检查	1	
	签署手术同意书，向患者说明心包穿刺目的、注意事项	2	
	检查准备的物品： 快速手消、心包穿刺包（穿刺针、无菌单）、碘伏、5ml注射器、无菌手套、2%利多卡因	5	
	患者取半卧位，测呼吸、血压和心率，进行心电监护，建立静脉通路，必要时予以术前镇静	5	
定位（共7分）	剑突下与左肋缘相交的夹角处（若后心包大量积液，剑突下无肝遮挡可选） 左侧第5肋间，叩诊心浊音界内侧1～2cm处（若心尖区心包积液较多可选） 心脏超声定位处（B超定位可穿刺区液段最大处）	5	
	穿刺点标记	2	
操作过程（共77分）	操作者洗手，戴帽子、口罩	1	
	以穿刺点为中心，由内向外环形消毒皮肤，直径15cm	2	
	以穿刺点为中心进行常规皮肤消毒.注意勿留空隙	3	
	穿刺包消毒日期，打开穿刺包，戴无菌手套，检查消毒指示卡	3	

续表

项目	考核内容及标准	标准分	得分
操作过程（共77分）	核对包内器械，检查穿刺针是否通畅	3	
	铺无菌巾	2	
	核对麻药，并抽吸3ml，逐层麻醉	5	
	持穿刺针并用血管钳夹紧胶管按选定部位及所需方向缓慢推进（带负压进针）	5	
	穿刺角度：若自左侧第5肋间或第6肋间心浊音界内2cm左右进针，使针自下而上，向脊柱方向缓慢刺入 若自剑突下进针，针体与腹壁呈30～40°，向上、向后并稍向左刺入心包腔后下部	5	
	穿刺时术者需用左手示指和拇指指端牢固稳定穿刺针，左手掌指关节紧靠患者胸壁	5	
	右手保证负压缓慢进针，保证穿刺方向及深度	4	
	穿刺针不得大幅移动，抽吸直至见针筒内有液体流出	3	
	助手接上50ml注射器，松开止血钳，抽满后，夹紧胶管	3	
	穿刺针进入心包腔时应注意看心电监护有无出现室性早搏	3	
	若抽出血性液体，需放在器皿中静置或缓慢摇动片刻，看有无凝固，判断是否为鲜血	5	
	如抽出鲜血，立即停止抽吸，并严密观察有无心脏压塞出现	3	
	抽液量：首次不超过200ml，以后每次不超过500ml；抽液速度要慢，抽液时询问并观察患者反应	3	
	标本收集：病原体检查、常规、生化、TB-Ab、CEA、细胞学等。顺序：第一管送病原学检查，其余不定。标本管标记	5	
	拔针后按压，消毒穿刺点、覆盖纱布，胶布固定，交代注意事项	3	
	术后测呼吸、血压、脉搏并观察患者反应	5	
	整理用物，填写检查单并送检	3	
	正确处理术后用物（医疗废物处理）	3	
总分		100	

（赵星涛）

第二章　儿　　科

为规范住院医师规范化培训结业临床实践能力考核，提高结业临床实践能力考核的质量，逐步实现住院医师规范化培训结业考核的同质化，特制订本规程。

一、使用范围

适用于山西省住院医师规范化培训结业临床实践能力考核-儿科专业。

二、制订依据

依据国家《住院医师规范化培训内容与标准（2022版）》《住院医师规范化培训结业临床实践能力考核标准方案—儿科（2023版）》，结合山西省住院医师规范化培训的实际，制订本标准。

三、考核对象

符合考核条件，参加住院医师规范化培训（儿科）专业结业临床实践能力考核的住院医师。

四、考核内容

包括临床技能操作、人文沟通、病史采集、体格检查、病历书写、病例分析等内容。

五、考核重点

根据国家《住院医师规范化培训内容与标准（2022版）》-儿科培训细则的要求，重点考核住院医师对儿科多发病、常见病的独立诊治能力。

六、考核形式及考站设置

住院医师规范化培训结业临床实践能力考核采取客观结构化临床考核（OSCE）的方式，采用在标准化患者/真实患者或医学模拟人上实际操作。共设置临床技能操作、人文沟通、病史采集、体格检查、病历书写、病例分析六站。

第一考站：临床技能操作

考核内容：根据《住院医师规范化培训内容与标准2022年版》要求的基本技能操作内容，任选一项进行考核

考核方式：医学模拟人。

考核考题：儿科常见基本技能操作内容。

考核时间：10分钟。

分值占比：100分，占比15%。

第二考站：人文沟通

考核内容：考核住院医师与患儿家长的沟通技巧、人文职业素养以及表达能力等。住院医师向家长交代病情或特殊检查治疗前谈话。

考核方式：口试（考官或SP扮演患儿家长）。医生用1～2分钟阅读提示信息和资料（时间包含在总时间内），然后按试题明示的要求与考官或SP扮演的患儿家长进行沟通。

考核时间：10分钟。

分值占比：100分，占比10%。

第三考站：病史采集

考核内容：儿科疾病的病史采集。考核住院医师医学知识掌握和综合应用。

考核试题：病种为住院医师规范化培训细则要求病种。

考核方式：面试，SP。

考核时间：15分钟。

分值占比：100分，占比15%。

第四考站：体格检查

考核内容：考核住院医师准确高效地完成体格检查。儿科疾病体格检查的完整过程，其中体检内容包括与考核案例相关的重点身体部位的检查。

考核方式：SP或医学模拟人。

考核时间：30分钟。

分值占比：100分，占比25%。

第五考站：病历书写

考核内容：考核住院医师的文字组织和概括能力、临床思维应用和知识应用能力，考核住院医师对病史资料的整理、归纳、分析、书写的综合能力。考核相关医疗文书书写，主要包括主观总结的病例特点、诊断与鉴别诊断、诊疗计划等。

考核方式：笔试。

考核时间：40分钟。

分值占比：100分，占比20%。

第六考站：病例分析

考核内容：对于所查病例进行诊断分析与鉴别诊断，考核评价住院医师对疾病的诊断、鉴别诊断、处置、预后判断过程中的临床思维与决策、总结概括、语言表达等能力。

考核方式：口试。

考核试题：题干＋提问的形式。根据儿科住院医师规范化培训细则中关于病种要求，事先设计案例和问题；要求住院医师总结病史资料、提出诊断思路、制订治疗计划，并回答针对专业知识的提问和病例相关的权衡决策以及职业素养的提问；要点是在面临多种治疗方案时，选择最合适患者的决策。

考核时间：15分钟。

分值占比：100分，占比15%。

七、成绩评定

各站分数合计≥60分～80分者为通过。合格分值低标准线为国家标准（不得低于该标准），高标准线为建议标准（可高于该标准）。

八、具体实施

1．采用统一考题、统一考核形式与标准进行集中考核，以保证考核的公平性和同质性。考核基地同一批次、同一时段使用同一考题。各站试题数量根据考试批次安排设定，每半天至少一套试题，各批次之间不得重复，并准备至少1套备用题。

2．每个考站配两名考官，两名考官来自不同培训基地，两名考官独立评分。

3．各类型人员考前培训

（1）考官培训内容：包括《住院医师规范化培训结业临床实践能力考核标准方案—儿科（2023版）》、考官制度、执考要求、评分要求、注意事项等；考前培训应按分配的考核任务进行分组培训，由考核专业负责人及指定的考站组长负责召集该站考官进行培训，培训重点是评分细则的一致性，具体包括熟悉考核病例（或主题）的内容；对照评分细则进行一致性评分练习与讨论。

（2）考生培训内容：考场设置、考试流程、每站考核注意事项、考场纪律等。

（3）考务人员培训内容：考场设置、人员分工、不同岗位考务人员工作流程等。

（4）SP培训内容：案例培训、标准化回答、特殊体征培训等。

九、考站设置建议

根据考核人数、考核基地场地、考官配置等因素，结合考核公平性、同质性，兼顾经济性，选择适宜的考站设置方案。（表2-1）

表2-1　儿科考站设置方案一

考生组别	序号	换站顺序					
		第一站 技能操作 10分钟	第二站 人文沟通 10分钟	第三站 病史采集 15分钟	第四站 体格检查 30分钟	第五站 病历书写 40分钟	第六站 病例分析 15分钟
第一组	01	第一站①→第二站①→第三站①→第四站①→第五站→第六站①					
	02	第二站①→第一站①→第三站②→第四站②→第五站→第六站②					
	03	第一站②→第二站②→第三站③→第四站③→第五站→第六站③					
	04	第二站②→第一站②→第三站④→第四站④→第五站→第六站④					
第二组	05	第三站①→第四站①→第五站→第六站①→第一站①→第二站①					
	06	第三站②→第四站②→第五站→第六站②→第二站①→第一站①					
	07	第三站③→第四站③→第五站→第六站③→第一站②→第二站②					
	08	第三站④→第四站④→第五站→第六站④→第二站②→第一站②					

说明：

1．依据参考人数分组进行考核，以本方案为例，第一站、第二站单独设站（同时设2组），第三、四、六站在同一考场进行（同时设置4组），第五站病历书写单独设置1间（可容纳多人并保证就座间距）；

2．①～④代表每站设置并行考站数（相同考站设置数量）；

3．本方案仅供参考，可根据具体情况进行调整

表 2-2　儿科考站设置方案二

<table>
<tr><th rowspan="2">考生组别</th><th rowspan="2">序号</th><th colspan="6">换站顺序</th></tr>
<tr><th>第一站
技能操作
10分钟</th><th>第二站
人文沟通
10分钟</th><th>第三站
病史采集
15分钟</th><th>第四站
体格检查
30分钟</th><th>第五站
病历书写
40分钟</th><th>第六站
病例分析
15分钟</th></tr>
<tr><td rowspan="4">第一组</td><td>01</td><td colspan="2">第一站①→第二站①</td><td rowspan="8">第一、二站全部考核结束后，考官重新分组，进行其余考站考核</td><td colspan="3">第三站①→第四站①→第五站→第六站①</td></tr>
<tr><td>02</td><td colspan="2">第二站①→第一站①</td><td colspan="3">第三站②→第四站②→第五站→第六站②</td></tr>
<tr><td>03</td><td colspan="2">第一站②→第二站②</td><td colspan="3">第三站③→第四站③→第五站→第六站③</td></tr>
<tr><td>04</td><td colspan="2">第二站②→第一站②</td><td colspan="3">第三站④→第四站④→第五站→第六站④</td></tr>
<tr><td rowspan="4">第二组</td><td>05</td><td colspan="2">第一站③→第二站③</td><td colspan="3">第三站①→第四站①→第五站→第六站①</td></tr>
<tr><td>06</td><td colspan="2">第二站③→第一站③</td><td colspan="3">第三站②→第四站②→第五站→第六站②</td></tr>
<tr><td>07</td><td colspan="2">第一站④→第二站④</td><td colspan="3">第三站③→第四站③→第五站→第六站③</td></tr>
<tr><td>08</td><td colspan="2">第二站④→第一站④</td><td colspan="3">第三站④→第四站④→第五站→第六站④</td></tr>
</table>

说明：

1. 依据参考人数分组进行考核，以本方案为例，第一站、第二站单独设站（同时设4组），第三、四、六站在同一考场进行（同时设置4组），第五站病历书写单独设置1间（可容纳多人并保证就座间距）；

2. ①～④代表每站设置并行考站数（相同考站设置数量）；

3. 本方案仅供参考，可根据具体情况进行调整

十、模拟试题

模拟试题（第一套）

第一部分：技能操作（时间10分钟，分值100分，占比15%）

一、考生题干

患儿1岁，惊厥3次，体温39℃，前囟饱满，需进行哪项操作？完成操作后请回答考官提问。

二、考官提问

1. 腰椎穿刺目的？

答：（1）了解颅内压力及脑脊液循环通路是否通畅；

（2）留取脑脊液送检验：常规、生化、细菌学检查、肿瘤细胞检查等；

（3）鞘内注射（打药）。

2. 腰椎穿刺禁忌证？

答：（1）颅内压升高患者；

（2）休克、衰竭或濒危患者；

（3）局部皮肤（穿刺点附近）有炎症者；

（4）有出血性疾病的患者。

三、考官评分标准（表2-3）

表2-3　小儿腰椎穿刺考核评分标准

考核项目	考核内容及标准		标准分	得分
准备（12分）	患儿准备	嘱患者排空膀胱	2	
		心律、呼吸和血压监测	2	
	戴帽子口罩	正确戴口罩和帽子	3	
	物品复查	穿刺包、手套、消毒棉签	2	
		检查物品消毒有效期	3	
穿刺（57分）	体位	嘱患儿侧卧于硬板床上，背部与床面垂直，头向前胸部屈曲，两手抱膝紧贴腹部，使躯干呈弓形；或由助手在术者对面用一手抱住患儿头部，另一手挽住双下肢腘窝处并用力抱紧，使脊柱尽量后凸以增宽椎间隙，便于进针	5	
	选择穿刺点	以两侧髂棘最高点连线与后正中线的交会处为穿刺点，一般取第3～4腰椎棘突间隙，有时也可在上一或下一腰椎间隙进行。小婴儿脊髓相对较长，可选4～5腰椎间隙	10	
	消毒	以穿刺点为中心用碘伏消毒3遍，直经约15cm	5	
	戴手套	方法	4	
	检查	打开穿刺包并检查器械：注意穿刺包是否在消毒有效期内，检查包内物品是否完善，检查穿刺针是否通畅	10	
	铺巾和局麻	①铺巾，核对局麻药物名称，选用2%利多卡因局部麻醉；②先注射皮下至出现皮肤橘皮样皮丘改变；③自皮肤到椎间韧带逐层做局部浸润麻醉，注意边回抽边进针	5	
	穿刺	左手固定穿刺部皮肤，右手持穿刺针以垂直背部的方向缓慢刺入（5分），针尖斜面向上（3分），可稍倾向头部方向（2分），当感到阻力突然消失有落空感时停止，将针芯慢慢抽出，见脑脊液流出，收集脑脊液标本（5分）	15	
		回套针芯，拔出穿刺针，覆盖无菌纱布，消毒穿刺部位，纱布覆盖，胶布固定	3	
术后（6分）	术后物品处理	物品复原整理，污物的处理，注意医疗垃圾的分类	3	
	术后医嘱	术后再次评估患者，再次测生命体征，交代患儿去枕平卧4～6小时等注意事项 平卧、禁食4～6小时	3	
其他（15分）	操作熟练程度	过程熟练5分，过程不熟练3分	5	
	人文、沟通及回答提问	有人文关怀、沟通5分，答题（腰穿目的、适应证和禁忌证）5分	10	
无菌观念（10分）	有、无污染	无污染10分，有污染但补救8分	10	
		有污染无补救0分		
总分			100	

第二部分：人文沟通（时间10分钟，分值100分）

一、考生题干

患儿男，6小时。主因“胎龄32周早产、呻吟、吐沫6小时”入院。

病情介绍：

患儿系胎龄32周早产、呻吟、吐沫6小时入院，入院后呼吸困难进行性加重，现需气管插管。

要求：针对此情况，要求住院医师与家长沟通，建议气管插管、机械通气，气管内给入肺表面活性物质。征得家长的同意并签署知情同意书。

提示：要向家长介绍患儿病情、初步的判断及可能出现病情加重的情况，说明气管插管术、气管内给入肺表面活性物质的重要性。

二、考官参考信息

评分要点：

沟通过程首先告知患儿病情，为什么要气管插管，阐明气管内给入肺表面活性物质的重要性，并告知可能出现的情况，语言通俗，态度亲和关爱。

提问提示：

1. 费用问题：机械通气，PS的应用费用昂贵等；
2. 气管插管对患儿有什么影响；
3. 给药以后患儿一定能好吗？
4. 疗程及转归，生后头3天为危险期，疗程较长；
5. 并发症　早产儿视网膜病（ROP），支气管肺发育不良（BPD），机械通气相关性肺炎（VAP）等。

三、考官评分标准（表2-4）

表2-4　人文沟通评分标准

考核项目	考核内容及标准	标准分	得分
开始阶段（10分）	自我介绍	4	
	确认家长身份	3	
	仪容仪表	3	
沟通内容（40分）	基本病情介绍	10	
	准确清楚表达题目中要求的内容	2	
	阐明进一步诊疗的必要性或病情变化	6	
	阐明进一步诊疗的风险或病情的变化	6	
	阐明不同意/不配合诊疗的相关风险	6	
	请家长签署病情告知或知情同意书	5	
	其他	5	
沟通技巧（25分）	语言技巧	15	
	非语言沟通能力	10	

续表

考核项目	考核内容及标准	标准分	得分
医德医风（5分）		5	
沟通效果（15分）	应变能力	4	
	控制和判断能力	4	
	掌握时间	4	
	沟通对象的感受	3	
综合评价（5分）		5	
总分		100	

第三部分：病史采集（时间15分钟，分值100分　占比15%）

一、考生题干

患儿，男，2岁，发现“全身水肿20余天”入院，请进一步询问详细病史。

二、考官参考病历摘要

患儿，男，2岁。

主诉：发现“全身水肿20余天”。

患儿于20余天前开始出现眼睑及颜面部水肿，逐渐波及四肢及全身，伴少尿，泡沫尿，尿色黄，无血尿及脓尿，无尿频、尿急、尿痛，无呼吸困难及心悸，无发热、咳嗽，无皮疹及关节肿痛，无呕吐、腹泻，无抽搐及意识障碍。为求进一步诊治，来我院就诊，门诊完善相关化验及辅助检查，以“肾病综合征”收入院。病来患儿精神可，饮食、睡眠差，大便如常，尿量减少。

个人史：患儿第一胎，第一产，足月顺产，出生体重3.2kg，生后母乳喂养，按时添加辅食，生长发育正常，智力正常，按时预防接种。

既往史：患儿既往体健，否认“肝炎、结核”等传染病史，否认外伤、手术及输血史。

过敏史：否认药物、食物过敏史。

家族史：父母均体健。否认家族性遗传病史。

入院查体：T 36.6℃，P 120次/分，R 26次/分，血压82/60mmHg，发育、营养可，神志清楚，查体合作，全身皮肤水肿，双眼睑水肿，双下肢凹陷性水肿，全身皮肤、黏膜无黄染、皮疹及出血点，全身浅表淋巴结未触及病理性肿大，唇红，口周鼻周无发绀，无鼻翕及吸气性三凹征；咽无充血，双扁桃体无肿大；双肺呼吸音清，未闻及明显干湿性啰音；心音有力，律齐，各瓣膜区未闻及病理性杂音；腹部膨隆，腹壁水肿，未见胃肠型及蠕动波，无压痛及反跳痛，肝脾肋下未触及肿大，肠鸣音正常；四肢肌力肌张力可；男婴生殖器外观，阴茎及阴囊水肿明显，神经系统检查未见异常。

辅助检查结果：（1）血细胞分析（2024-××-××，本院）：WBC 5.61×10^9/L，血红蛋白151g/L，血小板325×10^9/L；（2）尿液分析（2024-××-××，本院）：尿蛋白（+++），潜血（+），白细胞（－）；（3）肝功能、血脂（2024-××-××，本院）：总蛋白45.5g/L，白蛋白10.9g/L，胆固醇7.2mmol/L，甘油三酯2.6mmol/L，高密度脂蛋白0.5mmol/L，低密度脂蛋白4.8mmol/L。

三、标准化患者扮演环节

医生：你好，我是医生。请问你是患儿××的妈妈/爸爸吗？

患儿家长：是的，医生，你好。

医生：咱们孩子怎么了？哪里不舒服？

患儿家长：我们发现孩子全身都肿了。

医生：发现多久了？

患儿家长：都20多天了。

医生：哦，好的，你发现最开始是哪里肿了呢？

患儿家长：嗯，一开始是眼睛，我们没当回事儿，后来全身都肿了。

医生：那孩子肿之前有什么明显的诱因啊？比如有没有感冒啊、发烧啊、劳累啊等等？

患儿家长：嗯，好像没有。

医生：孩子光是肿吗？有没有什么其他的变化？比如说有没有发现孩子尿得少，尿里面有泡泡或者尿的颜色有改变呢？

患儿家长：嗯，好像最近觉得孩子尿得少了，尿完上面也有一层泡泡，尿的颜色也有点黄。

医生：好的，那孩子小便的时候，有没有觉得他疼啊，不愿意小便或者小便的时候有哭闹？

患儿家长：没有发现。

医生：好的，那最近有没有觉得他有肚子不舒服，不想吃饭，呕吐、腹泻时说肚子疼？

患儿家长：没有发现。

医生：有没有发现孩子身上有红疹，长疙瘩？

患儿家长：没有。

医生：有没有觉得孩子有咳嗽、发热、呼吸困难、喘不上来气这种改变呢？

患儿家长：哦，也没有。

医生：有没有觉得孩子最近精神不好或者爱哭闹呢？

患儿家长：没有发现。

医生：都没有是吧？那有没有去看过其他医生或者做过什么检查呢？

患儿家长：嗯，有的，我今天先到了咱们门诊，然后化验了血常规，还有尿常规，还有一些其他化验，都在这个化验单上。

医生：哦，好，那我看一下。（见上辅助检查）

医生：那孩子这20多天以来，你觉得他吃饭、睡眠、大小便都正常吗？

患儿家长：嗯，觉得其他都还可以，所以也一直没有太注意，就是小便最近几天觉得他尿得少了。

医生：好的，那体重有没有变化？

患儿家长：好像觉得他胖了，具体没有称。

医生：好的，那我大概清楚了，那我再问一下孩子其他的情况？

患儿家长：好的，医生。

医生：咱们家几个孩子呢？以前有流产过吗？

患儿家长：是第1个孩子，没有流产过。

医生：是足月顺产吗？生下来体重有多重呢？

患儿家长：嗯，足月啦，是顺产的，出生下来是6斤4两。

医生：哦，好，那还挺正常啊，生的时候一切正常吗？有没有窒息、难产这些特殊情况啊？

患儿家长：没有，都很正常，每次产检我和孩子都健康。

医生：好的，孩子生下来是怎么喂养的呢？是母乳喂的还是配方奶粉喂的呀？

患儿家长：我们是母乳喂养的。

医生：那什么时候添加的辅食呢？

患儿家长：嗯，6个月开始添加的辅食。

医生：噢，好的，那你觉得咱们孩子和其他同龄孩子相比生长发育正常吗？什么时候会坐、会爬、会说话、会走路的呢？

患儿家长：嗯，和别人家孩子比起来都正常，6个月会坐的，1岁会走的，现在也会简单地说话，运动、跑、跳都没有问题。

医生：噢，好的，那疫苗有没有按时去打？

患儿家长：哦，有的，都按时打。

医生：好的，那孩子以前有没有得过什么病啊？有没有经常爱感冒啊？有没有做过什么手术？

患儿家长：没有。

医生：那孩子之前有没有受过外伤，有没有得过肝炎、结核等等这些传染病？

患儿家长：没有。

医生：噢，好的，那孩子有没有对什么东西过敏呀？比如说吃的呀，用的呀，或者是一些药物啊。

患儿家长：嗯，也没有。

医生：那咱们家里面、你和你的爱人身体都健康吗？家族有没有一些其他的遗传病？

患儿家长：都没有，都挺健康的。

医生：哦，好的，嗯，我的问题大概问完了，下面我给孩子做一下体格检查，麻烦咱们配合一下。

患儿家长：好的，谢谢医生。

四、考官评分标准（表2-5）

表2-5　病史采集评分标准

考核项目		考核内容及标准	标准分	得分
病史采集	一般项目（10分）	自我介绍，核对家长信息	5	
		姓名、性别、年龄	5	
	现病史（60分）	起病情况与患病时间（明确主诉）	5	
		病因与诱因	5	
		主要症状特点（出现的部位、性质、持续时间、程度、加重与缓解因素）	15	
		病情的发展与演变（主要症状变化及新出现的症状）	10	

续表

考核项目		考核内容及标准	标准分	得分
病史采集	现病史（60分）	诊治经过（诊疗单位、诊治措施、用药剂量及效果）	10	
		伴随症状（包括重要的阴性症状）	10	
		病后的一般状况（精神、食欲、体重、二便、睡眠）	5	
	既往史	既往健康状况、曾患疾病、外伤、手术、过敏史	5	
	个人史	新生儿期情况，喂养史、生长发育、预防接种史	5	
	家族史	特别是与本病相关的疾病	5	
问诊技巧		问诊有条理和重点，体现诊断思维	5	
综合素质，医德医风		仪表整洁、语言文明、爱护患者的观念、与家属交流的能力	10	
总分			100	

第四部分：体格检查（时间30分钟，分值100分，占比25%）

一、考生题干

患儿，男，2岁，发现“全身水肿20余天”入院，请进行体格检查。

二、考官参考病历摘要

患儿，男，2岁。

主诉：发现“全身水肿20余天”。

患儿于20余天前开始出现眼睑及颜面部水肿，逐渐波及四肢及全身，伴少尿，泡沫尿，尿色黄，无血尿及脓尿，无尿频、尿急、尿痛，无呼吸困难及心悸，无发热、咳嗽，无皮疹及关节肿痛，无呕吐、腹泻，无抽搐及意识障碍。为求进一步诊治，来我院就诊，门诊完善相关化验及辅助检查以“肾病综合征”收入院。病来患儿精神可，饮食、睡眠差，大便如常，尿量减少。

个人史：患儿第一胎，第一产，足月顺产，出生体重3.2kg，生后母乳喂养，按时添加辅食，生长发育正常，智力正常，按时预防接种。

既往史：患儿既往体健，否认“肝炎、结核”等传染病史，否认外伤、手术及输血史。

过敏史：否认药物、食物过敏史。

家族史：父母均体健。否认家族性遗传病史。

入院查体：T 36.6℃，P 120次/分，呼吸26次/分，血压82/60mmHg，发育、营养可，神志清楚，查体合作，全身皮肤水肿，双眼睑水肿，双下肢凹陷性水肿，全身皮肤、黏膜无黄染、皮疹及出血点，全身浅表淋巴结未触及病理性肿大，唇红，口周鼻周无发绀，无鼻扇及吸气性三凹征；咽无充血，双扁桃体无肿大；双肺呼吸音清，未闻及明显干湿性啰音；心音有力，律齐，各瓣膜区未闻及病理性杂音；腹部膨隆，腹壁水肿，未见胃肠型及蠕动波，无压痛及反跳痛，肝脾肋下未触及肿大，肠鸣音正常；四肢肌力肌张力可；男婴生殖器外观，阴茎及阴囊水肿明显，神经系统检查未见异常。

辅助检查结果：（1）血细胞分析（2024-××-××，本院）：WBC 5.61×10^9/L，血红蛋白151g/L，血小板325×10^9/L；（2）尿液分析（2024-××-××，本院）：尿蛋白（+++），

潜血（＋），白细胞（－）；（3）肝功能、血脂（2024-××-××，本院）：总蛋白45.5g/L，白蛋白10.9g/L，胆固醇7.2mmol/L，甘油三酯2.6mmol/L，高密度脂蛋白0.5mmol/L，低密度脂蛋白4.8mmol/L。

三、考官评分标准（表2-6）

表2-6 体格检查评分标准

考核项目	考核内容及标准			标准分	得分
准备工作	准备检查用具（听诊器、叩诊锤、卷尺）、手部消毒和患儿家长沟通			2	
体格检查	生命体征		T、P、R、BP	3	
	一般情况		意识、发育、营养、体位、面容、查体配合否	2	
	皮肤黏膜		脓肿、水肿、黄疸、出血、皮疹、蜘蛛痣等	2	
	头部	头颅	畸形、压痛、头围、囟门、毛发	8	
		眼	结膜、巩膜、角膜、瞳孔		
		耳	外形、分泌物、粗测听力		
		鼻	外形与通气、鼻中隔与鼻黏膜、鼻旁窦		
		口	口唇、口腔黏膜、牙齿及牙龈、舌、咽部		
	颈部		外形、血管、气管、甲状腺	5	
	淋巴结		头颈部、锁骨上、腋下、腹股沟、滑车上、腘窝	7	
	肺部	望诊	胸廓有无畸形、是否对称、肋缘是否外翻，呼吸活动度及节律	2	
		触诊	胸壁、皮下气肿、胸廓扩张度、语音震颤、胸膜摩擦感	4	
		叩诊	双肺叩诊音、肺下界、肺底移动度	5	
		听诊	呼吸音、啰音、胸膜摩擦音、语音共振	5	
	心脏	望诊	心前区有无膨隆、搏动范围	3	
		触诊	心脏震颤、心尖搏动、心包摩擦感	4	
		叩诊	心脏左右界	8	
		听诊	心率、节律、心音、杂音、额外心音、心包摩擦音	4	
	腹部	望诊	外形、腹壁静脉、胃肠型及蠕动波	2	
		触诊	腹壁紧张、压痛、反跳痛、包块，麦氏点、肝、脾、墨菲征	2	
		叩诊	腹部叩诊音、肝脾肾区叩击痛、移动性浊音	4	
		听诊	肠鸣音、振水音、血管杂音	8	
	脊柱四肢		畸形、肌张力、肌力、关节活动度	5	
	神经系统		腱反射、颈抵抗、克尼格征、布鲁津斯基征、巴宾斯基征、肌力	5	
其他	综合素质		仪表整洁、操作熟练、检查顺序	5	
	人文关怀		爱护患儿观念、与患者沟通的能力	5	

注：总分100分，30分钟内完成，未按时完成扣5分

第五部分：病历书写（首次病程，时间40分钟，分值100分，占比20%，笔试）

一、考生题干

请按照第三、第四站的内容，书写一份首次病程记录。

二、考官参考信息

首次病程记录

1．病例特点。

（1）起病情况：婴幼儿、2岁男童，亚急性起病。

（2）主要症状：全身进行性水肿，伴少尿、泡沫尿。无肉眼血尿及尿路刺激症状。

（3）查体：T 36.6℃，P 120次/分，呼吸26次/分，血压82/60mmHg，发育、营养可，神志清楚，查体合作，全身皮肤水肿，双眼睑水肿，双下肢凹陷性水肿，全身皮肤、黏膜无黄染、皮疹及出血点，全身浅表淋巴结未触及病理性肿大，唇红，口周鼻周无发绀，无鼻翕扇及吸气性三凹征；咽无充血，双扁桃体无肿大；双肺呼吸音清，未闻及明显干湿性啰音；心音有力，律齐，各瓣膜区未闻及病理性杂音；腹部膨隆，腹壁水肿，未见胃肠型及蠕动波，无压痛及反跳痛，肝脾肋下未触及肿大，肠鸣音正常；四肢肌力肌张力可；男婴生殖器外观，阴茎及阴囊水肿明显，神经系统检查未见异常。

（4）既往史和家族史：既往体健，家族史无特殊。

（5）辅助检查：（1）血细胞分析（2024-××-××，本院）：WBC 5.61×10^9/L，血红蛋白141g/L，血小板325×10^9/L；（2）尿液分析（2024-××-××，本院）：尿蛋白（+++），潜血（+），白细胞（-）；（3）肝功能、血脂（2024-××-××，本院）：总蛋白45.5g/L，白蛋白16.9g/L，胆固醇7.2mmol/L，甘油三酯2.6mmol/L，高密度脂蛋白0.5mmol/L，低密度脂蛋白4.8mmol/L。

2．诊断及诊断依据

（1）诊断：肾病综合征。

（2）诊断依据

1）主诉：发现“全身水肿20余天。

2）症状：全身进行性水肿，伴少尿、泡沫尿。

3）查体：心率稍快，全身皮肤水肿，双眼睑水肿，双下肢凹陷性水肿，腹部膨隆，腹壁水肿，阴茎及阴囊水肿明显。

4）辅助检查：尿蛋白明显增加、血白蛋白降低（小于30g/L），甘油三酯升高、血胆固醇升高、高密度脂蛋白降低、低密度脂蛋白升高。

（3）鉴别诊断

1）急性肾小球肾炎：学龄期常见，常有前驱感染史，血尿明显，伴有高血压和肾功能不全，而水肿程度相对较轻。该患儿无前驱感染病史，以蛋白尿为主，暂不考虑此病。

2）过敏性紫癜性肾炎：多见于学龄期儿童，有典型的皮肤紫癜、关节痛、胃肠道症状和肾脏损害，肾脏损害表现为血尿和蛋白尿，可伴高血压和水肿。该患儿无典型的皮肤紫癜、关节痛、腹痛等表现，暂不考虑此病。

3）系统性红斑狼疮性肾炎：有系统性红斑狼疮的临床表现，蛋白尿、血尿、管型尿、高血压和肾功能异常，伴有发热、皮疹、关节痛、肝脾肿大和浆膜炎等症状。该患儿无发热、皮疹、关节痛、肝脾肿大等症，暂不考虑此病。

3．诊疗计划

（1）继续完善肾功能、血清离子、24小时尿蛋白、尿肌酐定量、腹部、肾脏B超等检查，必要时完善肾脏穿刺活检。

（2）向家长交代病情，配合治疗。

（3）一般治疗：患儿应卧床休息；低盐低脂优质蛋白饮食；防治感染，避免使用肾毒性药物。

（4）药物治疗：泼尼松冲击治疗、扩容、利尿、维持电解质平衡、抗凝等对症治疗；口服血管紧张素转换酶抑制剂（ACEI）或血管紧张素Ⅱ受体拮抗剂（ARB）；口服维生素D及钙剂；注意保护胃黏膜。

（5）随访监测：定期监测尿蛋白、血清白蛋白、血脂和肾功能等指标；密切关注患儿的生命体征和临床症状变化，及时调整治疗方案。

（6）心理支持：肾病综合征可能对患儿及家属造成心理压力，应提供必要的心理支持和疏导。

三、考官评分标准（表2-7）

表2-7 病历书写评分标准

项目	病历书写内容要求	标准分	扣分	扣分细则
病例特点（30分）	归纳简单明了、重点突出	10		不符合评分要求扣3分/项
	简要病史与入院记录采集信息一致	8		漏项或错项扣3分/项
	对疾病诊断有意义的体格检查描述正确、到位	6		漏项或错项扣2分/项
	与疾病相关的辅助检查结果描述正确、到位	6		漏项或错项扣2分/项
诊断分析与鉴别诊断（35分）	诊断依据概括简洁完整，内容不空洞、不堆砌	6		漏项或错项扣2分/项
	各项诊断均有病史、体检、辅助检查的支持	5		不符合评分要求扣2分/项
	诊断主次排序正确	10		不符合评分要求扣2分/项
	鉴别诊断结合主要诊断展开，分析有条理	10		不符合评分要求扣2分/项
	未出现与诊断无关的鉴别诊断	4		不符合评分要求扣4分
诊疗计划（25分）	针对病情制订具体明确的诊治计划，体现出诊治的整体思路	10		不符合评分要求扣3分/项
	诊疗计划与相关诊断对应	9		不符合评分要求扣3分/项
	体现患者病情个体化原则	6		不符合评分要求扣6分
总体要求（10分）	首次病程记录整体书写简洁扼要，临床思路清晰	6		不符合评分要求扣6分
	书写规范、字迹清楚、无错别字、页面整洁	4		不符合评分要求扣2分/项
总分		100		

第六部分：病例分析（时间15分钟，分值100分，占比15%，口试）

一、考生题干

请回答考官提出的问题（口试）。

二、考官提问

1．进一步的检查及理由？

该患儿诊断明确，继续完善肾功能、血清离子、24小时尿蛋白、尿肌酐定量、腹部、肾脏B超等检查；必要时完善肾脏穿刺活检。监测生命体征，定期监测尿蛋白、血清白蛋白、血脂和肾功能等指标。

全面评估肾功能及病情轻重，指导治疗。

2．下一步的治疗及理由？

（1）一般治疗：休息，除非患儿存在高度水肿、严重高血压或重症感染，一般无需卧床休息，可适当下床活动。

（2）饮食：明显水肿、高血压者应限盐（1～2g/d）、限水，给予优质蛋白1.5～2g/（kg·d），肾病缓解后恢复低盐饮食。使用糖皮质激素过程中需补充足够的维生素D及钙剂。

（3）防治感染：注意预防感染，避免与感染者接触。不宜常规预防性使用抗生素，但一旦发生感染需积极进行抗感染治疗。

（4）水肿的治疗：有明显水肿、高血压者常使用利尿剂，可用排钾利尿剂如双氢克尿噻、呋塞米，常联合保钾利尿剂如螺内酯。为避免发生低血容量，可同时给予低分子右旋糖酐注射液静脉滴注。当患儿血清白蛋白＜15g/L、一般利尿剂无效、重度水肿或伴发低血容量表现时，可给予白蛋白注射液缓慢静脉滴注，继之给予呋塞米注射液静脉滴注亦可利尿。

（5）糖皮质激素：诊断明确并排除激素禁忌证后，应尽早开始糖皮质激素治疗。短程疗法：泼尼松或泼尼松龙片2mg/（kg·d）分2～3次口服，最大量60mg/d，共4周，随后改为1.5mg/（kg·d）隔日晨起顿服4周，总治疗周期为8周，然后骤然停药。此方法易复发，国内少用。中、长程疗法：泼尼松或泼尼松龙片2mg/（kg·d）分2～3次口服，最大量60mg/d。若4周内尿蛋白转阴，自阴转后原量再用2周方始减量；若4周内未阴转则足量激素共用药8周，然后改为2mg/（kg·d）隔日晨起顿服4周，根据尿蛋白情况逐渐减量，一般每2～4周减量2.5～5mg，直至停药，周期为6～9个月。

（6）免疫抑制剂：常用于治疗难治性肾病或糖皮质激素不良反应严重者。环磷酰胺（cyclophosphamide，CTX）：用于激素耐药、激素依赖及频繁复发者。口服2～2.5mg/（kg·d），周期为8～12周；或静脉冲击治疗8～12mg（kg·d），每半月1次、每次2天，需控制CTX总剂量＜200mg/kg。环孢素A（cyclosporin）：为激素耐药的首选用药，亦可用于激素依赖及频繁复发者，剂量3～5mg/（kg·d），使血药谷浓度维持在80～120ng/ml，周期为1～2年。霉酚酸酯（mycophenolatemofetil, MMF）：可用于激素依赖及频繁复发者，对激素耐药者一般无效，剂量20～25mg/（kg·d）。其他：可根据需要酌情选择苯丁酸氮芥、硫唑嘌呤、雷公藤多苷片等。

（7）抗凝治疗：肝素，存在高凝状态时可予肝素1mg/（kg·d）加入10%葡萄糖溶液中缓慢静脉滴注；更安全的可选用低分子量肝素100U/（kg·d）皮下注射、每天1次；双嘧达莫：3～5mg/（kg·d），分3次口服。

（8）免疫调节剂：可作为激素的辅助治疗，主要用于激素依赖、频繁复发肾病及经常伴发感染者，常用左旋咪唑2.5mg/（kg·d），隔日口服，周期为12～24个月。

（9）血管紧张素转化酶抑制剂：可用于激素耐药、伴高血压者，常用药物包括卡托普利、依那普利、贝那普利、福辛普利等。

3．肾病综合征并发症？

（1）感染：肾病综合征最常见的并发症，也是本病死亡的主要原因。常见为呼吸道、皮肤、泌尿道感染和原发性腹膜炎等，尤以上呼吸道感染最多见，病毒感染常见。细菌感染中以肺炎链球菌为主，亦需警惕结核感染。

（2）电解质紊乱和低血容量：常见的电解质紊乱为低钠、低钾、低钙血症，可表现为畏食、乏力、懒言、嗜睡、抽搐等，并可出现低血容量性休克。

（3）高凝和血栓、栓塞并发症：肾病综合征可存在高凝状态，并易致各种动、静脉血栓形成，如肾静脉血栓、四肢深动静脉血栓、肺静脉血栓、颅内血管栓塞等，严重者可导致死亡。

（4）急性肾损伤：由于容量不足可导致肾前性AKI；亦可由于肾小球病变严重致使肾小球滤过率下降；或由于肾间质高度水肿、大量蛋白管型堵塞肾小管等导致特发性急性肾衰竭，出现尿素氮、肌酐升高。另外，药物引起的肾小管坏死、间质性肾炎或原发病并发急性肾静脉血栓形成均可致AKI。

（5）肾小管功能损害：临床上可见肾性糖尿、氨基酸尿、尿维生素A结合蛋白及β_2-微球蛋白升高，严重者出现范可尼综合征。

三、考官评分标准（表2-8）

表2-8　病例分析评分标准

<table>
<tr><th>病例分析考核内容</th><th>标准分</th><th>扣分</th><th>扣分细则</th></tr>
<tr><td>正确提出进一步的检查与理由</td><td>20</td><td></td><td rowspan="3">非常合理（不扣分）
较为合理（扣5分）
合理（扣10分）
较不合理（扣15分）
不合理（扣20分）</td></tr>
<tr><td>正确提出进一步的治疗与理由</td><td>20</td><td></td></tr>
<tr><td>与考核疾病相关的问题</td><td>20</td><td></td></tr>
<tr><td>表达能力的逻辑性</td><td>10</td><td></td><td rowspan="4">非常清楚（不扣分）
基本清楚（扣2分）
部分清楚（扣5分）
稍有知道（扣7分）
不清楚（扣10分）</td></tr>
<tr><td>回答问题的准确度</td><td>10</td><td></td></tr>
<tr><td>分析问题的针对性</td><td>10</td><td></td></tr>
<tr><td>临床思维能力总评</td><td>10</td><td></td></tr>
<tr><td>总分</td><td>100</td><td colspan="2"></td></tr>
</table>

模拟试题（第二套）

第一部分：技能操作（儿童心肺复苏术，时间10分钟，分值100分，占比15%）

一、考生题干

你在病房值班，一个2岁的重症肺炎患儿突然意识丧失，面色青紫，接下来你该怎样做？（并回答老师的相关问题）

二、考官提问

1. 如何判断患儿心跳呼吸骤停？

答：（1）意识突然丧失；

（2）呼吸停止；

（3）大动脉搏动消失；

（4）瞳孔散大及对光反射消失；

（5）心音听不到；

（6）心电图呈一直线或室颤或室性自搏等表示心跳停止的图形。

2．儿童肾上腺素的用法？

答：静脉/骨通道注射剂量：1∶10000肾上腺素0.01mg/kg（0.1ml/kg），最大剂量1mg。如没有静脉/骨内通路，可通过气管给药：1∶1000肾上腺素0.1mg/kg（0.1ml/kg），最大剂量2.5mg，必要时间隔3～5分钟可重复一次，注意不能与碱性液体同一管道输注。

三、考官评分标准（表2-9）

表2-9 心肺复苏评分标准

考核项目	考核内容及标准	标准分	得分
快速判断（4分）	判断现场环境安全	2	
	大声呼救并拍打双肩	2	
呼救（8分）	向救援人员说清楚下列事项		
	1．事由（发生了什么）	2	
	2．具体地点	2	
	3．求助者姓名	2	
	4．准备如何处理，请携带AED或除颤仪	2	
评估	触摸大动脉搏动（颈/肱/股）5～10s（触摸时需大声计数，并注意手法是否正确），同时评估有无自主呼吸	5	
胸外心脏按压（25分）	患者平卧于坚硬的平面上		
	1．按压部位正确	5	
	2．按压手法和姿势正确	5	
	3．按压频率100～120次/分（每按压30次约15～18s）	5	
	4．按压深度：婴儿4cm，儿童5cm（每30次按压至少23次符合标准）	5	
	5．按压后必须让胸廓充分回弹（每30次按压至少23次符合标准）	5	
清理口腔	检查口腔是否通畅，并清理口腔异物	4	
口对口人工呼吸（20分）	1．压额抬颏手法充分开放气道	4	
	2．施救者的嘴包住被救者的口鼻或口（口对口需捏住鼻子）	4	
	3．吹气时间和呼气时间各1秒	4	
	4．吹气时可见胸廓抬起	4	
	5．避免过度通气	4	
其他要求（12分）	儿童单人复苏时，胸外按压与人工呼吸比例为30∶2	4	
	尽量减少胸外按压的中断，其停顿时间＜10s	4	
	心肺复苏过程需遵循上述正确流程	4	
简易呼吸器的使用（16分）	1．连接方法正确（连接时间＜15s，拼凑式连接扣分）	4	
	2．面罩大小选择合适	4	
	3．使用手法正确，面罩方向正确	4	
	4．能够做到有效通气	4	
提问	考官提问	6	
总分		100	

第二部分：人文沟通（时间10分钟，分值100分，占比10%，口试）

一、考生题干

患儿男，6岁。主因肺炎支原体肺炎住院治疗1周，体温正常，仍有咳嗽、喘息、呼吸困难，胸部CT检查提示肺实变，拟予以实施支气管镜检查及肺泡灌洗术。

病情介绍：患儿，结合发热、咳嗽等临床表现，入院经完善辅助检查，明确诊断为重症肺炎支原体肺炎，经静脉点滴阿奇霉素治疗1周，体温正常，仍有咳嗽、喘息、呼吸困难，胸部CT检查提示肺实变，拟予以实施支气管镜检查及肺泡灌洗术。

要求：针对此患者，你作为住院医师，如何与家长进行术前谈话，并取得签字同意。

提示：沟通过程说明患儿目前病情，支气管镜检查和灌洗术的必要性、注意事项、风险及应对措施，如果不做该项治疗和检查的后果。

二、考官参考信息

评分要点：沟通过程中应自我介绍，确定谈话对象身份，告知家长，患儿目前疾病诊断、患儿的病情，我们接下来需要实施支气管镜检查及肺泡灌洗术的目的、注意事项、可能的风险及防范措施、预后等。语言通俗，态度亲和关爱。

提问提示

1．这个检查是不是很受罪？如何做？由哪个医生做？

2．如果不做这个检查和治疗最坏的结果是什么？

3．我听说别人家孩子的病和我们的一样，就是在其他医院输液就好了，为什么我们家孩子没有好，要做这个检查？

4．你们科室每年做这个检查和治疗的孩子多吗？技术成熟吗？效果肯定吗？

5．病房里有没有这样的孩子，我们能否找做过的孩子看看情况？

6．能不能暂时先不做，继续消炎雾化治疗，过一周再看情况，必要时再做这个检查？

三、考官评分标准（表2-10）

表2-10 人文沟通评分标准

考核项目	考核内容及标准	标准分	得分
开始阶段（10分）	自我介绍	4	
	确认家长身份	3	
	仪容仪表	3	
沟通内容（40分）	基本病情介绍	10	
	准确清楚表达题目中要求的内容	2	
	阐明进一步诊疗的必要性或病情变化	6	
	阐明进一步诊疗的风险或病情的变化	6	
	阐明不同意/不配合诊疗的相关风险	6	
	请家长签署病情告知或知情同意书	5	
	其他	5	
沟通技巧（25分）	语言技巧	15	
	非语言沟通能力	10	

续表

考核项目	考核内容及标准	标准分	得分
医德医风（5分）		5	
沟通效果（15分）	应变能力	4	
	控制和判断能力	4	
	掌握时间	4	
	沟通对象的感受	3	
综合评价（5分）		5	
总分		100	

第三部分：病史采集（时间15分钟，分值100分，占比15%，SP）

一、医生题干

患儿张小宝，男，8岁，主因水肿、少尿3天入院。请进一步询问详细病史。

二、考官参考病历摘要

患儿张小宝，男，8岁，主因水肿、少尿3天于2024年××月××日入院。

现病史：患儿于入院前3天无诱因出现水肿，始于眼睑，后波及下肢小腿、手足，伴随尿少，有一过性肉眼血尿一次，病程中有乏力、全身不适、胸闷，不伴有发热、咽痛、咳嗽、气喘、腹痛、腹泻、头痛、呕吐等症状。曾在外院化验尿常规提示：红细胞（+++），蛋白质（+++），未做治疗，体重约增加2kg，睡眠多、食欲差，大便无异常。

既往史：平素身体健康，2周前有“发热”，在当地诊所以“急性上呼吸道感染”口服药物治疗3天，体温恢复正常而停药，具体用药不详。否认肝炎、结核病史，无手术、外伤、药物过敏史，预防接种按序进行。

个人史：足月顺产，母乳喂养，6月始添加辅食，3月会抬头，7月可坐稳，生长发育同正常同龄儿童。

家族史：其父母身体健康，无类似病史，无遗传病史。

三、标准化患者扮演环节

医生：您好，请问孩子叫什么名字？

SP家属：你好，医生，孩子叫张小宝。

医生：请问孩子出生年月？籍贯哪里？

SP家属：孩子是2016年5月份出生的，刚满8岁，本地人。

医生：孩子是怎么不舒服了？

SP家属：孩子就是眼睛、小腿肿了，小便也少了。

医生：病了几天了？

SP家属：3天了。

医生：孩子还有哪些不舒服吗？

SP家属：孩子有一次小便颜色不正常，是酱油色的，也没有力气，懒洋洋的、全身不舒服，还有胸闷。

医生：孩子水肿是先眼睛肿的还是小腿肿的？是逐渐加重的吗？

SP家属：先发现眼睛肿的，后来慢慢加重的，小腿、手脚都肿了。

医生：孩子这几天有发热、咽痛、咳嗽、气喘、腹痛、腹泻、头痛、呕吐等症状吗？

SP家属：没有。

医生：那您带孩子在哪里诊治过吗？用过什么药？效果怎么样？

SP家属：在儿童医院化验了尿常规提示：红细胞（+++），蛋白质（+++），没有做治疗，我们想进一步看看就来这里了。

医生：这几天您觉得孩子体重有变化吗？饮食、睡眠、大便情况如何？

SP家属：体重大概涨了2kg，睡眠多、食欲差，大便无异常。

医生：以前孩子身体情况好不好？近期有没有感冒？有没有受过外伤？做过手术？有没有什么过敏的食物或者药物？

SP家属：以前身体健康，无手术、外伤、药物过敏史，预防接种按序进行，2周前有"发热"，在当地诊所以"急性上呼吸道感染"口服药物治疗3天，体温恢复正常而停药，具体用药不知道。

医生：孩子出生时顺利吗？第几胎？是什么喂养方式？

SP家属：足月顺产，第一胎，母乳喂养，6月开始添加辅食。

医生：孩子生长发育与同龄的孩子比较，正常吗？

SP家属：都正常的。

医生：请问家中有什么遗传病史吗？

SP家属：没有，家里人都很健康。

四、考官评分标准（表2-11）

表2-11　病史采集评分标准

<table>
<tr><th colspan="2">考核项目</th><th>考核内容及标准</th><th>标准分</th><th>得分</th></tr>
<tr><td rowspan="14">病史采集</td><td rowspan="2">一般项目（10分）</td><td>自我介绍，核对家长信息</td><td>5</td><td></td></tr>
<tr><td>姓名、性别、年龄</td><td>5</td><td></td></tr>
<tr><td rowspan="8">现病史（60分）</td><td>起病情况与患病时间（明确主诉）</td><td>5</td><td></td></tr>
<tr><td>病因与诱因</td><td>5</td><td></td></tr>
<tr><td>主要症状特点（出现的部位、性质、持续时间、程度、加重与缓解因素）</td><td>15</td><td></td></tr>
<tr><td>病情的发展与演变（主要症状变化及新出现的症状）</td><td>10</td><td></td></tr>
<tr><td>诊治经过（诊疗单位、诊治措施、用药剂量及效果）</td><td>10</td><td></td></tr>
<tr><td>伴随症状（包括重要的阴性症状）</td><td>10</td><td></td></tr>
<tr><td>病后的一般状况（精神、食欲、体重、二便、睡眠）</td><td>5</td><td></td></tr>
<tr><td>既往史</td><td>既往健康状况、曾患疾病、外伤、手术、过敏史</td><td>5</td><td></td></tr>
<tr><td>个人史</td><td>新生儿期情况，喂养史、生长发育、预防接种史</td><td>5</td><td></td></tr>
<tr><td>家族史</td><td>特别是与本病相关的疾病</td><td>5</td><td></td></tr>
<tr><td colspan="2">问诊技巧</td><td>问诊有条理和重点，体现诊断思维</td><td>5</td><td></td></tr>
<tr><td colspan="2">综合素质，医德医风</td><td>仪表整洁、语言文明、爱护患者的观念、与家属交流的能力</td><td>10</td><td></td></tr>
<tr><td colspan="3">总分</td><td>100</td><td></td></tr>
</table>

第四部分：体格检查（儿科大查体，时间30分钟，分值100分，占比25%，SP）

一、考生题干

请进行儿科大查体。

二、考官参考病历摘要

入院查体：T 36.4℃，R 24次/分，P 84次/分，血压110/76mmHg，体重27kg，神志清楚，精神欠佳，发育正常，营养中等，无特殊面容，步态正常，查体配合。皮肤无黄疸、无皮疹，无肝掌、蜘蛛痣；全身浅表淋巴结无肿大。头颅无畸形，毛发均匀，双侧眼睑水肿明显，结膜无充血，巩膜无黄染，瞳孔对光反射灵敏，耳廓无畸形，乳突无压痛，粗测听力正常，鼻中隔居中，副鼻窦无压痛，鼻翼翕动（－），口周无紫绀，咽部稍充血，口腔黏膜光滑，气管居中，甲状腺未触及肿大，胸廓对称无畸形，两肺呼吸节律规整，胸骨无压痛，触觉语颤均等，无胸膜摩擦感，叩诊呈清音，听诊未闻及明显干湿啰音，心前区无隆起，心尖搏动位于左第5肋间乳线内0.5cm，心界无扩大，心音有力，心率84次/分，无杂音，腹部略膨隆、软，未见肠型及蠕动波，腹部无压痛，未触及包块，肝脾未触及肿大，肾区无叩击痛，移动性浊音阴性，双下肢胫前区明显水肿，四肢肌力、肌张力正常，关节无畸形，活动灵活，神经系统无异常。

三、考官评分标准（表2-12）

表2-12 体格检查评分标准

<table>
<tr><th>考核项目</th><th colspan="3">考核内容及标准</th><th>标准分</th><th>得分</th></tr>
<tr><td>准备工作</td><td colspan="3">准备检查用具（听诊器、叩诊锤、卷尺）、手部消毒和患儿家长沟通</td><td>2</td><td></td></tr>
<tr><td rowspan="18">体格检查</td><td>生命体征</td><td colspan="2">T、P、R、BP</td><td>3</td><td></td></tr>
<tr><td>一般情况</td><td colspan="2">意识、发育、营养、体位、面容、查体配合否</td><td>2</td><td></td></tr>
<tr><td>皮肤黏膜</td><td colspan="2">脓肿、水肿、黄疸、出血、皮疹、蜘蛛痣等</td><td>2</td><td></td></tr>
<tr><td rowspan="5">头部</td><td>头颅</td><td>畸形、压痛、头围、囟门、毛发</td><td rowspan="5">8</td><td rowspan="5"></td></tr>
<tr><td>眼</td><td>结膜、巩膜、角膜、瞳孔</td></tr>
<tr><td>耳</td><td>外形、分泌物、粗测听力</td></tr>
<tr><td>鼻</td><td>外形与通气、鼻中隔与鼻黏膜、鼻旁窦</td></tr>
<tr><td>口</td><td>口唇、口腔黏膜、牙齿及牙龈、舌、咽部</td></tr>
<tr><td>颈部</td><td colspan="2">外形、血管、气管、甲状腺</td><td>5</td><td></td></tr>
<tr><td>淋巴结</td><td colspan="2">头颈部、锁骨上、腋下、腹股沟、滑车上、腘窝</td><td>7</td><td></td></tr>
<tr><td rowspan="4">肺部</td><td>望诊</td><td>胸廓有无畸形、是否对称，肋缘是否外翻，呼吸活动度及节律</td><td>2</td><td></td></tr>
<tr><td>触诊</td><td>胸壁、皮下气肿、胸廓扩张度、语音震颤、胸膜摩擦感</td><td>4</td><td></td></tr>
<tr><td>叩诊</td><td>双肺叩诊音、肺下界、肺底移动度</td><td>5</td><td></td></tr>
<tr><td>听诊</td><td>呼吸音、啰音、胸膜摩擦音、语音共振</td><td>5</td><td></td></tr>
<tr><td rowspan="4">心脏</td><td>望诊</td><td>心前区有无膨隆、搏动范围</td><td>3</td><td></td></tr>
<tr><td>触诊</td><td>心脏震颤、心尖搏动、心包摩擦感</td><td>4</td><td></td></tr>
<tr><td>叩诊</td><td>心脏左右界</td><td>8</td><td></td></tr>
<tr><td>听诊</td><td>心率、节律、心音、杂音、额外心音、心包摩擦音</td><td>4</td><td></td></tr>
</table>

续表

考核项目	考核内容及标准			标准分	得分
体格检查	腹部	望诊	外形、腹壁静脉、胃肠型及蠕动波	2	
		触诊	腹壁紧张、压痛、反跳痛、包块，麦氏点、肝、脾、墨菲征	2	
		叩诊	腹部叩诊音、肝脾肾区叩击痛、移动性浊音	4	
		听诊	肠鸣音、振水音、血管杂音	8	
	脊柱四肢	畸形、肌张力、肌力、关节活动度		5	
	神经系统	腱反射、颈抵抗、克尼格征、布鲁津斯基征、巴宾斯基征、肌力		5	
其他	综合素质	仪表整洁、操作熟练、检查顺序		5	
	人文关怀	爱护患儿观念、与患者沟通的能力		5	
注	总分100分，30分钟内完成，未按时完成扣5分			100	

第五部分：病历书写（首次病程，时间40分钟，分值100分，占比20%，笔试）

一、考生题干

请根据第三、第四站所查患者，书写首次病程记录。

二、考官参考信息

首次病程记录

1．病例特点

（1）8岁龄儿童，急性起病。

（2）主要症状：以水肿、少尿为主要表现，水肿始于眼睑，后波及下肢小腿、手足，伴随尿少，有一过性肉眼血尿一次，病程中有乏力、全身不适、胸闷，不伴有发热、咽痛、咳嗽、气喘、腹痛、腹泻、头痛、呕吐等症状，体重增长2kg。

（3）体征：血压110/76mmHg，神志清楚，呼吸平稳，精神欠佳，双侧眼睑水肿明显，咽部稍充血，心肺无异常，腹部略膨隆、软，肾区无叩击痛，双下肢胫前区明显水肿。

（4）辅助检查：院外化验尿常规提示，红细胞（+++），蛋白质（+++）。

（5）2周前有“急性上呼吸道感染”病史。

2．诊断及鉴别诊断

（1）初步诊断：急性肾小球肾炎。

（2）诊断依据：据患儿急性起病，有前驱呼吸道感染病史，临床有血尿、蛋白尿、水肿、血压偏高等特点，初步考虑急性肾小球肾炎。

（3）鉴别诊断

1）原发性肾病综合征：具有肾病综合征表现的急性肾炎需与原发性肾病综合征相鉴别。若患儿呈急性起病，有明确的链球菌感染的证据，血清C3降低，肾活体组织检查病理为毛细血管内增生性肾炎者有助于急性肾炎的诊断。

2）IgA肾病：以血尿为主要症状，表现为反复发作性肉眼血尿，多在上呼吸道感染后24～48小时出现，多无水肿、高血压，血清C3正常。确诊靠肾活体组织免疫病理检查。

3）继发性肾炎：如与紫癜性肾炎、狼疮性肾炎等相鉴别，根据既往有过敏性紫癜、系统性红斑狼疮等疾病病史可鉴别。

4）慢性肾炎急性发作：既往肾炎史不详，无明显前期感染，除有肾炎症状外，常有贫血、肾功能异常、低比重尿或固定低比重尿，尿改变以蛋白增多为主。

3．诊疗计划

（1）休息。

（2）低盐饮食。

（3）完善血常规、尿常规、尿Addis计数。24小时尿蛋白定量、ASO、血沉、补体、肝肾功能、血脂、乙肝五项、免疫球蛋白、抗核抗体等辅助检查。

（4）抗感染：青霉素10～14天。

（5）对症治疗：必要时利尿、降血压等。

（6）严密观察患儿病情变化，记出入量，积极治疗严重循环充血、高血压脑病、急性肾衰竭等危重情况。

三、考官评分标准（表2-13）

表2-13　病历书写评分标准

项目	病历书写内容要求	标准分	扣分	扣分细则
病例特点（30分）	归纳简单明了、重点突出	10		不符合评分要求扣3分/项
	简要病史与入院记录采集信息一致	8		漏项或错项扣3分/项
	对疾病诊断有意义的体格检查描述正确、到位	6		漏项或错项扣2分/项
	与疾病相关的辅助检查结果描述正确、到位	6		漏项或错项扣2分/项
诊断分析与鉴别诊断（35分）	诊断依据概括简洁完整，内容不空洞、不堆砌	6		漏项或错项扣2分/项
	各项诊断均有病史、体检、辅助检查的支持	5		不符合评分要求扣2分/项
	诊断主次排序正确	10		不符合评分要求扣2分/项
	鉴别诊断结合主要诊断展开，分析有条理	10		不符合评分要求扣2分/项
	未出现与诊断无关的鉴别诊断	4		不符合评分要求扣4分
诊疗计划（25分）	针对病情制订具体明确的诊治计划，体现出诊治的整体思路	10		不符合评分要求扣3分/项
	诊疗计划与相关诊断对应	9		不符合评分要求扣3分/项
	体现患者病情个体化原则	6		不符合评分要求扣6分
总体要求（10分）	首次病程记录整体书写简洁扼要，临床思路清晰	6		不符合评分要求扣6分
	书写规范、字迹清楚、无错别字、页面整洁	4		不符合评分要求扣2分/项
总分		100		

第六部分：病例分析（时间15分钟，分值100分，占比15%，口试）

一、考生题干

1．请说出该患儿入院后应进一步完善哪些检查及其理由？

2．请根据老师提供的患儿入院后检查结果资料，说出患儿的初步诊断及治疗计划。

3．请说出该患儿所患疾病的并发症有哪些？

二、考官提问

问题1：请说出该患儿入院后应进一步完善哪些检查及其理由？

答案：需完善血常规、尿常规、尿Addis计数。24小时尿蛋白定量、ASO、血沉、补体、肝肾功能、血脂、免疫球蛋白、抗核抗体、乙肝五项等辅助检查。

问题2：患儿入院后完善相关检查（结果见下面提示），根据这些检查结果，结合患儿病史，请说出该患儿的诊断及具体治疗计划？

血常规：WBC 11.1×10^9/L，RBC 4.0×10^{12}/L，GR 68%，LY32%，PLT 256×10^9/L；尿常规：RBC 8～10个/HP，蛋白：（±）；ASO：645U/L；血沉：100mm/h；肝肾功能：正常；乙肝五项及抗核抗体：阴性；补体：C3＜600mg/L；免疫球蛋白IgA：正常；血脂：正常；双肾B超：双肾饱满，形态结构正常；心电图：正常；胸片：两肺纹理增粗。

答案：该患儿诊断：急性肾小球肾炎。具体治疗计划如下：

（1）休息。

（2）低盐优质蛋白饮食。

（3）抗感染：青霉素10～14天。

（4）对症治疗：必要时利尿、降血压等。

（5）严密观察患儿病情变化，记出入量，一旦出现并发症，积极救治。

问题3：请说出急性肾小球肾炎的严重并发症有哪些？

答案：严重循环充血、高血压脑病、急性肾衰竭。

三、考官评分标准（表2-14）

表2-14　病例分析评分标准

病例分析考核内容	标准分	扣分	扣分细则
正确提出进一步的检查与理由	20		非常合理（不扣分） 较为合理（扣5分） 合理（扣10分） 较不合理（扣15分） 不合理（扣20分）
正确提出进一步的治疗与理由	20		
与考核疾病相关的问题	20		
表达能力的逻辑性	10		非常清楚（不扣分） 基本清楚（扣2分） 部分清楚（扣5分） 稍有知道（扣7分） 不清楚（扣10分）
回答问题的准确度	10		
分析问题的针对性	10		
临床思维能力总评	10		
总分	100		

附表：常用技能操作评分标准

附表2-1　小儿腰椎穿刺考核评分标准

考核项目	考核内容及标准		标准分	得分
准备（12分）	患儿准备	嘱患者排空膀胱	2	
		心律、呼吸和血压监测	2	
	戴帽子、口罩	正确戴口罩和帽子	3	
	物品复查	穿刺包、手套、消毒棉签	2	

续表

考核项目	考核内容及标准		标准分	得分
准备（12分）	物品复查	检查物品消毒有效期	3	
穿刺（57分）	体位	嘱患儿侧卧于硬板床上，背部与床面垂直，头向前胸部屈曲，两手抱膝紧贴腹部，使躯干呈弓形；或由助手在术者对面用一手抱住患儿头部，另一手挽住双下肢腘窝处并用力抱紧，使脊柱尽量后凸以增宽椎间隙，便于进针	5	
	选择穿刺点	以两侧髂棘最高点连线与后正中线的交会处为穿刺点，一般取第3～4腰椎棘突间隙，有时也可在上一或下一腰椎间隙进行。小婴儿脊髓相对较长，可选第4～5腰椎间隙	10	
	消毒	以穿刺点为中心用碘伏消毒3遍，直经约15cm	5	
	戴手套	方法	4	
	检查	打开穿刺包并检查器械：注意穿刺包是否在消毒有效期内，检查包内物品是否完善，检查穿刺针是否通畅	10	
	铺巾和局麻	①铺巾，核对局麻药物名称，选用2%利多卡因局部麻醉；②先注射皮下至出现皮肤橘皮样皮丘改变；③自皮肤到椎间韧带逐层做局部浸润麻醉，注意边回抽边进针	5	
	穿刺	左手固定穿刺部皮肤，右手持穿刺针以垂直背部的方向缓慢刺入（5分），针尖斜面向上（3分），可稍倾向头部方向（2分），当感到阻力突然消失有落空感时停止，将针芯慢慢抽出，见脑脊液流出，收集脑脊液标本（5分）	15	
		回套针芯，拔出穿刺针，覆盖无菌纱布，消毒穿刺部位，纱布覆盖，胶布固定	3	
术后（6分）	术后物品处理	物品复原整理，污物的处理，注意医疗垃圾的分类	3	
	术后医嘱	术后再次评估患者，再次测生命体征，交代患儿去枕平卧4～6小时等注意事项 平卧、禁食4～6小时	3	
其他（15分）	操作熟练程度	过程熟练5分，过程不熟练3分	5	
	人文、沟通及回答提问	有人文关怀、沟通5分，答题（腰穿目的、适应证和禁忌证）5分	10	
无菌观念（10分）	有、无污染	无污染10分，有污染但补救8分	10	
		有污染无补救0分		
总分			100	

附表2-2　心肺复苏评分标准

考核项目	考核内容及标准	标准分	得分
快速判断（4分）	判断现场环境安全	2	
	大声呼救并拍打双肩	2	
呼救（8分）	向救援人员说清楚下列事项		
	1．事由（发生了什么）	2	
	2．具体地点	2	
	3．求助者姓名	2	
	4．准备如何处理，请携带AED或除颤仪	2	

续表

考核项目	考核内容及标准	标准分	得分
评估 （25分）	触摸大动脉搏动（颈/肱/股）5～10秒（触摸时需大声计数，并注意手法是否正确），同时评估有无自主呼吸	5	
胸外心脏按压 （25分）	患者平卧于坚硬的平面上：		
	1．按压部位正确	5	
	2．按压手法和姿势正确	5	
	3．按压频率100～120次/分（每按压30次约15～18s）	5	
	4．按压深度：婴儿4cm，儿童5cm（每30次按压至少23次符合标准）	5	
	5．按压后必须让胸廓充分回弹（每30次按压至少23次符合标准）	5	
清理口腔	检查口腔是否通畅，并清理口腔异物	4	
口对口人工呼吸 （20分）	1．压额抬颏手法充分开放气道	4	
	2．施救者的嘴包住被救者的口鼻或口（口对口需捏住鼻子）	4	
	3．吹气时间和呼气时间各1秒	4	
	4．吹气时可见胸廓抬起	4	
	5．避免过度通气	4	
其他要求 （12分）	儿童单人复苏时，胸外按压与人工呼吸比例为30：2	4	
	尽量减少胸外按压的中断，其停顿时间＜10s	4	
	心肺复苏过程需遵循上述正确流程	4	
简易呼吸器的使用 （16分）	1．连接方法正确（连接时间＜15s，拼凑式连接扣分）	4	
	2．面罩大小选择合适	4	
	3．使用手法正确，面罩方向正确	4	
	4．能够做到有效通气	4	
提问	考官提问	6	
总分		100	

附表2-3　气管插管评分标准

考核项目	考核内容及标准	标准分	得分
术前准备 （16分）	选择合适型号的气管导管，充气套囊是否漏气，气管导管塑形满意，充分润滑气管导管，喉镜镜片选择得当准备，检查喉镜灯光良好，导引钢丝，准备牙垫、胶布、注射器、复苏呼吸囊、吸引装置与吸痰管，挂听诊器	8	
	准备动作流畅，动作轻柔，相关物品放置有序，准备迅速条理，不超过2分钟	8	
操作过程 （14分）	体位：患者置于仰卧位	8	
	开放气道：清除口腔内异物，使头部充分后仰，口、咽、喉三点成一条直线	8	
	暴露声门：左手持喉镜，右手将患者上下齿分开，喉镜叶片沿着口腔右颊滑入，将舌头推至左边，见到悬雍垂，继续深入到会厌，将喉镜向上提起充分暴露声门	18	

续表

考核项目	考核内容及标准	标准分	得分
操作过程（74分）	直视下插入气管导管：右手持气管导管，对准声门，插入3～5cm，如有管芯，立即拔出，向导管气囊内注入空气5～7ml	16	
	确定导管是否在气管内：连接简易呼吸器，挤压呼吸皮囊，双肺听诊有呼吸音	16	
	确定导管在气管内后，退出喉镜，放入牙垫，用胶布将气管导管与牙垫固定	8	
其他	急救紧迫感、人文关怀、医患沟通	5	
操作熟练程度	过程熟练5分，过程不熟练3分	5	
总分		100	

附表2-4　小儿骨髓穿刺术评分标准

考核项目	考核内容及标准	标准分	得分
术前准备（25分）	确认穿刺目的	4	
	向家长谈此次操作的适应证、排除禁忌证	4	
	核对患儿信息	4	
	对患儿进行穿刺姿势的指导，确定穿刺点	5	
	洗手、戴口罩、帽子	4	
	核对物品及药物	4	
操作过程（50分）	打开骨穿包	4	
	戴无菌手套、消毒方法正确	6	
	铺巾	3	
	麻醉	4	
	穿刺点再次确定	5	
	调节穿刺针	2	
	进针的熟练程度	6	
	观察患者反应及术中关怀	5	
	注意穿刺针刺入的角度	5	
	穿入骨髓腔，根据检查目的取材	10	
术后处置（15分）	拔出穿刺针、按压至无活动性出血	6	
	无菌纱布覆盖胶布固定	6	
	术后关怀患者、向家长交代注意事项	3	
无菌操作（10分）	观念清楚、操作规范	10	
总分		100	

（吴志芳）

第三章　急　诊　科

为规范住院医师规范化培训结业临床实践能力考核，提高结业临床实践能力考核的质量，逐步实现住院医师规范化培训结业考核的同质化，特制订本规程。

一、使用范围

适用于山西省住院医师规范化培训结业临床实践能力考核-急诊科专业

二、制订依据

依据国家《住院医师规范化培训内容与标准（2022版）》《住院医师规范化培训结业临床实践能力考核指导标准—急诊科（2023版）》，结合山西省住院医师规范化培训的实际，制订本标准。

三、考核对象

符合考核条件，参加住院医师规范化培训（急诊科）专业结业临床实践能力考核的住院医师。

四、考核内容

包括急诊患者接诊、急诊临床思维、急诊操作技能、急诊医患沟通等内容。

五、考核重点

根据国家《住院医师规范化培训内容与标准（2022版》-急诊科培训细则的要求，重点考核住院医师对急诊科多发病、常见病的独立诊治能力。

六、考核形式及考站设置

住院医师规范化培训结业临床实践能力考核采取客观结构化临床考核（OSCE）的方式，采用在标准化患者/真实患者或医学模拟人上实际操作。共设置急诊患者接诊、急诊临床思维、急诊操作技能（四站）、急诊医患沟通七站。

第一考站：急诊患者接诊

考核内容：急诊患者接诊，包括病史采集、重点体格检查、初步诊断。

考核方式：面试+SP，需要对标准化患者（简称SP）进行病史采集；根据病史采集的情况进行相应重点查体，查体阳性结果在考生正确完成该部位查体后由考官给出；并根据病史采集和重点查体的阳性结果，汇报问诊和查体结果、做出初步诊断。

考核考题：急诊科住培细则要求的急诊常见疾病及重点疾病。

考核时间：20分钟。

分值占比：200分，占比10%。

第二考站：急诊临床思维

考核内容：针对临床案例采取分步递呈信息方式进行口试，重点考察急诊完整的临床诊疗思维过程。考核方式：口试，采用分步递呈的方式进行考核。此站备考2份病例（为急诊常见危重症病例）。考生进入考场前，自行抽取1份试题。考生进入考场后首先阅读题干上的简要病例，根据所给病例，向考官询问补充病史、体检和辅助检查结果相关信息，考官根据考生询问的具体问题，给出补充内容；之后考生按照试题的具体要求依次汇报病例特点、诊断和诊断依据、鉴别诊断、诊疗计划等内容（上述内容可因试题不同而异）。

考核考题：急诊常见疾病和重点疾病。

考核时间：20分钟。

分值占比：100分，占比20%。

第三考站：急诊操作技能1

考核内容：心肺复苏＋电除颤。

考核方式：结合临床场景在模型上完成操作；操作过程中，边操作边表述过程，并回答相关问题。

考核时间：10分钟。

分值占比：100分，占比15%。

第四考站：急诊操作技能2

考核内容：采用直接喉镜完成气管插管操作。

考核方式：利用模型进行模拟技能操作，操作过程中，边操作边表述过程，并回答相关问题。

考核时间：10分钟。

分值占比：100分，占比15%。

第五考站：急诊操作技能3

考核内容：从符合急诊科住培细则要求的高级生命支持技术中选考一项，结合临床场景在实际呼吸机上完成操作，如呼吸机初始设定等。

考核方式：使用实际呼吸机完成考核，操作过程中，边操作边表述过程，并回答相关问题。

考核时间：10分钟。

分值占比：100分，占比10%。

第六考站：急诊操作技能4

考核内容：从符合急诊科住培细则要求的急诊外科操作技术中选考一项，如创口缝合、打结、拆线等。

考核方式：利用模型进行模拟技能操作，操作过程中，边操作边表述过程，并回答相关问题。

考核时间：10分钟。

分值占比：100分，占比10%。

第七考站：急诊医患沟通

考核内容：针对急诊场景下的临床案例完成医患沟通任务。

考核方式：面试＋SP，设计急诊特色的临床沟通情景，与标准化患者或家属完成沟通任务。

考核时间：10分钟。

分值占比：100分，占比10%。

说明：急诊操作技能部分每位考生共考核4项，2项为固定考核项目，2项标注*的项目为每年考核时根据《住院医师规范化培训内容与标准（2022版）》急诊科培训细则要求的临床操作技能项目，挑选并决定本年度考核项目。

七、成绩评定

每站得分为该站的成绩×该站所占比例，总分为7站得分之和，即接诊患者考站成绩（满分200分）×0.10＋急诊临床思维考站成绩（满分100分）×0.20＋急诊技能操作1（心肺复苏电除颤）考站成绩（满分100分）×0.15＋急诊技能操作2(气管插管）考站成绩（满分100分）×0.15＋急诊技能操作3考站成绩（满分100分）×0.10＋急诊技能操作4考站成绩（满分100分）×0.10＋急诊医患沟通考站成绩（满分100分）×0.10。

推荐合格标准：总分≥80分。

八、具体实施

1．采用统一考题、统一考核形式与标准进行集中考核，以保证考核的公平性和同质性。考核基地同一批次、同一时段使用同一考题。各站试题数量根据考试批次安排设定，每半天至少一套试题，各批次之间不得重复，并准备至少1套备用题。

2．每个考站配两名考官，两名考官来自不同培训基地，两名考官独立评分。

3．各类型人员考前培训

（1）考官培训内容：包括《住院医师规范化培训内容与标准（2022版）》《住院医师规范化培训结业临床实践能力考核指导标准—急诊科（2023版）》、考官制度、执考要求、评分要求、注意事项等；考前培训应按分配的考核任务进行分组培训，由考核专业负责人及指定的考站组长负责召集该站考官进行培训，培训重点是评分细则的一致性，具体包括熟悉考核病例（或主题）的内容；对照评分细则进行一致性评分练习与讨论。

（2）医生培训内容：考场设置、考试流程、每站考核注意事项、考场纪律等。

（3）考务人员培训内容：考场设置、人员分工、不同岗位考务人员工作流程等。

（4）SP培训：案例培训、标准化回答、特殊体征培训等。

九、考站设置建议

根据考核人数、考核基地场地、考官配置等因素，结合考核公平性、同质性，兼顾经济性，选择适宜的考站设置方案（表3-1）。

表3-1 急诊科考站设置方案一

<table>
<tr><th rowspan="2">考生组别</th><th rowspan="2">序号</th><th colspan="7">换站顺序</th></tr>
<tr><th>第一站
急诊患者接诊20分钟</th><th>第二站
急诊临床思维20分钟</th><th>第三站
急诊操作技能1 10分钟</th><th>第四站
急诊操作技能2 10分钟</th><th>第五站
急诊操作技能3 10分钟</th><th>第六站
急诊操作技能4 10分钟</th><th>第七站
急诊医患沟通10分钟</th></tr>
<tr><td rowspan="8">第一组</td><td>01</td><td colspan="7">第一站①→第七站①→第三站→第四站→第五站→第六站</td></tr>
<tr><td>02</td><td colspan="7">第一站②→第七站②→第四站→第五站→第六站→第三站</td></tr>
<tr><td>03</td><td colspan="7">第一站①→第七站①→第五站→第六站→第三站→第四站</td></tr>
<tr><td>04</td><td colspan="7">第一站②→第七站②→第六站→第三站→第四站→第五站</td></tr>
<tr><td>05</td><td colspan="7">第三站→第四站→第五站→第六站→第一站①→第七站①</td></tr>
<tr><td>06</td><td colspan="7">第四站→第五站→第六站→第三站→第一站②→第七站②</td></tr>
<tr><td>07</td><td colspan="7">第五站→第六站→第三站→第四站→第一站①→第七站①</td></tr>
<tr><td>08</td><td colspan="7">第六站→第三站→第四站→第五站→第一站②→第七站②</td></tr>
</table>

说明：

1．依据参考人数进行调整考核，以本方案为例，第一、七站在同一考场（同时设置2组），第三、四、五、六站单独设站（各设1组）；

2．①②代表每站设置并行考站数（相同考站设置数量）；

3．本方案仅供参考，可根据具体情况进行调整

表3-2 急诊科考站设置方案二

<table>
<tr><th rowspan="2">考生组别</th><th rowspan="2">序号</th><th colspan="7">换站顺序</th></tr>
<tr><th>第一站
急诊患者接诊20分钟</th><th>第二站
急诊临床思维20分钟</th><th>第三站
急诊操作技能1 10分钟</th><th>第四站
急诊操作技能2 10分钟</th><th>第五站
急诊操作技能3 10分钟</th><th>第六站
急诊操作技能4 10分钟</th><th>第七站
急诊医患沟通10分钟</th></tr>
<tr><td rowspan="4">第一组</td><td>01</td><td colspan="2">第一站①→第七站①</td><td colspan="2" rowspan="4">第一、七部分全部考核结束后，考官重新分组，进行其余考站考核</td><td colspan="3">第三站→第四站→第五站→第六站</td></tr>
<tr><td>02</td><td colspan="2">第一站②→第七站②</td><td colspan="3">第四站→第五站→第六站→第三站</td></tr>
<tr><td>03</td><td colspan="2">第一站③→第七站③</td><td colspan="3">第五站→第六站→第三站→第四站</td></tr>
<tr><td>04</td><td colspan="2">第一站④→第七站④</td><td colspan="3">第六站→第三站→第四站→第五站</td></tr>
</table>

说明：

1．依据参考人数进行调整考核，以本方案为例，第一、七站在同一考场（同时设置4组），全部考生完成第一、七站后，考官重新抽签分组，进行其余考站考核，第三、四、五、六站单独设站（各设1组）；

2．①～④代表每站设置并行考站数（相同考站设置数量）；

3．本方案仅供参考，可根据具体情况进行调整

十、模拟试题

模拟试题（第一套）

第一部分：急诊患者接诊（时间20分钟，分值20分）

一、考生题干

简要病史：患者男性，35岁，主因“呼吸困难2小时”来诊。

要求：你是一名急诊住院医师，在急诊室工作，请围绕以上主诉接诊该患者（时间20分钟）

1．进行病史采集（8分钟）；

2．进行查体（考生需根据病史判断重点查体项目（8分钟）；

3．请汇报问诊和查体结果，做出初步诊断（4分钟）。

二、考官参考信息

简要病史：患者男性，35岁，主因“呼吸困难2小时”来诊。

（初步诊断：右侧气胸，仅供考官参考，不记分）

三、标准化患者扮演环节

患者情况：男性，年龄35岁，表情痛苦，呼吸急促，站立不稳，2小时前剧烈咳嗽后突发胸部不适，呼吸困难、出汗，全身无力。既往高血压病病史。

病史采集要点

1．发病诱因、发病规律？ SP答：剧烈咳嗽，突然发病，呼吸困难。

2．发病特点？ SP答：胸憋、胸痛、气短，呈持续性，一侧严重，深吸气时明显，咳泡沫痰。

3．伴随症状？ SP答：伴咳嗽、胸痛、出汗等不适。

4．诊治经过？ SP答：未诊治，自己服过10丸速效救心丸，没什么用。

5．一般情况？ SP答：饮食、大小便正常，体重无减轻。

6．既往病史？ SP答：高血压病病史，规律口服硝苯地平缓释片20mg，每天1次，血压控制良好，否认糖尿病，无冠心病、肝炎、结核，无手术、外伤、药物食物过敏史等。

7．个人史？ SP答：有吸烟史10年，每日吸烟1包，偶饮酒。

8．婚育史？ SP答：25岁结婚，育有1子1女，配偶及子女体健。

9．家族史？父母体健。

体格检查要点

1．生命体征：T、P、R、BP。

2．一般情况：如：神志清楚、急性面容、呼吸急促。

3．胸部查体：暴露胸部，观察胸部外形、呼吸运动、皮肤情况等；触诊检查呼吸动度、压痛、摩擦感等，叩诊两侧是否对侧，有无浊音、实音、过清音等，听诊呼吸音是否正常、对称，有无干湿啰音。

（参考答案：视诊呼吸动度减弱、频率快；触诊触觉语颤减弱或消失；叩诊呈鼓音；听诊呼吸音减弱或消失，注意两侧对比。）

四、考官评分标准（表3-3、表3-4）

表3-3 病史采集评分标准

项目	内容及评分标准	标准分	得分
自我介绍	简单自我介绍，包括姓氏，即将要做的事项	2.5	
现病史询问	主诉简明扼要，主要症状（2.5分）＋持续时间（2.5分）	5	
	围绕主诉正确询问患病时间，注重此次急诊就诊的主要情况或问题（2.5分）	2.5	
	主要症状部位（5分）、性质（5分）、持续时间（5分）、程度（5分）、病情发展演变（5分）、伴随症状（5分）、诱因（5分）及加重缓解因素（5分）	40	
	诊疗经过（2.5分）及治疗后效果（2.5分）	5	
	一般情况	5	

续表

项目	内容及评分标准	标准分	得分
其他病史询问	既往史（2分）、外伤史（2分）、手术史（2分）、过敏史（2分）、家族史（2分）	8	
	个人史（2分）、婚育史（如为女性需要询问月经史2分）	4	
态度	问诊大方自信，和蔼耐心，程度正确，医患沟通良好	8	
小计		80	

注：评分标准中问诊要点均做到且正确给分，未做到或错误均不给分

表3-4　体格检查及诊断能力评分标准

项目	内容及评分标准	标准分	得分
自我介绍	测量体温	2	
生命体征测量（8分）	数脉搏，注意双侧对比及与心率对比	2	
	正确测量呼吸频率（可观察胸廓运动）	2	
	正确手测血压：给患者正确戴上测量血压之袖带；标记对准肱动脉搏动处，袖带下缘在肘窝上2～3cm，松紧度以能容纳1～2指为宜	2	
	SpO_2测定：给患者戴上测量氧饱和度之指套，选择指甲床条件好的手指，最常用示指，红外线光源对准指甲，指套松紧适宜	2	
注：上述生命体征均测量且正确方可给分，未测量或测量方法不正确均不给分			
体格检查（70分）	体查者站于患者右侧（1分），给皮肤（1分）、黏膜（1分）、浅表淋巴结检查（2分）	5	
	头部检查：视诊有无伤口或淤青（1分），压眶反射（1分），瞳孔大小（1分）、对光反射（1分），巩膜及睑结膜（1分）等	5	
	颈部检查：视诊有无伤口（1分），轻扳头部是否有颈项强直（1分），触诊气管是否居中（1分），甲状腺大小（1分），颈静脉（1分）等	5	
	胸廓检查：解开衣物视诊是否有伤口或淤青（2.5分），触诊是否可扪及骨折端或凹陷（2.5分）等	5	
	肺部检查：视诊观察呼吸时胸廓起伏（5分），触诊感知双侧呼吸强度是否对称（5分），听诊呼吸音，有无异常呼吸音及啰音（5分），听诊顺序自上至下，注意上下左右对比（5分）	20	
	心脏检查：触诊心尖搏动位置（2.5分），听诊各听诊区心音（5分），测量心率。注意心率与脉率的对比（2.5分）	10	
	腹部检查：视诊有无伤口或淤青（2.5分），触诊肝脏、脾脏（2.5分），叩诊移动性浊音（2.5分），听诊肠鸣音（2.5分）	10	
	四肢检查：双上肢视诊有无伤口或淤青（2.5分），触诊有无水肿（2.5 分），肌力和肌张力检查（2.5分），病理征检查（2.5分）	10	
小计		80	
注：评分标准中问诊要点均做到且正确给分，未做到或错误均不给分			
诊断能力	结合问诊和查体进行的诊断分析有逻辑，临床思维清晰 注：优秀，35～40分；良好，28～34分；一般，20～27分；较差，10～19分；极差，1～9分	40	
总分（病史采集＋体格检查＋诊断能力）		200	

第二部分：急诊临床思维站1（时间20分钟，分值20分，口试）

一、考生题干

你在本站要结合一个病例展开分析和讨论，本站时间为20分钟，请先熟悉一下桌上的病例初始信息，之后考官会围绕病例和你一起讨论患者的诊疗相关问题。

考生版1/3

患者，女性，31岁，呕吐2天。患者2天前无明显诱因出现腹部不适、呕吐，最初为胃内容物，之后为黄色液体，逐渐加重，伴乏力、呼吸急促，无发热、咳嗽、咳痰，无呕血、黑便。既往体健，否认心、肝、肾病史，无药物过敏史。

查体：T 35.6℃，P 130次/分，R 33次/分，BP 102/51mmHg，患者神清，急性病面容，结膜无苍白，巩膜无黄染，双肺呼吸音清，心率130次/分，心律齐，腹部稍胀，剑突下轻压痛，未见肠型和蠕动波，无移动性浊音，肠鸣音正常。

问题一：请对此患者目前病情做出快速分诊判断，为进一步评估病情，应首先安排什么检查？如何处理？

考生版2/3

提供床旁快速检测信息，即刻血糖："H"，血气分析：pH 6.973，PO_2 120mmHg，PCO_2 11mmHg。K^+5.6mmol/L，Na^+125mmol/L，Cl^-84mmol/L。心电图：窦性心动过速。

问题二：该病例可能的诊断是什么？还应安排什么检查？如何治疗？

考生版3/3

提供进一步实验室信息，尿酮体：（+++），尿糖：（++++）；血白细胞：30.2×10^9/L；葡萄糖：48.88mmol/L；尿素：16.77mmol/L，肌酐：114μmol/L；血清碳酸氢盐：4.2mmol/L，钾：5.95mmol/L，钠：124mmol/L，氯：81.3mmol/L；淀粉酶：2230U/L，脂肪酶：4500U/L；床旁腹部彩超：胰腺体积大，周围渗出。

问题三：请结合相应检查结果做出补充诊断？进一步检查、治疗？

问题四：3小时后护士向你反应患者的即刻血糖仍是"H"，如何处理？

二、考官参考信息

问题一　请对此患者目前病情做出快速分诊判断，为进一步评估病情，应首先安排什么检查？如何处理？

参考答案：患者生命体征不平稳，P 130次/分，R 33次/分，BP 102/51mmHg，心率、呼吸快，血压偏低，立即转入抢救区，监测生命体征、即刻血糖、血气分析，心电图检查，开通静脉液路。

问题二　该病例可能的诊断是什么？还应安排什么检查？如何治疗？

参考答案：糖尿病酮症酸中毒；血细胞分析，血生化，尿液分析，腹部彩超；积极补液，胰岛素静脉降糖，监测血糖。

问题三　请结合相应检查结果做出补充诊断？进一步检查及治疗？

参考答案：患者初步考虑糖尿病酮症酸中毒，急性胰腺炎。应充分向患者及家属交代病情及危重性，密切监测生命体征、逐步纠正水电解质紊乱，抗炎抑酸抑酶补液治疗，请相关专科会诊，待病情稳定后完善影像学检查。

问题四　3小时后护士向你反应患者的即刻血糖仍是“H”，如何处理？

参考答案：抽静脉血糖，使血糖缓慢下降，每小时下降3.9～6.1mmol/L，静脉血糖下降至33mmol/L以下后再测指尖血糖。积极处理原发病。

三、考官评分标准（表3-5）

表3-5　急诊临床思维评分标准

项目		评分标准	标准分	得分
病例分析	病例特点	1. 主要病史和症状特点叙述完整（2.5分）； 2. 阳性体征无遗漏（2.5分）； 3. 与诊断相关的辅助检查无遗漏（2.5分）； 4. 重点突出，逻辑性强（2.5分）	10	
	诊断	1. 主要诊断全面（2.5分）； 2. 主要诊断正确（2.5分）； 3. 次要诊断全面（2.5分）； 4. 次要诊断正确（2.5分）	10	
	诊断依据	1. 主要诊断依据充分，分析合理（5分）； 2. 次要诊断依据充分，分析合理（2.5分）； 3. 诊断分析有逻辑性（2.5分）	10	
	鉴别诊断	1. 鉴别诊断分析依据充分，与本病的联系紧密，非只是谈书本理论（2.5分）； 2. 做出必要的鉴别诊断（2.5分）； 3. 未做不必要的鉴别诊断（2.5分）； 4. 整个鉴别诊断过程有逻辑性（2.5分）	10	
	辅助检查	1. 辅助检查对主要诊断有确诊意义（2.5分）； 2. 辅助检查对治疗有明确帮助（2.5分）； 3. 辅助检查与鉴别诊断有关（2.5分）； 4. 辅助检查分析全面、正确（2.5分）	10	
	治疗计划	1. 主要疾病治疗计划无原则性错误（5分）； 2. 主要疾病治疗计划全面（2.5分）； 3. 提出并发症的治疗措施（5分）； 4. 并发症治疗无错误（2.5分）； 5. 用药恰当（5分）	20	
回答问题		对本病有关诊断、鉴别诊断、治疗及基础所提出的问题回答正确，表达清楚准确。 注：优秀14～15分；良好10～13分；一般7～9分；较差4～6分；极差1～3分	15	
分析思维能力		整个病例分析过程中分析有逻辑，临床思维清晰。 注：优秀14～15分；良好10～13分；一般7～9分；较差4～6分；极差1～3分	15	
总分			100	

第二部分：急诊临床思维站2（时间20分钟，分值20分，口试）

一、考生题干

你在本站要结合一个病例展开分析和讨论，本站时间为20分钟，请先熟悉一下桌上的病例初始信息，之后考官会围绕病例和你一起讨论患者的诊疗相关问题。

考生版1/3

患者，男性，48岁，突发胸痛伴大汗1小时。患者1小时前无明显诱因出现胸痛，呈持续性，疼痛向左肩背部放射，伴背痛、大汗，自服速效救心丸10丸，无明显效果，仍持续疼痛，无恶心呕吐，无头晕、头痛，无发热、咳嗽、咯血，无腹痛、腹泻，患者自发病以来，大小便正常。既往高血压病病史20余年，血压控制不佳。否认糖尿病、脑梗死、肝病病史，无药物过敏史。

查体：T 36.6℃，P 125次/分，R 25次/分，BP 189/125mmHg，患者神清，急性病面容，结膜无苍白，巩膜无黄染，双肺呼吸音清，未闻及干湿性啰音，心率125次/分，腹膨隆，无压痛及反跳痛，肠鸣音正常，四肢活动自如，双下肢无水肿。

问题一：请对此患者目前病情做出快速分诊判断，如何进一步处理？

考生版2/3

提供床旁快速信息，对侧血压BP 225/135mmHg；床旁心电图：窦性心动过速，轻度ST压低。

问题二：初步诊断？还需安排什么检查？如何处理？

考生版3/3

进一步床旁检查结果，床旁心脏彩超显示降主动脉疑似分隔。

问题三：目前诊断？处理？还应完善什么检查？

问题四：CTA口头回报危急值：降主动脉夹层。期间患者血压控制不佳，应如何控制血压，选用何种类型降压药物？心率如何管理？

二、考官参考信息

问题一：请对此患者目前病情做出快速分诊判断，如何进一步处理？

参考答案：患者目前血压高，为高血压急症，患者应进抢救室，检测生命体征。查体时应注意测量双侧上肢血压。

问题二：初步诊断？还需安排什么检查？如何处理？

参考答案：初步应考虑主动脉夹层？急性心肌梗死？进行血细胞分析、凝血检查、血生化、心肌损伤标志物检查、床旁心脏彩超；开通液路，静脉降压治疗。

问题三：目前诊断？处理？还应完善什么检查？

参考答案：主动脉夹层，应充分向患者家属交代病情危重，随时可能危及生命，立即降压、降心率；还应完善主动脉CTA检查，请相关科室会诊。

问题四：CTA口头回报危急值，降主动脉夹层。期间患者血压控制不佳，应如何控制血压，选用何种类型降压药物？心率如何管理？

参考答案：应该选用静脉降压药，可以考虑硝普钠或者α受体阻滞剂、钙离子拮抗剂、利尿剂等，加β受体阻滞剂控制心室率，在不影响重要脏器灌注的情况下，应快速降低血压和心室率，目标血压收缩压至少<120mmHg，心率50～60次/分。

三、考官评分标准（表3-6）

表3-6　急诊临床思维站评分标准

项目		评分标准	标准分	得分
病例分析	病例特点	1. 主要病史和症状特点叙述完整（2.5分）； 2. 阳性体征无遗漏（2.5分）； 3. 与诊断相关的辅助检查无遗漏（2.5分）； 4. 重点突出，逻辑性强（2.5分）	10	

续表

项目		评分标准	标准分	得分
病例分析	诊断	1. 主要诊断全面（2.5分）; 2. 主要诊断正确（2.5分）; 3. 次要诊断全面（2.5分）; 4. 次要诊断正确（2.5分）	10	
	诊断依据	1. 主要诊断依据充分，分析合理（5分）; 2. 次要诊断依据充分，分析合理（2.5分）; 3. 诊断分析有逻辑性（2.5分）	10	
	鉴别诊断	1. 鉴别诊断分析依据充分，与本病的联系紧密，非只是谈书本理论（2.5分）; 2. 做出必要的鉴别诊断（2.5分）; 3. 未做不必要的鉴别诊断（2.5分）; 4. 整个鉴别诊断过程有逻辑性（2.5分）	10	
	辅助检查	1. 辅助检查对主要诊断有确诊意义（2.5分）; 2. 辅助检查对治疗有明确帮助（2.5分）; 3. 辅助检查与鉴别诊断有关（2.5分）; 4. 辅助检查分析全面、正确（2.5分）	10	
	治疗计划	1. 主要疾病治疗计划无原则性错误（5分）; 2. 主要疾病治疗计划全面（2.5分）; 3. 提出并发症的治疗措施（5分）; 4. 并发症治疗无错误（2.5分）; 5. 用药恰当（5分）	20	
回答问题		对本病有关诊断、鉴别诊断、治疗及基础所提出的问题回答正确，表达清楚准确。 注：优秀14～15分；良好10～13分；一般7～9分；较差4～6分；极差1～3分	15	
分析思维能力		整个病例分析过程中分析有逻辑，临床思维清晰。 注：优秀14～15分；良好10～13分；一般7～9分；较差4～6分；极差1～3分	15	
总分			100	

第三部分：急诊操作技能1-心肺复苏＋电除颤（时间10分钟，分值15分）

一、考生题干

情景设置：患者男性，67岁，75kg。既往高血压病、糖尿病、冠心病PCI术后病史。突发呼吸心跳骤停，请行心肺复苏术（5分钟）。患者出现室颤，请为患者行双相波电除颤。（5分钟）

二、考官评分标准

考官评分标准见附表。

第四部分：急诊操作技能2-气管插管（时间10分钟，分值15分）

一、考生题干

情景设置：患者男性，67岁，75kg。既往高血压病、糖尿病、冠心病PCI术后病史。突发呼吸心跳骤停，已经心肺复苏术成功，经过抢救，恢复自主心跳，但仍深昏迷、自主呼吸微弱，需行气管插管，请在模型上完成气管插管术（包括准备和操作的完整过程）。（10分钟）

二、考官评分标准

考官评分标准见附表。

第五部分：急诊技能操作3（呼吸机操作：时间10分钟，分值10分）

一、考生题干

情景设置：患者男性，67岁，75kg。既往高血压病、糖尿病、冠心病PCI术后病史。突发呼吸心跳骤停，已心肺复苏成功且气管插管后，需行呼吸机辅助呼吸，请给予相应的呼吸机初始参数设置。考核过程中考官可能结合你的操作提问，请边操作边回答考官的提问。

二、考官评分标准

考官评分标准见附表。

第六部分：急诊技能操作4（急诊外科操作：时间10分钟，分值10分）

一、考生题干

情景设置：患者男性，24岁。被玻璃割伤手臂1小时就诊，已经做了前期各种处理，拟行伤口缝合术，请边操作边回答考官提问。

二、考官参考信息

考官提示

1. 考生需要完成伤口缝合，缝合后打结，完成后再要求考生拆线。

2. 考生要完成全部操作，请注意观察考生的操作并对照评分标准予以评分。

3. 在操作中主动要求考生进行各种打结操作，每种类型的打结仅进行1～2个即可。

4. 设定完成后可以结合考生的操作进行适当的提问，根据考生回答问题的情况，对照评分标准予以评分。

三、考官评分标准

考官评分标准见附表。

第七部分：急诊医患沟通（时间10分钟，分值10分）

一、考生题干

你是一名急诊住院医生，在急诊室工作。下面是你已经接诊患者情况介绍：患者王×，男，58岁，因急性心肌梗死突发呼吸心跳骤停，生命垂危，生还机会渺茫，家属情绪非常紧张激动。

首先你该怎么做？如何向家属告知坏消息？家属对诊疗存在疑问如何解释？如果患者抢救无效死亡，你需要怎么做？

二、标准化患者扮演环节

对SP要求：女性（患者爱人），年龄55岁；情绪激动、紧张、害怕。

医生：您好，我叫××，是急诊科住院医师，我是王×的主治大夫，请问您是患者王×的爱人吗？

患者家属：我是王×的爱人，我叫×××。

医生：您好，您的爱人王×，此次因急性胸痛继而突发呼吸心跳骤停来诊，考虑诊断：心跳呼吸骤停，急性心肌梗死，恶性心律失常？经过我科专家团队积极抢救，目前生命垂危，意识不清，无自主呼吸、心律，目前仍在继续心肺复苏中，特跟您沟通一下他的病情。

患者家属：我的天哪，他是什么病？还能抢救过来吗？你们一定要把他抢救过来，拜托你们了。

医生：×女士，您爱人王×患的是急性心肌梗死，非常危重的一种疾病，病死率非常高，而且他来诊时已无生命体征，目前已积极抢救超过30分钟，生命体征仍未恢复，心电图是一直线，这是临床死亡的征象，请您节哀。

患者家属：那我该怎么办啊？

医生：请您节哀，还有什么需要帮助？

患者家属：好的，谢谢！没有了，就是（疾病）来的太突然，唉！

三、考官评分标准（表3-7）

表3-7　急诊医患沟通评分标准

分类	内容及评分标准	标准分	得分
准备工作（25分）	有礼貌地称呼患者/家属（5分）	5	
	说明谈话沟通的理由（了解情况/进一步诊断治疗/汇报上级医师）（5分）	5	
	介绍谈话沟通的主要过程（如问诊的内容、先后顺序等）（5分）	5	
	建立信任关系（如适当地作自我介绍/讨论一些目前疾病以外的话题）（5分）	5	
	保护患者的隐私（如关门等）/尊重患者及家属的选择（5分）	5	
信息收集（25分）	让患者及家属讲述看法（如关心的健康问题和/疾病发展过程/疾病转归等）（5分）	5	
	避免诱导性提问/命令式提问（5分）	5	
	给患者或家属说话的时间和机会（如不轻易打断患者或家属的讲话）/无尴尬停顿（5分）	5	
	用心倾听（如面朝患者或家属、肯定性的语言、非语言的意见反馈等）（5分）	5	
	核实/澄清所获得的信息（如复述、询问具体的数量）（5分）	5	
信息给予（20分）	解释诊断性操作的理论依据（如体格检查、实验室检查等）（5分）	5	
	告诉患者他（她）目前身体情况（如体格检查/实验室检查的结果，解剖学异常/诊断的结果）（5分）	5	
	鼓励患者或家属提问，核实自己的理解/安慰、鼓励患者（5分）	5	
	根据患者的理解能力讲行适当（语速、音量）调整（如避免使专业术语）（5分）	5	
理解患者（20分）	认同患者付出的努力/取得的成就/克服的困难（如感谢患者配合）（5分）	5	
	体察患者或家属的暗示/配合默契（5分）	5	
	表达关心、关注、移情/使患者感到温暖/树立信心（5分）	5	
	始终保持尊重的语气（5分）	5	
结束问诊（10分）	问患者是否还有其他的问题需要咨询（5分）	5	
	进一步说明下一步的诊治方案（5分）	5	
总分		100	

注：评分标准中操作要点做了且正确给分，未做或错误均不给分

模拟试题（第二套）

第一部分：急诊患者接诊（时间20分钟，分值20分）

一、考生题干

你是一名急诊住院医生，在急诊诊室工作。你即将接诊一名腹痛的中年患者，请用20分钟时间完成：①病史采集（8分钟）；②病史相关重点查体（考生需根据病史判断重点查体项目（8分钟）；③请汇报问诊和查体结果，做出初步诊断（结合病例，4分钟）。

二、考官参考信息

（初步诊断：急性胰腺炎，仅供考官参考）

生命体征：T 38.5℃，P 110次/分，呼吸35次/分，血压100/60mmHg，SpO_2 85%。（考生完成相应检查后考官提供）

三、标准化患者扮演环节

接诊形式：新患者。

接诊地点：急诊科诊室。

患者描述：山西人，50岁，男，农民。

患者行为，情感意识，态度/特殊习惯：极度痛苦表情，文化程度初中，意识到自己可能得了腹部危重病。

患者简要情况：5小时前腹痛。既往无有高血压、糖尿病病史，5小时前饮酒后出现剧烈上腹痛。

病史采集要点

1. 发病诱因、发病规律？ SP答：喝酒后犯病、上腹部剧痛。

2. 发病特点？ SP答：腹痛特点：腹痛位于中上腹部，为持续性腹痛伴阵发性加剧；呈绞痛，偶尔有刀割样疼痛。

3. 伴随症状？ SP答：伴发热，体温最高时达38.5℃，腰背部疼痛，全身出冷汗，恶心呕吐，伴头晕、气紧等不适。

4. 诊治经过？ SP答：在当地医院就诊，当地医院考虑病情危重，建议转我院治疗，故紧急转入我院治疗。

5. 一般情况？ SP答：饮食、大小便正常，体重无减轻。

6. 既往病史？ SP答：否认高血压病、糖尿病，无冠心病、肝炎、结核，无手术、外伤、药物食物过敏史等。

7. 个人史？ SP答：有吸烟史30年，每日吸烟2包；有饮酒史30年，每日一斤。

8. 婚育史？ SP答：25岁结婚，育有1子1女，配偶及子女体健。

9. 家族史？父母体健。

体格检查要点：

1. 生命体征：T、P、R、BP。

2. 一般情况：如神志清楚、急性面容、呼吸急促、弯腰抱腹、口唇紫绀等。

3. 腹部查体过程：暴露腹部，观察腹部外形、呼吸运动、腹壁静脉、胃肠型及皮肤情况等；触诊检查腹部紧张度，压痛及反跳痛，叩诊肝脏、脾脏及胆囊，移动性浊音，听诊肠鸣音。（参考答案：视诊：腹部平坦、腹式呼吸减弱、呼吸频率快；触诊：中上腹腹肌紧张，压痛及反跳痛阳性；叩诊：移动性浊音阴性；听诊：肠鸣音减弱或消失）

四、考官评分标准（表3-8、表3-9）

表3-8 病史采集评分标准

项目	内容及评分标准	标准分	得分
自我介绍	简单自我介绍，包括姓氏、即将要做的事项（2.5分）	2.5	
现病史询问	主诉简明扼要，包括主要症状（2.5分）+持续时间（2.5分）	5	
	围绕主诉正确询问患病时间，注重此次急诊就诊的主要情况或问题（2.5分）	2.5	
	主要症状部位（5分）、性质（5分）、持续时间（5分）、程度（5分）、病情发展演变（5分）、伴随症状（5分）、诱因（5分）及加重缓解因素（5分）	40	
	诊疗经过（2.5分）及治疗后的效果（2.5分）	5	
	一般情况（5分）	5	
其他病史询问	既往史（2分）、外伤史（1分）、手术史（1分）、过敏史（2分），家族史（2分）	8	
	个人史（2分）；婚育史（如为女性患者需要询问月经史，2分）	4	
态度	问诊大方自信、和蔼耐心、程度正确，医患沟通良好	8	
小计		80	

注：评分标准中问诊要点均做到且正确给分，未做到或错误均不给分

表3-9 体格检查及诊断能力评分标准

项目	内容及评分标准	标准分	得分
自我介绍	测量体温	2	
生命体征测量	数脉搏，注意双侧对比及与心率对比	2	
	正确测量呼吸频率（可观察胸廓运动）	2	
	正确手测血压：给患者正确戴上测量血压之袖带，对准肱动脉搏动处，气袖下缘在肘窝以上2～3cm，松紧度以能容纳1～2指为宜	2	
	SpO_2测定：给患者戴上测量氧饱和度之指套，指甲床条件好的手指，最常用示指，红外线光源对准指甲，指套松紧适宜	2	
注：上述生命体征测量且正确方可给分，未测量或测量方法不正确均不给分			
全身重点体格检查	体查者站于患者右侧（1分），皮肤（1分）、黏膜（1分）、浅表淋巴结检查（2分）	5	
	头部检查：视诊有无伤口或淤青（2分），压眶反射（2分），瞳孔大小（2分）、对光反射（2分），巩膜及睑结膜（2分）等	10	
	颈部检查：视诊有无伤口（2分），轻扳头部是否有颈项强直（2分），触诊气管是否居中（2分），甲状腺大小（2分），颈静脉怒张（2分）等	10	
	胸廓检查：解开衣物视诊是否有伤口或淤青（2.5分），触诊是否可扪及骨折端或凹陷（2.5分）等	5	
	肺部检查：视诊观察呼吸时胸廓起伏（2.5分），触诊感知双侧呼吸强度是否对称（2.5分），听诊呼吸音，有无异常呼吸音及啰音（2.5分），听诊顺序自上至下，注意上下左右对比（2.5分）	10	
	心脏检查：触诊心尖搏动位置（2.5分），各听诊区听诊心音（5分），测量心率。注意心率与脉率的对比（2.5分）	10	

续表

项目	内容及评分标准	标准分	得分
全身重点体格检查	腹部检查：视诊有无伤口或淤青（2.5分），触诊肝脏、脾脏（2.5分），叩诊移动性浊音（2.5分），听诊肠鸣音（2.5分）	10	
	四肢检查：双上肢视诊有无伤口或淤青（2.5分），触诊有无水肿（2.5分），肌力和肌张力检查（2.5分），病理征检查（2.5分）	10	
小计		80	
注：评分标准中问诊要点均做到且正确给分，未做到或错误均不给分			
诊断能力	结合问诊和查体进行的诊断分析有逻辑，临床思维清晰 注：优秀，35～40分；良好，28～34分；一般，20～27分；较差，10～19分；极差，1～9分	40	
总分（病史采集＋体格检查＋诊断能力）		120	

第二部分：急诊临床思维1（时间20分钟，分值20分，口试）

一、考生题干

考生版1/3

情景设置：患者，男性，70岁，农民。主因反复咳嗽、咳痰12年，活动后气喘6年，加重伴呼吸困难1天急诊就诊。分诊台测量生命体征：T 37.6℃，P 120次/分，R 30次/分，BP 130/82mmHg，SpO_2 85%，神志清楚，略烦躁。

接下来考官会结合这个病例提问，请根据病例相应信息进行回答。

问题一：请对此类患者做出病情评估。需要什么紧急处理吗？

考生版2/3

病史和体格检查信息如下：患者在12年前即反复出现咳嗽、咳痰，未就医，自行间断服用抗生素等药物后可缓解，6年前出现活动后气喘，休息后可以缓解，曾在当地村卫生所就诊，以“慢性支气管炎”治疗。效果一般，一天前“感冒”后症状加重，伴呼吸困难，急诊就诊。既往史：高血压20年、冠心病病史10年。家族史：家族中无特殊。

查体：T 37.6℃，P 120次/分，R 30次/分，BP 130/82mmHg，$SpO_2$85%，患者体型消瘦，神志清楚，略烦躁，查体基本合作，口唇甲床紫绀，颈部淋巴结未触及肿大；双侧瞳孔等大等圆，对光反射灵敏，球结膜水肿；伸舌居中；桶状胸，双肺呼吸粗，叩诊呈清音，双侧中、下肺可闻及密集中小水泡音；心界不大，心律齐，各瓣膜听诊区未闻及杂音；腹平软，全腹无压痛及反跳痛，肠鸣音正常；四肢肌张力良好，肌力5级，双下肢病理征未引出。

接下来考官会结合这个病例提问，请根据病例相应信息进行回答。

问题二：为了明确诊断，最需要补充获得的病史是什么？

问题三：该病例最可能的诊断是什么？鉴别诊断是什么？

问题四：需紧急安排何种检查？

考生版3/3

给出实验室结果：血常规：WBC 12.6×10^9/L，血气分析：pH 7.30，PCO_2 60mmHg，PO_2 50mmHg，HCO_3^- 18mmol/L。

问题五：请问该患者的最终诊断是什么？还应完善什么样检查予以明确。

问题六：接下来的处理措施主要包括哪些？

二、考官参考信息

问题一：请对此类患者做出病情评估。需要什么紧急处理吗？

参考答案：患者系老年男性，70岁，反复咳嗽，咳痰12年，活动后气喘6年。目前主要表现为呼吸困难。目前生命体征提示：体温高，心率快，血氧饱和度低，血压尚正常。提示患者存在呼吸衰竭。紧急处理应该包括：鼻导管低流量氧疗（1～2L/min），入抢救室予以监护，并建立静脉通路，输注生理盐水。

问题二：为了明确诊断，最需要补充获得的病史是什么？

提示：在考生提出获得患者个人史中吸烟史时，可告知吸烟史31年，平均每日1包，如提出其他信息要求，可答复“无异常”。

问题三：该病例最可能的诊断是什么？鉴别诊断是什么？

参考答案：患者诊断考虑为：慢性阻塞性肺疾病急性加重期，呼吸衰竭，（或Ⅱ型呼吸衰竭），肺部感染。鉴别诊断：哮喘急性发作，急性左心衰竭，急性重症肺炎，自发性气胸，其他：肺结核，肺栓塞，支气管扩张，闭塞性细支气管炎，弥漫性泛支气管炎等。

问题四：需紧急安排何种检查？

参考答案：血常规，血气分析，凝血功能，生化指标，心电图，胸部X线/CT。

问题五：请问该患者的最终诊断是什么？还应完善什么样检查予以明确。

参考答案：慢性阻塞性肺疾病急性加重期，Ⅱ型呼吸衰竭，肺部感染。

问题六：接下来的处理措施主要包括哪些？

参考答案

（1）呼吸支持：积极氧疗，维持 SpO_2 88%～93%，文丘里面罩吸氧优于鼻导管吸氧，严密监测血气分析，必要时行机械通气支持；

（2）使用支气管舒张剂雾化吸入（雾化药物可包括：短效 β_2 受体激动剂、短效胆碱能受体拮抗剂、吸入皮质激素）；

（3）可以全身应用糖皮质激素；

（4）加强痰液引流，积极排痰，留取痰液标本；

（5）使用抗生素治疗或预防（具有呼吸困难加重、痰量增多和脓性痰三种指征时可以应用，或者具有脓性痰、痰量增多者可以使用，或者患者需要机械通气者可以使用）；

（6）监测出入量和电解质情况下，适当补液，补充电解质及营养支持；

（7）尽早识别及治疗并发症及伴随疾病；

（8）联系呼吸科会诊。

三、考官评分标准（表3-10）

表3-10　急诊临床思维评分标准

项目		评分标准	标准分	得分
病例分析	病例特点	1. 主要病史和症状特点叙述完整（2.5分）； 2. 阳性体征无遗漏（2.5分）； 3. 与诊断相关的辅助检查无遗漏（2.5分）； 4. 重点突出，逻辑性强（2.5分）	10	

续表

项目		评分标准	标准分	得分
病例分析	诊断	1. 主要诊断全面（2.5分）； 2. 主要诊断正确（2.5分）； 3. 次要诊断全面（2.5分）； 4. 次要诊断正确（2.5分）	10	
	诊断依据	1. 主要诊断依据充分，分析合理（5分）； 2. 次要诊断依据充分，分析合理（2.5分）； 3. 诊断分析有逻辑性（2.5分）	10	
	鉴别诊断	1. 鉴别诊断分析依据充分，与本病的联系紧密，非只是谈书本理论（2.5分）； 2. 做出必要的鉴别诊断（2.5分）； 3. 未做不必要的鉴别诊断（2.5分）； 4. 整个鉴别诊断过程有逻辑性（2.5分）	10	
	辅助检查	1. 辅助检查对主要诊断有确诊意义（2.5分）； 2. 辅助检查对治疗有明确帮助（2.5分）； 3. 辅助检查与鉴别诊断有关（2.5分）； 4. 辅助检查分析全面、正确（2.5分）	10	
	治疗计划	1. 主要疾病治疗计划无原则性错误（5分）； 2. 主要疾病治疗计划全面（2.5分）； 3. 提出并发症的治疗措施（5分）； 4. 并发症治疗无错误（2.5分）； 5. 用药恰当（5分）	20	
回答问题		对本病有关诊断、鉴别诊断、治疗及基础所提出的问题回答正确，表达清楚准确。 注：优秀14～15分；良好10～13；一般7～9分；较差4～6分；极差1～3分	15	
分析思维能力		整个病例分析过程中分析有逻辑，临床思维清晰。 注：优秀14～15分；良好10～13分；一般7～9分；较差4～6分；极差1～3分	15	
总分			100	

第二部分：急诊临床思维2（时间20分钟，分值20分，口试）

一、考生题干

考生版1/3

情景设置：患者，男性，48岁，电厂工人。因“间断性黑便1个月，呕血伴黑便3小时”就诊。既往有高血压，平素血压150/90mmHg。分诊台测量生命体征：神志清楚，全身冷汗，面色苍白。T 36.8℃，BP 100/60mmHg，P 120次/分，SpO_2 97%。

接下来考官会结合这个病例提问，请根据病例相应信息进行回答。

问题一：请对此患者目前病情做出快速分诊判断其就诊级别，有何紧急处置？

考生版2/3

给出病史和体格检查信息如下：进一步病史询问，患者约6个多月前开始有上腹部隐痛不适，近1个月来食欲减退，间断出现黑便，为不成形稀便，体重减轻约2.5kg。3小时前无明显诱因呕咖啡色胃内容物1次，量约150ml，解糊状柏油样黑便3次，量较多，伴头晕、心悸、出冷汗。否认“肝炎”“结核”等病史。家族史：其父因患“胃癌”已去世10年。个人史（－）。

查体：神志清楚，精神萎靡，贫血貌，皮肤黏膜无黄染，未见肝掌及蜘蛛痣，左锁骨上可触及2枚花生米大小的淋巴结，质地韧，无触压痛。心率120次/min，律齐，双肺检查无异常，腹软，腹壁未见静脉曲张，上腹有压痛，全腹无肌紧张、无反跳痛，未触及包块，肝脾肋下未触及，墨菲征阴性，移动性浊音阴性，肠鸣音活跃。

问题二：该病例可能的诊断、鉴别诊断及其依据是什么？

问题三：该患者如何判断失血量？

问题四：需紧急安排何种检查？

考生版3/3

急诊辅助检查阳性结果回报，血常规：WBC 12.0×10^9/L，N% 68%，Hb 68g/L，Hct 0.24%，PLT 120×10^9/L；D-二聚体：1.5mg/L；血型：O型，Rh阳性；粪便常规：色黑，糊状，未见脓细胞，隐血（＋＋＋＋）；肝肾功能：肝功能正常，血尿素氮12mmol/L，肌酐正常；腹部超声：肝胆胰脾未见明显异常，未见腹水；心电图：窦性心动过速，120次/分。

根据以上结果回报回答问题五。

问题五：应对该患者进行急诊处理的原则及措施主要包括哪些？经上述治疗后，患者仍然活动性出血，应如何处理？

二、考官参考信息

问题一：请对此患者目前病情做出快速分诊判断其就诊级别，有何紧急处置？

参考答案：该患者目前血压100/60mmHg，心率120次/分，收缩压较基础血压下降超过40mmHg，脉搏增快（＞100 次/min），伴有冷汗、面色苍白。提示患者已处于休克状态，属于危重病症，需要紧急处理，应立即入抢救室，吸氧、监护，建立静脉通路。

问题二：该病例可能的诊断、鉴别诊断及其依据是什么？

参考答案

（1）病史：患者间断性上腹痛6个月，近3个月来食欲减退，体重减轻约2.5kg，6小时前无明显诱因呕咖啡色胃内容物1次，量约150ml，解糊状黑粪3次，量较多，伴头晕、心悸，出冷汗。

（2）体格检查：贫血貌，血压100/60mmHg，心率120次/分，左锁骨上可触及2枚花米大小的淋巴结，质地韧，上腹有压痛，无肝硬化门静脉高压的表现。

根据以上病史，体格检查情况目前初步诊断考虑：上消化道大出血，失血性休克，胃癌？

鉴别诊断：肝硬化、门脉高压症；消化性溃疡；糜烂性胃炎；胆道出血、食管贲门黏膜撕裂、下消化道出血、药物性胃炎等。

问题三：该患者如何判断失血量？

参考答案：该患者有呕血且有多次稀糊状黑粪，说明患者消化道出血呈活动性，查体有心率增快和血压下降，较基础血压降低＞40mmHg，且伴有头晕、心悸、出冷汗等循环容量不足的表现，综合上述情况，患者出血量＞1000ml。

问题四：需紧急安排何种检查？

参考答案

（1）血常规（应关注血红蛋白、血细胞比容和血小板计数）、粪便常规＋隐血试验、凝血功能、输血前检查，肝肾功能、电解质和血糖等。

（2）心电图及腹部超声。

（3）可考虑进行全腹部CT检查。若出血量大，且出血部位不明可行增强CT协助判断出血部位，核素显像也可协助判断出血部位。

（4）急诊胃镜检查。

问题五：应对该患者进行急诊处理的原则及措施主要包括哪些？经上述治疗后，患者仍然活动性出血，应如何处理？

参考答案：急诊处理的基本原则，即维持生命体征，纠正休克，维持重要脏器的灌注。

急救处理措施

（1）生命体征监护、保持呼吸道通畅，活动性出血时禁食水，留置导尿管并记录24小时尿量。定期复查血常规、电解质等指标。

（2）开放至少两条静脉通路，必要时进行深静脉穿刺置管，并给予快速补液，首选晶体液（生理盐水或林格液）。

（3）患者表现为持续的循环不稳定（经液体复苏后）和活动性出血，提示有输血指征。

（4）药物治疗无效后，应多学科会诊考虑：①血管介入治疗：为内科治疗和内镜下治疗效果不佳者的选择。②外科手术治疗：如果上述处理措施不能控制出血，可行外科手术治疗。

三、考官评分标准（表3-11）

表3-11 急诊临床思维评分标准

项目		评分标准	标准分	得分
病例分析	病例特点	1. 主要病史和症状特点叙述完整（2.5分）； 2. 阳性体征无遗漏（2.5分）； 3. 与诊断相关的辅助检查无遗漏（2.5分）； 4. 重点突出，逻辑性强（2.5分）	10	
	诊断	1. 主要诊断全面（2.5分）； 2. 主要诊断正确（2.5分）； 3. 次要诊断全面（2.5分）； 4. 次要诊断正确（2.5分）	10	
	诊断依据	1. 主要诊断依据充分，分析合理（5分）； 2. 次要诊断依据充分，分析合理（2.5分）； 3. 诊断分析有逻辑性（2.5分）	10	
	鉴别诊断	1. 鉴别诊断分析依据充分，与本病的联系紧密，非只是谈书本理论（2.5分）； 2. 做出必要的鉴别诊断（2.5分）； 3. 未做不必要的鉴别诊断（2.5分）； 4. 整个鉴别诊断过程有逻辑性（2.5分）	10	
	辅助检查	1. 辅助检查对主要诊断有确诊意义（2.5分）； 2. 辅助检查对治疗有明确帮助（2.5分）； 3. 辅助检查与鉴别诊断有关（2.5分）； 4. 辅助检查分析全面、正确（2.5分）	10	

续表

项目		评分标准	标准分	得分
病例分析	治疗计划	1. 主要疾病治疗计划无原则性错误（5分）； 2. 主要疾病治疗计划全面（2.5分）； 3. 提出并发症的治疗措施（5分）； 4. 并发症治疗无错误（2.5分）； 5. 用药恰当（5分）	20	
回答问题		对本病有关诊断、鉴别诊断、治疗及基础所提出的问题回答正确，表达清楚准确。 注：优秀14～15分；良好10～13分；一般7～9分；较差4～6分；极差1～3分	15	
分析思维能力		整个病例分析过程中分析有逻辑，临床思维清晰。 注：优秀14～15分；良好10～13分；一般7～9分；较差4～6分；极差1～3分	15	
总分			100	

第三部分：急诊操作技能1-心肺复苏＋电除颤（时间10分钟，分值15分）

一、考生题干

你是一名急诊住院医生，在急诊诊室工作。患者男性，50岁，身高1.76米，体重70kg，既往无高血压、糖尿病、冠心病病史，持续腹痛5小时，在急诊内科诊室就诊过程中行心电图检查时突发呼吸心跳骤停。请根据情况实施必要的抢救。

1.心肺复苏（5分钟）；

2.除颤器到场，由其他人接手心肺复苏，请你完成除颤器的操作（5分钟）。

二、考官参考信息

考官提示

1. 考生需要从确认现场安全开始的心肺复苏每个步骤，请对照评分标准予以评分。

2. 考生至少要完成完整2分钟的心肺复苏术；注意观察反馈装置（如果有的话）并对患者复苏质量作出评价。

3. 完成2分钟心肺复苏后提示除颤仪到场，由其他人接手胸外按压，请考生完成除颤仪操作。

4. 如果模拟人可以模拟室颤或无脉室速波形，请考生自己判断是否需要除颤；如果模拟人无法模拟，则需要考官口述提示考生心电示波的波形；注意观察考生对于除颤器的操作是否正确，注意放电前安全。

三、考官评分标准

考官评分标准见附表。

第四部分：急诊操作技能2（气管插管：时间10分钟，分值15分）

一、考生题干

你是一名急诊住院医生，在急诊抢救室工作。该腹痛患者在进行心肺复苏术、电除颤后，心跳恢复，但呼吸微弱，血氧饱和度低，需进行气管插管操作，其他人在执行心肺复苏术，请在模型上展示完成气管插管的整个过程（包括准备和操作的完整过程），考试时间是10分钟，我可以作为助手完成一些操作。

二、考官参考信息

考官提示

1．考生需要完成气管插管前的准备工作，请对照评分标准予以评分。

2．实施气管插管操作，请注意观察考生的操作并对照评分标准予以评分。

3．考生需要采用合适的方式确认气管插管位置。

4．插管成功后考生要完成后续的操作，对照评分标准予以评分。

三、考官评分标准

考官评分标准见附表。

第五部分：急诊操作技能3（呼吸机操作：时间10分钟，分值10分）

一、考生题干

你是一名急诊住院医生，在急诊抢救室工作。该腹痛患者在气管插管后，神志浅、昏迷，血氧饱和度波动于70%左右，目前已完成气管插管并予以球囊面罩通气，需要连接呼吸机辅助呼吸，请按要求完成呼吸机的初始设定。

患者为男性，50岁，身高1.76米，体重70kg，既往体健，此次呼吸机辅助呼吸的病因考虑为急性胰腺炎，全身炎症反应综合征，呼吸衰竭。考试时间是10分钟，考核过程中考官可能结合你的操作提问，请边操作边回答考官的提问。

二、考官参考信息

考官提示

1．考生需要完成呼吸机管路和电路连接，请对照评分标准予以评分。

2．考生要结合患者情况完成呼吸机初始参数设定，请注意观察考生的操作并对照评分标准予以评分，如考生不熟悉考试中使用的呼吸机型号，可提示相应参数设定按钮的位置。

3．考生连接膜肺进行通气后，要根据实际通气的数据进行适当的报警上下限设定。

4．设定完成后可以结合考生的操作进行适当的提问，根据考生回答问题的情况，对照评分标准予以评分。

三、考官评分标准

考官评分标准见附表。

第六部分：急诊操作技能4（急诊外科操作：时间10分钟，分值10分）

一、考生题干

你是一名急诊住院医生，在急诊外科诊室值班。现在来诊一个外伤患者，患者26岁，装修工，右前臂电锯伤5cm，已经做了前期各种处理，拟进行伤口缝合操作。考试时间是10分钟，考核过程中考官可能结合你的操作提问，请边操作边回答考官的提问。

二、考官参考信息

考官提示

1．考生需要完成伤口缝合，缝合后打结，完成后再要求考生拆线。

2．考生要完成全部操作，请注意观察考生的操作并对照评分标准予以评分。

3．在操作中主动要求考生进行各种打结操作，每种类型的打结仅进行1～2个即可。

4. 设定完成后可以结合考生的操作进行适当的提问，根据考生回答问题的情况，对照评分标准予以评分。

三、考官评分标准

考官评分标准见附表。

第七部分：急诊医患沟通（时间10分钟，分值10分，SP）

一、考生题干

情景设置：患者张××，男，58岁，主因“持续胸痛2小时”急诊入院。患者于2小时活动时突然出现胸痛，集中于胸骨中下部，休息后不缓解。伴有出汗、全身乏力。入院查体：血压160/80mmHg，脉搏95次/分，神志清楚，精神欠佳。心电图显示：急性广泛前壁心肌梗死。立即给予吸氧、镇痛、心电监护、开放静脉通路等治疗措施。

请您作为急诊首诊医师，和家属进行必要、合理的沟通。

诊治过程中，该患者突然出现全身抽搐、意识丧失，心电监护显示：正常的窦性节律消失，代之以节律绝对不规则，振幅大小不等的心室颤动波，立即给予现场抢救。

请您再次向患者家属交待病情。

二、标准化患者扮演环节

SP对话要点：①患者病情如何？②到底是什么病？③我们患者问题不大吧？有什么危险？④听说患者病情危重，患者家属情绪激动，大喊大叫道：“大夫，你救救我们患者吧！”考验住院医师怎么应对。

三、考官评分标准（表3-12）

表3-12　急诊医患沟通评分标准

分类	内容及评分标准	标准分	得分
准备工作（25分）	有礼貌地称呼患者/家属（5分）	5	
	说明谈话沟通的理由（了解情况/进一步诊断治疗/汇报上级医师）（5分）	5	
	介绍谈话沟通的主要过程（如问诊的内容、先后顺序等）（5分）	5	
	建立信任关系（如适当地作自我介绍/讨论一些目前疾病以外的话题）（5分）	5	
	保护患者的隐私（如关门等）/尊重患者及家属的选择（5分）	5	
信息收集（25分）	让患者及家属讲述看法（如关心的健康问题和/疾病发展过程/疾病转归等）（5分）	5	
	避免诱导性提问/命令式提问（5分）	5	
	给患者或家属说话的时间和机会（如不轻易打断患者或家属的讲话）/无尴尬停顿（5分）	5	
	用心倾听（如面朝患者或家属、肯定性的语言、非语言的意见反馈等）（5分）	5	
	核实/澄清所获得的信息（如复述、询问具体的数量）（5分）	5	
信息给予（20分）	解释诊断性操作的理论依据（如体格检查、实验室检查等）（5分）	5	
	告诉患者他（她）目前身体情况（如体格检查/实验室检查的结果，解剖学异常/诊断的结果）（5分）	5	
	鼓励患者或家属提问并核实自己的理解/安慰、鼓励患者（5分）	5	
	根据患者的理解能力讲行适当（语速、音量）调整（如避免使用专业术语）（5分）	5	

续表

分类	内容及评分标准	标准分	得分
理解患者（20分）	认同患者付出的努力/取得的成就/克服的困难（如感谢患者配合）（5分）	5	
	体察患者或家属的暗示/配合默契（5分）	5	
	表达关心、关注、移情/使患者感到温暖/树立信心（5分）	5	
	始终保持尊重的语气（5分）	5	
结束问诊（10分）	问患者是否还有其他的问题需要资询（5分）	5	
	进一步说明下一步的诊治方案（5分）	5	
合计		100	

注：评分标准中操作要点做了且正确给分，未做或错误均不给分

附表：常用技能操作评分标准

附表3-1　心肺复苏评分标准

项目	内容及评分标准	分值	得分
评估	确认现场安全（2.5分）； 评估意识（5分）； 呼救方法正确及时并取得AED（2.5分）	10	
胸外按压（C）	摆放复苏体位正确（2.5分）； 评价循环、呼吸正确（2.5分）； 按压部位正确（2.5分）； 按压方法正确（2.5分）； 按压幅度适度（5～6cm，2.5分）； 按压频率适度（100～120次/分，2.5分）； 按压与放松比例适当（1∶1，2.5分）； 按压与通气比例适当（30∶2，2.5分）	20	
开放气道（A）	打开气道方法正确（2.5分）； 和/或清理口鼻分泌物（2.5分）	5	
简易呼吸器送气（B）	简易呼吸器连接方法正确（2.5分）； 简易呼吸器使用方法正确（2.5分）； 送气时间、通气频率（2.5分）； 通气量（2.5分）	10	
重复评价	再次评估整体情况（5个CPR循环后）	5	
总分		50	

注：评分标准中问诊要点均做到且正确给分，未做到或错误均不给分

附表3-2　电除颤评分标准

项目	内容及评分标准	分值	得分
电除颤操作过程	打开除颤器开关、仪器运转良好	2.5	
	用Paddles电极示波了解心律失常情况	2.5	
	选择除颤方式正确（非同步）	5	
	电极板均匀涂导电糊	5	

续表

项目	内容及评分标准	分值	得分
电除颤操作过程	选择除颤能量（单相波360J，双相波120～200J）	5	
	充电（充电时继续CPR）	5	
	电极板放置位置正确，与皮肤接触良好	5	
	除颤安全意识明确	5	
	放电：两手同时按下两个电极板上的放电按键	5	
	除颤后立即恢复CPR	5	
	5个CPR循环后再次示波	5	
总分		50	

注：评分标准中问诊要点均做到且正确给分，未做到或错误均不给分

附表3-3　气管插管评分标准

项目	内容及评分标准	分值	得分
准备	患者体位摆放得当，抬颏推额，气道开放满意，体位保持好、无回位	5	
	去氮给氧：动作正确，面罩位置恰当，通气时无漏气	5	
	气管导管（2分）、喉镜镜片（2分）选择得当；检查喉镜灯光良好（2分）、关闭灯光备用（2分）；检查充气套囊是否漏气（2分），气管导管塑形满意（2分）；准备牙垫（2分）；准备胶布（2分）	16	
操作	喉镜使用得当，手柄握位恰当（2分），镜片深度适中（2分）。不能有撬动门齿的声音（5分），声门暴露充分（5分）	14	
	气管导管进入深度适当，模拟人未出现单肺通气	10	
	气管导管准确进入气管	20	
	充气气囊压力适中	10	
	听诊双肺尖确认导管位置正确（2分），正确放置牙垫（固定翼不可压迫口唇）并撤出喉镜（2分）；轻柔复位头颅 无摔响（2分）；正确固定导管（胶布长短合适、粘贴牢靠、不可粘住嘴唇）（4分）	10	
	插管时间：从开始插管（打开喉镜）至插管完毕、开始 第一次有效气囊通气全操作过程不超过30秒	10	
总分		100	

注：评分标准中问诊要点均做到且正确给分，未做到或错误均不给分

附表3-4　呼吸机初始设定操作评分标准

项目	技术操作	分值	得分
准备工作	检查呼吸机的各零件是否完好（2分），正确连接呼吸管道（2分），接上模肺（1分）	5	
	接上呼吸机电源	5	
参数调整	开呼吸机	5	
	开加温湿化罐开关、参数调整 根据患者情况选择通气模式	10	
	选择合适的呼吸频率：成人12～20次/分	5	

续表

项目	技术操作	分值	得分
参数调整	设定合适的潮气量或压力水平	5	
	设定合适的峰值流速/吸呼比	5	
	氧浓度：常规40%（可根据病情设定）	5	
	设置合适的触发敏感度（5分）及PEEP（5分）	10	
	设置合适的报警范围，包括压力报警（5分），呼吸频率上限（2.5分）和下限（2.5分），潮气量上限（2.5分）和下限（2.5分），窒息通气报警（5分）	20	
	能及时查明报警原因并采取措施，模拟气道高压报警。立即断开呼吸机（2.5分），球囊面罩手动通气（2.5分），呼吸机连接膜肺判断是否为呼吸机设置问题（5分），患者方面的原因需要排查气管插管问题（5分）、气道阻塞问题（5分）、肺顺应性的改变（5分）等	25	
合计		100	

注：评分标准中操作要点做了且正确给分，未做或错误均不给分

附表3-5　缝合、打结、拆线操作评分标准

项目	内容及评分标准	分值	得分
持针	物品准备	3	
	握法正确	3	
辅助器械	器械选择正确（齿镊）	3	
	握法正确（执笔式）	3	
进针	进针点距离皮缘0.4～1cm	5	
	垂直皮肤进针	5	
走针	兜底不留死腔	5	
	前臂旋转推进	5	
出针	垂直出针	3	
	出针点正确	3	
	辅助器械固定针前端于原位	3	
	持针器拔针，不夹针尖	3	
	及时扶线尾避免将线全部带出	3	
交还器械	扣紧持针器卡扣	3	
	钳环递向对方（由考官配合操作）	3	
缝合方式	垂直褥式缝合1针	5	
	8字缝合1针	5	
打结	打结时绕线	3	
	打结时拉线方法	3	
	手打结1个：打第二结时，第一个是否松开，结是否牢靠	3	
	持针器打结1个	3	

续表

项目	内容及评分标准	分值	得分
剪线	持剪方式	3	
	剪线方法	3	
	留线长度	3	
拆线	剪断点选择正确，拉出线的方向正确	3	
整体质量	准备完好，步骤正确，操作熟练	3	
问题	持钳打结一般用于哪些情况？答：①线头太短（2.5分）；②打结空间狭小（2.5分）；③节省缝线（2.5分）；④节省穿线时间（2.5分）	10	
总分		100	

注：评分标准中操作要点做了且正确给分，未做或错误均不给分

（赵星涛）

第四章　皮　肤　科

为规范住院医师规范化培训结业临床实践能力考核，提高结业临床实践能力考核的质量，逐步实现住院医师规范化培训结业考核的同质化，特制订本规程。

一、使用范围

适用于山西省住院医师规范化培训结业临床实践能力考核-皮肤科专业。

二、制订依据

依据国家《住院医师规范化培训内容与标准（2022版）》《住院医师规范化培训结业临床实践能力考核指导标准-皮肤科》，结合山西省住院医师规范化培训的实际，制订本标准。

三、考核对象

符合考核条件，参加住院医师规范化培训（皮肤科）专业结业临床实践能力考核的住院医师。

四、考核内容

包括临床操作、接诊患者＋病历书写、临床思维、基本技能等内容。

五、考核重点

根据国家《住院医师规范化培训内容与标准（2022版）》-皮肤科培训细则的要求，重点考核住院医师对皮肤科多发病、常见病的独立诊治能力。

六、考核形式及考站设置

住院医师规范化培训结业临床实践能力考核采取客观结构化临床考核（OSCE）的方式，采用在标准化患者/真实患者或医学模拟人上实际操作。共设置临床操作、接诊患者＋病历书写、临床思维、基本技能四站。

第一考站：临床操作

考核内容：皮肤组织病理，包括组织病理的描述和诊断。

考核方式：读片或人机对话。

考核考题：皮肤科常见疾病及重点疾病。

考核时间：60分钟。

分值占比：20分，合格标准12分。

第二考站：接诊患者＋病历书写

考核内容：①病史采集＋重点查体（注意 人文沟通）；②入院记录及首次病程（手写）。

考核试题：选用病种有发疹型、多形红斑型药疹，湿疹，荨麻疹，银屑病，痤疮；感染性疾病主要有丹毒和足癣；免疫性疾病如盘状红斑狼疮等。

考核方式：真实患者或SP。

考核时间：50分钟。

分值占比：40分，合格标准32分。

第三考站：临床思维

考核内容：病例分析。

考核试题：选用病种：发疹型、多形红斑型药疹；湿疹；荨麻疹；银屑病；痤疮；感染性疾病：丹毒、足癣；免疫性疾病：盘状红斑狼疮等。

考核方式：口试＋笔试。

考核时间：30分钟。

分值占比：20分，合格标准16分。

第四考站：基本技能

考核内容：皮肤组织钻取活检（真菌检查、淋球菌取材及镜检或斑贴试验作为备选项目）。

考核方式：实际操作患者或模拟器械。

考核时间：20分钟。

分值占比：20分，合格标准16分。

七、成绩评定

四站总分达到76分合格。

八、具体实施

1．采用统一考题、统一考核形式与标准进行集中考核，以保证考核的公平性和同质性。考核基地同一批次、同一时段使用同一考题。各站试题数量根据考试批次安排设定，每半天至少一套试题，各批次之间不得重复，并准备至少1套备用题。

2．每个考站配两名考官，两名考官来自不同培训基地，两名考官独立评分。

3．各类型人员考前培训

（1）考官培训内容：包括《住院医师规范化培训内容与标准（2022版）》《住院医师规范化培训结业临床实践能力考核指导标准—皮肤科》、考官制度、执考要求、评分要求、注意事项等；考前培训应按分配的考核任务进行分组培训，由考核专业负责人及指定的考站组长负责召集该站考官进行培训，培训重点是评分细则的一致性，具体包括熟悉考核病例（或主题）的内容；对照评分细则进行一致性评分练习与讨论。

（2）考生培训内容：考场设置、考试流程、每站考核注意事项、考场纪律等。

（3）考务人员培训内容：考场设置、人员分工、不同岗位考务人员工作流程等。

（4）SP培训：案例培训、标准化回答、特殊体征培训等。

九、考站设置建议

根据考核人数、考核基地场地、考官配置等因素，结合考核公平性、同质性，兼顾经济性，选择适宜的考站设置方案（表4-1）。

表4-1　皮肤科考站设置方案

考生组别	序号	换站顺序			
		第一站 临床操作（读片） 60分钟	第二站 接诊患者+病历书写 50分钟	第三站 临床思维 30分钟	第四站 基本技能 20分钟
第一组	01	第二站→第三站→第四站→第一站			
	02	第三站→第四站→第二站→第一站			
	03	第四站→第二站→第三站→第一站			
第二组	04	第一站→第二站→第三站→第四站			
	05	第一站→第三站→第四站→第二站			
	06	第一站→第四站→第二站→第三站			

说明：

1. 依据参考人数分组进行考核，以本方案为例，第一站临床操作为分批集中考核，第二站、第三站、第四站单独设站，第二站病历书写单独设置1间（可容纳多人并保证就座间距）。

2. 本方案仅供参考，可根据具体情况进行调整

十、模拟试题

模拟试题（第一套）

第一部分：临床操作（皮肤组织病理，时间60分钟，分值20分）

一、考生题干

请对下面组织病理切片（切片1～切片20）进行描述和诊断

切片1　切片2　切片3　切片4　切片5

切片6　切片7　切片8　切片9　切片10

切片11　切片12　切片13　切片14　切片15

切片16　切片17　切片18　切片19　切片20

二、考官参考信息

参考答案及评分标准

切片1：表皮增生，棘层肥厚（0.2），可见假性角囊肿（0.2），基底大致平齐（0.1）。

诊断：脂溢性角化病（0.5）。

切片2：角化过度，棘层增生（0.1），表皮内单个大脓疱（0.2），其中大量中性粒细胞浸润（0.2），真皮浅层有以淋巴细胞为主的炎细胞浸润。

诊断：掌跖脓疱病（0.5）。

切片3：瘤体由基底样细胞组成，可见大小不一、不规则的基底样细胞团块（0.2），瘤体周边的细胞呈栅栏状排列（0.1），瘤体及周围组织间可见裂隙（0.2）。

诊断：基底细胞癌（0.5）。

切片4：瘤体由大小不一的异型鳞状细胞组成（0.2），浸润性生长侵入真皮层（0.1），可见角珠（0.2）。

诊断：鳞状细胞癌（0.5）。

切片5：病变部位表皮萎缩变薄，基底细胞液化（0.1），真皮乳头以淋巴细胞、组织细胞为主的炎细胞团块（0.2），两侧表皮突伸长呈抱球状（0.2）。

诊断：光泽苔藓（0.5）。

切片6：真皮内可见囊肿样结构（0.2），囊壁为鳞状上皮（0.2），囊腔内可见网篮及板层状角质物（0.1）。

诊断：表皮样囊肿（0.5）。

切片7：真皮内可见粗厚、均一嗜酸性红染的（0.2）胶原束（0.3）。

诊断：瘢痕疙瘩（0.5）。

切片8：表皮海绵水肿（0.2）伴表皮内水疱形成（0.1），表皮内淋巴细胞及嗜酸性粒细胞浸润（0.1），真皮浅层血管周围见淋巴细胞及嗜酸性粒细胞浸润（0.1）。

诊断：湿疹（0.5）。

切片9：表皮凹陷处可见角化不全柱（0.4），真皮浅层见以淋巴细胞及组织细胞为主的炎细胞浸润（0.1）。

诊断：汗孔角化症（0.5）。

切片10：表皮下水疱形成（0.2），疱内可见嗜酸性粒细胞（0.1），真皮浅层血管周围见以淋巴细胞及嗜酸性粒细胞为主的炎细胞浸润（0.2）。

诊断：大疱性类天疱疮（0.5）。

切片11：表皮内（0.2）黑素细胞增生（0.2），聚集呈巢状（0.1）。

诊断：交界痣（0.5）。

切片12：表皮萎缩，基底细胞液化变性（0.1），真皮乳头层（或浅层）胶原纤维均质化改变（或硬化）(0.2)，其下方淋巴细胞带状浸润（0.2）。

诊断：硬化萎缩性苔藓（0.5）。

切片13：表皮轻度增生，真皮内多数导管、小的囊腔及上皮细胞组成的小细胞巢，细胞巢常呈圆形、椭圆形及蝌蚪状（0.4），成纤维细胞增生，胶原增粗、硬化（0.1）。

诊断：汗管瘤（0.5）。

切片14：角化过度，颗粒层楔形增厚（0.1），基底细胞液化变性（0.2），真皮浅层见以淋巴细胞为主的炎症细胞呈带状浸润（0.2）。

诊断：扁平苔藓（0.5）。

切片15：肿瘤由成熟的紧密排列的脂肪细胞组成（0.5）。

诊断：脂肪瘤（0.5）。

切片16：表皮大致正常，真皮内（0.2）黑素细胞增生（0.2），呈巢状及条索状分布（0.1）。

诊断：皮内痣（0.5）。

切片17：表皮明显增生并向下伸入真皮（0.1），棘细胞体积增大，细胞质内可见病毒包涵体（0.4）。

诊断：传染性软疣（0.5）。

切片18：肿瘤由影细胞、过渡细胞及嗜碱性细胞组成（0.2）。影细胞胞质呈强嗜酸性，胞核消失，但仍可见核的阴影（0.1）；嗜碱性细胞核圆形，大小一致，染色深（0.1）；两者之间为过渡细胞（0.1）。

诊断：毛母质瘤又称钙化上皮瘤（0.5）。

切片19：角化过度伴带状角化不全（0.1），可见Munro微脓肿（0.1），棘层增厚，表皮突呈杵状向下延伸并大致在同一水平（0.1），真皮乳头毛细血管扩张充血（0.1），真皮浅层血管周围可见以淋巴细胞为主的炎细胞浸润（0.1）。

诊断：寻常型银屑病（0.5）。

切片20：角化过度伴角化不全，表皮增生，棘层肥厚，表皮全层可见不典型角质形成细胞，细胞排列紊乱，细胞核大小不一，染色深，有核分裂象（0.3），表皮真皮界线清楚，基底膜完整（0.2），真皮浅层见以淋巴细胞为主的炎细胞浸润。

诊断：鲍温病（Bowen disease）又称原位鳞状细胞癌（0.5）。

第二部分：接诊患者＋病历书写（时间50分钟，分值40分）

一、考生题干

考生接诊SP。

病例：患者侯××，男性，72岁，躯干、四肢反复起红色皮疹2个月（图4-病例1），加重1周。

请你接诊患者，包括病史采集及重点查体，并完成首次病程书写（手写）。

图4-病例1

二、考官参考病历摘要及病历书写答案

考生接诊SP。

病例：侯××，男性，72岁，躯干、四肢反复起红色皮疹2个月，加重1周。

现病史：患者2个月前无明显诱因躯干及四肢起红色丘疹，伴瘙痒，就诊于当地医

院，诊断为“湿疹”，给予口服“富马酸卢帕他定片、清热散结胶囊”，外用“地奈德软膏，尤卓尔软膏”，皮疹可减轻，但反复发生。1周前无明显诱因皮疹加重，泛发头面部、躯干、四肢，以红斑、水疱为主，伴剧烈瘙痒。为进一步诊治以“大疱性类天疱疮”收住入院。自发病以来，患者精神、食欲尚可，睡眠欠佳，大小便正常。

既往史：高血压病史10年余，血压最高160/90mmHg，现口服“硝苯地平缓释片Ⅱ晨起20mg”，血压控制良好。糖尿病13年余，现口服“阿卡波糖100g/次，每日3次，二甲双胍肠溶片0.25g/次，每日3次”，自诉血糖控制良好。左侧肢体脑梗死后遗症。否认药物过敏史及传染病史。

个人史：否认吸烟、饮酒史。

家族史：否认家族及遗传性病史。

体格检查：T 36℃，P 62次/分，呼吸20次/分，血压140/82mmHg。神志清楚，查体合作。心、肺、腹部检查未见明显异常。颈软，左侧肢体脑梗死后遗症，活动不便。皮肤科检查：头部、躯干、四肢弥漫水肿性红斑，部分红斑上可见大小不等水疱、血痂、糜烂，部分水疱发生在正常皮肤上，疱液清亮，尼氏征阴性。口腔黏膜及外阴处未见皮疹。

辅助检查：血常规：白细胞11.8×10^9/L，嗜酸性粒细胞绝对值0.76×10^9/L，嗜酸性粒细胞百分比8.3%；血沉47.00mm/第1h；空腹葡萄糖7.46mmo1/L。C反应蛋白10.78mg/L。总IgE 178 IU/ml。血钾3.7mmol/L，钠137mmol/L。白蛋白27g/L，余肝肾功能、血脂大致正常。疱病抗体：抗BP180抗体和抗BP230抗体均＞200，抗Dsg1抗体、抗Dsg3抗体阴性。

首次病程记录

1．病例特点（共18分）

侯××，男性，72岁，躯干、四肢反复起红色皮疹2个月，加重1周（2分）。

既往史：高血压病史10年余，血压最高160/90mmHg，现口服“硝苯地平缓释片Ⅱ晨起20mg”，血压控制良好。糖尿病13年余，现口服“阿卡波糖100g，每日3次，二甲双胍肠溶片0.25g/次，每日3次”，自诉血糖控制良好。左侧肢体脑梗死后遗症。否认药物过敏史及传染病史（1分）。

现病史：患者2个月前无明显诱因躯干及四肢起红色丘疹，伴瘙痒，就诊于当地医院，诊断为“湿疹”，给予口服“富马酸卢帕他定片、清热散结胶囊”，外用“地奈德软膏，尤卓尔软膏”，皮疹可减轻，但反复发生。1周前无明显诱因皮疹加重，泛发头面部、躯干、四肢，以红斑、水疱为主，伴剧烈瘙痒。为进一步诊治以“大疱性类天疱疮”收住入院。自发病以来，患者精神、食欲尚可，睡眠欠佳，大小便正常（10分）。

体格检查（4分）：T 36℃，P 62次/分，呼吸20次/分，血压140/82mmHg（生命体征共1分）。神志清楚，查体合作。心、肺、腹部检查未见明显异常。颈软，左侧肢体脑梗死后遗症，活动不便（其他体格检查1分）。皮肤科检查（2分）：头部、躯干、四肢弥漫水肿性红斑，部分红斑上可见大小不等水疱、血痂、糜烂，部分水疱发生在正常皮肤上，疱液清亮，尼氏征阴性。口腔黏膜及外阴处未见皮疹，BPDAI评分：35。

辅助检查（1分）：血常规：白细胞11.8×10^9/L，嗜酸性粒细胞绝对值0.76×10^9/L，嗜酸性粒细胞百分比8.3%；血沉47.00mm/第1h；空腹葡萄糖7.46mmo1/L。C反应蛋白10.78mg/L。总IgE 178 IU/ml。血钾3.7mmol/L，钠137 mmol/L。白蛋白27g/L，余肝肾功能、血脂大致正常。疱病抗体：抗BP180抗体和抗BP230抗体均＞200，抗Dsg1抗体、抗

Dsg3抗体阴性。

2．拟诊讨论 主要包括诊断、诊断依据、鉴别诊断等（共12分）

（1）入院初步诊断 大疱性类天疱疮；高血压病2级（很高危）；2型糖尿病、陈旧性脑梗、低蛋白血症（2分）。

（2）诊断依据（4分）

1）病史 躯干、四肢反复起红色皮疹2个月，加重1周（1分）。

2）症状 瘙痒（1分）。

3）体征 头部、躯干、四肢弥漫红色斑片，部分红斑上可见大小不等水疱、血痂、糜烂，部分水疱发生在正常皮肤上，疱液清亮，尼氏征阴性。口腔黏膜及外阴处未见皮疹，BPDAI评分：35（1分）。

4）辅助检查 血常规：白细胞11.8×10^9/L，嗜酸性粒细胞绝对值0.76×10^9/L，嗜酸性粒细胞百分比8.3%；血沉47.00mm/第1h；空腹葡萄糖7.46mmol/L。C反应蛋白10.78mg/L。总IgE 178 IU/ml。血钾：3.7mmol/L，钠137mmol/L。白蛋白27g/L，余肝肾功能、血脂大致正常。疱病抗体：抗BP180抗体和抗BP230抗体均＞200，抗Dsg1抗体、抗Dsg3抗体阴性（1分）。

（3）鉴别诊断 最少鉴别3种疾病，每个鉴别疾病2分，共6分

1）寻常型天疱疮 多见于中年人，皮疹好发于头皮、面部、腋窝、腹股沟和受压部位。以大疱为主，壁薄易破溃，尼氏征阳性，糜烂面较大、不易愈合。可伴口腔、外生殖器黏膜病变。组织病理学检查示表皮内大疱，疱内有棘层松解细胞，直接免疫荧光检查显示表皮内 IgG、C3呈网状沉积；疱病抗体、抗Dsg1抗体、抗Dsg3抗体升高，本患者抗BP180抗体和抗BP230抗体均＞200，基本可除外本病，进一步完善皮肤活检及直接免疫荧光检测明确诊断。

2）疱疹样皮炎 本病是一种慢性复发性水疱性皮肤病，表现为以水疱为主的群集的多形性损害，剧烈瘙痒。好发于青、中年人，对称分布于腋后、肩胛部、肘部、四肢伸侧，尼氏征阴性，常伴有谷胶敏感性肠病。普通病理示真皮乳头顶部毛细血管周围较多中性及嗜酸性粒细胞浸润。皮肤直接免疫荧光检查示：真皮乳头颗粒状IgA和C3沉积。疱病抗体抗BP180抗体、抗BP230抗体、抗Dsg1抗体、抗Dsg3抗体为阴性；而本患者未出现群集性水疱，抗BP180抗体和抗BP230抗体均＞200，基本可除外本病，进一步完善皮肤活检及直接免疫荧光检测明确诊断。

3）线状IgA大疱性皮病 成人发病，水疱呈弧形排列，分布不对称。普通病理：表皮下大疱，真皮乳头可见明显的中性粒细胞浸润，有时可见嗜酸性粒细胞浸润。直接免疫荧光有基底膜线性IgA沉积，疱病抗体抗BP180抗体、抗BP230抗体、抗Dsg1抗体、抗Dsg3抗体为阴性。而本病为水肿性红斑基础上水疱，抗BP180抗体和抗BP230抗体均＞200，基本可除外本病，进一步完善皮肤活检及直接免疫荧光检测明确诊断。

4）湿疹 皮疹表现多形性，急性期可见水疱、渗出，常有剧烈瘙痒。疱病抗体抗BP180抗体、抗BP230抗体、抗Dsg1抗体、抗Dsg3抗体为阴性；而该患者抗BP180抗体和抗BP230抗体均＞200，基本可除外本病，进一步完善皮肤活检及直接免疫荧光检测明确诊断。

3．诊疗计划（共8分）

（1）完善相关化验检查 如皮肤组织病理及免疫病理检查；胸部CT、骨密度、血糖、

血压、电解质、糜烂面分泌物涂片细菌学检查等（2分）。

（2）对症止痒、创面护理，保持创面清洁干燥，预防感染（2分）。

（3）注意休息，纠正低蛋白血症，监测血压、血糖、电解质、血白蛋白变化等（2分）。

（4）足量糖皮质激素、必要时加用度普利尤单抗或免疫抑制剂等治疗，根据病情变化随时调整用药（2分）。

三、考官评分标准（表4-2）

表4-2 接诊患者+病历书写评分标准

<table>
<tr><th colspan="2">考核项目</th><th>内容</th><th>标准分</th><th>得分</th></tr>
<tr><td rowspan="13">病例特点（20分）</td><td>主诉</td><td>简洁明了、概括重点</td><td>2</td><td></td></tr>
<tr><td rowspan="7">现病史</td><td>起病情况与患病时间</td><td>1</td><td></td></tr>
<tr><td>病因与诱因</td><td>1</td><td></td></tr>
<tr><td>主要症状特点（出现的部位、性质、持续时间、程度、加重与缓解因素）</td><td>2</td><td></td></tr>
<tr><td>病情的发展与演变（主要症状变化及新出现的症状）</td><td>2</td><td></td></tr>
<tr><td>诊治经过（诊疗单位、诊治措施、用药剂量及效果）</td><td>2</td><td></td></tr>
<tr><td>伴随症状（包括重要的阴性症状）</td><td>1</td><td></td></tr>
<tr><td>病后的一般状况（精神、食欲、体重、二便、睡眠）</td><td>1</td><td></td></tr>
<tr><td>既往史</td><td>既往健康状况、曾患疾病、外伤、手术、过敏史</td><td>1</td><td></td></tr>
<tr><td rowspan="3">体格检查</td><td>一般生命体征（T、P、R、BP）</td><td>1</td><td></td></tr>
<tr><td>系统查体（心肺腹）</td><td>1</td><td></td></tr>
<tr><td>专科检查部分</td><td>2</td><td></td></tr>
<tr><td>辅助检查</td><td>共1分</td><td>1</td><td></td></tr>
<tr><td rowspan="3">拟诊讨论（10分）</td><td>初步诊断</td><td>诊断明确</td><td>2</td><td></td></tr>
<tr><td>诊断依据</td><td>病史、症状、体征、辅助检查</td><td>4</td><td></td></tr>
<tr><td>鉴别诊断</td><td>至少3个</td><td>6</td><td></td></tr>
<tr><td colspan="2">诊疗计划</td><td>护理、化验检查、治疗计划等</td><td>8</td><td></td></tr>
<tr><td colspan="2">其他</td><td>问诊技巧、医患沟通、书写规范</td><td>2</td><td></td></tr>
<tr><td colspan="3">总分</td><td>40</td><td></td></tr>
</table>

第三部分：临床思维（时间30分钟，分值20分）

一、考生题干

病历摘要

患者李××，男性，35岁，全身红斑、水疱、大疱、糜烂，疼痛伴发热1周。

现病史：患者3周前为治疗“三叉神经痛”口服“卡马西平200mg，2次/日”治疗，服药2周后出现全身皮肤水肿性红斑、暗红斑伴发热，体温最高41℃，皮疹发展迅速，部分皮损呈靶形损害，部分出现水疱、大疱、糜烂，同时伴有结膜充血，口腔黏膜及外阴、肛周皮肤破溃、渗出，疼痛明显。患者自发病以来，无咳嗽、咳痰、腹痛、腹泻、尿频、尿痛等，大便2～3日1次，小便如常。

既往史：发现“三叉神经痛”1年，未规律治疗。否认高血压病、冠心病、糖尿病病史，无肝炎、结核病史。无手术、输血史。

个人史：否认吸烟、饮酒史。

家族史：否认家族及遗传性病史。

体格检查：T 38.5℃，P 100次/分，呼吸20次/分，血压112/76mmHg。神志清楚，查体合作。心、肺、腹部检查未见明显异常。皮肤科检查：双眼结膜充血，双侧上下睑缘见浅表糜烂面，表面见脓性分泌物，双唇覆血痂，口腔黏膜大片糜烂，表面少许脓性分泌物。头皮、面颈部、躯干、四肢、外阴、肛周皮肤广泛分布多数水肿性红斑、暗红斑，部分红斑相互融合，伴大小不等松弛性水疱、大疱，部分大疱破溃，表皮剥脱见浅表糜烂面（图4-病例2）。

图4-病例2

辅助检查：血常规白细胞15.79×10^9/L，中性粒细胞绝对值11.72×10^9/L。

请回答下列问题：

1. 通过病历摘要分析，写出疾病诊断及依据（分值4分）？

2. 该病主要与哪些疾病相鉴别（至少三个）？写出主要鉴别点（分值6分）。

3. 为进一步诊治，还需要完善哪些检查（分值4分）？

4. 请为该患者制订治疗方案（分值6分）。

二、考官参考信息

1. 通过病历摘要分析，写出疾病诊断及依据（分值4分）？

答案：重症多形红斑型药疹或早期TEN（卡马西平引起）。

（1）有用药史，有一定的潜伏期；

（2）疼痛伴发热；

（3）皮疹表现为弥漫红斑，呈靶型损害，部分红斑上可见水疱大疱。

2. 该病主要与哪些疾病相鉴别（至少三个）？写出主要鉴别点（分值6分）。

答案：（1）湿疹：皮疹表现多形性，急性期可见水疱、渗出，常有剧烈瘙痒。而该患者有明确卡马西平用药史，皮损表现为全身弥漫潮红、部分表皮松解，可除外湿疹。

（2）寻常型天疱疮：皮损常呈红斑、松弛性水疱、大疱，疱壁薄，易破溃，形成浅表糜烂面，部分患者累及口腔及外生殖器黏膜。病理表现为棘层细胞松解，表皮细胞间可见免疫荧光沉积。本病患者有明确用药史，可除外天疱疮。

（3）接触性皮炎：有明确接触史，病变部位常局限，皮疹多单一形态，易起大疱，境界清楚。本病患者皮疹泛发全身，有明确口服卡马西平病史，可除外该病。

（4）大疱性类天疱疮：呈张力性表皮下大疱，好发于老年人，黏膜较少累及，病理示表皮下水疱，直接免疫荧光示基底膜带中IgG、C3呈线性沉积。本病患者皮疹泛发全身，口腔黏膜大片糜烂，进一步完善皮肤活检及直接免疫荧光检查明确诊断。

3. 为进一步诊治，还需要完善哪些检查（分值4分）？

答案：至少需还完善组织病理检查、尿常规、便常规、肝功能、肾功能、白蛋白、血糖、心肌酶谱、BNP、肌钙蛋白、电解质、凝血系列；完善胸部CT、心脏超声、骨密度、糜烂处分泌物培养等；监测血压、血糖、血氧、心率、体温、脉搏等生命体征变化。

4. 请为该患者制订治疗方案（分值6分）。

答案：（1）停用可疑药物；

（2）足量糖皮质激素治疗，必要时需冲击治疗；

（3）密切观察病情变化，如病情进展迅速，可联合人免疫球蛋白、肿瘤坏死因子受体拮抗剂、血浆置换等；

（4）支持治疗：如补液及营养支持，监测血常规、肝肾功能、电解质、白蛋白、血压、血糖等；

（5）预防及积极治疗感染：房间消毒、创面护理、使用敏感抗生素；

（6）特殊部位护理，如眼、口腔、外阴等。

三、考官评分标准（表4-3）

表4-3　临床思维评分标准

考核项目	内容	分值	得分
问题1	诊断明确（2），能写出主要诊断依据（2）	4	
问题2	至少3个，有鉴别意义（每个2分）	6	
问题3	组织病理，常规检查，评估心肺损害，分泌物涂片，监测生命体征	4	
问题4	停用致敏药物，一般注意事项	1	
	足量糖皮质激素治疗，必要时联合人免疫球蛋白、肿瘤坏死因子受体拮抗剂、血浆置换等	3	
	支持治疗	1	
	预防感染	1	
总分		20	

第四部分：基本技能（时间20分钟，分值20分）

一、考生题干

题干：患者郝××，女性，64岁，主因“双小腿伸侧红色结节伴疼痛半个月”就诊。起病前有咽痛史，发病来一般情况可。既往糖尿病史，血糖控制可。查体：双小腿伸侧对称分布红色结节，局部皮温高，压痛阳性，无破溃。请为此患者行皮肤活组织检查。

1. 给该患者行组织病理学检查取材（模拟并口述操作过程）。

2. 回答下列问题

（1）皮损取材的时机?

（2）取材的注意事项?

二、考官评分标准（表4-4）

表4-4　皮肤组织活检术评分标准

考核项目	考核内容及标准	标准分	得分
准备（4分）	核对姓名、性别、年龄、自我介绍	1	
	核对手术同意书，向患者交代活检及其注意事项	1	
	检查准备的物品	1	
	洗手、戴口罩、帽子	1	
活检（8分）	消毒：消毒范围、消毒顺序和次数，体现无菌观念	1	
	戴无菌手套	1	
	铺巾：动作正确，范围恰当	1	
	局麻：药品抽吸及药品注射	1	
	组织取材：方法正确	1	

续表

考核项目	考核内容及标准	标准分	得分
活检（8分）	组织块的处理（夹持两端），转移至标本盒，立即固定	1	
	止血与缝合：止血方法正确	1	
	包扎：术后局部消毒处理，正确包扎	1	
其他（8分）	整个操作过程熟练程度	2	
	人文关怀、沟通	2	
	回答提问	4	
总分		20	

模拟试题（第二套）

第一部分：临床操作（皮肤组织病理，时间60分钟，分值20分）

一、考生题干

请对下面组织病理切片（切片21～切片40）进行描述和诊断

切片21　切片22　切片23　切片24　切片25

切片26　切片27　切片28　切片29　切片30

切片31　切片32　切片33　切片34　切片35

切片36　切片37　切片38　切片39　切片40

二、考官参考信息（表4-5）

表4-5　临床操作参考答案（每题共1分，描述和诊断各0.5分）

切片	描述要点	诊断
21	表皮内可见单个或成巢的肿瘤细胞——Paget细胞（0.3），瘤细胞大而淡染，圆形或椭圆形，细胞间无细胞间桥（0.2）	Paget病/（湿疹样癌）（0.5）
22	角化过度伴角化不全（0.1），棘层肥厚，表皮海绵水肿（0.2），局部形成海绵水疱（0.2），真皮浅层血管周围见中等量淋巴细胞浸润	湿疹（0.5）
23	真皮内可见囊性结构，囊内充满角质物质（0.1），囊壁由复层鳞状上皮构成（0.2），可见颗粒层（0.1），未见皮脂腺结构（0.1）	表皮样囊肿（0.5）
24	高度角化过度，棘层肥厚（0.1），表皮内可见椭圆形脓疱（0.2），疱内密集中性粒细胞聚集（0.2）	掌跖脓疱病（0.5）
25	角化过度，颗粒层楔形增厚（0.1），基底细胞液化变性（0.2），真皮浅层见以淋巴细胞为主的炎症细胞呈带状浸润（0.2）	扁平苔藓（0.5）
26	角化过度伴角化不全（0.1），角质层内可见Munro微脓肿（0.1），棘层增厚（0.1），真皮乳头毛细血管扩张充血（0.1），乳头上表皮变薄（0.1），真皮浅层血管周围以淋巴细胞为主的炎细胞浸润	银屑病（0.5）
27	角化过度，棘层肥厚，表皮呈乳头瘤样增生（0.2），可见假性角囊肿（0.2），基底平齐（0.1）	脂溢性角化病（0.5）
28	角化过度伴局灶性角化不全，表皮乳头瘤样增生（0.1），颗粒层内可见挖空细胞（0.1），胞浆内可见嗜碱性颗粒（0.2），真皮乳头及真皮浅层可见增生扩张的毛细血管（0.1）	病毒疣（0.5）
29	可见一囊腔样结构，囊壁由复层鳞状上皮组成（0.1），缺乏颗粒层（0.2），囊内充满致密均质红染的角化物质（0.2）	外毛根鞘囊肿（0.5）
30	棘层上部/表皮内水疱形成（0.2），疱内可见棘层松解细胞（0.2），真皮浅层及血管周围以淋巴细胞为主的炎细胞浸润（0.1）	天疱疮（0.5）
31	真皮全层可见增生扩张的薄壁管腔（0.3），管壁由单层内皮细胞组成，腔内充满红细胞（0.2）	血管瘤（0.5）
32	真皮内境界清楚的囊腔样结构（0.1），囊壁由红染有核阴影的影细胞、小圆形嗜碱性粒细胞、以及中间的过渡细胞组成（0.3），周围可见纤维性假包膜（0.1）	毛母质瘤/钙化上皮瘤（0.5）
33	不规则的鳞状细胞浸润性生长（0.2），侵入真皮层，部分与表皮相连，增生的鳞状上皮细胞排列紊乱，部分细胞核大深染（0.1），可见大量角珠（0.2）	鳞状细胞癌（0.5）
34	可见与表皮相连由基底样细胞所组成的瘤体（0.2），周围的细胞呈栅栏状排列（0.2），肿瘤周围结缔组织基质增生，瘤体与周围组织可见裂隙（0.1）	基底细胞癌（0.5）
35	表皮下水疱形成（0.2），疱内可见嗜酸性粒细胞（0.2），真皮浅层血管周围及胶原间淋巴细胞、嗜酸性粒细胞浸润（0.1）	大疱性类天疱疮（0.5）
36	真皮内可见多数圆形、椭圆形的囊腔、导管（0.2）及由上皮细胞所组成的小细胞巢及索，部分似蝌蚪样（0.3）	汗管瘤（0.5）
37	表皮不规则增生，真皮内可见无包膜的结节（0.2），由增生的梭形成纤维细胞和胶原纤维组成（0.3）	皮肤纤维瘤（0.5）
38	真皮内大量树枝状色素细胞（0.3），交织分布于胶原间隙（0.2）	蓝痣（0.5）
39	表皮乳头瘤样增生，真皮内可见大量成熟或接近成熟的皮脂腺（0.4），无皮脂腺导管，直接与毛囊相连（0.1）	皮脂腺痣（0.5）
40	表皮大致正常，基底层未见痣细胞增生（0.1），真皮内可见痣细胞呈巢状及条索状分布（0.3），可见痣巨细胞及成熟现象（0.1）	皮内痣（0.5）

第二部分：接诊患者＋病历书写（时间50分钟，分值40分）

一、考生题干

考生接诊SP。

病例：患者李××，女，42岁，周身反复红斑鳞屑伴瘙痒5年余，加重2周。

请你接诊患者，包括病史采集及重点查体（图4-病例3），并完成首次病程书写（手写）。

图4-病例3

二、考官参考信息

参考答案（供考官参考）：

首次病程记录

1．病例特点

（1）主诉　女性，42岁，主因“周身反复红斑、丘疹伴鳞屑5年，加重2周”入院。

（2）现病史　患者自诉5年前冬季感冒后周身出现散在大小不等、境界清楚的红斑、丘疹，上覆白色鳞屑，伴瘙痒，无发热、关节痛等不适，就诊于当地医院，诊断为银屑病，给予中药煎服（具体用药成分不详）及外用药膏等治疗后皮损消退。随后每年皮疹均有复发，未曾彻底治愈。2周前上呼吸道感染后，皮疹再次复发，头部、躯干及四肢逐渐出现大小不等、境界清楚的红斑、丘疹，上覆厚层白色鳞屑，伴瘙痒不适。遂就诊于我科门诊。门诊以“寻常型银屑病”收入院。患者目前一般情况可，精神可，食欲正常，睡眠正常，近期体重无明显变化，大小便正常。

（3）查体　T 36.2℃，P 96次/分，呼吸16次/分，血压115/97mmHg。神志清楚，查体合作。心、肺、腹部检查未见异常。颈软神经系统体征均为阴性。皮肤科专科检查：头皮及前发际处可见散在肥厚性斑块，表面有厚积鳞屑，发呈束状。躯干及四肢可见散在分布大小不等、境界清楚的红斑、丘疹，皮疹境界清楚，上覆厚层白色鳞屑，蜡滴现象、薄膜现象及点状出血均阳性。面部及黏膜部位未受累，关节无红肿疼痛，双手足指（趾）甲未见点状凹陷、增厚、发黄等。BSA约20%。

（4）辅助检查　暂无。

（5）既往史　否认“高血压、糖尿病、心脏病”等病史。否认肝炎、结核、疟疾等传染病史。否认手术史、外伤史。否认输血史。否认药物、食物过敏史。预防接种史不详。

2．拟诊讨论

（1）初步诊断　寻常型银屑病

（2）诊断依据

1）病史　周身反复红斑、丘疹伴鳞屑5年，加重2周。

2）症状　患者5年来周身反复出现散在大小不等的、边界清楚的红斑、丘疹，上覆白色鳞屑，伴瘙痒，无关节痛，皮疹反复发作。

3）体征　头皮及前发际处可见散在肥厚性斑块，表面有厚积鳞屑，发呈束状。躯干及四肢可见散在分布大小不等的红斑、丘疹，皮疹境界清楚，上覆厚层白色鳞屑，蜡滴现象、薄膜现象及点状出血均阳性。

（3）鉴别诊断

1）玫瑰糠疹：好发于躯干及四肢近端，表现为圆形、椭圆形淡红色斑，上覆细小糠薄鳞屑，皮损与长轴皮纹走向一致，本病有自限性，多数病例不复发。结合患者病史及体征，暂不考虑本病。

2）毛发红糠疹：在红斑基础上常有毛囊角化性丘疹，其损害为表面覆盖细小鳞屑，不易剥脱，掌跖部往往有焦化过度。结合患者病史及查体，暂不考虑该病。

3）湿疹：湿疹一般分为急性湿疹和慢性湿疹，慢性湿疹常表现为暗红斑上有多形丘疹、斑丘疹、斑块，部分融合成片，表面可有抓痕、渗出及结痂，局部皮肤浸润肥厚呈苔藓样改变，表面粗糙，自觉剧烈瘙痒，结合病史及体征，目前暂不考虑本病。

3．诊疗计划

（1）病情评估：患者为非急诊患者，一般情况可，病情平稳。

（2）诊疗计划

1）积极完善血常规、CRP、血沉、肝肾功能、电解质、抗核抗体、心电图、结核T-SPOT、乙肝、丙肝、艾滋及梅毒、胸部CT等相关检查。

2）治疗上基础保湿润肤、外用中药药浴、卤米松乳膏等糖皮质激素、卡泊三醇等维生素D_3衍生物、静滴甘草制剂、窄谱中波紫外线光疗及对症支持治疗。

3）患者系重度斑块状银屑病，待相关检查结果回报，可选择口服阿维A胶囊、甲氨蝶呤、环孢素等免疫抑制剂或生物制剂注射治疗：如依奇珠单抗、司库奇尤单抗、阿达木单抗、乌司奴单抗等治疗。

三、标准化患者扮演环节

医生：您好，我是医生×××，请告诉我您的姓名和年龄、职业及籍贯。

患者：您好，我叫××，今年42岁，职员，籍贯：山西××市。

现病史

1．起病方式及日期

医生：请问您有什么不舒服吗？

患者：全身反复红斑、鳞屑5年了，最近2周又加重了。

2．可能的病因或诱因

医生：除了身上起皮疹，还有别的不舒服吗？比如关节痛、发热、指（趾）甲改变等等？

患者：没有。

医生：那您每次出皮疹之前，有没有特殊的诱因，比如有没有感冒、劳累或者吃什么食物、药物等？

患者：5年前刚开始那会也是感冒之后出现的皮疹，之后有时候病因也不确定，没有原因就复发了。这次加重前有过嗓子红肿疼痛，劳累饮酒都没有，且没有发热。

3．主要症状的系统描述

医生：皮疹最早是哪个部位先出现？有什么感觉吗？

患者：刚开始应该先是腹部出现，当时不多，散在大小不等的红斑，上面有白色鳞屑，后来就逐渐增多，全身都有，瘙痒不是很严重，有时痒。

医生：您觉得怎么个痒法？

患者：就可能晚上睡觉的时候，想挠一下，白天忙起来也没感觉。

4．关于病情

医生：近几年皮疹是反复发作还是持续不退？

患者：每次起皮疹后，自己外涂药物，皮疹能缓解，但经常复发。

医生：那您有去正规医院治疗过吗？都用过什么药物？效果怎么样？

患者：5年前第一次发病时，就在当地医院看过，当时诊断为牛皮癣。给予中药煎服及外用药膏等治疗后皮损消退。近几年每年皮疹均有复发，间断外涂以前用的药物控制病情。

医生：做过什么相关的检查、化验吗？

患者：没有做过检查。

医生：平时具体用药的名称记得吗？

患者：不知道，就是当地卫生诊所开的药，不记得药名了。

5．与鉴别诊断相关的现病史

医生：皮疹上有起过水疱或者脓疱吗？患者：没有。

医生：皮疹有没有糜烂渗出等？患者：没有。

6．发病后的一般状况：大小便、睡眠、饮食

医生：最近睡眠、饮食、大小便正常吗？患者：还可以。

医生：有没有体重变化？患者：没有。

其他病史

1．既往史

医生：您平时身体怎样？您有什么慢性病，需要长期服药吗？患者：我身体一直挺好的，没什么毛病。不吃药。

医生：有没有高血压、糖尿病、冠心病等？患者：没有。

医生：有没有得过肝炎、结核等传染病？患者：没有。

医生：那您有没有接受过什么手术？输过血呢？患者：没有。

医生：有没有受过外伤，有没有接触过反射线、化学毒物等？患者：没有。

医生：您有没有发现对某种药物过敏或对什么食物过敏的，比如青霉素、磺胺、牛奶之类的？患者：没有。

医生：预防接种按计划进行的吧？患者：是的。

2．个人史

医生：您出生在哪里？有没有长期居住在外地的情况？

患者：我是××市人，一直住在××市，没有长期住过外地。

医生：您具体是做什么工作的？接触什么有毒或放射性的东西吗？

患者：公司职员，平时就接触电脑，别的没啥。

医生：平时吸烟、喝酒吗？若有的话，具体的数量呢？

患者：从小就吸烟，每天大概1包。不喝酒。

医生：除您爱人外有其他性伴侣吗？患者：没有。

医生：您的文化程度呢？患者：专科。

3．婚育史

医生：您多大结婚？患者：24岁结婚。

医生：爱人身体好吗？患者：好。

医生：您生了几个孩子？男孩女孩？身体怎么样？

患者：1个男孩，身体挺好。

4. 家族史

医生：父母亲身体好吗？有兄弟姐妹吗？身体怎样？

患者：父母健在。有1个姐姐，身体很好。

医生：家里人包括父母、兄弟姐妹、姑姑舅舅等有没有类似的皮肤疾病？

患者：没有

医生：家族中有没有高血压、肿瘤或者遗传病病史呢？

患者：没有。

医生：现在我将给您做个查体以及相关的辅助检查，请配合。

考官：给考生查体结果及辅助检查结果。

四、考官评分标准（表4-6）

表4-6　接诊患者及首次病程书写评分标准

考核项目	考核内容评分标准	标准分	得分
病史采集	检查者自我介绍（姓名、职务或职责）（1分）	4分	
	问诊有条理和重点、顺序流畅、体现鉴别诊断思维（1分）		
	问诊语言恰当、注重人文关怀，不过度引导患者（1分）		
	针对患者提问，能耐心提供专业解答（1分）		
主诉	主诉叙述不符合要求（如主诉用诊断用语，主诉过于繁琐）（1分）	2分	
	主要症状及或患病时间有错误或遗漏（1分）		
现病史	起病情况及患病时间叙述不清，未说明有无诱因与可能的病因（0.5分）	6分	
	发病经过顺序不清，条理性差或有遗漏（1分）		
	主要症状特点未加描述或描述不清（1.5分）		
	伴随症状不清（1分）		
	诊疗经过叙述不全面（1分）		
	一般状况未叙述（1分）		
体格检查	生命体征（1分）	5分	
	全身体格检查（1分）		
	发病部位描述准确（0.5分）		
	皮疹形态及大小、皮疹分布情况、银屑病三联征（2分）		
	相关阴性体征（0.5分）		
辅助检查	血尿便常规、重要化验、X线、心电图、B超等相关检查遗漏或表达不正确	1分	
既往史	既往病史及用药史（0.5分）	3分	
	手术外伤史（0.5分）		
	食物、药物过敏史（0.5分）	3分	
	传染病病史（0.5分）		
	输血史（0.5分）		

续表

考核项目	考核内容评分标准	标准分	得分
既往史	预防接种史（0.5分）	3分	
初步诊断	主要诊断及主要并发症有错误或有遗漏、不规范	3分	
诊断依据	1.病史（1分）	3分	
	2.症状（1分）		
	3.体征（1分）		
鉴别诊断	未做必要的鉴别诊断或缺少鉴别依据或方法（至少三个，每个2分）	6分	
诊疗计划	病情评估（1分）	5分	
	完善相关检查（1分）		
	治疗方案（1～3分）		
总体分	首次病程记录整体书写简洁扼要、临床思路清晰（1分）	2分	
	字迹整洁（1分）		
总分		40分	

第三部分：病例分析（时间30分钟，分值20分）

一、考生题干

病历摘要

患者侯×，女性，72岁，躯干、四肢反复起红色皮疹2个月，加重1周。

现病史：患者2个月前无明显诱因躯干及四肢起散在红色丘疹，伴瘙痒。间断就诊于××医院诊断为“湿疹”，给予口服“富马酸卢帕他定片、清热散结胶囊”，外擦“地奈德软膏，尤卓尔软膏”皮疹可减轻或消退，反复发生。此次于1周前无明显诱因头面部、躯干、四肢出现红斑、水疱，伴剧烈瘙痒。现为进一步诊治入院治疗。自发病以来，患者精神、食欲尚可，睡眠欠佳，大小便正常。

既往史：高血压病史10年余，血压最高160/90mmHg，现口服“硝苯地平缓释片Ⅱ早20mg，血压控制良好。糖尿病13年余，现口服“阿卡波糖100g，每日3次，二甲双胍肠溶片早、中、晚各0.25g”，自诉血糖控制良好。左侧肢体脑梗死后遗症否认药物过敏史及传染病史。

个人史：否认吸烟、饮酒史。

家族史：否认家族及遗传性病史。

体格检查：T 36℃，P 62次/分，呼吸20次/分，血压140/82mmHg。神志清楚，查体合作。心、肺、腹部检查未见明显异常。颈软，左侧肢体脑梗死后遗症，活动不便。皮肤科检查：头面部、躯干、四肢弥漫红色斑片（图4-病例4），部分红斑上可见大小不等水疱、血痂、糜烂，部分水疱发生在正常皮肤上，疱液清亮，尼氏征阴性。口腔黏膜及外阴处未见皮疹。辅助检查：血常规：白细胞11.8×10^9/L，中性粒细胞百分比81.5%，嗜酸性粒细胞百分比8.3%，嗜酸性粒细胞绝对值0.76×10^9/L。血沉47.00mm/h。空腹葡萄糖7.46mmo1/L。C反应蛋白10.78mg/L。总IgE178IU/ml。血钾3.7mmol/L，钠137mmol/L。

图4-病例4

肝肾功能、血脂大致正常。抗BP180抗体IgG和抗BP230抗体IgG均＞200。

请回答下列问题：

1．通过病历摘要分析，写出疾病诊断（2分）？

2．该病主要与哪些疾病相鉴别？写出主要鉴别点（4分）。

3．为进一步诊治，还需要完善哪些检查（3分）？

4．此病的组织病理特点（5分）？

5．请为该患者制订治疗方案（6分）。

二、考官参考信息

请回答下列问题：

1．通过病历摘要分析，写出疾病诊断（2分）？

大疱性类天疱疮

2．该病主要与哪些疾病相鉴别？写出主要鉴别点（4分）。

（1）寻常性天疱疮：好发于中年人，皮疹好发于头皮、面部、腋窝、腹股沟和受压部位。大多患者有口腔黏膜病变。以大疱为主，壁薄易破溃，尼氏征阳性，糜烂面较大、不易愈合。组织病理上表皮有棘刺松解现象，疱腔内有棘刺松解细胞，直接免疫荧光检查显示表皮细胞间有 IgG 和C3沉积。

（2）湿疹：皮疹形态多样，表现为丘疹、丘疱疹、红斑，斑块等，严重时可有水疱，尼氏征阴性，去除致敏因素后症状可缓解，瘙痒剧烈。皮肤病检可排除本病。

（3）重症多型红斑：发病急，罕见于老年人，皮疹多为水肿性红斑，水疱、大疱、血疱，黏膜症状严重，全身症状明显，严重者可发生昏迷、抽搐、还可并发肺炎、消化道出血、关节炎、心肌炎及肝肾损害。皮肤病检可排除本病。

（4）疱疹样皮炎：本病是一种慢性复发性水疱性皮肤病，皮疹多形性，表现为风团样丘疹、水疱、大疱，伴剧烈瘙痒。多见于20～50岁人群，皮损数量通常不如大疱性类天疱疮多，对称分布于腋后、肩胛部、肘部、四肢伸侧，尼氏征阴性，常伴有谷胶敏感性肠病。皮肤免疫病理示：真皮乳头颗粒状IgA和C3沉积。普通病理示真皮乳头顶部毛细血管周围较多中性及嗜酸性粒细胞浸润。皮肤病检可排除本病。

（5）线状IgA大疱性皮病：成人发病，水疱呈弧形排列，分布不对称，免疫荧光有基底膜线性IgA沉积。皮肤病检可排除本病。

3．为进一步诊治，还需要完善哪些检查（3分）？

可以选取皮损周围外观正常皮肤或新鲜皮损进行皮肤免疫荧光检查。选取大疱皮损进行普通组织病理检查。肝肾功、血糖、电解质等检查。

4．此病的组织病理特点（5分）？

普通组织病检示：表皮下大疱伴有疱内嗜酸性粒细胞浸润，无棘层松解现象。真皮乳头层血管周围有嗜酸性粒细胞、淋巴细胞、中性粒细胞浸润。直接免疫荧光示：IgG、C3在基底膜带呈线状沉积。

5．请为该患者制订治疗方案（6分）。

（1）一般治疗加强支持疗法：给予富于营养的易消化饮食。注意水电解质平衡，补充蛋白质及维生素，必要时输血或血浆。

（2）局部治疗：有大疱的可用无菌性注射器抽出疱液，保留疱壁，继发感染的，用抗生素软膏。病变局限可外用高效皮质类固醇激素；对于病变广泛者，传统治疗通常口服强的松。

（3）全身治疗：糖皮质激素老年人系统使用激素会带来严重的副作用，所以尽可能减少系统使用激素的剂量和使用激素的时间很重要，泼尼松0.5～0.75mg/（kg·d），大多数能够控制病情。单独应用四环素、米诺环素、红霉素或者联合应用烟酰胺对局限性或泛发性的大疱性类天疱疮具有良好的临床疗效，氨苯砜也可能有效。还可以联合使用免疫抑制剂：吗替麦考酚酯、甲氨蝶呤、环孢素、环磷酰胺、硫唑嘌呤等，应注意其禁忌证及不良反应。如病情严重、糖皮质激素和免疫抑制剂联合治疗无效，可静点丙种球蛋白、血浆置换或皮下注射度普利尤单抗。

三、考官评分标准（表4-7）

表4-7 临床思维评分标准

考核项目	内容	标准分	得分
问题1	诊断明确，能写出主要皮损特点	2	
问题2	至少答出4点	4	
问题3	分级明确，各级皮损特点准确	4	
问题4	至少2个，有鉴别意义	4	
问题5	一般注意事项	1	
	口服药物	2	
	外用药物	2	
	物理治疗	1	
总分		20	

第四部分：基本技能（时间20分钟，分值20分）

一、考生题干

题干：患者栗××，女性，80岁，主因“全身水肿性红斑伴瘙痒3个月，加重并出现水疱1个月”就诊。诱因不明，3个月前全身水肿性红斑伴瘙痒，于当地医院就诊，诊断为“湿疹”，给予普通抗过敏治疗，效果差，皮疹面积逐渐扩大、增多，近1个月来躯干、腘窝、腋下可见在水肿性红斑或正常皮肤基础上多数水疱、大疱，瘙痒加剧，并于腋下、腘窝等处出现皮损轻微疼痛。查体：精神状态一般，T 36.5℃，前胸、后背、腋下、腘窝可见多数水疱、大疱、红斑、抓痕。请为此患者行皮肤活组织检查，以明确诊断。

二、考官参考信息

题干：患者栗××，女性，80岁，主因“全身水肿性红斑伴瘙痒3个月，加重并出现水疱1个月”就诊。诱因不明，3个月前全身水肿性红斑伴瘙痒，于当地医院就诊，诊断为“湿疹”，给予普通抗过敏治疗，效果差，皮疹面积逐渐扩大、增多，近1个月来躯干、腘窝、腋下可见在水肿性红斑或正常皮肤基础上多数水疱、大疱，瘙痒加剧，并于腋下、腘窝等处出现皮损轻微疼痛。查体：精神状态一般，T 36.5℃，前胸、后背、腋下、腘窝可见多数水疱、大疱、红斑、抓痕。请为此患者行皮肤活组织检查。

皮肤组织钻取活检：

1. 向患者自我介绍，说明手术目的，签手术同意书，并交代手术中的注意事项，以取得患者配合。

2. 摆体位，常规消毒皮肤，注意消毒的范围，铺洞巾；局麻，注意局麻的层次，和麻醉的效果，并观察患者的反应，有无麻药过敏，局麻后数分钟取材。

3. 取材部位应选一个较小、新发、无感染的完整水疱切除，取材时要带一部分正常皮肤，沿皮纹做梭形切口，切缘要锐利整齐，取材时要注意保持水疱的完整性。用带齿小镊子轻轻夹起标本的一端，将标本提起，用手术刀将标本从底部离断。

4. 标本立即放入固定液（常用10%甲醛，少数用95%乙醇）小瓶中。

5. 创口压迫止血，止血后进行缝合，缝合过程中注意进针的深度，进针位置距离切缘的宽度及针距，缝线结扎的松紧程度，缝合不可以形成死腔，缝合后用纱布卷压迫切口两侧皮肤，排出淤血，之后用撒有少许碘仿的纱布加压包扎。

6. 观察患者有无术后不适，嘱患者换药的时间和拆线的时间，并交代术后注意事项。

术前准备的物品包括：无菌手套、口罩、无菌帽、活检包、治疗盘（络合碘、棉签、胶布、局麻药、无菌刀片、无菌洞巾、无菌缝线）、装有10%甲醛的小瓶。

三、考官评分标准（表4-8）

表4-8 皮肤活检术（手术切除法）评分标准

考核项目	考核内容及标准	标准分	得分
准备（2.5分）	核对患者姓名、性别、年龄	0.5	
	签署手术同意书，向患者交代活检及其注意事项	0.5	
	皮损的选择	0.5	
	检查准备的物品	0.5	
	戴口罩、帽子、无菌手套	0.5	
消毒（2.5分）	消毒钳持拿	0.5	
	消毒顺序和范围	0.5	
	脱碘	0.5	
	铺巾	0.5	
	消毒及铺巾过程中无菌观念	0.5	
部位（1.5分）	体位选择	0.5	
	切缘的选择	0.5	
	麻醉方法	0.5	
组织块的分离及处理（8.5分）	手术刀的选择	0.5	
	进刀方向（刀与皮面垂直）	2	
	切口方向（尽量与皮纹一致）	2	
	切缘整齐，足够深，足够大	2	
	观察患者反应及处理	1	
	组织块的处理（夹持两端，立即固定）	1	
缝合（3.5分）	组织对合紧密，不留死腔	1	
	两侧皮缘的边距、针距应均匀一致	1	

续表

考核项目	考核内容及标准	标准分	得分
缝合（3.5分）	缝合完毕后用纱布卷滚动挤压排出积血	1	
	观察患者反应及处理	0.5	
术后处理（1.5分）	无菌包扎	0.5	
	整理好器械包	0.5	
	嘱患者术后注意事项（不沾水、局部换药、拆线时间）	0.5	
总分		20	

（宁丽晖）

第五章 精 神 科

为规范住院医师规范化培训结业临床实践能力考核，提高结业临床实践能力考核的质量，逐步实现住院医师规范化培训结业考核的同质化，特制订本规程。

一、使用范围

适用于山西省住院医师规范化培训结业实践能力考核-精神科专业。

二、制订依据

依据国家《住院医师规范化培训内容与标准（2022版）》《住院医师规范化培训结业临床实践能力考核标准方案-精神科（2022年版）》，结合山西省住院医师规范化培训的实际，制订本标准。

三、考核对象

符合考核条件，参加住院医师规范化培训（精神科）专业结业临床实践能力考核的住院医师。

四、考核内容

包括临床技能、临床思维、临床沟通、神经系统、心肺复苏等内容。

五、考核重点

根据国家《住院医师规范化培训内容与标准（2022版）》-精神科培训细则的要求，重点考核住院医师对精神科多发病、常见病的独立诊治能力。

六、考核形式及考站设置

住院医师规范化培训结业临床实践能力考核采取客观结构化临床考核（OSCE）的方式，采用在标准化患者/真实患者或医学模拟人上实际操作。共设置临床技能、临床思维、临床沟通、神经系统四站及通用考站心肺复苏。

第一考站：临床技能

考核内容：精神检查、病史采集、必要的躯体检查。

考核方式：精神检查在合作的真实患者身上操作，病史采集由经过统一培训的主管医生扮演家属。

考核试题：病种主要为精神分裂症及妄想性障碍、心境障碍、神经症性障碍。

考核时间：45分钟。

分值占比：100分，占比40%。

第二考站：临床思维

考核内容：病例分析、回答问题、病历总结。5项主要内容为症状及综合征分析、诊断分析、诊断结论及诊断标准、风险评估与处理措施、治疗计划。

考核方式：口头汇报、面试、书写病历总结。

考核时间：30分钟。考生口头汇报15分钟（含不超过5分钟的思考和准备时间），回答考官提问15分钟。结束后，考生在另处书写病历小结15分钟，交回给考务人员。

分值占比：100分，占比30%。

第三考站：临床沟通

考核内容：住院医师常见的临床沟通问题。

考核方式：考生用1～3分钟阅读提示信息和资料（时间包含在总时间内），然后按考题明示的要求与考官扮演的家属/患者进行沟通。

考核时间：15分钟。

分值占比：100分。占比15%。

第四考站：神经系统

考核内容：高级神经活动、颅神经、运动系统、感觉系统、反射及病理征等。

考核方式：检查专人。

考核时间：15分钟。

分值占比：100分，占比15%。

通用考站：心肺复苏

住院医师规范化培训阶段任何时候均可参加该项考核，也可和上述四考站同时进行。

七、成绩评定

1. 同时满足以下2个条件为通过：①前四站考核总分（各站初分乘以占比后相加之和）≥70分，且初分低于70分的考站不超过1个；②通过心肺复苏考站的考核。

2. 当次考试的总通过率建议设定在80%（当年补考通过率也为80%，则当年总通过率最高96%）。

八、具体实施

1. 采用统一考题、统一考核形式与标准进行集中考核，以保证考核的公平性和同质性。考核基地同一批次、同一时段使用同一考题。各站试题数量根据考试批次安排设定，每半天至少一套试题，各批次之间不得重复，并准备至少1套备用题。

2. 每个考站配两名考官，两名考官来自不同培训基地，两名考官独立评分。

3. 各类型人员考前培训

（1）考官培训内容：包括《住院医师规范化培训内容与标准（2022版）》《住院医师规范化培训结业临床实践能力考核标准方案-精神科（2022年版）》、考官制度、执考要求、评分要求、注意事项等；考前培训应按分配的考核任务进行分组培训，由考核专业负责人及指定的考站组长负责召集该站考官进行培训，培训重点是评分细则的一致性，具体包括熟悉考核病例（或主题）的内容；对照评分细则进行一致性评分练习与讨论。

（2）医生培训内容：考场设置、考试流程、每站考核注意事项、考场纪律等。

（3）考务人员培训内容：考场设置、人员分工、不同岗位考务人员工作流程等。

（4）SP培训：案例培训、标准化回答、特殊体征培训等。

九、考站设置建议

根据考核人数、考核基地场地、考官配置等因素，结合考核公平性、同质性，兼顾经济性，选择适宜的考站设置方案（表5-1）。

表5-1　精神科考站设置方案

<table>
<tr><th rowspan="2">考生组别</th><th rowspan="2">序号</th><th colspan="5">换站顺序</th></tr>
<tr><th>第一站
临床技能
45分钟</th><th>第二站
临床思维
30分钟</th><th>第三站
临床沟通
15分钟</th><th>第四站
神经系统
15分钟</th><th>通用考站
心肺复苏
15分钟</th></tr>
<tr><td rowspan="4">第一组</td><td>01</td><td colspan="5">第一站①→第二站①→第三站①→第四站①→通用站①</td></tr>
<tr><td>02</td><td colspan="5">第一站②→第二站②→第三站②→第四站②→通用站②</td></tr>
<tr><td>03</td><td colspan="5">第一站③→第二站③→第三站①→第四站①→通用站①</td></tr>
<tr><td>04</td><td colspan="5">第一站④→第二站④→第三站②→第四站②→通用站②</td></tr>
<tr><td rowspan="4">第二组</td><td>05</td><td colspan="5">第三站①→第四站①→通用站①→第一站①→第二站①</td></tr>
<tr><td>06</td><td colspan="5">第三站②→第四站②→通用站②→第一站②→第二站②</td></tr>
<tr><td>07</td><td colspan="5">第三站①→第四站①→通用站①→第一站③→第二站③</td></tr>
<tr><td>08</td><td colspan="5">第三站②→第四站②→通用站②→第一站④→第二站④</td></tr>
</table>

说明：

1. 依据参考人数进行调整考核，以本方案为例，第一、二站在同一考场（同时设置4组），第三、四、通用考站在同一考场（同时设置2组）；病历书写单独设置1间（可容纳多人并保证就座间距）。

2. ①～④代表每站设置并行考站数（相同考站设置数量）。

3. 本方案仅供参考，可根据具体情况进行调整

十、模拟试题

模拟试题（第一套）

第一部分：临床技能（时间45分钟，分值100分）

一、考生题干

请对患者进行病史采集（不超过15分钟）、精神状况检查（不少于25分钟）及必要的躯体检查。

二、考官参考信息

临床技能评分细则

本站最小评分值1分（没有0.5的评分），初分70分及格。精神检查70分，采集病史30分。

1. 精神检查

（1）整体印象：5个方面，一般在最后进行评分。熟练程度和现场表现两项依据现场情况进行评分；专业自信、人文素养、职业潜质三项，不仅依据现场情况，也依从考官对考生的直观感觉和内心认可（即“有限的自由裁量权”）。

（2）全面性：5个方面，基本涵盖精神检查的常规内容。每个方面必须检查的内容见下述，内容有遗漏扣1分，全缺则扣2分。

1）一般情况：定向力和日常生活。

2）感知思维：幻觉、妄想、强迫观念。

3）认知功能：注意、记忆、理解与判断、计算力。

4）情感活动：心境低落、高涨、焦虑。

5）意志与行为：高级意志、自杀、冲动（暴力）行为。

（3）步骤：5小项，前3项（开始、深入、结束）是精神检查的常规步骤，只考查做与否；后2项考查前3项的完成质量。

（4）精神检查的能力：此项权重和分值都最大，5个方面包含精神检查的主要能力，只对每项的完成质量评分。

1）对症状线索的敏感性：考查考生能否在检查中（尤其是开始阶段）敏锐地察觉和追问可能是重要症状的线索。根据具体情况进行评分，如果考生对显而易见的症状线索都予以忽略，而该症状对于诊治又十分重要；或者多处出现对重要线索“听而不闻”的情况，则扣3～5分。如果属于考官能够察觉但考生现阶段能力难以察觉的线索，则只扣1～2分。

2）对症状的深入检查和确认：考查对症状的检查是否深入和确认。并非要求对所有症状都如此，如考生对一些症状的询问不深入，但对某个症状（尤其是较重要的）询问较深入而且准确，则只扣1分或者不扣分。因如果考生对重要症状的询问都不深入，却在不重要的症状上纠缠良久，或者以猎奇的心态深入询问隐私问题，则扣3～4分。

3）综合征的检查思路：考查是否能够带着诊断思路进行检查。此项一般只扣1～2分，如果考生能够对关键性的综合征进行流畅、准确的认证，则给满分。如果有明显严重的失误，则扣2～3分。该项和2）项的区别在于：2）项考查单个症状的深入确认能力，该项考查综合征的思考和检查能力。

4）及时准确地调整检查重点和方向：考查对主诉和主要问题的判断和确认能力以及主动避免“先入为主”纠偏能力。如果考生存在严重的“先入为主”倾向，对显而易见的其他重要症状视而不见，则扣3～5分。

5）是否获得足够的诊治信息：考查精神检查的实际效果。如果检查能够得出诊治所需的基本信息，则不扣分。如果不能，根据具体情况扣1～3分。

（5）沟通技巧：此项有5个小项，考查精神检查中的沟通技能，在全面性和完成质量方面都评分。如缺项，则该项扣2分；如不缺但做得不好，则该项扣1分。

多数情况下，知情同意和保密承诺不会扣分，而其余四项都可能扣1分，而且可能和精神检查能力重叠扣分。

2．采集病史

从全面性和能力两个维度进行评分。

（1）全面性：5个小项（现病史、个人史、既往史、家族史、重要检查结果）只评中每项的主要内容是否检查全面，不全面扣1分，该项全遗漏扣2分。

（2）采集病史的能力：只评价完成质量。

1）深入性和确认度：如果对全面性的5项中的任一项有深入的确认，即不扣分；

2）依据具体情况确定重点内容：病史采集的考核时间最多15分钟。如果考生有能力在规定时间内做得既全面又重点突出，在本项上不扣分但也无加分（在整体印象上可以加分），否则根据情况扣1～3分。

3）风险及预后的评估与沟通：暴力、自杀、躯体疾病三大风险，缺1项扣1分，不缺但做得不好，每项最多扣1分。没有告知和沟通，扣1分。

3．躯体检查

此项为倒扣分。精神检查和病史采集所获得的信息表明有检查的必要性，如严重颅脑损伤史、可观察到的EPS表现、主诉心脏症状、脚水肿、割腕自杀外伤痕等。只要考生有检查的意识和动作，不必详细和准确，就不扣分。如果忽略而不做，根据必要程度（对临床诊治的重要性以及后果的严重性），酌情扣1～5分。

三、考官评分标准（表5-2）

表5-2　临床技能评分标准

项目	内容	满分	得分
整体印象（10分）	熟练程度	2	
	现场表现	2	
	专业自信	2	
	人文素养	2	
	职业潜质	2	
全面性（只评是否遗漏，不评完成质量）（10分）	一般情况	2	
	感知思维	2	
	认知功能	2	
	情感活动	2	
	意志与行为	2	
步骤（前三项评全面性，后两项评完成质量）（10分）	开始	2	
	深入	2	
	结束	2	
	流畅性	2	
	完成质量	2	
精神检查能力（只评所列各项的完成质量）（30分）	对症状线索的敏感性	6	
	对症状的深入检查和确认	6	
	综合征的检查思路	6	
	及时准确地调整检查重点和方向	6	
	是否获得足够的诊治信息	6	
沟通技巧（全面性、完成质量）（10分）	知情同意与保密承诺	2	
	共情	2	
	观察	2	
	倾听	2	
	提问	2	

续表

项目	内容	满分	得分
全面性（只评是否遗漏，不评完成质量）（15分）	现病史	3	
	个人史	3	
	既往史	3	
	家族史	3	
	重要检查结果	3	
采集病史能力（只评所列各项的完成质量）（15分）	深入性和确认度	5	
	依据具体情况确定重点内容	5	
	风险及预后的评估与沟通	5	
躯体检查	扣分项，依“必要性”而定。如必要做但考生忽略，酌情扣1～5分		
总分		100	

第二部分：临床思维（时间30分钟，分值100分）

一、考生题干

1．根据第一站所获得的临床资料，进行病例分析，口头汇报（15分钟）。

2．回答问题（15分钟）。

3．书写病历小结（15分钟，至病历书写考站书写）。

二、考官参考信息

临床思维评分细则

本站最小评分值1分，初分70分及格。共三大项。

1．病历总结　病历总结不仅是病历内容的高度浓缩，更是诊疗思路的简练表达。应重点评价项目的完整性和内容的简洁、准确性。

（1）完整性：10个小项（主诉、简要病史、精神检查、重要检查结果、症状学诊断、疾病分类学诊断、诊断标准、危险评估、药物治疗方案、其他治疗计划），涵盖了病历的主要内容，也直接反映了基本的诊治思路。只评是否缺项。

（2）准确性：5个小项（诊断的关键证据、排除和鉴别诊断的关键证据、治疗方案的合理性、反映病例突出特点、书写质量），是反映诊治思路的核心内容，只评准确性而不评详细程度。

2．口头汇报　是本站的核心内容，考查临床诊疗思路的系统性、准确性、逻辑性，同时也评价口头表达能力。

（1）完整性：5个小项的内容（症状及综合征分析、诊断分析过程、疾病分类学诊断与诊断标准的运用、风险评估与处理措施、治疗计划），只评系统性和全面性。

（2）准确性：是本站的最大分值项。考查诊疗结论所依据的信息确定性和思路的严谨性。

1）症状及综合征分析：考查对症状信息进行分析、确认、归纳的能力。评分时优先评价准确性，如考生尽管没有对所有症状进行分析，但对足以确立诊断的重点症状有准确认证而且能落实到综合征并最终确定症状学诊断，则不扣分。如果对症状都有分析，但关键症状却不确认，也没有总结归纳到综合征和症状学诊断，或者归纳不准确，反而应根据情况扣2～3分。

2）诊断分析过程：主要考查从症状学到疾病分类学诊断过程中的假设诊断、鉴别诊断、排除诊断的分析思路，也包含病因学分析。根据情况扣1～3分。

3）疾病分类学诊断与诊断标准的运用：考查最后诊断的准确性和所用诊断标准的合理性。如诊断明显错误，扣3分。如诊断正确但应用诊断标准有错误，根据情况扣1～3分。

4）风险评估与处理措施：考查自杀、暴力、躯体疾病三大风险的识别与处理的合理性、准确性。无论有无实际风险，都要表达出评估结果和处理措施。每项内容2分。如所获得的信息中明确有自杀风险，但评估等级不准确、处理措施不合理，扣1～2分。

5）治疗计划：考查治疗计划的合理性，从规范化治疗指南的应用原则和该患者的具体方案两个方面进行评分，各占3分。还要考查根据患者的具体情况采取心理治疗、物理治疗、康复治疗的内容，根据必要性和重要性，酌情扣1～2分。

（3）逻辑性：评价思路清晰度和表达逻辑性。如考生汇报的完整性和准确性没问题，但内容多而杂乱、表达缺乏逻辑，根据情况扣3～5分。

3．问答　3个问题，根据考生回答的具体情况评分。前2个问题的回答有明显和严重错误的，扣3～5分，一般错误扣1～2分；第3个问题的回答有明显和重大错误的，扣2～3分，一般错误扣1分。

三、考官评分标准（表5-3）

表5-3　临床思维评分标准

项目	内容	标准分	得分
病历总结（20分）			
完整性（10分）	主诉	1	
	简要病史	1	
	精神检查	1	
	重要检查结果	1	
	症状学检查	1	
	疾病分类学检查	1	
	诊断标准	1	
	危险评估	1	
	药物治疗方案	1	
	其他治疗计划	1	
准确性（10分）	诊断的关键证据	2	
	排除和鉴别诊断的关键证据	2	
	治疗方案的合理性	2	
	反映病例突出特点	2	
	书写质量	2	
口头汇报（50分）			
完整性	症状及综合征分析	2	

续表

项目	内容	标准分	得分
口头汇报（50分）			
完整性（10分）	诊断分析过程	2	
	疾病分类学诊断与诊断标准的运用	2	
	风险评估与处理措施	2	
	治疗计划	2	
准确性（30分）	症状及综合征分析	6	
	诊断分析过程	6	
	疾病分类学诊断与诊断标准的运用	6	
	风险评估与处理措施	6	
	治疗计划	6	
逻辑性（10分）	思路清晰	5	
	逻辑严密	5	
答问环节（30分）			
与该病例的诊断密切相关的问题		10	
与该病例的治疗密切相关的问题		10	
由该病例引申的其他问题（知识的广度）		10	
总分		100	

第三部分：临床沟通（时间15分钟，分值100分）

一、考生题干

一般资料：女，20岁，大二学生。主诉：情绪不稳定3年，情绪低落、兴趣减退个3月。

现病史：患者3年前高三第一学期时感觉状态特别好，精力旺盛，学习效率高，学习成绩明显提升，第二学期上述状态消失。1年前处男友后非常高兴，花费高，主动送男友许多礼物，晚上不睡觉给男友打电话，引起宿舍同学不满，男友也备受其扰，大约2个月后情绪渐趋平静。3个月前男友提出分手后患者出现情绪低落，兴趣减退，不愿见人，入睡困难，食欲下降，在某医院就诊后予“舍曲林”50～100mg/d口服治疗，开始2周效果好，患者感觉自己想开了，也能参加集体活动，因担心药物副作用而停药。近2周情绪低落，什么也不想干，不上课，脑子乱，难以入睡，食欲差，进食少，认为同学在议论和笑话自己，和同学发脾气，有不想活的念头，多次割腕自杀未遂，同学发现后报告老师。后家长带患者来诊并收住院。

既往史：(－)。

个人史：独生女，性格开朗外向、敏感。

过敏史：(－)。

家族史：母亲平素情绪易波动，经常与父亲吵架。

诊断：双相情感障碍，目前为伴有精神病性症状的重度抑郁发作。

治疗：拟给予心境稳定剂与抗精神病药物、MECT、心理治疗。

现由住院医师告知患者父母病情、诊断，并协商治疗方案。

二、考官参考信息

父母扮演要点：

1．认为孩子只是青春期“失恋”，不愿接受“双相情感障碍”的诊断，担心影响孩子未来学习工作。

2．希望医生劝解孩子不要自杀，尽量不用药物，对“心境稳定剂”和“抗精神病药物”存在诸多担忧。

3．对MECT治疗有恐惧感，担心有危险，担心治疗后影响患者的记忆，不愿接受该治疗。

可以参照以下描述来衡量考生的总体得分范围。

70分以下：考生和患者、家属有争执和/或不当言语/或被患者和家属引导得自我怀疑，导致沟通明显不畅甚至失败。

70～89分：交流基本融洽，相互能理解，但患者和家属存疑虑，不能当场同意住院医师的治疗建议，要求和上级医生面谈后做最后决定。

90～100分：沟通能力强，交流融洽，患者和家属接受相关治疗建议。

临床沟通评分细则

本站最小评分值1分，初分70分及格。

原则和态度以及效果和印象，是从整体上评分的，给考官“有限的自由裁量权”。基本技巧是从细节上评分的，严格按照内容和分值打分。

本站考官最佳组合是一名副高及以上职称的精神科医生与一名中级及以上职称的心理治疗师。

1．原则态度　一般放在最后打分，以便合理地从整体上评价考生的沟通能力和素质。

尊重并理解患者、态度真诚和蔼，这两项主要考查共情能力以及职业态度。如果表现明显不合适，每项酌情扣1～2分。

知情同意、没有违背伦理和可能引起纠纷的言语和行为，这两项考查沟通的伦理和法律要求。如果有重大错误或者没有做知情同意，酌情扣1～4分。

以患者为中心的交流方式，考查沟通模式，指沟通时关注对方的诉求和心理需求，根据对方的特点进行交谈，而不是只按照自己的思路进行解释和说服。

2．基本技巧　所列8项是临床沟通中常用的基本技巧，按照具体内容和分值打分。缺项全扣，该项做了但是做得不好，5分项扣1～2分，10分项扣2～4分。

3．效果印象　从整体上评价沟通能力和素养。每次的沟通考题都自带供考官参考的沟通效果描述，此处也可用作评分的参照。比如通过沟通，家属和患者完全同意治疗方案，则满分。如果没有完全同意，但显然不是医生的失误，而是家属和患者意见不一致或者当时条件不允许，只有部分同意，但答应尽快考虑后答复，也可以满分，或者只扣1分。完全没有达成共识而且肯定是医生沟通不力，则酌情扣2～5分。

患者感到舒适和被理解，完全是从患者的角度进行评价。如果用的是SP，则直接由其给分。如果是考官扮演的家属或患者，则和后面的考官感受和印象一起评分。如果感受不良、印象不好，则酌情扣2～5分。

三、考官评分标准（表5-4）

表5-4 临床沟通评分标准

考核内容	标准分	得分
原则态度（20分）		
尊重并理解患者	4	
态度真诚和蔼	4	
以患者为中心的交流方式	4	
知情同意	4	
没有违背伦理和可能引起纠纷的言语和行为	4	
基本技巧（50分）		
恰当的目光交流	5	
耐心观察、倾听并有恰当反应	10	
鼓励患者充分表达	5	
提问以开放式为先导，开放和封闭提问妥善结合与转换	5	
对重要信息和解释有核实	10	
提供恰当的具体建议	5	
清楚表明医生的意见	5	
有阶段性总结或结束时总结	5	
效果印象（30分）		
达到沟通目的或者没有完成达成目的但不是医生的问题	10	
患者感到舒适和被理解	10	
考官认为考生有较好的沟通能力	10	
总分	100	

第四部分：神经系统（时间15分钟，分值100分）

一、考生题干

请对模拟患者进行神经系统相关检查。

二、考官参考信息

神经系统检查操作步骤及要求

神经系统检查包括12对颅神经检查、意识障碍检查、感觉功能检查、运动功能检查、神经反射检查及自主神经功能检查等。

1．一般检查

（1）意识状态：嗜睡、昏睡、昏迷（轻、中、重度）。伴有精神异常的意识障碍：谵妄状态；意识模糊。特殊意识障碍、去皮层状态；无动性缄默。

（2）精神状态：“知”是环境和自身的感知；“情”是对感知产生的情感反应；“意”行为表达。根据这三者判断精神反应是躁狂为主或淡漠为主等。计算力：“100－7＝93－7＝86－7…… ”一直减下去。（根据患者的知识程度）

理解判断力："一斤棉花一斤铁哪一个重？"过河拆桥"的寓意（根据患者的知识程度）。

记忆力：①瞬间记忆：先让患者看三样东西，如笔、手表、钥匙，10分钟后再让患者回忆刚才所看过的东西。②近记忆：让患者回忆昨天所做的事情，如吃饭内容等。③远记忆：回忆从前的事情，如生日、工作时间等。

（3）脑膜刺激征及神经根刺激征：颈抵抗：去枕被动屈曲患者的颈部，出现抵抗为阳性。一般用"骸胸三或四指"等表示。

Kernig征：患者仰卧，先一侧屈髋屈膝90°，再伸直膝关节，出现疼痛，伸直受限＜135°两种变化为（＋）。

Lasegue征（直腿抬高试验）：患者仰卧，抬高一侧下肢，出现大腿背侧的疼痛为阳性。

2．颅神经检查

（1）Ⅰ嗅神经：患者闭目，用手指将患者一侧鼻孔压闭，用有气味但无刺激性溶液的小瓶，如松节油、香水等或香皂、茶叶、香烟等分别置于患者的另一侧鼻孔试之。一侧测定后，再测另一侧。

（2）Ⅱ视神经

1）视力：可应用远或近视力表。小于1.0即为视力减退。视力减退到0.1以下不能用视力表检查时，可嘱患者在一定距离辨认检查的手指（数指、手动），记录其距离以表示视力。如：右眼前20cm数指，左眼前10cm指动。视力减退更严重时，可用电筒检查患者有无光感，则完全失明。

2）视野：精确要用视野计检查。

粗试方法：

a．是指患者正视前方，在眼球不动的情况下能看到的范围。一般用手试法：让患者背光与检查者面对面坐，相距约60cm，试左眼时，患者用右手遮其右眼，注视检查者的右眼，检查者则用左手遮住左眼，用右眼注视患者左眼，检查者用示指或白色物体在两人中间分别从上内向下外移动，让患者说出示指移动范围。用同法再试患者右眼。

b．嘱患者遮住右眼，左眼注视检查者的正前方目标（手指等），检查者的另一手可从周围视野以外的区域进入视野区，让患者说出是否发现指动。检查者要注意患者的眼球不能斜视，否则不可靠。此方法更适合于卧床的患者。

c．重患者，不能语言表达的患者，可用一个皮尺或绳子，正视患者前方，让患者指出中点。

3）眼底：让患者背光而坐，眼球正视前方勿动。检查者用右眼看患者右眼，以右手持眼底镜，用左眼观察患者左眼。检查时一般不要求散瞳。

正常眼底的视乳头呈圆形或卵圆形，边缘清楚，色淡红，颞侧较鼻侧稍淡，中央凹陷色较淡白，称生理凹陷。动脉色鲜红，静脉色暗红，动静脉管径正常比例为2∶3。检查时应注意有无视乳头水肿、充血、苍白，视网膜血管有无动脉硬化、出血等。

（3）Ⅲ动眼、Ⅳ滑车、Ⅵ外展

1）外观：①眼裂，双侧眼裂的大小是否相等。②眼姿：眼球有无斜视、同向偏斜。③眼球有无突出或内陷。

2）运动：让患者头部不动，两眼注视检查者的手指，并随之向左、右、上、下各方向转动，如“米”字形6个方向检查，注意其受限方向和程度，注意有无复视。眼球震颤：检查时不宜过度外展。注意快慢相方向。水平眼震、旋转眼震、垂直眼震。

3）瞳孔：a．正常瞳孔为圆形，位置居中，边缘整齐，两侧等大，直径为3～4mm，小于2mm为瞳孔缩小，大于5mm为瞳孔扩大。b．光反射：检查时嘱患者注视远处，以手电筒光从侧面分别照射瞳孔，可见瞳孔缩小。正常时感光的瞳孔缩小，称直接光反射。未直接感光的瞳孔也缩小，称间接光反射。c．辐辏调节反射：嘱患者先平视远处＞30mm处手指，然后近移手指致鼻根处，此时，睡孔缩小，两侧眼球内聚。

（4）三叉神经

1）面部感觉：与检查身体其他部位感觉一样。用针、棉签以及盛冷、热水的试管分别检查三叉神经Ⅰ、Ⅱ、Ⅲ支分布区域内皮肤的痛、触和温度觉，两侧对比，观察有无感觉障碍并定出其区域。

2）咀嚼肌群的运动：先观察咬肌颞肌有无萎缩，再用双手分别按在两侧该肌肉上，让患者作咀嚼动作，注意有无肌张力和收缩力减弱，两侧是否相等。嘱患者张口，以露齿时上下门齿的中缝线为标准，如下颌偏向一侧，表示该侧三叉神经导致翼肌麻痹，这是因为健侧翼肌收缩，使下颌推向患侧所致。

3）角膜反射：以捻成细束的棉花轻触角膜外缘，正常可引起两侧迅速闭眼，同侧的称为直接角膜反射，对侧的称为间接角膜反射。如以棉签轻触结合膜也能引起同样的反应，称结合膜反射。

4）下颌反射：患者将口半张开，用叩击置于下颌中央的检查者的拇指，便引起下颌上提。当脑干的上运动神经元病变时，反射亢进。

（5）Ⅶ面神经

1）运动：让患者作皱额、闭眼、吹哨、露齿、鼓气动作，比较两侧面肌收缩是否相等。一侧面神经周围性瘫痪时，该侧上半部下半部面肌都瘫痪；如只有下半部面肌瘫痪，则为中框性面瘫。

2）味觉：让患者伸舌，检查者以棉签蘸少许糖、醋、盐或奎宁溶液，轻涂于舌前一侧，不能讲话和缩舌，可令其指出事先写在纸上的甜、酸、咸、苦四字之一，对不识字者可以预定符号表示检查者询问，患者以点头或摇头示意。先试可疑一侧，再试健侧。每种味觉测试完毕时，需用温水漱口。

（6）Ⅷ前庭蜗神经

1）蜗神经：主要检查其听力。用耳语、表音或音叉检查，用手掩住另一侧耳，声音由远至近，到听到声音，测其距离，再同另一侧比较，并和检查者比较。如要准确的资料可用电测听计检查。音叉检查用于判断耳聋性质，鉴别神经性耳聋和传导性耳聋。用频率128Hz的音叉检查。

a．Rinne试验：用振动的音叉放于患者耳旁或将音叉柄端置于患者乳突部，分别试验气导及骨导时间。正常为气导＞骨导；传导性耳聋时，骨导＞气导；神经性耳聋时气导＞骨导，但两者时间均缩短。

b．Weber试验：将振动的音叉柄端置于患者额部头颅中线，比较哪一侧耳的音响强，神经性耳聋时偏向健侧，传导性耳聋时偏向患侧。

2）前庭神经：损害时有眩晕、呕吐、眼球震颤和平衡失调等症状。可作外耳道冷、热水灌注的变温试验，或作转椅的旋转试验。正常时灌注冷水后引起眼震快相向对侧，灌注热水后引起眼震快相向同侧，持续数钟。前庭受损后反应减弱或消失。旋转试验后眼球震颤快相向旋转方向的对侧，持续30秒，如少于15秒，提示前庭功能障碍。

（7）（Ⅳ）舌咽、迷走神经（Ⅹ）：这两对脑神经在解剖及功能上关系密切，常同时受损，应同时检查。

1）运动：发音是否低哑或带鼻音，饮水是否呛咳，吞咽是否困难。嘱患者张口，观察软腭垂位置。一侧麻痹时，该侧软腭垂变低，腭垂偏向健侧。嘱患者发“啊”音，正常时两侧软腭均腭上提，腭垂居中；一侧麻痹时，该侧软腭上提差，腭垂更向健侧偏。需要时用间接咽喉镜检查声带运动情况。

2）感觉：用棉签或压舌板轻触两侧软腭及咽后壁，了解有无感觉。舌后的味觉由舌咽神经所支配，检查方法同面神经。

3）咽反射：嘱患者张口，用压舌板轻触左侧及右侧咽后壁，正常应有作呕反应；有舌咽或迷走神经损害时，患侧咽反射迟钝或消失。先做可以麻痹侧。

（8）Ⅵ副神经：检查胸锁乳突肌及斜方肌上部的运动功能。嘱患者作对抗阻力的转头颈（胸锁乳突肌）及耸肩（斜方肌）动作，比较两侧肌力及肌肉收缩时的轮廓和触摸其坚实度。若副神经受损时，向对侧转头及病侧耸肩无力，该部肌肉也可有萎缩。

（9）Ⅶ舌下神经：观察伸舌时有无偏斜、舌肌萎缩及肌束颤动。一侧麻痹时伸舌偏向麻痹侧，双侧麻痹时舌不能伸出口外。核下性病变时有同侧舌肌萎缩，核性病变时可见肌束颤动。

3．运动系统检查

（1）肌力：按各关节的屈伸、外展、内收来查肌力。采用从近端向远端的顺序。

0：完全瘫。Ⅰ：肌肉收缩，但不动。Ⅱ：只能水平运动，不能抬起。Ⅲ：能抗地心引力。Ⅳ：能抗阻力，但比正常差。Ⅴ：正常。

（2）肌容积：肌萎缩的测量以骨性标志为准上下一定尺度，再环绕肢体测量，两侧对比。以一侧小腿肌萎缩为例，测量时用皮尺从踝骨上10cm开始或髌骨下15cm绕小腿周径并记录数值，两侧对比。

（3）肌张力：是指肌肉静止状态时的肌肉紧张度。检查方法用触摸患者肌肉的硬度及被动屈伸及旋前旋后动作。

（4）共济运动

指鼻试验：嘱患者先将手臂尽量伸直，然后再指鼻尖，以一定速度重复进行。异常：闭眼指鼻试验不准（深感觉障碍），睁眼指鼻试验不准（小脑性）。

轮替试验：嘱患者将上肢前伸，快速地做旋前旋后动作。

跟膝胫试验：患者仰卧，Ⅰ上抬一侧下肢，Ⅱ用足跟碰对侧膝盖，Ⅲ沿胫骨前缘下移。

Romberg征：嘱患者两脚并拢站立上肢向前平伸。异常：闭眼倾倒/不稳（深感觉障碍）睁眼倾倒/不稳（小脑性）

4．感觉系统检查浅感觉　按皮区感觉分布两侧及上下对称查痛温觉。

深感觉：关节位置觉是让患者闭目，检查者用手持住患者足趾或手指的两侧放于某一位置，嘱患者说出。

音叉振动觉：通常将128Hz音叉置于骨隆起处，进行上下两侧对比。

皮质觉：实体觉是让患者闭目，其用手摸常用的物体，如钥匙、硬币等。图形觉：患者闭目，在患者的身体部位画出图形，让患者判断。两侧对比。

5．反射检查

【浅反射】

（1）角膜反射（Ⅴ、Ⅶ颅神经）：以细棉条束轻触眼外侧角膜、正常可见双眼睑敏捷闭合。刺激时同侧闭眼为直接角膜反射；刺激时对侧闭眼为间接角膜反射。如同侧直接角膜反射消失，对侧间接角膜反射存在，提示同侧面神经病变；如双侧直接与间接角膜反射均消失，则提示三叉神经病变；深昏迷角膜反射消失。

（2）腹壁反射（上节段T7～8、中节段T9～10、下节段T11～12）：患者仰卧屈曲双膝，以竹签或叩诊锤柄由外侧向内侧在腹壁上轻轻划过时，正常可见该处腹壁肌收缩。按左右两侧和上、中、下三部分别检查。一侧腹壁反射消失见于同侧锥体束病变；某一部分腹壁反射消失反映相应脊髓节段的病变，昏迷、急腹症腹壁反射全部消失，正常人亦可反应微弱，特别是腹肌松弛的经产妇。

（3）提睾反射（L1～2）：以竹签或叩诊锤柄自下向上轻划大腿内侧上段的皮肤时，同侧提睾肌收缩，睾丸上提。双侧反射消失提示腰椎1～2节段病变。一侧消失或减弱提示锥体束损害。

【深反射】

（1）二头肌反射（C5～6）：使患者一侧肘关节稍屈曲并稍内旋前臂，检查者拇指置于患者的肱二头肌腱上，用叩诊锤叩击检查者拇指，正常反应为前臂屈曲。

（2）三头肌反射（C7～8）：检查者托住患者前臂及肘关节，使其上肢肘部屈曲，用叩诊锤叩打尺骨鹰嘴上方1.5～2cm处，正常反应为三头肌收缩，表现为前臂伸展。

（3）桡骨膜反射（C5～8）：使患者肘关节半屈曲，前臂略外旋，检查者左手握住患者放松的双手，以叩诊锤轻叩桡骨茎突上方。正常反应为前臂旋前及屈肘。

（4）膝反射（L2～4）：患者取坐位、小腿自然垂下，或取卧位，检查者用左手在腘窝部托起下肢使稍屈曲，叩击髌骨下股四头肌腱，正常反应为小腿伸展运动。

（5）踝反射（L5，S1～2）：又名跟腱反射；患者仰卧膝半屈，下肢外展外旋，检查者左手轻托其足底，并稍足背屈，轻叩跟腱，正常反应为腓肠肌收缩，足向跖面屈曲。

【病理反射】

（1）锥体束征

1）巴彬斯基征（Babinski sign）：以竹签或叩诊锤柄沿足底外侧从后向前轻划，至小趾跟部再转向䠀趾侧，正常反应为䠀趾及其他四趾跖屈，称为正常跖反射；如䠀趾背屈，余四趾呈扇形展开则为巴宾斯基征阳性。

2）奥本海姆征（Oppenheim sign）：检查者用拇指及示指沿患者的胫骨前侧用力由上向下推动，出现䠀趾背屈，余四趾扇形展开者为阳性。

3）戈登征（Gordon sign）：握挤腓肠肌，有䠀趾背屈，余四趾扇形展开者为阳性。

4）夏达克征（Chaddock sign）：以竹签由后向前上方向轻划外踝关节下方皮肤，有䠀趾背屈，余四趾扇形展开者为阳性。

5）霍夫曼氏征（Hoffmann sign）：左手托住患者的腕部，以右手示指和中指夹住患者的中指，用拇指向下弹拨患者中指甲，如有拇指和其他手指掌屈，即为阳性反应，提示上肢锥体束损害。

6）阵挛（Clonus）：①髌阵挛：嘱患者伸直下肢，医生用示指及拇指持髌骨上端，并用力向下快速推动数次，且保持一定的推力。阳性反应为髌骨呈自发性的节律性上下运动。②踝阵挛：检查者一手握住患者的小腿，另一手突然将患者足底推向背屈，并持续加压力，如踝关节部有自发的节律性伸屈性运动，为踝阵挛阳性。阵挛均为肌张力增加的结果，见于锥体束损害。

（2）脑膜刺激征

1）颈强直：如无全身肌张力增高，颈部被动前屈时有明显抵抗者称为颈强直。

2）克尼格征（Kernig sign）：患者仰卧，下肢髋关节向前屈曲呈直角，再用手抬高小腿，正常人可将膝关节伸达135°以上，阳性表现为伸膝受限，并伴有疼痛与屈肌痉挛。

3）布鲁津斯基征（Brudzinski sign）：患者仰卧，两下肢自然伸直，然后被动向前屈颈，两侧大腿及小腿出现自发性屈曲运动者为阳性。

三、考官评分标准（表5-5）

表5-5　神经系统评分标准

项目	内容	标准分	得分
高级神经活动（5分）			
高级神经活动	意识状态、言语、构音障碍	5	
感觉系统（5分）			
感觉系统	浅感觉、深感觉、复合感觉	5	
颅神经（不考眼底镜）（35分）			
颅神经	12对颅神经，考核检查的完整性、次序、手法正确性、熟练程度等	35	
运动系统（30分）			
运动系统（完整性、正确性）	肌容积、不自主运动、肌力、肌张力、指鼻试验、轮替动作、跟—膝—胫试验、Romberg征、步态等	30	
反射病理征（25分）			
反射病理征（完整性、正确性）	深浅反射	5	
	病理反射	5	
	颈项强直	5	
	克尼格征	5	
	布鲁津斯基征	5	
总分		100	

第五部分：心肺复苏（时间15分钟，分值15分）

一、考生题干

1．对模拟患者进行心肺复苏操作（10分钟）。

2．回答问题（5分钟）。

二、考官参考信息

心肺复苏操作流程

第一步先评估患者

1. 判断患者的意识 用双手轻拍患者双肩，问："大叔，醒醒"，确认患者意识丧失，无应答，立即呼救。

2. 判断呼吸 解开上衣看——患者胸部有无起伏；听——有无呼吸音；感觉——口鼻有无出气，约5～10秒（1001、1002、1003、1004、1005…），确认呼吸停止。（准备抢救车、除颤仪）

3. 判断呼吸同时判断有无颈动脉搏动 用右手的中指和示指从气管正中环状软骨（喉结部位），旁开两指，至胸锁乳突肌前缘凹陷处，确认无搏动。立即进行心肺复苏，计时下午16:00。复苏体位—去枕平卧、背部垫硬板、松解裤带。

第二步行心肺复苏（CPR）

1. 首先行（C）胸外心脏按压 部位——两乳头连线中点（胸骨中下1/3交界处），手掌跟紧贴患者的胸部，两手十指交叉相扣翘起，双肘关节伸直与胸壁垂直，用上身重量垂直下压；按压30次。（说明：按压和放松时间1：1，按压频率100～120次/分，成人按压深度5～6cm，儿童及婴儿则至少为胸部前后径的1/3）

2.（A）开放气道 患者置于仰卧位，判断无义齿，头偏向一侧，清理口鼻分泌物，头复位，仰头抬颌法，开放气道。

3.（B）人工呼吸 （1）口对口人工呼吸——吹气时捏住患者鼻子，呼气时松开，吹起见胸廓抬起即可，嘴包严患者的口部。（2）应用简易呼吸器，连接氧气，氧流量10L/min，一手以"CE"手法固定面罩，一手挤压简易呼吸器，每次送气400～600ml，频率：8～10次/min。

CPR 操作要点：按压与人工呼吸比例为30：2，持续进行5周期2分钟CPR（心脏按压开始、送气结束），再次判断效果，时间不超过10秒

第三步判断复苏是否有效

有效指征：可扪及颈动脉搏动、自主呼吸恢复、收缩压60mmHg以上、瞳孔由大缩小、对光反射恢复、口唇皮肤甲床由紫绀变红润、心电图波形可见改善。

结束后，整理患者，密切监测患者生命体征变化，继续高级生命支持。操作完毕后计时。

除颤仪的使用标准操作规程（SOP）

1. 实施目标

（1）尽早正确使用除颤仪；

（2）患者无心律失常、低血压、急性肺水肿、肺栓塞、心肌损伤等并发症。

2. 实施条件

（1）心搏骤停、室颤、室扑 ——→ 非同步电复律（电除颤）

（2）室性心动过速

（3）阵发性室上性心动过速

（4）房扑

（5）某些房颤

（2）～（5）→ 同步电复律

3. 定义

（1）电除颤　以一定量的电流冲击心脏使心肌细胞除极化并终止室颤的过程，其目的在于纠正心律失常，恢复窦性心律。

（2）胸外除颤　将电极板置于胸壁进行电击者为胸外除颤。

（3）双向波　完全正弦波，其优点是在单向波结束心脏干扰杂波后再给一个反方向的引导性电波，从而有效激发心脏的正常工作。

（4）同步电复律　脉冲电流应落在R波的下降支上；如落在T波顶峰前20～30ms以内的易损期上，易诱发心室颤动。

（5）非同步电复律（电除颤）　任何时间放电，消除心室颤动。

4. 警示

（1）洋地黄中毒、低钾血症患者暂不宜行电除颤。

（2）室上性+完全房室传导阻带（即已知伴有窦房结功能不良的室上性心动过速）患者和伴高度或完全性房室传导阻滞的房颤/房扑不使用电除颤。

5. 实施步骤及流程图

实施步骤：

（1）呼救：①巡视病房，患者心电示波为室颤，询问患者无反应，立即呼救。②患者去枕平卧，位于硬板床，记时，立即CPR。③推除颤仪（导电膏、纱布、弯盘）于床旁，备抢救车。

（2）连接除颤仪：开机。

（3）除颤前准备：①充分暴露患者胸部，除颤部位皮肤完好无破损、无敷料、无起搏器植入；②清洁皮肤（用盐水纱布，禁用酒精、止汗剂及含苯的酊剂）；③去除患者身上所有金属物品；④左手外展；⑤放置湿盐水纱布，纱布不滴水为宜。

（4）选择能量：双向波200J。

（5）充电：按充电键或电极板上的充电按钮，至屏幕显示充电完成。

（6）放电：①正确放置电极板：胸骨，胸骨右缘第2肋间隙；心尖：左腋中线第4、5肋间隙；②再次确认为室颤；③请其他人员离开床旁，双手以10公斤的重量垂直下压放电。

（7）确认恢复窦律：如未恢复，继续CPR，必要时3～5min遵医嘱再次电除颤。记录出现室颤的时间、进行除颤的时间、恢复窦律的时间，关闭除颤仪。

（8）整理和宣教：①整理患者处于舒适体位。②清醒患者做好沟通解释工作，告知除颤部位可出现红肿、疼痛、肌肉痛，属正常现象，3～5d会自行消退。③垃圾分类处理；④整理仪器：主机面板可用不滴水湿软布擦拭，除颤板可用生理盐水或温肥皂水擦拭。（充电完全的新电池大约可提供90次360J的放电，70min起搏，或大约120min连续监护的电力，如低电量讯息经常出现，就表示可能需要更换电池了。每次使用完除颤仪后，请将除颤仪连接到交流电源，才能为电池重新充足电量，电量完全用尽的新电池若要重新充电至满电量，通常需要2h，电力未耗尽的电池，所需充电时间等于之前使用除颤仪的时间，不论电池保养再怎么良好，出于维护预防方面的考量，内部可充电的镍氢电池仍应每年更换一次）。⑤洗手。

（9）记录：①室颤、除颤时间及除颤的能量，恢复窦律的时间。②除颤部位有无皮肤损伤。

三、考官评分标准（表5-6）

表5-6　心肺复苏评分标准

评分项目	评分标准描述 （参考四个大项的评分标准描述和分值进行综合评分）	标准分	得分
快速判断情况与启动急救系统	考核内容：确认环境安全、判断患者意识、检查呼吸和颈动脉、脉搏（判断时间不超过10秒钟） 紧急报告事由、地点、求助者姓名及电话、请护士取抢救设备	3	
胸外按压与人工呼吸	考核内容：体位（必要时垫硬板）、按压部位、按压手法、按压频率和深度、检查气道通畅性及清除口腔异物、开放气道的仰头抬颏手法、口对口人工呼吸的吹气量及时间、胸外按压和吹气的次数的比例（由按压者报数）、简易呼吸器的使用方法和操作	8	
使用除颤器	考核内容：开电源、选择适合的模式及能量、判断心电图是否为可除颤心律、第一时间除颤、涂导电糊、充电、电极板位置安放正确、放电前警示、成功放电、除颤后紧接胸外心脏按压	2	
回答问题	考官就CPR相关的知识和考生本人操作相关的问题向考生提2个问题	2	
总分15分（及格分11）		15	

模拟试题（第二套）

第一部分：临床技能（时间45分钟，分值100分）

同第一套题

第二部分：临床思维（时间30分钟，分值100分）

同第一套题

第三部分：临床沟通（时间15分钟，分值100分）

一、考生题干

一般资料：男性，25岁，未婚，无业。主诉：凭空闻声、感被议论被跟踪5年。

现病史：患者5年前开始无明显诱因逐渐出现凭空听到有人在议论自己、辱骂自己、有时让自己去死等内容，并感受到有人跟踪自己，要通过不明组织来搜集证据伤害自己，患者因此紧张，害怕，睡眠差，大三后退学在家休息。患者3年余前开始就诊当地医院门诊并服用抗精神病药物治疗，服用过奥氮平、利培酮等药物（具体剂量不详），病情好转3个月后自行停药，仍常感觉有人议论自己，不愿外出，在家玩游戏，少与人交流，不能工作，在家和父母共同生活。近1年出现凭空听到有人在议论自己的长相和行为增多，还有人让自己去做自己不愿做的事情，感外出有人跟踪要伤害自己，手机被监控，自己想法他人能知道，烦躁，多次摔手机，砸邻居门窗，打骂家人，于2024年××月首次住院。

既往史：（－）。

个人史：家中独生子，平素性格孤僻，交往被动，朋友少，爱好奇特，平常喜欢玩二次元内容东西。

过敏史：（－）。

家族史：爷爷精神异常，具体诊断治疗不详。姑姑曾因精神异常住精神病医院，具体诊断治疗不详，目前病情平稳。

诊断：精神分裂症。

治疗经过：经过4周治疗，主要为奥氮平片15～20mg/d，MECT治疗6次，支持性心理治疗。经过治疗症状改善。

现由住院医师与患者家属沟通患者出院后续治疗相关事宜。

二、考官参考信息

家属扮演要点

1．担心精神分裂症诊断会影响孩子未来的工作和找对象，能否修改诊断为焦虑障碍？

2．目前孩子病情已经好转，但体重增加明显，担心精神药物长期服用副作用大，影响健康和美观，什么时间能停药？

3．担心孩子未来的生活、婚育和工作能否正常进行？我们需要如何配合和帮助孩子？

可以参照描述来衡量考生的总体得分范围。70分以下：考生和患者、家属有争执和/或不当言语/或被患者和家属引导得自我怀疑，导致沟通明显不畅甚至失败。70～89分：交流基本融洽，相互能理解，但患者和家属存疑虑，不能当场同意住院医师的治疗建议，要求和上级医生面谈后做最后决定。90～100分：沟通能力强，交流融洽，患者和家属接受相关治疗建议。

临床沟通评分细则

本站最小评分值1分，初分70分及格。

原则和态度以及效果和印象，是从整体上评分的，给考官“有限的自由裁量权”。基本技巧是从细节上评分的，严格按照内容和分值打分。

本站考官最佳组合是一名副高及以上职称的精神科医生与一名中级及以上职称的心理治疗师。

1．原则态度　一般放在最后打分，以便合理地从整体上评价考生的沟通能力和素质。

尊重并理解患者、态度真诚和蔼，这两项主要考查共情能力以及职业态度。如果表现明显不合适，每项酌情扣1～2分。

知情同意、没有违背伦理和可能引起纠纷的言语和行为，这两项考查沟通的伦理和法律要求。如果有重大错误或者没有做知情同意，酌情扣1～4分。

以患者为中心的交流方式，考查沟通模式，所指为沟通时关注对方的诉求和心理需求，根据对方的特点进行交谈，而不是只按照自己的思路进行解释和说服。

2．基本技巧　所列8项是临床沟通中常用的基本技巧，按照具体内容和分值打分。缺项全扣，该项做了但是做得不好，5分项扣1～2分，10分项扣2～4分。

效果印象：从整体上评价沟通能力和素养。每次的沟通考题都自带供考官参考的沟通效果描述，此处也可用作评分的参照。比如通过沟通，家属和患者完全同意治疗方案，则满分。如果没有完全同意，但显然不是医生的失误，而是家属和患者意见不一致或者当时条件不允许，只有部分同意，但答应尽快考虑后答复，也可以满分，或者只扣1分。完全没有达成共识而且肯定是医生沟通不力，则酌情扣2～5分。

患者感到舒适和被理解，完全是从患者的角度进行评价。如果用的是SP，则直接由其给分。如果是考官扮演的家属或患者，则和后面的考官感受和印象一起评分。如果感受不良、印象不好，则酌情扣2～5分。

三、考官评分标准（表5-7）

表5-7 临床沟通评分标准

考核内容	标准分	得分
原则态度（20分）		
尊重并理解患者	4	
态度真诚和蔼	4	
以患者为中心的交流方式	4	
知情同意	4	
没有违背伦理和可能引起纠纷的言语和行为	4	
基本技巧（50分）		
恰当的目光交流	5	
耐心观察、倾听并有恰当反应	10	
鼓励患者充分表达	5	
提问以开放式为先导，开放和封闭提问妥善结合与转换	5	
对重要信息和解释有核实	10	
提供恰当的具体建议	5	
清楚表明医生的意见	5	
有阶段性总结或结束时总结	5	
效果印象（30分）		
达到沟通目的或者没有达成目的但不是医生的问题	10	
患者感到舒适和被理解	10	
考官认为考生有较好的沟通能力	10	
总分	100	

第四部分：神经系统（时间15分钟，分值100分）

同第一套题

第五部分：心肺复苏（时间15分钟，分值15分）

同第一套题

（吴志芳）

第六章　神经内科

为规范住院医师规范化培训结业临床实践能力考核，提高结业临床实践能力考核的质量，逐步实现住院医师规范化培训结业考核的同质化，特制订本规程。

一、使用范围

适用于山西省住院医师规范化培训结业临床实践能力考核-神经内科专业。

二、制订依据

依据国家《住院医师规范化培训内容与标准（2022版）》《神经内科住院医师规范化培训结业实践技能考核指导标准（试行）》，结合山西省住院医师规范化培训的实际，制订本标准。

三、考核对象

符合考核条件，参加住院医师规范化培训（神经内科）专业结业临床实践能力考核的住院医师。

四、考核内容

包括辅助检查及影像学判读、接诊患者、临床思维、基本技能操作、人文沟通能力等内容。

五、考核重点

根据国家《住院医师规范化培训内容与标准（2022版）》-神经内科培训细则的要求，重点考核住院医师对神经内科多发病、常见病的独立诊治能力。

六、考核形式及考站设置

住院医师规范化培训结业临床实践能力考核采取客观结构化临床考核（OSCE）的方式，采用在标准化患者/真实患者或医学模拟人上实际操作。共设置辅助检查及影像学判读、接诊患者、临床思维、基本技能操作、人文沟通能力五站。

第一考站：辅助检查及影像学判读

考核内容：包括以下检查的正常表现和常见疾病的表现：

（1）影像学检查：包括脊柱X线片、CT、MRI；脑和脊髓的CT、MRI、CTA、MRA、DSA、脑灌注成像等；脑血流图；胸部X光片、腹部B超等。

（2）神经电生理检查：脑电图，肌电图，神经传导速度，诱发电位等。

（3）其他辅助检查：脑脊液结果判读，常用化验结果判读（包括血、尿、便常规、血生化、血气等），颈部血管B超结果解读，常见病理图片描述等。

（4）心电图。

考核方式：读片或人机对话。

考核时间：30分钟。

分值：20分

第二考站：接诊患者（须体现人文沟通）

考核内容：病史采集＋全面查体

考核方式：SP或临床实际患者。

建议选用病种：神经科常见病种，包括脑梗死，脑出血，蛛网膜下腔出血，静脉窦血栓形成，脑炎，脑膜炎，癫痫，帕金森病，吉兰-巴雷综合征，重症肌无力，周期性麻痹，痴呆，头痛，眩晕，单发或多发性神经病，脊髓疾病，视神经脊髓炎，多发性硬化，运动神经元病，多系统萎缩，脑寄生虫病，多发性肌炎，线粒体脑肌病，可逆性后部白质脑病，进行性肌营养不良，代谢性脑病等。

考核时间：20分钟。

分值：20分。

第三考站：临床思维

考核内容：病例分析和病历书写。

考核方式：笔试＋口试。

考核时间：30分钟。

分值：30分。

第四考站：基本技能操作

考核内容：腰椎穿刺术。

考核方式：模拟器械。

考核时间：20分钟。

分值：20分。

第五考站：人文沟通能力

考核内容：病例分析。

考核方式：口试。

考核时间：10分钟。

分值：10分。

七、成绩评定

须同时满足以下条件：总分≥80分，其中第四站基本技能操作≥16分。

八、具体实施

1．采用统一考题、统一考核形式与标准进行集中考核，以保证考核的公平性和同质性。考核基地同一批次、同一时段使用同一考题。各站试题数量根据考试批次安排设定，每半天至少一套试题，各批次之间不得重复，并准备至少一套备用题。

2．每个考站配两名考官，两名考官来自不同培训基地，两名考官独立评分。

3．各类型人员考前培训

（1）考官培训内容：包括《住院医师规范化培训结业临床实践能力考核标准方案（神经内科）》、考官制度、执考要求、评分要求、评分标准等；考前培训应按分配的考核任务进行分组培训，由考核专业负责人及指定的考站组长负责召集该站考官进行培训，培训重点是评分细则的一致性，具体包括熟悉考核病例（或主题）的内容；对照评分细则进行一致性评分练习与讨论。

（2）考生培训内容：包括考场设置、考试流程、每站考核注意事项等。

（3）考务人员培训内容：包括考场设置、人员分工、不同岗位考务人员工作流程及注意事项等。

（4）SP培训：包括案例培训、标准化回答、特殊体征培训等。

九、考站设置建议

根据考核人数、考核基地场地、考官配置等因素，结合考核公平性、同质性，兼顾经济性，选择适宜的考站设置方案（表6-1）。

表6-1A　神经内科考站设置方案一

组别	序号	轮转顺序				
		第一站：辅助检查及影像学判读，30分钟	第二站：接诊患者（须体 现人文沟通），20分钟	第三站：临床思维，30分钟	第四站：基本技能操作，20分钟	第五站：人文沟通能力，10分钟
第一站：辅助检查及影像学判读（30分钟，统一人机对话考核）						
第一组	01	第二站→第三站1→第三站2→第四站→第五站				
	02	第四站→第五站→第二站→第三站1→第三站2				

说明：

1．依据参考人数分组进行考核，每组2人，同时进站；

2．第一站、第二站、第三站为关联站，均用一个题干（即考完第一站，方可进行第二站考核）；

3．第三站临床思维分为2个亚站（其中第三站1为病历书写，第三站2为病例分析）；

4．根据考站数量及考核人数设置并行站

表6-1B　神经内科考站设置方案二

组别	序号	轮转顺序				
		第一站：辅助检查及影像学判读，30分钟	第二站：接诊患者（体现人文沟通），20分钟	第三站：临床思维，30分钟	第四站：基本技能操作，20分钟	第五：人文沟通能力，10分钟
第一站：辅助检查及影像学判读（30分钟，统一人机对话考核）						
第一组	01	第二站→第三站1→第三站2→第四站→第五站				
	02	第三站1→第三站2→第四站→第五站→第二站				
	03	第四站→第五站→第二站→第三站1→第三站2				
	04	第五站→第二站→第三站1→第三站2→第四站				

说明：

1．依据参考人数分组进行考核，每组4人，同时进站，按换站顺序换站。

2．第一站、第二站、第三站互不关联，各用一个题干。（可同时进行考核）

3．第三站临床思维分为2个亚站（其中第三站1为病历书写，第三站2为病例分析）。

4．根据考站数量及考核人数设置并行站

十、模拟试题

模拟试题（第一套）

第一部分：辅助检查及影像学判读（时间30分钟，分值20分）

一、考生题干

1. 患者，男性，46岁，主因“剧烈头痛、恶心、呕吐3小时”入院。平素体健。入院后行头颅CT检查（图6-1）。请描述图中异常表现，据此写出可能诊断。

2. 女，22岁，剖腹产后3 天，出现头痛，呕吐，意识不清，高血压半年，测血压170/120mmHg。头颅MRV未见异常（图6-2）。请完成阅片描述及诊断。

3. 患者男性，55岁；主诉：左侧肢体无力10小时入院。辅助检查：头DWI示右侧基底节区脑梗死。图6-3是行床旁TCD的图片：（1）阅片描述；（2）诊断。

4. 大四男生，入院前2周患者出现了双手抖动、双足趾末端麻木、双腿行走不稳的症状，行走时感觉明显的“踩棉花”感。曾在娱乐场所吸食“笑气”。颈椎MR提示颈髓后索损伤。患者饮食正常，无挑食、无消化道疾病（图6-4）。

（1）请描述图中影像表现，（2）考虑可能的诊断是什么？

5. 患者，男性，46岁，主因“剧烈头痛、恶心、呕吐3小时”入院。平素体健。入院后行头颅CT检查，显示蛛网膜下腔出血。进一步行DSA检查，据此写出可能病因诊断（图6-5）。

图6-1　图6-2　图6-3　图6-4　图6-5

6. 患者，男性，50岁，因“发作性言语不利伴右侧肢体无力1个月5次”入院。入院后DWI及MRA检查（图6-6）：（1）阅片；（2）最可能诊断。

7. 患者，女性，35岁，因“剖宫产后20天，头痛3天，加重半天伴突发意识丧失2小时”入院，平素健康状况良好。D-二聚体 1.69mg/L↑，头颅CT＋MRI＋MRV见图6-7。（1）阅片；（2）最可能诊断。

8. 患者，男性，55岁，“被发现失语，伴左侧肢体无力2小时”入院，急诊行头颅CT检查见图6-8A，请阅片。3天后复查头颅CT见图6-8B，请阅片。

9. 患者，6岁女性，反复发作性愣神1年，每次发作持续10秒，每天发作数次至数十次，以下为其发作期脑电图（图6-9）：（1）描述其脑电图表现；（2）诊断。

10. 患者，女，68岁，主因“突发不语、右侧肢体无力2天”入院。入院后行心电图及头颅CT见图6-10。（1）请判读心电图；（2）请判断该患者最可能诊断。

图6-6　图6-7　图6-8　图6-9　图6-10

二、考官参考及评分标准（表6-2）

表6-2　辅助检查及影像学判读评分标准

序号	评分标准	标准分	得分
1	①侧裂池、脚间池、四叠体池高密度影（1分）。②蛛网膜下腔出血（1分）	2	
2	①整个大脑后半部压水像高信号（1分）。②诊断：可逆性脑后部白质综合征（1分）	2	
3	右侧大脑中动脉慢性闭塞，侧支生成可能，同侧大脑前、后动脉代偿性血流速度增快	2	
4	C_2～C_5椎体水平颈髓后索T2高信号（1分）。考虑可能诊断为：脊髓亚急性联合变性，NO（笑气）中毒（1分）	2	
5	动脉瘤（2分）	2	
6	①头颅DWI未见新近梗死。MRA：左侧大脑中动脉M1段起始部重度狭窄（1分）。 ②短暂性脑缺血发作，左侧大脑中动脉重度狭窄（1分）	2	
7	（1）头颅CT示右侧颞叶脑出血。右侧颞枕交界处血肿形成。MRV：右侧横窦、乙状窦内管腔狭窄，考虑窦内血栓形成（1分） （2）诊断：①颅内静脉窦血栓形成（右侧横窦、乙状窦）；②右侧颞叶脑出血（1分）	2	
8	①右侧大脑中动脉可见高密度影（1分）；②右侧额颞叶低密度影（1分）	2	
9	①提示：发作期可见3Hz高幅棘慢复合波广泛爆发于各导（1分） ②应考虑癫痫，失神发作（1分）	2	
10	心电图：异常心电图，心房纤颤（1分）。最可能的诊断：脑栓塞（1分）	2	
总分		20	

第二部分：接诊患者（病史采集＋全面查体，时间20分钟，分值20分）

一、考生题干

接诊SP。

题干：程××，男，65岁。主因“四肢麻木26天，加重伴肢体无力2天”。请对患者进行病史采集（注重问诊技巧、医患沟通）、全面查体。

二、考官参考资料

患者于26天前无明显诱因出现四肢麻木，表现为双手掌指关节以远、双足麻木，呈对称性，不伴肢体无力、大小便失禁、吞咽困难、呼吸困难、饮食呛咳等不适，因右膝关节在疼痛的基础上出现麻木导致行走进一步困难，故就诊于某市二院骨科行右膝关节半月板手术，住院期间予以口服甲钴胺片，四肢麻木未见明显好转。于入院前2天出现四肢麻木感加重，下肢由双足远端向近端发展至膝关节，伴肢体无力，不伴尿便失禁、小便潴留等。为求进一步诊治，今来我院门诊就诊，行肌电图检查。门诊以“四肢麻木无力待诊”收入院。患者发病前可疑腹泻，否认感冒病史，患者自发病以来，精神、食欲、睡眠一般，二便正常，体重未有明显增减。

既往史：患者既往体健。否认高血压、糖尿病及心脏病史。否认输血史、肝炎结核病史。否认手术外伤史。无过敏史。

个人婚育史：25岁结婚，配偶体健，生育1子。无吸烟史，少量饮酒。家族史：无家族性遗传病史。

查体：T 36.5℃，P 97次/分，R 20次/分，BP 137/108mmHg；双肺呼吸音清，未闻及干湿啰音；心率97次/分，律齐，未闻及杂音；腹软，肝脾肋下未触及；双下肢无浮肿。神志清楚，言语流利，自知力、定向力、计算力正常；双侧眼球各方向运动充分，无眼震，双侧瞳孔等大等圆，直径约2.5mm，对光反射灵敏，双侧额纹、鼻唇沟对称，伸舌居中；双上肢肌力5^-级，双下肢肌力4^+级，肌张力正常，双上肢腱反射（＋），双下肢腱反射未引出；双手掌指关节以远、双膝关节以远皮肤浅痛觉减退，下肢深感觉减退；双侧病理征未引出；颈软，无抵抗。

三、评分标准（表6-3）

表6-3　接诊患者（病史采集＋全面查体）评分标准

考核项目		考核内容及评分标准	标准分	得分
病史采集（8分）	个人信息（1分）	姓名（0.2分）、性别（0.2分）、年龄（0.2分）、职业（0.2分）、民族（0.2分）	1	
	现病史（3.5分）	起病时间/方式	0.2	
		诱因	0.3	
		主要症状　肢体无力（0.6分）、肢体麻木（0.6分）	1.2	
		不伴有的症状	0.3	
		症状加重或缓解情况	0.3	
		诊治及用药情况	0.2	
		发病后精神（0.2分）、饮食（0.2分）、睡眠（0.2分）、小便情况（0.2分）、大便情况（0.2分）	1	
	既往史（2.0分）	平素健康状况（0.8分）	0.8	
		传染病史（0.2分）、预防接种史（0.2分）、过敏史（0.2分）	0.6	
		手术史（0.2分）、外伤史（0.2分）、输血史（0.2分）	0.6	
	个人史（0.7分）	出生地（0.1分）、长期居留地（0.1分）、疫区接触史（0.1分）	0.3	
		吸烟史（0.1分）、饮酒史（0.1分）、冶游史（0.1分）	0.3	
		药物、毒物、粉尘及放射性物质接触史（0.1分）	0.1	
	婚育史（0.3分）	否（0.3分）（二选一）	0.3	
		婚（0.1分）、配偶身体情况（0.1分）、生育情况（0.1分）	0.3	
	家族史（0.2分）	父母兄弟姐妹患病情况（0.1分）、遗传病、传染病家族史（0.1分）	0.2	
	人文关怀（0.3分）	自我介绍；注意人文关怀、礼貌用语	0.3	

续表

考核项目			考核内容及评分标准	标准分	得分
体格检查（12分）	物品准备（1分）		瞳孔笔（0.2分）、叩诊锤（0.2分）、听诊器（0.2分）、	0.6	
			音叉（0.2分）、棉签（0.2分）	0.4	
体格检查（12分）	检查者准备（0.5分）		向患者及家属告知检查目的（0.2分）	0.2	
			手卫生（0.2分）	0.2	
			站位（0.1分）	0.1	
	患者准备（0.5分）		体位（仰卧位或坐位）（0.2分）	0.2	
			嘱患者放松、周围环境适宜、隐私保护（0.3分）	0.3	
	生命体征（1分）		体温（0.2分）、呼吸（0.2分）、脉搏（0.2分）、血压（0.2分）、身高（0.1分）、体重（0.1分）	1	
	一般情况（1分）		意识（0.2分）、语言（0.2分）、定向力（0.2分）、计算力（0.2分）、记忆力（0.2分）	1	
	内科检查（1分）		肺部（0.4分）、心脏（0.4分）、腹部（0.2分）	1	
	神经系统体格检查（6分）	颅神经（2分）	嗅神经（0.1分）、视神经（0.1分）	0.2	
			动眼、滑车、外展神经（0.6分）	0.6	
			三叉（0.2分）、面神经（0.2分）、前庭蜗神经（0.2分）	0.6	
			舌咽、迷走神经（0.2分），副神经（0.2分），舌下神经（0.2分）	0.6	
		运动系统：肌容积（0.2分）、肌力（0.4分）、肌张力（0.4分）		1	
		感觉系统：浅感觉（0.2分）、深感觉（0.2分）、复合感觉（0.2分）		0.6	
		反射（1.4分）	浅反射：腹壁反射（0.2分）	0.2	
			深反射：肱二头肌腱反射（0.2分）、肱三头肌腱反射（0.2分）、桡骨膜反射（0.2分）、膝腱反射（0.2分）、跟腱反射（0.2分）	1	
			病理反射：巴宾斯基征（0.2分）	0.2	
		共济运动（0.6）	指鼻试验（0.3分）、跟膝胫试验（0.3分）	0.6	
		脑膜刺激征（0.4）	颈抵抗及布氏征（0.2分）、克氏征（0.2分）	0.4	
	人文关怀（2分）		注意与患者沟通、人文关怀；语言安抚；隐私保护；动作轻柔（1.0分）	2	
总分				20	

第三部分：临床思维（病例分析＋病历书写，时间30分钟，分值30分）

一、考生题干

第一部分：口试题：对第二站接诊患者进行病例分析。

1．该病例特征性临床表现是什么？定位诊断是什么？

2．定性诊断如何考虑？需与那些疾病鉴别？

3．需完善哪些检查？

4．治疗有哪几方面？

第二部分：笔试题：书写首次病程。

二、考官评分标准（表6-4）

表6-4　临床思维（病例分析＋病历书写）评分标准

考核项目	考核内容	评分细则	评分标准	标准分	得分
临床思维（30分）	该病例特征性临床表现及定位诊断是什么？	定位诊断：周围神经 特征性临床表现： 1．四肢远端对称性的麻木、无力； 2．发病前存在腹泻病史； 3．腱反射减退，病理征阴性	定位正确3分； 其他答对1项得1分	6	
	定性诊断如何考虑？需要与哪些疾病鉴别？	定性诊断：吉兰巴雷综合征 鉴别诊断： 1．周期性麻痹； 2．急性脊髓炎； 3．重症肌无力； 4．Bickerstaff脑干脑炎	定性诊断正确2分；鉴别诊断答对其中三项即可，其中每项2分	8	
	需完善哪些检查？	1．腰椎穿刺术； 2．肌电图； 3．抗神经节苷脂抗体	1项得2分	6	
	治疗有哪几方面？	免疫治疗，包括免疫球蛋白、血浆置换； 一般治疗，包括抗感染、呼吸道管理、营养支持、防止并发症； 神经营养治疗； 康复治疗	2分	2	
	书写内容完整	主诉； 病例特点； 查体； 定位诊断； 定性诊断； 鉴别诊断； 诊疗计划	病例特点2分； 其他1项得1分	8	
总分				30	

第四部分：基本技能操作（时间20分钟，分值20分）

考官评分标准见附表。

第五部分：人文沟通能力（时间10分钟，分值10分）

一、考生题干

1．该SP患者接诊后需向家属告知讲解病情，你如何告知？

2．若SP患者住院治疗期间突然出现呼吸困难，血氧饱和度下降，心率减低，你如何与家属沟通？

二、考官评分标准（表6-5）

表6-5　人文沟通能力评分标准

考核项目	考核内容	评分细则	评分标准	标准分	得分
人文沟通能力	1. 病情告知	（1）告知目前诊断，积极治疗的同时，告知可能出现的病情进展，如累及吞咽、呼吸，可能危及生命； （2）治疗告知：免疫球蛋白、血浆置换等； （3）可能存在的风险和预后告知：一般预后良好，可能出现呼吸衰竭、自主神经受累，心动过缓，心脏骤停等	1项得2分	6	
	2. 坏消息告知	（1）同情心； （2）目前病情变化原因； （3）下一步诊治处理； （4）预后	1项得1分	4	
总分				10	

模拟试题（第二套）

第一部分：辅助检查及影像学判读（时间30分钟，分值20分）

一、考生题干

1．男性，58岁，突发左侧肢体无力4小时。既往史：高血压病15年。请对头颅CT影像进行描述和诊断（图6-11）。

2．女性，48岁，突发剧烈头痛2小时。既往史：否认高血压、糖尿病病史。请对头颅CT影像进行描述和诊断（图6-12）。

3．患者男性，60岁，主诉：发作性左侧肢体无力1天，加重2小时。既往史：高血压，糖尿病。辅助检查：头颅磁共振：右侧侧脑室旁、半卵圆中心急性脑梗死。DSA影像描述和诊断（图6-13）

4．患者，男性，60岁，主诉：双侧肢体活动障碍伴语言障碍2天。请对头颅MRI影像进行描述和诊断（图6-14）

5．患者，女性，75岁，主诉：突发左侧肢体无力2天。请对头颅CT进行描述和诊断（图6-15）

图6-11　　图6-12　　图6-13　　图6-14　　图6-15

6．患者，女性，25岁，主诉：头痛、恶心、呕吐伴发热3天。体检示颈项强直，腰穿检查脑脊液外观清亮。实验室检查结果：葡萄糖4.2mmol/L，白细胞40×10^9/L，中性粒细胞0.38，淋巴细胞0.62，蛋白质0.85g/L，氯化物130mmol/L，细菌培养结果阴性。最可能为

A．病毒性脑膜炎　　B．结核性脑膜炎

C．化脓性脑膜炎　　D．真菌性脑膜炎　　E．流行性乙型脑炎

7．患者，男，72岁，主因“突发头晕、心慌1小时”入院。心电图如图6-16所示，请描述。

8．脑电图（图6-17），请进行描述。

9．患者，女，42岁，主因“全身无力1个月”入院。肌电图，三角肌重复电刺激检查如下（图6-18），请对结果进行描述。

10．男性，82岁，主诉间断头晕3个月余。

既往史：高血压、糖尿病。

查体：左上肢血压142/89mmHg，右上肢血压101/73mmHg。上肢桡动脉搏动弱。右侧锁骨上可闻及收缩期杂音。神志清楚，言语流利，四肢肌力正常。请描述经颅多普勒（图6-19左右）异常，并作出诊断

图6-16　图6-17　图6-18　图6-19

二、考官参考答案

1．检查所见　右侧基底节区及双侧脑室内可见高密度影，右侧侧脑室受压变形。检查结论：右侧基底节区出血，破入双侧脑室内。

2．检查所见　鞍上池、双侧外侧裂内可见高密度影，余脑实质内未见异常密度改变，中线结构居中，颅骨骨质未见异常（表6-6）。检查结论：蛛网膜下腔出血。

表6-6

血管名	Depth	Peak	Mean	Dia	PI
LMCA	50	233	182	157	0.42
RVA	52	76	36	16	1.65
LVA	70	−179	116	35	1.2

3．检查所见 右侧大脑中动脉未显影，可见右侧大脑前动脉脑膜支向大脑中动脉供血区部分代偿。检查结论：右侧大脑中动脉闭塞。

4．检查所见 左图：矢状位T1WI显示胼胝体体部及压部肿胀并信号减低；中间图：T2WI显示胼胝体压部肿胀并不均匀略高信号；右图：DWI显示病灶呈明显高信号。检查结论：胼胝体体部和压部脑梗死。

5．检查所见 右侧额颞叶大片状低密度影，病灶区脑组织肿胀，脑室受压，中线结构向对侧移位。检查结论：右侧额颞叶大面积脑梗死。

6．A。

7．心电图 P波在各个导联均消失，出现大小不等形态各异的f波，心室率绝对不齐。诊断：心房纤颤。

8．失神发作（背景活动不正常，双侧对称的有规律的3Hz的棘慢综合波）。

9．检查所见　低频连续刺激，在第5个波时，波幅较第1个波下降达25%，为波幅递减。

10. 检查所见 经颅多普勒：右侧椎动脉呈双向血流信号，形态改变，左侧椎动脉血流方向正常，流速代偿性增快，形态改变。诊断：右侧锁骨下动脉盗血综合征。

第二部分：接诊患者（时间20分钟，分值20分）

一、考生题干

考生接诊SP。考生在此站点考试时间20分钟，需要对SP进行病史采集，并体格检查，在此过程中应能体现出良好的职业精神和沟通能力。

考生任务（考生接诊SP，考官无须提示）：

患者，王×，女性，57岁，无职业。因“双侧上睑下垂3个月，四肢无力1个月”来诊。

生命体征：T 36.6℃，P 78次/分，R 18次/分，BP 130/75mmHg，身高160cm，体重60kg。

二、考官参考资料

患者王×，女性，57岁，已婚，本地出生，无职业。

主诉：双侧上睑下垂3个月，四肢无力1个月。

现病史：患者于入院前3个月无明显诱因出现双侧上睑下垂，活动后加重，休息后可缓解，反复发作，未在意。1个月前又出现四肢无力，抬臂、梳头费力，蹲起、上楼梯费力，上午较轻。无发热，无意识障碍、头痛、头晕、复视、言语不清、饮水呛咳、吞咽困难、呼吸困难、尿便障碍。为求诊治，于今日就诊于我科门诊。发病以来，精神、饮食、睡眠正常，大小便正常，体重无明显变化。

既往史：体健。无药物和食物过敏史。

个人史：出生于就诊地区，长期居住此地，未到过疫区。无冶游史，无职业，无工业毒物、粉尘及放射性物质接触史，无烟酒嗜好。无药物嗜好。

婚育史：26岁结婚，配偶体健，育1女。

家族史：无家族遗传病史，无家族传染病史。

体格检查：T 36.6℃，P 78次/分，R 18次/分，BP 130/75mmHg，身高160cm，体重60kg。心肺腹部检查未见明显异常。

神经系统检查：意识清楚，言语流利，高级皮质功能正常。双侧眼睑下垂，双眼睑9点～3点（平视60秒时钟表位），双上睑疲劳试验8秒，双瞳孔等大等圆，直径约3mm，对光反射灵敏，双侧眼球各向运动充分，无眼球震颤，双耳听力正常，双侧额纹、鼻唇沟对称存在，伸舌居中，悬雍垂居中，咽反射存在。四肢肌张力正常，四肢近端肌力4级，远端肌力5级，双上肢侧平举35秒，双下肢屈髋屈膝各90º15秒，双侧肢体腱反射对称存在，双侧面部及肢体深浅感觉对称存在，双侧指鼻试验、跟膝胫稳准，双侧巴宾斯基征（－），脑膜刺激征（－）。

三、评分标准（表6-7）

表6-7　接诊患者评分标准

考核项目		考核内容及评分标准	标准分	得分
病史采集（8分）	个人信息（1）	姓名（0.2分）、性别（0.2分）、年龄（0.2分）、职业（0.2分）、民族（0.2分）	1	

续表

考核项目			考核内容及评分标准	标准分	得分
病史采集（8分）	现病史（3.5）		起病时间	0.2	
			诱因	0.3	
			主要症状 肢体无力（0.6分）、肢体麻木（0.6分）	1.2	
			不伴有的症状	0.3	
			症状加重或缓解情况	0.3	
			诊治及用药情况	0.2	
			发病后精神（0.2分）、饮食（0.2分）、睡眠（0.2分）、小便情况（0.2分）、大便情况（0.2分）	1	
	既往史（2.0）		平素健康状况（0.8分）	0.8	
			传染病史（0.2分）、预防接种史（0.2分）、过敏史（0.2分）	0.6	
			手术史（0.2分）、外伤史（0.2分）、输血史（0.2分）	0.6	
	个人史（0.7）		出生地（0.1分）、长期居留地（0.1分）、疫区接触史（0.1分）	0.3	
			吸烟史（0.1分）、饮酒史（0.1分）、冶游史（0.1分）	0.3	
			药物、毒物、粉尘及放射性物质接触史（0.1分）	0.1	
	婚育史（0.3）		否（0.3分）（二选一）	0.3	
			婚（0.1分）、配偶身体情况（0.1分）、生育情况（0.1分）	0.3	
	家族史（0.2）		父母兄弟姐妹患病情况（0.1分）、遗传病、传染病家族史（0.1分）	0.2	
	人文关怀（0.3）		自我介绍；注意人文关怀、礼貌用语	0.3	
体格检查（12分）	物品准备（1）		瞳孔笔（0.2分）、叩诊锤（0.2分）、听诊器（0.2分）、	0.6	
			音叉（0.2分）、棉签（0.2分）	0.4	
	检查者准备（0.5）		向患者及家属告知检查目的（0.2分）	0.2	
			手卫生（0.2分）	0.2	
			站位（0.1分）	0.1	
	患者准备（0.5）		体位（仰卧位或坐位）（0.2分）	0.2	
			嘱患者放松、周围环境适宜、隐私保护（0.3分）	0.3	
	生命体征（1）		体温（0.2分）、呼吸（0.2分）、脉搏（0.2分）、血压（0.2分）、身高（0.1分）、体重（0.1分）	1	
	一般情况（1）		意识（0.2分）、语言（0.2分）、定向力（0.2分）、计算力（0.2分）、记忆力（0.2分）	1	
	内科检查（1）		肺部（0.4分）、心脏（0.4分）、腹部（0.2分）	1	
	神经系统体格检查（6）	颅神经（2分）	嗅神经（0.1分）、视神经（0.1分）	0.2	
			动眼、滑车、外展神经（0.6分）	0.6	
			三叉（0.2分）、面神经（0.2分）、前庭蜗神经（0.2分）	0.6	
			舌咽、迷走神经（0.2分），副神经（0.2分）、舌下神经（0.2分）	0.6	
			运动系统：肌容积（0.2分）、肌力（0.4分）、肌张力（0.4分）	1	
			感觉系统：浅感觉（0.2分）、深感觉（0.2分）、复合感觉（0.2分）	0.6	

续表

<table>
<tr><th colspan="2">考核项目</th><th colspan="2">考核内容及评分标准</th><th>标准分</th><th>得分</th></tr>
<tr><td rowspan="7">体格检查（12分）</td><td rowspan="6">神经系统体格检查（6）</td><td rowspan="3">反射（1.4分）</td><td>浅反射：腹壁反射（0.2分）</td><td>0.2</td><td></td></tr>
<tr><td>深反射：肱二头肌腱反射（0.2分）、肱三头肌腱反射（0.2分）、桡骨膜反射（0.2分）、膝腱反射（0.2分）、跟腱反射（0.2分）</td><td>1</td><td></td></tr>
<tr><td>病理反射：巴宾斯基征（0.2分）</td><td>0.2</td><td></td></tr>
<tr><td>共济运动（0.6）</td><td>指鼻试验（0.3分）、跟膝胫试验（0.3分）</td><td>0.6</td><td></td></tr>
<tr><td>脑膜刺激征（0.4）</td><td>颈抵抗及布氏征（0.2分）、克氏征（0.2分）</td><td>0.4</td><td></td></tr>
<tr><td colspan="2">注意与患者沟通、人文关怀；语言安抚；隐私保护；动作轻柔（1分）</td><td>1</td><td></td></tr>
<tr><td>人文关怀（1）</td><td colspan="2">注意与患者沟通、人文关怀；语言安抚；隐私保护；动作轻柔（1分）</td><td>1</td><td></td></tr>
<tr><td colspan="4">总分</td><td>20</td><td></td></tr>
</table>

第三部分：临床思维（时间30分钟，分值30分）

一、考生题干

1．请根据第二站SP病例，完成下列问题。（口试）

（1）为明确诊断，你计划安排的辅助检查有哪些？

（2）结合病史及辅助检查，对当前病例进行定位定性诊断，以及制订下一步治疗方案？

（3）该患者需鉴别诊断的疾病有哪些？

2．书写一份首次病程。（笔试）

考生回答后给出患者检查结果回报：

（1）血常规、尿常规、便常规均正常。

（2）血生化、肝功能、肾功能、电解质、心肌酶、血糖、血脂、凝血功能均正常。

（3）肿瘤标志物阴性。

（4）风湿免疫指标：抗双链DNA抗体（ds-DNA）、抗核抗体（ANA）谱、抗链球菌溶血素（ASO）、类风湿因子（RF）、抗心磷脂抗体（ACA）、抗中性粒细胞胞质抗体（ANCA）、快速血浆反应素试验（RPR）、梅毒螺旋体特异性抗体（TP-PA）、艾滋病病毒抗体（HIV）均阴性。

（5）甲状腺功能正常。

（6）血抗乙酰胆碱酯酶（AChR）抗体阳性。

（7）神经电生理检查　重复神经电刺激检查（RNS）阳性。

（8）常规心电图正常。

（9）胸部CT平扫未见异常。

（10）头颅MRI平扫未见明显异常。

（11）药物试验：新斯的明试验阳性。

二、考官评分标准（表6-8）

表6-8　临床思维评分标准

考核内容	评分细则	评分标准	标准分	得分
辅助检查	①血常规、尿常规、便常规均正常；②血生化、肝功能、肾功能、电解质、心肌酶、血糖、血脂、凝血功能均正常；③肿瘤标志物均阴性；④风湿免疫指标：抗双链DNA抗体（ds-DNA）、抗核抗体（ANA）谱、抗链球菌溶血素（ASO）、类风湿因子（RF）、抗心磷脂抗体（ACA）、抗中性粒细胞胞质抗体（ANCA）、快速血浆反应素试验（RPR）、梅毒螺旋体特异性抗体（TP-PA）、艾滋病病毒抗体（HIV）等均阴性；⑤甲状腺功能正常；⑥血抗乙酰胆碱酯酶（AChR）抗体阳性；⑦神经电生理检查重复神经电刺激检查（RNS）阳性；⑧常规心电图正常；⑨胸部CT平扫未见异常；⑩头颅MRI平扫未见明显异常；⑪药物试验：新斯的明试验阳性	答对1项得0.5分（其中第2项和第4项答对其中3条即可）	5.5	
定位诊断	定位于神经-肌肉接头。定位依据：①双侧眼外肌 双侧上睑下垂；② 四肢肌群弛缓性瘫痪 四肢近端肌无力、腱反射存在、病理征阴性；③ 低频重复神经电刺激阳性	定位正确得3分；定位依据答对1项得0.5分	4.5	
定性诊断	定性诊断为重症肌无力（Ⅱa型）。定性依据：①中年女性；②亚急性起病；③表现为双侧眼睑下垂和四肢近端肌肉无力，肌无力呈对称性分布；④有晨轻暮重、活动后加重、休息后缓解的特点；⑤感觉系统不受累；⑥疲劳试验阳性；⑦新斯的明试验阳性；⑧血抗AChR抗体阳性	定性诊断正确得3分；定性依据答对1项得0.5分	7	
鉴别诊断	①Lambert-Eaton综合征（肌无力综合征）；②吉兰-巴雷综合征；③肌营养不良；④多发性肌炎；⑤肉毒杆菌中毒	答对1项得1分	3	
治疗药物	①胆碱酯酶抑制剂：溴吡斯的明；② 肾上腺糖皮质激素；③ 免疫抑制剂；④血浆置换；⑤免疫球蛋白	答对1项得1分分	5	
书写内容完整	①主诉；② 病例特点；③ 查体；④初步诊断；⑤定位诊断；⑥定性诊断；⑦鉴别诊断；⑧诊疗计划	5、6项各得1分，其余项目各得0.5分	5	
总分			30	

第四部分：基本技能操作（时间20分钟，分值20分）

考官评分标准见附表。

第五部分：人文沟通能力（时间10分钟，分值10分，口试）

一、考生题干

1. 接诊第二站SP后需向家属告知讲解病情，你如何告知？
2. 第二站SP患者住院治疗期间出现呼吸衰竭，危及生命，请向家属告交代病情？

二、考官评分标准（表6-9）

表6-9　人文沟通能力评分标准

考核项目	考核内容	评分细则	评分标准	标准分	得分
人文沟通能力	1．病情告知	①目前病情诊断告知：重症肌无力；②治疗告知：胆碱酯酶抑制剂、肾上腺糖皮质激素、免疫抑制剂、血浆置换、免疫球蛋白；③病危和预后告知：一般预后良好，可能出现呼吸衰竭	1项得2分	6	
	2．坏消息告知	同情心； 目前病情变化原因：重症肌无力危象； 下一步诊治处理：气管插管，呼吸机辅助通气； 预后：不良，病死率较高	1项得1分	4	
总分				10	

附表：

附表　腰椎穿刺术评分标准

项目内容	考核内容	标准分	得分
准备工作（2.0）	仪表端庄、穿戴工作服（0.2分）， 交代操作目的，取得患者及家属同意，签署同意书（0.3分）	0.5	
	戴口罩和帽子（0.2分）、手卫生（0.3分）	0.5	
	物品准备：2%利多卡因注射液（0.2分）、腰穿包（0.2分）、碘伏（0.2分）、注射器（0.1分）、棉签（0.1分）、胶布（0.1分）、无菌敷料（0.1分）	1.0	
操作流程标准（14）	1．体位 患者（模型）协助患者侧卧于硬板床上，背部与床面垂直（1分）；使患者头向前胸部屈曲，两手抱膝紧贴腹部，使躯干呈弓形，脊柱尽量后凸以增宽椎间隙（1分）	2.0	
	2．定位 以髂嵴连线与后正中线的交点处为穿刺点（相当于第3、4腰椎棘突间隙），也可在上一或下一腰椎间隙进行（2分）	2.0	
	3．按序准备用物，打开无菌包放入所需无菌物品，备胶布，戴无菌手套（1分）	1.0	
	4．常规消毒术区皮肤，直径15cm（1分）；消毒3次，每次小于上一次消毒范围（1分）	2.0	
	5．覆盖并固定无菌洞巾（1分）	1.0	
	6．检查器械，注意穿刺针是否通畅，针芯是否配套（1分）	1.0	
	7．利多卡因逐层浸润麻醉（1分）	1.0	
	8．左手固定局部皮肤，右手持穿刺针以垂直背部的方向缓慢刺入，针尖可稍倾向头部方向，当感觉两次突破感后可将针芯慢慢抽出，见脑脊液流出（1分）； 成人一般进针深度4～6cm，儿童2～4cm（1分）	2.0	
	9．接上测压管测压，可嘱患者双腿慢慢伸直（1分）（口述）	1.0	
	10．撤去测压管，收集脑脊液2～5ml送检（0.5分）；抽完液后拔出穿刺针，覆盖无菌纱布（0.5分）	1.0	
终末标准（2）	1．操作动作轻柔，避免造成损伤	0.5	
	2．关心患者，体贴患者	0.5	
	3．术后患者保持去枕平卧体位4～6小时	0.5	
	4．操作熟练，沉着冷静，手法正确	0.5	

续表

项目内容	考核内容	标准分	得分
回答问题（三选一）（2分）	1. 腰椎穿刺术的禁忌证有哪些？①可疑颅高压、脑疝，可疑颅内占位病变；②休克等危重患者；③穿刺部位有炎症；④有严重的凝血功能障碍患者，如血友病患者等	2.0	
	2. 腰椎穿刺的适应证。①留取脑脊液做各种检查以辅助中枢神经系统疾病：如感染性疾病、蛛网膜膜下腔出血、免疫炎性疾病和脱髓鞘疾病等；②怀疑颅内压异常；③动态观察CSF变化以助判断病情、预后及指导治疗；④治疗性腰椎穿刺		
	3. 常见并发症：①低颅压综合征；②脑疝形成；③神经根痛；④其他少见并发症，如感染、出血		
总分		20	

（李韶莹）

第七章　全　　科

为规范住院医师规范化培训结业临床实践能力考核，提高结业临床实践能力考核的质量，逐步实现住院医师规范化培训结业考核的同质化，特制订本规程。

一、使用范围

适用于山西省住院医师规范化培训结业临床实践能力考核-全科专业。

二、制订依据

依据国家《住院医师规范化培训内容与标准（2022版）》《住院医师规范化培训结业临床实践能力考核标准方案（2022版）（全科）》，结合山西省住院医师规范化培训的实际，制订本标准。

三、考核对象

符合考核条件，参加住院医师规范化培训（全科）专业结业临床实践能力考核的住院医师。

四、考核内容

包括基本技能操作、医患沟通、全科接诊等内容。

五、考核重点

根据国家《住院医师规范化培训内容与标准（2022版）》-全科培训细则的要求，重点考核住院医师对全科多发病、常见病的独立诊治能力。

六、考核形式及考站设置

住院医师规范化培训结业临床实践能力考核采取客观结构化临床考核（OSCE）的方式，采用在标准化患者/真实患者或医学模拟人上实际操作。共设置基本技能操作、医患沟通、全科接诊三站。

第一考站：基本技能操作

考核内容：全科常用技能及操作，以《住院医师规范化培训内容与标准-全科培训细则（2022年版）》要求为准。

考核方式：使用标准化患者（简称SP）或模拟患者（可由1名考官扮演）进行考核（如条件有限，可由考官扮演模拟患者，提出考核问题、回答考生提问）。考生可根据提供的基本信息，与SP（或模拟患者）沟通、回答提问，考核内容包括向SP解释病情（如可能的诊断、鉴别诊断及处理方案），SP向考生提出1条以上重要的问题，考生需要解答SP问题并进行医患沟通。每半天更换考试题目。

考核考题：临床沟通试题，病情来源于全科常见疾病、症状或重点慢性病。试题样例包括考生、模拟患者、考官材料。

考核时间：20分钟。

分值占比：100分，占比25%。

第二考站：医患沟通

考核内容：考核全科住院医师的职业素养、人文关怀、沟通能力、健康教育技巧等，可依据《全科培训细则（2022版）》要求掌握的症状、病种等设计场景。

考核形式：使用标准化患者或模拟患者（可由1名考官扮演）进行考核（如条件有限，可由考官扮演模拟患者，提出考核问题、回答考生提问）。考生可根据提供的基本信息，与SP（或模拟患者）沟通、回答提问，考核内容包括向SP解释病情（如可能的诊断、鉴别诊断及处理方案），SP向考生提出1条以上重要的问题，考生需要解答SP问题并进行医患沟通。每半天更换考试题目。

考核试题：临床沟通试题，病情来源于全科常见疾病、症状或重点慢性病。

考核时间：本站20分钟，开始计时后，先由考官介绍本站内容、与考生进行初步沟通，包括考站介绍、考生审题、完成考核共20分钟。

分值占比：100分，占比15%。

第三考站：全科接诊

考核内容：全科接诊，包括病史采集＋体格检查＋病例分析＋SOAP书写。考核范围以《全科培训细则（2022版）》要求掌握的症状、病种为主。

考核方式：面试＋笔试，其中病史采集、体格检查、病例分析采取考官面试形式，病史采集为模拟患者（可由1名考官扮演）或SP（如条件有限，可由考官扮演模拟患者，提出考核问题、回答考生问题）、体格检查为SP或模拟人；SOAP书写采取笔试形式。考生进入考场后提供病情简介及考核要求。考核采用分步递呈的方式：（1）考生进入考场后首先阅读题干上的简要病史，根据所给病例，向模拟患者或SP补充询问病史，向考官询问体检和专科检查结果、辅助检查报告等内容，模拟患者或SP、考官根据考生询问的具体问题，给出回答，考生未问及的内容不可进行延伸回答。问询模拟患者的问题由考官回答。（2）在SP或模拟人上完成考官指定的体格检查项目。（3）考生根据考官提问，依次汇报病例特点、诊断和诊断依据、鉴别诊断、诊疗计划等考官要求回答的内容。（4）考核过程中，考生如补充询问已完成步骤（如查体时补充问病史、病例分析时补充问病史或体格检查），考官仍可提供相关信息，但在综合评价时予以适当扣分。

考核时间：本站70分钟，分为2部分。（1）面试40分钟，开始计时后，先由考官介绍本站内容、与考生进行初步沟通，包括考站介绍、考生审题、病史采集、体格检查（含口述和实际操作2个内容）、病例分析共40分钟，在考场完成。（2）笔试30分钟，为根据面试部分收集的信息完成SOAP书写，另外设单独考场，会有考务人员带考生进入，考场安排监考人员，考生落座后开始计时。

分值占比：100分，占比60%。

七、成绩评定

总分＝基本技能操作考站得分×0.25＋医患沟通考站得分×0.15＋全科接诊考站得

分×0.6。

总分达到70分为合格，不单独设定各站合格线。

八、具体实施

1．采用统一考题、统一考核形式与标准进行集中考核，以保证考核的公平性和同质性。考核基地同一批次、同一时段使用同一考题。各站试题数量根据考试批次安排设定，每半天至少一套试题，各批次之间不得重复，并准备至少1套备用题。

2．每个考站配两名考官，两名考官来自不同培训基地，两名考官独立评分。

3．各类型人员考前培训

（1）考官培训内容：包括《住院医师规范化培训内容与标准（2022版）》《住院医师规范化培训结业临床实践能力考核标准方案（2022版）（全科）》、考官制度、执考要求、评分要求、注意事项等；考前培训应按分配的考核任务进行分组培训，由考核专业负责人与指定的考站组长负责召集该站考官进行培训，培训重点是评分细则的一致性，具体包括熟悉考核病例（或主题）的内容；对照评分细则进行一致性评分练习与讨论。

（2）考生培训内容：考场设置、考试流程、每站考核注意事项等。

（3）考务人员培训内容：考场设置、人员分工、不同岗位考务人员工作流程等。

（4）SP培训：案例培训、标准化回答、特殊体征培训等。

九、考站设置建议（表7-1）

表7-1　全科考站设置方案

组别	序号	换站顺序			
		第一站 基本技能操作 20分钟	第二站 医患沟通 20分钟	第三站1 全科接诊（面试） 40分钟	第三站2 全科接诊（笔试） 30分钟
第一组	01	第一站①→第二站①→第三站（面试）①→第三站（笔试）①			
	02	第一站②→第二站②→第三站（面试）②→第三站（笔试）②			
	03	第一站③→第二站③→第三站（面试）③→第三站（笔试）③			
	04	第二站①→第一站①→第三站（面试）④→第三站（笔试）④			
	05	第二站②→第一站②→第三站（面试）⑤→第三站（笔试）⑤			
	06	第二站③→第一站③→第三站（面试）⑥→第三站（笔试）⑥			
第二组	07	第三站（面试）①→第三站（笔试）①→第一站①→第二站①			
	08	第三站（面试）②→第三站（笔试）②→第一站②→第二站②			
	09	第三站（面试）③→第三站（笔试）③→第一站③→第二站③			
	10	第三站（面试）④→第三站（笔试）④→第二站①→第一站①			
	11	第三站（面试）⑤→第三站（笔试）⑤→第二站②→第一站②			
	12	第三站（面试）⑥→第三站（笔试）⑥→第二站③→第一站③			

1．依据参考人数分组进行考核，三站同时进行考试（同时设置多组，进站人数根据每站考试时间设置，如：第一站与第二站考核设置3个人同时进站，两站考试结束后交换考站继续考试，第三站（面试）设置6个人同时进站，40分钟考试完成后与第一站、第二站3人*2组共6人再次交换考站继续考试。如上表所述，其中编号①-⑥代表每站设置并行考站数）。

2．80分钟后第一组、第二组同学完成第一站、第二站、第三站（面试），进入第三站（笔试）。

3．考虑时间问题，第三站（笔试）考站内可同时容纳多个考生，保证合适间距，考试可同时进行

十、模拟试题

模拟试题（第一套）

第一部分：基本技能操作（时间20分钟，分值100分）

一、考生题干

1．基本操作一

考核场景：中年男性，因突发胸前区憋痛1小时，呼之不应10分钟被家属送到某社区卫生院急诊。接诊医生判断后考虑心脏骤停，在进行心肺复苏抢救时，你用简易呼吸器通气支持配合。

2．基本操作二

考核场景：中年男性患者，因右肩背部红肿疼痛1周到全科诊室就诊，考虑皮脂腺囊肿合并感染，需要行切开引流术，评估无手术禁忌，请你按外科要求进行规范操作。

二、考官评分标准参照本专业常用技能操作评分标准（附表7-10、附表7-15）。

第二部分：医患沟通（时间20分钟，分值100分）

一、考生题干

病情介绍，同时给考生部分：

患者王×，男性，52岁，发作性喘憋20年，加重1周。

现病史：20年前因受凉感冒后出现喘憋、咳嗽症状，咳白黏痰，就诊于当地医院，诊断为“哮喘”。予抗炎、平喘及对症治疗后好转。上述症状反复发作。1周前感冒后再次出现憋喘、咳嗽、咳白黏痰，夜间及晨起时发作明显，无发热，予抗感冒及对症治疗（新康泰克、沐舒坦、阿斯美等）喘憋未见好转。今喘憋较前加重伴胸闷、出汗、气急，故来诊。

既往史：有过敏性鼻炎病史，否认高血压、糖尿病、冠心病病史，无其他特殊病史。

家族史：无特殊记录。

生活习惯：吸烟，不饮酒；生活规律；口味偏咸；家庭经济条件好。

门诊查体：T 36.9℃，血压110/72mmHg，R 33次/分；脉搏108次/分，身高175cm；体重75kg，无球结膜水肿，无颈静脉怒张，双肺可闻及散在哮鸣音，无胸腹矛盾运动，心音有力，律齐，各瓣膜听诊区未闻及杂音，腹平软，无压痛，肝脾肋下未触及，双下肢无水肿。其他查体无明显异常。血常规、生化指标无异常。

患者签约家庭医生后，向你咨询病情情况、如何能减少自己疾病的发作等，请你根据病情进行交流并给予健康指导。

1．补充病史、关注患者、分析病情、共同决策；

2．回答患者提问，进行健康教育。

二、考官参考资料

补充问题

1．开放式补充，询问个人，心理病史，注意不过度引导。心理社会背景、家族史：包括心理压力、性格、家族情况等。（参考内容：心理压力大，性格内向，家族无类似病

史、无遗传病史）

2．全科理念疏导，注重以患者为中心，体现人文关怀。

（1）对患者的喘憋、咳嗽、气急等症状表示关注，并说明症状的出现与患者机体的整体情况、生活习惯、吸烟等有关。

（2）对患者的心情焦虑、表情痛苦表示理解，进行安慰，鼓励树立信心战胜疾病。

3．回答患者的提问，归纳患者病情，医患共同决策，回答患者提问，进行健康教育。运用循证医学方法，合理解释，归纳患者的病情与预后；进行医患共同决策，耐心倾听患者的提问，指导其解决问题。

三、考官评分标准（表 7-2）

表 7-2　医患沟通评分标准

考点		参考答案	标准分	得分
沟通准备（5）		态度和蔼，自我介绍	1	
		核对患者基本信息	1	
		营造宽松和谐的气氛	1	
		询问患者需求及期望	2	
回答患者提出的问题（60）	问题1 交流方法 循证分析 解释安慰	我得了什么病？要紧吗？		
		诊断：支气管哮喘急性发作，过敏性鼻炎	2	
		诊断依据如下。病史：喘憋、咳嗽、咳白黏痰，夜间及晨起时发作明显，感冒时加重，曾诊断过哮喘，有过敏性鼻炎病史。体征：双肺可闻及散在哮鸣音	2	
		鉴别诊断：要注意排除心源性哮喘，上气道阻塞、慢性阻塞性肺疾病、嗜酸性肉芽肿性血管炎等疾病	1	
		分析预后：告知患者支气管哮喘并发症有慢性阻塞性肺疾病、气胸、慢性呼吸衰竭、肺心病等，但可以预防和治疗的	2	
		合理解释及安慰：支气管哮喘虽然会有很多并发症，但并不是一定会患的，只要医患配合好，合理用药、注意保暖、预防感冒、避免接触过敏原等，可以将哮喘控制好，并不会影响我们的正常生活	3	
	问题2 交流方法 分析利弊 共同决策	有什么好办法，有药治疗吗？		
		结合患者提出的问题，告知现有治疗方法	2	
		不同方法的优点（2分）及风险（1分）	3	
		了解患者的想法、偏好	2	
		医患共同决策诊治方案： 参考内容如下：治疗方法有祛痰药、支气管扩张剂、糖皮质激素等，急性发作期伴感染可用抗生素治疗，气喘严重时还可以吸氧辅助治疗；还可以用一些抗过敏药物。支气管哮喘不同的发病时期有不同的治疗方式，我们医护人员会根据您的具体情况在取得您同意的基础上来用药，医患配合把疾病控制好	3	
	问题3 交流方法 了解个体 健康教育	有什么预防、缓解病情进展的方法吗？		
		（1）结合患者提出的问题，进一步了解患者生活方式情况，特别是吸烟时间、量，烟瘾程度等：吸烟对哮喘也有一定的影响，要戒烟，养成良好的生活方式	2	

续表

<table>
<tr><th colspan="2">考点</th><th>参考答案</th><th>标准分</th><th>得分</th></tr>
<tr><td rowspan="21">回答患者提出的问题（60）</td><td rowspan="5">问题3
交流方法
了解个体
健康教育</td><td>（2）对患者存在的生活方式问题给予相应指导，参考内容如下：改变不良嗜好，指导戒烟，避免被动吸烟，避免粉尘、弃养宠物，避免刺激性气体、冷空气吸入</td><td>3</td><td></td></tr>
<tr><td>饮食指导，加强营养，增加优质蛋白、蔬菜及水果摄入，多饮水等</td><td>1</td><td></td></tr>
<tr><td>运动指导，适当运动，增强体质，进行散步、呼吸运动等</td><td>1</td><td></td></tr>
<tr><td>防治呼吸道感染：每年注射流感疫苗，5年注射1次肺炎疫苗等</td><td>2</td><td></td></tr>
<tr><td>其他，如保证充足的睡眠，增加耐寒运动等</td><td>1</td><td></td></tr>
<tr><td rowspan="4">问题4
交流方法
理解安慰
心理干预</td><td colspan="3">我很担忧我的病好不起来，会越来越厉害</td></tr>
<tr><td>结合患者提出的问题，了解患者担忧、烦恼及痛苦</td><td>2</td><td></td></tr>
<tr><td>用同理心对患者情况表示理解
参考内容如下：反复咳嗽及气急等情况已影响生活质量与健康状况，告知很理解患者的心情、烦恼及痛苦</td><td>5</td><td></td></tr>
<tr><td>进行安慰与疏导
参考内容如下：告知患者不要太担心，通过综合治疗与预防，能够控制及稳定病情，有希望逐渐好转</td><td>3</td><td></td></tr>
<tr><td rowspan="2">问题5
交流方法
解决方法
科学指导</td><td colspan="3">我现在经常活动后气急，有哪些需要注意的</td></tr>
<tr><td>结合患者提出的困惑，告知具体解决问题的方法（5分），注意事项，给予正确的干预指导（5分）。参考内容如下：
（1）脱离过敏原，弃养宠物，避免主动及被动吸烟，改善生活环境，保持室内适宜的温度、湿度及通风；
（2）记录哮喘日记；
（3）告知规律用药治疗，包括规律吸入沙美特罗/氟替卡松干粉吸入剂50/250μg，每日2次吸入，沙丁胺醇气雾剂200μg，必要时吸入；
（4）急性发作期可用β受体激动剂、糖皮质激素，合并感染时加用抗生素等治疗</td><td>10</td><td></td></tr>
<tr><td rowspan="4">问题6
交流方法
合理解释
定期管理</td><td colspan="3">我平时需要多长时间来门诊就诊？</td></tr>
<tr><td>合理解释定期随访的必要性；支气管哮喘是慢性疾病，可能逐渐进展，需要定期随访及检查</td><td>2</td><td></td></tr>
<tr><td>随访的时间与方法参考内容如下：每月门诊随访接受健康指导，每3月到医院就诊，评估哮喘控制情况，必要时调整方案</td><td>5</td><td></td></tr>
<tr><td>突发或特殊状况下及时就诊；
参考内容如下：急性发作期，如有发热喘息、咳嗽、气急突然发生，或原有症状急剧加重，及时到医院进一步诊治</td><td>3</td><td></td></tr>
<tr><td colspan="2">归纳总结</td><td>用全科思维及方法有条理地总结患者的情况（4分）；
了解有无其他问题，告知如有问题的咨询方法（2分）；
及时反馈，关注患者的情绪及整体情况（4分）</td><td>10</td><td></td></tr>
<tr><td colspan="2">非语言沟通</td><td>与患者有亲切眼神的交流（2分）；
表情和蔼、坐姿良好，服装整洁等（3分）；
整个过程考生无打断患者的陈述（2分），表情有笑容，有亲和力（3分）</td><td>10</td><td></td></tr>
<tr><td colspan="2">沟通效果</td><td>注意用患者可以理解的词语沟通、注重患者满意度（3分）；
确认患者了解的知识点、学会的方法及管理能力（2分）</td><td>5</td><td></td></tr>
<tr><td colspan="2">整体印象</td><td>用以人为中心的全人理念进行交流（5分），体现职业素养、人文关怀、沟通流畅（5分）</td><td>10</td><td></td></tr>
<tr><td colspan="3">总分</td><td>100</td><td></td></tr>
</table>

第三部分：全科接诊（面试时间30分钟，分值80分）

一、考生题干

杨女士，70岁，1个月前因“左侧肢体无力1天”在省级医院住院治疗1周，出院3周。遗留左侧肢体偏瘫，为进一步康复治疗和慢病管理，故在家属陪同下，前来社区中心就诊。家属担心其健康陪同前来社区中心就诊。

问题一：病史采集（满分25分）

您作为全科医生，如果接诊该患者，应了解哪些病史信息？

问题二：体格检查（满分30分，含体检实际操作15分）

针对患者目前病情，你应做哪些必要的体格检查？

问题三：病例分析（满分25分）

需要了解患者的哪些检查资料，目前诊断、存在哪些健康问题并评价患者目前的健康问题，目前的治疗及今后社区管理原则？

二、考官评分标准

问题一：病史采集（满分25分）（表7-3）

您作为全科医生，如果接诊该患者，应了解哪些病史信息？

表7-3　病史采集评分标准

询问内容		SP信息	标准分	得分
一、主要症状描述、病情演变				
1. 1个月前症状	诱因	无劳累、无腹泻等入量不足、无过度降压等诱因（0.5分）	7	
	部位	左侧肢体（0.5分）		
	性质	无力，不能抬离床面，能平移（0.5分）		
	时间特征	入院前1日晚10时正常，晨5时醒后持续不缓解，上午11时于省级医院急诊（1分）		
	伴随症状（阳性）	言语含糊，流涎，伴左侧肢体及颜面部麻木（0.5分）		
	伴随症状（阴性）	无恶心、呕吐、头痛、意识障碍、视物不清等（0.5分）		
	诊治经过	急诊行头CT无出血及严重问题，遂安排神经内科住院治疗。考虑脑梗死，右侧基底节区、动脉粥样硬化穿支病变，因超时间窗未溶栓，给予双抗、稳定动脉硬化、康复等治疗，发现糖化血红蛋白增高，确定糖尿病，给予二甲双胍治疗（1分）		
	病情演变及出院时情况	后病情未进展，肢体无力较前有所改善，能床边站立，左手能抓握物体，力量不足，言语含糊、流涎改善（0.5分）		
	出院后药物治疗	阿司匹林200mg每日一次，阿托伐他汀20mg每日一次，二甲双胍500mg，每日三次，三餐时服用（1分）		
	出院后康复治疗	偏瘫康复在康复师指导下由家属辅助自行锻炼（1分）		
2. 目前情况	目前症状	左侧肢体力弱，能床边站立，不能自行行走，左手不能自主活动，如厕、穿衣等不能自理（0.5分）	5	
	部位	左侧肢体（0.5分）		
	性质	行走画圈步态，左上肢左手略呈挎篮样（0.5分）		

续表

<table>
<tr><th colspan="2">询问内容</th><th>SP信息</th><th>标准分</th><th>得分</th></tr>
<tr><td rowspan="7">2．目前情况</td><td>时间特征</td><td>持续，未再加重或发生波动（0.5分）</td><td rowspan="7">5</td><td rowspan="7"></td></tr>
<tr><td>伴随症状</td><td>无吞咽困难、视物不清等；言语不利、肢体颜面麻木改善（0.5分）</td></tr>
<tr><td>照料情况</td><td>由子女照料，帮助如厕、穿衣及康复锻炼（0.5分）</td></tr>
<tr><td>病情演变</td><td>后病情未进展，肢体无力较出院前略有改善，能床边站立，左手能抓握物体，但力量不足（0.5分）</td></tr>
<tr><td>目前药物治疗及血压血糖血脂控制情况</td><td>阿司匹林100mg每日一次，阿托伐他汀20mg每日一次，二甲双胍500mg，每日三次，三餐时服用。血压血糖监测大致正常，血脂未复查（1分）</td></tr>
<tr><td>出院后康复治疗</td><td>每日两次，由家属辅助自行锻炼（0.5分）</td></tr>
<tr><td colspan="2">分次询问，涉及到对比相应分可给分</td></tr>
<tr><td colspan="2">发病以来一般情况</td><td>精神、食欲可，二便正常，偶入睡困难（1分）</td><td>1</td><td></td></tr>
<tr><td colspan="2">发病以来其它伴随症状</td><td>无发热、咳嗽、咳痰、尿频、尿急、烧心、纳差、反酸、肌痛等（1分）</td><td>1</td><td></td></tr>
<tr><td colspan="2">二、既往就诊用药及体检情况</td><td>未用药，不常规体检（1分）</td><td>1</td><td></td></tr>
<tr><td colspan="3">三、有无相关病史</td><td rowspan="7">4</td><td rowspan="7"></td></tr>
<tr><td colspan="2">1．有无高血压病史</td><td>无</td></tr>
<tr><td colspan="2">2．有无糖尿病病史</td><td>无</td></tr>
<tr><td colspan="2">3．有无血脂异常</td><td>3年前曾体检发现血脂异常（具体不详），未重视</td></tr>
<tr><td colspan="2">4．有无脑血管病、冠心病病史</td><td>无</td></tr>
<tr><td colspan="2">5．合理补充项</td><td>无高尿酸、高同型半胱氨酸血症、偏头痛等</td></tr>
<tr><td colspan="3">（每项1分，满分4分，项目回答不完整酌情扣分）</td></tr>
<tr><td colspan="2">四、家族史</td><td>父亲患糖尿病</td><td>1</td><td></td></tr>
<tr><td colspan="3">五、生活方式、心理及社会因素</td><td rowspan="10">5</td><td rowspan="10"></td></tr>
<tr><td colspan="2">1．是否有吸烟、饮酒等不良嗜好</td><td>吸烟30年，每天20支，此次住院后戒除，不嗜酒</td></tr>
<tr><td colspan="2">2．饮食</td><td>主食偏多，</td></tr>
<tr><td colspan="2">3．运动情况</td><td>不运动</td></tr>
<tr><td colspan="2">4．体重情况</td><td>体重无明显变化</td></tr>
<tr><td colspan="2">5．睡眠情况</td><td>睡眠平素可</td></tr>
<tr><td colspan="2">6．二便</td><td>二便如常</td></tr>
<tr><td colspan="2">7．是否有影响疾病的心理、社会因素</td><td>家庭和睦，社会关系好，有朋友因脑梗死卧床，故担心自己和朋友一样，有些焦虑；经济可，有医保，有家人照料并帮助康复锻炼</td></tr>
<tr><td colspan="2">8．合理补充项</td><td></td></tr>
<tr><td colspan="3">（回答5项即满分，项目回答不完整酌情扣分）</td></tr>
<tr><td colspan="3">总分</td><td>25</td><td></td></tr>
</table>

问题二：体格检查（满分30分，含体检实际操作15分）（表7-4）

针对患者目前病情，你应做哪些必要的体格检查？

表7-4　体格检查口述评分标准

询问内容	考官提供信息	标准分	得分
一、一般项目		2	
1. 体温、脉搏、呼吸	T 36.2℃，P 75次/分（两侧对比），R 18次/分		
2. 神志、面容	焦虑貌、情绪略低落		
3. 皮肤黏膜颜色	皮肤温度正常，无苍白、发绀		
4. 有无眼睑水肿	无		
5. 身高、体重	身高155cm，体重70kg，BMI 29.1kg/m^2		
6. 合理补充项	无		
（每项0.5分，回答4项即满分，项目回答不完整酌情扣分）			
二、重点查体			
血压	130/70mmHg左侧、138/72mmHg右侧（应两侧对比，可口述。未强调双侧扣0.5分）	1	
颈部血管检查	颈动脉、椎动脉、锁骨下动脉未闻明显血管杂音	0.5	
双肺呼吸音	双肺呼吸音清，未闻及干湿啰音	1	
心脏检查	心界不大，心率75次/分，律齐，心音有力，未闻及杂音及心包摩擦音	1	
腹部查体	腹部无压痛、反跳痛，肠鸣音如常，4～5次/分	0.5	
双下肢血管查体	双下肢无水肿（0.5分），双足背动脉搏动有力对称（0.5分）	1	
神经科查体			
一般情况	神志清楚、言语略含糊、高级认知大致正常、查体合作（1分）	8	
颅神经	鼻唇沟左侧变浅、伸舌略左偏，余颅神经（－）（1分）		
运动系统	左侧上下肢肌力4级，肌张力偏高，行走呈画圈步态，抬臂呈挎篮状（2分）		
感觉系统	痛温觉双侧对等（1分）		
反射系统	左侧肱二头肌、肱三头肌、膝腱反射、跟腱反射（＋＋＋）（1分），巴氏征＋（1分）		
脑膜刺激征	颈软，克氏征、布氏征（－）（1分）		
总分		15	

体格检查实际操作评分标准：血压测量体评分标准（5分）＋神经科查体评分标准（10分）（表7-5）

表7-5A　血压测量体评分标准（5分）

评分要点		标准分	得分
测量前沟通与注意事项（1分）	介绍血压测量目的	0.5	
	注意事项，如排尿，禁烟、浓茶、咖啡，休息5～10分钟等	0.5	
体位与血压计检查（1分）	坐位或仰卧位，暴露恰当，肘部、血压计“0”点与心脏在同一水平	0.5	
	检查血压计水银柱是否在“0”点，有无气泡	0.5	

续表

评分要点		标准分	得分
气袖位置（1.5分）	触诊确定肱动脉位置，气袖中央在肱动脉表面，松紧合适	1	
	气袖下缘距肘横纹上2～3cm，听诊器体件置于肱动脉搏动处（不得与袖带接触）	0.5	
测量方法（1.5分）	边充气边听诊至肱动脉搏动消失，水银柱再升高20～30mmHg，缓慢放气（2～3mmHg/s）	1	
	双眼平视观察水银柱读数，尾数应为0、2、4、6、8	0.5	
总分		5	

表7-5B　神经科查体评分标准（10分）

项目	内容和评分细则	标准分	得分
意识、精神状态	意识是否清楚，有无认知、情绪、行为异常（0.5分）	1	
	记忆力、定向力、理解力、计算力、判断力（0.5分）		
颅神经检查	相应颅神经的检查方法 1.观察两侧额纹、眼裂、鼻唇沟、口角是否对称、伸舌是否偏斜、有无肌痉挛，让其做皱眉、示齿、鼓腮、吹哨等动作（0.5分）; 2.眼球六方向运动、瞳孔及反射、角膜反射（0.5分）; 3.有无声音嘶哑、吞咽功能、咽反射等（0.5分）	1.5	
感觉系统检查	痛觉、触觉、温度觉、运动觉、位置觉	0.5	
肌力检查	正确肌力查体（近端和远端肌力各0.5）	1	
肌张力	肌张力减低：肌肉松软，伸屈肢体时阻力低，关节运动范围扩大	0.5	
生理反射	肱二头肌反射、肱三头肌反射、桡反射、膝腱反射、跟腱反射	1	
病理反射	巴宾斯基征（0.5分）、戈登征（0.5分）、查多克征（0.5分）、奥本海姆征（0.5分）、霍夫曼征（0.5分）	2.5	
脑膜刺激征	屈颈试验（0.5分）、克尼格（Kernig）征（0.5分）、布鲁津斯基（Brudzinski）试验（0.5分）	1.5	
人文关怀	检查完毕，整理患者衣物	0.5	
	告知检查结果并解释		
	注意人文关怀并致谢		
总分		10	

问题三：病例分析（满分25分）（表7-6）

需要了解患者的哪些检查资料、目前诊断、存在哪些健康问题，并评价患者目前的健康问题，目前的治疗及今后社区管理原则。

表7-6　病例分析评分标准

询问内容	考官提供信息	标准分	得分
一、需要完善的检查（包括需要转诊上级医院的必要检查）		6	
1．血尿便常规	大致正常		
2．头颅CT	正常		
3．凝血	正常		

续表

询问内容	考官提供信息	标准分	得分
4．心电图	窦性心律大致正常心电图	6	
5．头颅磁共振加动脉成像	右基底节区急性脑梗死，颅内动脉硬化，大脑中动脉轻度狭窄		
6．生化全项	肝肾功能正常；空腹血糖8.9mmol/L，糖化血红蛋白8.1mmol/L； 血胆固醇6.5mmol/L、甘油三酯3.2mmol/L、LDL-C3.8mmol/L		
7．颈部动脉彩超	颈动脉硬化伴混合性斑块形成		
8．合理补充项	肌钙蛋白、血尿酸、同型半胱氨酸等均大致正常		
（回答6项即满分，项目回答不完整酌情扣分）			
二、初步诊断、存在哪些健康问题并评价患者目前的健康问题			
初步诊断	1．右基底节区脑梗死恢复期（3分）； 2．血脂异常（1分）； 3．颈动脉硬化伴混合性斑块形成（1分）； 4．2型糖尿病（1分）	6	
存在的健康问题	1．偏瘫（1分）； 2．日常生活能力下降（1分）； 3．焦虑情绪（0.5分）； 4．老年（0.5分）； 5．女性（0.5分）； 6．吸烟（0.5分）； 7．肥胖（0.5分）； 8．糖尿病家族史（0.5分）； 9．缺乏运动（0.5分）； 10．饮食结构不合理，主食过多（0.5分）； 11．病前未规律体检，血脂高未行进一步管理（0.5分）； （前两项各1分，后9项达到6项即满分3分，项目回答不完整酌情扣分）	5	
三、目前的治疗及今后社区管理时非药物治疗原则			
目前需采取措施	1．社区医院进一步康复治疗； 2．同时管理糖尿病、高脂血症，纳入慢病管理； 3．必要时行糖耐量及胰岛素释放试验、胰岛素抗体等以明确分型	3	
非药物治疗	1．偏瘫及日常生活能力康复训练； 2．戒烟； 3．低脂糖尿病饮食； 4．减轻体重； 5．规律运动； 6．管理情绪，保持心理平衡； 7．参与健康教育活动； 8．纳入慢病管理，每年定期体检； 9．其他；（答5项即满分，项目回答不完整酌情扣分）	5	
总分		25	

第三部分：全科接诊（笔试时间40分钟，分值100分）

一、考生题干

问题四：SOAP书写（满分20分）

请根据前几站了解到的该患者情况，书写1份首次接诊的全科诊疗记录及长期管理计划。

二、考官评分标准（表7-7）

表7-7 SOAP病历评分标准

项目	评分标准	标准分	得分
S主观资料	1. 格式 按主要健康问题，逐一描述	0.5	
	2. 主要书写内容		
	（1）主诉	0.5	
	（2）主要症状描述、病情演变	1	
	（3）诊治经过及结果	0.5	
	（4）相关病史	0.5	
	（5）家族史	0.5	
	（6）生活方式、心理及社会因素	0.5	
O客观检查	1. 体检结果		
	（1）一般情况	1	
	（2）心脏查体：视诊、触诊、叩诊、听诊（各0.5分）	2	
	2. 实验室检查及辅助检查等	1	
A评价	1. 诊断是否明确		
	（1）右基底节区脑梗死恢复期	1	
	（2）颈动脉硬化伴混合性斑块形成	0.5	
	（3）2型糖尿病、血脂异常	0.5	
	2. 存在的危险因素 老年、女性、吸烟、肥胖、糖尿病家族史、缺乏运动、饮食结构不合理即主食过多。（答5项即满分，缺1项扣0.4分。项目回答不完整酌情扣分）	2	
	3. 并发症或临床情况 偏瘫、日常生活能力下降、焦虑情绪（答2项即满分，缺1项扣0.5分。项目回答不完整酌情扣分）	1	
	4. 患者的依从性 病前未规律体检，血脂高未行进一步管理	0.5	
	5. 家庭可利用的资源 经济可，有医保、有家人照料并帮助康复锻炼	0.5	
P处置计划	1. 进一步诊查 半个月后复查血糖、血脂、转氨酶、肌酶等，每年评估颈部动脉彩超	0.5	
	管理计划：慢病管理（建档、随访等）	0.5	
	2. 诊疗计划		
	（1）药物计划——抗血小板、稳定斑块、控制血糖、血脂等（各0.5分）	2	
	（2）非药物计划——改变生活方式；控制危险因素/病因；康复；定期随访、健康教育指导等（各0.5分）	2	
	3. 随访要求、转诊指征（各0.5分）定期随访并及时调整管理策略，监测药物疗效及不良反应等；一旦出现偏瘫加重、言语不利等神经功能缺损，或腹部不适、出血、便血等症及时就诊	1	
总分		20	

模拟试题（第二套）

第一部分：基本技能操作（时间20分钟，分值100分）

一、考生题干

基本操作一

考核场景：社区卫生服务中心门诊，现安排你进入该诊室出诊，请按要求为患者王女士因骑自行车摔倒致左踝骨折行石膏固定术。

基本操作二

考核场景：患者，男性，65岁，咳嗽咳痰1周入院。患者痰多，不易咳出。体检双肺可闻及痰鸣音，请为其进行吸痰处理。

二、考官评分标准 **参照本专业常用技能操作评分标准（附表7～附表18、附表7～附表8）。**

第二部分：医患沟通（时间20分钟，分值100分）

一、考生题干

张×，男性，69岁，已婚，大专学历，退休后与老伴、儿子共同居住，到社区卫生服务中心签约家庭医生，同时进行咨询。

主诉：间断头晕不适7年，加重1个月。

现病史：患者7年前无明显诱因出现头晕，无发热、头痛、黑矇、恶心、呕吐、视物旋转及视力下降、肢体活动异常、耳鸣等症状，就诊于单位医务室测血压为160/90mmHg，后多次于安静状态下测血压大于140/90mmHg，最高达180/100mmHg，诊断为“高血压病3级”，但未予重视，未规律服用降压药，亦未监测血压。3年前因头晕症状反复发作、血压明显升高就诊于三级医院，开始服用降压药治疗，曾先后更换多种降压方案，后规律应用“苯磺酸左氨氯地平片2.5mg/d”，但未规律监测血压。近1个月来患者自诉头晕较前加重，不伴头痛、恶心、呕吐、视物旋转，测血压在“130～160mmHg/70～100mmHg”范围，更换降压药物为“拉西地平片4mg/d、酒石酸美托洛尔片25mg/d”治疗，血压仍有波动，自测血压晚间11时左右及晨起后血压较高，160/95mmHg左右，并逐渐出现颜面部潮红。患者精神差，情绪紧张，饮食、大小便正常，睡眠欠佳，体重无减轻。现到社区卫生服务中心签约家庭医生，同时进行咨询。

既往史：否认糖尿病、冠心病、血脂异常、慢性支气管炎、慢性肾脏病史。

个人史及家族史：有吸烟、饮酒史。其父亲患有高血压病史、无遗传病史等。

补充病史：情绪不佳、烦躁易怒，心理压力大，性格内向。吸烟40余年，每日吸烟15～20支；饮酒35年，平均每日3两白酒，已戒10年；每日食盐量8～10g，主食300g，油脂40g，肉蛋类约200g；平日缺乏运动；家庭经济情况良好；夫妻关系和睦。老伴63岁，身体健康。

门诊查体：T 36.2℃，P 82次/分，R 20次/分，BP 140/85mmHg，身高175cm，体重82kg，BMI 26.8kg/m^2，腰围96cm。神志清楚，言语流利，回答切题。双侧瞳孔等大等圆，直径2.5mm，对光反射灵敏，双侧鼻唇沟对称，伸舌居中。颈软，双侧颈动脉未闻及杂音；双肺呼吸音清，未闻及干湿性啰音。心界不大，心率82次/分，律齐，各瓣膜听诊区未闻及病理性杂音。腹软，无压痛、反跳痛，未闻及腹部血管杂音，肝脾肋下未触及。双下肢无水肿；双侧肢体活动正常，双侧巴宾斯基征（－）。

辅助检查：血常规、生化指标无异常。同型半胱氨酸：39.03μmol/L，尿液检查：蛋白弱阳性。

患者签约家庭医生后，向你咨询病情情况、如何有效控制自己血压波动、缓解病情进展等，请根据病情进行交流并给予健康指导。

1. 补充病史、关注患者、分析病情、共同决策；

2. 回答患者问题、进行健康教育。

二、考官参考信息

补充问题

1. 开放式补充询问个人，心理病史，注意不过度引导。

头晕不适加重1个月，本次发病前无明显诱因，睡眠不佳，食欲正常、情绪不佳、烦躁易怒，心理压力大，性格内向。其父亲患有高血压病史、无遗传病史等。

吸烟40余年，每日吸烟15～20支；饮酒35年，平均每日3两白酒，已戒10年；每日食盐量8～10g，主食300g，油脂40g，肉蛋类约200g；平日缺乏运动；家庭经济情况良好；夫妻关系和睦。老伴63岁，身体健康。其父亲患有高血压。

心理社会背景、家族史：包括心理压力、性格、家族情况等。（参考内容：心理压力大，性格内向，家族有类似病史、无遗传病史）

2. 全科理念疏导，注重以患者为中心，体现人文关怀。

（1）对患者的头晕症状表示关注，说明症状的出现与患者机体的整体情况、免疫功能、生活习惯、吸烟等有关。

（2）对患者的焦虑、痛苦表示理解，进行安慰，鼓励患者树立战胜疾病的信心。

3. 回答患者的提问，归纳并解释病情，进行医患共同决策、健康教育。

具体运用循证医学方法合理解释和归纳、总结患者的病情预后，进行医患共同决策，耐心倾听和回答患者的提问。

用全科思维归纳可能的诊断，根据病情进行鉴别诊断，告知并发症，进行心理疏导。

三、考官评分标准（表7-8）

表7-8　医患沟通评分标准

考点		参考答案	标准分	得分
沟通准备（5分）		态度和蔼，自我介绍	1	
		核对患者基本信息	1	
		营造宽松和谐的气氛	1	
		询问患者需求及期望	2	
回答患者提出的问题（60分）	问题1 交流方法 循证分析 解释安慰	1. 我头晕的原因？要紧吗？		
		诊断：高血压病3级（很高危）	2	
		诊断依据：您多次测量血压均高于140/90mmHg，高血压病诊断明确，头晕可能与血压控制不佳有关	2	
		鉴别诊断：急性脑梗死、脑出血、颈椎病、贫血、TIA、耳石症等	2	
		分析预后：依据临床情况、各种无创性检查方法判断预后。预后主要是取决于自身生活方式的改变，以及有没有按时按量的服用药物及血压是否达标	2	
		合理解释及安慰：高血压病主要治疗目标是控制血压，积极预防心、脑、肾等脏器的并发症，可存活多年	2	
	问题2 交流方法 分析利弊 共同决策	2. 有什么好的治疗方法吗？		
		治疗方法：一般治疗、生活方式干预、药物治疗；改善生活方式可改善血压情况，长久获益，药物治疗可有效降压和保护靶器官	2	

续表

考点		参考答案	标准分	得分
回答患者提出的问题（60分）	问题2 交流方法 分析利弊 共同决策	不同治疗方法的优缺点：生活方式干预的效果有限；药物治疗也有相应的副作用，如CCB可引起水肿、颜面潮红、牙龈肿胀等	2	
		药物治疗：向患者介绍降压药类型，每一种举一例：A血管紧张素转换酶抑制剂或血管紧张素Ⅱ受体拮抗剂；Bβ受体阻滞剂；C钙通道阻滞剂（二氢吡啶类）；D利尿剂；E固定复方制剂。了解患者对于不同药物的知晓程度	2	
		询问患者的想法	1	
		医患共同决策诊治方案：患者目前头晕、颜面潮红，尿蛋白情况，建议使用ACEI/ARB；同型半胱氨酸偏高，加用叶酸或复合制剂；询问患者您看可以吗	3	
	问题3 交流方法 了解个体 健康教育	3．有什么预防发作的方法吗？		
		了解患者的生活方式，特别是食盐摄入量，吸烟及饮酒情况、生活作息、体重等，告知患者存在的问题	2	
		健康生活方式指导：如戒烟限酒、避免情绪激动、减轻精神负担、避免熬夜，控制摄盐量、控制体重等；建议患者有良好的依从性	1	
		运动指导：每日30分钟以上有氧运动；	1	
		控制体重：BMI维持18.5～24kg/m^2，腰围＜90cm	1	
		饮食指导：低盐低脂饮食，食盐量5g/d以下，油脂量20～30g/d，加强营养，增加优质蛋白、蔬菜及水果摄入量，多饮水，避免进食过饱	2	
		遵医嘱服药，规律监测血压，化验血脂、血糖等指标	1	
		定期随访，及时根据病情及化验结果调整药物	1	
		心理指导：进行压力管理，开展“双心”服务，指导患者进行个体化认知行为干预，积极配合制订的治疗方案，生活中避免情绪激动等	1	
	问题4 交流方法 理解安慰 心理干预	我很担忧我的病好不起来，会越来越厉害？		
		了解患者担忧、烦恼及痛苦：询问具体担忧什么？为什么担忧？答案：我见过我家亲戚因高血压发生了脑出血，这几天量血压控制不好，忽高忽低，担心疾病不好控制，将来发生脑出血等问题	2	
		用同理心对患者的担忧表示理解：总结复述患者的想法和担忧，并询问我说得对吗？然后表达同理心（如：若我是您我也一样会担心的）	2	
		安慰与疏导：（1）您目前的诊断的确是高血压病3级很高危，若控制不好的确是可能发生血压不稳及脑出血等并发症的（2分）。（2）但高血压是可治疗性疾病，经过规范的生活方式干预、药物治疗及社区建档长期管理（2分），血压能控制平稳，并减少并发症发生的，甚至终身不发生并发症（2分）	6	
	问题5 交流方法 解决方法 科学指导	什么情况下，我需要去大医院看病呢？ （考官可提示需补充转诊指针及紧急转诊前处理）		
		告知患者需要注意的病情变化：出现血压控制不佳（1分）、头晕加重（1分）或出现新症状时（1分）。如：胸闷气短、胸痛、水肿、肢体麻木无力、小便泡沫增多、出血、腹部不适等需及时就诊	3	
		给予正确的转诊指导（每答对一项给1分）： （1）初次诊断高血压病，需进一步检查除外继发性高血压；	5	

续表

考点		参考答案	标准分	得分
回答患者提出的问题（60分）	问题5 交流方法 解决方法 科学指导	（2）使用多种降压药物，血压仍未达标； （3）出现脑卒中、急性心肌梗死、肾功能不全、心功能不全等并发症； （4）出现高血压脑病、恶性高血压、急进型高血压； （5）妊娠合并高血压	5	
		紧急转诊时需注意立即卧床休息、吸氧，监测生命体征，查体，由120负责转运	2	
	问题6 交流方法 合理解释 定期管理	我平时需要多长时间来门诊就诊？		
		合理解释定期随访的必要性：高血压是慢性疾病，可能逐渐进展，需要定期随访及检查	2	
		随访的时间与方法： （1）对血压控制满意，无药物不良反应，无新发并发症或原有并发症无加重者，预约下一次随访时间，每1～3个月随访1次（1分）； （2）第一次出现血压控制不满意或出现药物不良反应的患者，结合服药依从性，必要时增加现用药物剂量，更换或增加不同类降压药物，2周内随访（2分）； （3）对连续2次出现血压控制不满意或药物不良反应难以控制，以及出现新并发症或原有并发症加重的患者，建议转诊上级医院，2周内主动随访转诊情况（1分）； （4）根据情况进行肾功能、血糖、血脂、同型半胱氨酸，心脏彩超、头颅CT、心电图、动态血压监测等检查（2分）	6	
		突发或特殊状况下及时就诊：出现脑卒中、急性心肌梗死、肾功能不全、心功能不全等并发症转诊至上一级医院进一步诊治	2	
归纳总结		用全科思维及方法有条理地总结患者的情况（4分） 了解有无其他问题，告知有问题时的咨询方法（2分） 及时反馈，关注患者的情绪及整体（4分）	10	
非语言沟通		与患者有亲切的眼神交流（2分） 表情和蔼、坐姿良好，服装整洁等（3分） 整个过程考生无打断患者的陈述（2分） 表情有笑容，有亲和力（3分）	10	
沟通效果		注意用患者可以理解的词语沟通、注重患者满意度（3分） 确认患者了解知识点、学会的方法及管理能力（2分）	5	
整体印象		用以人为中心的全人理念进行交流（5分），体现职业素养、人文关怀、沟通流畅（5分）	10分	
总分			100	

第三部分：全科接诊（时间30分钟，分值80分，面试）

一、考生题干

患者，窦××，女性，53岁。1年前因情绪不良或进食不当反复出现上腹胀痛，位于中上腹部，饥饿时加重，进食后可缓解，偶出现夜间痛，伴嗳气、反酸、烧心，无恶心、呕吐、呕血、黑便等，自行服用"气滞胃痛冲剂5g 3次/日""铝碳酸镁片1片 3次/日"，症状可改善。1周前因与家人发生争执，再次出现中上腹部胀痛，但程度较前加重，仍伴反酸、烧心，偶出现嗳气，无恶心、呕吐、腹泻、黑便、便血，无胸闷、胸痛、出汗、心悸等症状，自服“胃苏颗粒1袋3次/日”症状无明显缓解，故前来社区中心就诊。

问题一：病史采集（满分25分）

您作为全科医生，如果接诊该患者，应了解哪些病史信息？

问题二：体格检查（满分30分，含体检实际操作15分）

针对患者目前病情，你应做哪些必要的体格检查？

问题三：病例分析（满分25分）

患者需要完善的检查，初步诊断、存在哪些健康问题并评价患者目前的健康问题，目前的治疗及今后社区管理原则？

二、评分标准

问题一：病史采集（满分25分）（表7-9）

您作为全科医生，如果接诊该患者，应了解哪些病史信息？

表7-9　病史采集评分标准

询问内容		考官提供信息	标准分	得分
一、主要症状描述、病情演变				
1. 年前上腹胀痛症状（7分）	诱因	情绪不良或进食不当	1	
	腹痛部位、性质、程度及放射部位	中上腹部胀痛、尚可忍受，无放射痛	1	
	发作时间与进食关系	饥饿时加重，进食后可缓解，偶出现夜间痛	1	
	有无反酸、烧心	有	1	
	有无嗳气	无	1	
	有无呕血（0.5分）、黑便（0.5分）	无	1	
	诊治经过（诊疗单位、诊治措施、用药剂量及效果）	自行服用“气滞胃痛冲剂5g3次/日”“铝碳酸镁片1片3/日”，症状可改善	1	
2. 此次上腹胀痛症状（7分）	诱因	与家人发生争执	1	
	腹痛部位、性质、程度及放射部位	中上腹部胀痛，但较前加重，尚可忍受，无放射痛	1	
	有发作时间与进食关系	饥饿时加重，进食后可缓解，偶出现夜间痛	1	
	有无反酸（0.5分）、烧心（0.5分）	无	1	
	有无恶心（0.5分）、呕吐（0.5分）	无	1	
	有无黑便（0.5分）、便血（0.5分）	无	1	
	有无胸闷（0.5分）、胸痛（0.5分）	无	1	
	（每项1分） （如前一问询问比较详细，此处问“腹痛与原来有什么区别”，可参考前一问已问项目给分。反之，如此处询问比较详细，但1年前症状及伴随症状未询问可给3分）			

续表

询问内容	考官提供信息	标准分	得分
3．其他伴随症状	此次偶出现嗳气	1	
二、此次用药情况	胃苏颗粒1袋3次/日	1	
三、有无相关病史		2	
1．有无高血压病史	高血压病史8年，血压最高达180/100mmHg，长期口服氨氯地平片5mg 1次/日，厄贝沙坦氢氯噻嗪片1片1次/日降压治疗，血压控制平稳		
2．有无糖尿病病史	无		
3．有无高脂血症史	高脂血症病史5年，未治疗		
4．有无冠心病史	无		
5．合理补充项			
（回答3项即满分，缺1项扣0.5分。项目回答不完整酌情扣分）			
四、家族史	父亲死于肺癌，母亲死于食管癌	1	
五、生活方式、心理及社会因素			
1．是否吸烟（0.5分）、饮酒（0.5分）	否	1	
2．饮食情况	饮食偏咸，因看护外孙女饮食有时不规律，进食较快	1	
3．运动情况	缺乏运动	1	
4．体重情况	体重无明显变化	1	
5．精神、食欲、睡眠及二便情况	精神可，食欲睡眠欠佳，二便正常	1	
6．是否有影响疾病的心理、社会因素	家庭经济收入稳定，家庭关系尚紧密，因育儿理念差异，近1年来经常和丈夫有家庭争执，情绪容易激惹，经常担忧疾病发作	1	
总分		25	

问题二：体格检查（满分30分，含体检实际操作15分）（表7-10）

针对患者目前病情，你应做哪些必要的体格检查？

表7-10　体格检查口述评分标准

询问内容	考官提供信息	标准分	得分
一、一般项目		4	
1．体温、脉搏、呼吸	T 36.2℃，P 66次/分，R 18次/分		
2．神志	清楚		
3．皮肤黏膜颜色	皮肤温度正常，无苍白、发绀，黏膜无黄染		
4．神经系统检查	四肢肌力、肌张力正常		
5．有无眼睑水肿	无		
6．合理补充项			
（回答4项即满分，缺1项扣1分。项目回答不完整酌情扣分）			

续表

询问内容	考官提供信息	标准分	得分
二、重点查体			
身高、体重	H 155cm，W 55kg，BMI 22.9kg/m²	1	
血压	BP 130/70mmHg（应两侧对比，可口述。未强调双侧扣1分）	2	
睑结膜	睑结膜无苍白	1	
心脏查体	心律齐，心率66次/分	1	
肺部检查	双肺呼吸音清（1分），未闻及干湿性啰音（1分）	2	
腹部查体	腹软（1分）、中上腹部压痛阳性（1分），无反跳痛（1分）	3	
有无双下肢水肿	无	1	
总分		15	

问题三：体格检查（满分30分，含体检实际操作15分）

体格检查实际操作评分标准：血压测量评分标准（5分）＋腹部查体评分标准（10分）（表7-11）

表7-11A　血压测量评分标准

评分要点		标准分	得分
测量前沟通与注意事项（1分）	介绍血压测量目的	0.5	
	注意事项，如排尿，禁烟、浓茶、咖啡，休息5～10分钟等	0.5	
体位与血压计检查（1分）	坐位或仰卧位，暴露恰当，肘部、血压计“0”点与心脏在同一水平	0.5	
	检查血压计水银柱是否在“0”点，有无气泡	0.5	
气袖位置（1.5分）	触诊确定肱动脉位置，气袖中央在肱动脉表面，松紧合适	1	
	气袖下缘距肘横纹上2～3cm，听诊器体件置于肱动脉搏动处（不得与袖带接触）	0.5	
测量方法（1.5分）	边充气边听诊至肱动脉搏动消失，水银柱再升高20～30mmHg，缓慢放气（2～3mmHg/秒）	1	
	双眼平视观察水银柱读数，尾数应为0、2、4、6、8	0.5	
合计		5	

表7-11B　腹部查体评分标准（10分）

评分要点		标准分	得分
与患者沟通，做检查前告知		0.5	
患者体位、暴露范围		0.5	
视诊1.5分	外形、胃肠形及蠕动波	0.5	
	腹壁有无静脉曲张	0.5	
	皮肤（皮疹、色素、腹纹、瘢痕、脐部、疝）	0.5	
听诊0.5分	肠鸣音及血管杂音（腹主动脉、肾动脉、髂动脉、股动脉）	0.5	
叩诊1分	腹部叩诊音，肝肾区无叩击痛（腹部各区无遗漏）	0.5	
	移动性浊音	0.5	

续表

评分要点			标准分	得分
触诊 6分	腹壁	腹壁紧张度	0.5	
		压痛及反跳痛（麦氏点）	1	
	肝脏	手法正确（肋下、剑突下两条线）	1	
	胆囊	胆囊点定位准确（墨菲征）	1	
	脾脏	手法正确（平卧/侧卧位）	1	
	输尿管	共5对压痛点	1	
	其他	液波震颤、振水音	0.5	
总分			10	

问题四：病例分析（满分25分）

患者需要完善的检查，初步诊断、存在哪些健康问题并评价患者目前的健康问题，目前的治疗及今后社区管理原则。（表7-12）

表7-12　病例分析评分标准

询问内容	考官提供信息	标准分	得分
一、需要完善的检查（包括需要转诊上级医院的必要检查）（共8分）			
1．血常规	血常规：WBC 5.98×10^9/L，Hb 121g/L，RBC 4.12×10^{12}/L，PLT 277×10^9/L	0.5	
2．尿、便常规	正常	0.5	
3．生化全套	肝肾功能正常	0.5	
4．便潜血	大便潜血阴性	0.5	
5．血淀粉酶	正常	0.5	
6．心电图	窦性心律，正常心电图	0.5	
7．腹部彩超	肝、胆、胰、脾、肾未见异常	1	
8．^{14}C呼气试验	Hp（＋）	2	
9．胃镜或消化道造影	未做	2	
二、初步诊断和鉴别诊断、存在哪些健康问题并评价患者目前的健康问题（10分）			
1．初步诊断（4分）	消化性溃疡可能	1	
	高脂血症	1	
	高血压3级（很高危）	1	
	幽门螺杆菌感染	1	
2．鉴别诊断（2分）	慢性胃炎、胃癌、胃神经官能症、胃泌素瘤、功能性消化不良（鉴别出3种即满分）	2	
3．存在的健康问题（4分）	饮食偏咸，偶不规律，进食较快	1	
	焦虑情绪	1	
	缺乏运动	1	
	情绪容易激惹	1	
三、目前的治疗及今后社区管理时预防消化性溃疡的措施（7分）			
1．立即采取措施（4分）	转上级医院进一步完善胃镜或X线钡餐检查	1	
	给予抗幽门螺杆菌治疗	1	

续表

询问内容	考官提供信息	标准分	得分
1. 立即采取措施（4分）	抑制胃酸	1	
	保护胃黏膜	1	
2. 非药物治疗（3分）	饮食要规律、细嚼慢咽，低盐饮食，避免进食生冷辛辣刺激食物	1	
	规律运动	1	
	心理疏导，保持心理平衡，缓解焦虑情绪	1	
总分		25	

第三部分：全科接诊（时间40分钟，分值100分，笔试）

一、考生题干

问题四：SOAP病例书写（满分20分）

请根据前几站了解到的该患者情况，书写1份首次接诊的全科诊疗记录及长期管理计划。

二、考官评分标准（表7-13）

表7-13　SOAP病例书写评分标准

项目	评分标准	标准分	得分
S主观资料（4分）	1. 格式 按主要健康问题，逐一描述	0.5	
	2. 主要书写内容		
	（1）主诉	0.5	
	（2）主要症状描述、病情演变	0.5	
	（3）诊治经过及结果	1	
	（4）相关病史	0.5	
	（5）家族史	0.5	
	（6）生活方式、心理及社会因素	0.5	
O客观检查（4分）	体检的结果	3	
	实验室检查及辅助检查等	1	
A评价（6分）	诊断是否明确	2	
	存在的危险因素（可干预的）	2	
	并发症或临床情况	1	
	患者的依从性	0.5	
	家庭可利用的资源	0.5	
P处置计划（6分）	1. 进一步诊查及管理计划	1	
	2. 治疗计划		
	（1）药物计划	2	
	（2）非药物计划——饮食起居宜忌、行为干预计划、健康教育指导、注意事项等	2	
	3. 随访要求与转诊指征	1	
总分		20	

附件：常用技能操作评分标准

附表7-1 心肺复苏术评分标准

项目	操作流程与标准	标准分	得分
操作前准备（4分）	1．仪表端庄，服装整洁，洗手	1	
	2．反应迅速、敏捷	1	
	3．用物准备 胸外按压板、简易呼吸器、吸氧装置、纱布、弯盘。用物准备3分钟。（超时1分钟扣1分）	2	
评估（3分）	1．判断患者意识 轻拍患者肩部，呼叫患者	1	
	2．判断患者颈动脉搏动（5～10s）	1	
	3．判断患者呼吸	1	
操作流程（38分）	1．周围环境安全，光线明亮	1	
	2．确认患者意识丧失，立即呼救（1分）； 进一步确认患者无颈动脉搏动、无自主呼吸（1分）； 立即抢救，并确认抢救时间（1分）	3	
	3．将患者置于仰卧位，去枕，如果是软床，胸下垫胸外按压板（1分）。并迅速解开患者衣领、腰带（必要时）（1分）	2	
	4．立即进行胸外心脏按压。定位，抢救者将左手掌根部按在患者胸骨中下1/3交界处（1分），右手掌根重叠放在左手背上，十指相扣（1分），使全部手指脱离胸壁（1分）	3	
	5．双肘关节伸直，利用上身重量垂直下压（1分）。使胸骨下陷至少5cm（1分），而后迅速放松，使胸廓完全回弹，反复进行（1分）。放松时手掌根部不能离开胸壁（1分）	4	
	6．按压与放松比例为1∶1（1分）。按压频率：100～120次/分（1分） 胸外按压与人工呼吸之比为30∶2（1分）	3	
	7．检查颈椎无损伤	1	
	8．检查有无活动性义齿（如有应取下）	1	
	9．清理口鼻腔分泌物	1	
	10．手法开放气道（仰头抬颏、托下颌）	1	
	11．实施口对口人工呼吸2次	1	
	12．以拇指和示指捏住患者鼻孔，双唇包绕患者口部形成封闭腔，吹气	1	
	13．时间＞1秒钟	1	
	14．用眼睛余光观察患者胸廓是否抬起	1	
	15．吹毕，松开鼻孔，侧转换气（正常呼吸而不是深呼吸）	1	
	16．注意观察胸廓起伏情况	1	
	17．如应用简易呼吸器行人工呼吸时，先手法开放气道	1	
	并连接氧气，氧流量8～10L/min	1	
	一手“EC”手法固定面罩	1	
	另一手挤压气囊，每次送气400～600ml（下压1/2～2/3），频率10次/分	1	
	观察患者胸廓起伏情况	1	
	18．抢救过程中随时观察患者	1	
	19．操作5个循环后再次判断颈动脉搏动及呼吸，如已恢复，则进一步生命支持；	2	

续表

项目	操作流程与标准	标准分	得分
操作流程（38分）	如未恢复，继续上述操作5个循环后再次判断，直至高级生命支持人员及仪器设备的到达	2	
	20．抢救成功，确认抢救成功时间，协助患者取合适卧位，整理床单位及用物。进行进一步生命支持。补记抢救记录	2	
评价（5分）	1．操作准确、熟练，查对规范	1	
	2．急救意识强	1	
	3．爱伤观念强	1	
	4．按照院感防控标准正确处理物品	1	
	5．在规定时间内完成操作	1	
总分		50	

附表 7-2　创伤的包扎止血固定评分标准

项目	操作要求	标准分	得分
操作准备（10分）	评估环境及报告环境安全	2	
	表明身份、抚慰患者	2	
	物品准备齐全（开口敷料、方纱、动脉止血带、绷带、三角巾、纸片、笔等）	2	
	物品摆放有序	2	
	准备时间（20秒内）	2	
指压及止血带止血（28分）	检查伤情	1	
	报告伤情完整	1	
	伤情报告清晰	2	
	左手指压止血正确，抬高伤肢，口述“抬高伤肢2分钟”	2	
	正确指导伤员	2	
	伤员指压止血位置准确	2	
	止血带衬垫宽度合适	2	
	止血带衬垫放置平整	2	
	上止血带部位正确（上1/3处）	2	
	止血带压力均匀、适度	2	
	检查止血效果	2	
	报告“前臂喷射状止血停止”	2	
	报告“桡动脉搏动消失”	2	
	填写标记卡	2	
	报告止血位置	1	
	报告止血时间	1	
三角巾固定（7分）	口述三角巾顶角对着伤肢腋下	1	
	三角巾两个底角位置放置正确。其中一底角放在健侧肩上（1分），另一底角包绕前臂后放在伤侧的肩上（1分）	2	
	两个底角在颈后打结	1	

续表

项目	操作要求	标准分	得分
三角巾固定（7分）	伤肢肘后顶角进行处理，使患者舒适	1	
	手指指头暴露适度，以便观察血运情况	1	
	三角巾平整、美观	1	
整体质量（5分）	精神面貌	1	
	动作紧张有序操作熟练规范	1	
	体现人文关怀、有爱伤意识	1	
	整体操作时间7分钟内完成得2分，每超过一分钟扣1分，2分扣完为止	2	
总分		50	

附表7-3 体表肿物切除评分标准

项目	考核内容	标准分	得分
操作前准备（10分）	1．核对患者、病变部位（1分）、肿物大小、质地、边界及活动度等（1分），向患者及家属交代手术的目的及必要性（1分）、及可能的并发症如局部损伤、出血、伤口感染等（1分），核查术前必要的检查血常规、凝血等（1分），取得同意，签署同意书（1分），确定无禁忌证（1分）	7	
	2．戴帽子、口罩（1分），洗手（1分）	2	
	3．核对手术器械包消毒日期是否在时限内	1	
肿块切除操作过程（38分）	1．体位 俯卧位，充分暴露肿块，在医学模具上进行操作	2	
	2．取器械包，检查包的有效期，打开器械包的外层3/4	2	
	3．检查灭菌指示卡，清点物品，消毒范围：肿块周围15cm，消毒顺序：由中央向四周消毒	2	
	4．消毒三次，消毒不留空隙，每次范围小于前一次，末次范围大于孔巾直径	2	
	5．铺孔巾并固定孔巾，让助手打开麻药，核对并抽取适量麻药	2	
	6．先行皮丘注射（2分），沿切口线麻醉，再沿肿块周围逐层浸润麻醉（2分）	4	
	7．注射麻药前回抽，边退针边推注麻药，需麻醉一圈，测试麻醉效果	2	
	8．选择刀片，正确安装刀片（2分），在模具上切开约5cm长切口，并切除肿块（4分）	6	
	9．用拇指和示指在切口两侧固定皮肤，切开动作规范，垂直下刀，水平走刀，垂直出刀	2	
	10．选择三角针，穿好合适的缝线，持针钳夹针位置正确（针的中后1/4～1/3处）	2	
	11．一手持有齿镊，另一手持持针钳，握持方法正确	2	
	12．缝合手法正确（垂直进针，沿缝针弧度挽出），不留死腔	2	
	13．用单手打结法（2分）和器械打结法（2分）打结，手法正确，两个单结方向相反，松紧适度	4	
	14．剪线手法正确，线头长短适中，针距、边距适当，皮肤对合整齐	2	
	15．操作结束后告知患者相关注意事项	2	
注意事项（12分）	操作过程中注意询问患者感受，观察患者反应及生命体征	2	
	交代术后注意事项：预防感染，切口更换敷料	2	
	术后测患者血压、脉搏等生命体征，观察有无出血及继发感染等	2	
	违反无菌原则每次扣3分，最多扣6分	6	
总分		60	

附表 7-4　肛门指诊操作评分标准

项目	评分要点	标准分	得分
个人准备（2分）	规范洗手（1分） 仪表整齐、戴帽子、口罩（1分）	2	
目的（2分）	熟悉患者病情及操作目的：进行肛门及直肠、前列腺与精囊、子宫颈、子宫、输卵管等的检查（少1项扣1分）	2	
物品准备（2分）	指套或手套（1分） 润滑剂：肥皂液、凡士林或液体石蜡（1分）	2	
患者体位（提问）（8分）	肘膝位：患者两肘关节屈曲，置于检查台上，胸部尽量靠近检查台，两膝关节屈曲呈直角跪于检查台上，臀部抬高（常用于前列腺、精囊及内镜检查）	2	
	左侧卧位：患者取左侧卧位，右腿向腹部屈曲，左腿伸直，臀部靠近检查台（常用于病重、年老体弱或女性患者）	2	
	仰卧位或截石位：患者仰卧于检查台上，臀部垫高、两腿屈曲、抬高并外展（适用于重症体弱或膀胱直肠窝检查）	2	
	蹲位：患者呈排大便的姿势，屏气向下用力（适用于检查直肠脱出、内痔及直肠息肉等）	2	
视诊（4分）	肛门颜色及其周围皮肤颜色及褶皱：正常颜色较深（1分），褶皱自肛门向外周呈放射状（1分）	2	
	观察肛门附近有无脓血、粪便、黏液、瘘口、肿块，观察是否有肛裂，除外禁忌证（少1项扣1分）	2	
触诊（15分）	右手示指戴指套或手套（1分）；涂润滑剂（1分）；示指置于肛门口轻轻按摩（1分）；等患者肛门括约肌适应放松后，再徐徐插入肛门、直肠内（1分）	4	
	先检查肛门及括约肌的紧张度（1分） 再查肛管及直肠内壁有无触痛、肿块或波动感（1分） 肛管直肠有无狭窄以及狭窄程度与范围（1分）	3	
	如扪及肿块，应注意其大小、形态、硬度、活动度及占据直肠或肛管范围（少1项扣1分）	2	
	提问　直肠剧烈触痛：考虑肛裂及感染（1分） 触痛并伴有波动感：考虑肛门、直肠周围脓肿（1分） 直肠内触及柔软、光滑有弹性的包块：考虑直肠息肉（1分）；触及坚硬凹凸不平包块：考虑直肠癌（1分）	4	
	指检后指套表面是否带有黏液、脓液或血液（1分）。若有，则应涂片镜检或做细菌学检查（1分）	2	
记录（2分）	指检所发现的病变应按时针方向进行记录（1分）；并注明检查时患者所取体位（1分）	2	
注意事项（5分）	操作过程中询问患者感觉、疼痛能否耐受	1	
	操作结束后擦净患者肛门，帮患者取舒适体位	2	
	洗手，收拾用物，协助患者取舒适体位，注意保暖	2	
总分		40	

附表 7-5　电除颤评分标准

考核项目	考核内容	标准分	得分
准备（7分）	医师准备：穿工作服，戴口罩、帽子，无任何首饰，洗手	1	
	患者准备：核对床号、姓名；评估患者病情、意识	1	

续表

考核项目	考核内容	标准分	得分
准备（7分）	检查患者卧硬床板	1	
	没有与金属物品接触	1	
	已建立静脉通路	1	
	吸氧及心电监护	1	
	器械准备：检查仪器性能，备好抢救物品（肾上腺素、胺碘酮、5ml注射器、呼吸气囊及面罩、气管插管器械），均在有效期内	1	
操作过程（28分）	迅速携除颤仪，抢救物品车推至床旁	1	
	去枕，解开上衣，松裤腰带，暴露胸部，检查无金属饰物	1	
	取下电极板，在电极板上均匀涂以适量导电糊	1	
	打开除颤仪电源，开关旋钮置“监护”档，选择“电极板导联”监测患者心律	1	
	证实为室颤波（有心电监护的，口述“患者室颤，立即除颤”）	1	
	将除颤仪旋钮转至“手动除颤”档	1	
	能量选择（ENERGY SELECT）：单相波除颤仪360J	1	
	双相波除颤仪120～200J	1	
	电复律方式为“非同步方式”模式（除颤仪开机默认）	1	
	不触碰“进入同步”	1	
	按“充电（CHARGE）”按钮充电至所选择的能量	2	
	放置电极板	1	
	电极板与皮肤紧密接触，压力适当3～5kg（如患者有大量出汗，应迅速将胸部擦干）	1	
	左手电极板放在胸骨右缘2～3肋间（心底部）	1	
	右手电极板放在左腋中线第5肋间（心尖部）	1	
	两电极板距离不小于10cm	1	
	再次观察心电图	1	
	确定需要除颤（口述：心电监测仍显示室颤，立即除颤）	1	
	环顾并高声喊“请大家让开”	2	
	放电：双手拇指同时按压除颤手柄上“放电”按钮，立即放电	2	
	放电后电极板停留数秒，移开电极板	1	
	口述：立即行5个周期CPR后	1	
	观察心电监护恢复窦性心律，且患者意识转清，继续高级生命支持	1	
	如果室颤持续出现，立即重新充电，重复步骤，直至成功或放弃	1	
	整理衣物，安抚患者	1	
注意事项（5分）	操作完毕，将能量开关回复至零位	1	
	清洁皮肤	1	
	安置患者于合适的体位	1	
	监测心率、心律	1	
	遵医嘱用药	1	
总分		40	

附表7-6 腹腔穿刺术评分标准

项目	考核内容	标准分	得分
操作前准备（1分）	核对信息，洗手；戴帽子、口罩；备齐物品；检查物品	1	
身份识别医患沟通（6分）	了解病史，确认适应证，排除禁忌证（包括无麻醉药物过敏，口述）	2	
	核实患者信息，告知穿刺目的，确定已签署知情同意书（口述）	1	
	提示患者排空膀胱、安抚患者情绪，有不适及时示意	1	
	测血压、心率、呼吸、测腹围（口述）（少1项扣1分）	2	
准备物品（3分）	检查相关用品（急救及麻醉药品、留置标本容器、化验单、穿刺包等）	2	
	检查包装和有效期	1	
确定穿刺点部位（6分）	安置患者体位（平卧位）合适暴露腹部（口述）	1	
	腹部叩诊核实体征（移动性浊音）	2	
	确定穿刺点：左下腹髂前上棘与脐连线中外1/3交点处（口述）	2	
	穿刺点做标记	1	
消毒铺巾（10分）	打开穿刺包，戴无菌手套	1	
	检查穿刺包内穿刺针（穿刺针及橡胶管气密性、通畅性是否完好）（2分）及其他物品（1分）	3	
	消毒：以穿刺点为中心，顺时针同心圆，中间不留白，由内向外（2分），第一次直径15cm（2分），第二次消毒范围略小于第一次（1分）	5	
	铺巾：以穿刺点为中心，一次铺巾到位	1	
麻醉（6分）	与助手核对麻醉药品（1分），抽取适量麻药（1分）	2	
	局部浸润麻醉：先打皮丘、垂直进针（1分），边进针边间断负压回抽（1分），逐层麻醉至落空感（1分），一手握无菌棉球（1分）	4	
穿刺过程（20分）	比对麻醉针深度（1分），选择合适的穿刺针并夹闭针尾胶管（1分），进针时向患者说明（1分）	3	
	一手固定穿刺点皮肤（1分），另一手持针，经麻醉处垂直刺入腹壁（1分），针尖斜面必须向上（1分），后倾斜45°～60°（1分），后再垂直刺入腹膜层（1分），待针锋抵抗感消失时即可抽取腹水（1分）	6	
	助手（戴手套，口述）帮助固定穿刺针，避免穿刺针摆动（1分），正确留取标本（1分）	2	
	连接注射器，打开水阀，保持穿刺针管密闭	1	
	抽液不要过快、过多	2	
	肝硬化患者第一次不超过3000ml	1	
	以后每一次不超过3000～6000ml（口述）	1	
	术中注意观察患者反应，如有头晕、面色苍白、出汗、心悸或腹痛、昏厥等反应（1分），应立即停止抽液，并予以正确处理（1分）	2	
	拔除穿刺针，局部按压、消毒（1分），无菌辅料覆盖、固定（1分）	2	
术后处理（8分）	复查血压、心率、呼吸、腹围（口述）	1	
	交待注意事项（口述）：患者平卧20分钟（1分）、有不适通知医护人员（1分），伤口2～3天保持干燥（1分）	3	
	术后物品处理：利器放入利器盒	1	

续表

项目	考核内容	标准分	得分
术后处理（8分）	与患者接触的物品放入黄色垃圾袋，其余物品放入黑色垃圾袋	1	
	标本标记送检	1	
	术后记录（口述）：穿刺过程、抽液量，术中、术后患者的症状，标本送检项目、术者及助手	1	
总分		60	

附表 7-7 骨折行石膏固定术评分标准

项目	考核内容		标准分	得分
准备（8分）	石膏的选用：合适规格的石膏（小号或中号）（2分）		2	
	石膏长度	以患肢或健肢比决定石膏长度（大于实际长度10%）（2分）	2	
		选用石膏托或者U形石膏均可（2分）	2	
	石膏层数：12～16层（2分）		2	
操作过程（30分）	手法复位规范（4分）		4	
	石膏放在温水内，待气泡出尽，手握两端，轻轻挤去水分（4分）		4	
	以手掌或手指均匀用力将石膏铺平后置于踝部，不能以指尖按压石膏（4分）		4	
	绷带缠绕	绷带由远端向近端缠绕（4分）	4	
		每层绷带覆盖上一层的1/3或1/2（4分）	4	
		绷带缠绕过程中不能拉紧再绷（4分）	4	
		绷带缠绕过程中不能翻转（4分）	4	
	石膏上注明操作日期（2分）		2	
操作结果（4分）	踝关节固定于中立位功能位（1分）		1	
	石膏松紧度合适（1分）		1	
	患肢足趾和膝关节屈伸无明显受限（1分）		1	
	拆除石膏见石膏内侧无明显突起压迫组织（1分）		1	
人文关怀（8分）	术前告知患者操作目的（1分）		1	
	术中询问患者感觉（1分）		1	
	术后医嘱	注意患肢血运，如感患肢肿痛、青紫、麻木，速来院就诊（2分）	2	
		石膏松动来院就诊（1分）	1	
		抬高患肢（1分）	1	
		适当功能锻炼（1分）	1	
	操作完成后规整患者衣物（1分）		1	
总分			50	

附表 7-8 吸痰术评分标准

考核项目	考核内容	评分标准	标准分	得分
准备（15分）	戴帽子口罩（2分）	戴帽子口罩，戴法正确	1	
		洗手	1	

续表

<table>
<tr><th>考核项目</th><th>考核内容</th><th>评分标准</th><th>标准分</th><th>得分</th></tr>
<tr><td rowspan="10">准备
（15分）</td><td rowspan="6">评估
（9分）</td><td>核对信息</td><td>1</td><td></td></tr>
<tr><td>评估病情、血氧饱和度、生命体征</td><td>3</td><td></td></tr>
<tr><td>评估有无禁忌证</td><td>1</td><td></td></tr>
<tr><td>告知患者操作目的、注意事项</td><td>2</td><td></td></tr>
<tr><td>检查患者鼻腔是否通畅，有无炎症、鼻中隔偏曲</td><td>1</td><td></td></tr>
<tr><td>去除义齿等口腔异物</td><td>1</td><td></td></tr>
<tr><td rowspan="4">准备物品
（4分）</td><td>准备治疗台（盘），物品放置合理</td><td>1</td><td></td></tr>
<tr><td>选择合适吸痰管，检查是否通畅</td><td>1</td><td></td></tr>
<tr><td>检查负压吸引装置</td><td>1</td><td></td></tr>
<tr><td>调节负压</td><td>1</td><td></td></tr>
<tr><td rowspan="19">吸痰
（29分）</td><td rowspan="16">操作步骤及流程
（26分）</td><td>再次核对信息</td><td>1</td><td></td></tr>
<tr><td>半卧位或仰卧位</td><td>1</td><td></td></tr>
<tr><td>铺巾</td><td>2</td><td></td></tr>
<tr><td>戴手套，连接吸痰管与负压吸引器</td><td>2</td><td></td></tr>
<tr><td>试吸少量生理盐水，确定通畅并湿润吸痰管</td><td>2</td><td></td></tr>
<tr><td>一手反折吸痰管末端</td><td>1</td><td></td></tr>
<tr><td>另一手持其前端经口腔插至咽喉部</td><td>2</td><td></td></tr>
<tr><td>松开反折吸痰管末端，吸净口腔、咽喉部痰液</td><td>2</td><td></td></tr>
<tr><td>更换吸痰管</td><td>1</td><td></td></tr>
<tr><td>再次反折吸痰管末端</td><td>1</td><td></td></tr>
<tr><td>另一手持其前端经鼻腔插至气管深部</td><td>2</td><td></td></tr>
<tr><td>松开反折吸痰管末端，轻巧动作旋转、提插，吸净气管痰液</td><td>2</td><td></td></tr>
<tr><td>吸痰时间≤15秒，每次吸痰间隔时间3～5分钟</td><td>2</td><td></td></tr>
<tr><td>观察生命体征和血氧饱和度，痰液颜色、性质、量</td><td>2</td><td></td></tr>
<tr><td>关闭负压吸引、擦净面部</td><td>2</td><td></td></tr>
<tr><td>摘下手套包裹吸痰管</td><td>1</td><td></td></tr>
<tr><td rowspan="3">敷料用品的处理
（3分）</td><td>安置患者，交待注意事项</td><td>1</td><td></td></tr>
<tr><td>整理床单，处理用物</td><td>1</td><td></td></tr>
<tr><td>洗手，记录</td><td>1</td><td></td></tr>
<tr><td rowspan="3">其他
（6分）</td><td>熟练度
（2分）</td><td>熟练程度</td><td>2</td><td></td></tr>
<tr><td rowspan="2">人文沟通
（4分）</td><td>有人文关怀</td><td>2</td><td></td></tr>
<tr><td>有医患沟通</td><td>2</td><td></td></tr>
<tr><td colspan="3">总分</td><td>50</td><td></td></tr>
</table>

附表 7-9　清洁伤口拆线评分标准

项目	考核内容	标准分	得分
接诊（10分）	核对患者基本情况	1	
	了解诊疗经过，手术时间、部位、按时换药等	2	
	了解愈合情况，有无局部疼痛、红肿、活动受限等	2	
	有无需要延迟拆线的情况，如糖尿病、贫血等	1	
	解释操作目的、方法	2	
	有无消毒剂、胶布等过敏	1	
	了解心理反应，给予安慰	1	
操作前准备（10分）	戴帽子、口罩	1	
	确认患者基本信息、沟通交流	1	
	第一遍洗手	1	
	打开外层敷料，检查伤口，整理患者衣服、充分暴露	2	
	第二遍洗手	1	
	检查器材种类及消毒日期	1	
	正确取拿所需物品：先敷料后器械，先干后湿，先无色后有色，一把镊子架于盘边；器械敷料数量适当；大盘倒扣于小盘上。（如提供一次性拆线包，可改为提问：如无一次性拆线包，取物顺序是什么？）	3	
操作过程（20分）	弯盘摆放位置：空盘靠近伤口	2	
	拿取器械时弯盘内不能污染	1	
	区分两把镊子	1	
	持镊方法为执笔式，尖端向下，左手高于右手	1	
	75%酒精（或安尔碘等）棉球消毒两遍	1	
	如有分泌物用盐水棉球蘸干	2	
	不能擦涂伤口正中	2	
	自切口边缘起由内向外做同心四边形	3	
	消毒范围为伤口周围半径3～5cm	3	
	拆线正确	1	
	再次消毒，范围为伤口周围半径3～5cm	3	
操作后处理（10分）	覆盖敷料厚度为6～8层纱布	2	
	覆盖范围为伤口周围半径3～5cm，光面接触皮肤	3	
	粘贴胶布长短、方向、位置适当，整理患者衣服	2	
	医疗垃圾弃入黄色垃圾袋，器械消毒	2	
	第三遍洗手	1	
无菌观念	任何步骤违反无菌原则，一处扣10分，扣完为止		
总分		50	

附表 7-10 简易呼吸器使用评分标准

评分标准（全过程任何步骤违反无菌操作原则，一处扣10分）	标准分	得分
（一）操作前准备	15	
1. 将呼吸囊连接面罩	5	
2. 将呼吸囊连接输氧管，氧流量8～10L/min	10	
（二）简易呼吸器的操作过程	35	
1. 患者仰卧位，考生站位于患者头顶侧	5	
2. 清除口、鼻腔分泌物、异物等，保持呼吸道通畅	5	
3. 抬起患者下颌，使头后仰	5	
4. 扣紧面罩（5分），一手以“EC”手法（拇指和示指按压面罩，其余三指提起下颌）固定面罩，另一手有规律地捏放呼吸囊（5分）	10	
5. 每次送气500～600ml，捏放呼吸囊频率为每分钟10～12次（或12～20次）	5	
6. 随捏放呼吸囊观察胸廓起伏情况，听诊双肺呼吸音	5	
合计	50	

附表 7-11 心电图机操作评分标准

项目总分	考核内容	标准分	得分
目的（提问）（3分）	1. 了解心电活动，对鉴别临床上各种心律失常最有实际意义	0.5	
	2. 帮助确定心肌缺血，如心绞痛、心肌梗死，观察心肌梗死的演变过程	0.5	
	3. 判断心房、心室肥大	0.5	
	4. 电解质紊乱的临床辅助诊断，如低血钾、高血钾、低血钙等	0.5	
	5. 心脏起搏器植入术前后的心电监测	0.5	
	6. 各种危重患者抢救过程中心脏监护的措施	0.5	
操作前准备（6分）	1. 着装整洁，洗手，戴口罩、帽子	1	
	2. 核对患者信息，评估患者病情、皮肤情况，有无酒精过敏史，对初次检查者，做好解释工作，消除其紧张情绪	1	
	3. 室温保持在18℃以上，光照适宜，无电磁波干扰，关闭门窗，屏风遮挡	1	
	4. 物品准备 心电图机、外接电缆、导联电缆、电极、心电图记录纸、导电糊、电源及地线、诊断检查床、棉签、酒精	1	
	5. 使用交流电电源的心电图机连接好地线。心电图机性能可靠，记录纸安装完好	1	
	6. 嘱患者解开上衣，(应充分暴露胸部、手腕、脚踝）取仰卧位，取下携带的金属物品，并放松肢体，平静呼吸	1	
皮肤处理（2分）	1. 对电极放置部位进行清洁或处理皮肤	1	
	2. 连接电极的局部皮肤涂抹导电膏	1	
电极安置（18分）	校正心电图机的走纸速度、基线是否稳定，并查看标准电压，校正后使其10mm＝1mV	2	
	1. 肢体导联电极安放位置 红线右臂	1	
	黄线左臂	1	
	绿线左腿	1	
	黑线右腿	1	

续表

项目总分	考核内容	标准分	得分
电极安置（18分）	2．胸前导联 将心电图机的负极与心电端连接，正极置于胸壁的特定部位，即构成胸前导联。根据心脏在胸腔中的位置，正确安置V_1～V_6六个导联。 V_1胸骨右缘第四肋间	1	
	V_2胸骨左缘第四肋间	1	
	V_3胸骨左缘V_2与V_4连线的中点	1	
	V_4左锁骨中线第五肋间	1	
	V_5左腋前线与V_4同一水平处	1	
	V_6左腋中线与V_4、V_5同一水平处	1	
	V_7左腋后线与V_4同一水平处	1	
	V_8左肩胛线与V_4同一水平处	1	
	V_9左脊柱旁线与V_4同一水平处	1	
	V_3R、V_4R、V_5R导联，电极放置右胸部与V_3、V_4、V_5对称处（标注：女性乳房下垂者托起乳房，将V_3、V_4、V_5电极安放在乳房下缘胸壁上，而不应该安置在乳房上	3	
心电图描记要求（16分）	1．按照使用说明操作心电图机，常规心电图记录包括肢体导联Ⅰ、Ⅱ、Ⅲ、aVR、aVL、aVF和胸前导联的V_1、V_2、V_3、V_4、V_5、V_6十二导联	2	
	2．对于怀疑或已确定有急性心肌梗死的患者首次常规描记心电图，必须增加V_3R、V_4R、V_5R、V_7、V_8、V_9导联的心电图，并用色笔、龙胆紫在胸前各导联部位作皮肤标记，便于再次记录心电图能在同一部位，以便比较	2	
	3．如怀疑患者为右位心或右心梗死，增加描记V_3R、V_4R、V_5R导联心电图	2	
	4．不论使用何种心电图机，为了减少心电图波形失真，尽量不使用“交流电滤波”或“肌电滤波”功能	2	
	5．每个导联记录的长度不应少于3～4个完整的心动周期，如有心律失常加做长Ⅱ、V_1导联	2	
	6．如果发现某个胸前导联有无法解释的异常U波或T波，应检查电极是否松动脱落，应重新处理皮肤，重新描记，排除伪差	2	
	7．如果Ⅲ导联和/或aVF导联的Q波较深时，应让患者深吸气后屏气，重复描记这些导联心电图。若Q波明显变浅或消失，可以考虑Q波系由横膈抬高所致。反之，若Q波仍较深而宽，则不能除外下壁心肌梗死	2	
	8．如果患者心率超过60次/分，而PR＞0.22s，可以让患者取坐位，再描记肢导联心电图，以确定是否存在房室传导阻滞。记录的心电图必须标明患者姓名、性别、年龄、检查日期、时间。记录结束，去除电极、清洁被检查者皮肤，关闭开关，拔掉电源	2	
人文关怀（3分）	与患者耐心细致交流，动作轻柔，操作完成后帮患者整理衣物	3	
熟练程度（2分）	操作熟练规范，沟通流畅	2	
总分		50	

附表7-12 洗胃术评分标准

项目	考核内容	标准分	得分
仪表	仪表端庄，着装整洁，洗手，戴口罩	1	
核对	核对医嘱，治疗单及知情同意书	1	

续表

项目	考核内容	标准分	得分
评估（6分）	患者：病情、年龄、生命体征、意识、心肺肝肾功能、毒物性质、量及中毒时间与途径	1	
	无禁忌证	1	
	操作部位：口腔有无活动义齿	1	
	心理状态：情绪反应、心理需求	1	
	合作程度：患者和/或家属对此项操作的认识及配合程度	1	
	环境：安全、整洁、温度适宜	1	
操作前准备（10分）	洗手、戴口罩	1	
	用物：治疗车上层：治疗单、一次性洗胃管、纱布1包、治疗巾、牙垫、弯盘、无菌石蜡油棉球、无菌手套、棉签、胶布、75%乙醇（或粘胶去除剂）、水温计、快速手消毒剂	1	
	治疗车下层：医用废物收集袋、生活废物收集袋另备：洗胃机（仪器是否良好）、清水桶（内盛35～37℃灌洗液10 000～20 000ml）、污水桶（置于患者床旁），备约束带、开口器、压舌板、屏风	1	
	患者：根据病情取左侧卧位或半卧位，隔帘遮挡	1	
	测试水温（35～37℃，双目与水温计刻度平视）后，将水温计留在治疗室	1	
操作过程（29分）	携用物至床旁，查对患者及腕带信息（2个以上查对点），告知患者取得合作	1	
	将洗胃机进液管的另一端放入灌洗液桶内，进液管口须浸在灌洗液面下，排液管的另一端放入污水桶内	1	
	接通电源	1	
	撕3条胶布贴于易取之处	1	
	协助患者取左侧卧位，头转向一侧	1	
	摸剑突，做标记	1	
	在患者胸前铺一次性治疗巾，将纱布、牙垫置于治疗巾内，弯盘置于患者口角处	1	
	边操作边口述：清除口腔分泌物，如有活动义齿者协助其取下	1	
	将牙垫置于患者口内	1	
	依次将一次性洗胃管、无菌石蜡油棉球取出，放于治疗巾上	1	
	戴无菌手套，检查胃管是否通畅	1	
	测量鼻尖至耳垂、再到剑突的距离，看明刻度或做好标记	1	
	润滑胃管，经口轻轻插入胃管	1	
	当胃管通过咽部（约15cm）左右时，嘱患者做吞咽动作	1	
	口述：昏迷患者在插管前应将患者头部后仰，当插入15cm时，将头托起，下颌靠近胸骨柄，同时将胃管插入（颈椎损伤患者禁用此法）	1	
	随吞咽动作顺势迅速将胃管送入胃内，插至所需长度	1	
	边操作边口述：若出现恶心，稍停片刻，并嘱患者深呼吸或做吞咽动作再行插入；患者出现发绀、呛咳、呼吸困难可能误入气管，应立即拔出，休息片刻再行插入	1	
	插入所需长度，按压上腹部有胃液流出，证实胃管在胃内；也可采用“听气过水声”或“观察胃管末端气泡法”，（选用1种方法）。必要时留取标本送检	1	

续表

项目	考核内容	标准分	得分
操作过程（29分）	固定胃管，将胃管末端与洗胃机相连接，检查管路，确认无误	1	
	按“手吸”键先吸出胃内容物（根据仪器型号不同按相应健）	1	
	按“手冲”键，每次进液量成人300～500ml，小儿100～200ml；按手吸键吸出	1	
	按“自控”键进行反复冲洗至洗出的液体澄清为止	1	
	洗胃完毕，分离胃管和洗胃机导管	1	
	将胃管末端反折，去除固定胶布	1	
	用纱布包裹靠近口腔处胃管，嘱患者深呼吸，在患者呼气时拔出，放入弯盘	1	
	清洁患者口腔，擦去胶布痕迹，取出牙垫撤去治疗巾，脱去无菌手套	1	
	切断电源	1	
	整理床单，根据病情协助患者取合适体位	1	
	告知注意事项，进行健康指导	1	
操作后处理（2分）	用物：依据《消毒技术规范》和《医疗废物管理条例》做相应处理，洗手	1	
	记录洗胃液量、洗出液量，观察性质及患者生命体征、中毒症状的改善情况	1	
效果评价（6分）	正确查对无误	1	
	操作熟练、安全有效、洗胃彻底	1	
	及时发现病情变化，如洗出血性液体或患者出现腹痛等情况应立即暂停洗胃（可提问）	1	
	沟通良好、体现人文关怀	1	
	建议时间10分钟内完成，超2分钟以内扣1分，超2分钟及以上扣2分	2	
总分		50	

附表7-13　胸腔穿刺评分标准（50分）

项目	考核内容	标准分	得分
操作前准备（7分）	患者准备：核对患者信息（1分），评估患者状态，明确适应证，判断是否存在禁忌证（1分），签署知情同意书（1分），告知操作中的患者配合及注意事项（如放松、避免剧烈咳嗽，1分）	4	
	操作者准备：洗手，戴好帽子、口罩	1	
	物品准备：消毒物品、消毒手套、消毒胸腔穿刺包、麻醉包、抢救药品（0.1%肾上腺素及注射器）、敷贴、听诊器、数支无菌试管等（2分）	2	
操作过程（33分）	摆体位：患者反向坐于靠背椅上，双手臂平置于椅背上缘，头伏于前臂（2分）。如为重症患者，可在病床上取半卧位，病侧手上举，枕于头下，或伸过头顶，以张大肋间（口述2分）	4	
	通过体检定位穿刺点：穿刺部位宜取胸部叩诊实音处（2分）。一般在肩胛下线第7～8肋间或腋中线第6～7肋间或腋前线第5肋间穿刺（1分）	3	
	如为包裹性积液，宜根据X线或超声检查所见选择穿刺部位（1分）	1	
	气胸抽气减压：患侧锁骨中线2～3肋间或腋前线4～5肋间（1分）	1	
	穿刺部位以常规消毒2次（直径约15cm，留白不得分（1分）	1	
	打开胸穿包，术者戴无菌手套，铺巾（1分）；检查穿刺针的通畅性和气密性（1分）	2	
	核对麻醉药2%利多卡因2～5ml；于定位点下一肋骨之上缘垂直缓慢刺入，先回抽再注射（1分）；逐层浸润达壁层胸膜回抽见胸水，并注入部分麻醉药（1分）	2	

续表

项目	考核内容	标准分	得分
操作过程（33分）	根据麻醉注射针估测穿刺针进入深度（1分）；将针尾乳胶管用止血钳夹紧（1分）	2	
	左手示指与中指固定穿刺处皮肤，右手将穿刺针沿下一肋骨之上缘垂直缓慢刺入，当穿过壁层胸膜时，针尖抵抗感突然消失后停止（2分）	2	
	接注射器，放开止血钳回抽即可见胸水（1分）；助手用止血钳协助适时夹闭乳胶管（1分）	2	
	将抽出液注入试管和专备容器，胸水送检（2分）。（2次穿刺无胸水扣3分）	2	
	抽液完毕，嘱患者呼气后屏气同时拔出穿刺针（2分）；盖以无菌纱布，稍用力压迫片刻，胶布固定（1分）	3	
	术后嘱患者卧床休息，观察有无不适反应（2分）	2	
	抽液后应常规听诊，注意呼吸音，必要时重复X线检查（2分）	2	
	（口述）抽液量：抽液不可过多过快，严防复张性肺水肿的发生（2分）。以诊断为目的者抽液50～100ml；以减压为目的者，第一次不超过700ml，以后每次不应超过1000ml（2分）	4	
操作后处理（6分）	安置患者体位，术后再次评估患者生命体征，评估呼吸情况，交代患者注意事项	2	
	胸水标本作好标记并送检（常规、生化、培养等）	2	
	物品复原，污物的分类处理	2	
总体评价（4分）	无菌观念强，整个操作过程体现人文关怀	2	
	操作熟练，在规定时间内完成操作	2	
总分		50	

附表7-14　小伤口清创缝合评分标准（60分）

项目	考核内容	标准分	得分
操作前准备（7分）	核对患者信息，评估患者病情、生命体征，向患者解释操作目的	1	
	物品准备：清创包、无菌敷料、无菌手套、备皮用剪刀或剃刀、绷带、胶布，生理盐水、2%双氧水、碘伏，2%利多卡因注射液、10ml注射器，毛刷，器械桌、托盘及托盘架，针头桶、污物桶等（2分）。检查各种消毒物品的有效消毒日期（1分）	3	
	戴帽子（1分）、口罩（头发、鼻孔不外露）（1分），完成手术刷手（口述）（1分）	3	
清创操作（20分）	打开清创包（1分），戴无菌手套（1分）	2	
	先用无菌纱布覆盖伤口（1分）。如伤口周围有毛发先剃去（口述）（1分），如有油污，用酒精擦除（1分）	3	
	用肥皂水刷洗伤口周围皮肤2遍（1分），每次用生理盐水充分清洗伤口周围皮肤（1分），注意勿使冲洗液流入伤口内（1分）	3	
	揭去覆盖伤口的纱布（1分），用无菌生理盐水冲洗伤口（1分），并用无菌小纱布轻轻擦去伤口内的污物和异物（1分）	3	
	用2%过氧化氢溶液冲洗（1分），待创面呈现泡沫后，再用无菌生理盐水冲洗干净（1分），反复冲洗2次（1分）	3	
	脱手套，手消毒（1分），更换手套（1分）	2	
	清理伤口：（1）修剪创缘皮肤（1分），去除可能存在的异物及失活组织（1分）；（2）彻底清创后，用2%双氧水及生理盐水再次冲洗伤口（1分）；（3）用过的器械放置污物弯盘内，不再使用（1分）	4	

续表

项目	考核内容	标准分	得分
伤口缝合（25分）	擦干伤口周围皮肤（1分），脱手套，手消毒（1分），更换器械，更换手套（1分）	3	
	碘伏消毒切口周围皮肤2次（1分），再铺一层无菌小洞巾（1分）	2	
	用2%利多卡因行局部浸润麻醉	1	
	一手持有齿镊，另一手持持针钳（1分），握持方法正确（1分），持针钳夹针位置正确（于缝针的中后1/3～1/4处）（1分）	3	
	夹好针后穿线，线从针的背面穿入（1分），穿入后用拇指压住针眼，示指捏住拉出（1分）	2	
	缝合伤口：（1）缝合手法正确（垂直进针（1分），沿缝针弧度挽出（1分），不留死腔（1分）；（2）打结手法正确（1分），不打假结、滑结，松紧适度（1分），剪线手法正确，线头长短适中（1分）	6	
	针距、边距恰当（1分），切口两侧进针的边距约0.5cm（1分）、针距约1.0cm（1分）	3	
	深浅合适（1分），切口对合良好（1分），结扎松紧适宜（1分）	3	
	缝合完毕，消毒皮肤（1分），用纱布包扎（1分）	2	
总体评价（3分）	术后再次评估患者，安置患者（1分），告知注意事项（切口相关、破伤风针）（1分）	2	
	医疗垃圾、污物处理（1分）	1	
职业素质（5分）	操作前能以和蔼的态度告知患者手术的目的，取得患者的配合（1分），举止大方，认真细致，体现人文关怀意识（1分）	2	
	操作时注意无菌观念（2分），动作轻柔规范，流畅熟练（1分）	3	
总分		60	

附表7-15 浅表脓肿切开引流术评分标准（70分）

项目	考核内容	标准分	得分
准备（15分）	着装整齐，正确戴帽子口罩；核对患者姓名、性别、年龄、病历号，确认身份信息	2	
	查阅血常规、出凝血时间检查；了解麻醉药物过敏史	1	
	向患者及家属交代脓肿切开引流术必要性和危险性，取得同意、配合并签署手术同意书	2	
	协助患者根据病情摆好体位，暴露手术区域	1	
	根据脓肿部位标记切口	1	
	向患者解释配合方法（保持体位，不舒服及时告诉医生）	1	
	操作前洗手（七步法）	2	
	物品准备：切开缝合包、尖刀片、5ml注射器、10ml注射器（备抽脓），2%利多卡因、棉球若干、纱布若干、胶布、络合碘、无菌手套、无菌培养瓶、凡士林纱条等，检查切开包消毒日期	2	
	打开切开包外层，持物钳打开切开包内层	1	
	检查消毒指示卡	1	
	将手套、注射器，引流物打开放进切开包	1	
消毒铺巾（6分）	洗手	1	
	消毒顺序由相对清洁至相对不洁区，手术切口周围15cm	2	
	络合碘消毒2遍，消毒不留空隙，每次范围小于前一次，末次范围大于孔巾直径	1	

续表

项目	考核内容	标准分	得分
消毒铺巾（6分）	戴无菌手套	1	
	铺巾	1	
麻醉（3分）	核对麻醉药（2%利多卡因）并抽吸2ml	1	
	逐层浸润麻醉，边进针边回抽及推注麻药，需麻醉一圈，测试麻醉效果（由齿镊检查）	1	
	麻醉顺序由远端向脓腔附近推进	1	
切开引流（27分）	正确选择尖刀片	2	
	于脓肿中央用尖刀片刺入	2	
	反挑扩大切口	3	
	注射器抽取脓液放置于培养管内待检验	2	
	排尽脓液	3	
	手指探查脓腔，游离分隔	2	
	生理盐水、3%过氧化氢反复冲洗脓腔至引出液基本清亮	3	
	放置引流物	2	
	引流物放置应较松散	2	
	无菌敷料覆盖	2	
	撤除孔巾	2	
	脱手套胶布固定	2	
标本收集（3分）	培养管标记，行培养和药敏检查	3	
术后处理（6分）	协助患者恢复体位，整理衣物	2	
	交代患者下次换药时间，不要自行拆开敷料，保持切口敷料干燥固定，有异常情况及时来院复诊	2	
	垃圾分类放置	2	
人文关怀（5分）	操作过程中注意询问患者感受（3分），观察患者反应及生命体征（2分）	5	
无菌观念（5分）	如严重违反无菌原则，扣除总分一半	5	
总分		70	

附表7-16　疼痛封闭技术评分标准（70分）

项目	考核内容	标准分	得分
准备（23分）	医师准备		
	医师准备：着装整洁（1分）、规范戴帽子、口罩（1分），洗手（1分）	3	
	患者准备		
	核对患者信息并介绍自己（1分），核实相关药物及用品（碘伏、激素、麻药等）、过敏史；核实症状、体征及封闭部位适合操作；核查血常规、凝血功能、影像学检查（3分）。确保患者有适应证：慢性劳损性疾病及退行性病变、急性损伤性疾病（1分）；无禁忌证：生命体征不平稳、凝血功能异常、近期消化道大出血、严重过敏史、皮肤不适合操作，严重基础疾病等（2分）。不完整，按缺失比例酌情扣分	7	

续表

项目	考核内容	标准分	得分
准备（23分）	与患者及家属沟通将要进行的检查流程、必要性和风险，签操作同意书（2分），向患者交代注意事项，取得患者合作，嘱患者排空膀胱（1分）	3	
	物品准备		
	用物准备：2%利多卡因1支、治疗药物曲安奈德/倍他米松注射液1支、换药包1个（2个弯盘、2个镊子）、5ml注射器1个、外科无菌手套1副、无菌洞巾、记号笔、胶带、无菌纱布、无菌棉球若干、碘伏或络合碘、100ml生理盐水1瓶等。用物准备不充分，酌情扣分	4	
	检查2%利多卡因清亮透明、无沉淀，在有效期内，双人核对，消毒掰开备用（1分）；曲安奈德/倍他米松注射液在有效期内，消毒掰开备用（1分）；其他用物包装完好无破损，均在有效期内，可以使用（1分）	3	
	拉帘，以保护患者隐私（1分）；周围环境光线、温度适宜（1分）；用物推到床边（1分）	3	
操作过程（39分）	根据封闭部位协助患者安置到合适体位（1分），充分暴露操作部位（1分）	2	
	穿刺点选择：仔细寻找压痛点，要求找到压之最疼痛的一点（1分）	1	
	再次核实穿刺部位，准确标记穿刺点（1分）；确保穿刺点无皮肤红肿、破损，穿刺部位无神经血管分布等不适合穿刺的情况（1分）	2	
	规范洗手（1分）	1	
	打开换药包，将无菌物品放置（1分）	1	
	规范佩戴无菌手套（1分）	1	
	消毒：以穿刺点为圆心，由内向外（1分）；消毒范围：直径大于5cm（1分）；不留白、不流液（1分）	3	
	消毒3次（3分，少一次扣1分），每次范围小于前一次（1分），最后一次大于洞巾孔直径（1分）	5	
	规范铺无菌洞巾（1分），位置核实，并符合无菌原则（1分）	2	
	再次核对药品（1分），将曲安奈德注射液摇匀（1分），先后抽取1ml利多卡因注射液和1ml倍他米松/20～40mg曲安奈德注射液，充分混匀，配比合适（1分）	3	
	操作者将左手示指和中指稍用力固定皮肤（1分），于标记点处进针（1分），边进针边回抽（1分），到达应达到的部位后（骨膜下、腱鞘内等），回抽无血液则注射药物（1分）	4	
	操作过程中应注意患者生命体征（1分），如有头晕、面色苍白、出汗、心悸，应立即停止穿刺，并进行相应处置（1分），操作过程中询问患者感受（1分）	3	
	拔出穿刺针后用无菌纱布按压穿刺点10min，充分规范浸润麻醉（2分）	2	
	穿刺后观察穿刺部位是否出血（1分）、肿胀（1分）、疼痛（1分）等现象	3	
	再次消毒穿刺点（2分），无菌纱布覆盖，胶布固定（2分）	4	
	整理物品，垃圾分类处理	2	
操作后处理（4分）	操作后嘱患者平卧休息（1分），再次观察患者生命体征（1分）、有无穿刺点出血（1分）等。嘱患者不适时随诊（1分）	4	
人文关怀（2分）	医患沟通态度和蔼，通俗易懂，患者及家属能够知晓告知的事项，并满意（1分）动作轻稳、关爱患者（1分）；	2	
无菌原则（2分）	违反无菌原则扣2分	2	
总分		70	

附表 7-17　Colles骨折小夹板固定操作评分标准（70分）

项目		考核内容	标准分	得分
操作准备（10分）	环境及患者准备	环顾四周评估环境安全并报告（0.5分），表明身份（0.5分），告知患者将要进行的操作（0.5分），并安慰患者（0.5分）	2	
	操作者准备	着装整洁（0.5分），佩戴口罩、帽子（0.5分）；清洁洗手（1分）	2	
	物品准备	压垫，胶带，合适型号的小夹板，扎带，三角巾，剪刀等。（2分，少一项扣0.5分，扣完为止）	2	
	适应证	适应证：闭合性、非粉碎性、2周内的骨折（2分）	2	
	禁忌证	禁忌证：严重心脑血管疾病、皮肤表面明显瘀斑水泡、高龄（骨质疏松）、骨筋膜间综合征（2分）	2	
操作流程（54分）	检查	充分暴露骨折及邻近部位（2分），外套纱套或包1～2层棉纸或绷带，评估患肢局部肿胀情况，肢端感觉、运动及血供情况（2分），并报告伤情（2分，患者皮肤表面无淤斑、水泡，嘱患者活动手指，无明显神经血管损伤，患者无明显禁忌，予手法复位）。口述：助手协助牵引，腕关节掌屈尺偏复位。在助手协助维持复位的基础上，再做以下操作（2分）	8	
	放置压垫	根据骨折的部位和类型，放置纸压板或分骨垫，以胶带固定压垫放置位置，准确操作并口述（骨折远端、桡背侧，骨折近端、桡掌侧，桡侧骨折端，尺侧远端）（4分，每个位置1分）；顺序正确（2分，错误一处不得分）；压垫无脱落（2分，可用胶带固定）	8	
	放置夹板	夹板放置位置准确并口述（8分，每个位置2分）（背侧远端至掌指关节；腹侧远端至掌侧关节；桡侧远端至第一掌骨底部；尺侧远端过尺骨小头）；顺序正确（2分，错误一处不得分）；夹板无脱落（2分，由助手托扶固定）	12	
	捆绑扎带	扎带捆绑位置正确（4分，4道扎带，每处1分）（先扎骨折端两端，再于远端、近端分别等距离捆扎）；打结位置正确（2分，背侧），活结（2分）；顺序正确（2分，错误一处不得分）；调节扎带松紧度，口述："扎带上下活动1cm"（2分）；修剪扎带长度，口述：扎带尾端2cm（2分）	14	
	三角巾悬挂	选取长度适宜的三角巾（1分）；三角巾位置正确（1分）；患肢置于胸前，屈肘90°并口述："请将患肢置于胸前，屈肘90°"（2分）；颈后打活结（1分）	5	
	观察末梢血液循环	拇指按压指甲观察甲床毛细血管反应时间（2分，3～5秒），食、中指指腹触顶患者指腹，感觉指腹张力大小（2分），手法正确；口述："末梢血运良好，指腹张力适中"（1分）	5	
	指导患者	指导患者做掌指关节、指间关节、肘关节功能锻炼，手法正确；口述："请注意做掌指关节、指间关节、肘关节屈伸锻炼"	2	
整体评价（6分）	人文关怀	态度认真，沟通良好有效	2	
	操作熟练	操作熟练，动作规范	2	
	完成时间	整体操作在规定时间内完成得4分，超时10秒得3分，超时20秒得2分，超时30秒不得分	2	
总分			70	

附表 7-18　左踝骨折石膏固定评分标准（30分）

项目		考核内容	标准分	得分
准备（4分）	石膏的选用：合适规格的石膏（小号或中号，1分）		1	

续表

项目		考核内容	标准分	得分
准备（4分）	石膏长度	以患肢或健肢比测决定石膏长度（大于实际长度10%，1分）	1	
		选用石膏托或者U形石膏均可（1分）	1	
		石膏层数：12～16层（1分）	1	
操作过程（15分）		手法复位规范（2分）	2	
		石膏放在温水内，待气泡出尽，手握两端，轻轻挤去水分（2分）	2	
		以手掌或手指均匀用力将石膏铺平后置于前臂掌、背侧，不能以指尖按压石膏（2分）	2	
	绷带缠绕	绷带由远端向近端缠绕（2分）	2	
		每层绷带覆盖上一层的1/3或1/2（2分）	2	
		绷带缠绕过程中不能拉紧再绷（2分）	2	
		绷带缠绕过程中不能翻转（2分）	2	
		石膏上注明操作日期（1分）	1	
操作结果（4分）		踝关节固定于中立位功能位（1分）	1	
		石膏松紧度合适（1分）	1	
		患肢足趾和膝关节屈伸无明显受限（1分）	1	
		拆除石膏见石膏内侧无明显突起压迫组织（1分）	1	
人文关怀（7分）		术前告知患者操作目的（1分）	1	
		术中询问患者感觉（1分）	1	
	术后医嘱	注意患肢血运，如感患肢肿痛、青紫、麻木，速来院就诊（1分）	1	
		石膏松动来院就诊（1分）	1	
		抬高患肢（1分）	1	
		适当功能锻炼（1分）	1	
		操作完成后规整患者衣物（1分）	1	
总分			30	

附表7-19　新生儿访视评分标准（60分）

项目	考核内容	标准分	得分
时间（1分）	新生儿出院后1周内	1	
个人准备（2分）	洗手（1分），戴帽子、口罩（1分）	2	
新生儿登记（1分）	登记新生儿姓名、编号	1	
新生儿信息（5分）	新生儿性别、出生年月日、身份证号、家庭住址	2	
	出生孕周	1	
	母亲妊娠期患病情况：有无糖尿病、妊娠期高血压、其他	1	
	助产机构名称	1	
父母信息（2分）	姓名、职业、联系电话、出生年月日	2	
出生情况（9分）	出生情况：顺产、胎头吸引、产钳、剖宫、双多胎、臀位等	2	
	有无新生儿窒息；若有（Apgar评分：1min、5min；或评分不详）	2	
	是否畸形	2	

续表

项目	考核内容	标准分	得分
出生情况（9分）	是否进行听力筛查，是否通过	1	
	是否进行出生疾病筛查（有无甲减、苯丙酮尿症或其他遗传代谢病）	1	
	出生体重（kg）	1	
	出生身长（cm）	1	
喂养方式（1分）	纯母乳、混合或人工	1	
目前情况（4分）	吃奶量：（ml/次）	1	
	吃奶次数：（次/日）	1	
	有无呕吐	1	
	大便形状及次数（次/日）	1	
一般查体（24分）	体温（℃）、心率（次/分）、呼吸（次/分）、体重（kg）	4	
	面色情况：红润、黄染或其他	2	
	有无面部、躯干、四肢、手足黄疸	2	
	前囟大小（cm×cm），是否正常、膨隆、凹陷或其他	2	
	眼睛、耳外观、口腔、鼻（2分），四肢活动度（1分）、胸部（1分）、心肺听诊（2分）、腹部触诊（2分），肛门、外生殖器（1分），脊柱有无异常（1分），皮肤有无湿疹、糜烂（1分），颈部有无包块（1分）	12	
	脐带是否脱落、有无渗出及其他	2	
洗手（1分）	洗手	1	
建议（3分）	若有异常，判断是否转诊（2分），说明转诊机构及科室（1分）	3	
指导（3分）	喂养指导、发育指导、防病指导、预防伤害指导、口腔保健指导等	3	
记录（2分）	本次访视时间及访视一般情况	2	
预约（2分）	下次随访时间、地点	2	
总分		60	

附表7-20　儿童预防接种评分标准（50分）

项目	考核内容	标准分	得分
接种前准备工作（3分）	着装整洁规范，仪表端庄大方，戴口罩、帽子（1分）。接种工作人员在对儿童接种前应查验儿童预防接种证（卡、薄）或电子档案（1分），评估儿童接种适应证，核对受种者姓名、性别、出生日期及接种记录，确定本次受种对象、接种疫苗的品种（1分）	3	
接种前患儿评估及监护人告知（13分）	询问并评估儿童健康状况，体重，进食情况、查看接种部位皮肤情况	2	
	询问受种者是否有接种禁忌等	2	
	告知受种者或者其监护人所接种疫苗的品种、作用、禁忌、不良反应以及注意事项	2	
	可采用书面和（或）口头告知的形式，并如实记录告知和询问的情况	1	
	评估环境，温暖舒适	1	
	接种工作人员在接种操作时再次进行“三查七对”，无误后予以预防接种。三查：检查受种者健康状况和接种禁忌证，查预防接种卡（簿）与儿童预防接种证，检查疫苗、注射器外观与批号、有效期；（1项0.5分，共1.5分）；七对：核对受种对象姓名、年龄、疫苗品名、规格、剂量、接种部位、接种途径（1项0.5分，共3.5分）	5	

续表

项目	考核内容	标准分	得分
操作流程（22分）	操作用物：治疗盘、1ml注射器、75%酒精、棉签、砂轮、弯盘、注射用水	2	
	核对儿童姓名、预防接种证、接种凭证和本次接种的疫苗品种，核对预防接种证是否签署知情同意书	2	
	检查疫苗、注射器外观与批号、有效期	2	
	洗手	2	
	铺无菌治疗盘，备好配置好的疫苗，抽取正确剂量，置治疗盘内备用	2	
	再次核对儿童信息、药名，选择合适的注射部位	2	
	75%酒精消毒注射部位，消毒面积不可小于5cm待干，绷紧注射部位皮肤，固定针头进行注射	2	
	注射完毕，观察注射部位30秒，帮助儿童穿好衣服，向监护人交代接种后注意事项及相关知识	2	
	告知儿童监护人，受种者在接种后应在留观室观察30分钟	2	
	清理用物，注射器，安瓶进行无害化处理	2	
	洗手	2	
接种后的工作流程（8分）	受种者在接种后应在留观室观察30分钟	2	
	接种后及时在预防接种证、卡（簿）上记录；与儿童监护人预约下次接种疫苗的种类、时间和地点	2	
	有条件的地区录入计算机并进行网络报告	2	
	如发现疑似预防接种异常反应，接种人员应按照《全国疑似预防接种异常反应监测方案》的要求进行处理和报告	2	
人文关怀（2分）	动作轻稳、熟练，操作规范、安全，关爱儿童；过程完整、衔接紧密	2	
无菌观念（2分）	无违反得分，违反无菌观念全扣	2	
总分		50	

附表7-21　小儿生长发育体格测量评分标准（50分）

项目	评分标准	标准分	得分
准备（12分）	洗手，核对幼儿姓名、性别、年龄	2	
	向幼儿家长告知本次体检目的，并取得家长的同意	2	
	确认婴儿为空腹或进食后2小时且已排空大小便	2	
	测量室内环境温度，室温保持在22～24°C	2	
	检查物品准备：体重秤、婴儿身长测量器、软尺、皮褶卡、垫布，包被、干净纸尿裤	2	
	注意手温暖，将毛毯或包被铺好以随时保暖	2	
体重（10分）	脱去衣帽及纸尿裤，裸体或仅穿单衣，体重秤盘上铺垫布	2	
	检查体重秤是否放置平稳，称量工具置零	2	
	一手托头部，一手托臀部，放于体重秤上	2	
	称体重时婴幼儿体位取平卧位。1～3岁儿童取坐位或轻轻站在踏板中央的位置，3岁以上的儿童取站位，两手自然下垂，测量时不可晃动或者接触其他物体	2	

续表

项目	评分标准		标准分	得分
体重（10分）	待稳定后读数，准确读数至0.01kg		2	
身高（18分）	脱去鞋帽和袜子，在躯干与量床接触部位铺垫布		2	
	检查量床是否放置平稳		2	
	将婴儿仰卧于量板中线，测量者位于婴儿右侧		2	
	助手将头扶正，头顶接触头板		2	
	三岁以下	让小儿仰卧位	1	
		头顶接触顶板，两耳在同一水平	1	
		躯干伸直，腘窝接触量床	1	
		左手握住孩子两膝，右手推足板面，使之接触双脚跟部	1	
		足板面与量床底板呈直角，两侧的读数一致，读数精确到0.1厘米	1	
	三岁以上	让小儿取立正姿势	1	
		两眼直视前方，胸部挺起，两臂自然下垂	1	
		枕、肩、臀、腘窝、脚跟同时接触量板	1	
		足跟靠拢，足尖分开60度	1	
		头顶部用三角尺测量，读数精确到0.1厘米	1	
头围（2分）	从眉弓上方最突出处经枕后粗隆绕头一周的长度，读数精确到0.1厘米		2	
胸围（4分）	三岁以下小儿卧位或立位测量，三岁以上小儿取立位测量		2	
	乳头下缘（胸骨中线第4肋间），沿两肩胛骨下缘绕胸一周的长度，取呼气和吸气时的平均数，读数精确到0.1厘米		2	
其他（2分）	是否在测量前询问小儿年龄；爱伤观念		2	
提问（2分）	各年龄身高体重估算公式；各年龄头、胸围正常值		2	
总分			50	

（李韶莹）

第八章　康复医学科

为规范住院医师规范化培训结业临床实践能力考核，提高结业临床实践能力考核的质量，逐步实现住院医师规范化培训结业考核的同质化，特制订本规程。

一、使用范围

适用于山西省住院医师规范化培训结业临床实践能力考核-康复医学科专业。

二、制订依据

依据国家《住院医师规范化培训内容与标准（2022版）》《住院医师规范化培训结业临床实践能力考核指导标准-康复医学科》，结合山西省住院医师规范化培训的实际，制订本标准。

三、考核对象

符合考核条件，参加住院医师规范化培训（康复医学科）专业结业临床实践能力考核的住院医师。

四、考核内容

包括辅助检查及影像学判读、接诊患者、临床思维、人文沟通、基本技能操作等内容

五、考核重点

根据国家《住院医师规范化培训内容与标准（2022版）》-康复医学科培训细则的要求，重点考核住院医师对康复医学科多发病、常见病的独立诊治能力。

六、考核形式及考站设置

住院医师规范化培训结业临床实践能力考核采取客观结构化临床考核（OSCE）的方式，采用在标准化患者/真实患者或医学模拟人上实际操作。共设置第一部分辅助检查及影像学判读；第二部分接诊患者、临床思维、人文沟通，第三部分基本技能操作、心肺复苏三大部分。

第一部分：辅助检查及影像学判读

考核内容：X线片、CT、MRI

考核方式：读片或人机对话

考核时间：30分钟

分值占比：20分，合格标准14分。

第二部分：接诊患者＋临床思维＋人文沟通

考核内容：第一站接诊患者：病史采集＋重点查体＋诊断

第二站临床思维：病历书写＋病例分析

第三站人文沟通：沟通能力与人文精神

考核方式：SP、笔试、口试。

考核时间：接诊患者20分钟，临床思维20分钟，人文沟通10分钟。

分值占比：接诊患者20分，临床思维20分，人文沟通10分，本部分合格标准40分。

第三部分：基本技能操作＋心肺复苏

考核内容：徒手肌力检查或关节活动度检查或肌痉挛检查评定＋心肺复苏。

考核方式：模拟器械

考核时间：基本技能操作20分钟，心肺复苏10分钟。

分值占比：基本技能操作15分，心肺复苏15分，本部分合格标准12分。

七、成绩评定

第一部分合格标准14分，第二部分合格标准40分，第三部分合格标准12分，总分66分。以上三个部分任何一项不通过，视为不通过。

八、具体实施

1. 采用统一考题、统一考核形式与标准进行集中考核，以保证考核的公平性和同质性。考核基地同一批次、同一时段使用同一考题。各站试题数量根据考试批次安排设定，每半天至少一套试题，各批次之间不得重复，并准备至少1套备用题。

2. 每个考站配两名考官，两名考官来自不同培训基地，两名考官独立评分。

3. 各类型人员考前培训

（1）考官培训内容：包括《住院医师规范化培训内容与标准（2022版）》《住院医师规范化培训结业临床实践能力考核指导标准-康复医学科》、考官制度、执考要求、评分要求、注意事项等；考前培训应按分配的考核任务进行分组培训，由考核专业负责人及指定的考站组长负责召集该站考官进行培训，培训重点是评分细则的一致性，具体包括熟悉考核病例（或主题）的内容；对照评分细则进行一致性评分练习与讨论。

（2）医生培训内容：考场设置、考试流程、每站考核注意事项、考场纪律等。

（3）考务人员培训内容：考场设置、人员分工、不同岗位考务人员工作流程等。

（4）SP培训：案例培训、标准化回答、特殊体征培训等。

九、考站设置建议

根据考核人数、考核基地场地、考官配置等因素，结合考核公平性、同质性，兼顾经济性，选择适宜的考站设置方案。

表8-1　康复医学科考站设置方案

考生组别	序号	换站顺序		
		第一部分 辅助检查及影像学判读 （分批集中考核） 30分钟	第二部分 接诊患者＋临床思维＋ 人文沟通 50分钟	第三部分 基本技能操作 心肺复苏 30分钟
第一组	01	第二部分①→第一部分→第三部分①		
	02	第二部分②→第一部分→第三部分②		
第二组	03	第一部分→第二部分①→第三部分①		
	04	第一部分→第二部分②→第三部分②		

说明：

1. 依据参考人数分组进行考核，以本方案为例，第一部分为分批集中考核，第二部分、第三部分单独设站（同时设2组），第二部分病历书写时单独设置1间（可容纳多人并保证就座间距）；
2. ①②代表每站设置并行考站数（相同考站设置数量）；
3. 本方案仅供参考，可根据具体情况进行调整

十、模拟试题

模拟试题（第一套）

第一部分：辅助检查及影像学判读（时间30分钟，分值20分，每题4分）

一、考生题干

要求：写出影像判读结果（图8-1）。

二、考官参考信息

参考答案：图8-1A．腰2～骶1椎间盘突出；图8-1B．蛛网膜下腔出血；图8-1C．肱骨外科颈骨折；图8-1D．右侧基底节区脑出血；图8-1E．股骨干骨折。

图8-1

第二部分：接诊患者＋临床思维＋人文沟通（时间50分钟，分值50分）

一、考生题干

第一站　接诊患者：包括病史采集＋重点查体＋诊断（时间20分钟，分值20分）。

第二站　临床思维：包括病历书写＋病例分析（时间20分钟，分值20分，笔试＋口试）。

第三站　人文沟通：包括沟通能力＋人文精神（时间10分钟，分值10分）。

二、考官参考信息

考生接诊SP。

1．病史采集　患者×××，女性，54岁，出租车司机。病史陈述者：患者本人。

主诉：左侧肢体活动不利2周。

2．病例分析

主诉：左侧肢体活动不利2周。

现病史：患者于2024年××月××日晚7时吃饭时无明显诱因突然出现持碗不能，

之后出现左侧肢体无力，不能活动，伴有口角歪斜，不伴头痛、头晕、意识障碍、恶心、呕吐等症状，就诊于山西省××医院急诊。急查头颅MRI示：右侧基底节区脑梗死，给予抗血小板聚集、调脂稳斑、营养神经、改善循环等药物对症治疗，患者病情平稳。目前患者仍留有左侧肢体活动不利，现为求进一步恢复左侧肢体功能入住我科，自发病以来，患者精神、食欲可，大小便无异常。体重无变化。

既往史：既往高血压病7年余，最高190/100mmHg，平素规律“苯磺酸左旋氨氯地平片2.5mg 1片/次，1次/日”，血压控制在130/80mmHg左右。糖尿病3年余，平素规律口服“二甲双胍片0.5g 2片/次，3次/日，阿卡波糖片50mg 1片/次，3次/日”，目前餐前血糖控制在7.0～8.0mmol/L，餐后血糖控制在9.0～10.0mmol/L。否认心脏病史，否认肝炎、结核、疟疾病史，预防接种史不详，否认有手术、外伤史，无输血史，否认食物、药物过敏史。

个人史：生于山西×××，久居本地，无疫区、疫情、疫水接触始，无牧区、矿区、高氟区、低碘区居住史，无化学性物质、放射性物质、有毒物质接触史，无吸毒史。无吸烟饮酒史，无冶游史。

查体：T 36.2℃，P 65次/分，R 18次/分，BP 130/70mmHg，身高162cm，体重68kg；发育正常，营养良好，神志清醒，查体合作。全身皮肤无黄染，无皮下出血点及异常结节。皮温正常。全身浅表淋巴结未触及肿大。胸廓无畸形，无压痛。双肺听诊呼吸音清，未闻及干、湿啰音及胸膜摩擦音。心率70次/分。腹软，无压痛、反跳痛，肝、脾肋下未及。脊柱外形正常无侧凸，各向活动度正常，棘突及椎旁肌肉无压痛，无直接间接叩击痛。四肢外形正常，各向活动度正常，无下肢静脉曲张、双下肢水肿，浮髌试验（－），无杵状指/趾。神经系统详见专科检查。

专科情况：神志清楚，言语流利，查体合作。坐位平衡0级，站位平衡0级。左肩关节有一横指半脱位，前屈90°，后伸15°出现疼痛，左手非凹陷性红肿，手指关节被动活动时出现疼痛。肌力：左上肢肌力0级，左下肢肌力0级。肌张力低下。左侧肢体深浅感觉存在。双侧腱反射（＋＋），左巴氏征（＋），右巴氏征（－）。左侧肢体Brunnstrom运动功能评分：上肢I级，手I级，下肢I级。左侧肢体Fugl-Meyer运动功能评分：总分8分（其中包括上肢4分，手0分，下肢4分）。ADL（改良Barthel指数）评分：20分。MMSE评分：28分。

辅助检查：头颅MRI检查提示脑梗死（右侧内囊后支）。

临床思维：请回答以下问题。

（1）患者的主要诊断？

（2）该类疾病主要需要与什么疾病进行鉴别诊断及依据？

（3）简要描述Brunnstrom偏瘫上肢运动功能6级评价标准？

（4）此患者肩关节脱位并伴有患手肿胀，活动受限，可诊断什么疾病，请叙述此疾病的概念及临床分期？

病例分析答案：

（1）左侧偏瘫，脑梗死，肩手综合征，高血压病3级（很高危组），2型糖尿病。

（2）鉴别诊断：脑出血、蛛网膜下腔出血、颅内占位等。

脑出血：常急性或亚急性起兵，发展快，多伴有高血压、糖尿病病史，临床上常见肢体麻木、动作失调、偏瘫、失语等。头颅CT示高密度梗死灶。本病可除外。

蛛网膜下腔出血：起病急，患者多有剧烈头痛，多无局灶神经系统定位体征，头颅CT可见蛛网膜下腔及脑池内高密度影，可鉴别。本病例可除外。

颅内占位：慢性起病，可出现头晕、恶心、呕吐、视力下降、肢体瘫痪等神经损伤症状，头颅MRI可确诊。本病可以除外。

（3）Brunnstrom偏瘫上肢功能评价表

阶段　评价标准

Ⅰ：无随意运动（弛缓期）。

Ⅱ：开始出现痉挛及肢体共同运动。

Ⅲ：痉挛显著，可随意引起共同运动或其成分，并有一定的关节运动。

Ⅳ：痉挛运动开始减弱，出现一些脱离共同运动的模式的分离运动：①手能置于腰后部；②上肢前屈90°（肘伸展）；③屈肘90°前臂能旋前、旋后。

Ⅴ 能完成更复杂的分离运动：①上肢外展90°（肘伸展，前臂旋前）；②上肢前平举及上举过头；③肘伸展位，肩前屈30°～90°，前臂能旋前旋后。

Ⅵ 痉挛基本消失，协调运动正常或接近正常，但速度比健侧慢。

（4）肩手综合征：肩手综合征常发生于脑卒中后1～3个月内，发生率约为12.5%～70%，发病机制尚不清楚，可能与交感神经系统功能障碍，在压迫下腕关节被牵拉并掌屈、过度牵拉，输液时液体渗入手部组织内、手受到意外的小伤害等因素有关。临床表现为突然出现的肩部疼痛，运动受限，手浮肿及疼痛，后期可出现手部肌肉萎缩、手指挛缩畸形，直至患手的运动永久丧失。临床经过常分为三期：第Ⅰ期（又称早期），为脑卒中急性期，约在发病后2周以内，患者手和腕部明显肿胀。肩部及上肢疼痛，被动活动时疼痛加剧。X线检查手及肩部无明显变化，仅见轻度的脱钙改变。第Ⅱ期（又称后期）：为脑卒中发病后3周至2个月，手部肿胀明显减轻或消失，肩、手自发疼痛明显减轻，手部肌肉萎缩，手指及腕、肘关节活动受限，手部出现轻度的挛缩现象。X线检查手及上肢骨骼有明显脱钙改变。第Ⅲ期（又称后遗症期）：为发病后3个月以后，皮肤肌肉明显萎缩，手指完全挛缩、畸形，患手丧失运动功能。

三、标准化患者扮演环节

1．临床情景

情景：康复医学科门诊

××，女性，54岁。

生命体征：T 36.2℃，P 65次/分，P 18次/分，BP 130/70mmHg，身高162cm，体重：68kg。

2．脚本

医生：你好，我是医生×××，请问您是×？

患者：是的，您好。

医生：请问您怎么不舒服？

患者：我左侧身体不能活动了。

医生：从什么时候开始的？

患者：2024年××月××日晚7左右。

医生：能说一下当时的情况，有什么刺激因素吗？比如劳累、生气等等。

患者：没什么特殊的，就是吃晚饭的时候突发发现拿不住碗了，然后整个左侧身体都不能动了，就不听使唤。

医生：当时头疼吗，有没有后头晕、意识障碍、恶心、呕吐等症状？

患者：没有，除了左半边身子不能动，就是嘴也歪了，你看我现在两边脸还不对称，但吃饭说话没什么问题。

医生：当时去医院了吗？

患者：当时家属就带我去山西××医院急诊，拍了个头颅MRI（拿片子），给开了些药，输了一些液体，在神经内科住了2周，然后人家让我来康复。

医生：知道药的名字吗？

患者：阿司匹林肠溶片、硫酸氢氯吡格雷、丁苯酞注射液、阿托伐他汀钙片、甲钴胺，主要就这些。

医生：住院期间病情有变化吗，有其他不舒服吗？

患者：没变坏，现在能动一些了，现在想更好一些，能自理了就来咱们科了。

医生：之前有啥基础疾病吗？

患者：有高血压病7年多，最高190/100mmHg。3年前还发现了糖尿病3年余。

医生：目前用药了吗，血压、血糖控制得怎么样？

患者：吃呢，每天吃苯磺酸左旋氨氯地平片2.5mg，1次/日，血压控制在130/80mmHg左右。降糖药吃的二甲双胍片0.5g，3次/日，阿卡波糖片50mg 1片/次，3次/日，现在餐前血糖控制在7.0～8.0mmol/L，餐后血糖控制在9.0～10.0mmol/L。

医生：有心脏病史吗，有过肝炎、结核、疟疾病史吗，按时预防接种疫苗吗，做过手术吗，受过外伤史吗，输过血吗，有过敏的食物、药物吗？

患者：大夫，我之前身体可好了，就没住过院，这都没有。

医生：出生地在哪，之前去过哪些地方，工作是什么，接触有毒物质吗？吸烟喝酒不？有不良生活史吗？

患者：我生于山西×××，做出租车司机，不吸烟饮酒。除了上班就是回家休息，照顾小孩，没啥特殊接触的，也没时间出门。

医生：几个孩子，家人身体健康吧，有啥家族史吗？

患者：一个，男孩，家人都挺健康的。

医生：那好，××，那我们现在查一下功能吧。

患者：好的，大夫。

四、考官评分标准（表8-2、表8-3、表8-4）

表8-2　接诊患者评分标准

评分项目		评分要素	标准分	得分
病史采集+体格检查	基本常识	检查者自我介绍，询问患者的姓名、年龄、职业、籍贯等基本情况	1	
	现病史	主要症状及时间	2	
		伴随症状及诱因	1	
		诊疗经过及目前一般状况	2	

续表

评分项目		评分要素	标准分	得分
病史采集＋体格检查	既往及家族史	既往就诊经过、治疗用药	1	
		个人史、家族史	1	
	查体	一般体格检查	2	
		神系系统查体（肌力、腱反射、深浅感觉）	3	
		康复科专科查体（Brunnstrom运动功能评定、Fugl-Meyer运动功能评估）	5	
诊断	诊断完整、明确，无少项、缺项		2	
总分			20	

表8-3　临床思维能力评分标准

评分项目	评分要素	标准分	得分
病历书写	完成及时	1	
	格式规范	2	
	内容完整真实	3	
	术语表达确切	2	
	字迹清楚	1	
	分析合理	2	
病例分析	诊断明确，依据充分	1	
	Brunnstrom运动功能评定清晰准确	3	
	Fugl-Meyer运动功能评估准确	1	
	改良Ashworth评分、MMSE评定标准准确	3	
	思路敏捷，逻辑性强	1	
总分		20	

表8-4　人文沟通能力评分标准

评分项目	评分要素	标准分	得分
交流技巧	体现对患者的人文关怀	3	
沟通能力	沟通有技巧	3	
思路与逻辑性	思路敏捷，逻辑性强	4	
总分		10	

第三部分：基本技能操作（时间30分钟，分值30分）

一、考生题干

基本技能操作：徒手肌力检查（时间20分钟，分值15分）。

心肺复苏（时间10分钟，分值15分）。

二、考官评分标准（表8-5、表8-6、表8-7）

表8-5　徒手肌力检查评分标准

评分项目	评分要素	标准分	得分
肱二头肌3级肌力	体位选择	3	
	观察患者反应	1	
	操作规范	6	
	结果判定准确	5	
总分		15	

表8-6　徒手肌力检查分级标准

级别	名称	标准	相当于正常肌力的%
0	零	无可测知的肌肉收缩	0
1	微缩	有轻微的肌肉收缩，但不能引起关节活动	10
2	差	在减重状态下能做关节的全范围运动	25
3	可	在抗重力状态下能做全范围的关节运动，但不能抗阻力	50
4	良好	能在抗重力和中等阻力状态下，做全范围的关节活动	75
5	正常	能在抗重力和全部阻力状态下，做全范围的关节运动	100

表8-7　心肺复苏评分标准

考核内容	评分标准	分值	得分
操作准备	着装整洁，动作迅速	0.5	
环境评估，判断意识和呼吸	环境评估 动作：首先轻拍其肩膀呼叫“你怎么啦” 判断：有无运动和反应、有无呼吸	1	
呼救，启动急救系统	“来人啦！”或“救人呀！” 呼叫人去取急救物品、仪器等记录时间	0.5	
复苏体位	硬地板或床板，去枕，摆正体位、躯体呈一直线，松解上衣	1	
判断脉搏	一手示指和中指并拢，以喉结为标志，沿甲状软骨向靠近急救人员一侧滑行到胸锁乳突肌凹陷处，用力不能太大、时间<10秒	1	
胸外按压	定位：（1）在胸骨下1/2处，即乳头连线与胸骨交界处 （2）以一手掌根部放在病者胸骨中、下1/3交界处 （3）沿肋弓下缘摸至剑突，上二横指旁 方法：两手手指交锁，手指离开胸壁，保持肘关节伸直，按压时双臂垂直向下 深度：成人≥5cm，对儿童及婴儿则至少胸部前后径的1/3 频率：≥100次/分　按压30次 比例：按压和放松时间1∶1，胸廓完全回弹，按压呼吸比30∶2	4	
清除气道	头偏一侧，用手指（婴儿用小指）清除口咽部异物，注意速度要快。取下义齿	1	
开放气道	用一只手轻抬其下颌，另一手将头后仰（下颌角与耳垂连线应与床面垂直）	1	
人工呼吸	保持气道开放 在患者口鼻覆盖纱布捏紧患者鼻翼，深吸一口气，屏气，双唇包住患者口唇，吹气，时间大于一秒，松手，观察胸廓起伏情况，频率10～12次/分	3	

续表

考核内容	评分标准	分值	得分
人工呼吸	如用简易呼吸气囊，将简易呼吸器连接氧气，氧流量8～10L/min（有氧源的情况下），一手以“EC”法固定面罩，一手挤压球囊1/3，潮气量（400～600ml）/次；频率：8～10次/分	3	
操作要点	按压与人工比例为30：2，持续进行5周期2分钟CPR（心脏按压开始、送气结束），再次判断，时间不超过10秒		
有效指征判断	可扪及颈动脉搏动 （口述）收缩压60mmHg以上，瞳孔由大缩小，对光反射恢复，口唇指甲由发绀变红润，自主呼吸恢复 如未恢复继续5个循环后再判断，直至高级生命支持	1	
复苏后体位，观察	患者侧卧位或平卧头偏一侧	1	
	口述：进行进一步生命支持，注意观察患者意识状态、生命体征及尿量变化		
总分		15	

模拟试题（第二套）

第一部分：辅助检查及影像学判读（时间30分钟，分值20分，每题2.5分）

一、考生题干

1．写出影像判读结果（图8-2）

2．患者，女，82岁，“脑梗死后左侧肢体活动不利1个月”入院。以下为其入院所做心电图（图8-3），心电图显示为（　　）

A．窦性心律不齐　　B．心房纤颤　　C．室性早搏

D．房型早搏　　E．以上都不是

3．老年男性患者，脑卒中后1个月，进食少，有胸闷症状，胸部CT检查（图8-4），以下影像学片显示为（　　）

A．肺炎　　B．肺结核　　C．双侧胸腔积液

D．肺气肿　　E．以上都不是

图8-2　　图8-3　　图8-4

二、考官参考信息

参考答案

1．图8-2A．腰2～骶1椎间盘突出；图8-2B．蛛网膜下腔出血；图8-2C．肱骨外科颈骨折；图8-2D．右侧基底节区脑出血；图8-2E．左侧基底节区脑梗死；图8-2F．股骨干骨折。

2．B

3．C

第二部分：接诊患者＋临床思维＋人文沟通（时间50分钟，分值50分）

一、考生题干

第一站　接诊患者：包括病史采集＋重点查体＋诊断（时间20分钟，分值20分）

第二站　临床思维：包括病历书写＋病例分析（时间20分钟，分值20分 笔试＋口试）

第三站　人文沟通：包括沟通能力＋人文精神（时间10分钟，分值10分）

二、考官参考信息

考生接诊SP。

1．病史采集

患者，男，31岁，左膝疼痛伴活动受限5天。

2．病例分析

主诉：男，31岁，左膝疼痛伴活动受限5天。

现病史：患者5天前滑雪时扭伤左膝，当即出现左膝关节肿痛，行走困难。急诊行左膝关节正侧位片未见骨折征象，当时予以患肢抬高、制动，左膝关节局部冷敷，布洛芬口服镇痛等对症处理。门诊左膝关节 MRI检查示左膝关节前交叉韧带断裂，遂住院并于1天前在全麻下行“关节镜下左膝前交叉韧带断裂重建术”，术后支具固定于屈膝30°。现患者术后第1天，因左膝关节肿痛、活动受限来诊。自发病以来，患者精神、食欲可，大小便无异常。体重无变化。

既往史：既往体健，无输血史，否认食物、药物过敏史。

个人史：生于山西××市，久居本地，无疫区、疫情、疫水接触史，无牧区、矿区、高氟区、低碘区居住史，无化学性物质、放射性物质、有毒物质接触史，无吸毒史。饮酒5余年，每周半斤白酒，否认吸烟史。无冶游史。

家族史：否认家族遗传病史。

专科查体：右下肢感觉运动正常。左膝支具固定，手术切口敷料包扎，无明显渗出。左膝关节局部肿胀，皮温不高，左小腿无明显水肿，左侧足背动脉搏动可。左膝周轻度压痛，左侧股四头肌、小腿三头肌轻度萎缩。左膝关节AROM：屈30°、伸0°；PROM：屈40°、伸0°。徒手肌力评定：左侧伸膝3级、屈膝4级、踝背屈5级、踝跖屈5级。疼痛VAS评分6分，膝关节AKS评分4分。Lachman试验、前抽屉试验因疼痛拒测。

辅助检查：左膝关节MRI示左膝关节前交叉韧带断裂、膝关节半脱位、左膝关节积液。

临床思维：请回答以下问题。

（1）患者的主要诊断？

（2）表述通用量角器测量膝关节活动度（屈伸）？

（3）简述描述Lachman试验、前抽屉试验？

（4）针对患者存在的功能障碍，应该如何制订康复目标？

三、病例分析答案

（1）患者主要诊断：运动功能障碍；日常生活活动能力缺陷，社会参与能力减退；左膝前交叉韧带断裂重建术后。

（2）膝关节活动度（屈伸）：俯卧或仰卧或坐在椅子边缘，轴心：膝关节或腓骨小头；固定臂：与股骨纵轴平行；移动臂：与胫骨纵轴平行；正常活动范围：屈0～150°，伸0°。

（3）Lachman试验、前抽屉试验。

1）Lachman试验：患者平卧，膝关节屈曲30°，检查者双手分别放在股骨下端和胫骨上端，向后推大腿和向前拉小腿，有松弛、错动感者为阳性。

2）前抽屉试验：患者平卧床上。膝屈曲90°，双足平置于床上，保持放松。检查者坐在床上，抵住患者双足使之固定，双手握住膝关节的胫骨端，向前方拉小腿，如出现胫骨前移比健侧大5mm为阳性，为前直向不稳定。

（4）康复目标：基于康复诊断，确定康复治疗目标，包括近期目标和远期目标。该患者的康复治疗目标如下。近期目标：消肿止痛、改善关节活动度，恢复肌力和关节稳定性。远期目标：提高关节稳定性，改善步态和步行能力，恢复日常生活和体育活动的功能需要，提高生活质量。

四、考官评分标准（表8-8、表8-9、表8-10）

表8-8　接诊患者评分标准

评分项目		评分要素	标准分	得分
病史采集＋体格检查	基本常识	检查者自我介绍 询问患者的姓名、年龄、职业、籍贯等基本情况	1	
	现病史	主要症状及时间	2	
		伴随症状及诱因	1	
		诊疗经过及目前一般状况	2	
	既往及家族史	既往就诊经过、治疗用药	1	
		个人史、家族史	1	
	查体	一般体格检查	2	
		骨科查体（肌力、腱反射、深浅感觉）	3	
		康复科专科查体（膝关节活动度3分、Lachman试验1分、前抽屉试验1分）	5	
诊断	诊断明确（运动功能障碍，日常生活活动能力缺陷，社会参与能力减退，左膝前交叉韧带断裂重建术后） 功能诊断在前，临床诊断在后		2	
总分			20	

表8-9　临床思维能力评分标准

评分项目	评分要素	标准分	得分
病历书写	完成及时	1	
	格式规范	2	
	内容完整真实	3	
	术语表达确切	2	
	字迹清楚	1	
	分析合理	2	

续表

评分项目	评分要素	标准分	得分
病例分析	诊断明确，依据充分	1	
	膝关节活动度评定清晰准确	3	
	VAS评分评估准确	1	
	Lachman试验1.5分、前抽屉试验1.5分评估及评定标准准确	3	
	思路敏捷，逻辑性强	1	
总分		20	

表8-10　人文沟通能力评分标准

评分项目	评分要素	标准分	得分
交流技巧	体现对患者的人文关怀	3	
沟通能力	沟通有技巧	3	
思路与逻辑性	思路敏捷，逻辑性强	4	
总分		10	

第三部分：基本技能操作（时间30分钟，分值30分）

一、考生题干

第一站：基本技能操作（时间20分钟，分值15分）

上肢Brunstrom评定（考生根据考官的指令配合）。

第二站：心肺复苏（时间10分钟，分值15分）

请在模拟人上进行心肺复苏操作。

二、考官评分标准（表8-11、表8-12、表8-13）

表8-11　上肢Brunnstrom评定评分标准

评分项目	评分要素	标准分	得分
上肢Brunnstrom评定	体位选择	3	
	观察患者反应	1	
	6个分期均能准确掌握	6（每项得1分）	
	操作规范	5	
总分		15	

表8-12　上肢Brunnstrom评定分期标准

分期	标准
1期	患者无随意运动
2期	患者开始出现随意运动，并能引出联合反应、共同运动
3期	患者的异常肌张力明显增高，可随意出现共同运动
4期	患者的异常肌张力开始下降，共同运动模式被打破，开始出现分离运动
5期	患者的肌张力逐渐恢复，并出现精细运动
6期	患者的运动能力接近正常水平，但其运动速度和准确性比健侧差

表8-13　心肺复苏评分标准

考核内容	评分标准	分值	得分
操作准备	着装整洁，动作迅速	0.5	
环境评估，判断意识和呼吸	环境评估 动作：首先轻拍其肩膀呼叫“你怎么啦”； 判断：有无运动和反应、有无呼吸	1	
呼救，启动急救系统	“来人啦！”或“救人呀！”； 呼叫人去取急救物品、仪器等记录时间	0.5	
复苏体位	硬地板或床板，去枕，摆正体位，躯体呈一直线，松解上衣	1	
判断脉搏	一手示指和中指并拢，以喉结为标志，沿甲状软骨向靠近急救人员一侧滑行到胸锁乳突肌凹陷处，用力不能太大，时间＜10秒	1	
胸外按压	定位：（1）在胸骨下1/2处，即乳头连线与胸骨交界处。 （2）以一手掌根部放在病者胸骨中、下1/3交界处。 （3）沿肋弓下缘摸至剑突，上二横指旁。 方法：两手手指交锁，手指离开胸壁，保持肘关节伸直，按压时双臂垂直向下； 深度：成人≥5cm，对儿童及婴儿则至少胸部前后径的1/3； 频率：≥100次/分　按压30次； 比例：按压和放松时间1∶1，胸廓完全回弹，按压呼吸比30∶2	4	
清除气道	头偏一侧，用手指（婴儿用小指）清除口咽部异物，注意速度要快。取下义齿	1	
开放气道	用一只手轻抬其下颌，另一手将头后仰（下颌角与耳垂连线应与床面垂直）	1	
人工呼吸	保持气道开放 在患者口鼻覆盖纱布捏紧患者鼻翼，深吸一口气，屏气，双唇包住患者口唇，吹气，时间大于一秒，松手，观察胸廓起伏情况，频率10～12次/分； 如用简易呼吸气囊，将简易呼吸器连接氧气，氧流量8～10L/min（有氧源的情况下），一手以“EC”法固定面罩，一手挤压球囊1/3，潮气量（400～600ml）/次； 频率：8～10次/分	3	
操作要点	按压与人工比例为30∶2，持续进行5周期2分钟CPR（心脏按压开始、送气结束），再次判断，时间不超过10秒		
有效指征判断	可扪及颈动脉搏动 （口述）收缩压60mmHg以上，瞳孔由大缩小，对光反射恢复，口唇指甲由发绀变红润，自主呼吸恢复； 如未恢复继续5个循环后再判断，直致高级生命支持	1	
复苏后体位，观察	患者侧卧位或平卧头偏一侧	1	
	口述：行进一步生命支持，注意观察患者意识状态、生命体征及尿量变化		
总分		15	

附表：常用技能操作评分标准

附表8-1　心肺复苏评分标准

考核内容	评分标准	分值	得分
操作准备	着装整洁，动作迅速	0.5	
环境评估，判断意识和呼吸	环境评估 动作：首先轻拍其肩膀呼叫“你怎么啦”； 判断：有无运动和反应、有无呼吸	1	

续表

考核内容	评分标准	分值	得分
呼救，启动急救系统	“来人啦！”或“救人呀！”； 呼叫人去取急救物品、仪器等记录时间	0.5	
复苏体位	硬地板或床板，去枕，摆正体位，躯体呈一直线，松解上衣	1	
判断脉搏	一手示指和中指并拢，以喉结为标志，沿甲状软骨向靠近急救人员一侧滑行到胸锁乳突肌凹陷处，用力不能太大，时间＜10s	1	
胸外按压	定位：（1）在胸骨下1/2处，即乳头连线与胸骨交界处。 （2）以一手掌根部放在病者胸骨中、下1/3交界处。 （3）沿肋弓下缘摸至剑突，上二横指旁。 方法：两手手指交锁，手指离开胸壁，保持肘关节伸直，按压时双臂垂直向下； 深度：成人≥5cm，对儿童及婴儿则至少胸部前后径的1/3； 频率：≥100次/分，按压30次； 比例：按压和放松时间1∶1，胸廓完全回弹，按压呼吸比30∶2	4	
清除气道	头偏一侧，用手指（婴儿用小指）清除口咽部异物，注意速度要快。取下义齿	1	
开放气道	用一只手轻抬其下颌，另一手将头后仰（下颌角与耳垂连线应与床面垂直）	1	
人工呼吸	保持气道开放 在患者口鼻覆盖纱布捏紧患者鼻翼，深吸一口气，屏气，双唇包住患者口唇，吹气，时间大于一秒，松手，观察胸廓起伏情况，频率10～12次/分； 如用简易呼吸气囊，将简易呼吸器连接氧气，氧流量8～10L/min（有氧源的情况下），一手以“EC”法固定面罩，一手挤压球囊1/3，潮气量（400～600ml）/次；频率：8～10次/分	3	
操作要点	按压与人工比例为30∶2，持续进行5周期2分钟CPR（心脏按压开始、送气结束），再次判断，时间不超过10秒		
有效指征判断	可扪及颈动脉搏动，（口述）收缩压60mmHg以上，瞳孔由大缩小，对光反射恢复，口唇指甲由发绀变红润，自主呼吸恢复； 如未恢复继续5个循环后再判断，直致高级生命支持	1	
复苏后体位，观察	患者侧卧位或平卧头偏一侧	1	
	口述：行进一步生命支持，注意观察患者意识状态、生命体征及尿量变化		
总分		15	

附表8-2　膝关节活动度评分标准

考核项目	考核内容及标准	标准分	得分
操作前准备	衣帽整齐，语言恰当，核对患者信息。准备好用物：量角器。操作前注意手卫生	1	
评估	评估患者关节活动度及患者合作态度	1	
操作过程	确定量角器轴心：腓骨小头	2	
	固定臂摆放：与股骨纵轴平行	2	
	移动臂摆放：与胫骨纵轴平行	2	
	正确测量度数	2	
	正确读取刻度	2	
	需进行主动活动度（AROM）和被动活动度（PROM）测量	2	
操作后	人文关怀，注意手卫生	1	
总分		15	

附表8-3　下肢brunnstrom评分标准

考核项目	考核内容及标准	标准分	得分
Ⅰ	迟缓期，无运动	2.5	
Ⅱ	无引起关节运动的肌肉收缩，可有肌痉挛	2.5	
Ⅲ	坐位、立位可联合屈髋、屈膝	2.5	
Ⅳ	出现部分分离运动，表现为 1．坐位可出现踝背屈； 2．坐位时屈膝90°时，足可不离地向后滑动； 3．坐位时膝关节可伸展	2.5	
Ⅴ	分离运动较充分，表现为 1．立位，髋伸展时可以屈膝； 2．立位时，膝伸直时踝可背屈	2.5	
Ⅵ	协调运动 1．立位时小腿可内、外旋伴足内、外翻； 2．立位时髋外展超过同侧骨盆上提范围	2.5	
总分		15	

附表8-4　改良Ashworth痉挛评定量表评分标准

考核项目	考核内容及标准	标准分	得分
0级	无肌张力增加，被动活动患侧肢体在整个活动范围内（ROM）无阻力	2.5	
1级	肌张力稍增加，被动活动到终末端时有轻微的阻力	2.5	
1+级	肌张力稍增加，被动活动时患制肢体在1/2的ROM时有轻微的“卡住”感觉，后1/2的ROM中有轻微的阻力	2.5	
2级	肌张力轻度增加，被动活动患侧肢体在大部分ROM内均有阻力，但仍可以活动	2.5	
3级	肌张力中度增加，被动活动患侧肢体在整个ROM内均有阻力，活动比较困难	2.5	
4级	肌张力高度增加，患侧肢体僵硬，阻力很大，被动活动十分困难	2.5	
总分		15	

附表8-5　徒手肌力检查（MMT肌力检查）评分标准

考核项目	考核内容及标准	标准分	得分
0级	无可测知的肌肉收缩	2.5	
1级	有微弱肌肉收缩，但没有关节活动	2.5	
2级	在去重力条件下，能完成关节全范围运动	2.5	
3级	能抗重力完成关节全范围运动，不能抗阻力	2.5	
4级	能抗重力及轻度阻力完成关节全范围运动	2.5	
5级	能抗重力及最大阻力完成关节全范围运动	2.5	
总分		15	

附表8-6　上肢肱二头肌MMT测定评分标准

考核项目	考核内容及标准	标准分	得分
0级	无可测知的肌肉收缩	3	
1级	坐位，肩外展，上肢放滑板上，试图屈肘时可触及相应肌肉收缩	3	

续表

考核项目	考核内容及标准	标准分	得分
2级	坐位，肩外展，上肢放滑板上，肘可主动屈曲	3	
3、4、5级	坐位，上肢自然下垂：前臂旋后，阻力施加于前臂远端	3	
提问：肱二头肌与肱肌、肱桡肌肌力测定有何差异	口述：3、4、5级肌力评定时前臂位置不同。坐位，上肢自然下垂：前臂旋后（测肱二头肌）或旋前（测肱肌）或中立位（测肱桡肌）阻力施加于前臂远端	3	
总分		15	

（贾易周）

第九章　重症医学科

为规范住院医师规范化培训结业临床实践能力考核，提高结业临床实践能力考核的质量，逐步实现住院医师规范化培训结业考核的同质化，特制订本规程。

一、使用范围

适用于山西省住院医师规范化和培训结业实践能力考核-重症医学科专业

二、制订依据

依据国家《住院医师规范化培训内容与标准（2022版）》《住院医师规范化培训结业临床实践能力考核指导标准-重症医学科（2021版）》，结合山西省住院医师规范化培训的实际，制订本标准。

三、考核对象

符合考核条件，参加住院医师规范化培训（重症医学科）专业结业临床实践能力考核的住院医师。

四、考核内容

包括重症患者急诊处理、临床思维、临床技能、影像学判读等内容。

五、考核重点

根据国家《住院医师规范化培训内容与标准（2022版）》-重症医学科培训细则的要求，重点考核住院医师对重症医学科多发病、常见病的独立诊治能力。

六、考核形式及考站设置

住院医师规范化培训结业临床实践能力考核采取客观结构化临床考核（OSCE）的方式，采用在标准化患者/真实患者或医学模拟人上实际操作。共设置重症患者急诊处理、临床思维1、临床思维2、临床技能、影像学判读五站。

第一考站：重症患者急诊处理

考核内容：生命体征及重要病史的采集及相关技巧，以及诊断及鉴别诊断。

考核方式：利用标准化患者模拟重症患者急诊接诊情境进行考核，要求敏锐观察重要生命体征，必要的重点病史采集和查体，根据患者临床情况及阳性体征进行快速有效的急诊处理。考核学员处理危重症患者的合理临床程序。

考核时间：15分钟。

分值占比：20分。

第二考站：临床思维1

考核内容：搜集信息、病例特点总结、辅助检查和诊断及鉴别诊断思路。

考核方式：采用信息（补充病史、重点体检、辅助检查）分步递呈的方式，通过标准化问题模拟临床分析和决策经过。重点考核信息搜集能力、病例特点总结、诊断与鉴别诊断思路。

考核时间：15分钟。

分值占比：20分。

第三考站：临床思维2

考核内容：搜集信息、初步诊断及辅助检查和治疗计划制订。

考核方式：采用信息（补充病史、重点体检、辅助检查）分步递呈的方式，通过标准化问题模拟临床分析和决策经过。重点考核信息搜集能力、初步诊断及辅助检查及治疗计划的制订

考核时间：15分钟。

分值占比：20分。

第四考站：临床技能

考核内容：重症医学科基本技能操作。

考核方式：根据提供的临床情境，现场或利用模具进行相关操作考核。

考核时间：15分钟。

分值占比：15分。

第五考站：影像学判读

考核内容：考核常见、重要的心电图及X线片、CT片。

考核方式：结合所提供的简要病史，对所提供的心电图（5份）进行诊断，X线资料（3份），CT片（2份）进行简要描述和诊断。

考核时间：15分钟。

分值占比：25分。

七、成绩评定

四站总分100分，60分通过。

八、具体实施

1．采用统一考题、统一考核形式与标准进行集中考核，以保证考核的公平性和同质性。考核基地同一批次、同一时段使用同一考题。各站试题数量根据考试批次安排设定，每半天至少一套试题，各批次之间不得重复，并准备至少1套备用题。

2．每个考站配两名考官，两名考官来自不同培训基地，两名考官独立评分。

3．各类型人员考前培训

（1）考官培训内容：包括《住院医师规范化培训内容与标准（2022版）》《住院医师规范化培训结业临床实践能力考核指导标准-重症医学科（2021版）》、考官制度、执考要求、评分要求、注意事项等；考前培训应按分配的考核任务进行分组培训，由考核专业负责人及指定的考站组长负责召集该站考官进行培训，培训重点是评分细则的一致性，具体

包括熟悉考核病例（或主题）的内容；对照评分细则进行一致性评分练习与讨论。

（2）医生培训内容：考场设置、考试流程、每站考核注意事项、考场纪律等。

（3）考务人员培训内容：考场设置、人员分工、不同岗位考务人员工作流程等。

（4）SP培训：案例培训、标准化回答、特殊体征培训等。

九、考站设置建议

根据考核人数、考核基地场地、考官配置等因素，结合考核公平性、同质性，兼顾经济性，选择适宜的考站设置方案（表9-1）。

表9-1　重症医学科考站设置方案

考生组别	序号	换站顺序				
		第一站 重症患者急诊处理15分钟	第二站 临床思维1 15分钟	第三站 临床思维2 15分钟	第四站 临床技能 15分钟	第五站 影像学判读 15分钟
第一组	01	第五站→第一站→第二站→第三站→第四站				
	02	第五站→第二站→第三站→第四站→第一站				
	03	第五站→第三站→第四站→第一站→第二站				
	04	第五站→第四站→第一站→第二站→第三站				

说明：

1. 依据参考人数分组进行考核，以本方案为例，第五站影像学判读为集中考核，第二站、第三站、第四站、第五站单独设站；

2. 本方案仅供参考，可根据具体情况进行调整

十、模拟试题

模拟试题（第一套）

第一部分：重症患者急诊处理（时间15分钟，分值20分）

一、考生题干

病例：患者宋××，男，70岁。突发气喘、咳嗽、咳粉红色泡沫痰入院。查体：T 36.3℃，P 125次/分，R 34次/分，BP 190/101mmHg，SpO_2 85%；意识清楚，口唇发绀，双肺布满中、小水泡音和少量喘鸣音，心率125次/分，律齐，肝肋下未及，双下肢无水肿。心电图：窦性心动过速。

问题1. 请对患者进行详细问诊，总结病例特点（10分）。

问题2. 紧急处理（10分）。

二、考官参考信息

考生接诊SP。

题干（供考官参考）：患者宋××，男，70岁。患者今晨如厕后突然气喘、咳嗽、咳粉红色泡沫痰，面色苍白，端坐呼吸。既往有高血压病史16年，血压最高至200/110mmHg，不规律口服硝苯地平控释片控制血压，血压情况未监测。无糖尿病、冠心病、脑血管病病史。无传染病，无手术外伤史，无过敏史，无输血史，吸烟史40年，每日20支，无饮酒

史。查体：T 36.3℃，P 125次/分，R 34次/分，BP 190/101mmHg，SpO_2 85%；意识清楚，口唇发绀，双肺布满中、小水泡音和少量喘鸣音，心率125次/分，律齐，肝肋下未及，双下肢无水肿。心电图：窦性心动过速。

问题1．请对患者进行详细问诊，总结病例特点（10分）。

答：详细问诊后，完成病史采集。

病例特点：①老年男性，既往高血压病史；②急性起病，用力后出现喘憋，咳粉红色泡沫痰；③口唇发绀，双肺满布干湿啰音；④NT-proBNP升高明显；⑤心电图示窦性心动过速。

问题2．紧急处理（10分）。

答：①立刻静脉推注利尿剂（呋塞米、托拉塞米等），静脉持续泵入扩血管药（硝普纳、硝酸甘油等）、缓慢静脉推注去乙酰毛花苷强心治疗，可以酌情皮下注射吗啡。②给患者佩戴无创呼吸机改善血氧饱和度。

三、标准化患者扮演环节

医生：您好！我是重症医学科××医生，我需要向您了解一些身体方面的情况。

患者（家属）：好，谢谢您，您问我吧，我爸基本说不动话，喘得厉害，我是他姑娘，比较了解情况！

医生：好的，您父亲这次是觉得哪里不舒服啊？

患者（家属）：今天早晨起床解大便后就觉得呼吸费力，喘不动气，还咳嗽。

医生：以前出现过类似情况吗？

患者（家属）：没有，但我父亲平常容易便秘，排大便费力。

医生：您能说一下当时的具体情况吗？

患者（家属）：我爸今天早晨起床后去厕所，进去了很长时间，我母亲进去问他怎么了，他说感觉排便很费力，还有点喘不上气，随后他从厕所出来呼吸越来越困难，还一直咳嗽，对了，医生，他好像还咳血了，但是没有那么红，像是粉色的痰液，他的嘴唇颜色都紫了，脸也越来越苍白，我就赶紧打120过来了。

医生：好的，患者平时身体怎么样，有其他慢性病吗？

患者（家属）：我父亲有高血压病，印象中最高的时候还上过200的血压，平常不好好吃药，以前在社区医生给他开的硝苯地平控释片，他是想起来就吃，忘了就不吃了，也没有好好量过血压。

医生：患者以前得过结核、肝炎等传染性疾病了吗？

患者（家属）：没有。

医生：患者以前做过什么手术吗？有没有输过血？生活中有没有对什么食物及药物过敏的？

患者（家属）：都没有。

医生：您父亲平常有吸烟、饮酒吗？

患者（家属）：我父亲吸烟严重，一天得有一包，不喝酒。

医生：你们就是本地人吧？

患者（家属）：是的，本地人。就住在××小区。

医生：您父亲以前是做什么工作的？

患者（家属）：搞工程技术的，退休了。

医生：我来问问您家里人的情况好吗？

患者（家属）：行啊。

医生：您家人身体都好吗？

患者（家属）：都挺好。

医生：您父亲多大结的婚？有几个子女？

患者（家属）：24岁结婚，1儿1女。

医生：家里有什么遗传病吗？

患者（家属）：没有。

医生：那下面我给患者大概检查一下，患者现在情况很危重，先用药物改善症状，同时使用无创呼吸机试试氧饱和度能否提高，咱们一起和老人说一下吧，希望老人能配合，还要做进一步的化验检查明确诊断。

患者（家属）：好的，谢谢您了医生！

四、考官评分标准（表9-2）

表9-2　重症患者急诊处理评分标准

考核项目	考核内容及标准	标准分	得分
主诉	主要症状、部位、时间	7	
现病史	起病情况及时间		
	病因、主要症状		
	伴随症状、就诊经过		
	发病以来一般情况		
其他	既往史、个人史、家族史		
查体	生命体征		
	阳性体征		
病例特点	（1）老年男性，既往高血压病史； （2）用力后出现喘憋，咳粉红色泡沫痰； （3）口唇发绀，双肺满布干湿啰音； （4）NT-proBNP升高明显； （5）心电图示窦性心动过速	5	
紧急处理	强心	8	
	利尿		
	扩血管		
	呼吸支持		
总分		20	

第二部分：临床思维1（时间15分钟，分值20分）

一、考生题干

考生版 1/3

病例：患者，男性，65岁，主因慢性咳嗽咳痰20年，加重伴发热3天入院。既往高血压病史，血压最高180/100mmHg。有长期吸烟史40年，每日1包。本次于3天前受凉后出现咳嗽咳痰增多，自行服用头孢类抗生素，效果差，今天出现发热，体温38.2℃，为求进一步诊治，入我院我科。入院查体：体温38.5℃，脉搏132次/min，呼吸33次/min，血压97/59mmHg，SpO_2 85%。消瘦体型，神志嗜睡状态，双肺呼吸音低，肺底可闻及少许湿啰音。心率132次/min，律齐，未闻及杂音。全腹软，无压痛、反跳痛。双下肢无水肿。

问题1．请总结该患者的病例特点。

问题2．为明确诊断，还需要完善哪些检查?

考生版 2/3

入院化验：血常规：白细胞 7.48×10^9/L，中性粒细胞百分比90.7%，血红蛋白 140g/L，血小板 99×10^9/L。血生化：谷丙转氨酶（ALT）119U/L，白蛋白（ALB）28g/L，总胆红素（Tbil）28.0μmol/L，直接胆红素（Dbil）21.0μmol/L，尿素（Urea）19.05mmol/L，肌酐137μmol/L，葡萄糖（Glu）13.8mmol/L，肌酸激酶（CK）432U/L，血气分析（FiO_2 50%）：pH 7.21，$PaCO_2$62mmHg，$PaO_2$40mmHg。胸部CT提示肺气肿，肺炎。

问题3．根据目前的病史及辅助检查，提出诊断和鉴别诊断?

考生版 3/3

入院给予该患者无创呼吸机辅助呼吸，模式为S/T，IPAP 15cmH_2O，EPAP 5cmH_2O，F15次/min，抗感染，止咳平喘，营养对症支持治疗，患者病情有所好转。入院第4天，患者晨起进食后约半小时，出现呕吐，有呛咳，自觉呼吸困难加重，伴有全身大汗淋漓，患者人机对抗严重，经皮血氧饱和度持续下降。

问题4．该患者氧饱和度下降可能的原因有哪些?

问题5．需要进一步做哪些检查?

问题6．进一步的诊疗计划有哪些?

二、考官参考信息

问题1．请总结该患者的病例特点。

参考答案：病例特点

（1）患者，老年，男性，既往高血压病史，吸烟史；

（2）慢性咳嗽咳痰，急性加重伴发热；

（3）神志嗜睡，心率快，血氧饱和度低。

问题2．为明确诊断，还需要完善哪些检查?

参考答案：包括血常规、肝肾功能、凝血、心肌酶、肌钙蛋白、NT-proBNP，血气分析，尿常规、便常规、胸片，条件允许行胸部CT等。

问题3．根据目前的病史及辅助检查，提出诊断和鉴别诊断?

参考答案：诊断为慢性阻塞性肺疾病急性加重，Ⅱ型呼吸衰竭，肝功能不全，肾功能不全，高血压病3级很高危；鉴别诊断包括哮喘、重症肺炎、急性心力衰竭等

问题4．该患者氧饱和度下降可能的原因有哪些?

参考答案：患者可能由于误吸导致氧饱和度下降，另外心衰或肺栓塞等也可导致氧饱和度突然下降。

问题5．需要进一步做哪些检查?

参考答案：需要完善血气分析、纤维支气管镜检查、心脏彩超、双下肢血管彩超、血

常规、凝血、纤溶指标、感染指标、痰培养等检查，病情允许可外出行肺CT检查。

问题6．进一步的诊疗计划有哪些？

参考答案：立即气管插管接呼吸机辅助呼吸，予以抗感染、化痰、平喘等支持性治疗，适当镇静、镇痛减轻患者呼吸做功。

三、考官评分标准（表9-3）

表9-3　临床思维1评分标准

考核项目	考核内容及标准	标准分	得分
进一步的检查	包括血常规、肝肾功能、凝血、心肌酶、肌钙蛋白、NT-proBNP，血气分析，尿常规、便常规、胸片，条件允许行胸部CT等	4	
病例特点	老年，男性，既往高血压病史，吸烟史；慢性咳嗽咳痰，急性加重伴发热；神志嗜睡，心率快，血氧饱和度低	2	
诊断和鉴别诊断	诊断：慢性阻塞性肺疾病急性加重，Ⅱ型呼吸衰竭，肝功能不全，肾功能不全，高血压病3级很高危；鉴别诊断：包括哮喘、重症肺炎、急性心力衰竭等	4	
氧饱和度下降原因	误吸，心衰，肺栓塞	2	
进一步检查	血气分析、纤维支气管镜	4	
	心脏彩超、双下肢血管超声		
	血常规、凝血、纤溶指标、感染指标、痰培养		
诊疗计划 急诊处理	气管插管接呼吸机 抗感染、化痰、平喘 镇静、镇痛	4	
总分		20	

第三部分：临床思维2（时间15分钟，分值20分）

一、考生题干

考生版1/2

中年男性，57岁，急性起病。主因“反复中上腹痛1年，加重4天”入院。患者1年间因进食油腻食物导致急性胰腺炎住院2次，给予保守治疗后好转，此次入院前4天患者再次由于油腻饮食导致急性胰腺炎，当地医院给予抑酸、抑酶等治疗，治疗效果欠佳，并逐渐出现呼吸困难及少尿。

既往：高血压病病史20余年，最高血压180/110mmHg，规律服用降压药物控制血压。

查体：患者神志清，鼻导管吸氧，$SpO_2$97%，呼吸急促，血压83/61mmHg，心率134次/min，心律齐，未闻及明显杂音，腹部膨隆，上腹部压痛，无反跳痛及肌紧张，双下肢无明显水肿。

辅助检查：血常规：白细胞6.48×10^9/L，中性粒细胞百分比92.7%，血红蛋白130g/L，血小板93×10^9/L。血生化：甘油三酯（TG）3.38mmol/L，谷丙转氨酶（ALT）129U/L，白蛋白（ALB）29g/L，总胆红素（Tbil）58.0μmol/L，直接胆红素（Dbil）51.0μmol/L，Ca^{2+} 1.54mmol/L，尿素（Urea）29.05mmol/L，肌酐627μmol/L，葡萄糖（Glu）13.8mmol/L，肌酸激酶（CK）432U/L，淀粉酶（AMY）1212U/L，脂肪酶（LIP）10 917U/L。

血气分析：pH 7.276，二氧化碳分压（PCO_2）29.8mmHg，氧分压（PO_2）81.6mmHg，

乳酸3.4mmol/L。

问题1. 本病例诊断及诊断依据？

问题2. 接下来需要完善的检查？

考生版2/2

检查结果：腹部CT示胰腺及胰周异常，血常规：白细胞 $8.56\times10^9/L$，中性粒细胞百分比91%，血红蛋白93g/L，血小板 $72\times10^9/L$。血生化：ALT 412U/L，LDH 453U/L，白蛋白（ALB）26g/L，Ca^{2+} 1.62mmol/L，尿素（Urea）31.6mmol/L，肌酐817μmol/L。血气分析：pH 7.31，二氧化碳分压（PCO_2）31mmHg，氧分压（PO_2）75mmHg，BE -7mmol/L，乳酸2.1mmol/L。

问题3. 评判该患者严重程度（RANSON评分）

二、考官参考信息

问题1. 本病例诊断及诊断依据（7分）？

参考答案：

诊断：重症急性胰腺炎；急性呼吸窘迫综合征；休克；急性肾损伤；高血压病3级，很高危。

诊断依据：①腹痛；②淀粉酶>正常值3倍；③器官衰竭。

问题2. 接下来需要完善的检查（2分）？

参考答案：腹部CT、血气分析、血常规、血生化（LDH）。

问题3. 评判该患者严重程度（RANSON评分）（11分）。

参考答案：

入院时：年龄>55岁（√）；血糖>11.2mmol/L，白细胞>$16.0\times10^9/L$；ALT>250U/L，LDH>350U/L（√）。

入院48小时内：血细胞比容下降>10%（√）；血钙<2.2mmol/L（√）；碱缺失>4mmol/L（√），BUN上升>5mg%，估计失液量≥6L（√）；PaO_2<8kPa（60mmHg）。

RANSON评分8分，为重型

三、考官评分标准（表9-4）

表9-4 临床思维2评分标准

考核项目	考核内容及标准	标准分	得分
本病例诊断及诊断依据？	诊断：重症急性胰腺炎（1分）；急性呼吸窘迫综合征（1分）；休克（1分）；急性肾损伤（1分）；高血压病三级，很高危。 诊断依据：①腹痛（1分）；②淀粉酶>正常值3倍（1分）；③器官衰竭（1分）	7	
接下来需要完善的检查？	需完善的检查：腹部CT（0.5分）、血气分析（0.5分）、血常规（0.5分）、血生化（LDH）（0.5分）	2	
评判该患者严重程度（RANSON评分）	入院时：年龄>55岁（1分），血糖>11.2mmol/L（1分），白细胞>$16.0\times10^9/L$（1分），ALT>250U/L（1分），LDH>350U/L（1分） 入院48小时内：血细胞比容下降>10%（1分），血钙<2.2mmol/L（1分），碱缺失>4mmol/L（1分），BUN上升>5mg%（1分），估计失液量≥6L（1分），PaO_2<8kPa（60mmHg）（1分） RANSON评分8分	11	
总分		20分	

第四部分：临床技能（时间15分钟，分值15分）

一、考生题干

病例：患者男性，28岁，车祸后呼吸困难6小时入院。患者呼吸窘迫明显，经皮血氧饱和度78%，需呼吸机辅助呼吸。请为该患者进行紧急气管插管操作。

二、考官评分标准（表9-5）

表9-5　气管插管评分标准

考核项目	考核内容及标准	标准分	得分
前期准备	喉镜、气管导管、导管芯、简易呼吸器、牙垫、胶布、听诊器等。打开呼吸机，设置参数和报警限	2	
镇静	口述：适当镇静	1	
操作过程	患者仰卧位，头过度后伸（口、咽、气管在一直线上），检查者立于患者头部，清理口腔分泌物	2	
	简易呼吸器辅助呼吸，吸纯氧，送气10～12次/分，挤压强度需看到胸廓起伏	2	
	右手打开患者口腔，左手持喉镜，镜片将舌体挡于左侧，暴露会厌、声门，喉镜用力点在镜片的前端，方向为前上方	2	
	选择合适气管导管（成年男8.0mm，女7.5mm），沿右侧口角插入导管，导管前端过声门后嘱助手拔除导管芯，继续向前送到管，距离门齿22～24cm	2	
	助手打套囊，放牙垫，退喉镜	2	
	简易呼吸器接气管导管，评估气管导管在位，听诊双肺呼吸音对称，剑突下无气过水声，固定气管导管，接呼吸机	2	
总分		15	

第五部分：影像学判读（时间15分钟，分值25分）

一、考生题干

1. 请结合简要病史，对下面5份心电图进行诊断

（1）心电图1（图9-1）女，61岁，反复晕厥半年。

（2）心电图2（图9-2）男，67岁，胸痛5小时。

（3）心电图3（图9-3）男，66岁，胸闷、心悸3个月。

（4）心电图4（图9-4）男，61岁，发热1周。

（5）心电图5（图9-5）女，70岁，起搏器植入术后1个月复查。

2. 请结合简要病史，对下面3份X线资料进行简要描述和诊断

（1）X片1（图9-6）：男，60岁，膝关节置换术前检查。

图9-1　图9-2　图9-3　图9-4　图9-5

（2）X片2（图9-7）：男，68岁，突发腹痛2小时。

（3）X片3（图9-8）：男，18岁，运动后右侧胸痛1小时。

3. 请结合简要病史，对下面2份CT片进行简要描述和诊断

（1）CT片1（图9-9）：男，62岁，外伤后意识障碍2小时。

（2）CT片2（图9-10）：男，66岁，呼吸困难5天。

图9-6　图9-7　图9-8　图9-9　图9-10

二、考官参考信息

心电图1（图9-1）。女，61岁，反复晕厥半年。答案：三度房室传导阻滞。

心电图2（图9-2）。男，67岁，胸痛5小时。答案：急性广泛前壁心肌梗死

心电图3（图9-3）。男，66岁，胸闷、心悸3个月。答案：心房扑动。

心电图4（图9-4）。男，61岁，发热1周。答案：室性早搏。

心电图5（图9-5）。女，70岁，起搏器植入术后1个月复查。答案：起搏心律。

X线片1（图9-6）。男，60岁，膝关节置换术前检查。答案：胸廓对称，双肺纹理走行规则，纵隔居中，心影大小属正常，双肺门影不大，双膈面光滑，肋膈角锐利。结论：心肺未见明显异常。

X线片2（图9-7）。男，68岁，突发腹痛2小时。答案：腹部立位平片见膈下弧线形透亮带。结论：消化道穿孔。

X线片3（图9-8）。男，18岁，运动后右侧胸痛1小时。答案：右侧胸部外凸弧形的细线条形阴影，线内为压缩的肺组织，线外见不到肺纹理，透亮度明显增加。结论：右侧气胸。

CT片1（图9-9）。男，62岁，外伤后意识障碍2小时。答案：颅骨内板下方有梭形边缘清楚的高密度影，CT值40～100HU。结论：硬膜外血肿。

CT片2（图9-10）。男，66岁，呼吸困难5天。答案：心包可见环形液性密度影。双肺纹理增强，双侧胸腔见弧带状液性密度影。结论：双侧胸腔积液、心包积液。

模拟试题（第二套）

第一部分：重症患者急诊处理（时间15分钟，分值20分）

一、考生题干

夜间值班时收治一例创伤后患者，监测血压66/42mmHg，心率160次/分，呼吸45次/分，经皮血氧饱和度82%。查体：神志烦躁，听诊左肺呼吸音弱，未闻及明显干湿啰音，心律齐，腹部略膨隆，肝脾初诊不满意，肠鸣音未闻及，全身皮肤多处擦伤。

问题1：对于创伤后休克患者，需要关注的生命体征有哪些（5分）？

补充病史，患者青年男性，既往体健。本次6小时前驾车发生车祸，外院头颅CT未

见明显异常，胸部CT可见散在磨玻璃影，肋骨骨折，双侧胸腔积液（左侧为著），腹部CT可见腹腔积液。请问：

问题2：患者的诊断和鉴别诊断（5分）？

问题3：为进一步明确诊断，患者需要完善的措施有哪些（5分）？

患者左侧胸部出现握雪感，血红蛋白明显下降，腹腔穿刺抽出不凝血，目前患者诊断明确，病情危重，需做紧急处理。

问题4：需要紧急去做的处理有哪些（5分）？

二、标准化患者扮演环节

医生：您好，我是规培三年级的学生×××，现在来了解一下您的病情，希望您能配合一下。

患者：啊啊……

医生：谁是患者的家属？

患者家属：我是我是。

医生：您是他的什么人？

患者家属：我是他哥哥。

医生：您对他的病情了解么？

患者家属：了解。

医生：患者叫什么名字，多大年龄？

患者家属：他叫×××，今年30岁。

医生：患者是从事什么职业的？

患者家属：他是一名司机。

医生：患者是怎么受伤的？

患者家属：他发生了车祸。

医生：能告诉我当时的具体情况么？

患者家属：他开的车，在高速路上行驶，发生了连环车祸，好几辆车撞到一起了。

医生：什么时候发生的车祸？

患者家属：就今天，离现在有6个小时。

医师：你当时在现场么？

患者家属：不在，后来通知我过去的。

医生：去过哪家医院，做过什么检查没有，怎么治疗的呢？

患者家属：在车祸发生地最近的县医院看过，医生一看说伤势复杂，血压低，给输了点液，就让转上级医院了。

医生：当时测的血压是多少呢？

患者家属：100/50mmHg左右。

医生：患者平时的基础血压是多少，你知道么？

患者家属：不清楚。

医生：你看见患者的时候，患者神志清楚么？能交流么？

患者家属：不认得人，不能交流。

医生：有恶心、呕吐么？

患者家属：没有。

医生：有发热么？

患者家属：没有。

医生：有大小便失禁么？

患者家属：没有。

医生：患者平时身体好吗？

患者家属：一直很好。

医生：有什么基础疾病么？

患者家属：没有。

医生：没有高血压吧？

患者家属：没有。

医生：有心脏病么？

患者家属：没有。

医生：平常吃药么？

患者家属：不吃。

医生：也就是车祸发生之前，患者的身体是健康的？

患者家属：对。

医生：有没有受过伤或者做过手术？

患者家属：没有。

医生：有什么药物、食物过敏吗？

患者家属：没有。

医生：有没有输过血？

患者家属：没有。

医生：有没有去过外地，有没有去过其他什么疫区？

患者家属：没有。

医生：平时抽烟吗？

患者家属：不抽烟。

医生：平时喝酒吗？

患者家属：不喝酒。

医生：什么时候结的婚？有几个孩子？

患者家属：26岁结婚，有一个女儿。

医生：家里其他人身体好吗？

患者家属：父母身体挺好的。

医生：现在，我要给他做个体格检查，请配合一下。

患者家属：可以。

医生：（行体格检查后）好的，患者左侧胸部握雪感，听诊左肺呼吸音弱，未闻及明显干湿啰音，腹部略膨隆，肝脾初诊不满意，肠鸣音未闻及，全身皮肤多处擦伤。还需要进一步检查和治疗。

患者家属：好的。

医生：我会尽快安排。谢谢您的合作。

三、考官评分标准（表9-6）

表9-6　重症患者急诊处理评分标准

考核项目	考核内容及标准	标准分	得分
1. 需要关注的生命体征	心率（1分）、血压（1分）、血氧饱和度（1分）、呼吸（1分）、神志（1分）	5	
2. 诊断和鉴别诊断	诊断：多发伤（0.5分）、休克（0.5分）、急性呼吸窘迫综合征（0.5分）、闭合性胸部损伤（0.5）、闭合性腹部损伤（0.5分） 鉴别诊断：复合伤（0.5分）、气胸（0.5分）、血胸（0.5分）、肝破裂（0.5分）、脾破裂（0.5分）	5	
3. 完善的措施	血常规、凝血检查、血气分析、血生化、超声、心电图、胸片、腹腔穿刺等；请相关科室会诊	5	
4. 急诊处理	胸外科行胸腔壁式引流（1分）；气管插管机械通气治疗（1分）；扩容、补液、抗休克治疗（1分）；配血输血治疗（1分）；普外科行剖腹探查（1分）	5	
总分		20	

第二部分：临床思维1（时间15分钟，分值20分）

一、考生题干

考生版1/2

患者，男，56岁，以“咳嗽、咳痰、发热4天”为主诉入院。

既往体健，否认心脏病、高血压、乙肝、结核等病史。

问题1：对于现阶段的呼吸道疾病患者，问诊时需要关注的重点？

问题2：请分别阐述咳嗽、咳痰、发热等症状问诊的特点？

考生版2/2

患者有明确的新冠病例接触史，请问：

问题3：需要完善的检查有哪些？

患者诊断明确，为新冠肺炎重型。经治疗后，患者血氧饱和度进行性下降。

问题4：可以选择的氧疗方式有哪些？

患者治疗过程中，出现血肌酐值升高，350μmol/L，尿量30ml/h，

问题5：患者可能出现什么并发症，如何治疗

二、考官评分标准（表9-7）

表9-7　临床思维1评分标准

考核项目	考核内容及标准	标准分	得分
关注重点	现阶段呼吸道疾病关注的重点是季节性传染病	2	
症状问诊的关键点？	1. 咳嗽（2分）咳嗽的性质，有没有痰液？咳嗽出现的时间与规律，有没有诱因？突然发生的咳嗽，还是长期咳嗽；发作性咳嗽，还是周期性咳嗽；咳嗽的音色有无改变，有没有声音嘶哑，咳嗽无声或是声音低微，咳嗽声音高亢。		

续表

考核项目	考核内容及标准	标准分	得分
症状问诊的关键点？	2. 咳痰（2分）每日痰量的多少；痰量与体位、时间的关系；痰的性质是泡沫痰、黏液痰、脓性痰或是混合痰；痰的颜色是白色、黄绿色，还是铁锈色、粉红色、有无鲜血混杂等；痰的气味，有无特殊的腐败臭味。 3. 发热（2分）发热时间的长短与起病缓急和发热程度。有无畏寒、寒战、大汗或盗汗；体温变化规律并分析热型。 伴随症状　有无腹泻、意识障碍、皮疹等	6	
需要完善的检查	核酸检测或者抗原检测，监测血氧饱和度，血气分析，血常规，凝血检查+D-二聚体，血生化，心肌标志物，BNP，CRP，IL-6等，完善胸片、心电图，必要时完善胸部CT	4	
氧疗方式	1. 储气囊面罩（1分）； 2. 经鼻高流量（1分）； 3. 无创呼吸机（1分）； 4. 有创呼吸机（1分）； 5. ECMO（1分）	5	
病情进展及治疗 1. 可能出现AKI（急性肾损伤）； 2. 利尿，必要时肾脏替代治疗		3	
总分		20	

第三部分：临床思维2（时间15分钟，分值20分）

一、考生题干

考生版1/2

患者，男，56岁，以“咳嗽、咳痰、发热4天”为主诉入院。

既往体健，否认心脏病、高血压、乙肝、结核等病史。

入院4天前出现咳嗽、咳痰、发热症状，痰量多，呈黄色黏痰，痰中带血，伴乏力、发热、抽搐，体温最高达39.5℃。就诊于××人民医院门诊，行胸部CT（2019-3-17）检查考虑“肺炎”，未做特殊治疗，遂就诊于我院急诊科，使用消炎、祛痰药（莫西沙星、氨溴索、克林霉素）后症状未见明显好转，为进一步诊治收入我院呼吸科。病程中有乏力，无盗汗、咳血，饮食及睡眠欠佳，二便正常。

入院查体：体温36.5℃，脉搏126次/分，呼吸35次/分，经皮血氧饱和度80%（储气囊面罩吸氧），血压106/70mmHg（去甲肾上腺素泵入），神志清楚，查体配合，双肺呼吸音粗，右肺可闻及干、湿啰音，双下肺无水肿，余无明显阳性体征。

辅助检查：

胸部CT检查（2019-03-17阳泉人民医院）示：右肺上叶、中叶及左肺下叶可见多发片状、结节状、树芽状密度增高影，右肺上叶病灶内可见多发空泡影，纵隔内见多个小淋巴结，胸膜腔未见积液。

血常规：白细胞9.9×10^9/L，中性粒细胞百分比86.8%，中性粒细胞数8.6×10^9/L。

问题1：本病例诊断及诊断依据？

问题2：需要和哪些疾病做出鉴别？

问题3：需要完善的检查及治疗原则

考生版2/2

患者入科后血氧下降明显，神志逐渐变差，和家属沟通，需要气管插管，呼吸机辅助呼吸。

问题4：重症肺炎患者机械通气时的策略？

二、考官评分标准（表9-8）

表9-8　临床思维2评分标准

考核项目	考核内容及标准	标准分	得分
本病例诊断及诊断依据？	诊断（2分）：重症肺炎。 诊断依据（3分）： 1．患者中年男性； 2．有休克，氧合指数（低于100mmHg）； 3．咳嗽、咳黄色黏痰； 4．伴有发热； 5．胸部CT示右肺炎症	5	
需要和哪些疾病做出鉴别	1．支气管异物（1分）； 2．肺结核（2分）； 3．肺癌（2分）	5	
需完善的检查和治疗原则	需完善的检查：血气分析（0.5分）、血常规（0.5分）、血生化（0.5分）、凝血检查、C反应蛋白（0.5分）、血沉（0.5分）、降钙素原（0.5分）、胸部CT（0.5分）、心电图、纤维支气管镜检查。 治疗原则：吸氧（0.5分）、祛痰（0.5分）、抗感染（0.5分）、对症治疗	5	
重症肺炎机械通气策略	小潮气量保护性通气（1分），维持平台压小于28～30cmH$_2$O（2分），俯卧位通气（2分）	5	
总分		20	

第四部分：临床技能（时间15分钟，分值15分）

一、考生题干

对模拟人进行单人心肺复苏术。

二、考官评分标准（表9-9）

表9-9　心肺复苏评分标准

考核项目	考核内容及标准	标准分	得分
评估意识	评估患者，判断有无意识（拍肩膀，大声询问，禁忌剧烈摇晃患者）	0.5	
同时评估呼吸脉搏	抢救者面向患者，看胸廓有无起伏	0.5	
	操作者探测同侧颈动脉，定位快速、准确	0.5	
	报告（呼吸脉搏情况）	0.5	
	评估时间5～10s	0.5	
呼救	高声呼救	0.5	
安置体位	体位安置正确（仰卧位）	0.5	
	就地或在床上插入硬板。去枕、解开衣领、裤带、掀被子	0.5	
胸外心脏按压	按压部位：胸骨下半段，位于两乳头连线中点	1	

续表

<table>
<tr><th>考核项目</th><th>考核内容及标准</th><th>标准分</th><th>得分</th></tr>
<tr><td rowspan="5">胸外心脏按压</td><td>按压姿势手法：一手掌根部放在胸部两乳头之间的胸骨上（0.4分），另一手平行重叠压在其手背上（0.4分），肘部伸直（0.4分），掌根用力（0.4分），手指抬离胸壁，实施连续规则的按压（0.4分）</td><td>2</td><td></td></tr>
<tr><td>按压深度5～6cm</td><td>0.5</td><td></td></tr>
<tr><td>按压频率：每分钟100～120次（每30次按压15～18s），按压中断不超过10s</td><td>0.5</td><td></td></tr>
<tr><td>按压与通气比值：30∶2，连续5个循环</td><td>0.5</td><td></td></tr>
<tr><td>每次按压后胸廓回弹</td><td>0.5</td><td></td></tr>
<tr><td>清除口腔异物</td><td>检查口腔有无异物（0.5分）；
取出移动的假牙及异物，手法正确（0.5分）</td><td>1</td><td></td></tr>
<tr><td>开放气道</td><td>开放气道，手法正确到位，不能压迫软组织；
完全包住患者口部，捏闭鼻孔，呼气时放松</td><td>1</td><td></td></tr>
<tr><td rowspan="2">人工呼吸</td><td>捏呼吸皮囊，直至患者胸廓抬起（潮气量500～600ml）</td><td>0.5</td><td></td></tr>
<tr><td>吹气毕，观察胸廓情况，连续2次</td><td>0.5</td><td></td></tr>
<tr><td>评估效果</td><td>操作5个循环后，判断并报告复苏效果
·颈动脉恢复搏动（0.4分）；
·自主呼吸恢复（0.4分）；
·散大的瞳孔缩小，对光反射存在（0.4分）；
·收缩压大于60mmHg（体现测血压动作）（0.4分）；
·面色、口唇、甲床和皮肤色泽转红（0.4分）</td><td>2</td><td></td></tr>
<tr><td colspan="2">妥善安置患者，处理用物</td><td>0.5</td><td></td></tr>
<tr><td colspan="2">仪表端庄，沟通有效，体现急救意识和人文关怀</td><td>0.5</td><td></td></tr>
<tr><td colspan="2">总分</td><td>15</td><td></td></tr>
</table>

第五部分：影像学判断（时间15分钟，每题2.5分，共10题，分值25分）

一、考生题干

1. 患者男性，60岁，阵发性腹痛，伴恶心于20时来院急诊。既往有高血压病史8年，平素口服硝苯地平10mg，每日3次。平时无胸闷及心绞痛。查体：T 36.5℃，脉搏90次/分，呼吸22次/分，血压90/60mmHg。心肺腹无阳性体征。淀粉酶正常。床旁心电图如图9-11所示，最可能的诊断是（　　）。

A. 急性胃炎　　B. 急性胆囊炎

C. 急性胰腺炎　　D. 急性心肌梗死

2. 患者男性，39岁，阵发性右下腹痛2天，加重伴恶心呕吐和停止排气排便1天，2年前曾行阑尾切除术。于当地医院行立位腹平片如图9-12所示，考虑目前诊断为（　　）。

A. 阑尾炎　　B. 消化道穿孔

C. 急性胆囊炎　　D. 急性肠梗阻

3. 患者男性，83岁，原有冠心病病史3年余。因胸闷、胸痛2小时入院。住院期间，患者突然出现意识不清。心电图如图9-13所示，患者出现哪种类型的心律失常（　　）？

A. 室性逸搏心律　　B. 心室颤动

C. 窦性心动过缓　　D. 窦性心动过速

4．患者女性，30岁。溺水后出现呼吸困难来院。查体：神志清，急性病容，呼吸急促，呼吸42次/分，心率120次/分，口唇发绀，双肺可闻及广泛干湿性啰音，拍片（图9-14）。下列诊断中患者最可能的是（　　）：

A．肺部感染　　B．肺不张

C．急性左心衰竭　　D．急性呼吸窘迫综合征

5．患者女性，20岁，感冒后心悸1周入院，心电图如图9-15所示，下列描述错误的是（　　）。

A．QRS波群前出现倒置P波　　B．T波方向与QRS主波方向相反

C．QRS波＞0.12秒　　D．伴完全代偿间歇

图9-11　图9-12　图9-13　图9-14　图9-15

6．患者女性，50岁。既往有糖尿病病史多年。有胃轻瘫。本次因“脑外伤”入院（图9-16），现昏迷，其他生命体征稳定。对其进行营养支持，营养管的远端宜放置到哪个部位（　　）？

A．胃　　B．小肠

C．空肠　　D．十二指肠

7．患者男性，76岁，高热、咳嗽4天来院。入院第二天出现呼吸困难，经抗感染治疗患者症状无改善，呼吸困难进一步加重，呼吸40次/分。血气分析示pH 7.23，P_aO_2 50mmHg，P_aCO_2 40mmHg，考虑并发ARDS，行机械通气治疗，积极抗感染等综合治疗，患者病情仍无好转，多次复查血气分析P_aO_2仍低于60mmHg（F_iO_2 80%，PEEP 15cmH_2O），胸部CT（图9-17）。为改善低氧血症，下列方法可尝试应用的是（　　）。

A．进一步增加吸入氧浓度　　B．增加PEEP

C．控制液体入量　　D．俯卧位通气

8．患者男性，64岁，反复胸闷、心悸10余年，持续性。入院查心电图如图9-18所示，最应采取的有效治疗为（　　）。

A．同步直流电复律　　B．永久起搏器置入

C．射频消融术　　D．临时起搏器置入

9．患者女性，63岁，3天前进食油腻食物后出现上腹部疼痛不适伴腰背部放射痛，自行口服奥美拉唑肠溶片，症状未缓解。结合腹部CT（图9-19）检查，目前诊断为（　　）。

A．急性胰腺炎　　B．急性消化道穿孔

C．急性胆囊炎　　D．急性肠梗阻

10．患者男性，28岁，肾小球肾炎病史1年。乏力加重1周入院，查血肌酐350μmol/L，血红蛋白80g/L，并行心电图（图9-20）检查。患者是下列哪种类型的电解质紊乱（　　）。

A．高钾血症　　B．低钾血症

C．高钠血症　　D．低钠血症

图9-16　图9-17　图9-18　图9-19　图9-20

二、考官参考信息（表9-10）

表9-10　参考答案

考核项目	考核内容及标准	标准分
考题1	D急性心肌梗死。心肌梗死经常表现不典型，与急腹症需进行鉴别。患者老年男性，既往有高血压病史，心电图示急性下壁心肌梗死，血压低，需首先考虑急性心肌梗死	2.5分
考题2	D急性肠梗阻，既往手术病史，立位腹平片见肠管扩张积气、气液平	2.5分
考题3	B心室颤动。心室颤动心电图特征：QRS波群与T波消失，呈完全无规律的波浪状曲线，形状、频率、振幅高低各异	2.5分
考题4	D急性呼吸窘迫综合征。ARDS是由肺内原因和/或肺外原因引起的，以顽固性低氧血症为显著特征的临床综合征。淹溺为肺内原因的ARDS	2.5分
考题5	A QRS波群前出现倒置P波。室性期前收缩时出现提前的宽大畸形的QRS波，一般伴有完全的代偿间歇，不出现倒置的P波，倒置的P波可见于房性期前收缩	2.5分
考题6	C空肠。患者胃肠功能稳定，宜选用肠内营养支持，因其有胃轻瘫，且昏迷，为防止反流、误吸等，宜采用空肠置管	2.5分
考题7	D俯卧位通气。患者诊断ARDS明确，经积极治疗后病情无改善，可尝试用俯卧位通气改善患者的氧合状况，有利于防止呼吸机相关性肺损伤的发生。俯卧位通气主要用于难以纠正的ARDS，FiO_2＞60%时氧合指数＜200mmHg，持续＞24小时，并且Pplat＞30cmH_2O或PEEP＞15cmH_2O	2.5分
考题8	C射频消融术。患者诊断为心房颤动，射频消融术是利用电极导管在心腔内某一部位释放射频电流而导致局部心内膜及心内膜下心肌的凝固性坏死，从而破坏某些快速心律失常起源点的接入性技术。可治疗预激综合征和房室结双径路引起的阵发性室上性心动过速、心房扑动和心房颤动、室性心动过速及房性心动过速。其中，心房颤动手术日渐成熟，成功率随着术者水平的提高稳步上升，已成为当今心内科热点手术，甚至成为衡量一个医院心内科手术水平的重要指标	2.5分
考题9	A老年女性。进食油腻食物后出现上腹部疼痛不适伴腰背部放射痛，CT图像见胰腺周围渗出性改变，符合急性胰腺炎特点	2.5分
考题10	A高钾血症。患者出现肾功能衰竭，血肌酐水平高，肾性贫血，高钾血症的心电图一般典型的改变是早期出现T波高尖、QT时间缩短	2.5分
合计		25分

附表：常用技能操作评分标准

附表9-1　气管插管评分标准

考核项目	考核内容及标准	标准分	得分
前期准备	喉镜、气管导管、导管芯、简易呼吸器、牙垫、胶布、听诊器等。打开呼吸机，设置参数和报警限	2	
镇静	口述：适当镇静	1	
操作过程	患者仰卧位，头过度后伸（口、咽、气管在一直线上），检查者立于患者头部，清理口腔分泌物	2	
	简易呼吸器辅助呼吸，吸纯氧，送气10～12次/分，挤压强度需看到胸廓起伏	2	
	右手打开患者口腔，左手持喉镜，镜片将舌体挡于左侧，暴露会厌、声门，喉镜用力点在镜片的前端，方向为前上方	2	

续表

考核项目	考核内容及标准	标准分	得分
操作过程	选择合适气管导管（成年男8.0mm，女7.5mm），沿右侧口角插入导管，导管前端过声门后嘱助手拔除导管芯，继续向前送到管，距离门齿22～24cm	2	
	助手打套囊，放牙垫，退喉镜	2	
	简易呼吸器接气管导管，评估气管导管在位，听诊双肺呼吸音对称，剑突下无气过水声，固定气管导管，接呼吸机	2	
总分		15	

附表9-2　心肺复苏评分标准

考核项目	考核内容及标准	标准分	得分
评估意识	评估患者，判断有无意识（拍肩膀，大声询问，禁忌剧烈摇晃患者）	0.5	
同时评估呼吸脉搏	抢救者面向患者，看胸廓有无起伏	0.5	
	操作者探测同侧颈动脉，定位快速、准确	0.5	
	报告（呼吸脉搏情况）	0.5	
	评估时间5～10s	0.5	
呼救	高声呼救	0.5	
安置体位	体位安置正确（仰卧位）	0.5	
	就地或在床上插入硬板。去枕、解开衣领、裤带、掀被子	0.5	
胸外心脏按压	按压部位：胸骨下半段，位于两乳头连线中点	1	
	按压姿势手法：一手掌根部放在胸部两乳头之间的胸骨上（0.4分），另一手平行重叠压在其手背上（0.4分），肘部伸直（0.4分），掌根用力（0.4分），手指抬离胸壁，实施连续规则的按压（0.4分）	2	
	按压深度5～6cm	0.5	
	按压频率：每分钟100～120次（每30次按压15～18s），按压中断不超过10s	0.5	
	按压与通气比值：30∶2，连续5个循环	0.5	
	每次按压后胸廓回弹	0.5	
清除口腔异物	检查口腔有无异物（0.5分） 取出移动的假牙及异物，手法正确（0.5分）	1	
开放气道	开放气道，手法正确到位，不能压迫软组织； 完全包住患者口部，捏闭鼻孔，呼气时放松	1	
人工呼吸	捏呼吸皮囊，直至患者胸廓抬起（潮气量500～600ml）	0.5	
	吹气毕，观察胸廓情况，连续2次	0.5	
评估效果	操作5个循环后，判断并报告复苏效果 ·颈动脉恢复搏动（0.4分）； ·自主呼吸恢复（0.4分）； ·散大的瞳孔缩小，对光反射存在（0.4分）； ·收缩压大于60mmHg（体现测血压动作）（0.4分）； ·面色、口唇、甲床和皮肤色泽转红（0.4分）	2	
妥善安置患者，处理用物		0.5	
仪表端庄，沟通有效，体现急救意识和人文关怀		0.5	
总分		15	

（宁丽晖）

第十章　外科及外科专科各方向

为规范住院医师规范化培训结业临床实践能力考核，提高结业临床实践能力考核的质量，逐步实现住院医师规范化培训结业考核的同质化，特制订本规程。

一、使用范围

适用于山西省住院医师规范化培训结业临床实践能力考核—外科及外科各方向专业。

二、制订依据

依据国家《住院医师规范化培训内容与标准（2022版）》《住院医师规范化培训结业临床实践能力考核标准方案-外科及外科各方向（2023版）》，结合山西省住院医师规范化培训的实际，制订本标准。

三、考核对象

符合考核条件，参加住院医师规范化培训（外科及外科各方向）专业结业临床实践能力考核的住院医师。

四、考核内容

包括接诊患者、临床思维、临床操作能力、沟通能力等内容。

五、考核重点

根据国家《住院医师规范化培训内容与标准（2022版）》-外科及外科各方向培训细则的要求，重点考核住院医师对外科及外科各方向多发病、常见病的独立诊治能力。

六、考核形式及考站设置

住院医师规范化培训结业临床实践能力考核采取客观结构化临床考核（OSCE）的方式，采用在标准化患者/真实患者或医学模拟人上实际操作。共设置接诊患者、临床思维1、临床思维2、临床操作能力、沟通能力五站。

第一考站：接诊患者

考核内容：外科患者接诊，主要包括病史采集、体格检查、做出初步诊断，兼顾考查诊断依据分析和医患沟通能力。

考核方式：使用男性标准化患者（简称SP）进行考核。进入考场后，考生向SP采集病史，之后进行有针对性的体格检查（检查时不涉及隐私部位）。采集病史和体格检查过程中，SP按照预先编制好的《SP脚本》向考生提供信息、主动发问或表达想法；考生向SP解释病情（包括可能的诊断、鉴别诊断及处理方案），并解答SP的疑虑。考官观察和记录考生在上述过程中的综合表现，结合考生做出的初步诊断和诊断依据分析，做出本站考试的评价。

考核考题：外科常见疾病及重点疾病

考核时间：14分钟。

分值占比：100分，占比20%。

第二考站：临床思维1

考核内容：外科临床思维，选择各自培训专业方向的病例作为考试素材。

考核方式：面试。此站考查1份外科病例诊疗实践过程中体现的临床思维能力，考核采用分步递呈的方式，考生进入考场后首先阅读简要病历，根据简要病历提供的信息做出初步的判断和分析，对考官的提问进行回答。在此基础之上，考生可以向考官询问要求补充病史、体格检查和辅助检查结果等相关信息，考官根据考生的询问，按照试卷中的具体内容分次提供相关信息和内容。其后，考生根据追加的信息、按照试题的要求，依次汇报病例特点、诊断和诊断依据、鉴别诊断、诊疗计划等内容，并回答考官提出的问题（上述内容可因试题不同而异）。

考核试题：外科各专业方向常见疾病和重点疾病。

考核时间：14分钟。

分值占比：100分，占比20%。

第三考站：临床思维2

考核内容：普通外科临床思维，选择普通外科专业的病例作为考试素材。

考核方式：面试。此站考查1份普通外科病例诊疗实践过程中体现的临床思维能力，考核采用分步递呈的方式，考生进入考场后首先阅读简要病历，根据简要病历提供的信息做出初步的判断和分析，对考官的提问进行回答。在此基础之上，考生可以向考官询问要求补充病史、体格检查和辅助检查结果等相关信息，考官根据考生的询问，按照试卷中的具体内容分次提供相关信息和内容。其后，考生根据追加的信息、按照试题的要求，依次汇报病例特点、诊断和诊断依据、鉴别诊断、诊疗计划等内容，并回答考官提出的问题（上述内容可因试题不同而异）。

考核试题：普通外科常见疾病和重点疾病。

考核时间：14分钟。

分值占比：100分，占比20%。

第四考站：临床操作能力

考核内容：外科基本操作技能。

考核方式：考生在该考站外戴好帽子、口罩，然后进入考站，根据试题要求，利用模型（模拟人、模拟器、动物离体标本或模拟替代物）进行操作。操作过程中，边操作边表述过程，并回答相关问题。

考核时间：14分钟。

分值占比：100分，占比20%。

第五考站：沟通能力

考核内容：外科临床实践中可能涉及的各种沟通技能（包括但不限于告知坏消息、知情同意、术前谈话、出院指导等）。

考核方式：本站考核需要围绕一个外科病例设计临床情境，并据此做好SP脚本，提前安排SP培训和沟通。考生进入考站后，首先阅读简要临床资料和临床场景描述，然后根据临床情境和要求与SP进行沟通交流。考官观察和记录考生在上述过程中的综合表现，做出本站考试的评价。

考核时间：14分钟。

分值占比：100分，占比20%。

七、成绩评定

第一站分值＝第一站成绩（满分100）×0.20。

第二站分值＝第二站成绩（满分100）×0.20。

第三站分值＝第三站成绩（满分100）×0.20。

第四站分值＝第四站成绩（满分100）×0.20。

第五站分值＝第五站成绩（满分100）×0.20。

合计总分＝第一站分值＋第二站分值＋第三站分值＋第四站分值＋第五站分值，合计总分。总分达60分为合格。

八、具体实施

1．采用统一考题、统一考核形式与标准进行集中考核，以保证考核的公平性和同质性。考核基地同一批次、同一时段使用同一考题。各站试题数量根据考试批次安排设定，每半天至少一套试题，各批次之间不得重复，并准备至少1套备用题。

2．每个考站配两名考官，两名考官来自不同培训基地，两名考官独立评分。

3．各类型人员考前培训

（1）考官培训内容：包括《住院医师规范化培训内容与标准（2022版）》《住院医师规范化培训结业临床实践能力考核标准方案—外科及外科各方向（2023版）》、考官制度、执考要求、评分要求、注意事项等；考前培训应按分配的考核任务进行分组培训，由考核专业负责人及指定的考站组长负责召集该站考官进行培训，培训重点是评分细则的一致性，具体包括熟悉考核病例（或主题）的内容；对照评分细则进行一致性评分练习与讨论。

（2）医生培训内容：考场设置、考试流程、每站考核注意事项、考场纪律等。

（3）考务人员培训内容：考场设置、人员分工、不同岗位考务人员工作流程等。

（4）SP培训：案例培训、标准化回答、特殊体征培训等。

九、考站设置建议

根据考核人数、考核基地场地、考官配置等因素，结合考核公平性、同质性，兼顾经济性，选择适宜的考站设置方案（表10-1）。

表10-1 外科及外科各方向考站设置方案

考生组别	序号	换站顺序				
		第一站 接诊患者 14分钟	第二站 临床思维1 14分钟	第三站 临床思维2 14分钟	第四站 临床操作能力 14分钟	第五站 沟通能力 14分钟
第一组	01	第一站→第二站→第三站→第四站→第五站				
	02	第二站→第三站→第四站→第五站→第一站				
	03	第三站→第四站→第五站→第一站→第二站				
	04	第四站→第五站→第一站→第二站→第三站				
	05	第五站→第一站→第二站→第三站→第四站				

说明：

1. 依据参考人数分组进行考核，每站14分钟，换站1分钟，1组完成考核需75分钟；
2. 本方案仅供参考，可根据具体情况进行调整

十、模拟试题

模拟试题（第一套）-外科

第一部分：接诊患者（时间14分钟，分值100分）

一、考生题干

请仔细阅读以下情景说明、简要信息、主诉和初步体格检查，并回答问题。

情景：门诊。王××，男性，70岁。主诉：上腹部隐痛有3个月，加重1周，偶伴黑便。

生命体征：T 36.8℃，P 80次/分，P 21次/分，BP 130/65mmHg，身高170cm，体重75kg。

问题：请你在14分钟内对患者进行病史采集及重点体格检查，并结合所得出信息做出初步诊断与鉴别诊断。

二、考官参考病历资料

王××，男性，70岁，农民。主诉：上腹部隐痛有3个月，加重1周，偶伴黑便。

诊断：胃恶性肿瘤（胃癌）

鉴别诊断：胃溃疡、胃间质瘤、胃炎、胃淋巴瘤、胃良性肿瘤（答出1个即可）。

现病史：患者于3个月前自觉上腹部不适，呈隐痛，不伴发热、寒战、恶心、呕吐、腹泻，无反酸、嗳气，无进食后疼痛及夜间饥饿痛，偶有黑便。曾就诊当地村诊所，给予口服“奥美拉唑”治疗，疼痛可缓解。近1周患者自觉疼痛加重，口服药物疼痛不缓解。今日为明确诊断就诊于我院门诊。患者自发病以来，精神食欲尚可，小便正常。体重下降4kg。

相关病史：否认肝炎结核等传染病史，否认高血压、糖尿病、冠心病病史，否认其他重大外伤手术及输血史，否认食物、药物过敏史，预防接种史不详。个人史：生于原籍，否认疫水疫源接触史。否认毒物及放射线长期接触史。否认烟酒等不良嗜好。婚育史：适龄婚育，育有1子1女。否认家族性遗传病史。

体格检查：T 36.8℃，P 80次/分，P 21次/分，BP 130/65mmHg，身高170cm，体重

75kg。发育正常，营养中等，体型正常，神志清楚，正常病容，主动体位，言语流利，对答切题，查体合作。皮肤、黏膜无黄染及出血点，口唇无发绀，结膜无苍白。胸廓无畸形，双肺叩诊清音，呼吸音粗。心脏不大，心率80次/分，律齐，各瓣膜听诊区未闻及杂音。腹平坦，未见胃肠型及蠕动波，上腹部压痛弱阳性，无反跳痛，无肌紧张，墨菲征阴性，全腹叩呈鼓音，移动性浊音阴性，肠鸣音3次/分，未闻及气过水声。

三、标准化患者扮演环节

标准化患者（SP）使用资料

1．临床情景。

情景：门诊，王××，男性，70岁。主诉：上腹部不适3个月，加重1周，偶伴黑便。

生命体征：T 36.8 ℃，P 80次/分，P 21次/分，BP 130/65mmHg，身高170cm，体重75kg。腹平坦，未见胃肠型及蠕动波，上腹部压痛弱阳性，无反跳痛，无肌紧张，墨菲征阴性，全腹叩呈鼓音，移动性浊音阴性，肠鸣音3次/分，未闻及气过水声。体重下降4kg。

2．脚本

医生：您好，我是医生×××，请问您是王×吗？

患者：是的，您好。

医生：请问您有什么不舒服？

患者：我肚子痛。

医生：从什么时候开始的？

患者：3个月以前有些疼痛，近1周时间，疼痛有加重。

医生：再以前肚子疼过吗？

患者：没有。

医生：肚子疼痛发作有什么诱因吗？

患者：您指的是什么？

医生：比如说吃了油腻或不干净的食物或吃得过饱或饥饿的时候等。

患者：没有多大关系。

医生：肚子是哪个位置痛？

患者：这里（SP手指着中上腹）。

医生：怎么个痛法？

患者：以前隐隐的痛，最近疼痛比以前略有加重。

医生：疼的时候有恶心、吐过吗？

患者：好像没有？

医生：疼的时候有反酸、嗳气吗？

患者：好像没有？

医生：有发烧吗？

患者：应该没有

医生：还有其他不舒服吗？比如腹泻、腹胀等。

患者：应该没有。

医生：还有别的地方疼吗？比如肩膀？腰部？

患者：没感觉到。

医生：最近大便好吗？有没有稀便？黑便？

患者：大便基本正常，有过几次黑便。

医生：大便颜色是黄绿色偏黑，还是就是黑色？

患者：有时候纯粹的黑色。

医生：以前肚子疼的时候去医院看过吗？

患者：看过，在村诊所看过几次，每次吃点医生开的"奥美拉唑"，开始还有点效果，现在吃了也没有好。

医生：去哪个医院看过吗？

患者：还没有，这是第一次。

医生：以前在村诊所做过什么检查吗？

患者：没有做过。

医生：最近疼的时候有恶心、呕吐吗？

患者：没有。

医生：小便颜色有变化吗？

患者：没有。

医生：除了这些，还有别的不舒服吗？

患者：没有了。

医生：发病以来食欲怎么样？

患者：吃饭比以前少了。

医生：睡眠怎么样？

患者：睡眠正常。

医生：最近体重有变化吗？

患者：瘦了8斤。

医生：以前得过胃溃疡吗？

患者：没有，但是一直胃不好。

医生：以前有其他疾病吗？比如高血压、糖尿病、冠心病等？

患者：没有。

医生：受过外伤或做过手术、输过血吗？

患者：没有。

医生：有肝炎，结核或其他传染病病史。

患者：没有。

医生：对什么药物或食物过敏吗？

患者：没有。

医生：最近去过外地吗？

患者：没有。

医生：吸烟喝酒吗？

患者：没有

医生：几岁结的婚？有几个孩子吗？

患者：22岁结的结婚，有1个儿子和1个女儿。

医生：家里人身体好吗？有什么疾病吗？

患者：都没什么问题。

医生：家里有肿瘤或遗传病家族史吗？

患者：没有。

患者：（SP主动发问）医生，我肚子疼比以前加重了，我就是想来看看到底是什么原因？

医生：（人文关怀评分点，解释、安慰）如：目前诊断还不完全明确，我们需要做几项检查，会尽快明确诊断，好吗？

患者：（适当回应）如：好的，谢谢。

医生：好的，我最后把情况核实一下，您上腹部隐痛有3个月，加重1周，偶伴黑便。每次疼痛没有明显的诱因，不伴有恶心、呕吐、腹泻、呕血，没有肩痛和腰背疼痛，曾就诊当地诊所，口服奥美拉唑开始能缓解疼痛，近1周疼痛较前加重，口服药物不缓解，体重下降了8斤。是这样吗？

患者：是的。

患者：（SP主动发问，稍焦虑）。医生，我现在比以前疼得厉害，是不是病越来越严重了？

医生：（人文关怀评分点，适当解释、安慰）如：请不要着急，腹痛原因很多，需要再做一些相关检查，诊断明确后再决定如何治疗。

患者：好的，谢谢您，医生。

四、考官评分标准（表10-2、表10-3、表10-4）

表10-2　接诊患者评分标准

评分项目			标准分	得分
问诊综合表现	收集病史内容	问诊内容表格每项1分（问诊记录表附后）	23	
	收集病史技巧	组织安排合理，能按顺序提问	6	
		提问目的明确，重点突出，使患者对问题十分清楚	5	
	交流技巧	充分回应患者提问，并提供一定的信息	5	
		语言通俗易懂，没有使用难懂的医学术语	5	
		正确使用躯体语言，鼓励患者进行表述	5	
		不打断患者，适当使用停顿技巧	5	
	医患关系	衣着整洁（2分） 尊重患者，同情患者，态度认真，使患者感到舒适（3分）	5	
查体综合表现	系统规范	查体系统、顺序有条理	6	
	重点查体	围绕病史选择重点查体、安排顺序合理	5	
	查体技巧	手法规范，检查熟练	10	
		节奏适度，与患者有交流，注意患者反应	5	
	诊断与鉴别诊断	主要诊断：胃恶性肿瘤（胃癌）	10	
		鉴别诊断：胃溃疡、胃间质瘤、胃炎、胃淋巴瘤、胃良性肿瘤（答出1个即可）	5	
总分			100	

表10-3　问诊内容记录简表

问诊内容记录简表			
1	自我介绍	是	否
2	主要症状（腹痛）	是	否
3	腹痛的时程、性质、诱因	是	否
4	腹痛如何减轻	是	否
5	腹痛发作的次数	是	否
6	是否有其他部位放射痛	是	否
7	是否有发热、寒战，恶心、呕吐，腹泻、腹胀	是	否
8	是否伴随反酸、嗳气、烧心等	是	否
9	大小便次数及性状	是	否
10	其他症状	是	否
11	有无消化道溃疡史	是	否
12	是否有冠心病、高血压、糖尿病病史	是	否
13	有无传染病病史	是	否
14	有无食物药物过敏史	是	否
15	职业史，吸烟史，饮酒史	是	否
16	家族中有无胃癌疾病患者	是	否

表10-4　体格检查记录简表

体格检查记录简表			
1	一般情况	是	否
2	腹部视诊	是	否
3	腹部听诊	是	否
4	腹部叩诊	是	否
5	腹部触诊	是	否

第二部分：临床思维1（考试时间14分钟，满分100分）

一、考生题干

请仔细阅读以下简要病历和追加信息，并回答问题。

考生版1/4

临床资料

患者：×××，男性，71岁。主诉：尿频，进行性排尿困难3年。

现病史：患者3年前无明显诱因尿频，以夜间明显，夜尿约4～5次，伴排尿等待，排尿无力，排尿时间延长，尿线变细，尿不尽症状，无尿急、尿痛，无肉眼血尿，到当地医院就诊，服用“坦索罗辛、非那雄胺”药物治疗，症状稍有改善，症状进行性加重，近期出现尿频，排尿费力症状明显加重，为进一步治疗门诊以“排尿困难”入院。

查体：腹部平坦，腹软，无腹壁静脉曲张，未见肠型及蠕动波，未触及明显包块。肠鸣音3次/分。肝脾肋下未触及，膀胱区叩诊呈圆形浊音区，前列腺区压痛（＋）。

问题

1. 根据病史及体格检查，目前可能的临床诊断?

2. 请阐述你给出临床诊断的理由，以及需要与哪些疾病进行鉴别。

3. 接下来你计划安排哪些辅助检查进一步明确诊断?

考生版2/4

临床资料

实验室结果：总前列腺特异抗原（TPSA）2.3ng/ml，游离前列腺特异抗原（FPSA）1.1ng/ml，游离前列腺特异抗原/总前列腺特异抗原为0.47。肛门指诊：前列腺约鹅蛋大小，质地稍硬，无压痛，未扪及结节。

问题

4. 结合上述信息，你目前的临床诊断是什么？理由?

5. 如需进一步检查，你计划安排什么辅助检查，为什么?

考生版3/4

6. 请仔细阅读超声图（图10-1），测量径线长约5.45cm，排尿后膀胱最大径15cm，阐述有什么异常发现，并请给出影像学诊断报告。

考生版4/4

7. 该疾病如何治疗?

图10-1

二、考官参考信息

1. 根据病史及体格检查，目前可能的临床诊断?

参考答案：目前考虑患者前列腺增生、尿潴留、尿道狭窄

2. 请阐述你给出临床诊断的理由，以及需要与哪些疾病进行鉴别。

参考答案：进行性排尿困难3年，尿频，以夜间明显，夜尿约4～5次，伴排尿等待，排尿无力，排尿时间延长，尿线变细，尿不尽症状，无尿急、尿痛，无肉眼血尿等。

需要和尿道狭窄、前列腺癌、膀胱颈挛缩、神经源性膀胱等鉴别。

3. 接下来你计划安排哪些辅助检查以进一步明确诊断?

参考答案：肛门指诊、血清前列腺特异抗原、血细胞分析、输血前项目检测、纤溶项目检测、凝血项目检测、前列腺超声、盆腔CT、心电图等。

4. 结合上述信息，你目前的临床诊断是什么？理由?

参考答案：前列腺增生；诊断依据：症状、查体、PSA。

5. 如需进一步检查，你计划安排什么辅助检查，为什么?

参考答案：泌尿系B超、前列腺磁共振、尿流率检查、尿动力学检查等。

6. 请仔细阅读上述超声报告片，测量径线长约5.45cm，排尿后膀胱最大径15cm，阐述报告中有什么异常发现，并请给出影像学诊断报告。

参考答案：可见前列腺增大，回声欠均匀，膀胱残余尿量多；诊断：前列腺增生。

7. 该疾病如何治疗?

参考答案：治疗方案有需行耻骨上膀胱造瘘术和行经尿道前列腺电切术或经尿道前列腺微波、手术切除、前列腺开放手术、摘除手术等。

三、考官评分标准（表10-5）

表10-5　临床思维1评分标准

评分项目		标准分	得分
初步诊断和鉴别诊断（10分）	前列腺增生	4	
	诊断的理由	4	
	鉴别诊断（给出2项就满分）	2	
基本辅助检查安排（15分）	肛门指诊	5	
	血清前列腺特异抗原	3	
	前列腺超声	3	
	盆腔CT	2	
	血常规、肝肾功能、凝血项目等	2	
结合辅助检查结果后给出的临床诊断（15分）	前列腺增生	5	
	尿潴留	5	
	尿道狭窄	5	
进一步检查安排和理由（15分）	前列腺磁共振、尿动力学检查	10	
	理由	5	
读片能力（10分）	前列腺增大	5	
	残余尿量多	5	
最终临床诊断（10分）	临床诊断	10	
治疗方案（10分）	具体治疗方案	10	
综合评价（15分）	对此疾病的理论基础	5	
	表达是否清晰	5	
	临床逻辑是否合理	5	
总分		100	

第三部分：临床思维2（时间14分钟，分值100分）

一、考生题干

请仔细阅读以下简要病历和追加信息，并回答问题。考试时间14分钟，满分100分。

考生版1/4

简要病史：患者女，46岁。患者于约10小时前进食油腻食物后出现剑突下阵发性绞痛，并向右肩部放射，伴畏寒、发热。无恶心、呕吐、反酸、嗳气、呕血、黑便、腹泻等不适。

既往史：既往体健，否认高血压、糖尿病等慢性疾病史。

查体：T 39.1℃，BP 107/51mmHg，HR 120次/分，R 20次/分。患者神志尚清，表情淡漠，急性痛苦面容，对答切题，体检合作。皮肤及巩膜黄染，对光反射敏感，腹平，中上腹及右上腹压痛阳性，右上腹腹肌紧张，伴有轻度肌紧张、反跳痛；右肝区叩痛（+）；移动性浊音（－），墨菲征（+），肠鸣音减弱。

问题1：根据病史和体格检查，你考虑患者目前可能的临床诊断是什么？

问题2：请阐述你给出的临床诊断的理由，以及需要和哪些疾病进行鉴别诊断？

问题3：接下去你计划安排哪些基本的辅助检查进一步明确诊断？

考生版2/4

考生回答完问题3后，发给考生追加信息（2/4），包含以下信息：

实验室检查：RBC 4.55×10^{12}/L，Hb 135g/L，HCT 47.6%，WBC 21.08×10^{9}/L，N% 95.6%，PLT 210×10^{9}/L。生化检验：总胆红素181μmol/L，结合胆红素126.7μmol/L，ALT 103U/L，AST 308U/L，ALP 886U/L，γ-谷氨酰转移酶1154U/L；葡萄糖6.6mmol/L，乳酸3.26mmol/L；钠138mmol/L，钾3.6mmol/L，钙2.26mmol/L。降钙素原16.78ng/ml；血淀粉酶75U/L，血脂肪酶68U/L；肾功能正常；心肌酶谱正常。凝血功能正常。

腹部超声：肝脏大小、形态正常，被膜光整，实质回声均匀，肝内胆管扩张，胆囊11cm×48cm，壁厚约0.5cm，壁毛糙伴周围渗出，颈部可及多发强回声团，较大者直径约1cm，后伴身影，可随体位移动，胆总管上段内径1.5cm，中下段显示不清。胰腺、脾、双肾未见明显异常。超声诊断：胆囊体积增大、急性胆囊炎胆囊炎，肝内外胆管扩张。心电图：窦性心动过速。

问题4：结合上述信息，你目前的临床诊断是什么？理由？

问题5：如需进一步检查，你计划安排什么辅助检查，为什么？

图10-2　图10-3

考生版3/4

考生回答完问题5后，发给考生追加信息（3/4），包含以下信息：MRCP影像（图10-2、图10-3）。

问题6：请仔细阅读图10-3胰胆管水成像（MRCP），阐述MRCP中有什么异常发现，并请给出MRCP影像学诊断报告。

考生版4/4

考生回答完问题6后，发给考生追加信息（4/4），包含以下信息：胰胆管水成像（MRCP）报告。

影像表现：肝脏包膜光整，各叶比例协调，肝实质内未见异常信号，肝内血管走行未见异常；肝内外胆管扩张，胆囊体积增大，周围组织水肿，胆囊颈部可见多发结节状T2信号影，脾脏及胰腺大小形态未见异常；MRCP示肝内外胆管扩张。左右肝管及肝总管未见充盈缺损，胆总管扩张，直径约1.5cm，胆总管下段可见结节状充盈缺损影，直接约0.8cm，胆囊内可见多发结节状充盈缺损影，胰管显影，未见明显扩张。

影像学诊断：胆总管结石伴胆管炎、胆囊结石伴急性胆囊炎。

问题7：请给出临床诊断，推测其发病过程，并制订具体治疗方案。

二、考官参考信息

问题1：根据病史和体格检查，你考虑患者目前可能的临床诊断是什么？

参考答案：腹痛待诊　胆总管结石伴急性梗阻性化脓性胆管炎、胆囊结石伴急性胆囊炎可能。

问题2：请阐述你给出的临床诊断的理由，以及需要和哪些疾病进行鉴别诊断？

参考答案：①患者进食油腻食物后出现腹痛，呈阵发性绞痛，并向右肩部放射后出现发热，无恶心呕吐，反酸、嗳气、呕血、黑便、腹泻等不适。因此考虑外科急腹症可能性大。②查体：T 39.1℃，BP 87/51mmHg，HR 120次/分，表情淡漠，皮肤及巩膜黄染，中上腹及右上腹压痛阳性，右上腹腹肌紧张，伴有轻度肌紧张、反跳痛，右肝区叩痛（＋）、右肝区叩痛（＋）、墨菲征（＋）。符合Reynolds五联征表现，同时墨菲征（＋），因此考虑胆总管结石伴急性梗阻性化脓性胆管炎、胆囊结石伴急性胆囊炎可能。

上腹痛伴发热需要于消化性溃疡、上消化道穿孔、急性胰腺炎鉴别，合并发热、肝区叩击痛、感染性休克，需要与肝脓肿鉴别。

问题3：接下去你计划安排哪些基本的辅助检查以进一步明确诊断？

参考答案：血常规、肝肾功能、生化离子、血淀粉酶、脂肪酶、降钙素原、心肌酶谱、心电图、腹部超声。

问题4：结合上述信息，你目前的临床诊断是什么？理由？

参考答案：①胆囊结石伴急性胆囊炎：患者腹痛性质为典型的急性胆囊炎体征，同时炎症指标明显升高，超声提示胆囊增大、胆囊壁毛糙及渗出，胆囊壁增厚。胆囊内可随体位移动、后伴身影的强回声团等典型胆囊炎表现。

②急性胆管炎：患者具有典型的Reynolds五联征表现，同时超声提示胆总管扩张。

问题5：如需进一步检查，你计划安排哪些辅助检查，为什么？

参考答案：胰胆管水成像（MRCP）；因为急诊患者中，由于肠道气体干扰，超声经常无法看清胆总管下段的情况，需要MRCP进一步明确胆总管扩张的原因。

问题6：请仔细阅读上述胰胆管水成像（MRCP），阐述MRCP中有什么异常发现，并请给出MRCP影像学诊断报告。

参考答案：影像表现：肝脏包膜光整，各叶比例协调，肝实质内未见异常信号，肝内血管走行未见异常；肝内外胆管扩张，胆囊体积增大，周围组织水肿，胆囊颈部可见多发结节状T2信号影，脾脏及胰腺大小形态未见异常；MRCP示肝内外胆管扩张。左右肝管及肝总管未见充盈缺损，胆总管扩张，直径约1.5cm，胆总管下段可见结节状充盈缺损影，直接约0.8cm，胆囊内可见多发结节状充盈缺损影，胰管显影，未见明显扩张。

影像学诊断：胆总管结石伴胆管炎、胆囊结石伴急性胆囊炎。

问题7：请给出临床诊断，推测其发病过程，并制订具体治疗方案。

参考答案：胆总管结石伴急性梗阻性化脓性胆管炎、胆囊结石伴急性胆囊炎。

发病过程：胆囊结石在排石过程部分移动至胆囊管附近时，可堵塞胆囊管或嵌顿于胆囊颈部，嵌顿的结石直接损伤黏膜引起胆汁排出受阻，胆囊张力增大，同时高浓度的胆汁酸盐具有细胞毒性，引起细胞损害加重黏膜水肿，另一部分经胆囊管进入胆总管后，引起胆道梗阻，继发肝内外胆管扩张，胆汁排出障碍引起梗阻性黄疸，同时肠道致病菌从胆道逆行入血引起全身炎症反应，血流动力学改变和MODS。

手术治疗方案（下列治疗方案均可，根据实际医疗情况确定）：（1）急诊腹腔镜胆囊切除＋腹腔镜胆总管探查＋胆道镜取石＋T管引流。（2）急诊ERCP取石、放置胆道支架引流，同时或二期行腹腔镜胆囊切除术。（3）开腹胆囊切除＋胆总管切开取石＋T管引流。（4）经皮肝胆管穿刺引流（PTCD）。

三、考官评分标准（表10-6）

表10-6　临床思维2评分标准

评分项目		标准分	得分
初步诊断和鉴别诊断（10分）	腹痛待查　胆总管结石伴急性梗阻性化脓性胆管炎　胆囊结石伴急性胆囊炎可能	4	
	诊断的理由	4	
	鉴别诊断（给出2项就满分）	2	
基本辅助检查安排（10分）	血常规（降钙素原等感染指标）	2	
	肝肾功能	2	
	血淀粉酶	2	
	心电图和心肌酶谱	2	
	腹部超声	2	
结合辅助检查结果后给出的临床诊断（15分）	胆囊结石伴急性胆囊炎诊断依据	6	
	急性梗阻性化脓性胆管炎诊断依据	9	
进一步检查安排和理由（5分）	胰胆管水成像（MRCP）	2	
	理由	3	
磁共振读片能力（15分）	胆囊肿大，周边渗出，胆囊内充盈缺损	5	
	肝内外胆管扩张	5	
	胆总管扩张，胆总管下段充盈缺损	5	
最终临床诊断和推测发病机制（18分）	临床诊断	8	
	发病机制	10	
治疗方案（12分）	具体治疗方案	12	
综合评价（15分）	对此疾病的理论基础	5	
	表达是否清晰	5	
	临床逻辑是否合理	5	
总分		100	

第四部分：临床操作能力（时间14分钟，分值100分）

一、考生题干

请按照题干和操作说明中的要求完成以下操作。考试时间14分钟，满分100分。

请考生在模具上完成腹壁肿物切除术操作，操作说明和要求。

本站模拟手术环境，已完成消毒铺巾操作，请在助手的配合下、在模具上完成腹壁肿物切除术。操作所需器械、缝线、耗材均在备物车上。考生需在助手配合下完成所有手术步骤，助手需积极配合考生，但不能代替考生完成主要手术步骤。

问题：

1. 腹壁肿物切除的适应证和禁忌证。
2. 腹壁肿物切除的注意事项。

二、考官评分标准（表10-7）

表10-7　腹部肿物切除术评分标准

考核项目	考核内容及标准	标准分	评分标准	得分
适应证	腹壁的良性肿瘤，如纤维瘤、脂肪瘤、表皮样囊肿、皮样囊肿等	4	每种1分	
禁忌证	全身出血性疾病者；肿物合并周围皮肤感染情况者；全身状况无法耐受手术及麻醉者；无法配合者	4	每项1分	
患者准备	①查对姓名、床号；②签署知情同意书；③查血常规、凝血功能、传染病，必要时查心肝肾功能；④手术前一周停服抗凝药；⑤术前嘱患者排空尿液	12.5	每项2.5分	
材料准备	肿物切除包：公共镊、无菌手套2副、碘伏、棉球、棉签、2%利多卡因5ml×1支、一次性5ml注射器2个、刀片、生理盐水、缝针、丝线、纱布、医用胶布、10%甲醛（福尔马林）溶液的标本袋等	15	每个1分	
操作者准备	1.洗手：七部洗手法洗手，戴口罩、帽子； 2.根据病情，安排患者适当的体位（平卧、半卧、侧卧或坐位），协助患者暴露操作部位	20	洗手5分，口罩、帽子各2.5分 第2项10分	
选择切口	触诊肿块，根据具体情况选择切口	2	2分	
操作过程	1.再次洗手，打开器械包的的外层3/4；2.戴无菌手套，打开器械包的外层1/4及内层；3.检查灭菌指示卡，清点物品；4.由中央向四周消毒，消毒范围直径至少15cm，消毒2～3次，消毒不留空隙，每次范围小于前一次；5.铺无菌孔巾；6.与助手核对麻药并开启，抽取麻药沿切口行局部浸润麻醉；7.选择圆刀片，根据肿物大小选择而采用梭形或纵行切口，注意止血；8.切开皮肤后，双人配合用组织钳将一侧皮缘提起，钝锐结合用剪刀沿肿物包膜外进行分离；9.依同法分离肿物的另一侧及基底，直至肿瘤完全切除，术中应仔细操作，尽量防止肿物破损，注意创面出血；10.冲洗创面并擦干，检查有无活动性出血；11.消毒皮肤切口；12.全层间断缝合皮肤及皮下组织；13.挤出皮下积血，对合皮肤，再次消毒；14.纱布覆盖，胶布固定；15.将切除肿物置于福尔马林溶液中进行固定并送检	37.5	每条2.5分	
术后处理	术后监测患者生命体征，观察伤口有无出血；交代患者注意事项；医疗垃圾分类处理	3	每条1分	
注意事项	1.术中密切观察患者，如有头晕、心悸、恶心、气短、脉搏增快及面色苍白等，应立即停止操作，并进行适当处理； 2.术后应严密观察有无出血和继发感染的并发症。注意无菌操作，以防止切口感染	2	每条1分	
总分		100		

第五部分：沟通能力（时间14分钟，分值100分）

一、考生题干

患者，女，50岁。发现右乳肿物2个月余。患者于2个月余前无意中发现右侧乳房有一肿物，约“黄豆”大小，不伴有压痛、乳头凹陷，不伴有乳头溢液、乳房憋胀、全身低热、局部皮肤破溃等，未给予特殊处理。近半个月来自觉肿物较前增大，目前约“核桃”大小，遂就诊于我院。行乳腺彩超示：右侧乳腺实性结节伴微钙化，BI-RADS 4c，癌可能性大；右腋窝淋巴结增大，MT待除外。门诊行细针穿刺后以“右侧乳腺癌并腋窝淋巴结转移”收入院。起病以来，患者精神良好，饮食、睡眠、大小便正常，体重无明显变化。

既往史：5年前因阑尾炎行腹腔镜下阑尾切除手术，头孢过敏。

入院检查：胸廓无畸形，双乳对称，皮肤正常，无乳头内陷，无乳头溢液，双乳皮温正常，右乳5点方向距乳头4cm处可触及一大小约2cm×2cm肿物，质韧，边界欠清，活动度较差，无触痛，右腋窝可触及肿大淋巴结，较大者约1.0cm×1.0cm，质硬，活动度欠佳，无触痛。左乳未触及明显肿物，左腋下未及明显肿大淋巴结。

实验室检查：三大常规、常规生化检查未见明显异常。血凝、血型、传染病、CEA、CA125、CA153等未见明显异常。

双侧乳腺彩超：①右侧乳腺实性结节伴微钙化，BI-RADS 4c，癌可能性大；②右腋窝淋巴结增大，MT待除外。

细针穿刺结果：右乳肿物符合乳腺浸润性癌，右腋窝淋巴结穿刺考虑肿瘤转移。

目前：患者目前右侧乳腺癌并右腋窝淋巴结转移诊断明确，拟于明日在全麻下行“右乳癌改良根治术”。

请在14分钟时间内完成以下任务：

1．作为住院医师向患者家属（授权人）交代病情。

2．作为住院医师与患者家属做术前谈话。

二、标准化患者扮演环节

发现右乳肿物2个月余。患者于2个月余前无意中发现右侧乳房有一肿物，约“黄豆”大小，不伴有压痛、乳头凹陷，不伴有乳头溢液、乳房憋胀、全身低热、局部皮肤破溃等，未给予特殊处理。近半个月来自觉肿物较前增大，目前约“核桃”大小，遂就诊于我院。行彩超及穿刺检查。既往史：5年前因阑尾炎行腹腔镜下阑尾切除手术，头孢过敏。现准备行手术治疗。

患者家属（SP扮演）在与考生沟通过程中，可表现出担心、焦虑的心情，适时向考生提出以下若干问题。

1．对病情的了解

问题1：医生，请问患者这个有没有转移？严不严重？

问题2：医生，请问患者现在这种情况还能活多久？

问题3：医生，请问患者还需要做什么检查吗？

问题4：医生，请问手术后是不是就彻底治好了？

2．对手术的了解

问题1：医生，请问患者是必须手术治疗吗？有没有什么保守的不用开刀的治疗方法？

问题2：医生，请问患者手术时，全麻还是局麻，全麻对这个神经智力会不会有影响？

问题3：医生，请问患者整个乳腺是都需要切掉吗？可以只把结节切除而把正常乳腺组织保留吗？

3．对于术后情况的疑问

问题1：医生，我听说乳腺癌患者术后还要做化疗及放疗，请问患者现在这种情况，您看需要做化疗及放疗吗?

问题2：医生，请问患者术后需要吃药么？术后什么时候复查?

问题3：医生，患者术后生活上有没有什么需要注意的?

三、考官评分标准（表10-8）

表10-8　沟通能力评分标准

评分项目		标准分	得分
任务完成情况（40分）	1. 自我介绍，告知谈话的目的	5	
	2. 确认患者家属，询问其他家属是否参加	5	
	3. 病情交代中，能详细介绍患者目前病情、诊断和下一步的处理	5	
	4. 术前谈话，能详细介绍手术方案和手术相关风险问题	5	
	5. 恰当回答患者家属关于患者病情的相关问题	5	
	6. 恰当回答患者家属关于手术及治疗的相关问题	5	
	7. 恰当回答患者家属其他问题	5	
	8. 总结确认	5	
综合表现（60分）	1. 传达消息分步合理	6	
	2. 表达共情（同情）	6	
	3. 人文关怀（家属情绪波动时给予一定时间缓解和安抚）	6	
	4. 能与家属共同协商，制订治疗方案	6	
	5. 没有复杂难懂的学术语言	6	
	6. 没有不符合实际情况的用语	6	
	7. 沟通中能执行平等原则	6	
	8. 承诺给患者尽最大的努力和支持	6	
	9. 语速、语音、语调使患者感觉舒适	6	
	10. 适当的目光接触	6	
总分		100	

模拟试题（第二套）-外科（泌尿外科方向）

第一部分：接诊患者（时间14分钟，分值100分）

一、考生题干

男性，53岁，汉族，出生地山西省××市，已婚，工人，间断肉眼血尿3个月。

现病史：患者于3个月前无明显诱因出现肉眼血尿，为全程血尿，暗红色，可见少量血块排出，不伴明显尿频、尿急、尿痛，不伴腰背部疼痛，不伴恶心、呕吐、发热，多饮水后血尿自行缓解，当时患者未予重视，后血尿间断出现，3天前患者排尿时再次出现血尿，就诊于当地医院，行泌尿系彩超提示膀胱内可见实性占位性病变，大小约1.5cm×2.0cm，尿常规提示镜检红细胞30个/高倍镜视野，白细胞2个/高倍镜视野。患者自发病以来，饮食睡眠可，大便正常，体重无明显变化。

既往史：有高血压病史10年，血压最高150/95mmHg，目前口服苯磺酸氨氯地平片治疗，2.5mg/次，1次/日，血压控制平稳。5年前于当地医院行胆囊切除术（具体不详），无其他病史。无实物药物过敏史。

个人史：吸烟史30年，20支/天。偶饮酒。

婚育史：25岁结婚，育有1子，配偶及子均健康。

家族史：母亲患有高血压。

重要查体：T 36.8℃，P 72次/分，R 18次/分，BP 135/78mmHg。双侧肋腰曲线对称存在，双肾区无隆起，无压痛及叩击痛，沿输尿管走形区未触及肿物，无压痛，耻骨上膀胱区无隆起，无压痛，外生殖器成人型，尿道外口无狭窄，无红肿及分泌物。肛诊未查。

请对该患者接诊，问诊。

二、标准化患者扮演环节

1. 病例：男性，53岁，汉族，出生地为山西省××市，已婚，工人，间断肉眼血尿3个月。

现病史：患者于3个月前无明显诱因出现肉眼血尿，为全程血尿，暗红色，可见少量血块排出，不伴明显尿频、尿急、尿痛，不伴腰背部疼痛，不伴恶心、呕吐、发热，多饮水后血尿自行缓解，当时患者未予重视，后血尿间断出现，3天前患者排尿时再次出现血尿，就诊于当地医院，行泌尿系彩超提示膀胱内可见实性占位性病变，大小约1.5cm×2.0cm，尿常规提示镜检红细胞30个/高倍镜视野，白细胞2个/高倍镜视野。患者自发病以来，饮食睡眠可，大便正常，体重无明显变化。

既往史：有高血压病史10年，血压最高150/95mmHg，目前口服苯磺酸氨氯地平片治疗，2.5mg/次，1次/日，血压控制平稳。5年前于当地医院行胆囊切除术（具体不详），无其他病史。无实物药物过敏史。

个人史：吸烟史30年，20支/天。偶饮酒。

婚育史：25岁结婚，育有1子，配偶及子均健康。

家族史：母亲患有高血压。

重要查体：T 36.8℃，P 72次/分，R 18次/分，BP 135/78mmHg。双侧肋腰曲线对称存在，双肾区无隆起，无压痛及叩击痛，沿输尿管走形区未触及肿物，无压痛，耻骨上膀胱区无隆起，无压痛，外生殖器成人型，尿道外口无狭窄，无红肿及分泌物。肛诊未查。

2. 脚本

医生：您好，我是医生×××，请问您是××吗？

患者：是的，您好。

医生：请问您有什么不舒服？

患者：我尿血。

医生：从什么时候开始的，尿是什么颜色？

患者：从3个多月前就开始了，是暗红色的

医生：这3个月一直有吗？

患者：也不是，间断性的，有了我就觉着可能是喝水少了，多喝点水，就没了，但过几天又有了。

医生：最近一次是什么时候有的？

患者：3天前。

医生：尿血有什么诱因吗？

患者：您指的是什么？

医生：比如大量运动或吃了什么药、食物以后。

患者：没有，和这些没关系。

医生：有没有受过外伤或做过泌尿系的器械检查？

患者：没有。

医生：尿血是在小便开始的时候有还是在小便快结束的时候有，还是整个排尿过程一直都有？

患者：整个排尿过程都有。

医生：有没有尿出过血凝块？

患者：偶尔会尿出血块。

医生：小便的时候疼不疼？

患者：不疼。

医生：最近小便次数有没有增加，能不能憋住尿，还是一有小便，马上就得去厕所？

患者：有。

医生：有没有过腰疼或腰困的这些情况？

患者：没有。

医生：发烧吗？

患者：没有。

医生：恶心、呕吐吗？

患者：没有。

医生：有没有出现尿线变细、排尿困难这些情况？

患者：没有。

医生：有没有其他地方的皮下出血及皮疹等情况？

患者：没有。

医生：除了尿血，还有别的不舒服吗？

患者：没有了。

患者：（SP主动发问，表情痛苦）医生，我这病严不严重呀，当地医院说我膀胱上长了个瘤子，可能得开刀了？

医生：（人文关怀评分点，解释、安慰）如：目前诊断还不明确，我们先做检查，尽快明确诊断，好吗？

患者：（适当回应）如：好的，谢谢医生。

医生：发病后到医院看过吗？

患者：3天前到附近医院看过。

医生：做过什么检查吗？

患者：当时查了尿常规和B超，医生说我膀胱上长了个东西，尿里还有红细胞。

医生：当时医生给您怎么处理的？

患者：就说膀胱上长了个东西，尽快去大医院看看吧。

医生：发病以来食欲怎么样?

患者：还行。

医生：睡眠怎么样?

患者：睡眠挺好的。

医生：最近体重有变化吗?

患者：没有。

医生：以前有其他疾病吗?

患者：有高血压10年了。

医生：血压最高有多高，平时吃的什么药?

患者：血压最高150/95mmHg，目前口服苯磺酸氨氯地平片治疗，每次2.5mg，1天吃1片，血压控制得还行。

医生：受过外伤或做过手术、输过血吗?

患者：五年前做过胆囊切除术手术，没有输过血。

医生：有肝炎，结核或其他传染病病史。

患者：没有。

医生：对什么药物或食物过敏吗?

患者：没有。

医生：最近去过外地吗?

患者：没有。

医生：吸烟喝酒吗?

患者：吸烟喝酒都有30多年了，烟每天一包多，和朋友聚会时常喝酒，自己一个人不喝。

医生：结婚了吗?有孩子吗?

患者：结婚了，有个儿子。

医生：家里人身体好吗?有什么疾病吗?

患者：我的父亲、爱人、儿子身体都挺好，我母亲有高血压。

医生：家里有肿瘤或遗传病家族史吗?

患者：没有。

医生：好的，我把情况核实一下，您是3个月前无明显诱因开始尿血，为全程尿血，暗红色，偶尔会有少量血块排出，没有其他不舒服，多喝水后血尿就没了，后来血尿间断出现，3天前再次出现血尿，当地医院做了B超、尿常规，没有过敏的药，有高血压，5年前做过胆囊切除术，母亲患有高血压，是吗?

患者：是的。

患者：(SP主动发问，稍焦虑)。医生，我也百度了，我这是不是膀胱癌呀，做完手术还能活多少年呀?

医生：(人文关怀评分点，适当解释、安慰)如：请不要着急，血尿原因很多，需要做一些相关检查，诊断明确后再决定治疗方案。

患者：好的，谢谢您，医生。

三、考官评分标准（表10-9、表10-10）

表10-9　接诊患者评分标准

评分项目			标准分	得分
问诊综合表现	收集病史内容	问诊内容表格每项1分（问诊记录表附后）	25	
	收集病史技巧	组织安排合理，能按顺序提问	5	
		提问目的明确，重点突出，使患者对问题十分清楚	5	
	交流技巧	充分回应患者提问，并提供一定的信息	5	
		语言通俗易懂，没有使用难懂的医学术语	5	
		正确使用躯体语言，鼓励患者进行表述	5	
		不打断患者，适当使用停顿技巧	5	
	医患关系	衣着整洁（2分）；尊重患者，同情患者，态度认真，使患者感到舒适（3分）	5	
查体综合表现	系统规范	查体系统、顺序有条理	5	
	重点查体	围绕病史选择重点查体、安排顺序合理	5	
	查体技巧	手法规范，检查熟练	10	
		节奏适度，与患者有交流，注意患者反应	5	
	诊断与鉴别诊断	主要诊断：1. 膀胱肿瘤；2. 高血压病；3. 胆囊切除术后	10	
		鉴别诊断：泌尿系结核、尿路感染、泌尿系结石、肾癌、肾盂癌、输尿管癌、前列腺增生、肾小球性疾病（列举3个即可）	5	
总分			100	

表10-10　问诊内容记录简表

问诊内容记录简表			
1	自我介绍	是	否
2	主要症状（血尿）及发病时间	是	否
3	有无肉眼血尿	是	否
4	血尿的颜色（鲜红、暗红、洗肉水样）	是	否
5	是否伴有血凝块	是	否
6	血尿出现在尿程哪一段	是	否
7	有无皮疹、皮肤黏膜、其他部位出血	是	否
8	与运动、药物、食物有无关系	是	否
9	是否有发热、畏寒，及是否有尿频、尿急、尿痛等尿路刺激征	是	否
10	是否有腰痛、腹痛	是	否
11	有无尿流变细、排尿困难	是	否
12	有无外伤或泌尿系器械检查	是	否
13	血尿的加重与减轻因素	是	否
14	其他症状	是	否
15	接受过哪些检查、治疗，效果怎样	是	否
16	发病后饮食、睡眠、体重及大便的情况	是	否

续表

问诊内容记录简表			
17	有无高血压、糖尿病史	是	否
18	是否有冠心病史	是	否
19	新冠接触史	是	否
20	有无食物药物过敏史	是	否
21	手术史	是	否
22	职业史	是	否
23	吸烟史和劝戒	是	否
24	饮酒史	是	否
25	家族中有泌尿系肿瘤患者	是	否

第二部分：临床思维1：病例分析（时间14分钟，满分100分）

一、考生题干

请仔细阅读以下简要病历和追加信息，并回答问题。

考生版1/2

患者：65岁，男性，1个月前无明显诱因出现全程无痛性肉眼血尿，呈间断性，伴尿频、尿急，无发热、腹痛等症状，现为求进一步诊治就诊于我院。患者自发病以来，饮食睡眠可，大便尚可，体重无明显变化。

既往史：糖尿病史10余年，现口服“二甲双胍片”治疗，血糖控制可，否认高血压病、脑血管疾病病史，无泌尿系统其他病史。

入院查体：T 36.8℃，P 69次/分，呼吸20次/分，血压112/78mmHg，双侧肋腰曲线对称存在，双肾区无压痛及叩击痛，沿双侧输尿管走行区未触及明显结节，无压痛，耻骨上膀胱区稍隆起，无明显压痛，叩诊呈鼓音，阴囊及阴茎发育正常，尿道外口无狭窄。肛诊：前列腺Ⅱ°大，中央沟变浅，质韧，未触及明显结节。

辅助检查：泌尿系彩超检查提示：双肾无异常，膀胱充盈，前列腺大小约5.6cm×5.4cm×4.6cm大小，残余尿100ml，膀胱内可见肿物向腔内突出。

问题1．根据病史和体格检查，患者最可能的诊断是？

问题2．诊断依据有哪些？

问题3．需要和哪些疾病做出鉴别？

问题4．如需进一步检查，你计划安排什么辅助检查，为什么？

图10-4　图10-5

考生版2/2

问题5．结合以上影像学检查，膀胱镜结果图10-4中有什么异常发现，并给出描述。

问题6．描述磁共振图像（图10-5）结果，制订具体治疗方案。

二、考官参考信息

问题1．根据病史和体格检查，患者最可能的诊断是?

答案：目前诊断为膀胱肿瘤，前列腺增生，糖尿病。

问题2．诊断依据有哪些?

答案：膀胱肿瘤：全程无痛性肉眼血尿，呈间断性。泌尿系彩超检查提示膀胱内可见肿物向腔内突出。前列腺增生：尿频、尿急症状，肛诊前列腺Ⅱ°大，中央沟变浅，质韧，未触及明显结节。泌尿系彩超检查提示前列腺大小约5.6cm×5.4cm×4.6cm大小，残余尿100ml。糖尿病：糖尿病史10余年，现口服”二甲双胍片”治疗。

问题3．需要和哪些疾病做出鉴别?

答案：膀胱结石、膀胱异物、前列腺癌相鉴别。

问题4：如需进一步检查，你计划安排什么辅助检查，为什么?

答案：患者目前主要考虑膀胱肿瘤，需要行膀胱镜检查＋活检以及膀胱磁共振；目的是了解膀胱肿瘤形态与周围组织器官的关系，并能取部分组织送病检，明确肿瘤性质。

问题5．结合以上影像学检查，阐述图片中有什么异常发现，并给出描述。

答案：膀胱尿路上皮肿瘤，膀胱内可见菜花样肿物，周围黏膜正常。

问题6．描述磁共振图像结果，制订具体治疗方案。

答案：膀胱左侧壁可见中等信号肿块，侵犯膀胱浆膜和周围脂肪组织。目前考虑肌层浸润性膀胱癌（T3），行根治性全膀胱切除术。

三、考官评分标准（表10-11）

表10-11　临床思维1评分标准

考核项目	考核内容及标准	标准分	得分
患者最可能的诊断是	1．膀胱肿瘤（7分）； 2．前列腺增生（5分）； 3．糖尿病（4分）	16	
诊断依据	1．膀胱肿瘤　全程无痛性肉眼血尿，呈间断性（5分）；泌尿系彩超检查提示膀胱内可见肿物向腔内突出（4分）。 2．前列腺增生　老年男性，尿频、尿急症状（3分），肛诊前列腺Ⅱ°大，中央沟变浅，质韧，未触及明显结节。（3分），泌尿系彩超示前列腺体积大，残余尿量增多（3分）。 3．糖尿病　既往糖尿病史10余年，现口服”二甲双胍片”治疗（2分）	20 （初步诊断错误，诊断依据不得分）	
需要和哪些疾病做出鉴别	膀胱结石（4分）、膀胱异物（1分）、前列腺癌（5分）	10	
进一步检查	1．膀胱镜（6分）、膀胱活检（4分）、膀胱磁共振（5分）； 2．为什么做该项检查　目的是什么（10分）	25	
阐述图片中异常发现，并给出描述	1．膀胱尿路上皮肿瘤（2分）； 2．膀胱内可见菜花样肿物（5分），周围黏膜正常（2分）	9	
描述磁共振结果，制订具体治疗方案	1．膀胱左侧壁可见肿块（2分），侵犯膀胱浆膜和周围脂肪组织（5分）； 2．目前考虑肌层浸润性膀胱癌（T3，5分）； 3．治疗方法　行根治性全膀胱切除术（8分）	20	
总分		100	

第三部分：临床思维2：病例分析（时间14分钟，分值100分）

一、考生题干

请仔细阅读以下简要病历和追加信息，并回答问题。

考生版1/3

患者女，30岁，产后1个月，哺乳期，因“左乳红肿2日”就诊。2日前无明显诱因出现左乳疼痛，随后出现发热，体温最高38.5℃。

既往史：体健。

查体：T 37.2℃，BP 138/80mmHg，HR 101次/分。患者神清，痛苦貌，对答切题，体检合作。双乳大小对称，左乳外上象限1/4皮肤红肿，有触痛，未及波动感，左腋窝可及直径2cm质软淋巴结。

问题1：根据病史和体格检查，你考虑患者目前可能的临床诊断是什么？

问题2：请阐述你给出的临床诊断的理由，以及需要和哪些疾病进行鉴别诊断？

问题3：接下去你计划安排哪些辅助检查进一步明确诊断？

考生版2/3

实验室检查：RBC 4.95×10^{12}/L；Hb 155g/L；HCT 45.6%；WBC 16.08×10^{9}/L；N% 94.3%；PLT 168×10^{9}/L。肝肾功能：未见异常。降钙素原14.79ng/ml。

图10-6　图10-7

乳腺超声：双侧乳腺呈哺乳期改变，双侧乳腺腺体内结构稍紊乱，乳管扩张。CDFI：腺体内可见较丰富的血流信号。红肿表面皮肤略增厚，双侧腋下可探及多个淋巴结，左侧较大约1.9cm×1.3cm，皮质稍增厚，右侧较大约1.7cm×0.6cm（图10-6，图10-7）。超声诊断：哺乳期乳腺，左腋下淋巴结增大。

问题4：经检查考虑为急性乳腺炎，目前的处理是，为什么？

考生版3/3

乳腺超声报告：双侧乳腺呈哺乳期改变，右侧乳腺腺体内结构稍紊乱，乳管扩张。CDFI：腺体内可见较丰富血流信号。左乳外上、外下象限均可及低回声，范围较大，不易测量，较深处约4.6cm，内可及分隔及密集点状低回声，探头加压点状回声缓慢流动。双侧腋下可探及多个淋巴结，右侧较大约1.5cm×0.8cm，左侧较大约1.7cm×0.9cm。

问题5：请给出临床诊断，推测其发病过程，并制订具体治疗方案。

二、考官参考信息

问题1：根据病史和体格检查，你考虑患者目前可能的临床诊断是什么？

答案：急性乳腺炎、哺乳期。

问题2：请阐述你给出的临床诊断的理由，以及需要和哪些疾病进行鉴别诊断？

答案：患者产后1个月，哺乳期，局部红肿热痛，伴寒战、高热，患侧淋巴结肿大。需要和非哺乳期乳腺炎、乳腺脓肿、炎性乳癌等鉴别。

问题3：接下去你计划安排哪些辅助检查进一步明确诊断？

答案：血常规、分泌物检测＋药敏、乳腺超声。

问题4：经检查考虑为急性乳腺炎，目前的处理是，为什么？

答案：一般不停止哺乳，但患侧乳房暂停哺乳，同时采取措施促使乳汁通畅排出（如用吸乳器等），局部理疗、热敷；水肿明显者可用25%的硫酸镁湿热敷；全身抗感染：青霉素、苯唑西林钠、头孢一代、红霉素等。

问题5：请给出临床诊断，推测其发病过程，并制订具体治疗方案。

答案：急性乳腺炎，乳腺脓肿。

发病过程：1. 乳汁淤积 乳汁是理想的培养基，乳汁淤积将有利于入侵细菌的生长繁殖。2. 细菌入侵 乳头破损或皲裂，使细菌沿淋巴管入侵，这是感染的主要途径。细菌也可直接侵入乳管，上行至腺小叶而致感染。多数发生于初产妇；也可发生于断奶时，因6个月以后的婴儿已长牙，易致乳头损伤。致病菌主要为金黄色葡萄球菌。局部表现可有个体差异。一般起初呈蜂窝织炎样表现，数天后可形成脓肿，脓肿可以是单房或多房性。脓肿可向外溃破，深部脓肿还可穿至乳房与胸肌间的疏松组织中，形成乳房后脓肿。

治疗方案（下列治疗方案均可，根据实际医疗情况确定）：①超声引导下穿刺抽脓。②脓液培养及药敏试验。③必要时脓肿切开引流。

三、考官评分标准（表10-12）

表10-12 临床思维2评分标准

考核项目	考核内容及标准	标准分	得分
临床诊断	急性乳腺炎（4分）、哺乳期（1分）	5	
诊断依据及鉴别	1. 患者产后1个月，哺乳期，局部红肿热痛，伴寒战、高热、患侧淋巴结肿大（4分）； 2. 需要和非哺乳期乳腺炎（3分）、乳腺脓肿（3分）、炎性乳癌（4分）等鉴别	14（初步诊断错误，诊断依据不得分）	
下一步辅助检查	血常规（4分）、降钙素原等炎性指标（2分）、分泌物检测＋药敏（4分）、乳腺超声（5分）	15	
进一步处理	一般不停止哺乳（2分），但患侧乳房暂停哺乳（5分），促使乳汁通畅排出（6分），局部理疗、热敷（4分）；水肿明显者可用25%的硫酸镁湿热敷（3分），全身抗感染（5分）	25	
临床诊断，推测其发病过程，并制订具体治疗方案	（1）临床诊断为乳腺脓肿（3分）。 （2）发病过程及机制：①乳汁淤积 乳汁淤积将有利于入侵细菌的生长繁殖（6分）；②细菌入侵 乳头破损或皲裂，使细菌沿淋巴管入侵，这是感染的主要途径（5分）；③一般起初呈蜂窝织炎样表现，数天后可形成脓肿，脓肿可向外溃破，深部脓肿还可穿至乳房与胸肌间的疏松组织中，形成乳房后脓肿（8分）。 （3）治疗方案：①超声引导下穿刺抽脓（2分）；②脓液培养及药敏试验（3分）；③必要时脓肿切开引流（5分）	32	
综合评价	1. 对此疾病的理论基础（3分）。 2. 表达是否清晰（3分）。 3. 临床逻辑是否合理（3分）	9	
总分		100	

第四部分：临床操作能力（时间14分钟，分值100分）

一、考生题干

选择模型性别给予导尿术。

二、考官评分标准（表10-13）

表10-13 导尿术评分标准

考核项目	考核内容及标准	标准分	得分
操作准备	了解导尿术的适应证及禁忌证	5	
	穿着白衣，洗手，戴口罩、帽子	5	
	准备用物齐全（无菌手套、导尿包或换药碗、无菌尿管、引流袋、注射器、石蜡油、纱布）	5	
操作过程	向患者说明操作项目和目的，嘱其放松，取仰卧位，屈髋屈膝，大腿外展及外旋	5	
	以碘伏消毒外阴，男性患者从尿道口开始，而后周围皮肤，应翻卷包皮消毒；女性患者按前庭、小阴唇、大阴唇的顺序，以尿道口为中心，由内而外，自上而下的顺序消毒	15	
	戴无菌手套，取出导尿管，连接引流袋，将无菌导尿管末端置于换药碗中，前端涂石蜡油或碘伏润滑。对女性患者，以左手拇指及示指分开小阴唇，显露尿道口；对男性患者，以无菌纱布缠绕阴茎后，用左手无名指及中指夹持阴茎，用拇指及示指分开尿道口。右手持无菌镊夹住导尿管前端轻轻插入尿道。插入过程中嘱患者深呼吸	15	
	插管至有尿液自导尿管流出后，女性患者再将导尿管向膀胱内送入2～2.5cm，男性患者应将导尿管全部插入尿道	15	
	以适量无菌生理盐水将气囊充起，向外牵拉尿管至位置固定	10	
	操作轻柔，严格遵守无菌操作	15	
	注意保护患者隐私，注意保暖防止着凉	5	
操作完毕	告知患者注意事项，穿好病号服	5	
合计		100	

第五部分：沟通能力（时间14分钟，分值100分）

一、考生题干

病例：男性，71岁，发现PSA增高3个月。患者3个月前在门诊因排尿困难就诊，检查发现PSA 20.1ng/ml，进一步完善前列腺磁共振检查提示前列腺外周带前列腺癌可能（PI-RADS 4分），穿刺活检提示前列腺癌（Gleason 3＋4）。患者自发病以来，饮食睡眠可，大便尚可，体重无明显变化。全身骨扫描提示骶骨转移。

既往史：高血压病史10余年，现口服“络活喜”治疗，血压控制可；3年前有脑梗死病史，无明显后遗症。

入院查体：T 36.1℃，P 62次/分，P 19次/分，BP 112/78mmHg。双侧肋腰曲线对称存在，双肾区无压痛及叩击痛，沿双侧输尿管走行区未触及明显结节，无压痛，耻骨上膀胱区稍隆起，无明显压痛，叩诊呈鼓音，阴囊及阴茎发育正常，尿道外口无狭窄。肛诊：前列腺Ⅱ°大，中央沟变浅，质韧，左侧叶触及明显结节，质硬。

请在14分钟内完成患者家属的询问。

二、考官参考信息

问题1：医生，请问患者这个有没有转移？严不严重？

答案：目前患者目前确诊前列腺癌伴骨转移，且预期寿命少于10年，不考虑手术，可以采用内分泌治疗。

问题2：医生，请问患者目前这种情况还能活多久？

答案：前列腺癌一般进展较慢，采用内分泌治疗，患者可存活数年。

问题3：医生，请问患者还需要做什么检查？

答案：目前临床考虑前列腺癌伴骶骨转移，需要进一步行PSMA-PETCT明确转移情况。

问题4：医生，请问目前该怎么治疗？效果如何？

答案：对于晚期前列腺癌伴骨转移，预期寿命少于10年，建议内分泌治疗。采用方案：每日口服比卡鲁胺片50mg，每月皮下注射一次亮丙瑞林。定期复查前列腺特异性抗原和睾酮。前列腺癌内分泌治疗在18～24个月后会出现激素抵抗，需要进入二线化疗或新型内分泌治疗。

三、标准化患者扮演环节

病例：男性，71岁，发现PSA增高3个月。患者3个月前在门诊因排尿困难就诊，检查发现PSA 20.1ng/ml，进一步完善前列腺磁共振检查提示前列腺外周带前列腺癌可能（PI-RADS 4分），穿刺活检提示前列腺癌（Gleason 3＋4）。患者自发病以来，饮食睡眠可，大便尚可，体重无明显变化。全身骨扫描提示骶骨转移。

既往史：高血压病史10余年，现口服“络活喜”治疗，血压控制可；3年前有脑梗死病史，无明显后遗症。

入院查体：T 36.1℃，P 62次/分，呼吸19次/分，血压112/78mmHg，双侧肋腰曲线对称存在，双肾区无压痛及叩击痛，沿双侧输尿管走行区未触及明显结节，无压痛，耻骨上膀胱区稍隆起，无明显压痛，叩诊呈鼓音，阴囊及阴茎发育正常，尿道外口无狭窄。肛诊：前列腺Ⅱ°大，中央沟变浅，质韧，左侧叶触及明显结节，质硬。

问题1：医生，请问患者这个有没有转移？严不严重？

问题2：医生，请问患者目前这种情况还能活多久？

问题3：医生，请问患者还需要做什么检查？

问题4：医生，请问目前该怎么治疗？效果如何？

四、考官评分标准（表10-14）

表10-14　沟通能力评分标准

考核项目	考核内容及标准	标准分	得分
任务完成情况（40分）	自我介绍，告知谈话的目的	5	
	确认患者家属，询问其他家属是否参加	5	
	病情交代中，能详细介绍患者目前病情、诊断和下一步的处理	5	
	能详细介绍治疗方案和相关副作用问题	5	
	恰当回答患者家属关于患者病情的相关问题	5	
	恰当回答患者家属关于治疗的相关问题	5	
	恰当回答患者家属其他问题	5	
	总结确认	5	
综合表现（60分）	传达消息分步合理	6	
	表达共情（同情）	6	
	人文关怀（家属情绪波动时给予一定时间缓解和安抚）	6	
	能与家属共同协商，制订治疗方案	6	

续表

考核项目	考核内容及标准	标准分	得分
综合表现（60分）	没有复杂难懂的学术语言	6	
	没有不符合实际情况的用语	6	
	沟通中能执行平等原则	6	
	承诺给患者尽最大的努力和支持	6	
	语速、语音、语调使患者感觉舒适	6	
	适当的目光接触	6	
总分		100	

模拟试题（第三套）-外科（整形外科方向）

第一部分：接诊患者（时间14分钟，分值100分）

一、考生题干

请仔细阅读以下情景说明、简要信息、主诉和初步体格检查，并回答问题。考试时间14分钟，满分100分。

情景：门诊。张××，中年女性。主诉：左背部肿物1年。

生命体征：T 36.1℃，P 62次/分，R 21次/分，BP 120/80mmHg。

问题：请你用14分钟的时间对患者进行病史采集及重点体格检查，并结合所得出信息做出初步诊断与鉴别诊断。问诊过程中注意仪表，语言，沟通技巧。

二、考官参考病历资料

张××，女性，45岁，教师。主诉：左背部肿物1年。就诊状态：平静，担忧。

现病史：患者1年前无明显诱因发现左背部有一核桃大小的肿物，压之不痛，活动度好，当时未在意，未做任何处理，随时间推移，肿物逐渐增大。1周期前在社区医院行彩超检查，未给予任何处理，为求进一步诊治，遂来我院就诊。患者自发病以来精神、睡眠、食欲好，体重没有下降，大小便正常。

既往史：否认肝炎、结核等传染病史，否认高血压、冠心病病史，无手术、输血、外伤史。无过敏史。

个人史：出生于本地，教师，无疫区旅行、居住史。婚育史：已婚，育有一女，爱人、女健康。

家族史：父母体健，无肿瘤和遗传病家族史。

体格检查：T 36.1℃，P 65次/分，R 21次/分，BP 120/80mmHg，神志清楚，精神好。左背部可触及皮下肿物，约6.0cm×5.0cm大小，边界清楚，活动度好，质软，压之无痛，与皮肤无粘连。

辅助检查：彩超示皮下筋膜层肌肉表面可见高回声分叶状病灶，有包膜，6.0cm×2.8cm×5.7cm，边界清楚，肿块内无明显血流信号。

诊断：脂肪瘤。

鉴别诊断：皮脂腺囊肿、表皮样囊肿、脂肪肉瘤。

三、标准化患者扮演环节

1．临床情景

门诊。张××，中年女性。主诉：左背部肿物1年。生命体征：T 36.1℃，P 62次/分，R 21次/分，BP 120/80mmHg。

2．脚本

SP：态度、体态、表情：平静，担忧，表情自然。

医生：您好，我是医生×××，请告诉我您的姓名和年龄。

患者：您好，我叫×××，今年45岁。

现病史

（1）起病方式及日期

医生：请问您哪里不舒服？

患者：是这样的，我发现左背部有个疙瘩，一年了，我过来看看，您说是怎么回事啊？

（2）可能的病因或诱因

医生：你背上的这个东西什么时候发现的？

患者：一年前。

医生：发现的时候有多大？

患者：大概核桃大小，软软的。

（3）主要症状的系统描述

医生：这个东西压的时候痛不痛？

患者：不痛。

医生：还有其他的感觉吗？

患者：有时有憋涨。

（4）关于病情

医生：那您有去医院吗？

患者：在社区医院做过一个彩超检查。

医生：检查结果有带吗？

患者：带了。

彩超提示：皮下筋膜层肌肉表面可见高回声分叶状病灶，有包膜，6.0cm×2.8cm×5.7cm大小，边界清楚，肿块内无明显血流信号。。

医生：这一年增长速度怎么样？

患者：翻了1倍，发现时没这么大。

医生：还有别的不适吗？

患者：没有了。

（5）与鉴别诊断相关的现病史

医生：以前这个地方受过伤吗？这个地方有没有做过手术？有无破溃史及异常分泌物排出史？

患者：没有。

（6）发病后的一般状况　大小便、睡眠、饮食

医生：近期饮食、睡眠有变化吗？

患者：没有。

医生：有没有体重变化?

患者：没有。

其他病史

（1）既往史

医生：您平时身体怎样？您有什么慢性病，有需要长期服药的吗?

患者：我身体一直挺好的，没什么毛病。不吃药。

医生：没有高血压、糖尿病、冠心病等大的毛病吧?

患者：没有。

医生：有没有肝炎、结核等传染病史?

患者：没有。

医生：那您有没有接受过什么手术？输过血呢?

患者：没有。

医生：有没有受过外伤，接触过放射线、化学毒物等?

患者：没有。

医生：您有没有发现过药物过敏或对什么食物过敏的，比如青霉素、磺胺、牛奶之类的?

患者：没有。

医生：预防接种按计划进行的吧?

患者：是的。

（2）个人史

医生：您出生在哪里？有没有长期居住在外地的情况?

患者：我就是当地人，一直住在本市，没有长期住过外地。

医生：您具体是做什么工作的？接触过什么有毒、放射性的东西吗?

患者：我是个教师，在学校工作，别的没啥。

医生：平时吸烟、喝酒吗?

患者：没有。

医生：您的文化程度呢?

患者：大学。

（3）婚育史

医生：您多大结婚?

患者：24岁结婚。

医生：爱人身体好吗?

患者：好。

医生：您有几个孩子?

患者：一女，读高中，身体挺好的。

（4）家族史

医生：父母亲身体好吗？有兄弟姐妹吗?

患者：父亲、母亲身体都挺好的，有1个弟弟，身体很好。

医生：家里有没有类似疾病史、遗传病病史呢？

患者：没有。

医生：现在我将给您做个查体以及完善相关的辅助检查，请配合。

初步诊断：

医生：您目前的情况考虑是脂肪瘤。

患者：严重吗？是不是要住院啊？

医生：别害怕，目前根据您的症状和目前的检查考虑这种可能，需要住院后进一步完善其他检查。

患者：那会不会很严重呀？需要手术吗？

医生：脂肪瘤是个良性肿瘤，建议手术切除，手术方式也很成熟，因此您不用过于担心。

患者：好的，谢谢您。

医生：不客气。

四、考官评分标准（表10-15、表10-16）

表10-15　接诊患者评分标准

评分项目			标准分	得分
问诊综合表现	收集病史内容	问诊内容表格每项1分（问诊记录表附后）	25	
	收集病史技巧	组织安排合理，能按顺序提问	5	
		提问目的明确，重点突出，使患者对问题十分清楚	5	
	交流技巧	充分回应患者提问，并提供一定的信息	5	
		语言通俗易懂，没有使用难懂的医学术语	5	
		正确使用躯体语言，鼓励患者进行表述	5	
		不打断患者，适当使用停顿技巧	5	
	医患关系	衣着整洁（2分）。尊重患者，同情患者，态度认真，使患者感到舒适（3分）	5	
查体综合表现	系统规范	查体系统、顺序有条理	5	
	重点查体	围绕病史选择重点查体、安排顺序合理	5	
	查体技巧	手法规范，检查熟练	10	
		节奏适度，与患者有交流，注意患者反应	5	
	诊断与鉴别诊断	主要诊断：脂肪瘤	10	
		鉴别诊断：脂肪肉瘤、纤维瘤、表皮样囊肿（答出1个即可）	5	
总分			100	

表10-16　问诊内容记录简表

问诊内容记录简表			
1	自我介绍	是	否
2	主要症状（血尿）及发病时间	是	否
3	有无肉眼血尿	是	否
4	血尿的颜色（鲜红、暗红、洗肉水样）	是	否

续表

问诊内容记录简表			
5	是否伴有血凝块	是	否
6	血尿出现在尿程哪一段	是	否
7	有无皮疹、皮肤黏膜其他部位出血	是	否
8	与运动、药物、食物有无关系	是	否
9	是否有发热、畏寒、尿频、尿急、尿痛等尿路刺激征	是	否
10	是否有腰痛、腹痛	是	否
11	有无尿流变细、排尿困难	是	否
12	有无外伤或泌尿系器械检查	是	否
13	血尿的加重与减轻因素	是	否
14	其他症状	是	否
15	接受过哪些检查、治疗，效果怎样	是	否
16	发病后饮食、睡眠、体重及大便的情况	是	否
17	有无高血压、糖尿病史	是	否
18	是否有冠心病史	是	否
19	新冠接触史	是	否
20	有无食物药物过敏史	是	否
21	手术史	是	否
22	职业史	是	否
23	吸烟史和劝戒	是	否
24	饮酒史	是	否
25	家族中有泌尿系肿瘤患者	是	否

第二部分：临床思维1（考试时间14分钟，满分100分）

一、考生题干

请仔细阅读以下简要病历和追加信息，并回答问题。

考生版1/2

患者王××，女性，26岁。主诉：胸前区肿物3年余，患者诉3年前蚊虫叮咬后，出现伤口处红肿，疼痛，有脓液，给予外用红霉素软膏，效果好，伤口愈合后出现皮肤肿物，无红肿，无破溃，偶有瘙痒、疼痛。近3年来肿物逐渐增大，院外未诊治，为求诊治来我院。

1．请考生提出该病例的初步诊断？

考生版2/2

专科查体：胸前区可见2.0cm×1.5cm×1.0cm的肿物，高出皮肤，边界清楚，色深，无破溃，触之质硬，无压痛。

2．口述说明瘢痕疙瘩的发病机制、诊断和鉴别诊断及治疗方案的依据。

3．瘢痕疙瘩的主要鉴别诊断？

4．瘢痕疙瘩手术后放疗的时机？

5．对上述病例的治疗选择什么样的方法比较合适？

二、考官参考信息

1．请考生提出该病例的初步诊断？

答案：本病例诊断为胸前区瘢痕疙瘩。

2．口述说明瘢痕疙瘩的发病机制、诊断和鉴别诊断及治疗方案的依据。

答案：瘢痕疙瘩是易患个体的皮肤在受到各种外伤或炎症刺激后纤维组织异常增生，形成超出原损伤范围的隆起性瘢痕，本质上是一种良性肿瘤。本病治疗困难，缺乏理想的单一疗法，通常需联合治疗。

遗传和环境因素均在瘢痕疙瘩的发病中起作用。易患个体可在任何程度的皮肤外伤后发生瘢痕疙瘩，包括手术、穿孔、刺伤、擦伤、撕裂伤、痤疮、文身、昆虫叮咬、烧烫伤、注射或任何其他炎症过程。伤口张力过大也容易诱发本病。

瘢痕疙瘩的诊断主要依据临床表现及查体。除非诊断存疑，结合影像学检查或病理检查。

3．瘢痕疙瘩的主要鉴别诊断？

答案：包括增生性性瘢痕、隆突性皮肤纤维肉瘤、皮肤纤维瘤等，这些疾病损害无既往外伤史，边缘较规则。①增生性瘢痕：增生性瘢痕的外观与瘢痕疙瘩相似，甚至在早期无法区分，但增生性瘢痕较小，局限于外伤部位而不累及周围正常皮肤。②皮肤纤维瘤：皮肤纤维瘤也是一种异常的瘢痕反应，表现为肤色或色素沉着性丘疹或结节，在侧面捏起皮损时中央凹陷，称为“酒窝征”。③隆突性皮肤纤维肉瘤：是一种罕见的局部侵袭性梭形细胞肿瘤，好发于年轻成人躯干和四肢近端。

4．瘢痕疙瘩手术后放疗的时机？

答案：放疗作为手术切除后的辅助治疗，第一次在术后24小时以内实施，越早越好。

5．对上述病例的治疗选择什么样的方法比较合适？

答案：该疾病需要联合治疗，本病例可采用手术切除＋放疗的方法进行治疗，且外用抑制瘢痕药物治疗，后期要密切随访，如发现有复发迹象，则可给予糖皮质激素注射干预。瘢痕疙瘩的治疗非常棘手，不适当的治疗会导致病情恶化。因此，预防很关键。易患个体应避免不必要的手术操作如打耳孔或文身。在发生外伤或必须手术时，尽量降低伤口张力。长期使用硅酮贴稳定伤口有助于降低伤口张力。对于已形成的瘢痕疙瘩，现有治疗手段包括：皮损内注射糖皮质激素、冷冻治疗、手术切除、放疗、激光等。治疗手段较多，但缺乏特效疗法，通常需联合治疗和多次治疗，疗效存在较大的个体差异，应注意引导患者的合理预期。

三、考官评分标准（表10-17）

表10-17　临床思维1评分标准

评分项目		标准分	得分
初步诊断	胸前区瘢痕疙瘩	10	
	诊断的理由	10	

续表

评分项目		标准分	得分
瘢痕疙瘩的发病机制	易患个体	5	
	皮肤损伤	5	
	纤维组织异常增生	5	
	良性肿瘤	5	
鉴别诊断（说出2个给满分，少说一个扣5分，不在范围内不扣分）	增生性瘢痕	10	
	皮肤纤维瘤		
	隆突性皮肤纤维肉瘤		
最终临床诊断和推测发病机制	临床诊断	10	
	发病机制	10	
治疗方案	至少说出3种不同的治疗方法，少说1个扣5分，要体现出联合治疗和多次治疗的原则，否则扣10分	15	
综合评价	对此疾病的理论基础	5	
	表达是否清晰	5	
	临床逻辑是否合理	5	
总分		100	

第三部分：临床思维2（时间14分钟，分值100分）

一、考生题干

请仔细阅读以下简要病历和追加信息，并回答问题。考试时间14分钟，满分100分。

考生版1/4

患者女，82岁。间断右腹部胀痛1年余，疼痛向腰后背放射，近2周疼痛加重，恶心呕吐，腹胀明显，伴乏力、纳差，无头晕、头痛，无发热、寒战，无胸闷、气短等症状，近1年体重下降约8kg。

既往史：既往抑郁症病史，现规律口服抗抑郁药物，否认高血压、心脏病等慢性疾病史，已绝经。

查体：T 36.8℃，BP 118/80mmHg，HR 90次/分。患者神清，贫血貌，对答切题，体检合作。巩膜无黄染，腹胀明显，无胃肠型及蠕动波，右腹部压痛（＋），反跳痛（－），无肌紧张，Murphy症（－），移动性浊音（－），肠鸣音弱。

问题1：根据病史和体格检查，你考虑患者目前可能的临床诊断是什么？

问题2：请阐述你给出的临床诊断的理由，以及需要和哪些疾病进行鉴别诊断？

问题3：接下去你计划安排哪些基本的辅助检查以进一步明确诊断？

考生版2/4

实验室检查：血常规：WBC 6.05×10^9/L；RBC 7.5×10^{12}/L；Hb 80g/L；HCT 35.6%；NEUT 89%；PLT 158×10^9/L。尿常规：正常。便潜血（－）。生化检查：肌酐80μmol/L，尿酸217μmol/L，葡萄糖6.6mmol/L；血清碳酸氢盐20.6mmol/L，钠143mmol/L，钾4.3mmol/L，氯100mmol/L，钙2.02mmol/L。凝血功能正常。

腹部超声：肝脏右叶斜径11.3cm，被膜光滑，实质回声细密增强，肝内外胆管未见扩张。胆囊大小6.4cm×2.2cm，壁光滑，内未见异常回声。脾脏厚2.5cm，回声均匀，脾门处见1.2cm×1.2cm类脾回声。胰腺大小形态正常，回声均匀，胰管不扩张。双肾大小形态正常，皮质部回声均匀，肾窦部结构清晰，血流充盈正常，升结肠壁中段肠壁增厚。

超声诊断：升结肠肠壁增厚（请结合临床）。

电子肠镜：升结肠黏膜中段可见环周溃疡形成，周围黏膜充血糜烂，取组织活检2块，横结肠、降结肠、乙状结肠、直肠黏膜光滑，血管纹理清晰。病检结果提示中分化腺癌。心电图：窦性心律。

问题4：结合上述信息，你目前的临床诊断是什么？理由？

问题5：如需进一步检查，你计划安排什么辅助检查，为什么？

考生版3/4

肿瘤标记物：癌胚抗原40.3ng/ml，糖类抗原19-9 209U/ml；腹部CT平扫＋增强（图10-8、图10-9）：

问题6：请仔细阅读图10-7和图10-8，阐述CT中有什么异常发现，并请给出CT影像学诊断报告。

图10-8　　图10-9

考生版4/4

腹部CT报告：升结肠中断肠壁不均匀增厚，管腔变窄，两段间肠壁无增厚，病灶周围见稍大淋巴结，增强后呈持续强化，局部强化达肠壁全层。肝脏大小、形态未见异常，肝内未见异常密度影，肝内外胆管无扩张，脾不大，胆囊不大，胰腺大小形态及密度未见异常。双侧肾脏大小及形态未见异常，双侧肾上腺未见异常密度影。肝门区及腹膜后未见肿大淋巴结。

影像学诊断：升结肠中部肠壁增厚，周围稍大淋巴结，考虑恶性可能。

问题7：请给出你的临床诊断，推测其发病过程，并制订具体治疗方案。

二、考官参考信息

问题1：根据病史和体格检查，你考虑患者目前可能的临床诊断是什么？

参考答案：腹痛待诊，肠梗阻可能，结肠恶性肿瘤可能，抑郁症。

问题2：请阐述你给出的临床诊断的理由，以及需要和哪些疾病进行鉴别诊断？

参考答案：患者老年女性，右侧腹部疼痛病史1年余，伴恶心呕吐，腹胀，查体贫血貌，发病以来体重明显下降，结合病史和体格检查，考虑结肠恶性肿瘤可能性大。

右侧腹部疼痛，腹胀明显，应考虑肠梗阻可能。

问题3：接下去你计划安排哪些基本的辅助检查进一步明确诊断？

参考答案：血常规、尿常规、便常规、粪便潜血试验、肝肾功能、电解质、糖化血红蛋、凝血系列、心电图、腹部超声、电子肠镜、全腹部CT。

问题4：结合上述信息，你目前的临床诊断是什么？理由？

参考答案：结肠癌、中度贫血、抑郁症

电子肠镜活检报告明确为中分化腺癌，为诊断结肠癌的金标准。化验提示Hb 80g/L，符合中度贫血诊断。

问题5：如需进一步检查，你计划安排什么辅助检查，为什么？

参考答案：（1）腹部增强CT。通过增强CT可以提示结肠癌的临床分期，及肿物的具体大小、形态、与周围组织的毗邻关系、周围淋巴结情况、是否远处转移等，同时明确腹腔其他脏器的具体情况，为后续治疗提供依据。（2）完善肿瘤标记物检查，包括血清癌胚抗原（CEA）、糖类抗原19-9（CA19-9）。通过检查及了解肿瘤标志物的动态变化，结合其他的临床资料，包括症状、体征和影像学检查来协助肿瘤的诊断，并且借以了解肿瘤治疗的效果，以及监测是否存在肿瘤复发和转移现象。

问题6：请仔细阅读上述CT片，阐述CT中有什么异常发现，并请给出CT影像学诊断报告。

参考答案：升结肠中断肠壁不均匀增厚，管腔变窄，两段间肠壁无增厚，病灶周围见稍大淋巴结，增强后呈持续强化，局部强化达肠壁全层。肝脏大小、形态未见异常，肝内未见异常密度影，肝内外胆管无扩张，脾不大，胆囊不大，胰腺大小形态及密度未见异常。双侧肾脏大小及形态未见异常，双侧肾上腺未见异常密度影。肝门区及腹膜后未见肿大淋巴结。

影像学诊断：升结肠中部肠壁增厚，周围稍大淋巴结，考虑恶性可能。

问题7：请给出你的临床诊断，推测其发病过程，并制订具体治疗方案。

临床诊断：结肠癌、中度贫血、抑郁症。

发病过程：目前认为结肠癌的发生发展是一个多步骤、多阶段及多基因参与的细胞遗传性疾病，具体病因尚未明确，但相关的高危因素包括腺瘤性息肉、炎症性肠病、家族史、过多脂肪蛋白质的摄入、缺乏膳食纤维、年龄、肥胖人种、吸烟等，结肠癌早期症状不明显，易被忽视，发展后主要有以下症状：①排便习惯与粪便性质的改变；②定位不确切的腹痛，出现肠梗阻时则腹痛加重或为阵发性绞痛；③腹部肿块；④肠梗阻症状；⑤全身症状，由于慢性失血、癌肿溃烂、感染等，患者可出现贫血、消瘦、乏力、低热等，晚期可出现腹水、恶病质等。

治疗方案：①患者目前诊断结肠癌确诊，影像学提示无远处转移，完善检查评估患者心肺功能、营养状况、血糖水平，纠正贫血，若无绝对手术禁忌证，尽早行根治性手术治疗（右半结肠癌根治术）。②术后预防感染、补液、营养支持治疗，根据病检结果明确是否需辅助化疗。

三、考官评分标准（表10-18）

表10-18　临床思维2评分标准

评分项目		标准分	得分
初步诊断和鉴别诊断（10分）	结肠恶性肿瘤（结肠癌）、抑郁症	4	
	诊断的理由	4	
	鉴别诊断（给出2项就满分）	2	
基本辅助检查安排（10分）	血常规、尿常规、便常规、凝血	2	
	肝功能、肾功能、电解质、	2	
	心电图	2	
	腹部超声	2	
	电子肠镜	2	

续表

评分项目		标准分	得分
结合辅助检查结果后给出的临床诊断（15分）	结肠癌，诊断依据	8	
	中度贫血，诊断依据	5	
	抑郁症诊断依据	2	
进一步检查安排和理由（10分）	腹部CT、肿瘤标记物	5	
	理由	5	
CT读片能力（10分）	升结肠肠壁增厚，增强后可见强化	5	
	肠腔狭窄	5	
最终临床诊断和推测发病机制（18分）	临床诊断	8	
	发病机制	10	
治疗方案（12分）	具体治疗方案	12	
综合评价（15分）	对此疾病的理论基础	5	
	表达是否清晰	5	
	临床逻辑是否合理	5	
总分		100	

第四部分：临床操作能力（时间14分钟，分值100分）

一、考生题干

请使用模拟器械进行切开，缝合操作。

二、考官评分标准（表10-19）

表10-19　切开、缝合操作评分标准

考核项目	考核内容及标准	标准分	得分
准备	1. 戴帽子、口罩（头发、鼻孔不外露），手术刷手（口述）	5	
	2. 以预定切口为中心，从内向外行手术区域的常规消毒3遍，范围正确，手术区铺洞巾	5	
	3. 戴无菌手套	5	
	4. 选择合适的手术刀片、针、线	5	
切开	1. 用2%利多卡因（+肾上腺素）行局部浸润麻醉	5	
	2. 安装刀片正确	5	
	3. ①用拇指和示指在切口两侧固定皮肤；	5	
	②在模具上做皮肤切开，执刀方法正确；	5	
	③切开手法正确（垂直下刀，水平走刀，垂直出刀）	5	
缝合	4. 切口长度适中，切口整齐，深度均匀	5	
	5. 缝合前消毒切口旁皮肤，一手持有齿镊，另一手持持针钳，握持方法正确，持针钳夹针位置正确（于缝针的中后1/4～1/3处）	10	
	6. 缝合伤口 ①缝合手法正确（垂直进针，沿缝针弧度挽出），不留死腔；	5	
	②打结手法正确，松紧适度，剪线手法正确，线头长短适中	5	
	7. 针距、边距恰当（1分），皮肤对合整齐	10	

续表

考核项目	考核内容及标准	标准分	得分
质量评估	1. 在操作前能以和蔼的态度告知患者手术的目的，取得患者的配合	5	
	2. 操作时注意无菌观念，动作轻柔规范，体现爱护患者的意识	5	
	3. 操作结束后告知患者相应的注意事项	5	
	4. 着装整洁，仪表端庄，举止大方，语言文明，认真细致，表现出良好的职业素质	5	
总分		100	

第五部分：沟通能力（时间14分钟，分值100分）

一、考生题干

请在14分钟时间内完成以下任务：

1. 作为住院医师向患者家属（授权人）交代病情。

2. 作为住院医师与患者家属做术前谈话。

患者：男性，68岁。发现头皮肿物10年，增大伴破溃1年。患者10年前无明显诱因发现头皮长有一黄豆大小的肿物，无红肿，无破溃，当时未在意，未做任何处理，随时间推移，肿物逐渐增大。1年来肿块增长明显，伴破溃，自行外用红霉素软膏后效果欠佳，破溃不愈合，到我院就诊。行病检示：高分化鳞状细胞癌，遂来我科就诊。患者自发病以来精神、睡眠、食欲好，体重没有下降，大小便正常。

既往史：无特殊。无食物、药物过敏。

入院检查：T 35.8℃，P 72次/分，R 18次/分，BP 130/85mmHg，神志清楚，精神好，头皮可见隆起肿物，约4.5cm×3.3cm大小，呈菜花样，边界不清楚，中央不规则溃疡形成，伴有恶臭渗液，基底活动度差。

辅助检查：病检：鳞状细胞癌。

颈部彩超：双侧颈部未见肿大的淋巴结。

目前：患者目前面部鳞状细胞癌诊断明确，拟于明日在全麻下行“头皮肿物扩大切除＋皮瓣成形、皮片移植术”。

二、标准化患者扮演环节

SP信息

1. 患者家属（SP扮演）应熟知的信息

患者：男性，68岁。发现头皮肿物10年，增大伴破溃1年。

患者10年前无明显诱因发现头皮长有一黄豆样大小的肿物，无红肿，无破溃，当时未在意，未做任何处理，随时间推移，肿物逐渐增大。1年前肿物增大明显，伴破溃，自行外用红霉素软膏后效果欠佳，破溃不愈合，到我院就诊。行病检示：高分化鳞状细胞癌，遂来我科就诊。患者自发病以来精神、睡眠、食欲好，体重没有下降，大小便正常。

患者目前鳞状细胞癌诊断明确，拟于明日在全麻下行“头皮肿物扩大切除＋皮瓣成形、皮片移植术”。

2. 患者家属（SP扮演）在与考生沟通过程中，可表现出担心、焦虑的心情，适时向考生提出以下若干问题。

（1）对病情的了解

问题1：医生，请问患者这个有没有转移？严不严重？

问题2：医生，请问患者现在这种情况还能活多久？

问题3：医生，请问患者还需要做什么检查吗？

问题4：医生，请问手术后是不是就彻底治好了？

（2）对手术的了解

问题1：医生，请问患者是必须手术治疗吗？有没有什么保守的不用开刀的治疗方法？

问题2：医生，请问患者手术时，全麻还是局麻，全麻对这个神经智力会不会有影响？

问题3：医生，请问患者这个手术做完以后头上的瘢痕明显吗，还长头发吗？

（3）对于术后情况的疑问

问题1：医生，我听说癌症患者术后还要放化疗，请问患者现在这种情况，您看术后还需要继续治疗吗？

问题2：医生，请问患者术后什么时候复查？

问题3：医生，患者术后生活上有没有什么需要注意的？

三、考官评分标准（表10-20）

表10-20　沟通能力评分标准

评分项目		标准分	得分
任务完成情况（40分）	1．自我介绍，告知谈话的目的	5	
	2．确认患者家属，询问其他家属是否参加	5	
	3．病情交代中，能详细介绍患者目前病情、诊断和下一步的处理	5	
	4．术前谈话，能详细介绍手术方案和手术相关风险问题	5	
	5．恰当回答患者家属关于患者病情的相关问题	5	
	6．恰当回答患者家属关于手术及治疗的相关问题	5	
	7．恰当回答患者家属其他问题	5	
	8．总结确认	5	
综合表现（60分）	1．传达消息分步合理	6	
	2．表达共情（同情）	6	
	3．人文关怀（家属情绪波动时给予一定时间缓解和安抚）	6	
	4．能与家属共同协商，制订治疗方案	6	
	5．没有复杂难懂的学术语言	6	
	6．没有不符合实际情况的用语	6	
	7．沟通中能执行平等原则	6	
	8．承诺给患者尽最大的努力和支持	6	
	9．语速、语音、语调使患者感觉舒适	6	
	10．适当的目光接触	6	
总分		100	

模拟试题（第四套）-外科（胸心外科方向）

第一部分：接诊患者（时间14分钟，分值100分）

一、考生题干

请仔细阅读以下情景说明、简要信息、主诉和初步体格检查，并回答问题。

王××，男性，18岁。3小时前于打篮球后突发胸憋气短入急诊。

生命体征：T 36.8℃，P 92次/分，R 22次/分，BP 130/80mmHg。

胸片：左侧气胸，肺压缩约40%。

问题：请你用14分钟的时间对患者进行病史采集及重点体格检查，并结合所得出信息做出初步诊断与鉴别诊断。

二、考官参考病历资料

主诉：胸憋、气短3小时。

现病史：男性，18岁，3小时前于打篮球后突发胸憋气短，休息后无明显好转，无头晕、头痛，无恶心呕吐、无发热，就诊于我院急诊。自发病以来患者精神可，未进食，小便一次，无大便。

既往史：否认“心、肝、脑、肺、肾”等重大脏器疾患；否认重大手术外伤史；否认食物及药物过敏史；否认输血史。

个人史：生于并久居于××市，否认外地久居史，有预防接种史，否认疫水疫源接触史，否认烟酒嗜好，否认冶游史，文化程度：高中。

体格检查：T 36.8℃，P 92次/分，R 22次/分，BP 130/80mmHg。一般情况良好，步入病房，皮肤无黄染，无皮疹，无出血点，未及浅表肿大淋巴结。右肺呼吸音清，左侧呼吸音弱；心率92次/分，律齐，各瓣膜区未闻及病理性杂音。腹部：腹平软，无压痛、反跳痛，无肌紧张；肝脾肋下未及；肠鸣音正常。四肢活动自如。

肺部检查：左侧胸廓饱满；左侧语音震颤减弱，无胸膜摩擦感，无皮下捻发感。叩诊：左侧呈鼓音，右侧呈清音，肺肝浊音界位于右侧锁骨中线第5肋间。听诊：左侧呼吸音弱，无啰音，无胸膜摩擦音。

辅助检查：就诊于我院急诊科后行胸片示左侧气胸，肺压缩约40%。

诊断：左侧自发性气胸。

鉴别诊断：肋骨骨折、主动脉夹层、急性心肌梗死、肺动脉栓塞。

三、标准化患者扮演环节

标准化患者（SP）使用资料

1．临床情景

情景：急诊，患者王××，男性，18岁。主诉：3小时前于打篮球后突发胸憋气短。

生命体征：T 36.8℃，P 92次/分，R 22次/分，BP 130/80mmHg。一般情况良好，步入病房，右肺呼吸音清，左侧呼吸音弱；心率92次/分，律齐，各瓣膜区未闻及病理性杂音。腹部：腹平软，无压痛、反跳痛，无肌紧张；肝脾肋下未及；肠鸣音正常。四肢活动自如。

2．脚本

一般问候

医生：您好，我是医生×××，请告诉我您的姓名和年龄。

患者：您好，我叫×××，今年18岁。

现病史

（1）起病方式及日期

医生：请问您有什么不舒服吗？

患者：我平常身体都挺好的，大概3小时前和同学们在操场打篮球，然后突然感到胸憋、气短。

（2）可能的病因或诱因

医生：还有别的不舒服吗？比如胸口疼、心慌、恶心呕吐等等？

患者：胸口不疼，也没有恶心呕吐。

医生：那您开始感觉胸憋的时候，自己觉得是什么原因引起的？之前在干什么？

患者：我也不知道什么原因引起的，就是打篮球时运动强度有点大。

医生：那有没有觉得锻炼身体活动剧烈出现组织拉伤？

患者：感觉肌肉不痛，主要是有点胸憋。

（3）主要症状的系统描述

医生：感觉胸部哪儿最早出现憋闷的？憋闷的部位有改变吗？

患者：左前胸开始的，一直都是左前胸。

医生：您觉得怎么个憋闷？

患者：感觉胸口压着东西，就这一块（指左前胸，范围较局限），一阵一阵的。

医生：憋闷持续了多长时间？

患者：坐下休息后感觉没有缓解，持续大概3小时。

（4）关于病情

医生：那您后来有去医院吗？自己吃药了吗？

患者：没有。

医生：除了胸憋之外还有其他什么不舒服吗？

患者：目前感觉有点气短。

医生：您平时有定期体检或检查么？

患者：每年都体检，没有发现什么疾病。

（5）与鉴别诊断相关的现病史

医生：您以前平时有这种情况出现吗？

患者：没有。

医生：有过胸口疼痛吗？

患者：没有。

医生：或者劳累后胸憋、气短这种情况？

患者：以前没有出现过。

（6）发病后的一般状况：大小便、睡眠、饮食

医生：有没有尿频尿急、腰酸等症状？

患者：没有。

医生：近期饮食、睡眠有变化吗？

患者：没有。

医生：有没有体重变化？

患者：没有。

其他病史

（1）既往史

医生：您平时身体怎样？您有什么慢性病，需要长期服药的吗？

患者：我身体一直挺好的，没什么毛病。不吃药。

医生：没有高血压、糖尿病、冠心病等大的毛病吧？

患者：没有。

医生：有没有肝炎、结核等传染病史？

患者：没有。

医生：那您有没有接受过什么手术？输过血呢？

患者：没有。

医生：有没有受过外伤，接触过反射线、化学毒物等？

患者：没有。

医生：您有没有发现过药物过敏或对什么食物过敏的，比如青霉素、磺胺、牛奶之类的？

患者：没有。

医生：预防接种按计划进行的吧？

患者：是的。

（2）个人史

医生：您出生在哪里？有没有长期居住在外地的情况？

患者：我是××市人，一直住在××市，没有长期住过外地。

医生：您具体是做什么工作的？接触过什么有毒、放射性的东西吗？

患者：现在是高三学生，别的没啥。

医生：平时吸烟、喝酒吗？

患者：从不。

（3）家族史

医生：父母亲身体好吗？有兄弟姐妹吗？

患者：父母身体挺好的。有1个姐，身体很好。

医生：家里有没有冠心病史、遗传病病史呢？

患者：没有。

患者：（SP主动发问，稍焦虑）。我是得什么病了吗？

医生：您目前胸憋气短的情况，再加上胸片，考虑是左侧自发性气胸。

患者：气胸？是不是要住院啊？

医生：（人文关怀评分点，适当解释、安慰）别害怕，就是肺破了个小口。下一步治疗方案，最好是住院治疗。

患者：那会不会很严重呀？需要手术吗？

医生：目前还好，不太严重，但是漏出的气体量偏多点，需要在床旁做个小手术，胸腔闭试引流术。

患者：疼不疼？

医生：会打麻药的，稍有点疼。我会尽全力让你感觉不到疼痛的。

患者：好的，谢谢您。

医生：不客气。

四、考官评分标准（表10-21、表10-22、表10-23）

表10-21　接诊患者评分标准

评分项目			标准分	得分
问诊综合表现	收集病史内容	问诊内容表格每项1分（问诊记录表附后）	25	
	收集病史技巧	组织安排合理，能按顺序提问	5	
		提问目的明确，重点突出，使患者对问题十分清楚	5	
	交流技巧	充分回应患者提问，并提供一定的信息	5	
		语言通俗易懂，没有使用难懂的医学术语	5	
		正确使用躯体语言，鼓励患者进行表述	5	
		不打断患者，适当使用停顿技巧	5	
	医患关系	衣着整洁（2分），尊重患者，同情患者，态度认真，使患者感到舒适（3分）	5	
查体综合表现	系统规范	查体系统，顺序有条理	5	
	重点查体	围绕病史，选择重点查体。安排顺序合理	5	
	查体技巧	手法规范，检查熟练	10	
		节奏适度，与患者有交流，注意患者反应	5	
	诊断与鉴别诊断	主要诊断：左侧自发性气胸	10	
		鉴别诊断（答出2个即可）：肋骨骨折、主动脉夹层、急性心肌梗死、肺动脉栓塞	5	
总分			100	

表10-22　接诊患者评分标准

问诊内容记录简表			
1	自我介绍	是	否
2	主要症状	是	否
3	时程	是	否
4	部位、性质	是	否
5	诱因	是	否
6	伴随症状	是	否
7	是否有其他症状不适	是	否
8	持续时间	是	否

续表

问诊内容记录简表			
9	诊治过程	是	否
10	是否胸痛、胸闷	是	否
11	皮肤、巩膜	是	否
12	大便	是	否
13	小便	是	否
14	体重	是	否
15	过敏史	是	否
16	消化道溃疡史	是	否
17	冠心病史	是	否
18	接触史	是	否
19	职业史	是	否
20	吸烟史	是	否
21	饮酒史	是	否
22	家族史	是	否

表10-23 体格检查记录简表

体格检查记录简表			
1	一般情况	是	否
2	胸部视诊	是	否
3	胸部触诊	是	否
4	胸部叩诊	是	否
5	胸部听诊	是	否

第二部分：临床思维1（考试时间14分钟，满分100分）

一、考生题干

请仔细阅读以下简要病历和追加信息，并回答问题。

考生版1/4

女性，65岁，主因“进行性吞咽困难2个月”入住我科，曾于2个月前出现进食不畅感，尤其以进食干硬食物时明显；后症状逐渐加重，目前只能进食半流食，也有吞咽不畅。不伴恶心、呕吐；不伴发热、咳嗽；不伴胸背疼痛，不伴黑便等，自发病以来，精神、食欲好，睡眠可，大小便正常。体重略减轻。

既往史：糖尿病史3年，空腹血糖控制在5～6mmol/L；高血压病史5年，未规律用药及监测血压；否认食物药物过敏史。

体格检查：T 36.8℃，BP 140/85mmHg，P 65次/分，R 20次/分。神志尚清楚，双瞳孔等大圆，对光反应存在。颈部气管居中；双肺呼吸音粗，心律齐，未闻及杂音。腹部无压痛、反跳痛，无板状腹。四肢活动正常，脊柱无压痛。生理反射存在，病理反射未引出。

问题1：根据病史和体格检查，你考虑患者目前可能的临床诊断是什么？

问题2：请阐述你给出的临床诊断的理由，以及需要和哪些疾病进行鉴别诊断？

问题3：接下去你计划安排哪些基本的辅助检查？

考生版2/4

实验室检查：RBC 4.95×10^{12}/L，Hb 125g/L，HCT 45.6%，WBC 5.0×10^{9}/L，PLT 168×10^{9}/L。AST 26U/L，ALT 29U/L；葡萄糖6.0mmol/L；钠143mmol/L，钾3.9mmol/L，氯105mmol/L；肾功能正常，术前免疫正常。多肿瘤标志物正常。凝血功能正常。

心电图：窦性心律。上消化道造影：食管中段可见钡剂通过受阻，充盈缺损；局部管壁僵硬，扩张不良；黏膜中断、破坏。

问题4：结合上述信息，你目前的临床诊断是什么？理由？

问题5：如需进一步明确诊断，你计划安排什么辅助检查，为什么？

考生版3/4

胸部CT影像（图10-10、图10-11、图10-12）

图10-10　　图10-11　　图10-12

问题6：仔细阅读图10-10、图10-11、图10-12，阐述CT中有什么异常，并给出相应的影像学诊断。

考生版4/4

胸部CT报告：食管中段管壁明显不规则增厚，管腔明显狭窄，病变局部正常组织间隙消失；左主支气管受压推移。纵隔未见明显肿大淋巴结；双肺纹理增粗。

胃镜报告：食管距门齿27cm可见菜花样肿物，向管腔内生长，表面可见溃疡糜烂，附白苔。贲门开合正常，齿状线清晰，胃未见明显异常。

病检：食管中分化鳞癌。

问题7：请给出你的临床诊断，并初步制订治疗方案。

二、考官参考信息

问题1：根据病史和体格检查，你考虑患者目前可能的临床诊断是什么？

参考答案：患者进行性吞咽困难，尤其以进食干硬食物时明显，且症状又逐渐加重，考虑食管癌不除外。

问题2：请阐述你给出的临床诊断的理由，以及需要和哪些疾病进行鉴别诊断？

参考答案：吞咽困难需要和贲门失弛缓症，食管平滑肌瘤鉴别。

问题3：接下去你计划安排哪些基本的辅助检查？

参考答案：血常规、肝功能、凝血检查、传染病检查、多肿瘤标志物、心电图、胸部CT、颈部淋巴结彩超，上消化道造影、胃镜等。

问题4：结合上述信息，你目前的临床诊断是什么？理由？

参考答案：食管癌：食管中段钡剂通过受阻，充盈缺损；局部管壁僵硬，扩张不良；

黏膜中断、破坏。

问题5：如需进一步检查，你计划安排什么辅助检查，为什么？

参考答案：胸部CT和胃镜。

胸部CT可以观察是否存在食管病变，以及病变与周围器官的关系，为治疗选择提供依据，如判断是否有手术切除机会。

胃镜可以取活检明确病变病理，明确诊断。

问题6：仔细阅读以上CT片，阐述CT中有什么异常，并给出相应的影像学诊断。

参考答案：影像表现：食管中段管壁明显不规则增厚，管腔明显狭窄，气管受压推移。

影像学诊断：食管中段肿物。

问题7：请给出临床诊断，推测其发病过程，并制订具体治疗方案。

参考答案：食管中段鳞状细胞癌；治疗方案：手术切除。

三、考官评分标准（表10-24）

表10-24　临床思维1评分标准

评分项目		标准分	得分
初步诊断和鉴别诊断（10分）	进行性吞咽困难，食管癌可能	4	
	诊断的理由	4	
	鉴别诊断（给出两项就给满分）	2	
基本辅助检查安排（10分）	血常规、肝功能、凝血检查、传染病检查、心电图、肿瘤标志物	2	
	胃镜	2	
	胸部CT	3	
	上消化道造影	3	
结合辅助检查结果后给出的临床诊断（15分）	食管癌诊断及依据	7	
	鉴别诊断贲门失弛缓及依据	4	
	鉴别诊断食管平滑肌瘤及依据	4	
进一步检查安排及理由（8分）	胸部CT，理由	4	
	胃镜，理由	4	
CT阅片能力（12分）	诊断：食管癌	4	
	食管中段壁增粗，腔变窄	4	
	病变周围间隙消失	3	
	病变与气管关系	1	
最终临床诊断（15分）	食管癌	8	
	中段鳞癌	7	
治疗方案（15分）	直接手术治疗	15	
综合评价（15分）	对此疾病的理论基础	5	
	表达是否清晰	5	
	临床逻辑是否合理	5	
总分		100	

第三部分：临床思维2（时间14分钟，分值100分）

一、考生题干

请仔细阅读以下简要病历和追加信息，并回答问题。考试时间14分钟，满分100分。

考生版1/4

患者：男性，64岁。半小时前饱餐后突发上腹部剧痛，呈刀割样，伴恶心、呕吐，呕吐物为鲜红色胃内容物，伴心慌、大汗，不伴发热、黑便等。家属立即拨打120，迅速被送入急诊。

既往史：患胆囊结石3年，否认消化道疾病史；否认饮酒史，否认高血压病、糖尿病、冠心病史。

查体：T 37.2℃，R 30次/分，BP 81/58mmHg，HR 118次/分。患者神志清楚，对答切题，急性面容，四肢冰凉，强迫蜷曲卧位，查体欠合作。巩膜未见黄染，腹平，板状腹，全腹压痛（+），反跳痛（+），肠鸣音微弱。

问题1：根据病史和体格检查，你考虑患者目前可能的临床诊断是什么？

问题2：请阐述你给出的临床诊断的理由，以及需要和哪些疾病进行鉴别诊断？

问题3：接下去你计划安排哪些基本的辅助检查进一步明确诊断？

考生版2/4

实验室检查：RBC 4.95×10^{12}/L，Hb 145g/L，HCT 45.6%，WBC 18.08×10^{9}/L，N% 94.3%，PLT 168×10^{9}/L。生化检查：ALT 45U/L，AST 38U/L；葡萄糖8.8mmol/L；乳酸3.76mmol/L；钠131mmol/L，钾3.0mmol/L，氯92mmol/L，钙2.02mmol/L。血淀粉酶180U/L，尿淀粉酶420U/L。肾功能正常。心肌酶谱正常。凝血功能正常。

腹部超声：肝、脾大小、形态正常。胆囊大小正常，囊内多发强回声光团，直径0.6～1.2cm，后方伴尾影，位置随体位变化而变化，囊壁稍毛糙。胰腺形态正常，具体因肠胀气显示不佳，双肾显示不佳，阑尾形态大小正常。腹腔积液。超声诊断：胆囊炎、胆囊结石、腹腔积液、肠管积气。

心电图：窦性心动过速。

问题4：结合上述信息，你目前的临床诊断是什么？理由？

问题5：如需进一步检查，你计划安排什么辅助检查，为什么？

考生版3/4

问题6：阐述腹部立位平片（图10-13）中有何异常？

考生版4/4

问题7：腹部立位平片报：可见右侧膈下游离气体，肠管扩张。请给出你的最终诊断，推测其发病过程，并制订具体治疗方案。

图10-13

二、考官参考信息

问题1：根据病史和体格检查，你考虑患者目前可能的临床诊断是什么？

参考答案：休克、腹痛待诊：急性弥漫性腹膜炎、急性上消化道穿孔、急性胆囊炎伴穿孔、急性坏死性胰腺炎、急性化脓性阑尾炎伴穿孔可能。

问题2：请阐述你给出的临床诊断的理由以及需要和哪些疾病进行鉴别诊断？

参考答案：患者饱餐后突发上腹部剧烈腹痛，伴休克表现，查体腹膜炎体征典型，故首先诊断：休克、腹痛待诊，急性弥漫性腹膜炎。

腹膜炎体征典型，可能为空腔脏器穿孔或重症坏死性胰腺炎，因此需要与上消化道穿孔（胃十二指肠溃疡穿孔）、胆囊穿孔、阑尾化脓穿孔鉴别。

既往有胆囊结石的病史，故急性胆囊炎伴胆囊穿孔不能除外。

患者最开始为上腹痛，剧痛难忍，迅速出现休克症状，既往胆囊结石，胆石症排入胆管进入胰管引发急性胰腺炎不能除外。

化脓性阑尾炎伴阑尾穿孔不能除外。

问题3：接下去你计划安排哪些基本的辅助检查以进一步明确诊断？

参考答案：血常规、肝肾功能、电解质、凝血系列，血、尿淀粉酶，术前传染病系列、心肌酶谱、心电图、腹部超声。

问题4：结合上述信息，你目前的临床诊断是什么？理由？

参考答案：感染性休克、急性弥漫性腹膜炎、急性上消化道穿孔。

理由：心率快、血压低、大汗、四肢冰凉，白细胞增高明显；腹膜炎体征典型；腹部彩超提示胆囊虽有炎症、结石，但无肿大、无水肿、无张力，可除外胆囊穿孔；血淀粉酶稍高，但超声提示胰腺形态正常，胆囊结石非泥沙样且否认饮酒史，可除外急性胰腺炎；阑尾形态大小正常，可除外阑尾炎。

问题5：如需进一步检查，你计划安排什么辅助检查，为什么？

参考答案：腹部立位平片。明确膈下有无游离气体来进一步明确诊断。

问题6：阐述腹部立位平片中有何异常？

参考答案：可见右侧膈下游离气体，肠管扩张。

问题7：腹部立位平片报：可见右侧膈下游离气体，肠管扩张。请给出最终诊断，推测其发病过程，并制订具体治疗方案。

参考答案：诊断为感染性休克、急性弥漫性腹膜炎、急性上消化道穿孔。

发病过程：饱餐后胃溃疡病灶穿孔，胃内容物及消化液流入腹腔迅速波及全腹引发急性弥漫性腹膜炎，感染性休克。

治疗方案：急诊剖腹探查术。

三、考官评分标准（表10-25）

表10-25　临床思维2评分标准

评分项目		标准分	得分
初步诊断和鉴别诊断（15分）	休克、腹痛待诊：急性弥漫性腹膜炎、急性上消化道穿孔、急性胆囊炎伴穿孔、急性坏死性胰腺炎、急性化脓性阑尾炎伴穿孔	8	
	诊断的理由	5	
	鉴别诊断（给出两项就给满分）	2	
基本辅助检查安排（10分）	血常规、肝肾功能、电解质、凝血系列，血、尿淀粉酶，传染病系列	5	
	心电图、腹部超声	5	
结合症状辅助检查结果后给出的临床诊断（15分）	感染性休克，诊断依据	5	
	急性弥漫性腹膜炎，诊断依据	5	
	急性上消化道穿孔，诊断依据	5	

续表

评分项目		标准分	得分
进一步检查及理由（10分）	腹部立位平片	5	
	理由	5	
阅片及阅读报告能力（15分）	诊断：上消化道穿孔	5	
	立位平片：膈下游离气体，肠管积气	8	
	超声：胆囊大小正常，囊内多发强回声光团，直径0.6～1.2cm，后方伴尾影，位置随体位变化而变化，囊壁稍毛糙	1	
	超声：胰腺、阑尾大小形态正常	1	
最终临床诊断及推测发病过程（15分）	感染性休克、急性弥漫性腹膜炎、急性上消化道穿孔	9	
	发病过程	6	
治疗方案（5分）	具体治疗方案	5	
综合评价（15分）	对此疾病的理论基础	5	
	表达是否清晰	5	
	临床逻辑是否合理	5	
总分		100	

第四部分：临床操作能力（时间14分钟，分值100分）

一、考生题干

请按照题干和操作说明中的要求完成以下操作。

简要病史：患者男性，56岁，主因呼吸困难就诊我院急诊，行胸腔彩超检查显示右侧大量胸腔积液，定位见体表。

操作说明和要求：站模拟操作，请在助手的配合下，给患者行胸腔穿刺置管术。操作所需器械、耗材均在备物车上。考生需在助手配合下完成所有手术步骤，助手需积极配合考生，但不能代替考生完成主要手术步骤。

二、考官评分标准（表10-26）

表10-26　胸腔穿刺置管术评分标准

考核项目	考核内容	评分标准	标准分	得分
胸腔闭式引流术	操作前准备	1. 物品准备：胸腔穿刺引流包、胸管、胸瓶、利多卡因、碘伏棉球、注射器（3分），急救用品等（1分）。 2. 患者准备：告知病情（2分），签署手术同意书（2分）；协助摆放体位：半卧位或坐位（2分）；生命体征采集（1分）。 3. 操作者准备：帽子、口罩、洗手（2分）。 4. 环境准备：相对洁净、无污染（2分）	15	
	操作过程	1. 切口选择：核对左右（3分），在右腋中线第6肋间或彩超定位点（5分），影像学和叩诊定位（3分）。 2. 消毒、铺巾（3分）：消毒范围直径15cm（3分）。 3. 麻醉：局部浸润麻醉，进针过程保持负压（3分），肋骨上缘（4分）；有无胸膜反应（3分）。	63	

续表

考核项目	考核内容	评分标准	标准分	得分
胸腔闭式引流术	操作过程	4．穿刺、置入导丝：沿肋骨上缘进针，逐层穿破皮肤、脂肪层、肌层，入胸腔（5分）；抽出胸水立即停止进针，左手固定穿刺针（4分）；右手置入导丝，并退出穿刺针（5分）。 5．置管：置入胸管，退出导丝（4分）；注射器接引流管，回抽确保引流管通畅（3分）。 6．接闭式引流袋/瓶（3分）：观察积液引流情况，胸瓶需标记刻度（3分）。 7．缝合固定胸管（6分）。 8．消毒、覆盖敷料（3分）	63	
	操作后处理	1．患者处理：观察症状、体征（2分），嘱半卧位、吸氧，测量生命体征，告知注意事项（4分）； 2．污物处理，锐器处理（3分）； 3．医生：脱手套、洗手（2分）； 4．手术操作记录（1分）	12	
	注意事项	1．无菌原则（3分）； 2．胸膜反应的诊断和处理，常见并发症处理（4分）； 3．人文关怀（3分）	10	
总分			100	

第五部分：沟通能力（时间14分钟，分值100分）

一、考生题干

请在14分钟时间内完成以下任务：①作为住院医师向患者家属（授权人）交代病情。②作为住院医师与患者家属做术前沟通。

病史：患者，男，68岁。患者体检发现右肺上叶结节3个月；患者3个月前于当地医院体检行胸部CT发现右肺上叶结节。2周前复查胸部CT，提示较前有所增大。起病以来，患者无明显咳嗽咳痰，无明显胸闷胸痛，无声音嘶哑，无呼吸吞咽困难，无明显体重改变，一般情况可。

既往史：5年前因阑尾炎行阑尾切除手术，无药物过敏。

体格检查：颈部淋巴结未及明显肿大，气管居中，胸廓对称，胸廓对称，双肺呼吸动度一致，双肺语颤一致，双肺叩诊清音，双肺呼吸音清，心律齐，未闻及病理性杂音。

实验室检查：三大常规、常规生化检查未见明显异常。肺功能正常，头部CT、腹部CT、心脏彩超、骨扫描等无明显异常，肺肿瘤标志物无明显升高。

胸部CT：右肺上叶不规则病灶，截面约22mm×11mm，病灶周围环状晕征，可见毛刺、胸膜牵拉征象及支气管充气征；气管及诸支气管开口通畅，双肺门未见增大，气管居中，纵隔内未见明显淋巴结增大，纵隔及左肺门钙化影。

目前：患者目前患者诊断为右肺上叶结节。拟于明日在全麻下行“胸腔镜下右肺上叶楔形切除、术中冰冻（备肺叶切除、淋巴结清扫）”。

二、标准化患者扮演环节

患者信息：患者男性，68岁。体检发现右肺上叶结节3个月；患者3个月前于当地医院体检行胸部CT发现右肺上叶结节。2周前复查胸部CT，提示较前有所增大。

既往史：5年前因阑尾炎行阑尾切除手术，无药物过敏。

现准备行手术治疗。

患者家属（SP扮演）在与考生沟通过程中，可表现出担心、焦虑的心情，适时向考生提出以下若干问题。

1. 对病情的了解

问题1：医生，请问患者这个肺部结节严不严重？

问题2：医生，请问患者现在这种情况还能活多久？

问题3：医生，请问患者只用把这个结节切除就可以吗？

2. 对手术的了解

问题1：医生，请问患者是必须手术治疗吗？有没有什么保守的不用开刀的治疗方法？

问题2：医生，请问患者手术时是全麻还是局麻，全麻对这个神经智力会不会有影响？

问题3：医生，手术安全吗？

3. 对于术后情况的疑问

问题1：医生，我听说肺癌患者术后还要做化疗或吃靶向药物，请问患者现在这种情况，您看化疗吗？

问题2：医生，请问患者术后需要吃药么？

问题3：医生，患者术后生活上有没有什么需要注意的？

三、考官评分标准（表10-27）

表10-27　沟通能力评分标准

	评分项目	标准分	得分
任务完成情况（40分）	1. 自我介绍，告知谈话的目的	5	
	2. 确认患者家属，询问其他家属是否参加	5	
	3. 病情交代中，能详细介绍患者目前病情诊断和下一步的处理	5	
	4. 术前谈话能详细介绍手术方案和手术相关风险问题	5	
	5. 恰当回答患者家属关于患者病情的相关问题	5	
	6. 恰当回答患者家属关于手术及治疗的相关问题	5	
	7. 恰当回答患者家属其他问题	5	
	8. 总结确认	5	
综合表现（60分）	1. 传达消息分步合理	6	
	2. 表达同情/共情	6	
	3. 人文关怀（家属情绪波动时，给予一定时间缓解和安抚）	6	
	4. 能与家属共同协商，制订治疗方案	6	
	5. 没有复杂难懂的学术语言	6	
	6. 没有不符合实际情况的用语	6	
	7. 沟通中能执行平等原则	6	
	8. 承诺给患者尽最大的努力和支持	6	
	9. 语速语音语调使患者感觉舒适	6	
	10. 适当的目光接触	6	
总分		100	

模拟试题（第五套）-外科（神经外科方向）

第一部分：接诊患者（时间14分钟，分值100分）

一、考生题干

请仔细阅读以下情景说明、简要信息、主诉和初步体格

检查，并回答问题。考试时间14分钟，满分20分。

情景：门诊。刘××，男性，56岁。主诉：双眼视力下降3个月，加重1个月。

查体：T 36.5℃，P 72次/分，R 18次/分，BP 130/80mmHg，神志清楚，精神状况好，言语流利。双侧瞳孔等大、圆，光反应灵敏，粗测双眼视力下降，双颞侧视野缺损。颈软无抵抗。胸腹部未见异常体征。四肢肌张力适中，肌力Ⅴ级，生理反射存在，病理反射未引出。

头部MR：鞍区占位，T1为等信号，T2为等高信号，增强检查明显强化，无脑膜尾征。

问题：请你用14分钟的时间对患者进行病史采集及重点体格检查，并结合所得出信息做出初步诊断与鉴别诊断。

二、考官参考病历资料

刘××，男性，50岁，公司职员。主诉：双眼视力下降3个月，加重1个月。

就诊状态：神志清楚，精神状况好，略显紧张。

现病史：约3个月前，患者自觉双眼视力下降，患者未在意，未进行诊治。1个月前患者感双眼视力明显下降，无意识障碍、头痛、头晕等症状。5日前就诊于我院门诊，行头部MR检查显示鞍区占位，T1为等信号，T2为等高信号，增强检查明显强化，无脑膜尾征。患者自发病以来，精神、食欲、睡眠可，大小便正常，体重未见明显减轻。

相关病史：

既往史：既往体健。无高血压、糖尿病等病史，无手术史、外伤史，无药物过敏史。

个人史：出生于本地，经济状况可。有吸烟嗜好，吸烟病史20余年，15支/d。无疫区旅行、居住史。

婚育史：已婚，育有一子，爱人、儿子健康。

家族史：父亲患有高血压，母亲身体健康，无肿瘤和遗传病家族史。

体格检查：T 36.5℃，P 72次/分，呼吸18次/分，血压130/80mmHg。神清语利，精神状况好，查体合作。双侧瞳孔等大圆，光反应灵敏，眼球活动正常，粗测双眼视力下降，双颞侧视野缺损。双耳听力粗测正常，双侧鼻唇沟对称，伸舌居中，构音正常。颈软，无抵抗。胸腹部未见异常体征。四肢肌张力适中，肌力Ⅴ级，生理反射存在，病理反射未引出。

初步诊断：鞍区占位、垂体腺瘤可能

鉴别诊断：颅咽管瘤、脑膜瘤

三、标准化患者扮演环节

临床情景

情景：门诊.刘××，男性，56岁。主诉：双眼视力下降3个月，加重1个月。

查体：T 36.5℃，P 72次/分，R 18次/分，BP 130/80mmHg，神志清楚，精神状况好，言

语流利。双侧瞳孔等大、圆，光反应灵敏，粗测双眼视力下降，双颞侧视野缺损。颈软无抵抗。胸腹部未见异常体征。四肢肌张力适中，肌力Ⅴ级，生理反射存在，病理反射未引出。

头部MR：鞍区占位，T1为等信号，T2为等高信号，增强检查明显强化，无脑膜尾征。

脚本

医生：您好，我是医生×××，请问您是刘××吗?

患者：是的，您好。

医生：请问您有什么不舒服?

患者：我双眼视力下降了。

医生：从什么时候开始的?

患者：3个月前出现双眼视力下降，1个月视力下降加重。

医生：发作有什么诱因吗?

患者：您指的是什么?

医生：比如说劳累、喝酒，或者吃过什么特殊食物。

患者：没有。

医生：以前看过吗?

患者：上周在门诊看过。

医生：定了什么病，用药了吗?

患者：门诊医生建议做头部MR检查。

医生：带MR片子了吗?

患者：带了。

医生：请让我看一下。

患者：好的。

医生：从您的片子看，是鞍区占位，初步考虑垂体腺瘤。

患者：（SP主动发问，表情恐惧）医生，是不是恶性呀?

医生：（人文关怀评分点，解释、安慰）如：不用太紧张，这个部位的肿瘤大多是良性的。

患者：医生，需要怎么治疗呀?

医生：这个肿瘤较大，首选手术治疗。

患者：手术风险大吗?

医生：有一定风险，但大多数患者预后是不错的。

医生：最近有没有其他不舒服?

患者：没有。

医生：以前有其他疾病吗?

患者：没有。

医生：受过外伤或做过手术、输过血吗?

患者：没有。

医生：有肝炎，结核或其他传染病病史。

患者：没有。

医生：对什么药物或食物过敏吗?

患者：没有。

医生：最近去过外地吗？

患者：没有。

医生：吸烟、喝酒吗？

患者：吸烟20多年了，每天大概15支，不喝酒。

医生：结婚了吗？有孩子吗？

患者：结婚了，有个儿子。

医生：家里人身体好吗？有什么疾病吗？

患者：我父亲有高血压，控制得不错。其他人身体都挺好的。

医生：家里有肿瘤或遗传病家族史吗？

患者：没有。

医生：好的，我把情况核实一下，您是3个月前出现双眼视力下降，1个月前加重。是吗？

患者：是的。

患者：（SP主动发问，稍焦虑）。医生，我还是害怕手术。

医生：（人文关怀评分点，适当解释、安慰）这种手术目前很成熟，大多数患者可以经鼻腔神经内镜下手术治疗，属于微创手术，大多数患者预后是不错的。当然，也不需要很着急手术，您可以和家人好好商量一下再决定手术。

患者：好的，谢谢您，医生。

四、考官评分标准（表10-28、表10-29、表10-30）

表10-28　接诊患者评分标准

评分项目			标准分	得分
问诊综合表现	收集病史内容	问诊内容表格每项1分（问诊记录表附后）	25	
	收集病史技巧	组织安排合理，能按顺序提问	5	
		提问目的明确，重点突出，使患者对问题十分清楚	5	
	交流技巧	充分回应患者提问，并提供一定的信息	5	
		语言通俗易懂，没有使用难懂的医学术语	5	
		正确使用躯体语言，鼓励患者进行表述	5	
		不打断患者，适当使用停顿技巧	5	
	医患关系	衣着整洁（2分） 尊重患者，同情患者，态度认真，使患者感到舒适（3分）	5	
查体综合表现	系统规范	查体系统，顺序有条理	5	
	重点查体	围绕病史，选择重点查体。安排顺序合理	5	
	查体技巧	手法规范，检查熟练	10	
		节奏适度，与患者有交流，注意患者反应	5	
	诊断与鉴别诊断	主要诊断	10	
		鉴别诊断（答出1个即可）	5	
总分			100	

表 10-29　体格检查记录简表

体格检查记录简表			
1	一般情况	是	否
2	瞳孔观察（大小、光反应）	是	否
3	眼球活动	是	否
4	双眼视力	是	否
5	双眼视野	是	否

表 10-30　问诊内容记录简表

问诊内容记录简表			
1	自我介绍	是	否
2	主要症状	是	否
3	时程	是	否
4	性质	是	否
5	诱因	是	否
6	伴随症状	是	否
7	是否有其他症状不适	是	否
8	是否恶心、呕吐	是	否
9	是否头痛、头晕	是	否
10	是否怕冷、乏力	是	否
11	皮肤、巩膜	是	否
12	大便	是	否
13	小便	是	否
14	体重	是	否
15	过敏史	是	否
16	高血压病史	是	否
17	冠心病史	是	否
18	新冠接触史	是	否
19	职业史	是	否
20	吸烟史	是	否
21	饮酒史	是	否
22	家族史	是	否

第二部分：临床思维 1（考试时间 14 分钟，满分 100 分）

一、考生题干

请仔细阅读以下简要病历和追加信息，并回答问题。

考生版 1/2

患者，男性，40 岁，患者 1 小时前饮酒后突感枕顶部剧烈疼痛，伴恶心呕吐、面色苍白、全身冷汗，呕吐呈喷射状，之后很快出现神志模糊，就近急诊就诊。患者既往体健，家属否认有头痛、高血压病史。吸烟10余年，20支/d，偶有饮酒，无遗传性疾病家族史。

查体：T 36.8℃，P 82次/分，R 20次/分，BP 150/90mmHg。神志模糊，GCS：E3V4M5。双侧瞳孔等大等圆，直径2.0mm，直接及间接对光反射均灵敏。颈项强直（＋）。四肢刺痛可定位，肌力、肌张力正常，双侧巴氏征阴性。

问题1：根据病史和体格检查，你考虑患者目前可能的临床诊断是什么？

问题2：请阐述你的诊断理由，以及需要和哪些疾病进行鉴别诊断？

问题3：接下去你计划安排哪些基本的辅助检查进一步明确诊断？

考生版2/2

图10-14　图10-15

问题4：请描述该病例的DSA影像（图10-14，图10-15）上动脉瘤所在位置，综合以上信息，你目前的临床诊断是什么？根据影像学结果及临床体征评估该患者的Hunt-Hess分级及改良Fisher分级等级？

问题5：请结合临床诊断及症状体征，制订具体治疗方案？

二、考官参考信息

问题1：根据病史和体格检查，你考虑患者目前可能的临床诊断是什么？

参考答案：蛛网膜下腔出血。

问题2：请阐述你的诊断理由，以及需要和哪些疾病进行鉴别诊断？

参考答案：患者饮酒后突发剧烈头痛、喷射性呕吐伴意识障碍。查体神志模糊，颈项强直。结合以上条件，考虑蛛网膜下腔出血，需鉴别的疾病有脑出血、急性脑膜炎、脑梗死、颅脑外伤。

问题3：接下去你计划安排哪些基本的辅助检查进一步明确诊断？

参考答案：血常规、尿常规、肝肾功能、电解质、血糖、凝血系列。头部CT、头部CTA或DSA。

问题4：请描述该病例的DSA影像上动脉瘤所在位置，综合以上信息，你目前的临床诊断是什么？根据影像学结果及临床体征评估该患者的Hunt-Hess分级及改良Fisher分级等级？

参考答案：DSA显示动脉瘤位于左侧中动脉M1段。诊断：左侧中动脉M1段动脉瘤。Hunt-Hess分级3级，Fisher分级3级。

问题5：请结合临床诊断及症状体征，制订具体治疗方案？

参考答案：①密切监护意识状态、生命体征，保持呼吸道通畅，维持生命体征稳定。②保持安静，尽量减少搬动，卧床休息。避免情绪激动，保持大便通畅。③防治再出血：抗纤溶治疗。④降低颅内压：应用脱水剂如甘露醇等。⑤防治迟发型血管痉挛：钙拮抗剂如尼莫地平等。⑥外科治疗：DSA检查发现动脉瘤适合手术治疗者，应争取在发病后24～72小时内进行手术。

三、考官评分标准（表10-31）

表10-31　临床思维1评分标准

评分项目		标准分	得分
初步诊断和鉴别诊断（20分）	蛛网膜下腔出血	8	
	诊断的理由	8	
	鉴别诊断（给出2项就满分）	4	
基本辅助检查安排（20分）	头部CT	6	
	DSA或头部CTA	6	
	实验室检查	8	
结合辅助检查结果后给出的临床诊断（15分）	左侧中动脉动脉瘤	5	
	Hunt-Hess评分等级正确	5	
	改良Fisher评分等级正确	5	
DSA读片能力（15分）	动脉瘤侧别描述正确	5	
	动脉瘤起源动脉描述正确	5	
	动脉瘤所在中动脉分段描述正确	5	
治疗方案（15分）	具体治疗方案（给出5项就满分）	15	
综合评价（15分）	对此疾病的理论基础	5	
	表达是否清晰	5	
	临床逻辑是否合理	5	
总分		100	

第三部分：临床思维2（时间14分钟，分值100分）

一、考生题干

请仔细阅读以下简要病历和追加信息，并回答问题。考试时间14分钟，满分100分。

考生版1/4

简要病史：患者男性，48岁。4小时前无明显诱因出现上腹部疼痛，为持续性疼痛，伴右肩部放射痛；后出现发热，体温最高38.6℃，伴恶心呕吐，呕吐1次，呕吐物为胃内容物，呕吐后无缓解。无烧心、反酸、嗳气、呕血、黑便、腹泻，无心慌、胸憋等不适。

既往史：有胆囊结石病史2年。否认高血压、糖尿病等慢性疾病史。

查体：T 38.4℃，BP 136/80mmHg，HR 99次/分。患者神清，急性病容，回答切题，查体合作。巩膜无黄染，腹平坦，无隆起，无肠型、蠕动波，右上腹压痛（+），墨菲氏征（+）肝区叩痛（+），伴有轻度肌紧张，反跳痛（－），右肝区叩痛（+），移动性浊音（－）。

问题1：根据病史和体格检查，你考虑患者目前可能的临床诊断是什么？

问题2：请阐述你给出的临床诊断的理由，以及需要和哪些疾病进行鉴别诊断？

问题3：接下去你计划安排哪些辅助检查进一步明确诊断？

考生版2/4

实验室检查：RBC 124×10^{12}/L，Hb 120g/L，HCT 42.6%，WBC 12.08×10^{9}/L，N% 96.3%，

PLT 150×10^9/L。生化检查：总胆红素12.1μmol/L，结合胆红素6.7μmol/L；ALT 53U/L，AST 27U/L，ALP 68U/L，γ-谷氨酰转移酶64U/L；葡萄糖15.6mmol/L，乳酸1.0mmol/L；钠143mmol/L，钾3.9mmol/L，氯105mmol/L，钙2.02mmol/L。降钙素原0.6ng/ml；血淀粉酶68U/L；糖化血红蛋白9.0mmng，肾功能正常，心肌酶谱正常，凝血功能正常。

腹部超声：

肝脏：形态饱满，包膜完整，肝实质回声均匀，肝内管道走行欠清晰，肝内胆管无扩张，CDFI示为入肝血流，流速约25cm/s。胆囊：体积增大，大小约12.2cm×4.9cm、形态正常，壁厚，尚光滑，内透声差，可见细密点状回声充填，另可见多发强回声，较大的长约0.6cm，后伴声影，肝外胆管上段内径约1.1cm，中段内径约0.9cm，末段显示欠满意。胰腺：头、体、尾分别厚约1.5cm、1.6cm、1.7cm，形态正常，实质回声均匀，主胰管不扩张。脾脏：大小、形态正常，实质回声均匀。双肾：大小、形态正常，肾内结构清晰，肾盂肾盏无扩张。腹盆腔扫查未见明显游离积液。超声诊断：胆囊炎，胆囊结石（多发）。

腹部X线报告：膈下未见见游离气体影，腹部可见局部肠管扩张，无液气平面，双肾区及胆囊区未见明显阳性结石影。

影像学诊断：未见明显异常，请结合临床。

问题4：结合上述信息，你目前的临床诊断是什么？理由？

问题5：如需进一步检查，你计划安排什么辅助检查，为什么？

考生版3/4

考生回答完问题5后，发给考生追加信息（3/4），包含以下信息：磁共振影像（图10-16至图10-24）。

图10-16　图10-17　图10-18　图10-19　图10-20

图10-21　图10-22　图10-23　图10-24

问题6：请仔细阅读磁共振片（图10-16至图10-24），阐述磁共振中有什么异常发现，并请给出磁共振影像学诊断报告。

考生版4/4

考生回答完问题6后，发给考生追加信息（4/4），包含以下信息：

腹部磁共振报告：结合T2 STIR序列肝脏形态大小正常，实质内未见异常信号；肝内胆管走行正常，可见扩张；胆囊体积增大，壁增厚，胆囊腔及胆囊管内可见多发结节状短T2信号信号；肝外胆管可见扩张，较宽处约1.4cm；胰腺大小形态正常，信号欠均匀，胰头胰体未见明显异常；主胰管未见扩张；胆总管末端与主胰管共同汇入十二指肠。脾脏未见明显异常；双肾大小形态正常，双肾周可见索条影。影像学诊断：胆囊结石、胆囊炎。

问题7：请给出临床诊断，推测其发病过程，并制订具体治疗方案。

二、考官参考信息

问题1：根据病史和体格检查，你考虑患者目前可能的临床诊断是什么?

参考答案：腹痛待诊　急性胆囊炎、胆囊结石。

问题2：请阐述你给出的临床诊断的理由，以及需要和哪些疾病进行鉴别诊断?

参考答案：患者先腹痛，后发热，因此考虑外科原因引起的急腹症可能性较大，故诊断腹痛待查。患者疼痛特点：上腹部疼痛，为持续性疼痛，伴右肩部放射痛，查体右上腹压痛（＋），墨菲氏征（＋），肝区叩痛（＋），结合病史和既往有胆囊结石的病史，考虑急性胆囊炎、胆囊结石可能大。腹痛伴发热，需要和急性胃肠炎、急性胰腺炎以及急性阑尾炎等鉴别。

问题3：接下去你计划安排哪些辅助检查进一步明确诊断?

参考答案：血常规、肝功能、血淀粉酶、降钙素原、术前五项、凝血系列、心肌酶谱、心电图、腹部超声、腹部X线片。

问题4：结合上述信息，你目前的临床诊断是什么？理由?

参考答案：急性胆囊炎　胆囊结石。理由：上腹部疼痛，为持续性疼痛，伴右肩部放射痛，查体右上腹压痛（＋），墨菲氏征（＋），肝区叩痛（＋）。胆囊12cm×6cm×8cm，胆囊壁增厚、毛糙伴周围渗出，胆囊呈双边征，胆囊内可见多个强回声影。既往有胆囊结石的病史。

问题5：如需进一步检查，你计划安排什么辅助检查，为什么?

参考答案：腹部磁共振，因为需要进一步明确胆囊内结石情况、胆管内有无结石及胆道系统结构有无解剖异常；胰腺有无渗出性改变。急诊患者中，由于肠道气体干扰，超声经常无法看清胆总管下段的情况。而对于胰腺炎的鉴别诊断，超声作用欠佳。所以需要腹部磁共振进一步明确。

问题6：请仔细阅读上述磁共振片，阐述磁共振中有什么异常发现，并请给出磁共振影像学诊断报告。

参考答案：结合T2 STIR序列肝脏形态大小正常，实质内未见异常信号；肝内胆管走行正常，可见扩张；胆囊体积增大，壁增厚，胆囊腔及胆囊管内可见多发结节状短T2信号信号；肝外胆管可见扩张，较宽处约1.4cm；胰腺大小形态正常，信号欠均匀，胰头胰体未见明显异常；主胰管未见扩张；胆总管末端与主胰管共同汇入十二指肠。脾脏未见明显异常；双肾大小形态正常，双肾周可见索条影。影像学诊断：胆囊结石、胆囊炎。

问题7：请给出临床诊断，推测其发病过程，并制订具体治疗方案。

参考答案：急性胆囊炎，胆囊结石。

发病过程：突然出现的上腹部疼痛，为持续性疼痛，伴右肩部放射痛；后出现发热，体温最高38.6℃，伴恶心呕吐，呕吐。查体有明显的阳性表现：查体右上腹压痛（＋），墨菲氏征（＋），肝区叩痛（＋）。

治疗方案：①禁食水、抗感染、补液对症治疗。②急诊手术治疗（首选腹腔镜胆囊切除术）。

三、考官评分标准（表10-32）

表10-32　临床思维2评分标准

评分项目		标准分	得分
初步诊断和鉴别诊断（10分）	腹痛待查，急性胆囊炎　胆囊结石	4	
	诊断的理由	4	
	鉴别诊断（给出2项就满分）	2	
基本辅助检查安排（10分）	血常规（降钙素原等感染指标）	2	
	肝功能	1	
	血淀粉酶	1	
	心电图和心肌酶谱	1	
	腹部超声	1	
	腹部X线	2	
	术前五项	1	
	凝血系列	1	
结合辅助检查结果后给出的临床诊断（15分）	急性胆囊炎，诊断依据	8	
	胆囊结石，诊断依据	7	
进一步检查安排和理由（5分）	腹部磁共振	2	
	理由	3	
磁共振读片能力（15分）	胆囊病变	2	
	胰腺正常	3	
	肝脏正常	5	
	脾脏正常	5	
最终临床诊断和推测发病机制（18分）	临床诊断	8	
	发病机制	10	
治疗方（12分）	具体治疗方案	12	
综合评价（15分）	对此疾病的理论基础	5	
	表达是否清晰	5	
	临床逻辑是否合理	5	
总分		100	

第四部分：临床操作能力（时间14分钟，分值100分）

一、考生题干

患者女性，57岁，面肌痉挛术后，每日下午发热，体温最高38.2度。请在模型上完成腰椎穿刺术。

注：①你已完成穿手术衣，戴口罩、帽子、无菌手套的操作。②完成腰椎穿刺术前后注意事项。③提出问题。

二、考官评分标准（表10-33）

表10-33　腰椎穿刺术评分标准

项目	考核内容	标准分	得分
身份识别 医患沟通 （15分）	1. 了解病史、确认适应证（口述）	2	
	2. 排除禁忌证（见注释1）（口述）	3	
	3. 核实患者信息	2	
	4. 告知腰穿目的、签署知情同意书	2	
	5. 安抚患者情绪	2	
	6. 测生命体征（口述）	2	
	7. 嘱患者排空膀胱	2	
准备物品 （7分）	1. 准备所需物品（见注释2）（口述）	5	
	2. 检查包装和有效期	2	
确定穿刺点 （11分）	3. 协助患者摆好体位（见注释3）（口述）	5	
	4. 选择穿刺点（见注释4）	5	
	5. 龙胆紫标记穿刺点	1	
消毒、铺巾 （15分）	1. 充分暴露穿刺部位	1	
	2. 打开腰穿包	2	
	3. 戴无菌手套	2	
	4. 检查腰穿包内物品	2	
	5. 消毒穿刺部位（见注释5）	5	
	6. 铺洞巾	3	
麻醉 （7分）	1. 核对麻药、抽取麻药	2	
	2. 自穿刺点逐层麻醉（打皮丘，边回吸边进针）	5	
穿刺 （7分）	1. 左手固定穿刺点皮肤	2	
	2. 右手持穿刺针从穿刺点逐层进针至有突破感	5	
测压 标本收集 拔针 （20分）	1. 连接测压管（持测压管的手法正确）	3	
	2. 嘱患者缓慢伸直双腿	3	
	3. 正确读出压力值	2	
	4. 收集脑脊液标本2～5ml送检	5	
	5. 拔出穿刺针，按压穿刺点1分钟，消毒穿刺点皮肤	3	
	6. 无菌纱布覆盖、胶布固定	2	
	7. 术中观察患者反应、保持医患沟通	2	
术后处理 （9分）	1. 测生命体征（口述）	1	
	2. 交待患者注意事项	3	
	3. 处理医疗垃圾	2	
	4. 标本标记送检	1	
	5. 完成操作记录	2	
其他 （9分）	及时洗手	3	
	戴帽子、口罩	1	
	无菌操作（违反一次扣1分，最多扣5分）	5	
总分		100	

第五部分：沟通能力（时间14分钟，分值100分）

一、考生题干

请在14分钟时间内完成以下任务：①作为住院医师向患者家属（授权人）交代病情。②作为住院医师与患者家属做术前谈话。

患者刘××，男，40岁。主诉持续性头痛1周余入院。

现病史：患者入院前1周余无明显诱因出现持续性头痛，呈钝痛，双颞部及枕部显著，伴有恶心，未呕吐，伴有四肢乏力，不伴有意识障碍、肢体抽搐，无大小便失禁。患者家属遂就诊于当地医院行头CT检查提示：左侧额颞岛叶占位性病变（建议做MRI平扫及增强扫描进一步检查），患者及家属随后就诊于我科门诊，行头颅MRI平扫及增强示：左侧额颞岛叶环形、不规则形强化，信号不均匀，周围水肿明显，中线结构向右侧移位。患者家属为进一步诊治入院，入院以来患者神志欠清楚，饮食及睡眠差，大小便未见明显异常。

既往史：体健，否认糖尿病、冠心病病史。否认结核病史。否认食物、药物过敏史。无外伤史及手术史。

体格检查：生命体征平稳，神志欠清楚，精神弱，言语欠流利，查体基本合作，记忆力、定向力及理解力基本正常，双瞳孔等大圆，直径约2.5mm，对光反射迟钝，额纹对称，伸舌居中，颈软，双肺呼吸音粗，心腹未及异常，四肢活动好，肌力Ⅴ级，肌张力正常，全身各生理反射存，病理征未引出。

辅助检查：

血、尿常规，血生化及肝肾功能：均未见异常。胸部X线片、心电图：均正常。头CT检查提示：左侧额颞岛叶占位性病变（建议做MRI平扫及增强扫描进一步检查）。头颅MRI平扫＋增强示：左侧额颞岛叶呈环形、不规则形强化，信号不均匀，周围水肿明显，中线结构向右侧移位。

初步诊断：左侧额颞岛叶占位性病变胶质母细胞瘤？淋巴瘤？转移瘤？

手术方案：开颅术切除

二、标准化患者扮演环节

1．患者家属（SP扮演）应熟知的信息

患者：男性，40岁。主诉持续性头痛1周余入院。

头CT检查提示：左侧额颞岛叶占位性病变（建议做MRI平扫及增强扫描进一步检查）。头颅MRI平扫＋增强示：左侧额颞岛叶呈环形、不规则形强化，信号不均匀，周围水肿明显，中线结构向右侧移位。

既往体健，否认糖尿病、冠心病病史。否认结核病史。否认食物、药物过敏史。

现准备行手术治疗。

2．患者家属（SP扮演）在与考生沟通过程中，可表现出担心、焦虑的心情，适时向考生提出以下若干问题

（1）对病情的了解

问题1：医生，请问患者的肿瘤会引起生命危险吗？严不严重？

问题2：医生，请问患者现在这种情况还需要做什么检查？

问题3：医生，请问患者将来有并发症吗？

问题4：医生，请问手术后是不是就彻底治好了？

（2）对手术的了解

问题1：医生，请问患者是必须手术治疗吗？有没有什么保守的不用开刀的治疗方法？

问题2：医生，我听说手术后患者要进重症监护室，这个花费高不高，可不可以不进呢？

问题3：医生，请问开颅手术切除会影响身体吗？我们家属应该怎么配合医生治疗呢？

三、考官评分标准（表10-34）

表10-34　沟通能力评分标准

评分项目		标准分	得分
任务完成情况（40分）	1. 自我介绍，告知谈话的目的	5	
	2. 确认患者家属，询问其他家属是否参加	5	
	3. 病情交代中，能详细介绍患者目前病情、诊断和下一步的处理	5	
	4. 术前谈话，能详细介绍手术方案和手术相关风险问题	5	
	5. 恰当回答患者家属关于患者病情的相关问题	5	
	6. 恰当回答患者家属关于手术及治疗的相关问题	5	
	7. 恰当回答患者家属其他问题	5	
	8. 总结确认	5	
综合表现（60分）	1. 传达消息分步合理	6	
	2. 表达共情（同情）	6	
	3. 人文关怀（家属情绪波动时给予一定时间缓解和安抚）	6	
	4. 能与家属共同协商，制订治疗方案	6	
	5. 没有复杂难懂的学术语言	6	
	6. 没有不符合实际情况的用语	6	
	7. 沟通中能执行平等原则	6	
	8. 承诺给患者尽最大的努力以支持	6	
	9. 语速、语音、语调使患者感觉舒适	6	
	10. 适当的目光接触	6	
总分		100	

附表：常用技能操作评分标准

附表10-1　导尿术评分标准

考核项目	考核内容及标准	标准分	得分
操作准备（15分）	了解导尿术的适应证及禁忌证	5	
	穿着白衣，洗手，戴口罩、帽子	5	
	准备用物齐全（无菌手套、导尿包或换药碗、无菌尿管、引流袋、注射器、石蜡油、纱布）	5	
操作过程（80分）	向患者说明操作项目和目的，嘱其放松，取仰卧位，屈髋屈膝，大腿外展及外旋	5	
	以碘伏消毒外阴，男性患者从尿道口开始，而后周围皮肤，应翻卷包皮消毒；女性患者按前庭、小阴唇、大阴唇的顺序，以尿道口为中心，由内而外，自上而下的顺序消毒	15	

续表

考核项目	考核内容及标准	标准分	得分
操作过程（80分）	戴无菌手套，取出导尿管，连接引流袋，将无菌导尿管末端置于换药碗中，前端涂石蜡油或碘伏润滑。对女性患者，以左手拇指及示指分开小阴唇，显露尿道口；对男性患者，以无菌纱布缠绕阴茎后，用左手无名指及中指夹持阴茎，用拇指及示指分开尿道口。右手持无菌镊夹住导尿管前端轻轻插入尿道。插入过程中嘱患者深呼吸	15	
	插管至有尿液自导尿管流出后，女性患者再将导尿管向膀胱内送入2～2.5cm，男性患者应将导尿管全部插入尿道	15	
	以适量无菌生理盐水将气囊充起，向外牵拉尿管至位置固定	10	
	操作轻柔，严格遵守无菌操作	15	
	注意保护患者隐私，注意保暖防止着凉	5	
操作完毕	告知患者注意事项，穿好病号服	5	
总分		100	

附表 10-2　切开、缝合操作评分标准

考核项目	考核内容及标准	标准分	得分
准备（20分）	1. 戴帽子、口罩（头发、鼻孔不外露），手术刷手（口述）	5	
	2. 以预定切口为中心从内向外行手术区域的常规消毒3遍，范围正确，手术区铺洞巾	5	
	3. 戴无菌手套	5	
	4. 选择合适的手术刀片、针、线	5	
切开（25分）	1. 用2%利多卡因（+肾上腺素）行局部浸润麻醉	5	
	2. 安装刀片正确	5	
	3.（1）用拇指和示指在切口两侧固定皮肤	5	
	（2）在模具上作皮肤切开，执刀方法正确	5	
	（3）切开手法正确（垂直下刀，水平走刀，垂直出刀）	5	
缝合（35分）	1. 切口长度适中，切口整齐，深度均匀	5	
	2. 缝合前消毒切口旁皮肤，一手持有齿镊，另一手持持针钳，握持方法正确，持针钳夹针位置正确（于缝针的中后1/3—1/4处）	10	
	3. 合伤口 （1）缝合手法正确（垂直进针，沿缝针弧度挽出），不留死腔	5	
	（2）打结手法正确，松紧适度，剪线手法正确，线头长短适中	5	
	4. 针距、边距恰当（1分），皮肤对合整齐	10	
质量评估（20分）	1. 在操作前能以和蔼的态度告知患者手术的目的，取得患者的配合	5	
	2. 操作时注意无菌观念，动作轻柔规范，体现爱护患者的意识	5	
	3. 操作结束后告知患者相应的注意事项	5	
	4. 着装整洁，仪表端庄，举止大方，语言文明，认真细致，表现出良好的职业素质	5	
总分		100	

附表 10-3　胸腔穿刺置管术评分标准

考核项目		考核内容及标准	标准分	得分
胸腔闭式引流术	操作前准备	1. 物品准备：胸腔穿刺引流包、胸管、胸瓶、利多卡因、碘伏棉球、注射器（3分），急救用品等（1分）。	15	

续表

考核项目		考核内容及标准	标准分	得分
胸腔闭式引流术	操作前准备	2．患者准备：告知病情（2分），签署手术同意书（2分）；协助摆放体位：半卧位或坐位（2分）；生命体征采集（1分）。 3．操作者准备：戴帽子、口罩，洗手（2分）。 4．环境准备：相对洁净、无污染（2分）	15	
	操作过程	1．切口选择：核对左右（3分），在右腋中线第，6肋间或彩超定位点（5分），影像学和叩诊定位（3分）。 2．消毒、铺巾（3分）：消毒范围直径15cm（3分）。 3．麻醉：局部浸润麻醉，进针过程保持负压（3分），肋骨上缘（4分）；有无胸膜反应（3分）。 4．穿刺、置入导丝：沿肋骨上缘进针，逐层穿破皮肤、脂肪层、肌层，入胸腔（5分）；抽出胸水立即停止进针，左手固定穿刺针（4分）；右手置入导丝，并退出穿刺针（5分）。 5．置管：置入胸管，退出导丝（4分）；注射器接引流管，回抽确保引流管通畅（3分）。 6．接闭式引流袋/瓶（3分）；观察积液引流情况，胸瓶需标记刻度（3分）。 7．缝合固定胸管（6分）。 8．消毒、覆盖敷料（3分）	63	
	操作后处理	1．患者处理：观察症状、体征（2分）；嘱半卧位、吸氧；测量生命体征；告知注意事项（4分）。 2．污物处理，锐器处理（3分）。 3．医生：脱手套、洗手（2分）。 4．手术操作记录（1分）	12	
	注意事项	1．无菌原则（3分）。 2．胸膜反应的诊断和处理；常见并发症处理（4分）。 3．人文关怀（3分）	10	
总分			100	

附表10-4　诊断性腹腔穿刺术评分标准

考核项目	考核内容及标准	标准分	得分
准备（30分）	1．向患者说明穿刺的目的、意义，操作过程及并发症，取得患者的同意并签协议书	5	
	2．衣帽整齐，戴口罩，规范洗手	5	
	3．器械准备 腹穿包、无菌手套、治疗盘（碘酒、酒精、棉球、胶布、局麻药）、试管、盛放腹水的容器，需做细菌培养者准备培养瓶。如需腹腔内给药，应准备好所需药品	5	
	4．核对患者的床号、姓名、年龄，避免弄错	5	
	5．嘱患者排尿，以免刺伤膀胱	5	
	6．放液前测量腹围、脉搏、血压，并检查腹部体征，以观察病情变化。如放腹水，背部先垫好腹带	5	
具体操作（70分）	1．患者取坐位，坐卧位，侧卧位或平卧位	5	
	2．穿刺点定位，可用标记笔在皮肤做标记 （1）左下腹脐与髂前上棘连线中、外1/3交点； （2）脐与耻骨联合中点上方1cm偏左或偏右1.5cm处	10	

续表

考核项目	考核内容及标准	标准分	得分
具体操作（70分）	3. 分别用碘酒、酒精在穿刺部位自内向外进行皮肤消毒，消毒范围直径约15cm（消毒二遍以上）。取腹穿包，确认灭菌标识及有效期。打开穿刺包，戴无菌手套，观察灭菌指标卡达标准色，检查穿刺包内器械，注意穿刺针是否通畅。铺消毒洞巾	15	
	4. 局麻。核对并抽取麻药，用2%利多卡因自穿刺点皮肤向腹膜壁层进行局部浸润麻醉，注药前注意回抽，观察有无血液、腹水	10	
	5. 穿刺针橡皮管末端用血管钳夹闭，置于消毒盘中，左手固定穿刺部位皮肤，右手持穿刺针，经麻醉部位刺入皮肤后，以45°～60°斜刺入皮下，再呈垂直角度缓慢刺入腹腔，此时针尖抵触感消失，放开橡皮管末端血管钳见腹水流出	10	
	6. 助手用血管钳固定穿刺针，将橡皮管末端接引流袋或引流瓶，用输液夹调节放液速度。留取穿刺液进行生化化验检查	10	
	7. 放液后拔出穿刺针，按压穿刺点。穿刺点消毒，无菌纱布覆盖，胶布固定，使用腹带加压包扎腹部，操作结束后，告知患者家属相关注意事项	10	
总分		100	

附表10-5　假体隆乳术的手术消毒铺单考核评分标准

考核项目	考核内容及标准	标准分	得分
术区消毒（30分）	术者站于患者右侧，拱手姿势。术者从器械护士手中接过盛有浸蘸0.5%碘伏的棉球或纱布的消毒弯盘与敷料钳	10	
	第一遍消毒由手术区中心开始，消毒前先在脐窝中滴数滴碘伏溶液，采取由上到下平行消毒，每次需盖住前一次消毒宽度的1/3，保证不留白。消毒范围：后至腋后线，上过锁骨及上臂，下过肚脐平行线	10	
	更换消毒棉球，同法消毒第二、三遍。每次消毒范围均小于上一遍，完成消毒过程	10	
铺无菌单（70分）	皮肤消毒完毕，铺小单　第1块消毒巾折边朝下，盖住切口的下方	10	
	第2块消毒巾盖住切口的对侧	10	
	第3块消毒巾盖住切口的上方	10	
	第4块消毒巾盖住切口的铺巾者的贴身侧	10	
	4块消毒巾铺好后，用四把布巾钳固定，防止下滑	10	
	铺中单两块，先铺下方，后铺上方	10	
	铺大单。带有开口的，开口正对切口部位，先向上展开，盖住麻醉架，再向下展开，盖住手术托盘及床尾	10	
注意	严格遵守无菌技术操作原则		
总分		100	

附表10-6　穿手术衣戴无菌手套考核评分标准

考核项目	考核内容及标准	标准分	得分
准备	戴口罩、帽子，双手处于外科刷手后姿势	10	
穿手术衣（40分）	拿取手术衣：不拖拉手术衣，勿使衣服碰触到其他物品或地面	10	
	手提衣领、抖开手术衣：衣服里面向穿衣者，抖开动作轻巧	10	
	双手深入衣袖中，双手不高举，不外展，保持拱形姿势	10	
	巡回护士协助拉好衣服，系好衣后带子	10	

续表

考核项目	考核内容及标准	标准分	得分
戴无菌手套（30分）	取出手套，双手只接触手套反折面	10	
	左手捏住手套反折处，右手对准手套5指插入戴好	10	
	已戴手套的右手，除拇指外4指插入另一手套反折处，左手顺势戴好手套	10	
系手术衣带	解开腰前带子，巡回护士协助系好手术衣侧腰带	10	
熟练程度	动作轻巧、稳重、准确，顺序正确，符合无菌原则	10	
总分		100	

附表10-7　腰椎穿刺术评分标准

考核项目	考核内容及标准	标准分	得分
身份识别医患沟通（15分）	1．了解病史、确认适应证（口述）	2	
	2．排除禁忌证（见注释1）（口述）	3	
	3．核实患者信息	2	
	4．告知腰穿目的，签署知情同意书	2	
	5．安抚患者情绪	2	
	6．测生命体征（口述）	2	
	7．嘱患者排空膀胱	2	
准备物品（7分）	1．准备所需物品（见注释2）（口述）	5	
	2．检查包装和有效期	2	
确定穿刺点（11分）	1．协助患者摆好体位（见注释3）（口述）	5	
	2．选择穿刺点（见注释4）	5	
	3．龙胆紫标记穿刺点	1	
消毒、铺巾（15分）	1．充分暴露穿刺部位	1	
	2．打开腰穿包	2	
	3．戴无菌手套	2	
	4．检查腰穿包内物品	2	
	5．消毒穿刺部位（见注释6）	5	
	6．铺洞巾	3	
麻醉（7分）	1．核对麻药、抽取麻药	2	
	2．自穿刺点逐层麻醉（打皮丘，边回吸边进针）	5	
穿刺（7分）	1．左手固定穿刺点皮肤	2	
	2．右手持穿刺针从穿刺点逐层进针至有突破感	5	
测压标本收集拔针（20分）	1．连接测压管（持测压管的手法正确）	3	
	2．嘱患者缓慢伸直双腿	3	
	3．正确读出压力值	2	
	4．收集脑脊液标本2～5ml送检	5	
	5．拔出穿刺针，按压穿刺点1分钟，消毒穿刺点皮肤	3	
	6．无菌纱布覆盖、胶布固定	2	
	7．术中观察患者反应、保持医患沟通	2	

续表

考核项目	考核内容及标准	标准分	得分
术后处理（9分）	1．测生命体征（口述）	1	
	2．交待患者注意事项	3	
	3．处理医疗垃圾	2	
	4．标本标记送检	1	
	5．完成操作记录	2	
其他（9分）	及时洗手	3	
	戴帽子口罩	1	
	无菌操作（违反一次扣1分，最多扣5分）	5	
总分		100	

附表10-8　腹部肿物切除术评分标准

考核项目	考核内容及标准	标准分	评分标准	得分
适应证	腹壁的良性肿瘤，如纤维瘤、脂肪瘤、表皮样囊肿、皮样囊肿等	4	每种1分	
禁忌证	全身出血性疾病者；肿物合并周围皮肤感染情况者；全身状况无法耐受手术及麻醉者；无法配合者	4	每项1分	
患者准备	①对姓名、床号；②签署知情同意书；③查血常规、凝血功能、传染病，必要时查心肝肾功能；④手术前一周停服抗凝药；⑤术前嘱患者排空尿液	12.5	每项2.5分	
材料准备	肿物切除包：公共镊、无菌手套2副、碘伏、棉球、棉签、2%利多卡因5ml×1支、一次性5ml注射器2个、刀片、生理盐水、缝针、丝线、纱布、医用胶布、10%甲醛（福尔马林）溶液的标本袋等	15	每个1分	
操作者准备	1．七部洗手法洗手，戴口罩、帽子； 2．根据病情，安排患者适当的体位（平卧、半卧、侧卧或坐位），协助患者暴露操作部位	20	洗手5分，口罩、帽子各2.5分 第2项10分	
选择切口	触诊肿块，根据具体情况选择切口	2	2分	
操作过程	1．再次洗手，打开器械包的外层3/4； 2．戴无菌手套，打开器械包的外层1/4及内层； 3．检查灭菌指示卡，清点物品； 4．由中央向四周消毒，消毒范围直径至少15cm，消毒2～3次，消毒不留空隙，每次范围小于前一次； 5．铺无菌孔巾； 6．与助手核对麻药并开启，抽取麻药沿切口行局部浸润麻醉； 7．选择圆刀片，根据肿物大小选择而采用梭形或纵行切口，注意止血； 8．切开皮肤后，双人配合用组织钳将一侧皮缘提起，钝锐结合用剪刀沿肿物包膜外进行分离； 9．依同法分离肿物的另一侧及基底，直至肿瘤完全切除，术中应仔细操作，尽量防止肿物破损，注意创面出血； 10．冲洗创面并擦干，检查有无活动性出血； 11．消毒皮肤切口； 12．全层间断缝合皮肤及皮下组织； 13．挤出皮下积血，对合皮肤，再次消毒；			

续表

考核项目	考核内容及标准	标准分	评分标准	得分
操作过程	14．纱布覆盖，胶布固定； 15．将切除肿物置于福尔马林溶液中进行固定并送检	37.5	每条2.5分	
术后处理	术后监测患者生命体征，观察伤口有无出血；交代患者注意事项；医疗垃圾分类处理	3	每条1分	
注意事项	1．术中密切观察患者，如有头晕、心悸、恶心、气短、脉搏增快及面色苍白等，应立即停止操作，并进行适当处理。 2．术后应严密观察有无出血和继发感染的并发症。注意无菌操作，以防止切口感染	2	每条1分	
总分		100		

（李韶莹）

第十一章　骨　　科

为规范住院医师规范化培训结业临床实践能力考核，提高结业临床实践能力考核的质量，逐步实现住院医师规范化培训结业考核的同质化，特制订本规程。

一、使用范围

适用于山西省住院医师规范化培训结业临床实践能力考核-骨科专业。

二、制订依据

依据国家《住院医师规范化培训内容与标准（2022版）》《住院医师规范化结业临床实践能力考核指导标准-骨科》，结合山西省住院医师规范化培训的实际，制订本标准。

三、考核对象

符合考核条件，参加住院医师规范化培训（骨科）专业结业临床实践能力考核的住院医师。

四、考核内容

包括辅助检查及影像学判读、接诊患者、临床思维、基本技能操作等内容。

五、考核重点

根据国家《住院医师规范化培训内容与标准（2022版）》-骨科培训细则的要求，重点考核住院医师对骨科多发病、常见病的独立诊治能力。

六、考核形式及考站设置

住院医师规范化培训结业临床实践能力考核采取客观结构化临床考核（OSCE）的方式，采用在标准化患者/真实患者或医学模拟人上实际操作。共设置辅助检查及影像学判读、接诊患者、临床思维、基本技能操作四站。

第一考站：辅助检查及影像学判读

考核内容：全身各骨关节的X射线、CT磁共振的正常解剖学图像。全身各骨关节骨折、脱位、骨病等的X射线、CT、MRI图像诊断。

考核方式：笔试。

考核时间：30分钟。

分值占比：10分，合格标准6分。

第二考站：接诊患者

考核内容：病史采集＋重点查体＋诊断。选用病种：颈椎病、腰椎间盘突出症、腰椎管狭窄、肩关节脱位、股骨颈骨折、股骨粗隆间骨折、膝关节半月板损伤、踝关节骨折、骨巨细胞瘤、髋关节脱位、肱骨近端骨折、骨盆骨折、脊髓损伤。

考核方式：SP/床旁。

考核时间：20分钟。

分值占比：20分，合格标准12分。

第三考站：临床思维

考核内容：病历书写＋病例分析。选用病种：颈椎病、腰椎间盘突出症、腰椎管狭窄、肩关节脱位、股骨颈骨折、股骨粗隆间骨折、膝关节半月板损伤、踝关节骨折、骨巨细胞瘤、髋关节脱位、肱骨近端骨折、骨盆骨折、脊髓损伤。

考核方式：笔试＋口试。

考核时间：20分钟。

分值占比：40分，合格标准24分。

第四考站：基本临床操作

考核内容：皮肤软组织清创缝合手术/软组肿物切除术/骨折石膏固定。

考核方式：利用模型进行模拟技能操作，操作过程中，边操作边表述过程。

考核时间：10分钟。

分值占比：30分，合格标准18分。

七、成绩评定

四站总分达到60分即合格。

八、具体实施

1．采用统一考题、统一考核形式与标准进行集中考核，以保证考核的公平性和同质性。考核基地同一批次、同一时段使用同一考题。各站试题数量根据考试批次安排设定，每半天至少一套试题，各批次之间不得重复，并准备至少1套备用题。

2．每个考站配两名考官，两名考官来自不同培训基地，两名考官独立评分。

3．各类型人员考前培训

（1）考官培训内容：包括《住院医师规范化培训内容与标准（2022版）》《住院医师规范化培训结业临床实践能力考核标准方案》、考官制度、执考要求、评分要求、注意事项等；考前培训应按分配的考核任务进行分组培训，由考核专业负责人及指定的考站组长负责召集该站考官进行培训，培训重点是评分细则的一致性，具体包括熟悉考核病例（或主题）的内容；对照评分细则进行一致性评分练习与讨论。

（2）考生培训内容：考场设置、考试流程、每站考核注意事项等。

（3）考务人员培训内容：考场设置、人员分工、不同岗位考务人员工作流程等。

（4）SP培训：案例培训、标准化回答、特殊体征培训等。

九、考站设置建议（表11-1）

表11-1　骨科考站设置方案

组别	序号	换站顺序			
		第一站 辅助检查及影像学判读 30分钟	第二站 接诊患者 20分钟	第三站 临床思维 20分钟	第四站 基本临床操作 10分钟
第一组	01	第一站→（第二站+第三站）①→第四站①			
	02	第一站→（第二站+第三站）②→第四站②			
	03	第一站→（第二站+第三站）③→第四站③			
	04	第一站→（第二站+第三站）④→第四站①			
	05	第一站→（第二站+第三站）⑤→第四站②			
第二组	06	第一站→第四站①→（第二站+第三站）①			
	07	第一站→第四站②→（第二站+第三站）②			
	08	第一站→第四站③→（第二站+第三站）③			
	09	第一站→第四站①→（第二站+第三站）④			
	10	第一站→第四站②→（第二站+第三站）⑤			

1. 据参考人数分组进行考核，第一站采取统一考核方式，多人进站，保持间距，考试完成后可继续完成剩余考站考试；

2. 第二站与第三站在同一考场进行（同时设置多组，进站人数根据每站考试时间设置，如第二站与第三站共设置5组并行考站，完成考试后进入第四站继续完成考试，如上表所述，其中①～⑤代表每站设置并行考站数）；

3. 第二组考生同时进行第四站考核，共计10分钟，设置三组并行考站，10分钟结束考试后进入候考区，待第二站与第三站考生结束考试后交换考站继续完成考试；

4. 考虑时间不统一性，时长较少考站会适当补充下一组人数确保所有考站同时进行

十、模拟试题

模拟试题（第一套）

第一部分：辅助检查及影像学判读（时间30分钟，分值10分）

一、考生题干

请考生在规定时间内根据给出的病例信息作出诊断。

1. 男性，12岁，主诉摔伤致左小腿疼痛、活动受限4小时（图11-1、图11-2）。
2. 女性，73岁，主诉右膝关节疼痛、活动受限8年（图11-3、图11-4）。
3. 男性，23岁，主诉车祸致头颈部疼痛、四肢感觉运动障碍4小时（图11-5）。

图11-1　图11-2　图11-3　图11-4　图11-5

4．女性，65岁，既往有子宫内膜癌手术病史。主诉左大腿部疼痛2个月，加重伴活动受限2天（图11-6、图11-7）。

5．女性，58岁，主诉右膝关节疼痛、活动受限5个月（图11-8、图11-9）。

6．男性，80岁，主诉摔伤致右髋疼痛、功能障碍6小时（图11-10）。

图11-6 图11-7 图11-8 图11-9 图11-10

7．女性，37岁，主诉摔伤致右踝关节畸形、活动受限4小时（图11-11、图11-12）。

图11-11

8．男性，55岁，主诉双下肢无力伴行走不稳5个月（图11-13）。

9．男性，72岁，主诉右股骨颈骨折术后12年，右髋部疼痛10个月（图11-14）。

10．男性，50岁，主诉腰痛伴左下肢放射性疼痛、麻木2个月（图11-15、图11-16）。

图11-12 图11-13 图11-14 图11-15 图11-16

二、考官参考答案

1．左胫腓骨骨折（1分）。

2．右膝骨性关节炎（1分）。

3．颈椎骨折脱位（C_6～C_7）、颈脊髓损伤（1分）。

4．左股骨近端病理性骨折（转移瘤，1分）。

5．右侧胫骨近端骨巨细胞瘤（1分）。

6．右股骨粗隆间骨折（1分）。

7．右踝关节骨折、右踝关节脱位（1分）。

8．颈椎病（脊髓型，1分）。

9．右侧股骨头坏死（右股骨颈骨折内固定术后，1分）。

10．腰5/骶1椎间盘突出症（1分）。

第二部分：接诊患者（须体现人文沟通，时间20分钟，分值20分）

一、考生题干

患者男性，72岁，1小时前在家中去卫生间时不慎摔倒，右肩部着地，当时即感右肩部疼痛，不能活动，由120送至我院急诊。

请对患者进行病史采集、重点查体，并基于此站问诊内容及提供的部分查体内容给出初步诊断及1个鉴别诊断。

二、考官参考答案

主诉：摔伤致右肩部疼痛、肿胀，右肩关节活动障碍1小时（3分）。

现病史：起病急（0.5分），1小时前行走时不慎摔倒，右肩部着地，当时即感右肩部疼痛、肿胀，右肩关节活动障碍（2分）。不伴头胸腹部疼痛，不伴颈椎及其他肢体疼痛，于家中卧床休息后症状无缓解，遂由120送至我院急诊（1分），行X线检查提示“右肩关节脱位”。伤后精神差，未进食水，未大小便（0.5分）。

既往史：否认高血压、糖尿病、心脏病、肝炎、结核、外伤、输血史、过敏史（1分）。

个人史：生长于原籍本地，退休建筑工人，不吸烟，偶有饮酒（1分）。

婚育史：26岁结婚，养育1子，爱人及儿子身体健康（0.5分）。

家族史：无家族遗传疾病史（0.5分）。

查体：视、触、动、量按序检查，手法正确（1分）。

望诊：右肩呈方肩畸形（1分）。

触诊：右肩肿盂处有空虚感，右上肢有弹性固定，右上肢动脉搏动良好（1分）。

动量诊：因疼痛右肩关节各向活动受限，Dugas征阳性（即将患侧肘部紧贴胸壁时，手掌搭不到健侧肩部，或手掌搭在健侧肩部时，肘部无法贴近胸壁）；余肢体活动好，感觉正常，肌力5级。四肢生理反射存在，病理反射未引出（1分）。

初步诊断：右肩关节脱位（2分）。

鉴别诊断：右肱骨近端骨折（2分），右锁骨骨折，右肩锁关节脱位。

接诊问诊查体中的人文关怀：接诊问诊查体中要有爱伤意识，动作要轻柔，尤其是患者因疼痛要求镇痛治疗时，要给予回答及处理，查体过程一定要反复询问及观察患者疼痛情况，对于明确骨折患者部分查体可能不需要完成等（2分）。

三、考官评分标准（表11-2）

表11-2　接诊患者评分标准

考核项目	考核内容及标准	标准分	得分
主诉	摔伤致右肩部疼痛、肿胀，右肩关节活动障碍1小时	3	
现病史（7分）	起病急	0.5	
	1小时前行走时不慎摔倒，右肩部着地，当时即感右肩部疼痛、肿胀，右肩关节活动障碍	2	
	不伴头胸腹部疼痛，不伴颈椎及其他肢体疼痛，于家中卧床休息后症状无缓解，遂由120送至我院急诊（1分），行X线检查提示“右肩关节脱位”	1	
	伤后精神差，未进食水，未大小便	0.5	
其他病史（3分）	既往史：否认高血压、糖尿病、心脏病、肝炎、结核、外伤、输血史、过敏史	1	
	个人史：生长于原籍本地，退休建筑工人，不吸烟，偶有饮酒； 婚育史：26岁结婚，养育1子，爱人及儿子身体健康； 家族史：无家族遗传疾病史	2	

续表

考核项目	考核内容及标准	标准分	得分
专科查体	专科查体：视、触、动、量按序检查，手法正确（1分）。望诊：右肩呈方肩畸形（1分）；触诊：右肩肩胛盂处有空虚感，右上肢有弹性固定，右上肢动脉搏动良好（1分）；动量诊：因疼痛右肩关节各向活动受限，Dugas征阳性（即将患侧肘部紧贴胸壁时，手掌搭不到健侧肩部，或手掌搭在健侧肩部时，肘部无法贴近胸壁），余肢体活动好，感觉正常，肌力5级，四肢生理反射存在，病理反射未引出（1分）	4	
初步诊断	右肩关节脱位	2	
鉴别诊断	右肱骨近端骨折，右锁骨骨折，右肩锁关节脱位	2	
人文关怀	接诊问诊查体中要有爱伤意识，动作要轻柔，尤其是患者因疼痛要求镇痛治疗时，要给予回答及处理，查体过程一定反复询问及观察患者疼痛情况，对于明确骨折患者部分查体可能不需要完成等	2	
总分		20	

第三部分：临床思维（时间20分钟，分值40分）

一、考生题干

要求考生根据第二站中患者的病史采集及专科查体结果，在20分钟内进行病历书写及分析，作出初步诊断及下一步诊疗计划，并进行提问。

二、考官评分标准（表11-3）

表11-3 临床思维评分标准

考核项目	考核内容及标准	标准分	得分
病例特点（10分）	对现病史概括简练，重点突出	3	
	与病史采集病案的信息一致	2	
	对疾病诊断有意义的体格检查描述正确、到位	3	
	与疾病相关的辅助检查结果描述正确、到位	2	
诊断依据（12分）	诊断依据概括简洁、完整	3	
	诊断依据不堆砌，内容不空洞	3	
	各项诊断均有病史、体检、辅助检查的依据	3	
	诊断准确，主次排序合理	3	
鉴别诊断（6分）	鉴别诊断结合患者主要诊断展开，分析有条理	3	
	未出现与诊断无关的鉴别诊断	3	
诊疗计划（7分）	诊疗计划符合基本治疗原则，简明扼要	3	
	诊疗计划与相关诊断对应	2	
	诊疗计划体现患者病情个体化原则	2	
提问	肩关节脱位的分型有：根据肱骨头脱位的方向可分为前脱位、后脱位、上脱位及下脱位四型	3	
总体	首次病程录整体，要求临床思路清晰，字迹整洁	2	
总分		40	

第四部分：基本技能操作（时间10分钟，分值30分，模拟器械）

一、考生题干

男性，35岁，电锯割伤致右前臂背侧开放性损伤，经急诊就诊后诊断为“右前臂皮肤挫裂伤”，请给患者行清创缝合术。

二、考官评分标准参照本专业常用技能操作评分标准（附表11-1）。

模拟试题（第二套）

第一部分：辅助检查及影像学判读（时间30分钟，分值10分）

一、考生题干

请考生在规定时间内根据给出的病例信息作出诊断。

1. 患者重物砸伤，自述右小腿疼痛，查体右小腿远端肿胀瘀斑，局部畸形（图11-17、图11-18）。

2. 患者高处坠落伤，自述右大腿疼痛，查体右大腿肿胀瘀斑，局部畸形（图11-19）。

3. 患者高龄，摔伤，主诉左髋部疼痛，查体左下肢外旋短缩畸形（图11-20）。

4. 患者外伤，自述左前臂疼痛，查体左前臂中段肿胀瘀斑，局部畸形（图11-21、图11-22）。

5. 患者老年女性，双膝关节疼痛数年（图11-23）。

6. 患者老年男性，左髋部疼痛数年，有长期服用激素病史（图11-24）。

7. 患者无明确外伤史，主诉胸背部疼痛、双下肢活动受限，查体胸背部叩痛、双下肢肌力明显下降（图11-25、图11-26、图11-27、图11-28）。

8. 患者老年女性，腰疼，间歇性跛行数年（图11-29、图11-30、图11-31、图11-32）。

图11-17　图11-18　图11-19　图11-20　图11-21

图11-22　图11-23　图11-24　图11-25　图11-26

图11-27　图11-28　图11-29　图11-30　图11-31

9．患者老年男性，颈部不适，双上肢麻木（图11-33、图11-34、图11-35、图11-36）。

10．患者40岁，体检发现右胫骨近端膨胀性骨质破坏（图11-37、图11-38）。

图11-32　图11-33　图11-34　图11-35　图11-36

图11-37　图11-38

二、考官参考答案

1．右胫腓骨骨折（1分）。

2．右股骨干骨折（1分）。

3．左股骨颈骨折（1分）。

4．左尺桡骨骨折（1分）。

5．双膝骨关节炎（1分）。

6．左股骨头坏死（1分）。

7．脊柱肿瘤/胸椎肿瘤（1分）。

8．腰椎管狭窄（1分）。

9．颈椎病/颈椎管狭窄（1分）。

10．右胫骨近端骨巨细胞瘤（1分）。

第二部分：接诊患者（时间20分钟，分值20分，SP/床旁）

一、考生题干

患者宋××，男，41岁。既往“腰椎间盘膨出”病史两年，伴腰痛。3天前搬重物后突发腰痛加剧，伴左下肢放射痛及麻木，主要部位为小腿外侧及足背，未特殊治疗，卧床休息后稍缓解，门诊CT示“腰椎4～5椎间盘突出”。

既往史：平素体健，否认高血压、心脏病、糖尿病史，否认食物药物过敏史，否认手术外伤史，否认输血史。

个人及婚育史：吸烟，不饮酒，生活规律。已婚，育有1子1女。

家族史：配偶、子女及父母身体健康。

请对患者进行病史采集、重点查体，并基于此站问诊内容及提供的部分查体内容给出初步诊断及鉴别诊断。

二、考官评分标准（表11-4）

表11-4 接诊患者评分标准

考核项目	考核内容及标准	标准分	得分
沟通准备	态度和蔼，问候与自我介绍，核对患者基本信息	1	
现病史（3分）	主诉：起病情况与时间	1	
	发病诱因及过程，主要症状及体征	1	
	诊疗经过（检查结果、治疗措施、治疗效果等）	1	
既往史	曾患病史、手术外伤史、食物药物过敏史等	1	
个人婚育史	吸烟史、饮酒史、婚育史	1	
家族史	家庭中与本病相似的病情	1	
专科查体（7分）	观察腰部外形，口述是否存在侧弯、保护性姿势等	1	
	腰椎活动是否受限：屈曲、后伸、侧屈、旋转	1	
	腰部棘突、棘间及棘突旁是否存在压痛、放射痛	1	
	皮肤痛温觉：双下肢各关键点需要检查	1	
	下肢肌力：屈髋、伸膝、踝背伸、踇背伸、足跖屈	1	
	双下肢直腿抬高试验、加强试验	1	
	双侧膝腱反射、跟腱反射，双下肢病理反射检查	1	
人文沟通	人文关怀、问诊技巧、医患沟通	3	
诊断	腰椎间盘突出症（腰4～5）	3	
总分		20	

第三部分：临床思维（时间20分钟，分值40分，笔试＋口试）

一、考生题干

要求考生根据第二站中患者的病史采集及专科查体结果，在20分钟内进行病历书写及分析，作出初步诊断及下一步诊疗计划，并进行提问。

二、考官评分标准（表11-5）

表11-5 临床思维评分标准

考核项目	考核内容及标准	标准分	得分
病例特点（10分）	对现病史概括简练，重点突出	3	
	与病史采集病案的信息一致	2	
	对疾病诊断有意义的体格检查描述正确、到位	3	
	与疾病相关的辅助检查结果描述正确、到位	2	
诊断依据（12分）	诊断依据概括简洁、完整	3	
	诊断依据不堆砌，内容不空洞	3	
	各项诊断均有病史、体检、辅助检查的依据	3	
	诊断准确，主次排序合理	3	
鉴别诊断（6分）	鉴别诊断结合患者主要诊断展开，分析有条理	3	
	出现与诊断无关的鉴别诊断	3	

续表

考核项目	考核内容及标准	标准分	得分
诊疗计划（7分）	诊疗计划符合基本治疗原则，简明扼要	3	
	诊疗计划与相关诊断对应	2	
	诊疗计划体现患者病情个体化原则	2	
提问	腰4、腰5、骶1神经根受压的关键检查部位	3	
总体	首次病程录整体临床思路清晰，字迹整洁	2	
总分		40	

第四部分：基本技能操作（时间10分钟，分值30分，模拟器械）

考生题干

患者，女，45岁。2小时前不慎扭伤踝关节，经X线检查，诊断“右外踝骨折”，拟行手术治疗，现暂予患者临时石膏托。

考官评分标准参照本专业常用技能操作评分标准（附表11-2）。

附表：常用技能操作评分标准

附表11-1 清创缝合术评分标准

项目	考核内容	标准分	得分
操作准备	1．检查、判断患者病情。 2．与患者或家属谈话，说明清创术的目的、方法以及各种并发症，特别是能否一期缝合以及相应的风险。解释伤后功能、美容影响等。 3．物品准备 消毒清创包、肥皂水、无菌生理盐水、3%的过氧化氢、碘伏及1：5000苯扎溴铵溶液、无菌注射液、2%利多卡因、绷带、胶布、止血带等戴帽子、口罩	5	
操作要点（20分）	1．清洗去污。（1）清洗皮肤：用无菌纱布覆盖伤口，再用松节油（用生理盐水代替，瓶签注明为松节油）擦去伤口周围皮肤的油污。更换覆盖伤口的纱布，用软毛刷蘸消毒皂液刷洗皮肤，并用生理盐水冲洗2遍。然后换另一毛刷再刷洗1遍，用消毒纱布擦干皮肤。3遍刷洗共约10分钟。（2）清洗伤口：去掉覆盖伤口的纱布，以双氧水、生理盐水冲洗伤口，用消毒镊子或纱布球轻轻除去伤口内的污物、血凝块和异物	6	
	2．伤口的处理。更换手套，消毒伤口周围的皮肤，局部神经阻滞麻醉后，铺无菌巾；伤口用0.1%新洁尔灭湿敷5分钟；检查伤口，清除血凝块和异物；切除失去活力的组织；必要时可扩大伤口，以便处理深部创伤组织；伤口内彻底止血；最后再次用双氧水和无菌生理盐水反复交替冲洗伤口3遍	6	
	3．缝合伤口。按组织层次对合好后缝合创缘。缝合伤口共6针，持针器打结3针，单手打结3针。查看针距、针间距、对称性及松紧度	6	
	4．包扎伤口。伤口覆盖无菌纱布，胶布固定	2	
注意事项	切除污染创面时，应由外向内、由浅入深，并防止切除后的创面再污染 清创需彻底，异物需彻底清除，深筋膜需充分切开，有效解除深层组织张力；术后给予破伤风抗毒素或破伤风免疫球蛋白，并根据伤情给予合适的抗生素预防感染；放置引流物后要及时更换辅料，保持引流通畅。引流物在24～48小时后，按分泌物的质和量决定是否取出	5	
总分		30	

附表 11-2　石膏固定术评分标准

项目	内容及评分标准		满分	得分
准备（3分）	石膏的选用，合适规格的石膏（小号或中号）		1	
	石膏长度以患肢或健肢比测决定石膏长度（大于实际长度10%）		1	
	石膏层数：10～12层（不能过薄）		1	
操作过程（11分）	石膏放在温水内，待气泡除尽，手握两侧，轻轻挤去水分		1	
	以手掌或手指均匀用力将石膏铺平后置于足及小腿后方，不能以指尖按压石膏		1	
	绷带缠绕	绷带由远端向近端缠绕	2	
		每层绷带覆盖上一层的1/3或1/2	2	
		绷带缠绕过程中不能拉紧再绷	2	
		绷带缠绕过程中不能翻转	2	
	石膏上注明操作日期		1	
操作结果（8分）	踝关节固定于功能位		2	
	石膏松紧度合适		2	
	患足趾、膝关节屈伸无明显受限		2	
	拆除石膏见石膏内侧无明显突起压迫组织		2	
人文关怀（8分）	术前告知患者操作目的		1	
	术中询问患者感觉		1	
	术后医嘱 石膏松动需重新固定 抬高患肢，局部冷敷 适当功能锻炼	注意患肢血运，如感患肢肿痛、青紫、麻木，应立即告知医生	2	
		1		
		1		
		1		
	操作完成后规整患者衣物		1	
合计			30	

附表 11-3　软组织肿物切除术评分标准

考核项目	考核内容及标准	标准分	得分
术前准备（5分）	明确肿物位置、大小、质地、活动度	3	
	手术洗手	1	
	消毒铺单	1	
术中操作（20分）	切开皮肤，分离皮下组织	2	
	探查显露肿物，不破坏肿物包膜	5	
	再次明确肿物质地及与周围组织关系	3	
	包膜外分离并切除肿物	5	
	生理盐水及蒸馏水冲洗浸泡切口	3	
	缝合切口，加压包扎	2	
术后处理	切除肿物送病理检查	5	
总分		30	

（贾易周）

第十二章　儿　外　科

为规范住院医师规范化培训结业临床实践能力考核，提高结业临床实践能力考核的质量，逐步实现住院医师规范化培训结业考核的同质化，特制订本规程。

一、使用范围

适用于山西省住院医师规范化培训结业临床实践能力考核-儿外科专业。

二、制订依据

依据国家《住院医师规范化和培训内容与标准（2022版）》《住院医师规范化结业临床实践能力考核标准方案-儿外科（2022版）》，结合山西省住院医师规范化培训的实际，制订本标准。

三、考核对象

符合考核条件，参加住院医师规范化培训（儿外科）专业结业临床实践能力考核的住院医师。

四、考核内容

包括病史采集、体格检查、病历书写、病例分析、人文沟通、技能操作等内容。

五、考核重点

根据国家《住院医师规范化培训内容与标准（2022版）》-儿外科培训细则的要求，重点考核住院医师对儿外科多发病、常见病的独立诊治能力。

六、考核形式及考站设置

住院医师规范化培训结业临床实践能力考核采取客观结构化临床考核（OSCE）的方式，采用在标准化患者/真实患者或医学模拟人上实际操作。共设置病史采集、体格检查、病历书写、病例分析、人文沟通、技能操作六站。

第一考站：病史采集

考核内容：儿外科疾病的病史采集。考核住院医师医学知识掌握和综合应用。

考核方式：SP/真实患者，床旁考核。

考核考题：住院医师规范化培训细则要求病种，根据建议病种选择典型病例的患者，且须征得患儿及家长知情同意。

考核时间：10～15分钟。

分值：100分，占比15%。

第二考站：体格检查

考核内容：儿外科疾病的专科体格检查的过程，其中体检内容包括与考核案例相关的重点身体部位的检查及阴性体征的检查。此外，选取大查体中某一项进行抽查。两者相加总分为本站得分。考核住院医师准确高效地完成体格检查。

考核方式：采用SP或在模型上操作。

考核考题：住院医师规范化培训细则要求病种，根据建议病种选择典型病例的患者，且须征得患儿及家长知情同意。

考核时间：20～30分钟。

分值：100分，占比15%。

第三考站：病历书写

考核内容：考核住院医师的文字组织和概括能力、临床思维应用和知识应用能力，考核住院医师对病史资料的整理、归纳、分析、书写的综合能力。相关医疗文书书写，主要包括主观简要病史、客观体检记录/检查结果、诊断评估与鉴别诊断以及诊疗计划等。

考核方式：采用SP/第1、2考站所查真实患者，笔试形式。根据病史采集、体格检查所采集的信息，按照实际考站要求书写相关医疗文书。

考核时间：20～30分钟。

分值：100分，占比15%。

第四考站：病例分析

考核内容：对于所查病例进行分析诊断，考核评价住院医师对疾病的诊断、鉴别诊断、处置、预后判断过程中的临床思维与决策、总结概括、语言表达等能力。

考核方式：口试。

考核试题：题干＋提问的形式。住院医师要求总结病史资料、提出诊断思路、制订治疗计划，并回答针对专业知识的提问和病例相关的权衡决策以及职业素养的提问。要点是在面临多种治疗方案时，选择最合适患者的决策。根据儿外科住院医师规范化培训细则中关于病种要求，事先设计问题。出题范围建议限于普外科、急症、新生儿外科、骨科、肿瘤外科、泌尿外科专业。

考核时间：20～30分钟。

分值：100分，占比15%。

第五考站：人文沟通

考核内容：考核住院医师与患儿及其家长的沟通技巧、人文职业素养以及表达能力等。住院医师向家长交代病情或特殊检查治疗前谈话。

考核方式：利用SP在病史询问过程中进行。口试，考官或SP扮演患儿家长。

考核时间：5～10分钟。

分值占比：100分，占比10%。

第六考站：临床技能操作

考核内容：心肺复苏、换药（清洁或感染切口）、拆线、导尿、切开缝合、间断缝合。至少选择其中两项进行考核，50分/项。

考核方式：在模拟人或器具上操作。

考核时间：20～30分钟。

分值占比：100分，占比30%。

七、成绩评定

各站分数合计≥60分～80分者为通过。合格分值低标准线为国家标准（不得低于该标准），高标准线为建议标准（可高于该标准）。

八、具体实施

1．采用统一考题、统一考核形式与标准进行集中考核，以保证考核的公平性和同质性。考核基地同一批次、同一时段使用同一考题。各站试题数量根据考试批次安排设定，每半天至少一套试题，各批次之间不得重复，并准备至少1套备用题。

2．每个考站配两名考官，两名考官来自不同培训基地，两名考官独立评分。

3．各类型人员考前培训

（1）考官培训内容：包括《住院医师规范化培训内容与标准（2022版）》《住院医师规范化结业临床实践能力考核标准方案-儿外科（2022版）》、考官制度、执考要求、评分要求、注意事项等；考前培训应按分配的考核任务进行分组培训，由考核专业负责人及指定的考站组长负责召集该站考官进行培训，培训重点是评分细则的一致性，具体包括熟悉考核病例（或主题）的内容；对照评分细则进行一致性评分练习与讨论。

（2）考生培训内容：考场设置、考试流程、每站考核注意事项、考场纪律等。

（3）考务人员培训内容：考场设置、人员分工、不同岗位考务人员工作流程等。

（4）SP培训：案例培训、标准化回答、特殊体征培训等。

九、考站设置建议

根据考核人数、考核基地场地、考官配置等因素，结合考核公平性、同质性，兼顾经济性，选择适宜的考站设置方案（表12-1）。

表12-1　儿外科考站设置方案

<table>
<tr><th rowspan="2">考生组别</th><th rowspan="2">序号</th><th colspan="6">换站顺序</th></tr>
<tr><th>第一站
病史采集
10～15分钟</th><th>第二站
体格检查
20～30分钟</th><th>第三站
病历书写
20～30分钟</th><th>第四站
病例分析
20～30分钟</th><th>第五站
人文沟通
5～10分钟</th><th>第六站
技能操作
20～30分钟</th></tr>
<tr><td rowspan="4">第一组</td><td>01</td><td colspan="6">第一站①→第二站①→第五站①→第三站→第四站→第六站</td></tr>
<tr><td>02</td><td colspan="6">第一站②→第二站②→第五站②→第三站→第六站→第四站</td></tr>
<tr><td>03</td><td colspan="6">第一站①→第二站①→第五站①→第三站→第四站→第六站</td></tr>
<tr><td>04</td><td colspan="6">第一站②→第二站②→第五站②→第三站→第六站→第四站</td></tr>
</table>

说明：

1．依据参考人数分组进行考核，以本方案为例，第一站、二、五站在同一考场进行（同时设置2组），第四、六站单独设站（各设1组），第三站病历书写单独设置1间（可容纳多人并保证就座间距）

2．①②代表每站设置并行考站数（相同考站设置数量）

3．本方案仅供参考，可根据具体情况进行调整

十、模拟试题

模拟试题（第一套）

第一部分：病史采集（时间10～15分钟，分值100分，占比15%）

一、考生题干

题干：请与SP交流，完成病史采集。

二、考官参考病历摘要

题干：考生接诊SP。

患儿王宝宝，男，1岁8月。主诉：阵发性腹痛20小时。患儿于20小时前无明显诱因出现腹痛，脐周为主，每次持续10～20分钟，有时腹痛难忍，有时不明显，腹痛间隔1～2小时出现，阵发性加剧，伴呕吐3次，为胃内容物，非喷射性，量不多，开始时呕吐后腹痛稍缓解，后腹痛加重，呕吐后腹痛亦不能缓解，呕吐由胃内容物转为含黄色胆汁样物。遂今晨就诊于××县医院，超声检查提示右上腹“同心圆”“靶环征”表现的肿块，为进一步诊治至我院急诊室。患儿自发病以来，精神欠佳，食欲欠佳，小便正常，转院途中排果酱样血便1次。

既往史：平素体健。无食物、药物过敏史，无传染病史、无手术史、无输血史、无疫区旅居史、无特殊不良嗜好。

个人史：患儿系第一胎第一产，足月顺产，出生体重3000g，出生后一般情况良好，无窒息抢救史，生后母乳喂养，按时添加辅食，预防接种按序。

家族史：否认肝炎、结核等传染病接触史，否认高血压、糖尿病等遗传病史。

三、标准化患者扮演环节

医生：我是××医生，请问你是王宝宝的家长吗？

SP：是的，我是。

医生：我核对一下孩子的个人信息，包括姓名、年龄、性别等，请你配合提供。

SP：孩子姓名王宝宝，年龄1岁8月，男孩。

医生：请问家长，孩子因为什么问题来我院就诊？

SP：孩子有一阵一阵的腹痛。

医生：孩子腹痛有多长时间了？

SP：大约20个小时了。

医生：孩子腹痛前有什么特殊情况吗？比如吃过什么不洁食物，或之前有其他类似情况吗？

SP：没有。

医生：孩子腹痛的主要部位在哪里？是一直疼痛还是一阵一阵地疼？能不能忍受？持续多久了？这20小时以来，腹痛加重还是减轻了？做过什么检查、处理吗？

SP：孩子太小，我也不清楚。孩子手指肚子说“疼”，一阵一阵地哭闹，大概间隔1～2小时哭闹一阵，每次哭闹持续十几分钟。这20小时以来，感觉孩子腹痛加重了，哭闹间隔的时间也越来越短。

医生：孩子有呕吐吗？吐了几次？吐的是什么东西？

SP：孩子共呕吐3次，就是吃的东西。后来有黄色的黏液吐出。

医生：孩子呕吐后腹痛能减轻吗？

SP：刚开始呕吐后孩子能安静一会，后来慢慢变得呕吐后也仍然哭闹，不能安静。

医生：孩子做过什么检查、治疗吗？吃过什么药物吗，疗效如何？

SP：我们就诊于××医院，做了超声，提示"右上腹同心圆、靶环征表现的肿块"，当地医院诊断不清楚，没有做特殊处置，也没吃过药，建议到你们医院来进一步检查。

医生：孩子从发病以来，精神、食欲如何，大小便情况怎么样？睡眠如何？体重有没有明显变化。

SP：孩子发病以来，精神、食欲、睡眠都不太好，体重应该没什么变化，尿量还可以。从××医院来的过程中，孩子拉过一次血便，像果酱似的。

医生：孩子以前身体怎么样？得过什么病？有没有受过伤、做过手术？有没有食物、药物过敏的情况？

SP：孩子身体一直都挺好，没得过什么病？没受过伤，也没做过手术，没有食物、药物过敏。

医生：孩子是第几个孩子？孩子母亲以前流过产吗？顺产还是剖腹产？出生时孩子月份足不足？出生体重是多少？出生后情况如何？抢救过吗？出生后吃的母乳还是奶粉？按时添加辅食没有？预防针按时打了吗？

SP：这是第一个孩子，孩子妈妈没有流过产。孩子足月顺产，出生时情况挺好的，出生体重6斤，没有抢救过。出生后吃的母乳，辅食都按时添加了。预防针都按时打了。

医生：您和您爱人本人及家族中有特殊遗传病和传染病吗？比如肝炎、结核、高血压、糖尿病等。

SP：都没有。

四、考官评分标准（表12-2）

表12-2　病史采集评分标准

考核项目		内容	标准分	得分
病史采集（85分）	一般项目	医生自我介绍（3分），核对家长信息（2分）	5	
		姓名（2分）、年龄（1分）、性别（1分）、职业（1分）	5	
	现病史	起病情况（2分）与患病时间（3分）	5	
		病因（3分）与诱因（2分）	5	
		主要症状特点：出现的部位（3分）、性质（3分）、持续时间（3分）、程度（3分）、加重与缓解因素（3分）	15	
		病情的发展与演变：主要症状变化（5分）及新出现的症状（5分）	10	
		诊治经过：诊疗单位（2分）、诊治措施（3分）、用药剂量（2分）及效果（3分）	10	
		伴随症状：包括阳性症状（5分）及重要的阴性症状（5分）	10	
		病后的一般状况：精神（1分）、食欲（1分）、体重（1分）、二便（1分）、睡眠（1分）	5	

续表

考核项目		内容	标准分	得分
病史采集（85分）	既往史	既往健康状况（1分）、曾患疾病（1分）、外伤（1分）、手术（1分）、过敏史（1分）	5	
	个人史	新生儿期情况（1分）、喂养史（1分）、生长发育（1分）、预防接种史（2分）	5	
	家族史	特别是与本病相关的疾病	5	
问诊技巧		问诊有条理和重点：体现诊断思维	5	
综合素质，医德医风		仪表整洁（2分）、语言文明（2分）、爱伤观念（2分）、与患者交流的能力（4分）	10	
总分			100	

第二部分：体格检查（时间20～30分钟，分值100分，占比15%）

一、考生题干

题干：请完成体格检查。

二、考官参考信息

体格检查

T 36.8℃，P 115次/分，R 34次/分，体重12kg。

一般情况：发育正常，营养中等，神志清楚，反应可，查体欠合作。

皮肤黏膜：全身皮肤弹性好，皮肤黏膜无黄染、皮疹、皮下出血、皮下结节、瘢痕、紫癜、瘀点、瘀斑、溃疡，无肝掌、蜘蛛痣。

全身浅表淋巴结：颌下、颏下、耳后、颈部、锁骨上、腋窝、滑车上、腹股沟及腘窝无肿大淋巴结。

头颅：无畸形、压痛、包块，大小正常，毛发分布正常，无瘢痕、肿块、压痛、结节。

眼：眼裂正常，眼睑正常，眼窝无凹陷，眼球正常，结膜无充血，巩膜无黄染，双侧瞳孔等大等圆，对光反射存在。

耳：耳郭无畸形、牵拉痛，外耳道无出血、分泌物，乳突无压痛。

鼻部：无畸形、鼻翼翕动、鼻道阻塞及分泌物、出血，鼻中隔无偏曲，鼻窦、副鼻窦区无压痛。

口腔：唇红，口唇无畸形，口腔黏膜无溃疡，牙龈无出血，扁桃体无肿大，咽部无充血。

颈部：颈软、无抵抗，无颈静脉怒张，气管居中，颈动脉搏动正常，肝颈静脉回流征阴性。甲状腺正常，无压痛、结节、震颤、血管杂音。

胸部：胸廓左右对称，呼吸动度一致，触觉语颤均等，无增强或减弱。

肺脏：

视诊：双肺呼吸动度一致，呼吸节律正常，未见肋间隙增宽、变窄。

触诊：双肺语颤一致，未触及胸膜摩擦感。

叩诊：叩诊呈清音，肺下界位置正常，肺下界移动度正常。

听诊：双肺呼吸音清，未闻及干、湿性啰音及胸膜摩擦音。

心脏：

视诊：心前区无隆起、异常搏动。

触诊：心尖搏动正常，无心包摩擦感，无震颤，无抬举性搏动。

叩诊：心界叩诊不大。

听诊：心率115次/分，心律齐，心音正常，各瓣膜听诊区未闻及杂音，未闻及心包摩擦音。

周围血管征：无水冲脉、枪击音、往返杂音、毛细血管搏动征。

腹部：详见专科检查。

肛门及直肠：未及明显异常。

外生殖器：未见明显异常。

脊柱：正常生理弯曲，运动正常。

四肢：无畸形、肌肉萎缩、杵状指（趾），无静脉曲张、骨折，关节正常，肢体无瘫痪。

神经系统：生理反射存在，病理征未引出。

专科检查

腹部稍膨隆，无静脉曲张，未见胃肠型及蠕动波，全腹腹肌软，右上腹可及包块，稍活动，触痛阳性。余腹未及明显压痛、反跳痛及肌紧张。肝脏、脾脏肋下未触及，叩诊鼓音，无移动性浊音。肠鸣音5～6次，可听到少量气过水声。

三、考官评分标准（表12-3）

表12-3　体格检查评分标准

Part 1

考核项目		内容	满分	扣分	说明
准备工作		准备检查用具、和患儿沟通意图	5		
体格检查（65分）	一般情况描述	1. 描述一般状况 2. 如有合并症，进行阳性体征查体	5		重要体征不能有遗漏，每遗漏其中一项扣2分
	阴性体征	疾病鉴别中阴性体征（相应鉴别诊断需要体现的，本例患者中为阴性的体征）	20		重要体征遗漏扣5分/项
	专科查体	支持诊断的阳性体征，体现专科查体特点	40		有漏项，扣5分/项；顺序颠倒扣5分
标准查体	抽查	抽查标准查体中一项内容进行检查（无一般状况；需制作抽签）	20		评分见下表
其他	综合素质	仪表整洁、操作熟练、检查顺序	5		体现出操作熟练，临床工作熟悉
	医德医风	爱伤观念、与患者沟通的能力	5		
	时间	20分钟内完成			未按时完成扣5分
总分			100		

Part 2

标准体格检查抽查：抽查本表中一项，依据完成情况打分（注意不要与专科查体重复）

项目	内容	得分		
		A	B	C
生命体征	T、P、R、BP	20	12	8
皮肤黏膜	水肿、黄疸、出血、皮疹、蜘蛛痣等	20	12	8

续表

项目	内容		得分		
			A	B	C
头部	头颅	畸形、压痛、头围、囟门、毛发	20	12	8
	眼	结膜、巩膜、角膜、瞳孔，调节、辐辏反射	20	12	8
	耳	外形、分泌物、乳突压痛、粗测听力	20	12	8
	鼻	外形与通气、鼻中隔与鼻黏膜、鼻旁窦	20	12	8
	口	口唇、口腔黏膜、牙齿及牙龈、舌、咽部	20	12	8
颈部	外形、血管、气管、甲状腺		20	12	8
淋巴结	头颈部、锁骨上、腋下、腹股沟、滑车上、腘窝		20	12	8
肺部	望诊	胸廓有无畸形、是否对称，肋缘是否外翻，呼吸动度及节律	20	12	8
	触诊	胸壁及胸骨压痛、皮下气肿、胸廓扩张度、语音震颤、胸膜摩擦感	20	12	8
	叩诊	双肺叩诊音、肺下界、肺底移动度	20	12	8
	听诊	呼吸音、啰音、胸膜摩擦音、语音共振	20	12	8
心脏	MCL测量		20	12	8
	望诊	心前区有无膨隆、搏动范围	20	12	8
	触诊	心脏震颤、心尖搏动、心包摩擦感	20	12	8
	叩诊	心相对浊音界	20	12	8
	听诊	心率、节律、心音、杂音、额外心音、心包摩擦音	20	12	8
腹部	望诊	外形、腹壁静脉、胃肠型及蠕动波	20	12	8
	听诊	肠鸣音、振水音、血管杂音	20	12	8
	叩诊	腹部叩诊音、肝脾肾区叩击痛、移动性浊音	20	12	8
	触诊	腹壁紧张、压痛、反跳痛、包块、麦氏点、肝、脾、墨菲征	20	12	8
脊柱四肢	畸形、肌张力、肌力、关节活动度		20	12	8
神经系统	腱反射、颈抵抗、克尼格征、布鲁津斯基征、巴宾斯基征、奥本海姆征		20	12	8

第三部分：病历书写（时间20～30分钟，分值100分，占比15%，笔试）

一、考生题干

请根据接诊的SP患者，完成病历书写（入院记录）。

二、考官参考信息

入院记录

患儿：王宝宝；性别：男；年龄：1岁8月；职业：无。

主诉：阵发性腹痛20小时。

现病史：患儿20小时前无明显诱因出现腹痛，脐周为主，每次持续10～20分钟，有时腹痛难忍，有时不明显，腹痛间隔1～2小时出现，阵发性加剧，伴呕吐3次，为胃内容物，非喷射性，量不多，开始时呕吐后腹痛稍缓解，后腹痛加重，呕吐后腹痛亦不能缓解，呕吐由胃内容物转为含黄色胆汁样物。遂今晨就诊于××医院，超声检查提示右上腹“同心圆”“靶环征”表现的肿块，为进一步诊治入我院。患儿自发病以来，精神欠佳，食欲欠佳，小便正常，转院途中排果酱样血便1次。

既往史：平素体健。无食物、药物过敏史，无传染病史、无手术史、无输血史、无疫区旅居史、无特殊不良嗜好。

个人史：患儿系第一胎第一产，足月顺产，出生体重3000g，出生后一般情况良好，无窒息抢救史，生后母乳喂养，按时添加辅食，预防接种按序。

家族史：否认肝炎、结核等传染病接触史，否认高血压、糖尿病等遗传病史。

体格检查

T 36.8℃，P 115次/分，R 34次/分，体重12kg。

一般情况：发育正常，营养中等，神志清楚，反应可，查体欠合作。

皮肤黏膜：全身皮肤弹性好，皮肤黏膜无黄染，无皮疹、皮下出血、皮下结节、瘢痕、紫癜、瘀点、瘀斑、溃疡，无肝掌、蜘蛛痣。

全身浅表淋巴结：颌下、颏下、耳后、颈部、锁骨上、腋窝、滑车上、腹股沟及腘窝无肿大淋巴结。

头颅：无畸形、压痛、包块，大小正常，毛发分布正常，无瘢痕、肿块、压痛、结节。

眼：眼窝无凹陷，眼裂正常，眼睑正常，眼球正常，结膜无充血，巩膜无黄染，双侧瞳孔等大等圆，对光反射存在。

耳：耳郭无畸形、牵拉痛，外耳道无出血、分泌物，乳突无压痛。

鼻部：无畸形、鼻翼翕动、鼻道阻塞及分泌物、出血，鼻中隔无偏曲，鼻窦、副鼻窦区无压痛。

口腔：唇红，口唇无畸形，口腔黏膜无溃疡，牙龈无出血，扁桃体无肿大，咽部无充血。

颈部：颈软、无抵抗，无颈静脉怒张，气管居中，颈动脉搏动正常，肝颈静脉回流征阴性。甲状腺正常，无压痛、结节、震颤、血管杂音。

胸部：胸廓左右对称，呼吸动度一致，触觉语颤均等，无增强或减弱。

肺脏：

视诊：双肺呼吸动度一致，呼吸节律正常，未见肋间隙增宽、变窄。

触诊：双肺语颤一致，未触及胸膜摩擦感。

叩诊：叩诊呈清音，肺下界位置正常，肺下界移动度正常。

听诊：双肺呼吸音清，未闻及干、湿性啰音及胸膜摩擦音。

心脏：

视诊：心前区无隆起、异常搏动。

触诊：心尖搏动正常，无心包摩擦感，无震颤，无抬举性搏动。

叩诊：心界叩诊不大。

听诊：心率115次/分，心律齐，心音正常，各瓣膜听诊区未闻及杂音，未闻及心包摩擦音。

周围血管征：无水冲脉、枪击音、往返杂音、毛细血管搏动征。

腹部：

详见专科检查。

肛门及直肠：未及明显异常。

外生殖器：未见明显异常。

脊柱：正常生理弯曲，运动正常。

四肢：无畸形、肌肉萎缩、杵状指（趾），无静脉曲张、骨折，关节正常，肢体无瘫痪。

神经系统：生理反射存在，病理征未引出。

专科检查

腹部稍膨隆，无静脉曲张，未见胃肠型及蠕动波，全腹腹肌软，右上腹可及腊肠样包块，稍活动，触痛阳性。余腹未及明显压痛、反跳痛及肌紧张。肝脏、脾脏肋下未触及，叩诊鼓音，无移动性浊音。肠鸣音5～6次，可听到少量气过水声。

辅助检查

腹部彩超（××医院，日期：考试当日）：右上腹见“同心圆”“靶环征”表现的肿块。

初步诊断：

急性肠套叠

医师签字：

三、考官评分标准（表12-4）

表12-4　病历书写评分标准

项目	病历书写内容要求	分值	扣分	扣分细则
一般项目	姓名、性别、年龄、职业等填写齐全、准确	3		漏项或错项扣1分/项
主诉（9分）	主要症状及持续时间，原则上不用诊断名称代替	3		不符合评分要求扣3分
	简明、扼要、完整，能导出第一诊断	3		不符合评分要求扣3分
现病史（23分）	现病史与主诉相关相符	5		出现一处描述不准确扣2分
	起病时间与诱因描述准确	3		出现一处描述不准确扣2分
	主要症状、体征的部位、时间、性质、程度描述清楚；伴随症状与体征描述清楚	5		出现一处描述不准确扣2分
	具有鉴别诊断意义的阴性症状与体征记录准确	4		出现一处描述不准确扣2分
	疾病演变情况，入院前诊治经过及效果记录完整	3		出现一处描述不准确扣2分
	一般情况（饮食、睡眠、二便等）的记录完整	3		未描述或描述不全扣1分/项
既往史（9分）	既往一般健康情况、心脑血管、肺、肾、内分泌系统等重要的疾病史记录准确	3		漏项或错项扣2分/项
	手术、外伤史，重要传染病史，输血史记录准确	3		漏项或错项扣2分/项
	药物过敏史记录准确	3		漏项或错项扣2分/项
个人史	个人史、出生史、婴幼儿喂养史、生长发育史等记录准确	3		出现一处描述不准确扣2分
家族史（6分）	与疾病有关的遗传或具有遗传倾向的病史及类似本病病史记录准确	3		漏项或错项扣2分/项
	直系家族成员的健康、疾病及死亡情况记录准确	3		漏项或错项扣2分/项
体格检查（25分）	各大系统体检项目完整、准确、规范，与专科体检情况不矛盾	10		漏项或错项扣2分/项
	体格检查符合患儿实际年龄、性别情况	5		不符合评分要求扣5分

续表

项目	病历书写内容要求	分值	扣分	扣分细则
体格检查（25分）	阳性体征准确，有鉴别诊断意义的阴性体征无遗漏	5		漏项或错项扣2分/项
	专科体检情况记录完整，符合实际情况	5		不符合评分要求扣5分
辅助检查	记录与本次疾病相关的主要检查及其结果，写明检查日期、外院检查注明医院名称	10		漏项或错项扣2分/项
诊断（10分）	初步诊断合理，诊断疾病名称规范	5		不符合评分要求扣5分
	主次诊断排列有序，与主诉和现病史记录相符	5		不符合评分要求扣5分
总体要求	书写规范、字迹清楚、无错别字、页面整洁	5		不符合评分要求扣2分/项
总分		100		

第四部分：病例分析（时间20～30分钟，分值100分，占比15%，口试）

一、考生题干

患儿：王宝宝，男，1岁8月。主诉：阵发性腹痛20小时。

现病史：患儿20小时前无明显诱因出现腹痛，脐周为主，每次持续10～20分钟，有时腹痛难忍，有时不明显，腹痛间隔1～2小时出现，阵发性加剧，伴呕吐3次，为胃内容物，非喷射性，量不多，开始时呕吐后腹痛稍缓解，后腹痛加重，呕吐后腹痛亦不能缓解，呕吐由胃内容物转为含黄色胆汁样物。遂今晨就诊于××医院，超声检查提示右上腹“同心圆”“靶环征”表现的肿块，为进一步诊治，至我院急诊室。患儿自发病以来，精神欠佳，食欲欠佳，小便正常，转院途中排果酱样血便1次。

辅助检查：腹部彩超（××医院，日期：××）右上腹见“同心圆”“靶环征”表现的肿块。

问题：请考生结合患儿病史资料提出诊断思路、鉴别诊断，做出最终诊断并制订治疗计划，同时简述做出以上决定的原因。

针对该病例的提问（共4题）

儿外科范畴内提问（共5题）

二、考官提问

1．请考生结合患儿病史资料提出诊断思路、鉴别诊断，做出最终诊断并制订治疗计划，同时简述做出以上决定的原因

参考答案：结合阵发性腹痛、呕吐、血便病史、体格检查触及腊肠样包块及彩超提示“同心圆”“靶环征”肿块，诊断为急性肠套叠；需与细菌性痢疾、急性坏死性小肠炎、过敏性紫癜、美克尔憩室出血、蛔虫性肠梗阻及直肠脱垂等鉴别；治疗方案：非手术治疗（X线监视下空气灌肠复位或B超监视下水压灌肠复位肠套叠），如非手术治疗失败需行手术治疗（肠套叠手术复位术或腹腔镜下肠套叠复位术）。

2．综合提问

（1）本病相关问题

1）阐述肠套叠的病因。

参考答案：a．饮食改变：生后4～10个月，正是添加辅食及增加乳量的时期，由于

婴儿肠道不能立即适应所改变食物的刺激，引起肠道功能紊乱，引起肠套叠。b. 回盲部解剖因素：婴儿期回盲部游动性大，回盲瓣过度肥厚，小肠系膜相对较长；婴儿回盲瓣长度＞1cm，呈唇样突入盲肠，加上该区淋巴组织丰富，受炎症或食物刺激后易引起充血、水肿、肥厚，肠蠕动易将回盲瓣向前推移，牵拉肠管形成套叠。c. 病毒感染：国内报道与肠道内腺病毒、轮状病毒感染有关。d. 肠痉挛及自主神经失调：由于各种食物、炎症、腹泻、细菌或寄生虫毒素等刺激肠道产生痉挛，使肠蠕动功能节律紊乱或逆蠕动而引起套叠。e. 遗传因素。

2）阐述小儿急性肠套叠非手术治疗的禁忌征。参考答案：a. 病程超过2天以上，全身情况显著不良者，如严重脱水、精神萎靡、高热或休克等症状者；b. 高度腹胀，腹部有明显压痛、肌紧张，疑有腹膜炎者；c. 小肠型肠套叠；d. 3个月以下婴儿肠套叠。

3）空气灌肠复位过程中发生结肠穿孔处理措施。参考答案：立即用消毒针在剑突和脐之间刺入以排出腹腔内气体，迅速做好术前准备，急诊手术。

4）简述婴儿肠套叠的典型临床表现。参考答案：a. 阵发性哭闹不安。b. 呕吐：呕吐物初为奶汁、乳块或其他食物，以后转为黄绿色胆汁样物，1～2天后转为带臭味的肠内容物。c. 腹部包块：在患儿右上腹肝下触及腊肠样、弹力性、质硬、稍活动并有轻压痛的包块，右下腹一般有空虚感，肿块可沿结肠移动。d. 果酱样血便：多在发病后6～12小时排血便。e. 肛门指诊：有时肛门指诊可发现直肠内有黏液血便。f. 全身状况：早期除面色苍白、烦躁不安外，营养状况良好；晚期患儿可有脱水、离子紊乱、精神萎靡不振、嗜睡和反应迟钝等。

（2）儿外科范畴问题

1）简述肠闭锁的分型。参考答案：肠闭锁可分为四型。Ⅰ型：肠管外形连续性未中断，仅在肠腔内有一个或偶尔多个隔膜使肠腔完全闭锁。Ⅱ型：肠闭锁两侧均为盲端，其间有一条纤维索带连接，其毗邻的肠系膜完整。Ⅲ型：闭锁两侧盲端完全分离，无纤维索带连接。Ⅲa型：肠闭锁两侧盲端毗邻的肠系膜有一“V”形缺损；Ⅲb型：两盲端系膜缺损广阔，致使闭锁远端小肠如刀削下的苹果皮样呈螺旋状排列。Ⅳ型：为多发闭锁，可以是上述三种肠闭锁类型组合存在。

2）简述阑尾炎的病理分型。参考答案：病理分型：a. 单纯性阑尾炎：为阑尾炎症初期，炎症局限在黏膜和黏膜下层，阑尾轻度充血、水肿，表面少量纤维素渗出物。b. 化脓性阑尾炎：占儿童阑尾炎50%以上，病变累及阑尾全层，肌层大量炎性细胞浸润，呈蜂窝织炎改变；阑尾明显肿胀，浆膜附有纤维素或脓苔。阑尾腔积脓，张力不断增加，严重时脓性破溃、溶解，发生穿孔，并形成阑尾周围脓肿，或扩散引起腹膜炎。c. 坏疽性阑尾炎：阑尾炎症继续扩散，细菌大量繁殖，阑尾腔内粪石梗阻，阑尾壁血管栓塞，血液循环障碍，导致缺血，阑尾发生节段性或全段坏死。d. 阑尾周围脓肿：急性阑尾炎坏疽穿孔，进程如果较为缓慢，大网膜和小肠可将阑尾包裹形成粘连，最终形成阑尾周围脓肿。

3）简述腹股沟斜疝嵌顿时手法复位的禁忌证。参考答案：a. 嵌顿时间已超过12小时；b. 女孩嵌顿内容物为卵巢或输卵管，大多不易复位；c. 新生儿无法估计疝嵌顿时间；d. 全身情况差，或已有血便等绞窄征象者。

4）简述小儿骨骺损伤的分型。参考答案：Ⅰ型：单纯骨骺分离；Ⅱ型：骨骺分离伴干骺端骨折；Ⅲ型：骨骺骨折；Ⅳ型：骨骺和干骺端骨折；Ⅴ型：骨骺板挤压伤。

5）尿道下裂临床表现。参考答案：a. 异位尿道口：尿道口可异位于从正常尿道口近段至会阴部尿道的任何部位；b. 阴茎下弯：即阴茎向腹侧弯曲，多是轻度阴茎下弯；c. 包皮的异常分布：阴茎头腹侧包皮因未能在中线融合，故呈“V”形缺如，包皮在阴茎头背侧呈帽状堆积。

三、考官评分标准（表12-5）

表12-5　病例分析评分标准

项目	考核要点	分值	打分		
			优良	一般	差
病例特点	归纳简单明了、重点突出	6	6	3	1
	对疾病诊断有意义的体格检查描述正确、到位	4	4	3	1
	与疾病相关的辅助检查结果描述正确、到位	3	3	2	1
诊断与鉴别诊断	诊断依据概括简洁完整，各项诊断均有病史、体检、辅助检查的支持	9	9	6	3
	诊断主次排序正确	4	4	2	1
	鉴别诊断结合主要诊断展开，分析有条理	9	9	6	3
	未出现与诊断无关的鉴别诊断	2	2	1	0
诊疗计划	针对病情制订具体明确的诊治计划，体现出诊疗的整体思路	5	5	3	1
	诊疗计划与相关诊断对应	5	5	3	1
	体现患者病情个体化原则	3	3	2	1
综合提问	针对本病提出4个相关问题，每一问题5分（回答完整得5分，遗漏按照分值比例扣分）	20			
	儿外科范畴内提出5个问题，每一问题6分（回答完整得6分，遗漏按照分值比例扣分）	30			
总分		100			

第五部分：人文沟通（时间5～10分钟，分值100分，占比10%，口试）

一、考生题干

题干：患儿王宝宝，男，1岁8月。主诉：阵发性腹痛20小时。

现病史：患儿20小时前无明显诱因出现腹痛，脐周为主，每次持续约10～20分钟，有时腹痛难忍，有时不明显，腹痛间隔1～2小时出现，阵发性加剧，伴呕吐3次，为胃内容物，非喷射性，量不多，开始时呕吐后腹痛稍缓解，后腹痛加重，呕吐后腹痛亦不能缓解，呕吐由胃内容物转为含黄色胆汁样物。遂今晨就诊于××医院，超声检查提示右上腹“同心圆”“靶环征”表现的肿块，为进一步诊治，至我院急诊室。患儿自发病以来，精神欠佳，食欲欠佳，小便正常，转院途中排果酱样血便1次。

既往史：平素体健。无食物、药物过敏史，无传染病史、无手术史、无输血史、无疫区旅居史、无特殊不良嗜好。

个人史：患儿系第一胎第一产，足月顺产，出生体重3000g，出生后一般情况良好，无窒息抢救史，生后母乳喂养，按时添加辅食，按需预防接种。

家族史：无肝炎、结核等传染病接触史，无高血压、糖尿病等遗传病史。

查体：神志清楚，查体欠合作，全身皮肤弹性好，皮肤无瘀点、瘀斑及出血点，呼吸平稳，心音有力。腹部稍膨隆，无静脉曲张，未见胃肠型及蠕动波，全腹腹肌软，右上腹可及腊肠样包块，稍活动，触痛阳性。余腹未及明显压痛、反跳痛及肌紧张。肝脏、脾脏肋下未触及，叩诊鼓音，无移动性浊音。肠鸣音5～6次，可听到少量气过水声。

辅助检查：腹部彩超（××医院，日期：考试当日）右上腹见“同心圆”“靶环征”表现的肿块。

问题：

目前患儿诊断为急性肠套叠，基于此诊断：①如何向家长交代病情及治疗方案。②家长拒绝目前治疗方案如何处理？

二、考官参考信息

考核要点：①尊重及关心患者；②用心聆听患儿及家长的诉求；③不打断患者及家长的谈话；④使用开放性的问题；⑤尽量避免使用难以理解的医学术语；⑥具有同理心；⑦鼓励家长问问题；⑧回答问题清楚、明了，尽量表达出明确的肯定或否定结果，避免模棱两可；⑨手术前谈话时，除了交代各项手术中、术后可能出现的风险之外，还要交代如不手术的替代方案及其后果；⑩总结简洁明了。

三、考官评分标准（表12-6）

表12-6　人文沟通评分标准

项目	评分项目	分值	扣分	备注
开始阶段（10分）	自我介绍	4		
	确认家长身份	3		
	仪表仪容	3		
沟通内容（40分）	基本病情介绍	10		
	准确表达题目中要求的内容	2		
	阐明进一步诊疗的必要性或病情变化	6		
	阐明进一步诊疗的风险或病情的变化	6		
	阐明不同意/不配合诊疗的相关风险	6		
	请家长签署病情告知或知情同意书	5		
	其他	5		
沟通技巧（25分）	语言技巧	15		
	非语言沟通能力	10		
医德医风（5分）		5		
沟通效果（15分）	应变能力	4		
	控制和判断能力	4		
	掌握时间	4		
	沟通对象的感受	3		
	综合评价（5分）	5		
	总分	100		

第六部分：技能操作（时间20～30分钟，分值100分，占比30%，实践操作）

一、考生题干

第一部分：技能操作（切开缝合）　分值50分

要求：无需麻醉，在模型上完成消毒、切开、缝合术。切口大小3cm，间断缝合3针，两针器械打结，一针手法打结。

第二部分：技能操作（拆线）　分值50分

要求：门诊换药室内，一名头皮裂伤清创缝合术后5天患儿来拆线。请进行操作。

二、考官评分标准（表12-7、表12-8）

表12-7　技能操作（切开缝合）评分标准（加权后记50分）

项目	分值	操作要点	考核要点	评分等级		
				优良	一般	差
准备	5	刷手衣穿着正确，帽子口罩穿戴正确	仪表端庄，服装整洁	2	1	0
		洗手/手消	正确操作	3	2	0
无菌器械使用	10	持针器的使用	使用方法是否正确	3	1	0
		缝针的夹持位置		3	1	0
		镊子的使用		2	1	0
		剪刀的使用		2	1	0
无菌观念	5	手臂、衣物注意保护，无接触无菌区，操作过程无污染	无菌观念	5	3	0
戴无菌手套及打包	10	检查缝合包，无菌消毒标记合格	核对正确	2	1	0
		检查手套密闭无破损，在有效期内				
		戴手套方法正确	操作正确	3	2	1
		按要求戴手套，将手套的翻转处套在工作服衣袖外面				
		打开无菌包过程遵循无菌操作原则	操作过程遵循无菌原则	5	3	1
消毒	5	持钳方法正确，持钳高度合适，消毒液不倒流，由中心向外	消毒范围大小合适	5	3	1
铺巾	5	放置位置合适，无随意移动	无有菌区向无菌区移动	5	3	0
切开	5	固定皮肤、持刀姿势、用刀方法正确	切口平整	5	3	1
缝合时间	10		缝合快速熟练	10	5	1
手术操作要点	45	缝合起始点	距切口起始点0.5cm以内	5	3	0
		缝合针距	0.8～1.0cm	5	3	0
		缝合边距	0.5cm	5	3	0
		缝线松紧程度	打结压线（有无缝线松脱）	5	3	0
		线头长度	0.5～0.8cm	4	2	0
		打结方法（方结或外科结）	打结拉线方向是否正确	8	4	1
		缝合方法	垂直进、出针	8	4	1
		切口对合情况	对合是否有歪斜	5	3	1
总分	100					

表12-8　技能操作（拆线）评分标准（加权后记50分）

考核项目	考核内容	考核要点	得分		
			优良	一般	差
准备（25分）	知情同意	核对患者，告知患者需要进行的操作及准备	3	1	0
	帽子、口罩	正确佩戴	3	2	1
	洗手/手消	2次，检查伤口及准备物品前	4	2	0
	查看伤口	检查伤口愈合情况，可否拆线	7	4	0
	物品准备	准备物品适宜，检查换药用品包装完好，在有效期内，持物钳使用、取物品顺序正确	8	4	1
器械使用（20分）	无菌物品取用	正确拿、扣弯盘，弯盘放置位置，从弯盘取出镊子、剪刀方法	10	6	3
	镊子	正确区分洁净及污染镊子	5	3	1
	剪刀	正确使用	5	3	1
消毒（15分）	消毒过程	消毒顺序正确，消毒范围充分，无空白区	15	8	1
拆线（20分）	拆线过程	提起线结、贴皮肤剪线向剪线侧拉出缝线，间断拆线，判断痊愈后全部拆除	10	6	3
	再次消毒	拆线结束，再次消毒	10	6	3
伤口覆盖（10分）	无菌敷料覆盖	纱布方向正确，毛茬面不接触皮肤，纱布覆盖范围、层数符合要求，胶布长短适宜，方向、位置适当	10	6	3
操作后处理（10分）	病情沟通	与患者沟通伤口愈合情况、注意事项	3	2	1
	医疗废物及污染器械处理	一次性物品丢至黄色垃圾袋，非一次性使用物品（镊子、剪刀、弯盘）处理正确	4	2	1
	洗手	结束后洗第三遍手	3	2	1
总分		100			

模拟试题（第二套）

第一部分：病史采集（时间10～15分钟，分值100分，占比15%，口试）

一、考生题干

患儿：王宝宝，男，18月。主诉：发现右侧阴囊空虚1个月。请与SP交流，完成病史采集。

二、考官参考病历摘要

患儿王宝宝，男，18月。主诉：发现右侧阴囊空虚1个月。

现病史：家长于1个月前无意中发现患儿右侧阴囊空虚，患儿精神、食欲正常，无明显不适症状。未行检查及其他特殊处置。为求进一步检查来诊。于我院门诊行阴囊彩超检查，提示“右侧隐睾”，门诊诊断为“隐睾”遂收入院。近期患儿精神、食欲、大小便正常，睡眠正常。

既往史：既往体健，否认肝炎、结核等传染病史及接触史；否认高血压、心脏病史；否认外伤史、手术史、输血史；否认食物、药物过敏史。

查体：阴茎发育正常，左侧阴囊内可及睾丸，睾丸大小正常；右侧阴囊略扁平，发育稍差，其内空虚，不可及睾丸。右侧腹股沟区可及一睾丸样肿物，大小约1.2cm×0.8cm，边界清，无明显触痛。肿物可推入右侧阴囊内，松手后肿物立即退回腹股沟区内。

辅助检查：阴囊彩超提示“右侧隐睾”。

三、标准化患者扮演环节

医生：你好，我是您的接诊医生×××，您是王宝宝的家长吗？

SP：是的，我是王宝宝的父亲。

医生：请问孩子的年龄、性别？

SP：孩子现在18个月，性别男。

医生：请问您为什么来就诊啊？

SP：因为发现孩子右侧阴囊里面摸不到睾丸，所以前来就诊。

医生：发现这个情况有多久了？

SP：近1个月刚发现。

医生：孩子右侧阴囊摸不到睾丸有没有什么直接的原因呢？比如外伤？

SP：没有外伤等原因，就是无意中发现的。

医生：请详细描述一下发现孩子异常时的情况，孩子有什么不适症状吗？

SP：1个月前我们给孩子洗澡时无意中发现孩子右侧阴囊里面是空的，摸不到睾丸，但是左侧阴囊里面可以摸到睾丸，但是孩子并没有什么不舒服的表现。

医生：以前做过什么检查吗，结果如何？

SP：当时没有做过检查。今天来咱们医院门诊，医生让做了阴囊彩超，报告上说“右侧隐睾”

医生：那以前做过什么处置、治疗吗？效果如何？

SP：没有做过特殊的治疗，直接到咱们医院来了。

医生：发现孩子阴囊空虚的这一个月以来，孩子精神、食欲、大小便、睡眠怎么样？

SP：孩子精神、食欲均正常，大小便正常，睡眠也好。

医生：孩子是第几胎第几产？生产时月份足吗？是顺产还是剖宫产？

SP：第一胎第一产，足月顺产，不是剖腹产。

医生：孩子出生体重是多少？出生时一般情况如何？有没有生后窒息、抢救史？

SP：出生体重6斤（3000g），出生时一般情况挺好的。

医生：孩子生后是母乳喂养还是喂奶粉，或者是母乳、奶粉混合喂养？

SP：生后是吃妈妈的奶，纯母乳喂养。

医生：孩子生后有没有按时接种疫苗？添加辅食？

SP：按时添加辅食，按时打防疫针。

医生：孩子有没有对药物、食物过敏的情况？

SP：没有。

医生：孩子有没有得过结核、肝炎等传染病、心血管疾病？有没有做过手术？输过血没有？

SP：都没有。

医生：家长有没有高血压、糖尿病等遗传性疾病？

SP：没有。

医生：能不能详细描述一下孩子阴囊空虚的情况？

SP：摸孩子左侧阴囊时，里面可以摸到睾丸。但摸孩子右侧阴囊时，感觉里面是空虚的，摸不到睾丸。今天在门诊大夫检查时，发现在孩子右侧腹股沟区可以摸到睾丸，比左侧睾丸要小一些。可以把右侧睾丸推挤进阴囊内，但松手后，右侧的睾丸又会缩回腹股沟区。

四、考官评分标准（表12-9）

表12-9　病史采集评分标准

<table>
<tr><th colspan="2">考核项目</th><th>内容</th><th>标准分</th><th>得分</th></tr>
<tr><td rowspan="12">病史采集</td><td rowspan="2">一般项目（10分）</td><td>医生自我介绍（3分），核对家长信息（2分）</td><td>5</td><td></td></tr>
<tr><td>姓名（2分）、年龄（1分）、性别（1分）、职业（1分）</td><td>5</td><td></td></tr>
<tr><td rowspan="7">现病史（60分）</td><td>起病情况（2分）与患病时间（3分）</td><td>5</td><td></td></tr>
<tr><td>病因（3分）与诱因（2分）</td><td>5</td><td></td></tr>
<tr><td>主要症状特点：出现的部位（3分）、性质（3分）、持续时间（3分）、程度（3分）、加重与缓解因素（3分）</td><td>15</td><td></td></tr>
<tr><td>病情的发展与演变：主要症状变化（5分）及新出现的症状（5分）</td><td>10</td><td></td></tr>
<tr><td>诊治经过：
诊疗单位（2分）、诊治措施（3分）、用药剂量（2分）及效果（3分）</td><td>10</td><td></td></tr>
<tr><td>伴随症状：包括阳性症状（5分）及重要的阴性症状（5分）</td><td>10</td><td></td></tr>
<tr><td>病后的一般状况：精神（1分）、食欲（1分）、体重（1分）、二便（1分）、睡眠（1分）</td><td>5</td><td></td></tr>
<tr><td>既往史</td><td>既往健康状况（1分）、曾患疾病（1分）、外伤（1分）、手术（1分）、过敏史（1分）</td><td>5</td><td></td></tr>
<tr><td>个人史</td><td>新生儿期情况（1分）、喂养史（1分）、生长发育（1分）、预防接种史（2分）</td><td>5</td><td></td></tr>
<tr><td>家族史</td><td>特别是与本病相关的疾病</td><td>5</td><td></td></tr>
<tr><td colspan="2">问诊技巧</td><td>问诊有条理和重点：体现诊断思维</td><td>5</td><td></td></tr>
<tr><td colspan="2">综合素质，医德医风</td><td>仪表整洁（2分）、语言文明（2分）、爱伤观念（2分）、与患者交流的能力（4分）</td><td>10</td><td></td></tr>
<tr><td colspan="3">总分</td><td>100</td><td></td></tr>
</table>

第二部分：体格检查（时间20～30分钟，分值100分，占比15%）

一、考生题干

患儿，王宝宝，男，18月。主诉：发现右侧阴囊空虚1个月。请与SP交流，完成体格检查。

二、考官参考病历摘要

患儿，王宝宝，男，18月。主诉：发现右侧阴囊空虚1个月。

现病史：家长于1个月前无意中发现患儿右侧阴囊空虚，患儿精神、食欲正常，无明显不适症状。未行检查及其他特殊处置。为求进一步检查来诊。于我院门诊行阴囊彩超检查，提示“右侧隐睾”，门诊诊断为“隐睾”遂收入院。近期患儿精神、食欲、大小便正常，睡眠正常。

既往史：既往体健，否认肝炎、结核等传染病史及接触史；否认高血压、心脏病史；否认外伤史、手术史、输血史；否认食物、药物过敏史。

查体：阴茎发育正常，左侧阴囊内可及睾丸，睾丸大小正常；右侧阴囊略扁平，发育稍差，其内空虚，不可及睾丸。右侧腹股沟区可及一睾丸样肿物，大小约1.2cm×0.8cm，边界清，无明显触痛。肿物可推入右侧阴囊内，松手后肿物立即退回腹股沟区内。

辅助检查：阴囊彩超提示“右侧隐睾”。

三、考官评分标准（表12-10）

表12-10　体格检查评分标准

Part 1

考核项目		内容	满分	扣分	说明
准备工作		准备检查用具、和患儿沟通意图	5		
体格检查	一般情况描述	1. 描述一般状况 2. 如有并发症，进行阳性体征查体	5		重要体征不能有遗漏，每遗漏其中一项扣2分
	阴性体征	疾病鉴别中阴性体征（相应鉴别诊断需要体现的，本例患者中为阴性的体征）	20		重要体征遗漏扣5分/项
	专科查体	支持诊断的阳性体征，体现专科查体特点	40		有漏项，扣5分/项；顺序颠倒扣5分
标准查体	抽查	抽查标准查体中一项内容进行检查（无一般状况；需制作抽签）	20		评分见下表
其他	综合素质	仪表整洁、操作熟练、检查顺序	5		体现出操作熟练，临床工作熟悉
	医德医风	爱伤观念、与患者沟通的能力	5		
	时间	20分钟内完成			未按时完成扣5分
总分			100		

Part 2

标准体格检查抽查：抽查本表中一项，依据完成情况打分（注意不要与专科查体重复）

项目		内容	得分		
			A	B	C
生命体征		T、P、R、BP	20	12	8
皮肤黏膜		水肿、黄疸、出血、皮疹、蜘蛛痣等	20	12	8
头部	头颅	畸形、压痛、头围、囟门、毛发	20	12	8
	眼	结膜、巩膜、角膜、瞳孔，调节、辐辏反射	20	12	8
	耳	外形、分泌物、乳突压痛、粗测听力	20	12	8
	鼻	外形与通气、鼻中隔与鼻黏膜、鼻旁窦	20	12	8
	口	口唇、口腔黏膜、牙齿及牙龈、舌、咽部	20	12	8
颈部		外形、血管、气管、甲状腺	20	12	8
淋巴结		头颈部、锁骨上、腋下、腹股沟、滑车上、腘窝	20	12	8
肺部	望诊	胸廓有无畸形、是否对称、肋缘是否外翻，呼吸动度及节律	20	12	8

续表

项目	内容		得分		
			A	B	C
肺部	触诊	胸壁及胸骨压痛、皮下气肿、胸廓扩张度、语音震颤、胸膜摩擦感	20	12	8
	叩诊	双肺叩诊音、肺下界、肺底移动度	20	12	8
	听诊	呼吸音、啰音、胸膜摩擦音、语音共振	20	12	8
心脏	MCL测量		20	12	8
	望诊	心前区有无膨隆、搏动范围	20	12	8
	触诊	心脏震颤、心尖搏动、心包摩擦感	20	12	8
	叩诊	心相对浊音界	20	12	8
	听诊	心率、节律、心音、杂音、额外心音、心包摩擦音	20	12	8
腹部	望诊	外形、腹壁静脉、胃肠型及蠕动波	20	12	8
	听诊	肠鸣音、振水音、血管杂音	20	12	8
	叩诊	腹部叩诊音、肝脾肾区叩击痛、移动性浊音	20	12	8
	触诊	腹壁紧张、压痛、反跳痛，包块、麦氏点、肝、脾、墨菲征	20	12	8
脊柱四肢	畸形、肌张力、肌力、关节活动度		20	12	8
神经系统	腱反射、颈抵抗、克尼格征、布鲁津斯基征、巴宾斯基征、奥本海姆征		20	12	8

第三部分：病历书写（时间20～30分钟，分值100分，占比15%，笔试）

一、考生题干

请根据接诊的SP患者，完成病历书写（入院记录）。患儿王宝宝，男，18月。主诉：发现右侧阴囊空虚1个月。辅助检查：阴囊彩超提示“右侧隐睾”。

二、考官参考信息

入院记录

姓名：王宝宝；性别：男；年龄：16/12岁（18月龄）；职业：无。

主诉：发现右侧阴囊空虚1个月。

现病史：家长于1个月前无意中发现患儿右侧阴囊空虚，患儿精神、食欲正常，无明显不适症状。未行检查及其他特殊处置。为求进一步检查来诊。于我院门诊行阴囊彩超检查，提示“右侧隐睾”，门诊诊断为“隐睾”遂收入院。近期患儿精神、食欲、大小便正常，睡眠正常。

既往史：既往体健，否认肝炎、结核等传染病史及接触史；否认高血压、心脏病史；否认外伤史、手术史、输血史。无食物、药物过敏史。

个人史：患儿系第一胎第一产，足月顺产，出生体重3000g，出生后无窒息抢救史，生后母乳喂养，按时添加辅食。按序预防接种。

婚姻史：未婚。

家族史：否认家族性遗传病史。

体格检查

T 36.2℃，P 100次/分，R 20次/分，体重 12 kg。

一般情况：发育正常，营养中等，神志清楚，反应可，查体欠合作。

皮肤黏膜：全身皮肤黏膜无黄染，无皮疹、皮下出血、皮下结节、瘢痕、紫癜、瘀点、瘀斑、溃疡，无肝掌、蜘蛛痣。

全身浅表淋巴结：颌下、颏下、耳后、颈部、锁骨上、腋窝、滑车上、腹股沟及腘窝无肿大淋巴结。

头颅：无畸形、压痛、包块，头围48cm，大小正常，前、后囟均闭合，毛发分布正常，无瘢痕、肿块、压痛、结节。

眼：眼裂正常，眼睑正常，眼球正常，结膜无充血，巩膜无黄染，双侧瞳孔等大等圆，对光反射存在。

耳：耳郭无畸形、牵拉痛，外耳道无出血、分泌物，乳突无压痛。

鼻部：无畸形、鼻翼翕动、鼻道阻塞及分泌物、出血，鼻中隔无偏曲，鼻窦、副鼻窦区无压痛。

口腔：唇红，口唇无畸形，口腔黏膜无溃疡，牙龈无出血，扁桃体无肿大，咽部无充血。

颈部：颈软、无抵抗，无颈静脉怒张，气管居中，颈动脉搏动正常，肝颈静脉回流征阴性。甲状腺正常，无压痛、结节、震颤、血管杂音。

胸部：胸廓左右对称，呼吸动度一致，触觉语颤均等，无增强或减弱。

肺脏：

视诊：双肺呼吸动度一致，呼吸节律正常，未见肋间隙增宽、变窄。

触诊：双肺语颤一致，未触及胸膜摩擦感。

叩诊：叩诊呈清音，肺肝浊音界正常，肺下界位置正常，肺下界移动度正常。

听诊：双肺呼吸音清，未闻及干、湿性啰音及胸膜摩擦音。

心脏：

视诊：心前区无隆起、异常搏动。

触诊：心尖搏动正常，无心包摩擦感，无震颤，无抬举性搏动。

叩诊：心界叩诊不大。

听诊：心率100次/分，心律齐，心音正常，各瓣膜听诊区未闻及杂音，未闻及心包摩擦音。

周围血管征：无水冲脉、枪击音、往返杂音、毛细血管搏动征。

腹部：

视诊：腹部平坦，未见胃肠型及蠕动波。

触诊：腹软，全腹无压痛、反跳痛，肝、脾肋下未触及，未触及包块。

叩诊：无移动性浊音。

听诊：肠鸣音正常，5次/分。

肛门及直肠：未及明显异常。

外生殖器：详见专科检查。

脊柱：正常生理弯曲，运动正常。

四肢：无畸形、肌肉萎缩、杵状指（趾），无静脉曲张、骨折，关节正常，肢体无瘫痪。

神经系统：生理反射存在，病理征未引出。

专科检查

阴茎发育正常，左侧阴囊内可及睾丸，睾丸大小正常；右侧阴囊略扁平，发育稍差，其内空虚，不可及睾丸。右侧腹股沟区可及一睾丸样肿物，大小约1.2cm×0.8cm，边界清，无明显触痛。肿物可推入右侧阴囊内，松手后肿物立即退回腹股沟区内。

辅助检查

阴囊彩超（××医院，2024-××-××）示：右侧隐睾。

初步诊断：

右侧隐睾

鉴别诊断

（1）腹股沟斜疝：表现为患儿剧烈活动、哭闹等腹压增高时腹股沟区或阴囊内突出一包块，包块边界清楚，一般无明显触痛，透光试验（－），安静平卧后多可自行还纳消失。彩超检查可进一步明确诊断。

（2）鞘膜积液：患儿腹股沟区或阴囊内有一囊性包块，边界清楚，活动后可逐渐增大，入睡后可逐渐缩小。亦可表现为大小无明显变化。包块触诊时无明显触痛，透光试验（＋）。彩超检查可进一步明确诊断。

（3）睾丸缺如：亦称为单睾。表现为一侧阴囊空虚，其内无睾丸，相应腹股沟区亦不能触及睾丸样物。行彩超、CT、MRI等无法找到睾丸，必要时需术中探查方可确诊。

（4）回缩性睾丸：指睾丸提睾肌过于活动，睾丸可回缩至阴囊以上的位置，但夜间休息时及检查中用手可将睾丸置于阴囊中。这种情况不用治疗。

治疗计划

（1）及时完善相关术前检查（血细胞分析、凝血检查、血生化、肝炎抗原抗体、梅毒螺旋体抗体、HIV抗体、心电图、胸部X线片等）；

（2）明确诊断后择期手术治疗。

医师签字：

三、考官评分标准（表12-11）

表12-11　病历书写评分标准

项目	病历书写内容要求	分值	扣分	扣分细则
一般项目	姓名、性别、年龄、职业等填写齐全、准确	3		漏项或错项扣1分/项
主诉（9分）	主要症状及持续时间，原则上不用诊断名称代替	3		不符合评分要求扣3分
	简明、扼要、完整，能导出第一诊断	3		不符合评分要求扣3分
现病史（23分）	现病史与主诉相关相符	5		出现一处描述不准确扣2分
	起病时间与诱因描述准确	3		出现一处描述不准确扣2分
	主要症状、体征的部位、时间、性质、程度描述清楚；伴随症状与体征描述清楚	5		出现一处描述不准确扣2分
	具有鉴别诊断意义的阴性症状与体征记录准确	4		出现一处描述不准确扣2分

续表

项目	病历书写内容要求	分值	扣分	扣分细则
现病史（23分）	疾病演变情况，入院前诊治经过及效果记录完整	3		出现一处描述不准确扣2分
	一般情况（饮食、睡眠、二便等）的记录完整	3		未描述或描述不全扣1分/项
既往史（9分）	既往一般健康情况、心脑血管、肺、肾、内分泌系统等重要的疾病史记录准确	3		漏项或错项扣2分/项
	手术、外伤史，重要传染病史，输血史记录准确	3		漏项或错项扣2分/项
	药物过敏史记录准确	3		漏项或错项扣2分/项
个人史	个人史、出生史、婴幼儿喂养史、生长发育史等记录准确	3		出现一处描述不准确扣2分
家族史（6分）	与疾病有关的遗传或具有遗传倾向的病史及类似本病病史记录准确	3		漏项或错项扣2分/项
	直系家族成员的健康、疾病及死亡情况记录准确	3		漏项或错项扣2分/项
体格检查（25分）	各大系统体检项目完整、准确、规范，与专科体检情况不矛盾	10		漏项或错项扣2分/项
	体格检查符合患儿实际年龄、性别情况	5		不符合评分要求扣5分
	阳性体征准确，有鉴别诊断意义的阴性体征无遗漏	5		漏项或错项扣2分/项
	专科体检情况记录完整，符合实际情况	5		不符合评分要求扣5分
辅助检查	记录与本次疾病相关的主要检查及其结果，写明检查日期，外院检查注明医院名称	10		漏项或错项扣2分/项
诊断（10分）	初步诊断合理，诊断疾病名称规范	5		不符合评分要求扣5分
	主次诊断排列有序，与主诉和现病史记录相符	5		不符合评分要求扣5分
总体要求	书写规范、字迹清楚、无错别字、页面整洁	5		不符合评分要求扣2分/项
总分		100		

第四部分：病例分析（时间20～30分钟，分值100分，占比15%，口试）

一、考生题干

患儿王宝宝，男，18月。主诉：发现右侧阴囊空虚1个月。

现病史：家长于1个月前无意中发现患儿右侧阴囊空虚，患儿精神、食欲正常，无明显不适症状。未行检查及其他特殊处置。为求进一步检查来诊。于我院门诊行阴囊彩超检查，提示“右侧隐睾”，门诊诊断为“隐睾”遂收入院。近期患儿精神、食欲、大小便正常，睡眠正常。

既往史：既往体健，否认肝炎、结核等传染病史及接触史；否认高血压、心脏病史；否认外伤史、手术史、输血史；否认食物、药物过敏史。

查体：阴茎发育正常，左侧阴囊内可及睾丸，睾丸大小正常；右侧阴囊略扁平，发育稍差，其内空虚，不可及睾丸。右侧腹股沟区可及一睾丸样肿物，大小约1.2cm×0.8cm，边界清，无明显触痛。肿物可推入右侧阴囊内，松手后肿物立即退回腹股沟区内。

辅助检查：阴囊彩超提示“右侧隐睾”。

问题：请考生结合患儿病史资料提出诊断思路、鉴别诊断，做出最终诊断并制订治疗计划，同时简述做出以上决定的原因。针对该病例的提问（共4题）；儿外科范畴内提出问题（共5题）。

二、考官参考信息

1. 请考生结合患儿病史资料提出诊断思路、鉴别诊断，做出最终诊断并制订治疗计划，同时简述做出以上决定的原因。

参考答案（注：考生在描述做出诊断时思路清晰，结合体格检查与彩超结果，同时能够注意到“腹股沟区睾丸样肿物”不能在阴囊内长时间停留，判断应及时手术治疗即可认为“优秀”）：根据患儿一侧阴囊空虚，并结合阴囊彩超结果，可诊断患儿为右侧隐睾；鉴别诊断需注意与腹股沟斜疝、鞘膜积液、回缩性睾丸、无睾畸形等的鉴别；治疗方案：根据患儿目前的年龄，应建议及时行睾丸固定术（标准手术治疗或腹腔镜下手术治疗）。

2. 综合提问

（1）针对该病例的提问

1）阐述隐睾的治疗原则及原因，如需手术治疗，请简述常见手术方式及方法。

参考答案（注：考生回答应包括“阴囊温度低于腹腔”“阴囊内是睾丸发育的理想部位”“在2岁前完成治疗”、隐睾手术方式包括“标准手术治疗”“腹腔镜手术治疗”即可认为“优良”；上述要点缺少二项则为“一般”）。

隐睾诊断明确后应尽早治疗，使处于不正常位置的睾丸降至正常阴囊位置。阴囊具有良好的散热作用，温度一般低于腹腔温度约2℃，是睾丸发育最理想的部位。睾丸下降到阴囊内除了可以增加生精能力外，还可以解除儿童及家长的心理压力和早期发现恶变的睾丸。治疗年龄自6月龄（矫正胎龄）开始，至少在2岁前完成。

治疗方案如下。a. 激素治疗：生后6个月仍为隐睾者，可进行人绒毛膜促性腺激素（hCG）或促性腺激素释放激素（GnRH）治疗。激素治疗的成功率仅约20%，且有约20%睾丸回缩复发率，不推荐作为常规方案。b. 睾丸固定术：是隐睾的主要治疗疗法，在手术治疗的同时还可以治疗合并的鞘状突未闭。标准手术治疗：主要步骤包括腹股沟切口，横断鞘状突并游离睾丸及精索，再将睾丸置入阴囊中并固定。术中注意在精索无张力下固定睾丸，保证睾丸血供。腹腔镜治疗：尤其适用于高位隐睾患者。用腹腔镜先在腹膜后沿睾丸血管解剖位置找睾丸血管，沿精索血管可找到位于腹内或者腹股沟内环处睾丸，如果沿精索血管见到血管盲端可以确定是睾丸缺如，如果盲端有结节应切除并送病理检查。Fowler-Stephens手术：为切断精索血管、下移睾丸的手术。适用于部分腹腔内高位隐睾和输精管较长且弯曲在腹股沟管者。睾丸自体移植手术：少数高位腹内隐睾可切断精索血管，将精索内动脉和静脉与腹壁下深动脉和静脉吻合及置睾丸于阴囊中。

2）简述隐睾的分类

参考答案（注：考生能够将4大类回答出即为“优良”，缺乏一种以上为“一般”）：a. 睾丸下降不全：腹内高位隐睾，腹股沟隐睾，阴囊高位隐睾；b. 异位睾丸：指睾丸位于阴囊以外，如耻骨上方、大腿根部、会阴部、引进根部及横位异位；c. 无睾畸形：单侧或双侧无睾畸形；d. 滑动性睾丸：指可将睾丸推入阴囊，松手后立即退回原位。

3）简述隐睾常见的并发症和伴发畸形

参考答案（注：考生回答5种以上且包括“隐睾恶变”即为“优良”）：生育能力下降或不育。a. 睾丸损伤；b. 隐睾扭转；c. 隐睾恶变；d. 隐睾伴发异常；e. 精神损伤。

4）简述隐睾诊断中常用的辅助检查手段

参考答案（注：考生回答3种即为“优良”）：a. B型超声检查；b. 人绒毛膜促性腺激素（hCG）刺激试验；c. 腹腔镜；d. CT和MRI。

（2）儿外科范畴内提出问题

1）简述急性阑尾炎的病因与病理分型

参考答案（注：病因方面，考生能够回答出“阑尾腔阻塞和病原菌感染”同时包括“功能紊乱”或“上呼吸道感染”等即可认为“优秀”）：a. 病因：急性阑尾炎的病因主要为阑尾腔堵塞和病原菌感染；胃肠道功能紊乱时，阑尾壁肌肉和血管发生反射性痉挛，造成阑尾梗阻和血液循环障碍，使阑尾黏膜受损引起炎症；上呼吸道感染、麻疹及急性扁桃体炎的患儿，病原菌可能经血行感染引发阑尾炎症。b. 病理分型：急性单纯性阑尾炎、化脓性阑尾炎、坏疽性阑尾炎、阑尾周围脓肿。

2）简述急性肠套叠的病因及婴儿肠套叠的典型临床表现

参考答案（注：生能够回答出4种原因名称即为“优秀”）：

a. 急性肠套叠的病因如下。饮食改变病因：生后4～10个月，正是添加辅食及增加乳量的时期，婴儿肠道由于不能立即适应所改变食物的刺激，易导致肠道功能紊乱、肠套叠；回盲部解剖因素：婴儿期由于回盲部游动性大、回盲瓣过度肥厚、小肠系膜相对较长，受炎症或食物刺激后易引起充血、水肿、肥厚，肠蠕动易将回盲瓣向前推移，牵拉肠管形成套叠；病毒感染：国内报道与肠道内腺病毒、轮状病毒感染有关；肠痉挛及自主神经失调：由于各种食物、炎症、腹泻、细菌或寄生虫毒素等刺激肠道产生痉挛，使肠蠕动功能节律紊乱或逆蠕动而引起套叠；遗传因素。

b. 简述婴儿肠套叠的典型临床表现：阵发性哭闹不安；呕吐：呕吐物初为奶汁、乳块或其他食物，以后转为黄绿色胆汁样物，1～2天后转为带臭味的肠内容物；腹部包块：在患儿右上腹肝下触及腊肠样、弹力性、质硬、稍活动并有轻压痛的包块，右下腹一般有空虚感，肿块可沿结肠移动；果酱样血便：多在发病后6～12小时排血便；肛门指诊：有时肛门指诊可发现直肠内有黏液血便；全身状况：早期除面色苍白、烦躁不安外，营养状况良好。晚期患儿可有脱水、离子紊乱、精神萎靡不振、嗜睡和反应迟钝等。

3）简述腹股沟斜疝嵌顿时手法复位的禁忌证

参考答案：a. 嵌顿时间已超过12小时；b. 女孩嵌顿内容物为卵巢或输卵管，大多不易复位；c. 新生儿无法估计疝嵌顿时间；d. 全身情况差，或已有血便等绞窄征象者。

4）简述引起输尿管肾盂连接处梗阻（UPJO）性肾积水的常见病因

参考答案（注：考生能够回答前两种原因即可认为“优秀”）：a. 输尿管肾盂交界（UPJ）处固有梗阻：输尿管肾盂交界处扭曲或折叠、高位UPJ、UPJ瓣膜、UPJ息肉。b. UPJ外来梗阻：一般由供应肾下极动脉过早分支或腹主动脉直接分支供应肾下极的动脉血管压迫UPJ所致。c. UPJ继发性梗阻：严重的膀胱输尿管反流（VUR）常引起输尿管扭曲，导致UPJO，引起继发性肾积水。

5）根据尿道口位置可将尿道下裂分为几度？

参考答案（注：考生能够回答出4种分度尿道口的位置即可认为“优秀”）：Ⅰ度：尿道口位于阴茎头、冠状沟，约占50%；Ⅱ度：尿道口位于阴茎体，约占20%；Ⅲ度：尿道口位于阴茎阴囊交界部；Ⅳ度：尿道口位于会阴部。其中，Ⅲ度及Ⅳ度属于重度尿道下裂，约占30%。

三、考官评分标准（表12-12）

表12-12　病例分析评分标准

项目	考核要点	分值	打分		
			优良	一般	差
病例特点（13分）	归纳简单明了、重点突出	6	6	3	1
	对疾病诊断有意义的体格检查描述正确、到位	4	4	3	1
	与疾病相关的辅助检查结果描述正确、到位	3	3	2	1
诊断与鉴别诊断（24分）	诊断依据概括简洁完整，各项诊断均有病史、体检、辅助检查的支持	9	9	6	3
	诊断主次排序正确	4	4	2	1
	鉴别诊断结合主要诊断展开，分析有条理	9	9	6	3
	未出现与诊断无关的鉴别诊断	2	2	1	0
诊疗计划（13分）	针对病情制订具体明确的诊治计划，体现出诊疗的整体思路	5	5	3	1
	诊疗计划与相关诊断对应	5	5	3	1
	体现患者病情个体化原则	3	3	2	1
综合提问（50分）	针对本病提出4个相关问题，每一问题5分（回答完整全免得5分，遗漏按照分值比例扣分）	20			
	儿外科范畴内提出5个问题，每一问题6分（回答完整全免得6分，遗漏按照分值比例扣分）	30			
总分		100			

第五部分：人文沟通（时间5～10分钟，分值100分，占比10%，口试）

一、考生题干

患儿王宝宝，男，18月。主诉：发现右侧阴囊空虚1个月。

现病史：家长于1个月前无意中发现患儿右侧阴囊空虚，患儿精神、食欲正常，无明显不适症状。未行检查及其他特殊处置。为求进一步检查来诊。于我院门诊行阴囊彩超检查，提示“右侧隐睾”，门诊诊断为“隐睾”遂收入院。近期患儿精神、食欲、大小便正常，睡眠正常。

既往史：既往体健，否认肝炎、结核等传染病史及接触史；否认高血压、心脏病史；否认外伤史、手术史、输血史；否认食物、药物过敏史。

查体：阴茎发育正常，左侧阴囊内可及睾丸，睾丸大小正常；右侧阴囊略扁平，发育稍差，其内空虚，不可及睾丸。右侧腹股沟区可及一睾丸样肿物，大小约1.2cm×0.8cm，边界清，无明显触痛。肿物可推入右侧阴囊内，松手后肿物立即退回腹股沟区内。

辅助检查：阴囊彩超提示“右侧隐睾”。

问题：

目前患儿诊断为隐睾，基于此诊断：①向家长交代病情及治疗方案。②尝试向家长进行手术前谈话。

二、考官参考信息

考核要点：①尊重及关心患者；②用心聆听患儿及家长的诉求；③不打断患者及家长的谈话；④使用开放性的问题；⑤尽量避免使用难以理解的医学术语；⑥具有同理心；⑦鼓励家长问问题；⑧回答问题清楚、明了，尽量表达出明确的肯定或否定结果，避免模棱两可；⑨手术前谈话时，除了交代各项手术中、术后可能出现的风险之外，还要交代如不手术的替代方案及其后果；⑩总结简洁明了。

三、考官评分标准（表12-13）

表12-13 人文沟通评分标准

项目	评分项目	分值	扣分	备注
开始阶段（10分）	自我介绍	4		
	确认家长身份	3		
	仪表仪容	3		
沟通内容（40分）	基本病情介绍	10		
	准确表达题目中要求的内容	2		
	阐明进一步诊疗的必要性或病情变化	6		
	阐明进一步诊疗的风险或病情变化	6		
	阐明不同意/不配合诊疗的相关风险	6		
	请家长签署病情告知或知情同意书	5		
	其它	5		
沟通技巧（25分）	语言技巧	15		
	非语言沟通能力	10		
医德医风（5分）		5		
沟通效果（15分）	应变能力	4		
	控制和判断能力	4		
	掌握时间	4		
	沟通对象的感受	3		
综合评价（5分）		5		
总分		100		

第六部分：技能操作（时间20～30分钟，分值100分，占比30%，实践操作）

一、考生题干

第一部分：技能操作（导尿） 分值50分

手术室内，一名8岁男性患儿术前准备，手术时间长约3小时，是否需要留置尿管？如需要，请进行操作。

第二部分：技能操作（切开缝合） 分值50分

要求：无需麻醉，在模型上完成消毒、切开、缝合术。切口大小3cm，间断缝合3针，两针器械打结，一针手法打结。

二、考官评分标准（表12-14、表12-15）

表12-14　技能操作（导尿术）评分标准（加权后记50分）

评分项目	评分要素	分值	扣分（原因）
操作判断	根据题干判断该做何种技能操作，判断正确得5分。判断错误不得分，由考官告知其正确操作项目，考生进行技能操作	5	
操作前准备（15分）	1．核对患者身份，注意保护患者隐私，必要时用屏风遮挡患者	3	
	2．解释操作的目的和必要性，签署导尿同意书	3	
	3．物品准备（注意有效期），戴口罩、帽子，洗手	4	
	4．准备物品（外阴消毒包、导尿包、导尿管、引流袋、注射器、手套、生理盐水、石蜡油、中单等）	5	
操作过程（55分）	1．协助患者摆体位，暴露外阴，将中单置于患者臀下。给异性患者导尿需有监护人或第三人在场	4	
	2．初步消毒外阴：①在治疗车上打开外阴初步消毒用物，弯盘（内放镊子及碘伏棉球）置于患者两腿之间（5分）。②左手戴手套，右手持镊子夹取碘伏棉球，按顺序消毒。男性：阴阜→大腿内侧上1/3→阴茎→阴囊→纱布将包皮向后推，提起阴茎→尿道口→龟头→冠状沟；女性：阴阜→大腿内侧上1/3→大阴唇→分开大阴唇→小阴唇→尿道口→阴道口过肛门（5分）。③消毒完毕，将弯盘及所有污物收入包装袋内，移至治疗车下层（5分）。 备注：消毒的顺序　从外向内，从上向下。每个部位消毒限用1个棉球（顺序错误扣10分，棉球多用扣5分）	15	
	3．再次消毒双手	2	
	4．再次消毒外阴：①将导尿包放在患者两腿之间，按无菌操作原则打开。倒碘伏、生理盐水，导尿管、注射器、引流袋（5分）。②戴好无菌手套，取出洞巾，铺在患者的外阴处。检查并润滑导尿管。根据需要连接导尿管和引流袋（5分）。③按顺序消毒。男性：纱布提起阴茎→尿道口→龟头→冠状沟→尿道口；女性：左手分开小阴唇→尿道口→小阴唇→阴道口→尿道口（10分）。 备注：消毒的顺序　从内向外，从上向下。每个部位消毒限用1个棉球（顺序错误扣10分，棉球多用扣5分）	20	
	5．导尿：①男性儿童：提起阴茎90°→插入见尿（10～18cm）→继续插1～2cm→球囊注水（1～5ml）→回拉；②女性儿童：分开小阴唇→插入见尿（3～5cm）→继续插1～2cm→球囊注水（1～5ml）→回拉。 女性导尿管误入阴道，扣10分；男性包皮未复位，扣5分	10	
	6．根据需要留取标本，撤洞巾，挂尿引流袋于适当高度。引流袋位置要低于膀胱	4	
操作后处理（10分）	1．安置患者体位，交代注意事项	5	
	2．整理用物，污物的处理，再次洗手	2	
	3．观察患者反应及导尿情况，书写导尿记录，留取标本送检	3	
总体评价（10分）	无菌观念强，整个操作过程表现人文关怀	5	
	操作熟练，在规定时间内完成操作	5	
操作后提问	该项操作的适应证、禁忌证、并发症和操作后宣教事项中任选2项提问	5	
总分		100分	

表12-15 技能操作（切开缝合）评分标准（加权后记50分）

项目	分值	操作要点	考核要点	评分等级		
				优良	一般	差
准备	5	刷手衣穿着正确，帽子口罩穿戴正确	仪表端庄，服装整洁	2	1	0
		洗手/手消	正确操作	3	2	0
无菌器械使用	10	持针器的使用	使用方法是否正确	3	1	0
		缝针的夹持位置		3	1	0
		镊子的使用		2	1	0
		剪刀的使用		2	1	0
无菌观念	5	手臂、衣物注意保护，无接触无菌区，操作过程无污染	无菌观念	5	3	0
戴无菌手套及打包	10	检查缝合包，无菌消毒标记合格	核对正确	2	1	0
		检查手套密闭无破损，在有效期内				
		戴手套方法正确	操作正确	3	2	1
		按要求戴手套，将手套的翻转处套在工作服衣袖外面				
		打开无菌包过程遵循无菌操作原则	操作过程遵循无菌原则	5	3	1
消毒	5	持钳方法正确，持钳高度合适，消毒液不倒流，由中心向外	消毒范围大小合适	5	3	1
铺巾	5	放置位置合适，无随意移动	无有菌区向无菌区移动	5	3	0
切开	5	固定皮肤、持刀姿势、用到方法正确	切口平整	5	3	1
缝合时间	10		缝合快速熟练	10	5	1
手术操作要点	45	缝合起始点	距切口起始点0.5cm以内	5	3	0
		缝合针距	0.8～1.0cm	5	3	0
		缝合边距	0.5cm	5	3	0
		缝线松紧程度	打结压线（有无缝线松脱）	5	3	0
		线头长度	0.5～0.8cm	4	2	0
		打结方法（方结或外科结）	打结拉线方向是否正确	8	4	1
		缝合方法	垂直进、出针	8	4	1
		切口对合情况	对合是否有歪斜	5	3	1
总分	100					

附表：常用技能操作评分标准：

附表12-1 心肺复苏评分标准

考核项目	考核内容及标准	标准分	得分
评估现场	抢救环境对施救者和患儿是安全的	4	
评估意识	对声音刺激的反应：拍患者的双肩，在其双耳旁大声呼唤“你还好吗”？	4	
呼叫与启动	呼叫他人帮助	2	
	启动应急反应系统或拨打120	2	
	请求获取AED或除颤仪	2	

续表

考核项目	考核内容及标准	标准分	得分
识别心脏骤停	用5～10秒检查呼吸和脉搏	2	
	观察胸廓判断呼吸	2	
	触摸大动脉检查脉搏，同侧的颈动脉或股动脉	2	
胸外按压	手法正确：双掌按压法做到“两掌根重叠，十指不压迫胸壁，肩肘腕三点一线，肩位于双手正上方”	5	
	按压点在胸骨的下半部分	4	
	速度100～120次/分	10	
	保证按压深度5厘米	10	
	每次按压后胸廓完全回弹，掌根不离开按压点皮肤表面	10	
开放气道	仰头提颏法	4	
人工呼吸	每次人工呼吸吹气持续1秒	5	
	人工呼吸时可产生胸廓隆起且避免过度通气	5	
心外按压和人工通气比例	儿童单人复苏时，胸外按压与人工呼吸比例为30∶2	4	
按压中断	胸外按压中断小于10秒	5	
	至少考核第2组30∶2循环（胸外按压-开放气道-人工通气技术要求同上，若其中任何一个技术要点不正确，扣除10分）	10	
再次评估	约每2分钟评估呼吸和脉搏	4	
过程评价	流程合理（胸外按压前完成评估环境和患者及启动应急反应系统，施救者依据抢救场景应使患者处于仰卧体位，在硬质平面对患者实施胸外按压），遵从CAB顺序	4	
总分		100	

附表12-2　清洁伤口换药评分标准

考核项目	考核内容	考核要点	得分		
			优良	一般	差
准备（25分）	知情同意	核对患者，告知患者需要进行的操作及准备	3	1	0
	帽子、口罩	正确佩戴	3	2	1
	洗手/手消	2次，检查伤口及准备物品前	4	2	0
	查看伤口	正确去除敷料，检查伤口情况，判断有无感染	7	4	0
	物品准备	准备物品适宜，检查换药用物品包装完好，在有效期内，持物钳使用、取物品顺序正确	8	4	1
器械使用（25分）	无菌物品取用	正确拿、扣弯盘，污染、清洁弯盘放置位置，从弯盘取出镊子方法正确	10	7	4
	镊子	正确使用洁净及污染镊子	15	10	5
消毒（25分）	消毒过程	消毒顺序及次数正确，消毒范围充分，无空白区	25	15	5
伤口覆盖（10分）	无菌敷料覆盖	纱布方向正确，毛茬面不接触皮肤，纱布覆盖范围、层数符合要求，胶布长短适宜，方向、位置适当	10	7	4

续表

考核项目	考核内容	考核要点	得分		
			优良	一般	差
操作后处理（15分）	病情沟通	与患者沟通伤口愈合情况、注意事项；病程中有反映	5	3	0
	医疗废物及污染器械处理	一次性物品丢至黄色垃圾袋，非一次性使用物品（镊子、剪刀、弯盘）处理正确	6	4	2
	洗手	换药后洗第三遍手	4	2	0
总分		100			

附表12-3　感染伤口换药评分标准

考核项目	考核内容	考核要点	得分		
			优良	一般	差
准备（25分）	知情同意	核对患者，告知患者需要进行的操作及准备	3	1	0
	帽子、口罩	正确佩戴	3	2	1
	洗手/手消	2次，检查伤口及准备物品前	4	2	0
	查看伤口	正确去除敷料，检查伤口情况，判断有无感染	7	4	0
	物品准备	准备物品适宜，0.05%碘伏棉球，盐水棉球，检查换药用物品包装完好，在有效期内，持物钳使用、取物品顺序正确	8	4	1
器械使用（20分）	无菌物品取用	正确拿、扣弯盘，污染、清洁弯盘放置位置，从弯盘取出镊子方法正确	10	7	4
	镊子	正确使用洁净及污染镊子	10	7	4
消毒（30分）	消毒过程	0.5%碘伏棉球自伤口边缘5cm起由外向内消毒两遍，范围相同，无遗漏；用0.05%碘伏棉球消毒伤口内清理伤口，再用盐水棉球清洗伤口内。如有引流：消毒皮肤后，取出伤口内填塞的油纱，盐水清洗伤口后放置伤口内引流纱条，伤口外留头，计数，然后用0.5%碘伏棉球自伤口边缘5cm起由外向内再次消毒	30	20	10
伤口覆盖（10分）	无菌敷料覆盖	视伤口渗出情况适量纱布覆盖，厚度>12层，覆盖伤口周围3～5cm，光面接触皮肤，胶布长短适宜，方向、位置适当	10	7	4
操作后处理（15分）	病情沟通	与患者沟通伤口愈合情况、注意事项；病程记录中有反映	5	3	0
	医疗废物及污染器械处理	一次性物品丢至黄色垃圾袋，非一次性使用物品（镊子、剪刀、弯盘）处理正确	6	4	2
	洗手	换药后洗第三遍手	4	2	0
总分		100			

注：严重违反无菌原则（如器材污染），总分<60分

附表12-4　拆线评分标准

考核项目	考核内容	考核要点	得分		
			优良	一般	差
准备（25分）	知情同意	核对患者，告知患者需要进行的操作及准备	3	1	0
	帽子、口罩	正确佩戴	3	2	1
	洗手/手消	2次，检查伤口及准备物品前	4	2	0

续表

考核项目	考核内容	考核要点	得分		
			优良	一般	差
准备（25分）	查看伤口	检查伤口愈合情况，可否拆线	7	4	0
	物品准备	准备物品适宜，检查换药用物品包装完好，在有效期内，持物钳使用、取物品顺序正确	8	4	1
器械使用（20分）	无菌物品取用	正确拿、扣弯盘，弯盘放置位置，从弯盘取出镊子、剪刀方法	10	6	3
	镊子	正确区分洁净及污染镊子	5	3	1
	剪刀	正确使用	5	3	1
消毒（15分）	消毒过程	消毒顺序正确；消毒范围充分，无空白区	15	8	1
拆线（20分）	拆线过程	提起线结、贴皮肤剪线并向剪线侧拉出缝线，间断拆线，判断痊愈后全部拆除	10	6	3
	再次消毒	拆线结束，再次消毒	10	6	3
伤口覆盖（10分）	无菌敷料覆盖	纱布方向正确，毛茬面不接触皮肤，纱布覆盖范围、层数符合要求，胶布长短适宜，方向、位置适当	10	6	3
操作后处理（10分）	病情沟通	与患者沟通伤口愈合情况、注意事项	3	2	1
	医疗废物及污染器械处理	一次性物品丢至黄色垃圾袋，非一次性使用物品（镊子、剪刀、弯盘）处理正确	4	2	1
	洗手	结束后洗第三遍手	3	2	1
总分		100			

附表12-5　导尿评分标准

评分项目	评分要素	标准分	得分
操作判断	根据题干判断该做何种技能操作，判断正确得5分。判断错误不得分，由考官告知其正确操作项目，考生进行技能操作	5	
操作前准备（15分）	1. 核对患者身份，注意保护患者隐私，必要时用屏风遮挡患者	3	
	2. 解释操作的目的和必要性，签署导尿同意书	3	
	3. 物品准备（注意有效期），戴口罩、帽子，洗手	4	
	4. 准备物品（外阴消毒包、导尿包、导尿管、引流袋、注射器、手套、生理盐水、石蜡油、中单等）	5	
操作过程（55分）	1. 协助患者摆体位，暴露外阴，将中单置于患者臀下。给异性患者导尿需有监护人或第三人在场	4	
	2. 初步消毒外阴。①在治疗车上打开外阴初步消毒用物，弯盘（内放镊子及碘伏棉球）置于患者两腿之间（5分）。②左手戴手套，右手持镊子夹取碘伏棉球，按顺序消毒。男性：阴阜→大腿内侧上1/3→阴茎→阴囊→纱布将包皮向后推，提起阴茎→尿道口→龟头→冠状沟；女性：阴阜→大腿内侧上1/3→大阴唇→分开大阴唇→小阴唇→尿道口→阴道口过肛门（5分）。③消毒完毕，将弯盘及所有污物收入包装袋内，移至治疗车下层（5分） 备注：消毒的顺序　从外向内，从上向下；每个部位消毒限用1个棉球（顺序错误扣10分，棉球多用扣5分）	15	

续表

评分项目	评分要素	标准分	得分
操作过程（55分）	3．再次消毒双手	2	
	4．再次消毒外阴：①将导尿包放在患者两腿之间，按无菌操作原则打开。倒碘伏、生理盐水，导尿管、注射器、引流袋（5分）。②戴好无菌手套，取出洞巾，铺在患者的外阴处。检查并润滑导尿管。根据需要连接导尿管和引流袋（5分）。③按顺序消毒。男性：纱布提起阴茎→尿道口→龟头→冠状沟→尿道口；女性：左手分开小阴唇→尿道口→小阴唇→阴道口→尿道口（10分）。 备注：消毒的顺序　从外向内，从上向下；每个部位消毒限用1个棉球（顺序错误扣10分，棉球多用扣5分）	20	
	5．导尿 ①男性儿童：提起阴茎90°→插入见尿（10～18cm）→继续插1～2cm→球囊注水（1～5ml）→回拉；②女性儿童：分开小阴唇→插入见尿（3～5cm）→继续插1～2cm→球囊注水（1～5ml）→回拉。 女性导尿管误入阴道，扣10分；男性包皮未复位，扣5分	10	
	6．根据需要留取标本，撤洞巾，挂尿引流袋于适当高度。引流袋位置要低于膀胱	4	
操作后处理（10分）	1．安置患者体位，交代注意事项	5	
	2．整理用物，污物的处理，再次洗手	2	
	3．观察患者反应及导尿情况，书写导尿记录，留取标本送检	3	
总体评价（10分）	无菌观念强，整个操作过程表现人文关怀	5	
	操作熟练，在规定时间内完成操作	5	
操作后提问	该项操作的适应证、禁忌证、并发症和操作后宣教事项中任选2项提问	5	
总分		100	

附表12-6　切开缝合评分标准

项目	分值	操作要点	考核要点	评分等级		
				优良	一般	差
准备	5	刷手衣穿着正确，帽子口罩穿戴正确	仪表端庄，服装整洁	2	1	0
		洗手/手消	正确操作	3	2	0
无菌器械使用	10	持针器的使用	使用方法是否正确	3	1	0
		缝针的夹持位置		3	1	0
		镊子的使用		2	1	0
		剪刀的使用		2	1	0
无菌观念	5	手臂、衣物注意保护，无接触无菌区，操作过程无污染	无菌观念	5	3	0
戴无菌手套及打包	10	检查缝合包，无菌消毒标记合格	核对正确	2	1	0
		检查手套密闭无破损，在有效期内				
		戴手套方法正确	操作正确	3	2	1
		按要求戴手套，将手套的翻转处套在工作服衣袖外面				
		打开无菌包过程遵循无菌操作原则	操作过程遵循无菌原则	5	3	1

续表

项目	分值	操作要点	考核要点	评分等级		
				优良	一般	差
消毒	5	持钳方法正确，持钳高度合适，消毒液不倒流，由中心向外	消毒范围 大小合适	5	3	1
铺巾	5	放置位置合适，无随意移动	无有菌区向无菌区移动	5	3	0
切开	5	固定皮肤、持刀姿势、用到方法正确	切口平整	5	3	1
缝合时间	10		缝合快速熟练	10	5	1
手术操作要点	45	缝合起始点	距切口起始点0.5cm以内	5	3	0
		缝合针距	0.8～1.0cm	5	3	0
		缝合边距	0.5cm	5	3	0
		缝线松紧程度	打结压线（有无缝线松脱）	5	3	0
		线头长度	0.5～0.8cm	4	2	0
		打结方法（方结或外科结）	打结拉线方向是否正确	8	4	1
		缝合方法	垂直进、出针	8	4	1
		切口对合情况	对合是否有歪斜	5	3	1
总分	100					

附表12-7　间断缝合评分标准

项目	分值	操作要点	考核要点	评分等级		
				优良	一般	差
准备	10	刷手衣穿着正确，帽子口罩穿戴正确	仪表端庄，服装整洁	5	3	1
		洗手/手消	正确操作	5	3	0
无菌器械使用	10	持针器的使用	使用方法是否正确	3	1	0
		缝针的夹持位置		3	1	0
		镊子的使用		2	1	0
		剪刀的使用		2	1	0
无菌观念	5	手臂、衣物注意保护，无接触无菌区，操作过程无污染	无菌观念	5	3	0
戴无菌手套及打包	15	检查缝合包，无菌消毒标记合格	核对正确	4	2	0
		检查手套密闭无破损，在有效期内				
		戴手套方法正确	操作正确	5	3	1
		按要求戴手套，将手套的翻转处套在工作服衣袖外面				
		打开无菌包过程遵循无菌操作原则	操作过程遵循无菌原则	6	3	1
铺巾	5	放置位置合适，无随意移动	无有菌区向无菌区移动	5	3	0
缝合时间	10		缝合快速熟练	10	5	1
手术操作要点	45	缝合起始点	距切口起始点0.5cm以内	5	3	0
		缝合针距	0.8～1.0cm	5	3	0

续表

项目	分值	操作要点	考核要点	评分等级		
				优良	一般	差
手术操作要点	45	缝合边距	0.5cm	5	3	0
		缝线松紧程度	打结压线（有无缝线松脱）	5	3	0
		线头长度	0.5～0.8cm	4	2	0
		打结方法（方结或外科结）	打结拉线方向是否正确	8	4	1
		缝合方法	垂直进、出针	8	4	1
		切口对合情况	对合是否有歪斜	5	3	1
总分	100					

（李韶莹）

第十三章　妇　产　科

为规范住院医师规范化培训结业临床实践能力考核，提高结业临床实践能力考核的质量，逐步实现住院医师规范化培训结业考核的同质化，特制订本规程。

一、使用范围

适用于山西省住院医师规范化培训结业临床实践能力考核-妇产科专业。

二、制订依据

依据国家《住院医师规范化培训内容与标准（2022版）》《住院医师规范化培训结业临床实践能力考核标准方案（妇产科）（2022版）》，结合山西省住院医师规范化培训的实际，制订本标准。

三、考核对象

符合考核条件，参加住院医师规范化培训（妇产科）专业结业临床实践能力考核的住院医师。

四、考核内容

包括接诊患者、临床思维、临床技能操作等内容。

五、 考核重点

根据国家《住院医师规范化培训内容与标准（2022版）》-妇产科培训细则的要求，重点考核住院医师对妇产科多发病、常见病的独立诊治能力。临床实践能力考核内容涉及日常临床工作的各方面，包括：接诊患者、临床思维、技能操作等。

六、 考核形式及考站设置

住院医师规范化培训结业临床实践能力考核采取客观结构化临床考核（OSCE）的方式，采用在标准化患者/真实患者或医学模拟人上实际操作。共设置接诊患者、临床思维、临床操作三站。

第一考站：接诊患者

考核内容：妇产科患者接诊，包括病史采集＋重点查体＋初步诊断

考核方式：面试＋SP，需要对标准化患者（简称SP）进行病史采集，模型上完成重点查体，并基于此站问诊内容及提供的部分查体内容给出初步诊断及鉴别诊断。

考核考题：妇产科常见疾病及重点疾病

考核时间：30分钟

分值占比：30%

第二考站：临床思维

考核内容：妇产科临床思维，此站备考2份病例（产科、妇科各一套，抽取其一）

考核方式：面试，采用分步递呈的方式进行考核。考生进入考场后首先阅读题干上的简要病例，根据所给病例，向考官询问补充病史、体检和辅助检查结果相关信息，考官根据考生询问的具体问题，给出补充内容。之后考生按照试题的具体要求依次汇报病例特点、诊断和诊断依据、鉴别诊断、诊疗计划等内容（上述内容可因试题不同而异）。

考核时间：30分钟

分值占比：40%

第三考站：临床操作

考核内容：需完成妇科和产科两项技能操作

考核方式：利用模型进行模拟技能操作，操作过程中，边操作边表述过程，并回答相关问题。

考核时间：30分钟

分值占比：30%

七、成绩评定

第一站分值＝第一站成绩（满分100）×0.3。

第二站分值＝第二站成绩（满分100）×0.4。

第三站分值＝第三站成绩（满分100）×0.3。

总分＝第一站分值＋第二站分值＋第三站分值。

总分达70分为合格。

八、具体实施

1．采用统一考题、统一考核形式与标准进行集中考核，以保证考核的公平性和同质性。考核基地同一批次、同一时段使用同一考题。各站试题数量根据考试批次安排设定，每半天至少一套试题，各批次之间不得重复，并准备至少1套备用题。

2．每个考站配两名考官，两名考官来自不同培训基地，两名考官独立评分。

3．各类型人员考前培训

（1）考官培训内容：包括《住院医师规范化培训内容与标准（2022版）》《住院医师规范化培训结业临床实践能力考核标准方案（妇产科）（2022版）》、考官制度、执考要求、评分要求、注意事项等；考前培训应按分配的考核任务进行分组培训，由考核专业负责人及指定的考站组长负责召集该站考官进行培训，培训重点是评分细则的一致性，具体包括熟悉考核病例（或主题）的内容；对照评分细则进行一致性评分练习与讨论。

（2）考生培训内容：考场设置、考试流程、考场纪律、每站考核注意事项等。

（3）考务人员培训：考场设置、人员分工、不同岗位考务人员工作流程等。

（4）SP培训：案例培训、标准化回答、特殊体征培训等。

九、考站设置建议

根据考核人数、考核基地场地、考官配置等因素，结合考核公平性、同质性，兼顾经济性，选择适宜的考站设置方案（表13-1）。

表13-1　妇产科考站设置方案

组别	序号	换站顺序		
		第一站：接诊患者，30分钟	第二站：临床思维，30分钟	第三站：技能操作，30分钟
第一组	01	第一站→第二站→第三站		
	02	第二站→第三站→第一站		
	03	第三站→第一站→第二站		

说明：

1. 依据参考人数分组进行考核，每组3人，同时进站，每站30分钟，换站1分钟
2. 根据考站数量及考核人数设置并行站

十、模拟试题

模拟试题（第一套）

第一部分：接诊和沟通（产科：时间30分钟，分值100分，口试＋操作）

一、考生题干

患者，女性，33岁。主因“停经8⁺月，头痛、视物模糊1天”来院，请接诊患者。包括病史采集、全身体格检查、专科检查、诊断、诊断依据、鉴别诊断及病史沟通。

二、考官参考病历摘要

患者，女性，33岁。主诉：停经34⁺周，血压升高20天，伴头痛、视物模糊1天。

现病史：平素月经规律，4～5/29天，量中，痛经（－），LMP：2023年09月10日，EDC：2024年06月17日。自然受孕，停经35天自测尿妊免阳性，孕早期B超核对孕周无误。停经40余天出现轻微恶心、呕吐不适。孕早期无腹痛及阴道出血。无感冒及发热，无毒物及放射线接触史。外院定期产前检查，唐氏筛查低风险、四维排畸彩超及OGTT未见异常。妊娠4个多月自觉胎动。20天前产检发现血压升高，152/108mmHg，化验尿蛋白（＋），同期出现双下肢水肿，休息后不缓解。给予口服拉贝洛尔（100mg，Tid）降压治疗。规律监测血压，波动于131～152/79～106mmHg。1天前自觉头痛、视物模糊，就诊于当地医院，测血压最高达182/118mmHg，化验尿蛋白（＋＋＋），为进一步诊治就诊我院。自发病以来，双下肢水肿较前有所加重，头痛伴视物模糊，无心慌胸闷，无咳嗽咳痰，无呼吸困难，无上腹部不适，睡眠欠佳，可平卧，食欲可，大便正常，尿频，夜间为著。身高158cm，体重82kg，孕期增重17kg，近一周体重增加约2kg。

既往史：体健，否认高血压、糖尿病、心脏病史，否认脑血管疾病、精神疾病史，否认外伤、输血史。

过敏史：否认药物及食物过敏史。

个人史：生于山西省太原市，无特殊嗜好。

月经史：月经初潮13岁，4～5/29天，量中，偶有痛经；LMP：2023年09月10日。

婚育史：31岁结婚，G_1P_0。丈夫体健。

家族史：无特殊。

查体：T 36.6℃，P 95次/分，R 20次/分，BP 175/115mmHg，BMI 32.8kg/cm^2，全身水肿。

产科检查：宫高29cm，腹围113cm，胎先露头，胎心138次/分，无宫缩，无阴道流血流液。内诊：骨及软产道未及明显异常，宫颈评分1分。

辅助检查：

产科超声（1天前外院）示胎儿超声测量值：双顶径约8.2cm，头围约32.0cm，腹围约29cm，股骨长约6.1cm；胎儿心率约148次/分；胎盘厚度约3.2cm；羊水深度约3.6cm，羊水指数9.1cm；脐动脉S/D：2.9；胎盘附着在子宫前壁，成熟度Ⅱ级；提示：33周妊娠，单胎，头位；入院后因急诊无法提供产科超声。

尿蛋白（1天前外院）：（＋＋＋）。

诊断：1. 宫内妊娠34$^+$周 G_1P_0；2. 重度子痫前期；3. 妊娠合并肥胖症。

鉴别诊断：①妊娠期高血压：患者于20周后出现高血压，无尿蛋白，产后12周恢复正常；②妊娠合并慢性高血压：既往无高血压病史，孕早期测血压均正常，暂不考虑；③肾性高血压：无肾脏疾病等相关病史，尿常规：无管型，暂不考虑；④慢性肾炎：妊娠前有慢性肾炎病变者，妊娠期可发现尿蛋白，重者可发现管型尿、急性肾损伤，伴有持续性血压升高，眼底可有肾炎性视网膜变化，本患者暂不考虑。

三、标准化患者扮演环节

1. 患者问医生，我头疼、眼花，是不是很严重？

医生：您一月前发现血压升高，双下肢水肿，目前血压175/115mmHg，尿蛋白（＋＋＋），头痛、眼花，目前诊断为重度子痫前期。妊娠期高血压疾病是妊娠期特有的疾病，多数病例在妊娠20周后出现高血压、蛋白尿，分娩后症状消失。子痫前期是一种多系统疾病，可导致全身重要脏器的损伤。您入院后需要完善化验检查，决定下一步治疗方案。

2. 患者　那我现在怎么办，我很害怕，怕丢失宝宝。

医生：您不要紧张，我需要给您做个胎心监护，看看孩子的情况，还要查一下您有没有宫缩，另外还需要其他化验检查（血常规、凝血、肝肾功能、心电图等检查）帮助评估您目前的病情。

3. 患者　我需要住院吗？现在早产，小孩会不会活不了？

医生：您需要立即住院，入院完善化验检查，给予降压、解痉、镇静等治疗，如果血压控制差，积极治疗后尽快终止妊娠。目前胎儿已孕34$^+$周，胎儿已具备宫外存活能力，但早产儿由于各脏器发育不成熟，出生后可能出现窒息、呼吸窘迫、湿肺、肺炎等，需抢救，并有死亡风险，孩子出生后转入儿科进一步观察。

4. 患者　我能顺产吗？

医生：目前您的宫颈不成熟，短时间内无法经阴道分娩，根据您的具体情况，可能需要做剖宫产减少不良结局的发生。希望得到您和家属的理解和配合，之后如果有病情变化，我会及时和您及家属沟通。

四、考官评分标准（表13-2）

表 13-2　接诊和沟通评分标准

考核项目	考核内容	标准分	得分
病史采集（30分）			
主诉	主要症状和时间	4	
现病史	与主诉相关的病因（诱因）	2	
	症状出现的部位、性质、持续时间、缓解/加重的因素	3	
	核对孕周	2	
	定期产检	2	
	孕期症状/检查血压/OGTT	2	
	诊疗经过及疗效、胎动	2	
	一般情况、饮食、大小便、体重变化	1	
既往史	慢性病、传染病、手术史、过敏	2	
个人史	出生地、工作地	1	
月经史	初潮、周期、经期、经量、痛经、LMP	4	
婚育史	结婚年龄、爱人、孕/产次、避孕	4	
家族史	父母、慢性病史、遗传病史	1	
体格检查（20分）			
全身检查	生命体征：BP、P、R、T	4	
	皮肤、黏膜、表浅淋巴结	1	
	心、肺	2	
腹部检查	视听叩触：肝、脾及其他	2	
产科检查	四步触诊	8	
	检查胎心、胎心监护	3	
诊断、诊断依据、鉴别诊断、基本沟通技巧（50分）			
适当的自我介绍、恰当的目光交流、个人仪表和行为让患者不紧张		1	
认真观察、倾听患者的表达、了解患者顾虑		1	
向患者解释病情清晰、准确		5	
诊断与诊断依据		10	
鉴别诊断		5	
向患者说明诊疗方案：补充辅助检查，可能的结果，病情发展可能的危险		10	
如何分步实施治疗		5	
提供恰当、具体的处理方案，清楚表明自己的诊治倾向		5	
分析、解释患者的顾虑，争取好的治疗效果，取得患者信任，使之服从治疗		5	
表述专业术语通俗易懂		1	
交流方式“以患者为中心”，有阶段性总结或结束时总结		1	
态度真诚、和蔼，没有可能引起纠纷的言语或行为		1	
合计		100	

第一部分：接诊和沟通（妇科：时间30分钟，分值100分，口试＋操作）

一、考生题干

患者女，45岁，月经量多就诊我院门诊。请你接诊患者，包括病史采集、全身体格检查、专科检查、诊断、诊断依据、鉴别诊断及病史沟通。

二、考官参考病历摘要

患者，女，45岁。主诉：月经量增多伴经期延长半年。

现病史：患者平素月经规律，周期28天，经期4～5天，量中，经期需使用卫生巾约1包，无痛经，LMP：2024.05.10（10天前），持续10天。半年前患者无明显诱因开始渐出现月经量增多，伴血块，经期延长至8～10天，目前经量约为既往经量的2～3倍，不伴月经周期改变，无腹痛、腰困、尿频、便秘、阴道排液等症状，近1周出现活动后轻微头晕、乏力，无心慌、气短等不适。发病以来，二便正常，体重无明显变化。

既往史：否认“心、肝、脑、肺、肾”等重大脏器疾患，否认重大手术外伤史，否认食物及药物过敏史，否认输血史，否认中毒史，否认高敏体质史（如哮喘、荨麻疹），否认化学毒物、放射线、工业粉尘接触史。

个人史：生于并久居于山西；否认外地久居史，有预防接种史，否认疫水疫源接触史，否认烟酒嗜好，否认冶游史，文化程度：大学文化。

月经史：月经初潮12岁，周期规律，4～5/28天，痛经（－）。LMP：2024年05月10日（10天前）。

婚育史：20岁结婚，爱人体健，G_4P_2，顺产2次，人工流产2次。

家族史：无慢性病家族史，无肿瘤家族史。

体格检查：T 36.7℃，P 93次/分，R 18次/分，BP 125/88mmHg。一般情况良好，步入病房，唇色粉白，睑结膜略苍白，皮肤无黄染，无皮疹，无出血点，未及浅表肿大淋巴结。双肺呼吸音清，听诊无异常；心率93次/分，律齐，各瓣膜区未闻及病理性杂音。腹部：腹平软，未见胃肠型；无压痛、反跳痛及肌紧张；肝脾肋下未及；肠鸣音正常。四肢活动自如；双下肢无水肿，无关节异常活动，未及周围血管征。

妇科检查：外阴、阴道（－）；宫颈光滑，质中，触血（－），无举痛、摇摆痛，后穹隆无触痛结节；子宫前位，大小约6cm×5cm(略饱满)，质中，活动好，无压痛；双附件：双侧附件区对合好，无压痛。

辅助检查：

B超（昨日）：子宫居盆腔前位，宫体上下径6.5cm，前后径5.4cm，子宫内膜前移厚约0.5cm，后壁可见一低回声结节，明显凸向宫腔，大小约3.8cm×3.3cm，边界清晰，未见放射状声影，另前壁肌壁间可见一低回声结节，大小1.0cm×0.9cm。双侧附件未见明显异常。血细胞分析：Hb 99g/L。宫腔镜（今日）：镜下见宫腔形态失常，宫腔后壁可见一类圆形结节，大小4cm×3cm，凸向宫腔体积80%～90%，不随膨宫液漂浮。余宫腔光整，子宫内膜不厚。

诊断：1. 多发子宫平滑肌瘤；2. 轻度贫血。

鉴别诊断：子宫内膜息肉、子宫腺肌瘤、子宫内膜恶性肿瘤。

三、标准化患者扮演环节

1．医生，我这是得了什么病？出血量咋越来越多呀？是不是恶性肿瘤呀？

从您的临床症状和辅助检查，目前考虑您的诊断是多发性子宫肌瘤。子宫平滑肌瘤是妇科最常见的良性肿瘤，但是子宫肌瘤，尤其是黏膜下子宫肌瘤致使宫腔体积增大，且影响子宫收缩，进而导致经量增多。

2．医生，B超上显示的子宫肌瘤体积不大，我可以药物治疗吗？

您好，您的子宫肌瘤体积虽然不大，但是大部分凸向宫腔，导致您出现月经量增多、经期延长等临床症状，且出现了继发性贫血，有手术指征，应行手术治疗。

3．医生，手术方式具体是什么呢？是要开刀吗？那个1cm的肌瘤也可以一起切除吗？

您好，您的B超及宫腔镜显示子宫肌瘤结节大部分凸向宫腔，属于I型子宫肌瘤，咱们的手术方式不需要开刀，是经阴道宫腔镜下子宫肌瘤电切术。您经量增多的临床症状极大可能是由于这个黏膜下子宫肌瘤所致，与肌壁间的小肌瘤关系不大，电切术只能处理凸向宫腔的子宫肌瘤结节，对于肌壁间小肌瘤无法处理，术后我们需要定期复查超声，观察子宫肌瘤结节变化情况。

四、考官评分标准（表13-3）

表13-3　接诊和沟通评分标准

考核项目	考核内容	标准分	得分
病史采集（30分）			
主诉	主要症状和时间	4	
现病史	与主诉相关其他月经情况（经期、周期、痛经情况）	2	
	经量增多的具体情况，为既往的多少倍、颜色、有无血块	3	
	与疾病相关的重要阴性或阳性临床症状（腹痛、压迫症状等）	3	
	与鉴别疾病的相关临床症状（如阴道排液、腰困、痛经等）	2	
	贫血相关症状	2	
	一般情况、饮食、大小便、体重变化	1	
既往史	慢性病、传染病、手术史、过敏史、预防接种	2	
个人史	出生地、工作地、疫区、烟酒嗜好	1	
月经史	初潮、周期、经期、经量、痛经、LMP	4	
婚育史	结婚年龄、爱人、孕/产次、避孕	4	
家族史	父母及亲人慢性病史、遗传病史、肿瘤家族史	2	
体格检查（20分）			
全身检查	生命体征：BP、P、R、T	4	
	全身一般情况：皮肤、唇色及睑结膜、黏膜、表浅淋巴结	2	
	心、肺	1	
腹部检查	视听叩触：肝、脾及其他	1	
	腹部有无膨隆、压痛、反跳痛、肌紧张、移动性浊音	1	
妇科检查	外阴：发育、对称、肿瘤	1	
	阴道：通畅、纵隔、肿瘤、白带性状	1	

续表

考核项目	考核内容	标准分	得分
妇科检查	宫颈：糜烂、息肉、触血、举痛、摇摆痛	1	
	子宫：位置、大小、质地、活动度、压痛	4	
	附件：质地、活动度、压痛	4	
诊断、诊断依据、鉴别诊断、基本沟通技巧（50分）			
适当的自我介绍、恰当的目光交流、个人仪表和行为让患者不紧张		1	
认真观察、倾听患者的表达，了解患者顾虑		1	
向患者解释病情清晰、准确		5	
诊断与诊断依据		10	
鉴别诊断		5	
向患者说明诊疗方案：补充辅助检查、可能的结果、病情发展可能的危险		10	
如何分步实施治疗		5	
提供恰当、具体的处理方案，清楚表明自己的诊治倾向		5	
分析、解释患者的顾虑，争取好的治疗效果，取得患者信任，使之服从治疗		5	
表述专业术语通俗易懂		1	
交流方式“以患者为中心”，有阶段性总结或结束时总结		1	
态度真诚、和蔼，没有可能引起纠纷的言语或行为		1	
总分		100	

第二部分：临床思维（产科：时间30分钟，分值100分，口试）

一、考生题干

患者女，29岁。主诉：停经29⁺周，右下腹疼痛伴恶心呕吐1天。

现病史：既往月经规律，12岁7/30天，量中，痛经（－），LMP：2023年10月15日，EDC：2024-07-22。此次妊娠系自然受孕，孕期定期产检，行四维排畸检查及OGTT正常。1天前不当饮食后出现右下腹痛，伴恶心、呕吐，呕吐物为胃内容物。自发病以来，无阴道流血流液，自觉胎动同前，小便正常，无尿频、尿急、尿痛不适，未解大便。

考生请阅读以上病例摘要，可询问并补充相应的病史、体格检查结果、辅助检查结果。之后汇报病例特点，给出诊断、诊断依据、鉴别诊断和进一步诊疗方案。

二、考官参考病历资料

1. 你需要补充什么病史？对患者进行哪些检查？（考生问，考官答）

补充主诉、现病史：孕期是否定期产检，核对孕周、胎动时间，口服叶酸情况、服药情况，腹痛、出血情况，NT检查、唐氏筛查、OGTT、甲功。腹痛性质、持续时间、诊疗情况。曾于外院就诊予以“头孢呋辛钠”抗感染治疗后，右下腹痛逐渐加重。

既往史：否认高血压、心脏病史，否认糖尿病、脑血管疾病、精神疾病史，否认外伤、输血史，否认食物、药物过敏史。

个人史：生于山西省太原市；无特殊嗜好。

月经史：既往月经规律，12岁7/30天，量中，痛经（－）。

婚育史：26岁结婚，配偶体健。G_2P_0，2年前因“计划外妊娠”外院人工流产一次。

家族史：无高血压家族史。

体格检查：T 37.8℃，P 110次/分，R 21次/分，BP 119/72mmHg。步入病房，神志清，精神欠佳，表情痛苦，被动体位。皮肤无黄染，无皮疹，无出血点，无球结膜水肿，未及浅表肿大淋巴结。双肺呼吸音清，听诊无异常；心率110次/分，律齐，各瓣膜区未闻及病理性杂音。腹部：妊娠腹型，腹膨隆，肌紧张，右下腹压痛（+），反跳痛（+），肝脾肋下未及；肠鸣音亢进。四肢活动自如；双下肢无水肿，无关节异常活动，膝腱反射对称引出，未及周围血管征，腰大肌试验阳性。

专科查体：宫高29cm，腹围94cm，头先露，胎方位ROA，胎心160次/分，无明显宫缩，无阴道流血流液。

2．需要做哪些辅助检查?

辅助检查

（1）血常规：WBC 16.28×10^9/L，HCT 0.31，Hb 106g/L，PLT 120×10^9/L，NE 14.62×10^9/L，NE% 89.78%。

（2）C-反应蛋白：201.12mg/L。

（3）降钙素原：1.7ng/ml。

（4）凝血系列：凝血酶原时间12.6秒（9.4～12.5），凝血酶原时间活动度98%（80～160%），凝血酶原标准化比值1.1（0.8～1.2），凝血酶原比率0.9（0.8～1.2），活化部分凝血活酶时间25秒（21～37），纤维蛋白原含量3.2g/L（2～4），凝血酶时间14.3秒（13.5～19.5），D-二聚体235μg/L（0～252）。

（5）肝肾功能：ALT 39U/L（0～40），AST 34U/L（0～40），TP 52.0g/L（60～85），ALB 36.0g/L（35～55），LDH 289U/L（100～300），Cr 59μmol/L（44～106），BUN 7.2mmol/L（2.3～7.8）。

（6）尿常规：尿白细胞（－），尿蛋白（－），无管型；便常规：白细胞（－），红细胞（－），潜血（－）。

（7）产科超声：胎儿超声测量值分别如下。双顶径约7.8cm，头围约27cm，腹围约25cm，股骨长约5cm；胎儿心率约159次/分；胎盘厚度约2.5cm；羊水深度约6cm；脐动脉S/D：2.5；胎儿颅骨呈类圆形环状回声；胎盘附着在子宫后壁，成熟度0级；提示：29^+周妊娠，单胎，头位。

（8）心电图：窦性心动过速，未见明显异常。

（9）肝胆胰脾双肾及阑尾区彩超：肝脏、肝内、门静脉、胆囊、胆总管、胰腺、脾脏均未见明显异常，由于肠气多，阑尾显示不清。

（10）胎心监护：胎心基线160次/分，无宫缩。

3．报告病例特点

（1）育龄期女性，既往人工流产一次，现停经29^+周。

（2）右下腹疼痛伴恶心呕吐1天。

（3）查体：T 37.8℃，P 110次/分，R 21次/分，BP 119/72mmHg。精神欠佳，表情痛苦，被动体位。腹部：妊娠腹型，腹膨隆，肌紧张，右下腹压痛（+），反跳痛（+），肝脾肋下未及，肠鸣音亢进。

（4）辅助检查：WBC 16.28×10^9/L，HCT 0.31，Hb 106g/L，PLT 120×10^9/L，NE 14.62×10^9/L，NE% 89.78%；C-反应蛋白：201.12mg/L；降钙素原：1.7ng/ml；产科超声提示：29^+周妊娠，单胎，头位；肝胆胰脾双肾及阑尾区彩超：肝脏、肝内、门静脉、胆囊、胆总管、胰腺、脾脏均未见明显异常，由于肠气多，阑尾显示不清；胎心监护：胎心基线160次/分，无宫缩。

4．诊断、诊断依据和鉴别诊断

（1）妊娠合并急性阑尾炎；

（2）妊娠合并轻度贫血；

（3）宫内妊娠29^+周，G_2P_0，单活胎。

诊断依据：

（1）生育年龄女性，停经29^+周。

（2）产科超声提示：29^+周妊娠，单胎，头位。

（3）肝胆胰脾双肾及阑尾区彩超：肝脏、肝内、门静脉、胆囊、胆总管、胰腺、脾脏均未见明显异常，由于肠气多，阑尾显示不清。

（4）血常规炎症指标：WBC 16.28×10^9/L，HCT 0.31，Hb 106g/L，PLT 120×10^9/L，NE 15.35× 10^9/L，NE% 89.78%；C-反应蛋白：201.12mg/L；降钙素原：1.7ng/ml。

（5）精神欠佳，表情痛苦，被动体位。腹部：妊娠腹型，腹膨隆，肌紧张，右下腹压痛（＋），反跳痛（＋），肝脾肋下未及，肠鸣音亢进。

鉴别诊断及依据

（1）先兆早产：临床一般表现为下腹痛，为宫缩阵痛，有可伴有少量阴道流血或流液，一般无伴随消化道症状。本患者暂不考虑。

（2）胎盘早剥：可能存在孕妇血管病变、机械因素等诱因，临床上多表现为阴道流血伴突然发生的持续性腹痛和（或）腰酸、腰痛、腹痛，严重时可出现恶心、呕吐，甚至面色苍白、出汗、脉弱及血压下降等休克征象，自觉胎动消失。本患者暂不考虑。

（3）卵巢囊肿蒂扭转：多有既往病史，孕前或孕早期检查多可发现，随着妊娠进展而导致慢性病程急性发作，腹痛突然发生，可伴恶心、呕吐，发热。本患者暂不考虑。

（4）子宫破裂：多发生于妊娠晚期，常见原因是既往有子宫手术史，临床表现为下腹撕裂样疼痛及母体低血容量，自觉胎动消失。本患者暂不考虑。

（5）妊娠合并急性胆囊炎：可有进食油腻食物等诱因，既往可有“胆结石”病史，多数患者腹痛表现为上腹部阵发性绞痛，向右肩部反射，可伴有恶心、呕吐、发热、皮肤巩膜黄染等。本患者暂不考虑。

（6）肾盂肾炎、输尿管结石、肾盂积水等泌尿系统并发症：临床多表现为腹痛或下腹痛，多伴有尿频、尿急、尿痛等膀胱刺激征，可伴有发热、恶心、呕吐等全身症状。输尿管结石肾结石引起的疼痛可分为钝痛和绞痛，多有间歇发作的疼痛史。疼痛常位于脊肋角、腰部或腹部，呈阵发性，亦可为持续性疼痛。肾结石绞痛呈严重刀割样痛，常突然发作，疼痛常反射至下腹部、腹股沟、股内侧，女性反射至阴唇部位。本患者暂不考虑。

5．诊疗原则

（1）诊断急性阑尾炎明确，外院予以抗感染治疗后腹痛加重，有手术治疗指征，应行阑尾切除术。

（2）术后应卧床休息，避免刺激腹部，注意维持水电解质平衡及营养物质的补充，饮食清淡。

（3）继续抗感染治疗：药物应选择对胎儿影响小的、广谱抗生素，如β-内酰胺类药物。急性阑尾炎时厌氧菌感染占75%～90%，需选择针对厌氧菌的抗生素，如甲硝唑。

（4）术后予以宫缩抑制剂，如硫酸镁，避免早产的发生；如宫缩不可抑制，则早产可能。

三、考官评分标准（表13-4）

表13-4 产科临床思维评分标准

考核项目	考核内容	标准分	得分
你需要补充什么病史（15分）？	补充主诉	1	
	补充现病史包括治疗经过	2	
	既往史：慢性病、手术史、传染病、过敏史、接种史	3	
	个人史：出生地、工作地、疫区、饮酒嗜好	1	
	月经史：初潮、周期、经期、经量、痛经、LMP	4	
	婚育史：结婚年龄、孕产次、避孕方法	3	
	家族史：遗传病、肿瘤病史	1	
进行哪些体格检查和产科检查（10分）？	生命体征：BP、HR、R、T	1	
	全身状况、皮肤黏膜、表浅淋巴结、心肺、肝脾、膝腱反射	1	
	腹部检查：压痛、反跳痛、腹膜刺激征	1	
	四步触诊（宫高、腹围、胎方位、胎先露、胎心率）	3	
	宫缩特点（有或无宫缩，如有宫缩，是否有间歇期）	2	
	四肢查体、其他查体手段如腰大肌试验等	2	
需要做哪些辅助检查（10分）？	血：血常规、降钙素原、C反应蛋白、生化	4	
	腹部超声、产科超声	3	
	胎心监护	2	
	心电图	1	
病例特点报告（10分）	主诉、现病史简明准确	3	
	病例特点突出、全面	7	
诊断与鉴别诊断（20分）	主要诊断、次要诊断正确、全面	10	
	诊断依据准确	5	
	鉴别诊断全面	5	
诊疗计划（30分）	急诊收住院，报告上级医师	2	
	急性阑尾炎的治疗原则	8	
	向患者和家属交代病情，知情同意签字	5	
	药物治疗、剂量、给药途径	6	
	药物治疗监测	3	
	术前、术中、术后注意事项	6	
综合素质（5分）	问病史、体检、辅助检查、诊疗计划叙述清晰、完整	3	
	回答问题逻辑性强	2	
总分		100	

第二部分：临床思维（妇科：时间30分钟，分值100分，口试）

一、考生题干

患者女，25岁，就诊时间2024年5月18日；主诉：下腹痛5小时。

现病史：5小时前出现右下腹持续性疼痛，伴恶心呕吐1次。轮椅推入病房，表情痛苦。

请考生阅读以上病例摘要，可询问并补充相应的病史、体格检查结果、辅助检查结果。之后汇报病例特点，给出诊断、诊断依据、鉴别诊断和进一步诊疗方案。

二、考官参考病历资料

1. 你需要补充什么病史？对患者进行哪些体格检查和专科检查？（考生问，考官答）

主诉：下腹痛5小时。

现病史：既往月经规律，14岁7/30天，量中，痛经（－）。LMP：2024年04月10日。5小时前患者同房后突然出现右下腹持续性疼痛，改变体位无法缓解，恶心呕吐1次，有肛门坠胀感，无发热、阴道分泌物增多、阴道流血、腹泻、头晕、心慌等不适症状。发病以来，大小便正常，体重无明显变化。轮椅推入病房。身高156cm，体重50kg。

既往史：定期妇科检查，2024年3月5日行妇科超声检查未见明显异常。否认高血压、心脏病史，否认糖尿病、脑血管疾病、精神疾病史，否认外伤、输血史，否认食物、药物过敏史。

个人史：生于山西；无特殊嗜好；

月经史：月经初潮14岁7/30天，LMP：2024年04月10日。

婚育史：适龄结婚，爱人体健。G_2P_0，人工流产2次，未避孕。

家族史：无家族病史。

体格检查：T 36.8℃，P 100次/分，R 20次/分，BP 108/80mmHg。轮椅推入病房，表情痛苦。皮肤无黄染，无皮疹，无出血点，未及浅表肿大淋巴结。双肺呼吸音清，听诊无异常；心率100次/分，律齐，各瓣膜区未闻及病理性杂音。腹部：腹膨隆，未见胃肠型；全腹压痛，反跳痛及肌紧张，以右下腹为重，移动性浊音阴性，肝脾肋下未及，肠鸣音正常。四肢活动自如，双下肢无水肿，无关节异常活动，未及周围血管征。

妇科检查：外阴（－）、阴道（－），宫颈光滑，质中，触血（－），轻微举痛及摇摆痛。子宫前位，正常大小，质中，活动好，无压痛，左附件区（－），右附件区压痛（＋），未及明显包块。

2. 你需要哪些辅助检查结果？

（1）血细胞分析：WBC 7.0×10^9/L，RBC 4.0×10^{12}/L，Hb 98g/L，PLT 110×10^9/L，血型B型RH（＋）；

（2）凝血五项：凝血酶原时间11.1秒（9.4～12.5），凝血酶原时间活动度110%（80%～160%），凝血酶原标准化比值1.0（0.8～1.2），凝血酶原比率1.1（0.8～1.2），活化部分凝血活酶时间25秒（21～37），纤维蛋白原含量3.7g/L（2～4），凝血酶时间14.0秒（13.5～19.5），D-二聚体376μg/L（0～252）↑；

（3）尿hCG：阴性，血hCG＜10IU/L；

（4）妇科超声：子宫前位5.5cm×4.3cm×3.8cm，肌层回声中等，子宫内膜厚约1.3cm，右侧卵巢内可见厚壁囊性包块，大小5.0cm×4.8cm×3.0cm，周边可见环状血流信号，右侧卵巢旁可见不均质絮状回声漂浮，范围约3.5×3.3cm。左侧附件区未见明显异常。盆腔可见游离液性暗区，深约4.1cm。

3. 请报告病例特点

（1）育龄期女性，急性病程，末次月经为23天前。

（2）患者同房后出现右下腹持续性疼痛5小时，恶心呕吐1次，伴肛门坠胀感，无发热、阴道分泌物增多、腹泻等症状。既往G_2P_0。2024.04.10行妇科超声检查未见异常。

（3）查体：P 100次/分，BP 108/80mmHg。腹肌软，右下腹有压痛，无反跳痛及肌紧张，以右下腹为重，移动性浊音阴性；宫颈光滑，触血阴性，无举痛及摇摆痛。子宫前位，正常大小，质中，活动好，无压痛，右附件区压痛（+），触诊不清，左附件区（－）。

（4）辅助检查：血细胞分析提示轻度贫血；妇科超声：盆腔游离液体，右侧卵巢内囊性厚壁包块；血尿hCG阴性。

4. 诊断、诊断依据和鉴别诊断

初步诊断：黄体破裂，轻度贫血。

诊断依据：

（1）生育年龄女性，急性病程，月经黄体期活动后出现持续性腹痛。

（2）查体：生命体征平稳。

（3）妇检：宫颈无举痛及摇摆痛，右侧附件区有压痛，无反跳痛。

（4）血常规提示轻度贫血；超声：右侧卵巢内囊性厚壁包块，盆腔游离液；血尿hCG阴性。

（5）2024年03月05行妇科检查未见明显异常。

鉴别诊断：异位妊娠；卵巢囊肿蒂扭转；阑尾炎；急性盆腔炎。

5. 诊疗计划

（1）嘱患者卧床休息、避免剧烈活动，开放静脉，补液，监测血压等生命体征变化。

（2）向患者和家属交代病情和危险性，知情同意签字。

（3）向上级医师汇报病情。

（4）给予补液、止血等药物治疗。

（5）密切观察患者病情变化，完善术前准备：备皮、配血、留置尿管；观察过程中若患者病情加重，出现腹痛加剧、生命体征不平稳时紧急联系手术室准备急诊手术止血（腹腔镜或开腹手术）。

三、考官评分标准（表13-5）

表13-5　妇科临床思维评分标准

考核项目	考核内容	标准分	得分
你需要补充什么病史（15分）？	主诉：下腹痛5小时	1	
	现病史：腹痛的出现的诱因、性质、部位、伴随症状	2	
	既往史：慢性病、手术史、传染病、过敏史、接种史	3	
	个人史：出生地、工作地、疫区、饮酒嗜好	1	
	月经史：初潮、周期、经期、经量、痛经、LMP	4	
	婚育史：结婚年龄、孕产次、避孕方法	3	
	家族史：遗传病、肿瘤病史	1	

续表

考核项目	考核内容	标准分	得分
你需要进行哪些体格检查及妇科检查（10分）？	生命体征：BP、HR、R、T	1	
	全身状况、皮肤黏膜、表浅淋巴结、心肺、肝脾	1	
	腹部望触叩听：压痛、反跳痛、肌紧张、移动性浊音	2	
	外阴、阴道	1	
	宫颈：状态、举痛、摇摆痛	1	
	子宫：位置、大小、质地、活动、压痛	2	
	附件：包块大小、性质、活动、压痛	2	
需要做哪些辅助检查（10分）？	血：血常规、血型、凝血、生化	4	
	尿hCG，血hCG	2	
	超声	2	
	既往妇科检查结果	2	
报告病例特点（10分）	主诉、现病史简明准确	3	
	病例特点突出、全面	7	
诊断与鉴别诊断（20分）	主要诊断、次要诊断正确、全面	10	
	诊断依据准确	5	
	鉴别诊断全面	5	
诊疗计划（30分）	急诊收住院，报告上级医师	2	
	卧床休息	4	
	止血药物应用	4	
	开放静脉、监测生命体征	8	
	向患者和家属交代病情，知情同意签字	2	
	患者准备（备皮、配血、插尿管），必要时通知手术室，准备急诊手术、手术方式	4	
	术中注意事项	3	
	术后处理	3	
综合素质（5分）	问病史、体检、辅助检查、诊疗计划叙述清晰、完整	3	
	回答问题逻辑性强	2	
总分		100	

第三部分：基本技能操作（产科）

一、考生题干

患者女性，24岁，宫内妊娠40周，胎头已着冠，左枕前位。请在模型上完成枕前位接产。

注：你已完成穿手术衣，戴口罩、帽子、无菌手套的操作。

二、考官评分标准（表13-6）

表13-6　枕前位接产评分标准

考核项目	考核内容	标准分	得分
评估（9分）	评估产妇的孕产史和产程等情况	4	
	产妇对配合接生的认知程度、对阴道分娩的认识程度	3	
	环境舒适、室温是否适宜，隐蔽程度	2	
准备（11分）	解析操作目的，协助孕妇取舒适膀胱截石位，取得合作	3	
	态度和蔼，预热辐射台	1	
	仪表规范，戴口罩	1	
	准备接生用物	6	
指导腹压（5分）	嘱产妇宫缩时向下屏气用力，增加腹压，宫缩过后，全身肌肉放松，安静休息，如此反复，配合宫缩，协调一致	5	
洗手铺巾（15分）	按外科手术洗手法洗手	4	
	打开接生器械、敷料，添加所需药物	5	
	铺巾顺序正确	6	
胎儿娩出过程（25分）	保护会阴：接生者利用右手大鱼肌贴紧会阴部（手与会阴部间垫消毒纱），必要时行会阴切开术	10	
	协助胎儿娩出：①当宫缩胎头拨露时向上向内用力，左手四指并拢向下轻压协助胎头俯屈。②胎头枕部露出耻骨弓时协助胎头仰伸（挤压新生儿口鼻）。③协助胎头复位及外旋转。④娩出前肩、后肩，弯盘接血，记录胎儿娩出时间。⑤断脐：第一次断脐在距脐根部15～20cm处用二把血管钳钳夹，在两钳之间剪断脐带；第二次断脐，将套有脐圈的小弯（直）钳在距脐跟部1～1.5cm之间。挤净断面上的脐血，用2%～3%碘酒消毒，用纱布包好	15	
胎盘娩出过程（15分）	确认胎盘剥离征象	5	
	协助胎盘娩出方法得当	5	
	检查胎盘胎膜方法正确	2	
	双人再次查对胎盘	3	
整理（10分）	协助产妇垫好卫生巾，更衣盖被	3	
	分类处理用物	3	
	动作轻柔、熟练	4	
质量（10分）	关心孕产妇，体位舒适	3	
	符合无菌原则	4	
	动作轻柔、熟练	3	
总分		100	

第三部分：基本技能操作-妇科

一、考生题干

病例摘要：就诊时间2024年03月12日，患者女，22岁。

主诉：停经40^{+}天，阴道出血3天，下腹痛2小时。

现病史：3天前出现阴道出血，色暗红，量少于月经量，止血药物无效。2小时前出现右下腹持续性坠痛，伴有恶心呕吐1次，腹泻2次。超声提示右附件区可见不均质包块，腹盆腔中等量积液。请在模型上完成阴道后穹隆穿刺操作。

注：你已完成穿手术衣，戴口罩、帽子、无菌手套的操作步骤。请完成接下来的操作。

二、考官评分标准（表13-7）

表13-7　阴道后穹窿穿刺术评分标准

考核项目	考核内容	标准分	得分
准备（10分）	进行环境评估，洗手、沟通、签字	2	
	打开穿刺包，检查器械是否齐备，将此次操作需要的碘伏及石蜡油倒入相应容器中。备5ml、10ml注射器各1支供选用	2	
	嘱患者排空膀胱（口述）	2	
	取膀胱截石位	2	
	患者臀部下垫中单	2	
操作过程（40分）	戴无菌手套	1	
	按正确顺序消毒外阴	2	
	铺无菌孔巾	1	
	碘伏棉球消毒阴道3次	3	
	双合诊检查了解子宫附件情况	2	
	注意描述后穹隆是否膨隆	2	
	宫颈举痛否	1	
	阴道窥器固定暴露宫颈	2	
	宫颈钳夹持宫颈后唇，充分暴露阴道后穹隆	3	
	再次用卵圆钳消毒宫颈后穹隆	1	
	接好注射器和针头，检查针头有无堵塞	2	
	在后穹隆中央或稍偏左、阴道宫颈交界处稍下方平行宫颈管方向进针约2cm，抽吸液体（如无液体抽出，适当改变方向或深浅度，边退针边抽吸	10	
	拔针后检查穿刺点有无出血，及时棉球压迫止血	3	
	取出窥器	2	
	目测穿刺液性质	2	
	常规涂片及细胞学检查（口述送检标本即得分）	3	
操作结果（30分）	第一次穿出红色液体得30分； 第二次穿出红色液体得20分； 第三次穿出红色液体得10分； 第四次及以上抽出红色液体和未抽出红色液体均得0分； 抽出黄色液体一次算操作失败一次	30	
无菌观念（10分）	手套未碰触非无菌区	2	
	器械未碰触非手术区	2	
	穿刺时抽出黄色液体后，应更换针头再次穿刺（口述即可）	6	
人文关怀（10分）	交代病情，操作前需告知患者此次操作的目的，签署知情同意书	2	
	隐私保护：若为男选手操作，需要求有女性医务人员在场（可口述；女选手直接得分）	2	
	结束操作后注意将患者衣物及被褥恢复原样	2	
	向患者交待术后注意事项：立即住院手术2分，追踪化验结果2分	4	
总分		100	

模拟试题（第二套）

第一部分：接诊和沟通（产科：时间30分钟，分值100分，口试＋操作）

一、考生题干：就诊时间：2024.3.16

患者李××，女，32岁，已婚，G_3P_1。主因“停经34周，腹痛2小时”入院。

请根据此资料：

1．完成病史采集。

2．规范重点查体（体格检查、专科检查）。

3．根据以上问诊结果及阳性体征说出初步诊断及鉴别诊断及需要完善的检查、下一步治疗，并与患者进行沟通。

二、考官参考病历资料

现病史：平素月经规律，3/25～26天，量中，痛经（－），LMP：2023-07-01，EDC：2024-04-29。停经40天出现恶心等早孕反应，化验尿hCG阳性，妊早期无感冒、发热，无阴道出血，无口服药物及接触有害物质，孕4月自觉胎动。孕期未规律产检，诉孕6^+月化验OGTT异常，诊断妊娠期糖尿病，自行控制饮食，未监测血糖，近1个月出现水肿、间断头痛，未重视，近1周头痛加重，有眼花、气短不适。近2日自觉胎动较前有所减少，2小时前做完家务后出现腹痛，持续不能缓解，且渐加重，无阴道流血流液等症状。

既往史：体健，2017年因产后出血曾输血治疗，否认食物、药物过敏史。

个人史：生于吕梁市；无特殊嗜好。

月经史：平素月经规律，14岁3/25～26天，量中，痛经（－），LMP：2023-07-01。

婚育史：24岁结婚，2013年人工流产1次，2017年自然分娩1次。

家族史：无特殊。

体格检查：T 37.4℃，P 109次/分，R 20次/分，BP 182/110mmHg。痛苦面容，颜面水肿，神志清，心肺检查无异常，妊娠腹型，腹部张力大，下腹部压痛（＋），水肿（＋＋＋＋）。

专科检查：宫高31cm，腹围106cm，腹壁脂肪中厚，胎位：头位，胎心106次/分，子宫张力大，宫体压痛（＋），无阴道出血。

辅助检查：唐氏筛查（2023-12-05本院）高风险（1∶172）。OGTT(2024-01-30本院)：空腹血糖5.3mmol/L，服糖后1小时血糖8.5mmol/L，服糖后2小时血糖7.1mmol/L。

入院诊断：重度子痫前期胎盘早剥？急性胎儿窘迫G_3P_1宫内妊娠34周、头位妊娠期糖尿病。

鉴别诊断：重度子痫前期、妊娠期高血压、慢性高血压并发重度子痫前期、胎盘早剥、前置胎盘、妊娠期糖尿病、糖尿病合并妊娠。

三、标准化患者扮演环节

患者：医生，我怎么了？是不是很严重？

医生：根据你的症状、体征及辅助检查，目前您病情很危急，初步考虑重度子痫前期、胎盘早剥，胎心监护提示胎儿缺氧、胎儿窘迫，原因就是和您的高血压、胎盘早剥有关，您和胎儿都很危险。

患者：那我现在怎么办，我很害怕，怕丢宝宝。

医生：您先不要紧张，但必须配合我们，我们需要马上急诊剖宫产终止妊娠。

患者：我的孩子还没足月，现在剖宫产孩子能存活吗？大夫我头胎自己生的，这个我也想自己生？

医生：您目前很有可能已经发生胎盘早剥，现在已经胎心慢了，短时间无法自然分娩，随时您和孩子都会有生命危险，必须马上手术，这样孩子和您才能得到尽快救治。否则极可能发生胎死宫内、子宫卒中、大出血，您和宝宝都更危险。我们需要完善术前系列，但您病情危急，化验结果出不来，我们准备全麻下行剖宫产术，以抢救孩子和您的生命，我们会请儿科医师，共同做好新生儿的抢救，但由于现在我们考虑胎儿在宫内已有缺血缺氧情况，孩子出生后可能有死亡风险或准备手术过程中突发胎死宫内可能。

患者：大夫我听您的，快给我手术吧，尽量救救我的孩子。

四、考官评分标准（表13-8）

表13-8　产科接诊和沟通评分标准

考核项目	考核内容	标准分	得分
病史采集（30分）			
主诉	主要症状和时间	4	
现病史	与主诉相关的病因（诱因）	2	
	症状出现的部位、性质、持续时间、缓解/加重的因素	3	
	核对孕周、定期产检	4	
	孕期症状、检查OGTT、血压、诊疗经过及疗效、胎动	4	
	一般情况、饮食、大小便、体重变化	1	
既往史	慢性病、传染病、手术史、过敏史	2	
个人史	出生地、居住地、有无去过疫区或接触相关人员	1	
月经史	初潮、周期、经期、经量、痛经、LMP	4	
婚育史	结婚年龄、爱人、孕/产次	4	
家族史	父母、慢性病、遗传史	1	
体格检查（20分）			
全身检查	生命体征：BP、P、R、T	4	
	皮肤、黏膜、浅表淋巴结、心肺、腹部视听叩触、四肢	5	
产科检查	宫高、腹围测量　手测宫底高度、宫缩情况	8	
	检查出血、听胎心　骨盆测量	3	
诊断、诊断依据、鉴别诊断、基本沟通技巧（50分）			
适当自我介绍，举止行为让患者不紧张，倾听患者表达，了解患者顾虑		2	
向患者解释病情清晰、准确		5	
诊断与诊断依据		10	
鉴别诊断		5	
向患者说明诊疗方案：补充辅助检查、可能的结果、病情发展的危险		10	
如何分布实施治疗、恰当具体的处理方案、清楚表达自己的诊疗倾向		10	
交流以“患者为中心”取得患者信任，表达专业术语通俗易懂，态度诚恳和蔼		8	
总分		100	

第一部分：接诊和沟通（妇科：时间30分钟，分值占比30%，口试＋操作）

一、考生题干

患者女，刘××，47岁。“继发性痛经进行性加重3年，经量增多1年，乏力半年”常诊入院。

请考生接诊患者，包括病史采集、体格检查、专科检查、诊断、诊断依据、鉴别诊断及病史沟通。

二、考官参考病历资料

主诉：继发性痛经进行性加重3年，经量增多1年，乏力半年。

现病史：患者，刘××，47岁。近3年出现痛经，越来越重，持续整个经期，近半年均需口服止痛药物。近1年月经量较前增多，约为原来月经的2倍，月经时间4～5天，周期26～28天。半年前因乏力体检发现贫血，血红蛋白70g/L，间断口服补血药物，乏力症状无明显缓解。B超提示“子宫13.0cm×10.0cm×9.9cm”入院。饮食、睡眠可，大小便正常。

既往史：否认“心、肝、脑、肺、肾”等重大脏器疾患；否认重大手术外伤史；否认食物及药物过敏史；否认输血史；否认中毒史；否认高敏体质史（如哮喘、荨麻疹）；否认化学毒物、放射线、工业粉尘接触史。

个人史：生于并久居于本地；否认外地久居史，有预防接种史，否认疫水疫源接触史，否认烟酒嗜好，否认冶游史，文化程度：本科。

月经史：13岁初潮，5～6天/30天，量中，伴血块，无痛经，余详见现病史，末次月经2024～？（10天前）。

婚育史：26岁结婚，爱人体健，1-0-3-1，宫内节育器避孕。

家族史：无慢性病家族史，无肿瘤家族史。

体格检查：T 36.8℃，P 80次/分，R 18次/分，BP 120/80mmHg。一般情况良好，步入病房，睑结膜苍白，甲床苍白。皮肤无黄染，无皮疹，无出血点，未及浅表肿大淋巴结。双肺呼吸音清，听诊无异常；心率80次/分，律齐，各瓣膜区未闻及病理性杂音。腹部：腹平软，下腹部可及质硬包块，如孕3月大小，活动好，压痛阴性。无压痛、反跳痛及肌紧张；肝脾肋下未及；肠鸣音正常。四肢活动自如，双下肢无水肿，无关节异常活动，未及周围血管征。

妇科检查：外阴：已产式；阴道：畅，黏膜粉红，无异味；宫颈：直径约3.0cm，尚光滑，举痛阴性；宫体：前位，质硬，如孕3月大小；附件：双侧附件区未触及异常。

辅助检查：血常规：Hb 75g/L，WBC 6.7×10^9/L，GR% 76%；宫颈细胞学检查及HPV检查：阴性；妇科超声：子宫13.0cm×10.0cm×9.9cm，内膜前移，厚0.5cm，宫体回声弥漫性增粗，后壁增厚明显，似有结节感，但不具体，范围约6.9cm×2.9cm。双侧附件未见明显异常。

诊断：子宫腺肌病；失血性贫血（中度）。

鉴别诊断：子宫肌瘤、AUB-O。

三、标准化患者扮演环节

1. 患者：“医生我最近老是有疲劳感，上个楼都气喘，我得了什么病？”

医师：您月经量多病史1年，从而导致了贫血，现在的化验检查明确你目前是中度贫血。你的乏力症状应该是贫血的表现。

2．患者："我现在老是痛经，就吃药不行吗？"

医师：子宫腺肌症的痛经可以用止痛药来缓解症状，但不能控制疾病的进展，就像你，痛经3年，口服止痛药物可以缓解痛经症状，但腺肌病病情进展，子宫明显增大，同时出现经量增多，这时仅用止痛药是不能治疗月经问题的。

3．患者："那我现在该怎么治疗，只能手术吗？"

医师：子宫腺肌病有保守治疗和手术治疗二种治疗方法。保守治疗也就是药物治疗，可用于：有生育要求的，症状比较轻的或者近绝经期的，可以用地诺孕素、GnRH-a或左炔诺孕酮宫内缓释系统（曼月乐）治疗，用药可以控制痛经症状，纠正贫血等，药物治疗期间病情可以得到控制，但停药后症状可复现；手术治疗用于无生育要求或者药物治疗无效的患者。目前你有中度贫血，可以先考虑药物治疗，使月经量减少甚至闭经，可以改善贫血症状，同时在此期间观察药物作用，如果确实药物治疗无效可考虑手术治疗。

四、考官评分标准（表13-9）

表13-9　妇产科接诊和沟通评分标准

考核项目	考核内容	标准分	得分
病史采集（30分）			
主诉	主要症状和时间	4	
现病史	与主诉相关症状的病因（诱因）	4	
	月经情况、症状与月经的关系	4	
	伴发症状	4	
	一般情况、饮食、大小便、体重变化	1	
既往史	慢性病、传染病、手术史、过敏史、预防接种史	2	
个人史	出生地、工作地、有否去过疫区、烟酒嗜好	1	
月经史	初潮、周期、经期、经量、痛经、LMP	4	
婚育史	结婚年龄、爱人、孕/产次、避孕	4	
家族史	父母及亲属：慢性病史、遗传病史、肿瘤家族史	2	
体格检查（20分）			
全身检查	生命体征：BP、P、R、T	4	
	全身一般情况、皮肤、黏膜、表浅淋巴结	1	
	心、肺	1	
腹部检查	视听叩触：肝、脾及其他	1	
	腹部包块：质地、活动度	2	
妇科检查	外阴：发育、对称、肿瘤	1	
	阴道：通畅、纵隔、肿瘤、白带性状	1	
	宫颈：糜烂、息肉、触血、举痛、摇摆痛	2	
	子宫：位置、大小，质地，活动度、压痛	4	
	附件：质地、活动度、压痛	3	

续表

考核项目	考核内容	标准分	得分
诊断、诊断依据、鉴别诊断、基本沟通技巧（50分）			
适当的自我介绍、恰当的目光交流、个人仪表和行为让患者不紧张		1	
认真观察、倾听患者的表达，了解患者顾虑		1	
向患者解释病情清晰、准确		5	
诊断与诊断依据		10	
鉴别诊断		5	
向患者说明诊疗方案		10	
如何分步实施治疗		5	
提供恰当、具体的处理方案，清楚表明自己的诊治倾向		5	
分析患者的顾虑，争取好的治疗效果，取得患者信任，使之服从治疗		5	
表述专业术语通俗易懂		1	
交流方式“以患者为中心”，有阶段性总结或结束时总结		1	
态度真诚、和蔼，没有可能引起纠纷的言语或行为		1	
总分		100	

第二部分：临床思维（产科：时间30分钟，分值40分，口试）

一、考生题干

就诊时间2024年3月16日16:30

患者，韩××，37岁。主诉：阴道流液12^{+}小时

现病史：孕32^{+2}周，今日凌晨4点左右出现间断阴道流液，就诊于当地县人民医院行盆腔彩超提示羊水指数7.5cm，建议转上级医院，遂就诊我科急诊。

请根据此资料：①询问并补充相应的病史、体格检查结果、辅助检查结果。②汇报病例特点，给出诊断、诊断依据、鉴别诊断和进一步治疗。

二、考官参考病历资料

1．你需要补充什么病史？对患者进行哪些体格检查和专科检查？（考生问、考官答）

现病史：患者平素月经规律，5～6/28～30天，无痛经，末次月经：2023-08-03，根据孕早期B超核实孕周与停经时间相符，EDC 2024-05-10。停经40^{+}天自测尿妊免阳性，停经50^{+}天出现恶心、呕吐等早孕反应，持续至孕3月自行缓解，孕12周行NT检查自诉未见明显异常，孕5月自觉胎动，并活跃至今，孕期规律产检，自诉行唐筛、胎儿系统超声检查、糖耐量检查均正常（未见报告单）。患者5岁时因先天性心脏病：室间隔缺损行室间隔缺修补术，平时一般体力活动不受限，孕期无心慌、胸闷、气紧等症状。现孕32^{+2}周，今日凌晨4点左右无诱因睡觉过程中突然出现间断阴道流液，量多，浸湿床单，近2^{+}小时自觉阵发性下腹憋痛，无阴道流血，余无不适；就诊于当地医院县人民医院行盆腔彩超提示羊水指数7.5cm，考虑未足月胎膜早破，因孕周小，建议转上级医院，遂急诊就诊我科急诊。患者精神尚可，睡眠好，平素偏食，不喜肉食，小便正常，平时便秘，2～3天大便一次。孕期体重增加15kg。

既往史：5岁时因先天性心脏病即室间隔缺损在北京某医院行室间隔缺损修补术，否认肝炎、结核等传染病接触史，否认食物、药物过敏史，否认外伤及输血史。

个人史：生于太原，居住于现住址，最近未到疫区，未接触疫区相关人员，无特殊不良嗜好。

月经史：13岁初潮5～6/28～30天，经量中，无痛经，末次月经：2023-08-03。

婚育史：30岁结婚，爱人及1子均体健。G_3P_1，因计划外妊娠人工流产1次，2020年孕足月自然分娩一男婴，出生体重4000g。

家族史：无家族特殊史。

体格检查：T 38.5℃，P 115次/分，R 22次/分，BP 110/70mmHg，身高161cm，体重71kg。一般情况尚可，正常面容，颜面、睑结膜欠红润，嘴唇略白，胸骨正中可见长约20cm纵行手术瘢痕，双肺呼吸音清，未闻及明显干湿啰音，心律齐，各瓣膜听诊区未闻及明显病理性杂音，腹部膨隆，下腹部轻压痛，肝脾未触及，双下肢活动自如，双下肢浮肿（＋）。

专科检查：宫高29cm，腹围100cm，腹壁脂肪厚，头位，胎心148次/分，可触及规律宫缩20～30s/3～4min，宫体轻压痛，骨盆测量大致正常；消毒内诊：宫颈消退40%，质软，居中，宫口容1指，先露头浮，S^{-3}，胎膜已破，可见清亮羊水流出，无异味，pH试纸变色。宫颈Bishop评分5分。

2．你需要做哪些辅助检查结果？

血常规（2024-03-16本院）：WBC 16.17×10^9/L，N 75%，RBC 3.2×10^{12}/L，Hb 87g/L，HCT 0.32，PLT 149×10^9/L；CRP（2024-03-16本院）：18.5mg/L。

产科彩超（2024-03-16本院）：耻上胎头，BPD 82.2mm，HC 291mm，AC 270mm，FL 60.2mm，胎心158次/分，脐动脉血流频谱S/D2.5，脊柱显示不完全，胎儿颈部可见脐带血流信号，羊水深度20.0mm，羊水指数49.5mm；胎盘位于子宫前壁，成熟度I级，宫颈长度约23.9mm，提示：超声孕周31^+周，头位，脐带绕颈一周，羊水过少。

肝肾功能、传染病检查、心电图均正常。

贫血系列：未饱和铁结合力82.11μmol/L（参考值：27.6～53.6），血清转铁蛋白4.64g/L（参考值：2.0～3.6），促红细胞生成素测定55.58mIU/ml（参考值：2.59～18.50），铁蛋白8.8ng/ml（参考值：11～306.8），叶酸10.85μg/L（参考值：＞4.0），维生素B_{12} 42ng/L（参考值：180～914）。

心脏彩超（2024-03-16本院）：提示室间隔缺损修补术后，三尖瓣轻度反流。

胎心监护：胎心基线165次/分，变异减速。

3．请报告病例特点

（1）妊娠期女性、急性病程。

（2）孕期规律产检，无特殊，现孕32^{+2}周，阴道流液12^+小时。

（3）查体：T 38.5℃，P 115次/分，R 22次/分，BP 110/70mmHg，身高161cm，体重71kg。一般情况尚可，贫血貌，颜面、睑结膜欠红润，嘴唇略白，胸骨正中可见长约20cm纵行手术瘢痕，双肺呼吸音清，未闻及明显干湿啰音，心律齐，各瓣膜听诊区未闻及明显病理性杂音，腹部膨隆，下腹部轻压痛，肝脾未触及，双下肢活动自如，双下肢水肿（＋）。

（4）专科检查：宫高29cm，腹围100cm，腹壁脂肪厚，头位，胎心148次/分，可触及规律宫缩20～30s/3～4min，宫体轻压痛，骨盆测量大致正常；消毒内诊：宫颈消退

40%，质软，居中，宫口容1指，先露头浮，S^{-3}，胎膜已破，可见清亮羊水流出，无异味，pH试纸变色。宫颈Bishop评分5分。

（5）辅助检查：WBC 16.17×10^9/L，N 75%，RBC 3.2×10^{12}/L，Hb 87g/L，HCT 0.32，PLT 149×10^9/L；CRP（2024-03-16本院）：18.5mg/L。产科彩超（2024-03-16本院）：耻上胎头，BPD 82.2mm，HC 291mm，AC 270mm，FL 60.2mm，胎心158次/分，脐动脉血流频谱S/D 2.5，羊水深度20.0mm，羊水指数49.5mm；胎盘位于子宫前壁，成熟度I级，宫颈长度约23.9mm，提示：超声孕周31^+周，头位，脐带绕颈一周，羊水过少。贫血系列：未饱和铁结合力82.11μmol/L（参考值：27.6～53.6），血清转铁蛋白4.64g/L（参考值：2.0～3.6），促红细胞生成素测定55.58mIU/ml（参考值：2.59～18.50），铁蛋白8.8ng/ml（参考值：11～306.8），叶酸10.85μg/L（参考值：＞4.0），维生素B_{12} 42ng/L（参考值：180～914）。心脏彩超（2024-03-16本院）：提示室间隔缺损修补术后，三尖瓣轻度反流。胎心监护：基线165次/分，频发变异减速。

4．诊断、诊断依据及鉴别诊断

初步诊断：

未足月胎膜早破发热原因待查：绒毛膜羊膜炎？胎儿窘迫？ G_3P_1宫内妊娠32^{+2}周，头位早产临产，妊娠期贫血（中度）；先心病术后：室间隔缺损修补术后，心功能Ⅰ级。

诊断依据：

（1）妊娠期女性、急性病程，G_3P_1，足月自然分娩巨大儿史。

（2）孕32^{+2}周，阴道流液12^+小时。

（3）查体：T 36.5℃，P 94次/分，R 22次/分，BP 110/70mmHg。贫血貌，颜面、睑结膜欠红润，嘴唇略白，胸骨正中可见长约20cm纵行手术瘢痕，腹部膨隆，全腹无压痛及反跳痛，双下肢水肿（＋）。

（4）专科检查：宫高29cm，腹围100cm，腹壁脂肪厚，头位，胎心148次/分，可触及规律宫缩20～30s/3～4min，强度中，宫体轻压痛，骨盆测量大致正常；消毒内诊：宫颈消退40%，质软，居中，宫口容一指，先露头浮，S^{-3}，胎膜已破，可见清亮羊水流出，无异味，pH试纸变色。宫颈Bishop评分5分。

（5）辅助检查：WBC 16.17×10^9/L，N 75%，RBC 3.2×10^{12}/L，Hb 87g/L，HCT 0.32，PLT 149×10^9/L，C反应蛋白升高。

产科彩超（2024-03-16本院）：羊水深度20.0mm，羊水指数49.5mm；宫颈长度约23.9mm，提示：超声孕周31^+周，头位，脐带绕颈一周，羊水过少。

贫血系列：未饱和铁结合力82.11μmol/L（参考值27.6～53.6），血清转铁蛋白4.64g/L（参考值2.0～3.6），促红细胞生成素测定55.58mIU/ml（参考值2.59～18.50），铁蛋白8.8ng/ml（参考值11～306.8），叶酸10.85μg/L（参考值＞4.0），维生素B_{12} 185ng/L（参考值180～914）；考虑缺铁性贫血。

心脏彩超（2023-07-12本院）：提示室间隔缺损修补术后，三尖瓣轻度反流。

胎心监护：基线165次/分，频发变异减速。

鉴别诊断及诊断依据：

（1）阴道分泌物：阴道分泌物量一般不会太多，或有颜色，可有异味；该患者阴道大量流液，内诊有清亮羊水流出，pH试纸变色，不考虑阴道分泌物。

（2）压力性尿失禁：量一般不多，多发生于腹压增加时，该患者孕期腹压增加时虽有漏尿现象，但该患者睡觉过程中出现的阴道大量流液，不考虑漏尿。

（3）未足月胎膜早破：患者孕32^{+2}周，阴道大量流液，pH变色，B超羊水进行性减少，考虑未足月胎膜早破。

（4）绒毛膜羊膜炎：患者未足月胎膜早破，破水时间长，发热，入院体温38.5℃，宫体压痛，血象、C反应蛋白升高，无其他症状，符合绒毛膜羊膜炎诊断。

（5）早产临产：患者阵发性腹憋，可触及规律宫缩，强度中，宫颈消退40%，宫口容一指，考虑早产临产。

（6）胎儿窘迫：患者发热，胎膜早破，绒毛膜羊膜炎，不除外胎儿宫内感染，羊水过少，胎心监护提示胎心快，伴频发变异减速，考虑胎儿窘迫可能。

（7）：妊娠期贫血（中度）：患者化验Hb 87g/L，HCT 0.32，贫血系列提示铁蛋白低，考虑缺铁性贫血；根据妊娠期贫血分度；Hb 70～100g/L，之间属于中度贫血。

5．诊疗计划

（1）完善相关检查及化验：凝血检查、传染病检查、肝肾功能、血型、ECG。

（2）监测体温，肌注地塞米松促胎肺成熟，给予抗生素治疗。

（3）向患者及家属交代病情告知早产风险，分娩知情同意书签字，尤其交代贫血对失血耐受差，易发生产后出血，需输血，早产儿出生后可能窒息、死亡或需抢救，早产儿可能出现的并发症，需转儿科进一步诊治；破水时间长，发热，无其他症状，宫体压痛，绒毛膜羊膜炎可能，导致胎儿宫内感染，及出生后发热、感染、败血症、死亡等可能，羊水过少，出现羊水胎粪污染，导致吸入性肺炎，甚至突发胎死宫内可能；需尽快终止妊娠，二胎，既往自然分娩史，但羊水过少，胎心监护频发变异减速，考虑胎儿窘迫，宫口容一指，短时间无法经阴道分娩，建议剖宫产终止妊娠。

（4）向上级医师汇报。

三、考官评分标准表（13-10）

表13-10 产科临床思维评分标准

考核项目	考核内容	标准分	得分
你需要补充什么病史（15分）？	主诉：停经32^{+2}周，阴道流液12^{+}小时	2	
	现病史：诱因、性质、部位、伴随症状	4	
	既往史：慢性病、传染病、手术史、药物过敏及输血史、接种史	3	
	个人史：出生地、饮酒等嗜好、有无去过或接触过疫区相关人员	1	
	月经史：初潮、周期、经期、经量、痛经及末次月经	2	
	婚育史：结婚年龄、孕产次、爱人身体情况	2	
	家族史：一级亲属健康状况，遗传病	1	
你需要进行哪些体格检查及产科检查（10分）	生命体征：BP、P、R、T及全身情况	2	
	全身体格检查，心肺腹部望触叩听，水肿情况	2	
	宫高、腹围、四步触诊、胎位	2	
	外阴、阴道、宫颈位置、质地、宫口扩张情况、Bishop评分	2	
	宫缩情况、听胎心	2	

续表

考核项目	考核内容	标准分	得分
需要做哪些辅助检查（10分）	血常规+C反应蛋白、凝血检查、肝肾功能、血型、传染病检查	3	
	超声：产科彩超、心脏彩超	4	
	胎心监护、心电图、贫血系列	3	
报告病例特点（10分）	主诉、现病史简明准确	3	
	病例特点突出、全面	7	
诊断与鉴别诊断（20分）	主要诊断、次要诊断全面、准确	10	
	诊断依据全面、准确	5	
	鉴别诊断全面	5	
诊疗计划（30分）	急诊收住院，报告上级医师，完善相关检查	2	
	未足月胎膜早破的治疗原则	5	
	向患者级家属交代病情，知情同意书签字	6	
	药物治疗、剂量、给药途径	5	
	终止妊娠指征、方法及风险告知	6	
	早产儿抢救意识，团队协作	4	
	胎儿、新生儿处理	2	
综合素质（5分）	问病史、体检、辅助检查、诊疗计划叙述清晰、完整	3	
	回答问题逻辑性强	2	
总分		100	

第二部分：临床思维考站（妇科：时间30分钟，分值占比40%，口试）

一、考生题干

就诊时间假设为2024年02月20日。

患者：女性，27岁。主诉：发现卵巢囊肿6个月，突发下腹痛3小时。

现病史：患者平素月经规律，4～5/30天，量中，有痛经现象。LMP：2024年02月06日。患者于6个月前因单位体检就诊于当地县医院行妇科彩超：右侧卵巢囊肿，大小不详，建议定期复查。患者于3小时前跑跳后突然出现下腹持续性痛，以右侧为著，伴恶心、呕吐，呕吐物为胃内容物，量不多，自诉右侧卧位疼痛稍有缓解，就诊于我院急诊，行妇科彩超提示右侧附件区混合性包块，约7cm×6cm大小，建议住院治疗，自发病以来，大小便正常，体重无明显改变。

请考生阅读以上病例摘要，可询问并补充相应的病史、体格检查结果、辅助检查结果。之后汇报病例特点，给出诊断、诊断依据、鉴别诊断和进一步诊疗方案。

二、考官参考病历资料

1．你需要补充什么病史？对患者进行哪些检查？（考生问，考官答）

补充主诉、现病史：无肛门下坠感；无头晕、心慌及乏力；无发热；无尿频及便秘等症状。

既往史：否认高血压、心脏病史，否认糖尿病、脑血管疾病、精神疾病、结核及乙肝病史，否认外伤、手术史、输血史，否认食物、药物过敏史。

个人史：生于北京市；无特殊嗜好。

月经史：患者平素月经规律，4～5/30天，量中，有痛经现象。LMP：2024年02月06日。

婚育史：25岁结婚，G_0P_0，配偶体健。家族史：无高血压家族史、糖尿病史、遗传史。

体格检查：T 36.5℃，P 101次/分，R 18次/分，BP 110/70mmHg，神志清，急病面容，被动体位，轮椅推入病区。皮肤无黄染，无皮疹，无出血点，无球结膜水肿，未及浅表肿大淋巴结。双肺呼吸音清，听诊无异常，未闻及干湿啰音；心率101次/分，律齐，各瓣膜区未闻及病理性杂音。腹部：腹平坦，未见肠型，右下腹部压痛阳性，无反跳痛及肌紧张，肝脾肋下未触及；肠鸣音正常。四肢活动自如；双下肢无水肿，无关节异常活动，未及周围血管征。膝腱反射对称引出。

专科检查：外阴已婚式，阴道畅，宫颈光滑，子宫前位，正常大小，右侧附件区可触及一肿物约7cm×6cm大小，囊性，活动欠佳，有压痛，左侧附件区未触及异常，无压痛。

2．需要做哪些辅助检查？

辅助检查：

血常规：WBC 9.8×10^9/L，NEUT 76.5%，Hb 98g/L，PLT 259.0×10^9/L；尿常规、凝血酶指标、肝肾功能、血糖、乙肝五项、梅毒、丙肝、HIV 在正常范围之内；肿瘤标记物CA125：18U/ml；血hCG＜0.20IU/L。

妇科超声：子宫前位，大小约6.9cm×5.8cm×4.3cm，宫壁回声均匀，内膜厚约0.6cm，右侧附件区可见大小约7.3cm×6.9cm混合性包块，边界欠清，内透声差，左侧附件区未见异常。超声诊断：右侧附件区混合性包块。

心电图：窦性心律；心电图未见异常。

肝胆胰脾肾彩超：未见明显异常。

3．报告病例特点

（1）育龄女性，未生育。

（2）体检发现卵巢囊肿6个月，跑跳后突发下腹痛3小时，伴有恶心、呕吐，无肛门坠胀感，无发热。

（3）专科检查：外阴已婚式，阴道畅，宫颈光滑，子宫前位，正常大小，右侧附件区可触及一肿物约7cm×6cm大小，活动欠佳，有压痛，左侧附件区未触及异常，无压痛。

（4）辅助检查：血常规：WBC 9.8×10^9/L，NEUT 76.5%，Hb 98g/L，PLT 259.0×10^9/L；妇科超声：右侧附件区可见大小约7.3cm×6.9cm混合性包块，边界欠清，内透声差，左侧附件区未见异常。

4．诊断、诊断依据和鉴别诊断

初步诊断：（1）右侧卵巢囊肿蒂扭转；（2）贫血（轻度）。

诊断依据：

（1）体检发现卵巢囊肿6个月，跑跳后突发下腹痛3小时，伴有恶心、呕吐，无发热及肛门坠胀感。

（2）专科检查：右侧附件区可触及一肿物约7cm×6cm大小，活动欠佳，有压痛，左侧附件区未触及异常，无压痛。

（3）妇科彩超：右侧附件区可见大小约7.3cm×6.9cm混合性包块，边界欠清，内透声差，左侧附件区未见异常。超声诊断：右侧附件区混合性包块。

（4）血常规提示Hb 98g/L。

5. 鉴别诊断及依据

（1）异位妊娠：多有停经史，腹痛为突发性撕裂样剧痛，逐渐发展至下腹部甚至全腹部。体征：可有贫血貌，血压下降，腹部拒按，移动性浊音阳性，妇科检查：子宫漂浮，宫颈有举痛及摇摆痛，一侧附件可触及不规则包块，压痛明显；辅助检查：尿妊娠阳性等。该患者无明显停经史、血hCG在正常范围之内，可排除。

（2）急性盆腔炎：腹痛为下腹部持续性钝痛，逐渐加重，伴或不伴发热，可有脓性白带，有臭味，多有宫腔操作的手术史或经期、产后不卫生。腹膜刺激征依照病情轻重，可有可无。查体：宫颈有举痛及摇摆痛，宫颈口可有脓性分泌物，宫体可有压痛，双侧附件增厚，有压痛。本例症状及体征与之不符，暂可排除。

（3）阑尾炎：可为转移性右下腹疼痛，可伴恶心、呕吐、腹泻等消化道症状，可伴发热。查体：右下腹麦氏点可有压痛、反跳痛及肌紧张，外周血白细胞计数可增高。该患者无发热，血象正常暂可排除。

6. 诊疗原则

（1）向上级医师汇报病例，给予I级护理及禁饮食。

（2）开放静脉通路、补液。

（3）完善术前备皮、备血及留置尿管。

（4）向患者及家属交代病情和危险性，术中注意有输尿管、膀胱及肠管损伤可能，术中有出血可能；术后有感染、肺栓塞可能。知情同意签字。

（5）腹腔镜或开腹探查术，行右侧附件切除术或卵巢囊肿剥除术（观察卵巢组织无坏死）。

（6）术后病理为恶性，有二次手术或术后追加放化疗可能。

（7）术后纠正贫血。

三、考官评分标准（表13-11）

表13-11 妇科临床思维评分标准

考核项目	考核内容	标准分	得分
你需要补充什么病史（15分）？	补充主诉	1	
	补充现病史	5	
	既往史：慢性病、手术史、传染病、过敏史	3	
	个人史：出生地、工作地、饮酒嗜好	1	
	月经史：初潮、周期、经期、经量、痛经、LMP	2	
	婚育史：结婚年龄、孕产次	2	
	家族史：遗传病、高血压、糖尿病	1	
进行哪些体格检查和产科检查（10分）？	生命体征：BP、P、R、T	1	
	全身状况、皮肤黏膜、表浅淋巴结、心肺、肝脾	1	
	腹部检查：腹膜刺激征	1	
	外阴、阴道、宫颈	1	
	子宫：位置、大小、质地、活动、压痛	3	
	附件：包块大小、性质、活动、压痛	3	

续表

考核项目	考核内容	标准分	得分
需要做哪些辅助检查（10分）	血：血常规、尿常规、凝酶指标、肝肾功能、感染免疫、肿瘤标志物及血hCG	3	
	腹部彩超、心电图	2	
	肿瘤标志物及血hCG	2	
	妇科彩超	3	
病例特点报告（10分）	主诉、现病史简明准确	3	
	病例特点突出、全面	7	
诊断与鉴别诊断（20分）	主要诊断、次要诊断正确、全面	10	
	诊断依据准确	5	
	鉴别诊断全面合理	5	
诊疗计划（30分）	收入院，报告上级医师	2	
	完善化验及检查	3	
	手术指征	6	
	手术方式选择	4	
	积极术前准备	3	
	向患者及家属交代病情，知情同意书签字	10	
	术中、术后并发症	2	
综合素质（5分）	询问病史、查体、辅助检查、诊疗计划叙述清晰、完整	3	
	回答问题逻辑性强	2	
总分		100	

第三部分：基本技能操作：（妇产科：时间30分钟，分值占比30%）

产科部分

一、考生题干

患者张××，女，30岁，宫内妊娠39周，会阴侧切顺产1男婴，体重3500g，请在模型上完成会阴侧切缝合术和拆线。

注：①你已完成穿手术衣，戴口罩、帽子、无菌手套的操作。②术中至少缝合5针。③完成缝合后请拆线。

二、考官评分标准（表13-12）

表13-12　会阴侧切缝合术评分标准

考核项目	考核内容	标准分	得分
术前准备（15分）	检查侧切口和软产道	5	
	清洁伤口、止血	5	
	阴道内填尾纱	5	
会阴侧切缝合（60分）	距伤口顶端1cm缝合第一针（可吸收线）	10	
	连续/间断缝合阴道黏膜切口（针距、深度）	10	

续表

考核项目	考核内容	标准分	得分
会阴侧切缝合（60分）	至处女膜内外各缝一针打结（或8字）	5	
	可吸收线间断缝合肌层	10	
	消毒局部皮肤	5	
	丝线间断缝合皮肤切口（或皮内缝合）	5	
	再次消毒伤口，取出尾纱	5	
	肛查	5	
术后处理（5分）	告诉产妇术后注意事项	5	
拆线（20分）	碘伏消毒会阴切口及周围皮肤	5	
	拆除皮肤缝线	10	
总体影响	无菌观念强、操作熟练、人文关怀等	10	
总分		100	

妇科部分

一、考生题干

患者，女，28岁，G_2P_1，以“停经52天，因剖宫产后7个月意外怀孕要求终止妊娠”为主诉就诊。妇科检查，外阴婚产型，阴道畅，宫颈光滑，子宫前位，孕50余天大小，双附件未触及明显异常。血常规：WBC 8.5×10^9/L，Hb 118g/L，PLT 298×10^9/L。盆腔彩超示：宫腔内可见一妊娠囊，位于子宫下段，大小约2.8cm×2.5cm，内可见原始胎心管搏动。双附件未见明显异常。请在模型上完成人流术。

注：①该患者已完成术前准备，并已签署知情同意书。②操作同时，请叙述主要过程。③操作后请考官提问。

二、考官评分标准（表13-13）

表13-13　人流术评分标准

考核项目	考核内容及标准	标准分	得分
手术操作（70分）	测量生命体征，建立静脉通路，洗手，戴口罩、帽子。 患者体位：排空膀胱，截石位。 正确打包，戴手套，整理排列器械、扩宫棒（大小号）、吸引管（大小号）	5	
	碘伏消毒：范围（外阴、阴道、宫颈管）	3	
	检查：铺单、双合诊检查（子宫位置、大小及附件情况）	5	
	暴露宫颈：再次消毒阴道、宫颈、宫颈管	2	
	探测宫腔：宫颈钳夹持固定宫颈，探测子宫深度及子宫屈向	5	
	扩张宫颈：由小到大至大于吸管号半号，执笔式，稳、准、轻，忌暴力	10	
	吸管吸引：负压吸引试验，按孕周选择吸管粗细及负压大小，顺时针方向或逆时针方向吸引宫腔1～2周，紧贴宫壁上下移动至宫腔壁粗糙、宫腔缩小，仅见少量血性泡沫表示洗净宫腔，并停止操作	20	
	取出吸管：夹闭吸管，维持负压取出吸管，释放压力	5	

续表

考核项目	考核内容及标准	标准分	得分
手术操作（70分）	刮宫：小号刮匙轻刮宫底及宫角	5	
	检查清出物：是否有绒毛及胎囊大小，不可随意丢弃标本	5	
	术后观察出血量及患者一般情况	5	
术后事项（20分）	医嘱：出血多随诊，休息，抗炎，禁止性生活，一周后复查B超 指导避孕方法	10	
	回答人流术并发症	10	
总体印象（10分）	操作熟练度、人文关怀等	10	
总分		100	

附件：常用技能操作评分标准

附表13-1　阴道后穹窿穿刺术评分标准

考核项目	考核内容	标准分	得分
准备（10分）	进行环境评估，洗手、沟通、签字	2	
	打开穿刺包，检查器械是否齐备，将此次操作需要的碘伏及石蜡油倒入相应容器中。备5ml、10ml注射器各1支供选用	2	
	嘱患者排空膀胱（口述）	2	
	取膀胱截石位	2	
	患者臀部下垫中单	2	
准备（40分）	戴无菌手套	1	
	按正确顺序消毒外阴	2	
	铺无菌孔巾	1	
	碘伏棉球消毒阴道3次	3	
	双合诊检查了解子宫附件情况	2	
	注意描述后穹隆是否膨隆	2	
	宫颈举痛否	1	
	阴道窥器固定暴露宫颈	2	
	宫颈钳夹持宫颈后唇，充分暴露阴道后穹隆	3	
	再次用卵圆钳消毒宫颈后穹隆	1	
	接好注射器和针头，检查针头有无堵塞	2	
	在后穹隆中央或稍偏左、阴道宫颈交界处稍下方平行宫颈管方向进针约2cm，抽吸液体（如无液体抽出，适当改变方向或深浅度，边退针边抽吸）	10	
	拔针后检查穿刺点有无出血，及时棉球压迫止血	3	
	取出窥器	2	
	目测穿刺液性质	2	
	常规涂片及细胞学检查（口述送检标本即得分）	3	

续表

考核项目	考核内容	标准分	得分
操作结果（30分）	第一次穿出红色液体得30分； 第二次穿出红色液体得20分； 第三次穿出红色液体得10分； 第四次及以上抽出红色液体和未抽出红色液体均得0分。 抽出黄色液体一次算操作失败一次	30	
无菌观念（10分）	手套未碰触非无菌区	2	
	器械未碰触非手术区	2	
	穿刺时抽出黄色液体后，应更换针头再次穿刺（口述即可）	6	
人文关怀（10分）	交代病情，操作前需告知患者此次操作的目的，签署知情同意书	2	
	隐私保护：若为男选手操作，需要求有女性医务人员在场（可口述；女选手直接得分）	2	
	结束操作后注意将患者衣物及被褥恢复原样	2	
	向患者交待术后注意事项：立即住院手术2分，追踪化验结果2分	4	
总分		100	

附表13-2　接生评分标准

考核项目	考核内容	标准分	得分
评估（9分）	评估产妇的孕产史和产程等情况	4	
	产妇对配合接生的认知程度、对阴道分娩的认识程度	3	
	环境舒适、室温是否适宜，隐蔽程度	2	
准备（11分）	解析操作目的，协助孕妇取舒适膀胱截石位，取得合作	3	
	态度和蔼，预热辐射台	1	
	仪表规范，戴口罩	1	
	准备接生用物	6	
指导腹压（5分）	嘱产妇宫缩时向下屏气用力，增加腹压，宫缩过后，全身肌肉放松，安静休息，如此反复，配合宫缩，协调一致	5	
洗手铺巾（15分）	按外科手术洗手法洗手	4	
	打开接生器械、敷料，添加所需药物	5	
	铺巾顺序正确	6	
胎儿娩出过程（25分）	保护会阴：接生者利用右手大鱼肌贴紧会阴部（手与会阴部间垫消毒纱）；必要时行会阴切开术	10	
	协助胎儿娩出：①当宫缩胎头拨露时向上向内用力，左手四指并拢向下轻压协助胎头俯屈。②胎头枕部露出耻骨弓时协助胎头仰伸（挤压新生儿口鼻）。③协助胎头复位及外旋转。④娩出前肩、后肩，弯盘接血，记录胎儿娩出时间。⑤断脐：第一次断脐在距脐根部15～20cm处用二把血管钳钳夹，在两钳之间剪断脐带；第二次断脐：将套有脐圈的小弯（直）钳在距脐跟部1～1.5cm之间。挤净断面上的脐血，用2%～3%碘酒消毒，用纱布包好	15	
胎盘娩出过程（15分）	确认胎盘剥离征象	5	
	协助胎盘娩出方法得当	5	
	检查胎盘胎膜方法正确	2	
	双人再次查对胎盘	3	

续表

考核项目	考核内容	标准分	得分
整理（10分）	协助产妇垫好卫生巾，更衣盖被	3	
	分类处理用物	3	
	动作轻柔、熟练	4	
质量（10分）	关心孕产妇，体位舒适	3	
	符合无菌原则	4	
	动作轻柔、熟练	3	
总分		100	

附表13-3　会阴侧切缝合术评分标准

考核项目	考核内容	标准分	得分
术前准备（15分）	检查侧切口和软产道	5	
	清洁伤口、止血	5	
	阴道内填尾纱	5	
会阴侧切缝合（55分）	距伤口顶端1cm缝合第一针（可吸收线）	10	
	连续/间断缝合阴道黏膜切口（针距、深度）	10	
	至处女膜内外各缝一针打结（或8字）	5	
	可吸收线间断缝合肌层	10	
	消毒局部皮肤	5	
	丝线间断缝合皮肤切口（或皮内缝合）	5	
	再次消毒伤口、取出尾纱	5	
	肛查	5	
术后处理（5分）	告诉产妇术后注意事项	5	
拆线（15分）	碘伏消毒会阴切口及周围皮肤	5	
	拆除皮肤缝线	10	
总体影响	无菌观念强、操作熟练、人文关怀等	10	
总分		100	

附表13-4　人工流产评分标准

考核项目	考核内容	标准分	得分
手术操作（70分）	测量生命体征，建立静脉通路，洗手，戴口罩、帽子； 患者体位：排空膀胱，截石位； 正确打包，戴手套，整理排列器械、扩宫棒（大小号）、吸引管（大小号）	5	
	碘伏消毒：范围（外阴、阴道、宫颈管）	3	
	检查：铺单、双合诊检查（子宫位置、大小及附件情况）	5	
	暴露宫颈：再次消毒阴道、宫颈、宫颈管	2	
	探测宫腔：宫颈钳夹持固定宫颈，探测子宫深度及子宫屈向	5	
	扩张宫颈：由小到大至大于吸管号半号，执笔式，稳、准、轻，忌暴力	10	

续表

考核项目	考核内容	标准分	得分
手术操作（70分）	吸管吸引：负压吸引试验，按孕周选择吸管粗细及负压大小，顺时针方向或逆时针方向吸引宫腔1～2周，紧贴宫壁上下移动至宫腔壁粗糙、宫腔缩小，仅见少量血性泡沫表示洗净宫腔，并停止操作	20	
	取出吸管：夹闭吸管，维持负压取出吸管，释放压力	5	
	刮宫：小号刮匙轻刮宫底及宫角	5	
	检查清出物：是否有绒毛及胎囊大小，不可随意丢弃标本	5	
	术后观察出血量及患者一般情况	5	
术后事项（20分）	医嘱：出血多随诊，休息，抗炎，禁止性生活，一周后复查B超 指导避孕方法	10	
	回答人流术并发症	10	
总体印象（10分）	操作熟练度、人文关怀等	10	
总分		100	

附表13-5　分段诊刮术评分标准

考核项目	考核内容	标准分	得分
操作前准备（13分）	1. 核对患者信息	5	
	2. 洗手，戴口罩、帽子；患者体位：排空膀胱，截石位；环境评估，注意隐私保护（男性检查者操作时需有女性医务人员在场）	8	
操作过程（67分）	3. 打开诊断性刮宫包，检查灭菌指示卡，核对包内器械是否齐全；将络合碘倒入相应容器内，正确戴手套	7	
	4. 碘伏消毒范围（外阴、阴道、宫颈管）	5	
	5. 检查：铺单、双合诊检查（子宫位置、大小及附件），更换手套	5	
	6. 暴露宫颈：再次消毒阴道、宫颈、宫颈管	5	
	7. 阴道后穹隆处放置纱布一块，先以小刮匙自宫颈内口至外口顺序刮一周，刮取宫颈管组织，取出纱布，置于操作台治疗碗	5	
	8. 探宫腔位置及深度，扩张宫颈由小到大至6号，执笔式，稳、准、轻，忌暴力	5	
	9. 另取一块纱布一端置于宫颈后方穹隆处，将小刮匙伸入宫腔，刮取子宫内膜	10	
	10. 取出纱布，擦拭阴道内血液，查无异物残留，取出宫颈钳和阴道窥器	5	
	11. 将自宫颈管及宫腔刮出的组织分别装瓶，用10%甲醛固定，标记后送病检	5	
	12. 撤去患者臀下垫单，分类整理用物，脱手套	5	
	13. 整理患者衣物、洗手	5	
	14. 告知患者术后注意事项	5	
职业素养总体评价（20分）	15. 操作过程手法熟练、动作流畅	10	
	16. 人文关怀贯彻始终	5	
	17. 着装整洁，仪表端庄，举止大方	5	
总分		100	

附表13-6　会阴侧切术评分标准

考核项目	考核内容	标准分	得分
手术操作（70分）	评估孕妇情况，解释会阴切开目的	5	
	打开接生器械、敷料，备好所需药物	5	
	消毒外阴、铺巾	5	
	评估会阴切开时机：一般在胎头着冠时，预计1到2次宫缩后胎头可娩出时切开，可以减少出血，或决定手术助产时切开	10	
	一般选会阴阻滞麻醉：术者将一手示指、中指伸入阴道内做指引，触及坐骨棘，另一手持带长针头（9号腰穿针）装有1%利多卡因5～10ml的注射器，在肛门与坐骨结节连线中点进针，将针头刺向坐骨棘尖端内侧约1cm注入药液1/2，再将针头抽回至皮下，沿切开侧的大阴唇，会阴体皮下做扇形注射，松弛盆底肌肉	15	
	术者左手示、中两指伸入阴道，置胎先露和阴道左侧后壁之间，撑起阴道壁，以保护胎儿并指示切口位置	10	
	剪开的角度：右手持剪刀在宫缩间歇放在会阴后联合中线左侧成45°位置，会阴高度膨隆时可60°	10	
	切开：剪刀面与组织切开面垂直，在宫缩时会阴全层切开，切口一般长4～5cm	10	
术后事项（20分）	术毕：检查出血，无菌纱布压迫切口止血。做好会阴保护，等待胎儿娩出	10	
	回答考官问题：会阴过紧或胎儿过大，估计分娩时会阴撕裂不可避免；母儿有病理情况急需结束分娩；决定手术助产时	10	
总体印象（10分）	操作熟练度、人文关怀等	10	
总分		100	

附表13-7　四部触诊法评分标准

考核项目	考核内容	标准分	得分
准备（10分）	核对患者信息（姓名，床号，孕周）	2	
	解释此次检查的目的，嘱孕妇排空膀胱	2	
	准备物品（多普勒胎心仪）	2	
	检查室光线充足，保护隐私	2	
	操作者手清洁	2	
操作（50分）	患者体位：仰卧位，双腿屈曲略分开，腹肌放松，检查者站在孕妇右侧，正确暴露腹部	5	
	四部触诊： 第一步：检查者面向孕妇，两手置于宫底，手测宫底高度；以两手指腹交替轻推，判断宫底的胎儿部分。（若为胎头则硬而圆且有浮球感，胎臀则柔软，宽且形态不规则）	10	
	第二步：确定胎产式后，检查者面向孕妇，两手掌分别置于腹部左右侧，轻轻深按进行检查。判断胎背及肢体	10	
	第三步：检查者面向孕妇，检查者右手拇指与其他4指分开，置于耻骨联合上方握住胎先露部，进一步查清是胎头还是胎臀，左右推动以确定是否衔接	10	
	第四部：检查者面向孕妇足端，左右手分别置于胎先露部的两侧，沿骨盆入口向下深按，进一步核实胎先露的诊断是否正确，并确定胎先露部入盆程度	10	
	听胎心：正确使用胎心仪，胎心听诊位置正确；正确描述胎心，听诊时间大于30s	5	

续表

考核项目	考核内容	标准分	得分
总体（10分）	仪表端庄，操作时态度认真严谨；注意患者的反应，有无不适感，注意交流；注意暴露恰当，保护隐私，查后协助患者穿戴；操作流畅，条理性好，顺序正确，操作用力得当	10	
提问（30分）	正常胎心的范围？	10	
	如何评价胎心不在正常范围？	10	
	胎心音应与哪些杂音鉴别？	10	
合计		100	

附表 13-8　骨盆外测量评分标准

考核项目	考核内容	标准分	得分
操作前准备（15分）	1. 与孕妇交流，告知检查的目的，取得配合，嘱其排空膀胱	5	
	2. 检查者暖和双手	5	
	3. 准备骨盆外测量器	5	
操作过程（75分）	4. 髂棘间径的测量，孕妇仰卧两腿伸直并拢，检查者站于其右侧测量两髂前上棘外缘的距离	10	
	5. 髂嵴间径的测量　孕妇仰卧两腿伸直并拢，检查者站于其右侧测量两髂嵴外缘最宽的距离	10	
	6. 骶耻外径的测量　检查者站于孕妇右侧，孕妇左侧卧位，右腿伸直，左腿屈曲，测量第5腰椎棘突下与耻骨联合上缘中点的距离	15	
	7. 坐骨结节间径的测量　孕妇取仰卧位，双腿向腹部弯曲，两手抱双膝，测量两坐骨结节内侧缘间的距离	15	
	8. 耻骨弓角度的测量　孕妇仰卧，两腿屈曲分开，检查者两手拇指指尖斜着对拢放置在耻骨联合下缘，左右手两拇指平放于耻骨降支上，测量两拇指间的角度	15	
	9. 骨盆外测量、骨盆入口前后径、坐骨棘间径、坐骨结节间径的正常值	10	
整体性（10分）	操作熟练程度，测量准确性	10	
总分		100	

附表 13-9　羊膜腔穿刺引产术操作评分标准

考核项目	考核内容及标准		标准分	得分
操作准备（25分）	自我介绍，核对患者姓名、床号，与患者及家属沟通，解释操作目的、基本内容及可能存在的不适，取得患者配合，签署知情同意书		8	
	测血压、脉搏（可口述），腹部触诊宫底		4	
	嘱患者排空膀胱		3	
	戴口罩、帽子，七步洗手法		5	
	检查所需物品：羊膜腔穿刺包（带芯穿刺针1个、洞巾），5ml、20ml注射器各1个，乳酸依沙吖啶100mg、灭菌注射用水或生理盐水、碘伏棉球、无菌手套、无菌纱布、胶布		5	
操作过程（65分）	摆体位	患者取平卧位，平躺于检查床上	2	
	核对穿刺包	是否消毒合格及有效期	3	

续表

考核项目	考核内容及标准		标准分	得分
操作过程（65分）	选择穿刺点	彩超定位下穿刺，准确判断穿刺点并标记，尽量避开胎盘，在羊水量较多的暗区进行，也可在超声引导下直接穿刺	5	
	穿刺点消毒	以穿刺点为中心，由内向外，半径15cm的范围，碘伏消毒3次，消毒不留空隙	3	
	戴无菌手套检查器械铺巾	打开手套包，取出手套，左手捏住手套反折处，右手对准手套5指插入戴好，已戴手套的右手，除拇指外4指插入另一手套反折处，左手顺势戴好手套	2	
		取出针芯，检查穿刺针是否通畅完整	3	
		充分展开洞巾，看准后铺下	2	
	准备药品	用20ml注射器抽取生理盐水或灭菌注射用水＋乳酸依沙吖啶100mg备用	5	
	羊膜腔穿刺	左手固定穿刺部位皮肤，右手持穿刺针从选择好的穿刺点垂直刺入，有2次突破感后停止进针，拔出针芯可见羊水溢出或换上5ml空注射器可抽取出羊水	10	
		如见血液流出或未见羊水流出，调整穿刺部位或者方向，重复穿刺不超过2次	5	
	注入药物	左手固定穿刺针不动，右手将装有乳酸依沙吖啶的注射器与穿刺针相接，注药前先抽取少许羊水，药物与羊水混合后可见絮状，再次确认针头在羊膜腔内，缓慢注入药物，边注入边回抽	10	
	拔针	注药完毕，插入针芯，再拔出穿刺针	3	
	术毕操作	拔出穿刺针，覆以无菌干纱布，按压3分钟（可口述时间），胶布固定。嘱患者平躺休息10分钟	4	
		整理器械，复原患者衣物，交代注意事项	3	
		术后观察生命体征、有无腹痛、出血、呼吸困难、发绀等不适（口述）	3	
	记录	开立医嘱，记录病程	2	
整体评价（10分）	人文关怀	操作过程中注意询问患者的感受，动作轻柔，体现爱伤观念	5	
	操作熟练	操作熟练有序，无菌操作意识强	5	
总分			100	

（李兆婷）

第十四章　眼　　科

为规范住院医师规范化培训结业临床实践能力考核，提高结业临床实践能力考核的质量，逐步实现住院医师规范化培训结业考核的同质化，特制订本规程。

一、使用范围

适用于山西省住院医师规范化培训结业临床实践能力考核-眼科专业。

二、制订依据

依据国家《住院医师规范化培训内容与标准（2022版）》《住院医师规范化培训结业临床实践能力考核指导标准-眼科》，结合山西省住院医师规范化培训的实际，制订本标准。

三、考核对象

符合考核条件，参加住院医师规范化培训（眼科）专业结业临床实践能力考核的住院医师。

四、考核内容

包括辅助检查及影像学判读、接诊患者（须体现人文沟通）、临床思维、基本技能操作等内容。

五、考核重点

根据国家《住院医师规范化培训内容与标准（2022版）》-眼科培训细则的要求，重点考核住院医师对眼科多发病、常见病的独立诊治能力。

六、考核形式及考站设置

住院医师规范化培训结业临床实践能力考核采取客观结构化临床考核（OSCE）的方式，采用在标准化患者/真实患者或医学模拟人上实际操作。共设置辅助检查及影像学判读、接诊患者（须体现人文沟通）、临床思维、基本技能操作四站。

第一考站：辅助检查及影像学判读

考核内容：眼科影像（包括眼前节像、眼底像、光相干断层扫描图像、荧光血管造影图像、超声生物显微镜图像、角膜内皮镜图像、角膜地形图图像、眼前节分析图像、眼科B超图像、房角镜图像、眼眶CT及MRI图像等眼科常见影像及体征的判读）。

考核方式：读片。

考核时间：30分钟。

分值占比：10分，合格标准7分。

第二考站：接诊患者（须体现人文沟通）

考核内容：眼科患者接诊，包括病史采集＋重点查体＋诊断。

考核方式：面试＋SP。

考核考题：眼科常见疾病及重点疾病，选用下列病种之一：角膜炎、白内障、青光眼、葡萄膜炎、视网膜脱离、玻璃体积血、糖尿病视网膜病变、视网膜静脉阻塞、视网膜动脉阻塞、黄斑变性、黄斑裂孔、视神经炎、眼球钝挫伤、眼球破裂伤。

考核时间：20分钟。

分值占比：20分，合格标准14分。

第三考站：临床思维

考核内容：病历书写＋病例分析。

考核方式：笔试＋口试。

考核考题：眼科常见疾病及重点疾病，选用下列病种之一：角膜炎、白内障、青光眼、葡萄膜炎、视网膜脱离、玻璃体积血、糖尿病视网膜病变、视网膜静脉阻塞、视网膜动脉阻塞、黄斑变性、黄斑裂孔、视神经炎、眼球钝挫伤、眼球破裂伤。

考核时间：40分钟。

分值占比：40分，合格标准28分。

第四考站：基本技能操作

考核内容：动物眼内显微手术操作（如白内障、青光眼滤过、角膜裂伤缝合）。

考核方式：动物眼。

考核时间：30分钟。

分值占比：30分，合格标准21分。

七、成绩评定

第一站合格标准7分，第二站合格标准14分，第三站合格标准28分，第四站合格标准21分，总分合格标准70分。以上四站任何一站不过，即视为整体不通过。

八、具体实施

1. 采用统一考题、统一考核形式与标准进行集中考核，以保证考核的公平性和同质性。考核基地同一批次、同一时段使用同一考题。各站试题数量根据考试批次安排设定，每半天至少一套试题，各批次之间不得重复，并准备至少1套备用题。

2. 每个考站配两名考官，两名考官来自不同培训基地，两名考官独立评分。

3. 各类型人员考前培训

（1）考官培训内容：包括《住院医师规范化培训内容与标准（2022版）》《住院医师规范化培训结业临床实践能力考核指导标准-眼科》、考官制度、执考要求、评分要求、注意事项等；考前培训应按分配的考核任务进行分组培训，由考核专业负责人及指定的考站组长负责召集该站考官进行培训，培训重点是评分细则的一致性，具体包括熟悉考核病例（或主题）的内容；对照评分细则进行一致性评分练习与讨论。

（2）医生培训内容：考场设置、考试流程、每站考核注意事项、考场纪律等。

（3）考务人员培训内容：考场设置、人员分工、不同岗位考务人员工作流程等。

（4）SP培训：案例培训、标准化回答、特殊体征培训等。

九、考站设置建议

根据考核人数、考核基地场地、考官配置等因素，结合考核公平性、同质性，兼顾经济性，选择适宜的考站设置方案（表14-1）。

表14-1　眼科考站设置方案

考生组别	序号	换站顺序			
		第一站 辅助检查及影像学判读 30分钟	第二站 接诊患者 20分钟	第三站 临床思维 40分钟	第四站 基本技能操作 30分钟
第一组	01	第二站①→第三站①→第一站→第四站			
	02	第二站②→第三站②→第一站→第四站			
第二组	03	第四站→第二站①→第三站①→第一站			
	04	第四站→第二站②→第三站②→第一站			

说明：

1．依据参考人数分组进行考核，以本方案为例，第一站辅助检查及影像学判读为分批集中考核，第二站、第三站、第四站单独设站（第二、三站科根据试题内容在同一考场进行），第三站病历书写单独设置1间（可容纳多人并保证就座间距）

2．①②代表每站设置并行考站数（相同考站设置数量）

3．本方案仅供参考，可根据具体情况进行调整

十、模拟试题

模拟试题（第一套）

第一部分：辅助检查及影像学判读（时间30分钟，分值10分）

一、考生题干

1．患者，男性，28岁，1周前感冒后出现右眼磨、疼，视物不清，眼前节照及角膜荧光染色如图14-1、图14-2所示，请描述所见并诊断（2分）。

2．患者，女性，30岁，右眼前黑影飘动1个月。根据B超图片（图14-3）分析患者眼部情况进行描述及诊断（2分）。

3．患者男性，64岁，左眼视物不清半年。眼底彩照及眼底血管荧光造影如图14-4、图14-5所示，请进行描述并做出诊断（2分）。

图14-1　图14-2　图14-3　图14-4　图14-5

4．患者，女性，62岁，右眼视物不清20天。查体：vod0.04。下图是其眼底彩照及黄斑OCT检查（图14-6、图14-7），请根据图片进行描述并诊断（2分）。

5. 患者，男，22岁，外伤致左眼疼痛畏光2天。患者2天前左眼被拳头打伤，致左眼疼痛、畏光流泪，睁眼困难，伴视物重影，头痛、恶心、呕吐及鼻出血。根据其眼眶CT（图14-8、图14-9）检查考虑诊断是什么，诊断依据（2分）。

图14-6 图14-7 图14-8 图14-9

二、考官参考信息

参考答案：

1. 眼前节照相及角膜荧光染色，右眼角膜中央可见树枝状混浊浸润（1分），角膜荧光染色着染/（+）。诊断：右眼病毒性角膜炎（1分）。

2. 右眼眼轴增长，玻璃体腔可见中强回声光点光斑，球后壁呈“奶嘴样”或“平台样”向后膨出（1分）。诊断：右眼玻璃体混浊（0.3分），右眼高度近视眼（0.3分），右眼后巩膜葡萄肿（0.4分）。

3. 左眼视网膜颞下分支静脉管径白鞘样改变（0.5分）。造影描述：左眼视网膜颞下分支静脉管径变细，其供区可见大片毛细血管无灌注区，波及黄斑拱环，拱环破坏，暗区扩大（0.5分）。诊断：左眼视网膜颞下分支静脉阻塞（0.5分），缺血型（0.5分）。

4. 右眼眼底呈豹纹状，黄斑区可见不规则大片黄色渗出，其间可见片状出血（0.5分）。黄斑OCT描述：右眼黄斑囊样水肿，神经上皮层下可见片状高反射（出血），色素上皮层隆起（CNV，0.5分）。诊断：右眼渗出性老年性黄斑变性/右眼年龄相关性黄斑变性（湿性，1分）。

5. 左眼眶下壁及内侧壁骨折，左眼眶内组织局部疝入左侧筛窦，左内直肌增粗，眶周局部积气（1分）。诊断：左眼眶下壁骨折、左眼眶内壁骨折、左眼钝挫伤（1分）。

第二部分：接诊患者（时间20分钟，分值20分）

一、考生题干

现在考生面对一位老年的右眼视物不清的患者，要求完成病史采集、查体及诊断（需要向监考老师明确需要做哪些检查，并索取检查结果）。

二、考官参考病历摘要

考生接诊SP。

题干（供考官参考）：患者董××，女，61岁。10余天前无明显诱因出现右眼视物不清，不伴眼红、眼痛、畏光、流泪，无视物变形、憋胀、酸痛。就诊于当地眼科医院。诊断为“右眼视网膜静脉阻塞”，为进一步治疗来我科就诊，并收住入院。患者目前精神尚可，食欲正常，睡眠正常，体重无明显变化，大小便正常。

既往史：双下肢静脉曲张病史20余年，使用医用弹力袜。否认高血压、糖尿病、心脏病等病史。否认肝炎、结核、疟疾等传染病史。否认手术史，否认外伤史，否认输血史，否认中毒史。可能成瘾药物：无。否认药物、食物过敏史，预防接种史不详。

月经史：50岁绝经。

婚育史：22岁结婚，孕2产2，1儿1女，配偶健康状况良好。

家族史：父母已故死因不详。兄弟姐妹健康状况良好，子女健康状况良好，家族中无遗传病史。

查体：T 36.6℃，脉搏76次/分，呼吸17次/分，血压139/90mmHg（体温、血压如无测量仪器检查结果可提供给考生），一般情况可。

图14-10　图14-11

专科查体：VOD 0.1（矫正不提高）、OS 0.8，双眼结膜无充血，角膜清，前房深浅正常。瞳孔圆直径约2.5mm，对光反应灵敏。晶状体密度增高，眼底：右眼视盘颞上方视网膜可见大片火焰状出血，波及黄斑区。左眼视盘色界正常，黄斑区反光不清，视网膜平伏（图14-10，图14-11）。眼压：右眼18mmHg，左眼20mmHg（眼压如无测量仪器检查结果可提供给考生）。

辅助检查：××眼科医院；OCT：右眼黄斑水肿；眼底照相：右眼视网膜分支静脉阻塞。

诊断：右眼视网膜分支静脉阻塞（颞上分支）。

右眼黄斑水肿

三、标准化患者扮演环节

患者基本信息：董××，女，61岁，汉族，已婚，退休，地址：×××。

医生：你好，请坐，请问你眼睛有什么不舒服的吗？

患者：医生，我右眼看不清。

医生：看不清多久了？

患者：10天了。

医生：你是突然看不清，还是慢慢看不清啊？是一半能看清还是全部都看不清楚啊？

患者：突然就发现看不清了，感觉整个眼睛看东西都模糊。

医生：看不清有没有什么原因导致呢，比如：着急、生气，或者受到外伤、碰撞之类的？

患者：没有。

医生：那你眼睛除了看不清，还有看东西变形、憋胀、酸痛这些症状吗？

患者：没有其他症状。

医生：眼睑看不清了以后有去医院看过吗？

患者：有，在我们当地医院看了一下。

医生：做过什么检查，有治疗吗？

患者：拍了个片子，还做了个OCT检查，没有治疗，说我眼底出血，我就到咱们医院来看了。

（医生询问身体一般情况都正常）

医生：你全身还有其他病吗？比如糖尿病、高血压、心脏病？

患者：有静脉曲张，两条腿都有，20多年了，穿医用弹力袜，其他病都没有。

医生：眼睛还做过其他手术吗？

患者：没有，一直都好好的。

医生：你有近视吗？

患者：没有。

医生：平常有对什么药或吃的过敏吗？

患者：没有过敏过。

医生：家是哪的，一直都生活在本地吗？去过外地吗？有什么嗜好吗？吸烟喝酒吗？

患者：就在本地，没去过外地，没有不良嗜好。不吸烟喝酒。

医生：结婚了吗？有孩子吗？

患者：22岁结婚，有1儿1女。（50岁绝经）

医生：父母、孩子和兄弟姐妹身体都好吗？

患者：父母都不在了，都没有什么病，孩子兄弟姐妹身体都好。

四、考官评分标准（表14-2）

表14-2　接诊患者评分标准

考核项目	考核内容及标准	标准分	得分
一般情况（6分）	患者基本信息	0.5	
	主诉和现病史	3.5	
	与病情相关的既往史	2	
专科检查（10分）	一般检查	1	
	视力	1	
	裂隙灯的使用	3	
	前置镜眼底检查或直接眼底镜眼底检查	5	
诊断	缺一个诊断扣一分	2	
综合评价	条理性及手法、人文关怀	2	
总分		20	

第三部分：临床思维（时间40分钟，分值40分，笔试＋口试）

一、考生题干

1. 病历书写（时间20分钟，分值20分笔试）

病例同第二站。

2. 病例分析（时间20分钟，分值20分口试）

病例同第二站（内容包括病例特点，诊断、诊断依据、鉴别诊断及诊疗计划）。

二、考官参考信息

（供考官参考）：病例同第二站

病历书写参考：

患者董××，女，61岁。

主诉：右眼视物不清10余天。

现病史：患者10余天前无明显诱因出现右眼视物不清，不伴眼红、眼痛、畏光、流泪，无视物变形、憋胀、酸痛。就诊于当地眼科医院。诊断为“右眼视网膜静脉阻塞”，为进一步治疗来我科就诊，并收住入院。患者目前精神尚可，食欲正常，睡眠正常，体重无明显变化，大小便正常。

既往史：双下肢静脉曲张病史20余年，使用医用弹力袜。否认高血压、糖尿病、心脏病等病史。否认肝炎、结核、疟疾等传染病史。否认手术史，否认外伤史，否认输血史，否认中毒史。可能成瘾药物：无。否认药物、食物过敏史。预防接种史不详。

月经史：50岁绝经。

婚育史：22岁结婚，孕2产2，1儿1女，配偶健康状况良好。

家族史：父母已故死因不详。兄弟姐妹健康状况良好，子女健康状况良好，家族中无遗传病史。

查体：T 36.6℃，脉搏76次/分，呼吸17次/分，血压139/90mmHg（体温、血压如无测量仪器检查结果可提供给考生），一般情况可。

专科查体：VOD 0.1（矫正不提高），OS 0.8，双眼结膜无充血，角膜清，前房深浅正常。瞳孔圆直径约2.5mm，对光反应灵敏。晶状体密度增高，眼底：右眼视盘颞上方视网膜可见大片火焰状出血，波及黄斑区。左眼视盘色界正常，黄斑区反光不清，视网膜平伏。眼压：右眼18mmHg，左眼20mmHg（眼压如无测量仪器检查结果可提供给考生）。

辅助检查：×××眼科医院；OCT：右眼黄斑水肿；眼底照相：右眼视网膜分支静脉阻塞。

诊断：右眼视网膜分支静脉阻塞（颞上分支）、右眼黄斑水肿。

病例分析参考：

1．病例特点

（1）患者董××，女，61岁。右眼视物不清10余天。10余天前无明显诱因出现右眼视物不清，不伴眼红、眼痛、畏光、流泪，无视物变形、憋胀、酸痛。就诊于当地眼科医院。诊断为“右眼视网膜静脉阻塞”，为进一步治疗来我科就诊，并收住入院。患者目前精神尚可，食欲正常，睡眠正常，体重无明显变化，大小便正常。

（2）体检阳性发现：VOD 0.1（矫正不提高），OS 0.8，眼底：右眼视盘颞上方视网膜可见大片火焰状出血，波及黄斑区。眼压：右眼18mmHg，左眼20mmHg。辅助检查：×××眼科医院；OCT：右眼黄斑水肿；眼底照相：右眼视网膜分支静脉阻塞。

2．诊断、诊断依据及鉴别诊断

（1）初步诊断：右眼视网膜分支静脉阻塞（颞上分支）、右眼黄斑水肿。

（2）诊断依据：患者董××，女，61岁。右眼视物不清10余天。查体：VOD 0.1（矫正不提高），OS 0.8，眼底：右眼视盘颞上方视网膜可见大片火焰状出血，波及黄斑区。眼压：右眼18mmHg，左眼20mmHg。辅助检查：×××眼科医院；OCT：右眼黄斑水肿；眼底照相：右眼视网膜分支静脉阻塞。

（3）鉴别诊断：①静脉瘀滞性视网膜病变：由于眼内动脉阻塞或狭窄，导致视网膜中央动脉灌注减少，致中央静脉压降低，静脉扩张，血流明显变慢。眼底可见少量出血，偶可见小血管瘤和新生血管。②糖尿病视网膜病变：一般为双侧，视网膜静脉迂曲，但不太严重，且视网膜静脉压不增高，出血散在，不如静脉阻塞量多，常有硬性渗出，血糖增高，有全身症状可以鉴别。③高血压视网膜病变：病变常为双眼对称，视网膜出血表浅稀少，多位于后极部，静脉虽然扩张但不迂曲发暗，常见棉絮状斑和星芒状渗出。

3．诊疗计划

（1）病情评估：患者非危重。外科VTE风险评估：4分中危。Caprini评分：4分中危。

眼科给予使用医用弹力袜。

（2）诊疗计划：①完善相关化验。②行胸片、心电图检查、颈部血管彩超。③眼底血管造影检查。④择期行右眼球内注药治疗。

三、考官评分标准（表14-3、表14-4）

表14-3　病历书写评分标准

考核内容及标准	标准分	得分
项目齐全	4	
主诉归纳总结简明、准确	3	
现病史七要素全面规范，描述准确，逻辑性强	2	
既往史、个人史内容完整准确	2	
体格检查完整	2	
专科检查完整	5	
诊断正确	2	
总分	20	

表14-4　病例分析评分标准

考核内容及标准	标准分	得分
病史特点	3	
查体阳性体征	5	
诊断	2	
诊断依据	3	
鉴别诊断	4	
诊疗计划	3	
总分	20	

第四部分：基本技能操作（时间30分钟，分值30分，动物眼）

一、考生题干

角膜裂伤缝合术（包括操作前准备、操作流程和操作后物品放置及处理等）。

二、考官参考信息

参考答案

操作前准备：考生着装规范，工作服整洁，佩戴口罩和帽子；准备相关物品，包括表麻药、生理盐水、注射器、10-0显微缝线、胶布、纱布、棉签、抗生素眼膏并检查无菌包及器械失效期；由于是动物眼，根据实际操作条件，表麻药、胶布、纱布、棉签和抗生素眼膏可忽略或让考生自述即可。

缝合前准备：表面麻醉满意后，外科洗手，戴无菌手套，穿无菌手术衣，铺洞巾，生理盐水冲洗伤口，距创缘1mm处角膜面进、出针，深达角膜约1/2～2/3厚度，打结（器械打结，方结或三重结，松紧适当），剪线，注意留线长度，并埋线，注意维持前房形态，再次生理盐水冲洗结膜囊，抗生素眼膏涂眼，无菌纱布包扎固定。（加粗的内容是主要评

分内容）

操作后：整理物品，垃圾分类放置。

整体评价：无菌观念、操作流畅、完成时间。

三、考官评分标准（表14-5）

表14-5　角膜裂伤缝合评分标准

考核项目	考核内容及标准	标准分	得分
操作准备（3分）	着装规范，工作服整洁，佩戴口罩、帽子	1	
	表麻药、生理盐水、注射器、10-0显微缝线、胶布、纱布、棉签、抗生素眼膏、检查无菌包及器械失效期	2	
缝合前准备（20分）	表面麻醉	1	
	外科洗手	2	
	戴无菌手套	2	
	穿无菌手术衣	2	
	铺洞巾	1	
	生理盐水冲洗伤口	2	
	距创缘1mm处角膜面进、出针，深达角膜约1/2～2/3厚度	3	
	打结（器械打结，方结或三重结，松紧适当）	2	
	剪线，注意留线长度，并埋线	2	
	注意维持前房形态（口诉）	1	
	再次生理盐水冲洗结膜囊	1	
	抗生素眼膏涂眼，无菌纱布包扎固定	1	
操作后	整理物品，垃圾分类放置	2	
整体评价	无菌观念、操作流畅、完成时间	5	
合计		30	

模拟试题（第二套）

第一部分：辅助检查及影像学判读（时间30分钟，分值10分）

一、考生题干

1．请描述图14-12、图14-13，做出诊断。

2．请描述图14-14、图14-15，做出诊断。

3．请描述图14-16，做出诊断。

图14-12　图14-13　图14-14　图14-15　图14-16

4．请描述图14-17，做出诊断。

5．请描述图14-18，做出诊断。

图14-17　　图14-18

二、考官参考信息

1.（1）眼底彩片：左眼视盘充血水肿，视盘周及全视网膜火焰状出血，网膜血管扩张迂曲。（1分）

（2）FFA示：左眼静脉充盈延迟，视网膜血管管壁荧光着染，血管末梢荧光漏，视盘荧光着染。（1分）

（3）诊断：左眼视网膜中央静脉阻塞。（0.5分）

2.（1）FFA示：早期可见黄斑区荧光素渗漏点，逐渐呈炊烟样升起，晚期黄斑区盘状荧光积存。（1分）

（2）OCT示：黄斑区视网膜神经上皮层脱离。（1分）

（3）诊断：右眼中心性浆液性脉络膜视网膜病变。（0.5分）

3.（1）眼底彩片：左眼后极部视网膜色白、水肿，可见黄斑樱桃红点改变。（1分）

（2）诊断：左眼视网膜中央动脉阻塞。（0.5分）

4.（1）眼底彩片：视网膜大量出血、渗出，上方血管弓处增殖膜。（1分）

（2）诊断：糖尿病视网膜病变Ⅴ期。（1分）

5.（1）FFA：视盘颞上方视网膜动静脉充盈时间延迟，大片出血遮挡荧光，出血区荧光早期可见强荧光点，逐渐增强扩大。（1分）

（2）诊断：左眼视网膜大动脉瘤。（0.5分）

第二部分：接诊患者（须体现人文沟通）（时间20分钟，分值20分）

一、考生题干

病例：李××，男，60岁，左眼间断性黑矇1个月，突然视物不见5天。不伴眼红、眼痛。生命体征：T 36.5℃，P 68 次/分，R 18次/分，BP 160/100mmHg。身高175cm、体重85kg。眼底如图14-19。

图14-19

请你对患者进行病史采集、重点查体、给出诊断（注重问诊技巧、医患沟通）。

部分查体结果：

视力：右眼1.0，左眼光感。眼压：右眼15mmHg，左眼19mmHg，左眼瞳孔直径约5mm，传入性瞳孔障碍；双眼晶状体密度高，玻璃体透明，右眼底视网膜小动脉硬化。

二、考官参考信息

参考答案：

患者李××，男，60岁，自由职业，左眼间断性黑矇1个月，突然视物不见5天。

现病史：1个月前无明显诱因出现左眼黑矇，持续5～10秒，无眼痛、头痛等伴随症状，休息后自行缓解，未诊治。反复发作数次，间隔日期不定，均能自行恢复，恢复后对视力无影响，未引起重视。5天前晨起时突然发现左眼视物不见，无眼红、畏光、流泪，无眼球运动障碍、眼球运动痛、眼胀及头痛，经休息后无好转，就诊于当地医院，考虑为“左眼前部缺血性视神经病变”，给予血栓通、泼尼松、维生素B_1及甲钴胺片治疗，效果欠佳。自患病以来，其精神、食欲尚可，睡眠欠佳，大、小便未见明显异常，近期体重无明显变化。

既往史：平素体健，有高血压病史8年，目前间断口服硝苯地平缓释片10～20mg/d，血压控制情况不详。3年前常规体检发现血脂高，未治疗。否认糖尿病、冠心病、眼外伤、肝炎结核等传染病史，否认输血史，否认食物、药物过敏史。

个人史：预防接种史不详，吸烟35余年，每天1包。饮白酒30余年，每天半斤。

婚育史：23岁结婚，配偶体健，生育1子。

家族史：母亲“白内障病、高血压病”，其他家属体健。

生命体征：T 36.5℃，P 68次/分，R 18次/分，BP 160/100mmHg。身高175cm，体重85kg。

专科检查：右眼视力1.0，左眼光感。眼压：右眼15mmHg，左眼19mmHg，双眼球运动正常，结膜无充血，角膜透明，房水闪辉（－），前房深度适中；右眼瞳孔直径3mm，左眼瞳孔直径约5mm，传入性瞳孔障碍；双眼晶状体密度高；玻璃体透明。眼底见右眼视网膜小动脉硬化，视盘色淡红，边界清，C/D＝0.3；左眼后极部视网膜灰白色水肿，视盘边界尚可，C/D＝0.3；视网膜动脉纤细，有断流现象；视网膜静脉稍迂曲，黄斑呈樱桃红色，中心凹反光消失。

初步诊断：

左眼视网膜中央动脉阻塞；
高血压病2级（中危）；
高脂血症。

三、标准化患者扮演环节

医生：您好！我是眼科××医生，我来给您看看病。

患者：好，谢谢您！

医生：您眼睛怎么不舒服？

患者：我左眼看不见东西。

医生：看不见多长时间了？

患者：5天了。

医生：以前有没有这种情况？

患者：有，5～10s后就恢复了，我想着可能是最近睡眠不好，没有理会。

医生：有多长时间了？出现过几次？

患者：最近一个月出现了4～5次？

医生：每次有什么原因吗？比如情绪、休息情况等。

患者：没有原因，好好的就发生了。

医生：通常什么时间发生？

患者：时间不定，有傍晚，有早上。

医生：每次发生时有眼痛、头痛吗？

患者：没有。

医生：这一次看过医生了吗？

患者：没有，想的自己会好，结果休息后没有好，1天后才到当地医院看病。

医生：当地医生考虑什么病？

患者：前部缺血性视神经病变。

医生：用过什么药？

患者：您看看这个门诊本，血栓通500mg、强的松片12片、维生素B_1片1片、甲钴胺1片，没啥效果。医生我还能不能看见？

医生：您别着急，咱积极治疗，您有高血压吗？

患者：有。

医生：几年了？

患者：8年了。

医生：高血压吃的什么药？

患者：这么多年来吃过好几种药，具体忘了，最近断断续续吃得高宁，有时1次，有时一天吃2次，家里没有血压计，没有量过，觉的头疼就多吃点。

医生：还有其他疾病吗？

患者：血脂有点高。

医生：有几年了？

患者：3年前村上体检时发现的。

医生：服用什么药？

患者：没有吃药，让我注意饮食。

医生：糖尿病、心脏病有没有？

患者：应该没有吧，没查过，也不难受。

医生：眼睛受过伤没有？

患者：没有。

医生：有没有打过疫苗？

患者：没有。

医生：做过什么手术没有？

患者：没有。

医生：吃药打针有没有过敏的？

患者：啥东西也吃，没发生过敏。

医生：吸烟、饮酒吗？

患者：吸烟很多年了，大概35年，每天有1包吧，喝酒，白的，每天喝，半斤吧，也30来年了。

医生：最近吃饭怎么样？体重有没有大的变化？

患者：吃饭正常，最近体重没称过，我觉得没什么变化。

医生：睡眠好不好？

患者：睡觉差，老睡不着。

医生：大、小便正常吗？

患者：还行，有时大便干燥。

医生：您是哪里人？做什么工作的？

患者：晋中人，自由职业。

医生：您老伴身体怎么样？

患者：医生，这些还要问啊，老伴身体还行。

医生：您什么时候结的婚？

患者：我23岁结婚。

医生：有几个子女？

患者：我们那会儿搞计划生育，只有一个儿子。

医生：家里人有没有遗传病史？

患者：我老娘有高血压，白内障，不知道是不是遗传病。

部分专科检查：

视力：右眼1.0，左眼光感。眼压：右眼15mmHg，左眼19mmHg，双眼球运动正常，结膜无充血，角膜透明，房水闪辉（－），前房深度适中；右眼瞳孔直径3mm，左眼瞳孔直径约5mm，传入性瞳孔障碍；双眼晶状体密度高，玻璃体透明，右眼底视网膜小动脉硬化。

四、考官评分标准（表14-6）

表14-6 接诊患者评分标准

考核项目	考核内容及标准	标准分	得分
一般项目（1分）	医生自我介绍	0.5	
	患者姓名、性别、年龄、职业	0.5	
现病史（8分）	起病情况与患者时间（明确主诉）	1	
	病因与诱因	1	
	主要症状特点（出现的部位、性质、持续时间、程度与缓解因素）	2	
	病情的发展与演变（主要症状变化）	1	
	诊治经过（诊疗单位、诊治措施、用药剂量及效果）	1	
	伴随症状（包括重要的阴性症状）	1	
	病后的一般状况（精神、食欲、体重、二便、睡眠）	1	
既往史	既往健康状况、曾患疾病、外伤、手术、过敏史	1	
个人史	预防接种史、吸烟、饮酒等	1	
婚育史	结婚年龄，生育史	1	
家族史	特别是与本病相关的疾病	1	
专科检查	按先外眼后内眼的顺序（如视力、眼压、裂隙灯眼前节检查、玻璃体、眼底），其中部分顺序可适当调整	2	
主要诊断	左眼视网膜中央动脉阻塞	1	
其他诊断	高血压病2级（中危）	0.5	
其他诊断	高脂血症	0.5	
问诊＋检查技巧	问诊有条理和重点，体现诊断思维，检查娴熟、条理	1	
综合素质，医德医风	仪表整洁、语言文明、爱伤观念、与患者交流的能力	2	
总分		20	

第三部分：临床思维（时间40分钟，分值40分，笔试＋口试）

一、考生题干

1. 对第二站患者（SP）进行病历书写。

2. 对第二站患者（SP）进行病历分析（内容包括病例特点、临床诊断、诊断依据、鉴别诊断及诊疗计划）。

二、考官参考信息

病例：李××，男性，60岁，自由职业，左眼间断性黑矇1个月，突然视物不见5天。

生命体征：T 36.5℃，P 68次/分，R 18次/分，BP 160/100mmHg。身高175cm，体重85kg。

部分专科检查：

视力：右眼1.0，左眼光感。眼压：右眼15mmHg，左眼19mmHg，右眼瞳孔直径3mm，左眼瞳孔直径约5mm，传入性瞳孔障碍；双眼晶状体密度高；右眼底视网膜小动脉硬化；左眼底如图14-20所示。

图14-20

病历书写参考答案

患者李××，男，60岁，自由职业，左眼间断性黑矇1个月，突然视物不见5天。

现病史：1个月前无明显诱因出现左眼黑矇，持续5～10秒，无眼痛、头痛等伴随症状，休息后自行缓解，未诊治。反复发作数次，间隔日期不定，均能自行恢复，恢复后对视力无影响，未引起重视。5天前晨起时突然发现左眼视物不见，无眼红、畏光、流泪，无眼球运动障碍、眼球运动痛、眼胀及头痛，经休息后无好转，就诊于当地医院，考虑为“左眼前部缺血性视神经病变”，给予血栓通、泼尼松、维生素B_1及甲钴胺片治疗，效果欠佳。自患病以来，其精神、食欲尚可，睡眠欠佳，大、小便未见明显异常，近期体重无明显变化。

既往史：平素体健，有高血压病史8年，目前间断口服硝苯地平缓释片10～20mg/日，血压控制情况不详。3年前常规体检发现血脂高，未治疗。否认糖尿病、冠心病、眼外伤、肝炎结核等传染病史，否认输血史，否认食物、药物过敏史。

个人史：预防接种史不详，吸烟35余年，每天1包。饮白酒30余年，每天半斤。

婚育史：23岁结婚，配偶体健，生育1子。

家族史：母亲有“白内障病、高血压病”，其他家属体健。

生命体征：T 36.5℃，P 68次/分，R 18次/分，BP 160/100mmHg。身高175cm，体重85kg。

专科检查：

右眼视力1.0，左眼光感。眼压：右眼15mmHg，左眼19mmHg，双眼球运动正常，结膜无充血，角膜透明，房水闪辉（－），前房深度适中；右眼瞳孔直径3mm，左眼瞳孔直径约5mm，传入性瞳孔障碍；双眼晶状体密度高；玻璃体透明。眼底见右眼视网膜小动脉硬化，视盘色淡红，边界清，C/D＝0.3；左眼后极部视网膜灰白色水肿，视盘边界尚可，C/D＝0.3；视网膜动脉纤细，有断流现象；视网膜静脉稍迂曲，黄斑呈樱桃红色，中心凹反光消失。

初步诊断：

左眼视网膜中央动脉阻塞；
高血压病2级（中危）；
高脂血症。

诊疗思维：对第二站患者（SP）进行病历分析（内容包括病例特点、临床诊断、诊断依据、鉴别诊断及诊疗计划）。

（1）病例特点

1）患者男性，60岁。

2）左眼间断性黑朦1个月，突然视物不见5天，无眼红、畏光、流泪，无眼球运动障碍、眼球运动痛、眼胀及头痛。

3）高血压病史8年，血脂高3年。

4）专科检查：

视力：右眼1.0，左眼光感。眼压：右眼15mmHg，左眼19mmHg，双眼球运动正常，结膜无充血，角膜透明，房水闪辉（－），前房深度适中；右眼瞳孔直径3mm，左眼瞳孔直径约5mm，传入性瞳孔障碍；双眼晶状体密度高；玻璃体透明。眼底见右眼视网膜小动脉硬化，视盘色淡红，边界清，C/D＝0.3；左眼后极部视网膜灰白色水肿，视盘边界尚可，C/D＝0.3；视网膜动脉纤细，有断流现象；视网膜静脉稍迂曲，黄斑呈樱桃红色，中心凹反光消失。

5）辅助检查：荧光素眼底血管造影（FFA）示左眼视网膜动、静脉窄细不匀，视网膜中央动脉充盈迟缓，1min时仍然未充盈；视网膜静脉充盈迟缓；视盘表面毛细血管扩张，渗漏明显；视网膜大片毛细血管无灌注，累及黄斑；造影晚期视盘荧光素渗漏，动、静脉管壁节段性着染。

（2）临床诊断及依据

临床诊断：①左眼视网膜中央动脉阻塞（或写成左眼CRAO）；②高血压病；③高脂血症。

诊断依据：①老年男性，单眼发病。②无明显诱因。③一月来左眼间断性一过性黑朦，突然视物不见5天。④视力：右眼1.0，左眼光感，眼压：右眼15mmHg，左眼19mmHg，左眼瞳孔直径约5mm，传入性瞳孔障碍；后极部视网膜灰白色水肿，视盘边界尚可，C/D＝0.3；视网膜动脉纤细，有断流现象；视网膜静脉怒张、稍迂曲，黄斑呈樱桃红色，中心凹反光消失。双眼晶状体稍浑浊。⑤荧光素眼底血管造影（FFA）：左眼视网膜动、静脉窄细不均，视网膜中央动脉充盈迟缓，1分钟时仍然未充盈；视网膜静脉充盈迟缓；视盘表面毛细血管扩张，渗漏明显；视网膜大片毛细血管无灌注，累及黄斑；造影晚期视盘荧光素渗漏，动、静脉管壁节段性着染。⑥存在高血压、高血脂危险因素。

（3）鉴别诊断要点（答正确两种疾病即可）：①眼动脉阻塞。患者视力差，常无光感，眼底视盘水肿，全视网膜混浊水肿较严重，缺乏黄斑区樱桃红斑。FFA显示脉络膜弱荧光，晚期RPE改变；ERG：a波和b波均下降或消失。本病例不符。②前部缺血性视神经病变。视力骤然严重下降，眼球运动时多无疼痛。非动脉炎性前部缺血性视神经病变常有视盘节段性充血、水肿。视野缺损最常表现为弓形或扇形视野缺损，一般无中心暗点。③视网膜中央静脉阻塞。高血压、视网膜中央动脉硬化、血黏度增高、颈动脉狭窄等为危险因素。多见于中老年人，视力不同程度下降。眼底表现为各象限的视网膜静脉迂曲扩张，视网膜内出血呈火焰状，沿视网膜静脉分布，视网膜和视盘水肿，多有黄斑囊样水肿。④糖尿病性视网膜病变：有糖尿病史，典型的双眼病变，出血或微血管瘤常集中在后极部，渗出较明显，新生血管形成、玻璃体积血、牵拉性视网膜脱离表现。

（4）诊疗计划

1）完善血常规、血脂、血糖、肝功能、肾功能、凝血系列、C反应蛋白、血沉、心电图、颈动脉血管彩超、心脏彩超等查找病因；完善黄斑OCT、视网膜电图等检查。

2）病因治疗，如控制血压、血脂。

3）降低眼内压，增加灌注压（眼球按摩、前房穿刺、口服乙酰唑胺、点噻吗洛尔等降低眼压的眼药水）。

4）吸氧（95%氧及5%二氧化碳混合气体）。

5）应用血管扩张剂（球后注射盐酸山莨菪碱，全身静脉点滴血栓通、口服硝酸甘油等）。

6）全身应用抗凝剂，如阿司匹林。

7）巨细胞动脉炎所致视网膜中央动脉阻塞，应给予全身糖皮质激素治疗。

8）请示上级医师指导治疗。

三、考官评分标准（表14-7、表14-8）

表14-7 病历书写评分标准

考核内容	评分细则评分标准	标准分	得分
主诉	症状及主要伴随症状的持续时间，简明准确	2	
现病史（11分）	起病情况：时间、缓急、诱因	2	
	主要症状：主要症状的描述	2	
	伴随症状：伴随症状及有鉴别诊断意义的阴性体征	2	
	病情演变、诊疗过程	2	
	一般情况：食欲、睡眠、大小便情况	1	
既往史	过去史、个人史、家族史、外伤、过敏史等	1	
体格检查	简明扼要，不遗漏阳性体征和重要的阴性体征	1	
专科检查	对眼部体征做详细描述	4	
辅助检查	描述格式准确	1	
诊断	符合诊断的书写格式且正确	2	
总分		20	

表14-8 病例分析评分标准

考核内容及标准	标准分	得分
病史特点	3	
查体阳性体征	5	
诊断	2	
诊断依据	3	
鉴别诊断	4	
诊疗计划	3	
合计	20	

第四部分：基本技能操作（时间30分钟，分值30分，动物眼）

一、考生题干

角膜裂伤缝合术（包括操作前准备、操作流程和操作后物品放置及处理等）。

二、考官参考信息

参考答案：

操作前准备：考生着装规范，工作服整洁，佩戴口罩和帽子；准备相关物品，包括表麻药、生理盐水、注射器、10-0显微缝线、胶布、纱布、棉签、抗生素眼膏并检查无菌包及器械失效期；由于是动物眼，根据实际操作条件，表麻药、胶布、纱布、棉签和抗生素眼膏可忽略或让考生自述即可。

缝合前准备：表面麻醉满意后，外科洗手，戴无菌手套，穿无菌手术衣，铺洞巾，生理盐水冲洗伤口，距创缘1mm处角膜面进、出针，深达角膜1/2～2/3厚度，打结（器械打结，方结或三重结，松紧适当），剪线，注意留线长度，并埋线，注意维持前房形态，再次生理盐水冲洗结膜囊，抗生素眼膏涂眼，无菌纱布包扎固定。（加粗的内容是主要评分内容）

操作后：整理物品，垃圾分类放置。

整体评价：无菌观念、操作流畅、完成时间。

三、考官评分标准（表14-9）

表14-9　角膜裂伤缝合评分标准

考核项目	考核内容及标准	标准分	得分
操作准备（3分）	着装规范，工作服整洁，佩戴口罩、帽子	1	
	表麻药、生理盐水、注射器、10-0显微缝线、胶布、纱布、棉签、抗生素眼膏，检查无菌包及器械失效期	2	
缝合前准备（20分）	表面麻醉	1	
	外科洗手	2	
	戴无菌手套	2	
	穿无菌手术衣	2	
	铺洞巾	1	
	生理盐水冲洗伤口	2	
	距创缘1mm处角膜面进、出针，深达角膜1/2～2/3厚度	3	
	打结（器械打结，方结或三重结，松紧适当）	2	
	剪线，注意留线长度，并埋线	2	
	注意维持前房形态（口诉）	1	
	再次生理盐水冲洗结膜囊	1	
	抗生素眼膏涂眼，无菌纱布包扎固定	1	
操作后	整理物品，垃圾分类放置	2	
整体评价	无菌观念、操作流畅、完成时间	5	
总分		30	

（宁丽晖）

第十五章　耳鼻咽喉科

为规范住院医师规范化培训结业临床实践能力考核，提高结业临床实践能力考核的质量，逐步实现住院医师规范化培训结业考核的同质化，特制订本规程。

一、使用范围

适用于山西省住院医师规范化培训结业临床实践能力考核-耳鼻咽喉科专业。

二、制订依据

依据国家《住院医师规范化培训内容与标准（2022版）》《耳鼻咽喉科住院医师规范化培训结业实践技能考核指导标准（试行）》，结合山西省住院医师规范化培训的实际，制订本标准。

三、考核对象

符合考核条件，参加住院医师规范化培训（耳鼻咽喉科）专业结业临床实践能力考核的住院医师。

四、考核内容

包括辅助检查判读、接诊患者、临床思维、基本技能操作等内容。

五、考核重点

根据国家《住院医师规范化培训内容与标准（2022版）》-耳鼻咽喉科培训细则的要求，重点考核住院医师对耳鼻咽喉科多发病、常见病的独立诊治能力。

六、考核形式及考站设置

住院医师规范化培训结业临床实践能力考核采取客观结构化临床考核（OSCE）的方式，采用在标准化患者/真实患者或医学模拟人上实际操作。共设置辅助检查判读、接诊患者、临床思维、基本技能操作四站。

第一考站：辅助检查及影像学判读

考核内容：CT、MRI、B超、喉镜图、听力图等。

考核方式：人机对话。

考核时间：30分钟。

分值占比：25分，合格标准17分。

第二考站：接诊患者

考核内容：对耳鼻咽喉科的常见病、多发病（慢性鼻窦炎，鼻中隔偏曲，鼻息肉，鼻腔内翻性乳头状瘤、慢性扁桃体炎、腺样体肥大、阻塞性睡眠呼吸暂停综合征、声带息肉、喉癌、慢性中耳炎、突发性聋、胆脂瘤性中耳炎等）进行病史采集和专科查体，考核病史的询问情况、查体手法和人文沟通交流。

考核方式：SP/床旁。

考核时间：20分钟。

分值占比：25分，合格标准17分。

第三考站：临床思维

考核内容：根据第二站接诊的标准化病例进行病历书写＋病例分析，以考核对常见病多发病的认识及临床思维。

考核方式：笔试＋口试

考核时间：20分钟。

分值占比：25分，合格标准17分。

第四考站：基本技能操作

考核内容：三选一，即间接喉镜检查并诊断、鼻出血前鼻孔填塞、喉咽异物取出。

考核方式：利用模型进行模拟技能操作，操作过程中，边操作边表述过程，并回答相关问题。

考核时间：10分钟。

分值占比：25分，合格标准17分。

七、成绩评定

1．每站合格标准均为17分，以上四站任何一站不过，即视为整体不通过。

2．总分达70分为合格。

八、具体实施

1．采用统一考题、统一考核形式与标准进行集中考核，以保证考核的公平性和同质性。考核基地同一批次、同一时段使用同一考题。各站试题数量根据考试批次安排设定，每半天至少一套试题，各批次之间不得重复，并准备至少1套备用题。

2．每个考站配两名考官，两名考官来自不同培训基地，两名考官独立评分。

3．各类型人员考前培训

（1）考官培训内容：包括《住院医师规范化培训内容与标准（2022版）》《耳鼻咽喉科住院医师规范化培训结业实践技能考核指导标准（试行）》、考官制度、执考要求、评分要求、注意事项等；考前培训应按分配的考核任务进行分组培训，由考核专业负责人及指定的考站组长负责召集该站考官进行培训，培训重点是评分细则的一致性，具体包括熟悉考核病例（或主题）的内容；对照评分细则进行一致性评分练习与讨论。

（2）考生培训内容：考场设置、考试流程、每站考核注意事项等。

（3）考务人员培训内容：考场设置、人员分工、不同岗位考务人员工作流程等。

（4）SP培训：案例培训、标准化回答、特殊体征培训等。

九、考站设置建议（表15-1）

表15-1　耳鼻咽喉科考站设置方案

组别	序号	换站顺序			
		第一站 辅助检查判读30分钟	第二站 接诊患者20分钟	第三站 临床思维20分钟	第四站 基本技能操作10分钟
第一组	01	第一站→（第二站+第三站）①→第四站①			
	02	第一站→（第二站+第三站）②→第四站②			
	03	第一站→（第二站+第三站）③→第四站①			
	04	第一站→（第二站+第三站）④→第四站②			
第二组	05	第一站→第四站①→（第二站+第三站）①			
	06	第一站→第四站②→（第二站+第三站）②			
	07	第一站→第四站①→（第二站+第三站）③			
	08	第一站→第四站②→（第二站+第三站）④			

1. 依据参考人数分组进行考核，第一站采取统一考核方式，多人进站，保持间距，考试完成后可继续完成剩余考站考试；

2. 第二站与第三站在同一考场进行（同时设置多组，进站人数根据每站考试时间设置，如上表，其中①～④代表每站设置并行考站数），完成考试后进入第四站考试；

3. 第四考站同时进行考试，第二组考生开始第四站考核，设置2组并行考站，10分钟结束考试后进入候考区，待第二站与第三站考生结束考试后交换考站继续完成考试；

4. 考虑时间不统一性，时长较少考站会适当补充下一组人数确保所有考站同时进行

十、模拟试题

模拟试题（第一套）

第一部分：辅助检查及影像学判读（时间30分钟，分值25分）

一、考生题干

请考生在规定时间内根据给出的病例信息选出正确答案。

1. 患者女，9岁，左耳听力下降1个月。既往有睡眠时打鼾3个月病史，耳镜（左耳）及听力学检查如图15-1、图15-2、图15-3所示，首先考虑（　　）。

A. 中耳胆脂瘤　　B. 外耳道胆脂瘤　　C. 慢性中耳炎
D. 分泌性中耳炎　　E. 急性化脓性中耳炎

2. 患者张××，男性，38岁，主诉“被人掌掴后听力下降5天”，耳内镜检查如图15-4所示，首先考虑（　　）。

A. 突发性耳聋　　B. 急性分泌性中耳炎　　C. 慢性化脓性中耳炎
D. 大疱性鼓膜炎　　E. 外伤性鼓膜穿孔

3. 患者李×，女，55岁，3天前出现左耳听力突然下降，伴耳闷、耳鸣、耳闷，伴头晕，无视物旋转，行纯音测听检查结果如图15-5所示，该患者最可能的诊断为（　　）。

A. 梅尼埃病　B. 突发性聋　C. 前庭神经炎
D. 良性阵发性位置性眩晕　E. 前庭性偏头痛

4. 该患者（图15-6、图15-7）最可能的诊断是（　　）。

A. 慢性化脓性中耳炎　B. 粘连性中耳炎
C. 外耳道胆脂瘤　D. 中耳癌

5. 患者56岁，女性，右侧鼻腔间断流涕、头痛，鼻腔异味1年，来院，鼻窦CT检查如图15-8、图15-9所示，首先考虑（　　）。

A. 鼻息肉　B. 鼻腔黑色素瘤　C. 霉菌性鼻窦炎
D. 过敏性鼻炎　E. 鼻血管瘤

6. 患者，男性，54岁，因“发现右眼球外下方移位1年，复视1个月”就诊。行CT及MRI检查（图15-10、图15-11），初步诊断为（　　）。

A. 鼻窦黏膜囊肿　B. 鼻窦恶性肿瘤　C. 鼻窦黏液囊肿
D. 慢性鼻窦炎

7. 患者男性，55岁，左侧鼻前庭部反复肿胀半年，平素喜欢抠鼻，CT检查如图15-12、图15-13所示，首先考虑（　　）。

A. 鼻前庭囊肿　B. 上颌窦牙源性囊肿　C. 鼻腔血管瘤
D. 鼻息肉　E. 上颌窦癌

8. 患者女性3岁，2小时前玩耍硬币时突然出现恶心、干呕，吞咽困难，并诉颈部、喉部疼痛。胸片检查如图15-14所示，首先考虑（　　）。

A. 急性喉炎　B. 喉阻塞　C. BPPV
D. 食管异物　E. 气管异物

9. 女性患者，王×，33岁，售货员职业，声嘶半年，喉镜如图15-15所示，首先考虑（　　）。

A. 声带小结　B. 左声带息肉　C. 声带任克氏水肿
D. 右声带息肉　E. 声带血管瘤

10. 中年男性患者，大量饮酒后出现咽痛伴吞咽痛2天，喉镜如图15-16所示，首先考虑（　　）。

A. 会厌囊肿　B. 淀粉样瘤　C. 急性会厌炎
D. 喉癌　E. 乳头状瘤

11. 患儿女性，6岁，主因“夜间睡眠打鼾伴张口呼吸2年”就诊，结合以下检查（图15-17、图15-18），患儿目前诊断（　　）。

A. 腺样体肥大　B. 扁桃体肥大
C. 扁桃体肥大伴有腺样体肥大　D. 慢性扁桃体炎

12. 患者男性，72岁，声音嘶哑2年，加重3个月，偶有咳嗽，痰不多，无呼吸不畅，无咳血。有吸烟史30年，每天2包。喉镜如图15-19所示，首先考虑（　　）。

A. 喉囊肿　B. 急性喉炎　C. 声带麻痹
D. 喉癌　E. 声带息肉

图15-1　图15-2　图15-3　图15-4　图15-5

图15-6　图15-7　图15-8　图15-9　图15-10

图15-11　图15-12　图15-13　图15-14　图15-15

图15-16　图15-17　图15-18　图15-19

二、考官参考答案

1. B　2. E　3. B　4. C　5. C　6. C　7. A　8. D　9. B　10. C　11. C　12. D

第二部分：接诊患者（时间20分钟，分值25分，口试）

一、考生题干

患者李×，男性，72岁，已婚，退休。主诉：声音嘶哑7年余，加重1个月。

就诊状态：神志清楚，精神好，神情自如。要求考生在20分钟内对SP进行病史采集及专科查体。

二、考官资料

患者7年前无明显诱因出现声音嘶哑，偶伴咽干、咽痛，不伴咽痒、咽部异物感、咳嗽、咳痰、呼吸困难等不适，曾自行口服“中成药”治疗（药物名称及用法不详），声音嘶哑无缓解。1个月前因声音嘶哑加重就诊于山西省××医院，行电子喉镜检查提示：右侧声带全长见粉色菜花样新生物，右侧声带活动差；电子喉镜下取病检示：右侧声带鳞状细胞癌，建议行手术治疗。现为进一步治疗就诊于我科，门诊以“喉癌”收住入院。自发病以来，食欲正常，睡眠正常，大小便正常，体重无减轻。

既往史：患“高血压病”30年，口服“施慧达”治疗，血压控制在130/85mmHg；否认心脏病、糖尿病史，否认肝炎、结核、疟疾病史，预防接种史不详，无手术史，无外伤史，无输血史，否认食物过敏史，对“磺胺类药物”过敏，使用后出现周身红疹，停药后红疹消失。

个人史：生于山西省××市，久居当地，无疫区、疫情、疫水接触史，无牧区、矿山、高氟区、低碘区居住史，无化学性物质、放射性物质、有毒物质接触史，无吸毒史，吸烟45年余，约30支/天，无饮酒史，无冶游史。

婚育史：25岁结婚，育有一子一女，配偶与子女均健康。

家族史：否认家族性遗传及传染病史。

体格检查：双侧耳郭及外周无红肿、外伤、畸形，无牵引痛；外耳道通畅，可见少量耵聍；双耳鼓膜完整，标志清楚。鼻部：外鼻无红肿、畸形；双侧鼻腔黏膜无充血、水肿，未见异常分泌物，鼻中隔居中；各组副鼻窦区无压痛。咽喉：口咽两侧对称，黏膜无充血、水肿，悬雍垂居中，软腭抬举好，双侧扁桃体Ⅰ度大；间接喉镜下会厌无充血水肿、抬举好，声门未窥及。颈部：颈部双侧对称，无颈静脉怒张，气管居中；甲状腺质地柔软，未触及肿大及结节，随吞咽上下活动好，未闻及血管杂音；颈部未触及异常肿大淋巴结。

三、考官评分标准（表15-2）

表15-2　接诊患者评分标准

考核项目	考核内容及标准	标准分	得分
接诊	接诊患者态度诚恳，严肃认真，体现医德医风，体现对患者的关切，有恰当的开场白和结束语	5	
现病史（现病史七要素全面，无遗漏）	起病情况及时间	2	
	诱因和病因	1	
	主要症状特征	2	
	伴随症状	1	
	病情发展演变	2	
	就诊经过	2	
	发病以来一般情况	2	
其他病史	询问重点既往疾病史及药物过敏史	2	
	个人史、婚育史、月经史及家族史视患者实际情况酌情询问	2	
专科查体	耳部、鼻部、咽喉部、颈部，正确使用额镜、前鼻镜、间接喉镜，查体手法正确	4	
总分		25	

第三部分：临床思维（时间20分钟，分值25分）

一、考生题干

要求考生根据第二站中患者的病史采集及专科查体结果，在20分钟内进行病历书写及分析，作出初步诊断及下一步诊疗计划，并进行提问。

二、考官资料

患者：李×　　婚姻：已婚

性别：男　　职业：退休人员

年龄：72岁　　病史陈述者：本人

籍贯：山西省××市　患者入院时间及病史采集时间：（依据考试时间填写）

主诉：声音嘶哑7年余，加重1个月。

现病史：患者7年前无明显诱因出现声音嘶哑，偶伴咽干、咽痛，不伴咽痒、咽部异物感、咳嗽、咳痰、呼吸困难等不适，曾自行口服“中成药”治疗（药物名称及用法不详），声音嘶哑无缓解。1个月前因声音嘶哑加重就诊于××市人民医院，行电子喉镜检查提示：右侧声带全长见粉色菜花样新生物，右侧声带活动差；电子喉镜下取病检示：右侧声带鳞状细胞癌，建议行手术治疗。现为进一步治疗，就诊于我科，门诊以“喉癌”收住入院。自发病以来，食欲正常，睡眠正常，大小便正常，体重无减轻。

既往史：患“高血压病”30年，口服“施慧达”治疗，血压控制在130/85mmHg；否认心脏病、糖尿病史，否认肝炎、结核、疟疾病史，预防接种史不详，无手术史，无外伤史，无输血史，否认食物过敏史，对“磺胺类药物”过敏，使用后出现周身红疹，停药后红疹消失。

个人史：生于山西省××市，久居当地，无疫区、疫情、疫水接触史，无牧区、矿山、高氟区、低碘区居住史，无化学性物质、放射性物质、有毒物质接触史，无吸毒史，吸烟45年余，约30支/天，无饮酒史，无冶游史。

婚育史：25岁结婚，育有一子一女，配偶与子女均健康。

家族史：否认家族性遗传及传染病史。

专科查体

耳：双侧耳郭及外周无红肿、外伤、畸形，无牵引痛；外耳道通畅，可见少量耵聍；双耳鼓膜完整，标志清楚。

鼻部：外鼻无红肿、畸形；双侧鼻腔黏膜无充血、水肿，未见异常分泌物，鼻中隔居中；各组副鼻窦区无压痛。

咽喉：口咽两侧对称，黏膜无充血、水肿，悬雍垂居中，软腭抬举好，双侧扁桃体Ⅰ度大；间接喉镜下会厌无充血水肿、抬举好，声门未窥及。

颈部：颈部双侧对称，无颈静脉怒张，气管居中；甲状腺质地柔软，未触及肿大及结节，随吞咽上下活动好，未闻及血管杂音；颈部未触及异常肿大淋巴结。

辅助检查：电子喉镜（××市人民医院××年××月××日）示右侧声带全长见粉色菜花样新生物，右侧声带活动差。病检（××市人民医院××年××月××日）示右侧声带鳞状细胞癌。

诊断：1. 喉鳞状细胞癌，声门型；2. 高血压病。

下一步诊疗计划：完善相关术前检查，如血常规、生化、血型、心电图、胸片、颈部CT、超声等，择期手术。

考官提问：①请问考生，对本例患者的诊断依据是什么？②请问考生，本病例需要和哪些疾病进行鉴别诊断，具体的鉴别要点是什么？

三、考官评分标准（表15-3）

表15-3　临床思维评分标准

考核项目	考核内容及标准	标准分	得分
主诉	提炼准确，能体现该病例特征	4	
现病史	按时间顺序完整书写	4	
	语句通顺	2	
	医学词汇使用恰当	2	
	无错别字	1	
	无标点符号错误	1	
其他病史	记录重点既往疾病史及药物过敏史，个人史、婚育史、月经史及家族史可酌情简写	2	
专科查体	结果记录详实，阳性体征描述准确	3	
初步诊断	1．喉鳞状细胞癌，声门型；2．高血压病	2	
诊疗计划	完善相关术前检查，如血常规、生化、血型、心电图、胸片、颈部CT、超声等，择期手术	1	
考官提问	诊断依据（依据为患者具体病史、症状、体征）	1	
	鉴别诊断：（声带息肉、喉乳头状瘤、喉结核、喉淀粉样瘤等）答对2个即可	2	
总分		25	

第四部分：基本技能操作（时间10分钟，分值25分）

一、考生题干

请考生从以下三个题目中选择一项利用模型进行模拟技能操作，操作过程中，边操作边表述过程，并回答相关问题。

题目一：患者男性，50岁，3天前“淋雨后”出现咽痛不适，自行口服“阿莫西林”3天，今晨咽痛加重，不敢吞咽，说话含糊不清，尚无呼吸困难，急诊来诊。

要求：1．你作为急诊接诊医生，患者急诊来院后，请对该患者进行相应检查。

2．在你为患者进行检查过程中，患者突发气紧，呼吸不畅，并逐渐加重，出现烦躁不安，面色苍白，发绀，请对患者做合适的处理。

题目二：患儿，男，11岁，进食午餐时误食鱼刺，出现咽喉部不适，吞咽时疼痛，自觉有异物感，急诊来诊。

要求：你作为当日值班医生，请对该患者进行适当检查与处理。

题目三：患者女性，60岁，3天前睡眠中出现左侧鼻腔出血症状，量不大，自行压迫鼻翼后停止，3天间左侧鼻腔反复出血多次，均可自止，今晨起床后再次出现上述症状，难以自止，血压测量中。

要求：你作为接诊医生，请对该患者进行相关检查及急诊治疗方案。

二、考官评分标准参照本专业常用技能操作评分标准（详见附表15-1，附表15-2，附表15-3）。

模拟试卷（第二套）

第一部分：辅助检查判读（时间30分钟，分值25分）

一、考生题干

请考生在规定时间内根据给出的病例信息选出正确答案。

1．患者，男性，10岁。新型冠状病毒感染后右耳闷伴听力下降1个月，头部运动时偶感耳内气泡声，无耳溢，检查见右耳鼓膜完整、内陷，左耳鼓膜完整，标志清，鼻腔和鼻咽部未见异常。耳内镜下右侧鼓膜见图15-20，该患者考虑的疾病为（　　）。

A．突发性耳聋　　B．化脓性中耳炎　　C．分泌性中耳炎
D．耳硬化症　　E．外耳道炎

2．患者老年男性，声嘶间断1年，嗜烟酒。电子喉镜检查见图15-21和图15-22（前图是普通模式下，后图是在NBI模式下），最可能的诊断是（　　）。

A．肉芽肿　　B．喉癌　　C．淀粉样变
D．息肉　　E．乳头状瘤

3．在喉镜检查时发现，双侧声带表面有局限的发白斑片（图15-23），不易拭去，但声带活动良好。应首先怀疑为（　　）。

A．喉角化症　　B．喉白斑病　　C．喉癌
D．喉淀粉样变　　E　喉结核

4．患儿男，16岁，主因“发现右耳听力下降10年”来诊。家人10年前无意中发现患儿右耳听力下降，无流脓、眩晕、耳鸣等。专科体查：双鼓膜标志清楚。纯音测听和声导抗见图15-24和图15-25。常规颞骨CT检查未见异常。根据听力图与导抗图，该患儿最可能的诊断为（　　）。

A．慢性分泌性中耳炎　　B．慢性化脓性中耳炎　　C．听骨链畸形
D．中耳胆脂瘤　　E．分泌性中耳炎

5．男性患者，27岁，右耳间断反复流脓5年，伴听力逐渐下降，影像学及耳内镜检查见图15-26和图15-27，首诊考虑（　　）。

A．化脓性中耳炎　　B．中耳胆脂瘤　　C．中耳癌
D．分泌性中耳炎　　E．外耳道胆脂瘤

6．患者车祸后出现外鼻畸形，CT影像如图15-28、图15-29、图15-30所示，最恰当的诊断是（　　）。

A．鼻骨骨折　　B．上颌骨额突骨折　　C．鼻中隔骨折
D．鼻眶筛区骨折　　E．鼻窦骨折

7．患者，男性，19岁，右鼻进行性鼻塞2年。鼻内镜提示：鼻黏膜充血，双侧下鼻甲肥大，右中鼻道可见光滑半透明新生物脱垂至后鼻孔，CT影像如图15-31、图15-32所示，最可能的诊断是（　　）。

A．慢性鼻窦炎　　B．鼻息肉　　C．Killian息肉
D．内翻性乳头状瘤　　E．鼻咽纤维血管瘤

8．患者，男性，53岁，鼻塞、嗅觉减退、间断涕中带血半年余，偶感右侧头面部胀痛，无发热、脓涕，行鼻内镜检查（图15-33）右侧中鼻道、嗅裂区可见新生物，呈灰白色，表面不平整，易出血，鼻窦MRI见图15-34，请你根据相关检查作出诊断（　　）。

A．慢性鼻窦炎　　B．鼻息肉　　C．鼻咽纤维血管瘤

D．内翻乳头状瘤　　E．上颌窦癌

图15-20（右耳）　图15-21　图15-22　图15-23　图15-24

图15-25　图15-26　图15-27　图15-28　图15-29

图15-30　图15-31　图15-32　图15-33　图15-34

二、考官参考答案

1．C　2．B　3．B　4．C　5．B　6．D　7．C　8．D

第二部分：接诊患者（时间20分钟，分值25分，口试）

一、考生题干

赵×，男性，8岁，主因“夜间睡眠时打鼾6个月余，加重2周”入院。要求考生在20分钟内对SP进行病史采集及专科查体。

二、考官资料

患者6个月前无明显诱因出现夜间睡眠打鼾，伴鼻塞和张口呼吸，不伴鼻出血、鼻干、鼻痒、打喷嚏、流涕、涕倒流，不伴咽干、咽痒、咳嗽，不伴耳闷、耳痛。症状出现后就诊于当地医院，行喉镜检查示：腺样体肥大。建议手术治疗，未采纳，行糠酸莫米松鼻喷雾剂、口服桉柠蒎等药物治疗，上述症状未见缓解。2周前夜间睡眠打鼾、鼻塞症状加重，为求进一步诊治，于2024年1月30日就诊于我科门诊。行鼻咽喉镜示：腺样体肥大（Ⅲ°），建议手术治疗，以“腺样体肥大”收入住我科。患者自发病以来，睡眠、精神、食欲可，大小便正常，体重未见明显异常。

既往史：否认高血压、心脏病、糖尿病史，否认肝炎、结核、疟疾病史，否认手术

史，否认外伤史，否认输血史，否认药物过敏史，否认食物过敏史。预防接种史：不详。

个人史：生于山西省××市××县，无疫区、疫情、疫水接触史，无牧区、矿山、高氟区、低碘区居住史，无化学性物质、放射性物质、有毒物质接触史，无吸毒史，否认吸烟史，否认饮酒史，无冶游史。

婚育史：未婚，未育。

家族史：父母健在，均体健，否认家族性遗传及传染病史。

专科体格检查：双侧耳郭及外周无红肿、外伤、畸形，双侧外耳道通畅，可见少量耵聍，双耳鼓膜完整，标志清楚，双侧听力粗测正常。鼻：鼻外形正常，无畸形，鼻翼无翕动，鼻中隔无偏曲，双侧下鼻甲不大，鼻窦区无压痛，鼻咽后壁可见软组织膨隆阻塞后鼻孔上2/3。咽喉：口咽部黏膜充血，双侧扁桃体Ⅰ°大。间接喉镜检查：喉咽黏膜充血，舌根淋巴滤泡增生，会厌正常，声带正常，声带活动良好，披裂光滑，梨状窝光滑。颈部：颈软，对称，无颈静脉怒张，颈动脉搏动正常，气管居中，甲状腺无肿大。

辅助检查：电子鼻咽喉镜（2024-01-30我院）示腺样体肥大（Ⅲ°）。

三、考官评分标准（表15-4）

表15-4　接诊患者评分标准

考核项目	考核内容及标准	标准分	得分
接诊	接诊患者态度诚恳，严肃认真，体现医德医风，体现对患者的关切	3	
	有恰当的开场	1	
	结束语	1	
现病史（现病史七要素全面，无遗漏）	起病情况及时间	2	
	诱因和病因	1	
	主要症状特征	2	
	伴随症状	1	
	病情发展演变	2	
	就诊经过	2	
	发病以来一般情况	2	
其他病史	询问重点：既往疾病史及药物过敏史	2	
	个人史、婚育史、月经史及家族史视患者实际情况酌情询问	2	
专科查体	正确使用额镜、耳部	1	
	鼻部（前鼻镜）	1	
	咽喉部（间接喉镜）	1	
	颈部（甲状腺与淋巴结触诊）	1	
总分		25	

第三部分：临床思维（时间20分钟，分值25分）

一、考生题干

要求考生根据第二站中患者的病史采集及专科查体结果，在20分钟内进行病历书写及分析，作出初步诊断及下一步诊疗计划，并进行提问。

二、考官提问

1. 请问考生，对本例患者的诊断依据是什么？

2. 请问考生，本病例需要和哪些疾病进行鉴别诊断，具体的鉴别要点是什么？

三、评分标准（表15-5）

表15-5 临床思维考核评分标准

考核项目	考核内容及标准	标准分	得分
主诉	提炼准确，能体现该病例特征	4	
现病史	按时间顺序完整书写	4	
	语句通顺	2	
	医学词汇使用恰当	2	
现病史	无错别字	1	
	无标点符号错误	1	
其他病史	记录重点：既往疾病史及药物过敏史；个人史、婚育史、月经史及家族史可酌情简写	2	
专科查体	结果记录详实，阳性体征描述准确	3	
初步诊断	腺样体肥大	2	
诊疗计划	完善相关术前检查，如血常规、生化、心电图、胸片、声抗阻等，择期手术	1	
考官提问	1. 诊断依据（依据为患者具体病史、症状、体征及电子鼻咽喉镜）	1	
	2. 鉴别诊断（鼻咽纤维血管瘤、急性鼻咽炎等）答对2个即可	2	
总分		25	

第四部分：基本技能操作（时间10分钟，分值25分，三题中选一题操作）

一、考生题干

请考生从以下三个题目中选择一项利用模型进行模拟技能操作，操作过程中，边操作边表述过程，并回答相关问题。

题目一：患者男性，44岁，2日前出现咽部疼痛，伴有吞咽疼痛，不伴发热、鼻塞、流涕、咳嗽、咳痰，自行口服阿莫西林胶囊后效果不佳。今日自觉咽痛及吞咽疼痛加重，疼痛剧烈，不敢吞咽，说话较前有所含糊不清，无声音嘶哑，无呼吸困难，急诊来诊。

要求：1. 你作为急诊接诊医生，患者急诊来院后，请对该患者进行相应检查；2. 在你为患者进行检查过程中，患者突发气紧，呼吸不畅，并逐渐加重，出现烦躁不安，面色苍白，发绀，请对患者做合适的处理。

题目二：患者男性，38岁，午餐吃鱼时自觉误食鱼刺，出现咽喉部异物感，伴有吞咽时疼痛，无呼吸困难，急诊来诊。

要求：你作为当日值班医生，请对该患者进行适当检查与处理。

题目三：患者女性，61岁，2小时前擤鼻后出现右侧鼻腔出血，量多，自行按压鼻翼后出血停止。之后间断少许渗血。现在擤鼻后再次出现右侧鼻腔出血，量多，难以自行止血，来院就诊。

二、考官评分标准参照本专业常用技能操作评分标准（详见附表15-1，附表15-2，附表15-3）。

附表：常用技能操作评分标准

附表15-1　间接喉镜检查及诊断、治疗

评分标准	标准分	得分
人文关怀：操作前需告知患者操作的目的及操作中如何配合，操作中密切观察患者反应，若咽反射严重可麻醉后再操作	3	
患者坐姿正确（2分），操作者额镜佩戴正确（2分），局部灯下额镜对光正确（2分）	6	
咽部检查，压舌板压舌前2/3区域，检查咽后壁及双侧扁桃体	2	
间接喉镜喉部检查：加热间接喉镜，操作者一手牵拉舌头，一手持间接喉镜，嘱患者发长音“依——”，检查舌根、会厌谷及双侧梨状窝	5	
此患者间接喉镜下见到会厌充血、肿胀，会厌缘变钝、消失，甚至呈球形，最可能诊断是急性会厌炎	3	
处理：必须尽快解除呼吸困难，特别是出现三度以上呼吸困难者，需争分夺秒采取急救措施 1. 一般处理　保持安静，取平坐位，及时给予足量的抗生素及必要的激素。患者躁动时适时给予镇静剂，定期或持续吸氧（2分） 2. 用药后患者呼吸困难改善不明显时，可尝试进行插管（2分） 3. 气管切开/环甲膜切开术　插管失败，对于病情危急，需立即抢救者，可先行环甲膜切开手术，待呼吸困难缓解后，再做常规气管切开术（2分）	6	
总分	25	

附表15-2　间接喉镜下喉咽异物检查及诊断、治疗评分标准

评分标准	标准分	得分
人文关怀：操作前需告知患者操作的目的及操作中如何配合，操作中密切观察患者反应，若咽反射严重可麻醉后再操作	3	
患者坐姿正确（2分），操作者额镜佩戴正确（2分），局部灯下额镜对光正确（2分）	6	
咽部检查，压舌板压舌前2/3区域，检查咽后壁及双侧扁桃体	2	
间接喉镜喉部检查：加热间接喉镜（2分），手背试镜背温度（2分），操作者一手牵拉舌头，一手持间接喉镜，嘱患者发长音“依——”，检查舌根、会厌谷、咽侧壁及双侧梨状窝（2分）	6	
间接喉镜取异物：患者自己牵拉舌头或助手辅助（2分），操作者一手持间接喉镜，一手持异物钳，取出异物（3分）	5	
嘱患者今后进食时勿谈笑，淡盐水漱口，温凉饮食，禁辛辣刺激等（2分）。清理用物及操作台（1分）	3	
总分	25	

附表15-3　鼻出血前鼻孔填塞的检查与治疗

评分标准	标准分	得分
患者坐姿正确（1分），操作者额镜佩戴正确（2分），局部灯下额镜对光正确（2分）	5	
根据血压情况决定是否降压处理（2分），是否建立静脉通路（1分），如何选择患者体位（2分）	5	
鼻腔检查，操作者持前鼻镜手法正确，从前到后依次检查双侧鼻腔	2	
将预先准备的丁卡因肾上腺素棉片填入右侧鼻腔，手法轻柔，之前跟患者解释交流	2	

续表

评分标准	标准分	得分
找到出血点后用油纱条填塞右侧鼻腔：前鼻镜及枪镊握持正确（2分），油纱条填塞手法正确（3分）	5	
嘱患者积极治疗原发病，注意放松心情，保持大便通畅，避免剧烈运动，避免打喷嚏（1分）；淡盐水漱口，温凉饮食，禁辛辣刺激食物（1分）；口服抗生素（1分）；填塞48～72小时后抽取出鼻腔填塞物（1分）	4	
清理用物及操作台	2	
总分	25	

（贾易周）

第十六章　麻　醉　科

为规范住院医师规范化培训结业临床实践能力考核，提高结业临床实践能力考核的质量，逐步实现住院医师规范化培训结业考核的同质化，特制订本规程。

一、使用范围

适用于山西省住院医师规范化培训结业临床实践能力考核-麻醉科专业。

二、制订依据

依据国家《住院医师规范化培训内容与标准（2022版）》《住院医师规范化培训结业临床实践能力考核标准方案（2022版）-麻醉科）》，结合山西省住院医师规范化培训的实际，制订本标准。

三、考核对象

符合考核条件，参加住院医师规范化培训（麻醉科）专业结业临床实践能力考核的住院医师。

四、考核内容

包括接病例技能、面试沟通及必备技能等内容。

五、考核重点

根据国家《住院医师规范化培训内容与标准（2022版）》-麻醉科培训细则的要求，重点考核住院医师对麻醉科多发病、常见病的独立诊治能力。

六、考核形式及考站设置

住院医师规范化培训结业临床实践能力考核采取客观结构化临床考核（OSCE）的方式，采用在标准化患者/真实患者或医学模拟人上实际操作。共设置常见病例技能综合考站、特殊病例技能综合考站、面试沟通及必备技能考站三站。

第一考站：常见病例技能综合考站

考核内容：普外科手术麻醉、妇产科手术麻醉、普胸手术麻醉等临床手术科室常见麻醉病例，嗜铬细胞瘤手术麻醉、前置胎盘手术麻醉等特殊麻醉病例，椎管内麻醉（硬脊膜外阻滞、蛛网膜下腔阻滞）、气管插管、中心静脉穿刺、桡动脉穿刺等技能操作。

考核方式：常见病例分析和模拟患者1监测评估、三方核对＋模型操作。

考核考题：1个常见病例包括基本信息，术前管理1个问题、术中管理3个问题、术后管理1个问题，共5个问题。每个考站的病例术中管理中需加入2项与该病例相关的技能操作，考核椎管内麻醉＋气管插管麻醉、“模拟患者监测评估、三方核对”和“麻醉设备和麻醉前药品物品准备”之一。

考核时间：30分钟。

分值占比：100分，占比35%。

第二考站：特殊病例技能综合考站

考核内容：麻醉科临床思维，此站备考2份病例（为消化麻醉科、呼吸麻醉科、心麻醉科的病例）

考核方式：特殊病例分析＋设备和麻醉前药品物品准备＋模型操作。

考核考题：1个特殊病例包括基本信息，术前管理1个问题、术中管理3个问题、术后管理1个问题，共5个问题。每个考站的病例术中管理中需加入2项与该病例相关的技能操作，考核动脉穿刺＋中心静脉穿刺、“模拟患者监测评估、三方核对”和“麻醉设备和麻醉前药品物品准备”之一。

考核时间：30分钟。

分值占比：100分，占比35%。

第三考站：面试沟通及必备技能考站

考核内容：人文关怀及沟通协作，包括医患关系、科室沟通、职业规划等，以及基本急救技能。

考核方式：

1. 以SP为对象，进行术前访视；
2. 考官组织的半结构化面试；
3. 考察心肺复苏和除颤操作。

考核时间：30分钟

分值占比：100分，占比30%。

七、成绩评定

每站考核评分：2名考官根据评分标准独立评分，取平均分。按照“常见病例技能综合考站原始分×0.35＋特殊病例技能综合考站原始分×0.35＋沟通面试及必备技能考站×0.3”折算成总分100分，60分合格。

八、具体实施

1. 采用统一考题、统一考核形式与标准进行集中考核，以保证考核的公平性和同质性。考核基地同一批次、同一时段使用同一考题。各站试题数量根据考试批次安排设定，每半天至少一套试题，各批次之间不得重复，并准备至少1套备用题。

2. 每个考站配两名考官，两名考官来自不同培训基地，两名考官独立评分。

3. 各类型人员考前培训

（1）考官培训内容：包括《住院医师规范化培训内容与标准（2022版）》《住院医师规范化培训结业临床实践能力考核标准方案（2022版）（麻醉科）》、考官制度、执考要求、评分要求、注意事项等；考前培训应按分配的考核任务进行分组培训，由考核专业负责人指定的考站组长负责召集该站考官进行培训，培训重点是评分细则的一致性，具体包括熟悉考核病例（或主题）的内容；对照评分细则进行一致性评分练习与讨论。

（2）考生培训内容包含：考场设置、考试流程、每站考核注意事项等。

（3）考务人员培训内容：包含考场设置、人员分工、不同岗位考务人员工作流程等。

（4）SP培训：包含案例培训、标准化回答、特殊体征培训等。

九、考站设置建议（表16-1）

表16-1　麻醉科考站设置方案

组别	序号	换站顺序		
		第一考站 常见病例技能综合考站 30分钟	第二考站 特殊病例技能综合考站 30分钟	第三考站 面试沟通及必备技能考站 30分钟
第一组	01	第一站→第二站→第三站		
	02	第二站→第三站→第一站		
	03	第三站→第一站→第二站		
依据参考人数分组进行考核，三站同时进行考试（同时设置多组），每站30分钟，换站1分钟，每组完成考核需32分钟				

十、模拟试题

模拟试题（第一套）

第一部分：常见病例技能综合考站（时间30分钟，分值100分）

一、考生题干

患者，女，36岁，主诉：停经9个月余，发现血压升高19天。

现病史：患者于19天前往社区医院产检发现血压168/83mmHg，否认头晕、头痛及视物模糊，无胸憋、胸痛，给予口服拉贝洛尔，后规律监测血压波动于170～185/80～85mmHg。糖耐量试验示：空腹血糖7.4mmol/L，建议饮食及运动控制血糖，空腹血糖波动于6.5～7.0mmol/L。

昨日产检，检测血压170/90mmHg；活动后胸闷、气促，休息后减轻。尿常规：尿蛋白（＋），建议上级医院就诊，遂就诊于我院急诊入院治疗。自妊娠以来患者精神、饮食、睡眠可，大小便正常，孕期体重增加12kg。

既往史：无特殊。

手术史：2008年因“脐带绕颈一周”于外院行子宫下段剖宫产术。

生命体征：T 36.0℃，P 95次/分，R 20次/分，BP 170/110mmHg。

入院查体：170cm，75kg，患者精神状态可，半卧位，双肺可闻及少量湿性啰音。

入院后化验检查

血常规：Hb 113g/L↓　Hct 0.319↓　血小板 113×10^9/L↓。

凝血功能：D-二聚体319mg/L↑。

尿常规：尿蛋白（＋＋）。

肝功能：总蛋白54.00g/L↓，白蛋白28.60g/L↓，球蛋白36.2g/L↑。

肾功能：Cr 29.00μmol/L↓。

电解质：K^+ 3.27mmol/L ↓，Cl^-112mmol/L ↑，Ca^{2+}2.02mmol/L ↓。

BNP 155.88pg/ml ↑。超敏肌钙蛋白10.85μg/L ↑。

心电图：窦性心动过速，心电轴不偏，S-T段改变。

心脏彩超：左房稍大，左室收缩功能正常EF 56%，舒张功能正常。

产科超声：宫腔内可见一胎儿回声，胎头位于下方，胎心率146次/分，双顶径9.1cm，头围约32.1cm，股骨长7.2cm，腹围33.9cm；胎心胎动均可见。HR 150次/分。腹前壁、内脏结构部分显示尚清晰，胃泡、膀胱、肾脏可显示；胎儿颈部可见脐带压迹反射，呈U形；胎盘位于宫体后壁，成熟度Ⅱ级；羊水暗区深度：左下2.5cm，左上1.6cm，右上4.8cm，右下3.7cm；CDFI（TAS）：胎儿脐动脉S/D 2.3。超声提示：①宫内孕，单活胎。②脐绕颈一周。

1. 术前诊断：

（1）重度子痫前期；

（2）妊娠期糖尿病；

（3）妊娠合并瘢痕子宫；

（4）G_2P_2宫内妊娠38^{+1}周待产左枕前。

拟行手术：子宫下段剖宫产术。

2. 要求考生完成以下操作：

（1）进行麻醉前监测和三方核对；

（2）借助模型进行连续硬膜外麻醉操作；

（3）借助模型行桡动脉穿刺置管；

3. 请考生回答以下问题：

术前管理

（1）该患者ASA分级为几级并说明理由？

术中管理

（2）该产妇应用0.6%的罗哌卡因重比重液行蛛网膜下腔麻醉顺利，平卧3min后，产妇主诉头晕、恶心，这时BP 85/36mmHg，HR 130次/分，SpO_2 98%，测平面T_{10}以下减退，请问产妇出现低血压的原因是什么？如何处理？

（3）手术开始10分钟新生儿剖出，剖出后1分钟Apgar评分8分，叙述Apgar评分系统评分标准及窒息程度判断依据？

（4）剖宫产术中可发生隐匿而严重的出血，危及产妇生命安全，需加以警惕，常见出血原因有哪些？

术后管理

（5）请问该患者术后注意事项有哪些？

二、考官参考答案

本站着重考察考生对日常工作流程的熟悉程度以及规范性。

1. 术前评估及准备　该患者ASA分级为几级并说明理由（4分）。

（1）ASA Ⅲ级，如为急诊手术加注E（2分）。

（2）ASA Ⅲ级定义为合并严重系统性疾病患者。包括实质性功能障碍；一个或多个中度到重度的疾病（1分）。

（3）本患者术前诊断：重度子痫前期、妊娠期糖尿病、妊娠合并瘢痕子宫、G_2P_2宫内妊娠38^{+1}周待产左枕前，属于多个中度到重度疾病（1分）。

2．麻醉管理

（1）该产妇应用0.6%的罗哌卡因重比重液行蛛网膜下腔麻醉顺利，平卧3min后，产妇主诉头晕、恶心，这时BP 85/36mmHg，HR 130次/分，SpO_2 98%，测平面T_{10}以下感觉减退，请问产妇出现低血压的原因是什么。如何处理（8分）？

① 低血压的原因有：仰卧位低血压综合征（1分）、妊高症动脉痉挛致术前相对血容量不足（1分）、蛛网膜下腔麻醉致阻滞区域血管扩张（1分）。体位：胎儿娩出前保证子宫左倾位，避免仰卧位低血压综合征的发生（2分）。

② 液体扩容：（1分）可以在麻醉前（预扩容）或麻醉开始即刻（同步扩容）输注500～1000ml的晶体液或胶体液，以预防麻醉期间低血压。优先推荐同步扩容。血管活性药物应用（1分）：血管活性药物是防治椎管内麻醉低血压的主要策略。腰麻时优先推荐预防性输注血管活性药物以降低低血压发生率。但对于合并子痫前期、高血压、心脏病等产妇，不建议预防性应用。

③ α_1受体激动剂：去氧肾上腺素、甲氧明等可作为产科低血压防治的一线药物。麻黄碱：可作为产科低血压防治的二线药物，推荐用法为5～15mg静脉注射或滴注。该患者合并妊高危，麻醉管理不建议积极的容量扩充来改善血流动力学参数，除非有明确的容量不足的证据。术中血管活性药物剂量应适当减少（1分）。

（2）手术开始10分钟新生儿剖出，剖出后1分钟Apgar评分8分，叙述Apgar评分系统评分标准及窒息程度判断依据（6分）？

用心率、呼吸、肌张力、神经反射、皮肤色泽五项指标做出窒息程度的判断（2分）。心率：大于100次/分、小于100次/分、无，分别为2、1、0分；呼吸情况：呼吸佳哭声响、呼吸浅表哭声弱、无呼吸分别为2、1、0分；肌张力情况：四肢能活动、四肢屈曲、松弛分别为2、1、0分；神经反射（足底或口咽反射）：表现哭喷嚏和有动作、皱眉、无反应分别为2、1、0分；皮肤色泽：全身红润、躯干红四肢紫、青紫或苍白分别为2、1、0分。总分10分（2分）。7～10分为正常，4～6分为轻度窒息，0～3分为重度窒息（2分）。

（3）剖宫产术中可发生隐匿而严重的出血，危及产妇生命安全，需加以警惕，常见出血原因有哪些（8分）？

前置胎盘、胎盘早剥、宫缩乏力、胎盘植入（妊娠物残留）、产道裂伤、术前血小板减少、凝血功能异常、羊水栓塞等所致DIC等（各1分）。

3．术后管理

请问该患者术后注意事项有哪些（4分）？

（1）加强循环功能监测：血压、心率、尿量等（1分）。

（2）有效的术后镇痛（0.5分）。

（3）根据循环监测结果及出血量、尿量等因素，控制液体输注量及速度（1分）。

（4）监测血细胞分析、凝血功能、离子等化验指标（0.5分）。

（5）监测预防子痫、羊水栓塞、惊厥、产后出血、脑卒中等其他并发症发生（0.5分）。

（6）监测麻醉阻滞作用消退后恢复情况（0.5分）。

三、技能操作（1）（2）（3）考官评分标准参照本专业常用技能操作评分标准（附表16-1至附表16-6）。

技能操作（4）评分标准（表16-2）

表16-2　病例口试评分标准（30分）

评分内容	满分	扣分
术前评估及准备： 1．该患者ASA分级为几级并说明理由	4分	
（1）ASA Ⅲ级，如为急诊手术加注E	2	
（2）ASA Ⅲ级定义为合并严重系统性疾病患者。包括实质性功能障碍；一个或多个中度到重度的疾病	1	
（3）本患者术前诊断：重度子痫前期、妊娠期糖尿病、妊娠合并瘢痕子宫、G2P2宫内妊娠38＋1周待产左枕前，属于多个中度到重度疾病	1	
麻醉中管理： 2．该产妇应用0.6%的罗哌卡因重比重液行蛛网膜下腔麻醉顺利，平卧3min后，产妇主诉头晕，恶心，这时BP 85/36mmHg，HR 130BPM，S_PO_2 98%，测平面T10以下感觉减退，请问产妇出现低血压的原因是什么。如何处理？	8分	
低血压的原因有：仰卧位低血压综合征	1	
妊高症动脉痉挛致术前相对血容量不足	1	
蛛网膜下腔麻醉致阻滞区域血管扩张	1	
体位　胎儿娩出前保证子宫左倾位，避免仰卧位低血压综合征的发生	2	
液体扩容　可以在麻醉前（预扩容）或麻醉开始即刻（同步扩容）输注500～1000ml的晶体液或胶体液，以预防麻醉期间低血压。优先推荐同步扩容	1	
血管活性药物应用　血管活性药物是防治椎管内麻醉低血压的主要策略。腰麻时优先推荐预防性输注血管活性药物以降低低血压发生率。但对于合并子痫前期、高血压、心脏病等产妇，不建议预防性应用	1	
α1受体激动剂：去氧肾上腺素、甲氧明等可作为产科低血压防治的一线药物。 麻黄碱：可作为产科低血压防治的二线药物，推荐用法：5～15mg静脉注射或滴注；该患者合并妊高症，麻醉管理不建议积极的容量扩充来改善血流动力学参数，除非有明确的容量不足的证据。术中血管活性药物剂量应适当减少	1	
3．手术开始10分钟新生儿剖出，剖出后1分钟Apgar评分8分，叙述Apgar评分系统评分标准及窒息程度判断依据？	6分	
（1）用心率、呼吸、肌张力、神经反射、皮肤色泽五项指标做出窒息程度的判断	2	
（2）心率：大于100次/分、小于100次/分、无，分别为2、1、0分；呼吸情况：呼吸佳且哭声响、呼吸浅表且哭声弱、无呼吸分别为2、1、0分；肌张力情况：四肢能活动、四肢屈曲、松弛分别为2、1、0分；神经反射（足底或口咽反射）：表现哭喷嚏和有动作、皱眉、无反应分别为2、1、0分；皮肤色泽：全身红润、躯干红四肢紫、青紫或苍白分别为2、1、0分。总分10分	2	
7～10分为正常，4～6分为轻度窒息，0～3分为重度窒息	2	
4．剖宫产术中可发生隐匿而严重的出血，危及产妇生命安全，需加以警惕，常见出血原因有哪些？	6分	
前置胎盘、胎盘早剥、宫缩乏力、胎盘植入（妊娠物残留）	3	
产道裂伤、术前血小板减少、凝血功能异常、羊水栓塞等所致DIC等	3	
5．请问该患者术后注意事项有哪些？	4分	
（1）加强循环功能监测：血压、心率、尿量等	1	

续表

评分内容	满分	扣分
（2）有效的术后镇痛	0.5	
（3）根据循环监测结果及出血量、尿量等因素，控制液体输注量及速度	1	
（4）监测血细胞分析、凝血功能、离子等化验指标	0.5	
（5）监测预防子痫、羊水栓塞、惊厥、产后出血、脑卒中等其他并发症发生	0.5	
（6）监测麻醉阻滞作用消退后恢复情况	0.5	
总分	28	

第二部分：特殊病例技能综合考站（时间30分钟，分值100分）

一、考生题干

现病史：患者男性，65岁，因腹股沟疝入院，拟行腹腔镜下腹股沟疝无张力修补术。

既往史：该患者哮喘病史30年，近期未发作，发作时使用布地奈德福莫特罗粉吸入剂缓解，吸烟史30年，每天吸烟2包，在中度体力活动下即出现呼吸困难（上坡行走时）。

查体：体重75kg，身高175cm；血压140/80mmHg；心率80次/分；呼吸频率18次/分，吸空气时SpO_2 95%。

心电图：ST-T改变，心率80次/分。

胸片：双肺纹理增粗。

动脉血气分析显示如下：pH 7.36，$PCO_2$60mmHg，$PO_2$70mmHg，

1. 要求考生完成以下操作

（1）进行麻醉前准备，请检查设备器材、药物的准备情况。

（2）借助模型进行全麻气管插管。

（3）借助模型进行中心静脉穿刺术。

2. 请回答以下问题

术前管理

（1）对于这位合并COPD的哮喘患者，术前你将如何准备？

术中管理

（2）如果患者在手术室内没有发作哮喘，然后继续麻醉诱导，你将如何进行？你会使用声门上通气设备代替气管插管吗？

（3）在手术过程中，患者突发吸气峰值压力增高。你将如何处理？

（4）经过你的治疗，哮喘发作最终缓解并完成手术。随后的紧急情况是患者出现低通气。低通气的常见原因有哪些？你将如何处理？

术后管理

（5）患者呼吸良好并已拔管。在恢复室中，你会给予氧气吸入吗？流量是多少？

二、考官参考答案

1. 对于这位合并COPD的哮喘患者，术前你将如何准备？

（1）用适当的抗生素根除或治疗急慢性感染；

（2）使用支气管扩张剂缓解支气管痉挛；

（3）纠正脱水和电解质失衡；

（4）戒烟；

（5）持续抗炎和支气管扩张治疗至术前；

（6）发作期哮喘患者可合并激素治疗；

（7）COPD患者，术前可进行肺功能锻炼。

2. 如果患者在手术室内没有发作哮喘，然后继续麻醉诱导，你将如何进行？你会使用声门上通气设备代替气管插管吗？

（1）诱导前嘱患者吸入2～3次布地奈德福莫特罗粉吸入剂；

（2）氢化可的松1～2mg/kg静点；

（3）充分面罩吸氧；

（4）丙泊酚或七氟烷吸入诱导；

（5）避免使用组胺释放的肌松剂，可选用罗库溴铵、维库溴铵或顺阿曲库铵；

（6）氯胺酮可扩张支气管，哮喘患者可用氯胺酮诱导；

（7）插管前静脉注射利多卡因1mg/kg，可减少插管刺激；

（8）可选用喉罩代替气管插管，但要平衡术中反流误吸的风险。

3. 在手术过程中，患者突发吸气峰值压力增高。你将如何处理？

（1）术中支气管痉挛最常见原因是麻醉深度不足；

（2）麻醉前先测量血压，血压正常或偏高，可增加七氟烷吸入浓度或单次静推丙泊酚；

（3）血压偏低的患者，可用氯胺酮加深麻醉并舒张支气管；

（4）提高吸入氧浓度；

（5）如果是压控模式改为容量控制；

（6）缓解机械性刺激，判断是否是导管扭折或分泌物堵塞气管导管；

（7）手术刺激；

（8）大剂量激素治疗；

（9）气管内喷沙丁胺醇等β_2受体激动剂；

（10）肾上腺素5～10μg分次静点。

4. 经过你的治疗，哮喘发作最终缓解并完成手术。随后的紧急情况是患者出现低通气。低通气的常见原因有哪些？你将如何处理？

（1）吸入麻醉药或阿片类麻醉药物残留引起的呼吸中枢抑制；

（2）肌松剂残留；

（3）患者有哮喘应避免使用抗胆碱酯酶药新斯的明，因为其促分泌作用可诱发支气管痉挛，可在镇痛足够的情况下，等肌松药完全代谢后再拔管。

5. 患者呼吸良好并已拔管。在恢复室中，你会给予氧气吸入吗？流量是多少？

（1）COPD患者应持续低流量吸氧，1～2L/min；

（2）COPD患者，长期慢性缺氧，二氧化碳分压高，主要通过缺氧刺激颈动脉体化学感受器刺激呼吸，如果高流量吸氧，可使缺氧反射作用消失，严重时呼吸抑制。

三、特殊病例技能综合考站技能操作（1）（2）（3）考官评分标准参照本专业常用技能操作评分标准（附表16-2至附表16-6，附表16-9）。

技能操作（4）评分标准（表16-3）。

表16-3 病例口试评分标准（30分）

评分内容	标准分	得分
1．对于这位合并COPD的哮喘患者，术前你将如何准备？	7分	—
用适当的抗生素根除或治疗急慢性感染	1	
使用支气管扩张剂缓解支气管痉挛	1	
纠正脱水和电解质失衡	1	
持续抗炎和支气管扩张治疗至术前	1	
发作期哮喘患者可合并激素治疗	1	
COPD患者，术前可进行肺功能锻炼	1	
戒烟	1	
2．如果患者在手术室内没有发作哮喘，然后继续麻醉诱导，你将如何进行？你会使用声门上通气设备代替气管插管吗？	8分	—
诱导前嘱患者吸入2～3次布地奈德福莫特罗粉吸入剂	1	
氢化可的松1～2mg/kg静点	1	
充分面罩吸氧	1	
丙泊酚或七氟烷吸入诱导	1	
避免使用组胺释放的肌松剂，可选用罗库溴铵、维库溴铵或顺阿曲库铵	1	
氯胺酮可扩张支气管，哮喘患者可用氯胺酮诱导	1	
插管前静脉注射利多卡因1mg/kg，可减少插管刺激	1	
可选用喉罩代替气管插管，但要平衡术中反流误吸的风险	1	
3．在手术过程中，患者突发吸气峰值压力增高。你将如何处理？	10分	—
术中支气管痉挛最常见原因是麻醉深度不足	1	
麻醉前先测量血压，血压正常或偏高，可增加七氟烷吸入浓度或单次静推丙泊酚	1	
血压偏低的患者，可用氯胺酮加深麻醉并舒张支气管	1	
提高吸入氧浓度	1	
如果是压控模式改为容量控制	1	
缓解机械性刺激，判断是否是导管扭折或分泌物堵塞气管导管	1	
手术刺激如胆囊的牵拉也可引起迷走反射导致支气管痉挛，应暂停手术	1	
大剂量激素治疗	1	
气管内喷沙丁胺醇等β_2受体激动剂（8～10喷）	1	
肾上腺素5～10μg分次静点	1	
4．经过你的治疗，哮喘发作最终缓解并完成手术。随后的紧急情况是患者出现低通气。低通气的常见原因有哪些？你将如何处理？	3分	—
吸入麻醉药或阿片类麻醉药物残留引起的呼吸中枢抑制	1	

续表

评分内容	标准分	得分
肌松剂残留	1	
患者有哮喘应避免使用抗胆碱酯酶药新斯的明，因为其促分泌作用可诱发支气管痉挛，可在镇痛足够的情况下，等肌松药完全代谢后再拔管	1	
5. 患者呼吸良好并已拔管。在恢复室中，你会给予氧气吸入吗？流量是多少？	2分	—
COPD患者应持续低流量吸氧，1～2L/min	1	
COPD患者，长期慢性缺氧，二氧化碳分压高，主要通过缺氧刺激颈动脉体化学感受器刺激呼吸，如果高流量吸氧，可使缺氧反射作用消失，严重时呼吸抑制	1	
总分	30	

第三部分：面试沟通及必备技能考站（时间30分钟，分值100分）

一、考生题干

现病史：患者女性，45岁，因体检发现甲状腺结节入院。拟行甲状腺右叶切除术。

既往史：平素体质一般，无手术史。药物史：无特殊药物使用史。有晕车史。

查体：T 36.5℃，RR 20次/分，SpO_2 99%，BP 103/64mmHg，神清；心肺未及明显异常。

检查结果：胸片、心电图未见明显异常；B超：甲状腺右叶结节；血常规：WBC 8.4×10^9/L，N 68.9%，RBC 4.36×10^{12}/L。

请考生完成以下任务：①完成术前一日的访视。本部分由标准化患者配合完成；②与考官沟通相关问题；③在模拟人身上完成徒手心肺复苏和除颤两项操作。

二、标准化患者扮演环节

（一般问候）

医生：你好，我是你今天手术的麻醉医生，我叫×××，请告诉我你的姓名、年龄。

SP：你好，我叫×××，今年45岁。

（核对并采集患者信息）

医生：请你告诉我你的身高和体重。

SP：身高166cm，体重：65kg。

医生：你今天做哪个部位的手术你知道吗？手术部位做了标识吗？

SP：做甲状腺手术，这里划了标识。

医生：好的，你签了手术知情同意书及麻醉知情同意书吗？

SP：签了的。

医生：之前有没有接受过麻醉啊？

SP：有，我以前局麻做过痔疮手术，那次麻醉打了跟没打一样，还是好痛。

医生：你放心，这次我们实施的是全身麻醉，跟上次不一样。

SP：那就好。

医生：有没有药物或者食物过敏史呢？

SP：没有。

医生：好的，谢谢你的配合，马上就要为你进行麻醉了，请问你还有什么问题吗？

SP：我想问一下，听人家说晕车的人全麻完了吐得厉害，是真的吗？你能帮我解决吗？谢谢！

医生：你放心，手术过程中我们会根据你的身高、体重以及术中监测的数值给您合理的麻醉药品，术后会给你止吐药物，尽量让你围术期感到舒适。

三、考官提出问题

1. 医患关系问题。家属就全麻后会吐的问题向你做麻醉前咨询，您如何回答？

2. 科室之间沟通问题。患者3天前曾突发打喷嚏、流鼻涕、低热，现外科医师明确要求明日手术，你该怎么处理？

3. 其他问题。由考官即兴设计问题，此问题计分低，仅考察考生临场能力。

4. 考生对未来的职业规划。由考官即兴设计问题，此问题计分低，仅考察考生工作态度。

四、面试沟通及必备技能考站技能操作（2）（3）考官评分标准参照本专业常用技能操作评分标准（详见附表16-7，附表16-8）。

技能考站（1）评分标准详见表16-4。

表16-4 SP与沟通交流评分标准（40分）

项目	内容	标准分	得分
医患关系	完整完成所有术前访视内容	5	
医患关系	尊重患者，对待患者态度友善	5	
医患关系	正确回答患者问题	5	
科室沟通	在科室沟通题中答案准确度是否合格	5	
言语表达	理解考官意思，口齿清晰流畅，内容有逻辑性，有一定的说服力	5	
情绪控制	在考官刻意刺激下，表现冷静，对情绪抑制等	5	
应变能力	在有考官压力情况下，考生反应能力敏捷，考虑问题周到	5	
职业规划	对本专业的预见性、长远规划及决策，对自身资源的安排等	5	
总分		40	

模拟试题（第二套）

第一部分：常见病例技能综合考站（时间30分钟，分值100分）

一、考生题干

现病史：患者男性，65岁，入院诊断为前列腺增生症，拟行经尿道前列腺切除术。

既往史：高血压病史10⁺年，规律口服得高宁，血压控制良好。

查体：64kg，170cm，T 36.7℃，血压135/80mmHg，心率76次/分，呼吸频率15次/分，吸空气时$SpO_2$98%。头颈和气道相关检查无异常，脊柱活动正常，背部皮肤无特殊。心肺听诊无异常。

检查结果：胸片未见明显异常。心电图：窦性节律，心率68次/分。实验室检查：RBC 3.3×10^{12}/L，WBC 5.2×10^{9}/L，Hb 132g/L，PLT 210×10^{9}/L；电解质、肝肾功能、PT及APTT正常。

1. 考生需完成以下操作

（1）进行麻醉前准备。对患者进行监测评估和三方核对；

（2）借助模型进行硬脊膜外阻滞；

（3）借助模型进行桡动脉穿刺术。

2. 回答以下问题

术前管理

（1）该患者ASA分级为几级？为什么？患者合并高血压，高血压患者手术当日晨应停用哪些药物？围术期血压管理目标和基本原则？

术中管理

（2）与患者沟通后，确认使用硬脊膜外阻滞。穿刺应该选择哪个节段？常用的局麻药有哪些？各药在成人硬脊膜外阻滞中的常用浓度、剂量和药效维持时间是多少？

（3）硬脊膜外阻滞平面与范围的调节因素有哪些？

（4）手术以20%甘露醇膀胱持续冲洗，因前列腺较大，手术进行至2小时，患者忽然诉胸闷、躁动，静脉注射咪达唑仑2mg无效。继而心电图出现心动过缓，心率45次/min，血压下降至66/35mmHg，血气分析血钠128mmol/L。此时可能发生什么情况？应立即进行何种处理？如何预防？

术后管理

患者术后2小时逐渐出现背痛，随后很快出现肌无力及尿失禁，最可能发生什么？其原因是什么？如何处理？如何预防？

二、考官参考答案

1. 该患者ASA分级为几级？为什么？患者合并高血压，高血压患者手术当日晨应停用哪些药物？围术期血压管理目标和基本原则？

（1）ASA Ⅱ级。

（2）合并高血压，规律服药，血压控制良好，且无其他功能异常。

（3）择期手术患者手术当日晨应停用血管紧张素Ⅱ受体阻断药（ARB类）和血管紧张素转化酶抑制剂（ACEI类）。

（4）血压管理目标　使麻醉和手术刺激反应所致的血压波动最小化，血压波动控制在20%左右。

（5）根据手术和病情需要，尽量选择对循环影响小、可控性强的麻醉方法和药物。

（6）避免血流动力学剧烈波动，保证组织器官的血液灌流，维持机体氧供/需平衡。

（7）提供完善的镇静、镇痛效果。

2. 与患者沟通后，确认使用硬脊膜外阻滞。穿刺应该选择哪个节段？各药在成人硬脊膜外中的常用浓度、剂量和药效维持时间是多少？

（1）选择$L_{2\sim3}$或$L_{3\sim4}$间隙，头侧置管。

（2）常用利多卡因、罗哌卡因。

（3）利多卡因，浓度1%～2%，最大剂量400mg，持续时间80～120分钟。

（4）罗哌卡因，浓度0.5%～0.75%，最大剂量200mg，140～180分钟。

3. 硬脊膜外阻滞平面与范围的调节因素有哪些？

（1）穿刺部位（或节段）。

（2）导管的位置和方向。

（3）药物的容量和注药速度。

（4）患者自身情况影响：婴幼儿椎间隙窄、老年人椎间隙缩小、妊娠后期椎间隙变小。

（5）病理因素：全身情况差、脱水、血容量不足、腹内压增高，可加速药物扩散。

4. 手术以20%甘露醇膀胱持续冲洗，因前列腺较大，手术进行至2小时，患者忽然诉胸闷、躁动，静脉注射咪达唑仑2mg无效。继而心电图出现心动过缓，心率45次/min，血压下降至66/35mmHg，血气分析血钠128mmol/L。此时可能发生什么情况？应立即进行何种处理？如何预防？

（1）TURP综合征。

（2）维持患者呼吸和循环功能稳定。

（3）提醒外科医师停止手术。

（4）监测动脉血气。

（5）立即使用袢利尿剂（如呋塞米）利尿。

（6）限制液体输入。

（7）血钠＜135mmol/L，可输注3%高渗盐水纠正低钠血症。

（8）手术医师方面 使用生理盐水作为膀胱冲洗液，保持低压灌注。

（9）麻醉医师方面 尽量选择椎管内麻醉，及时发现早期症状，早诊断，早治疗。

5. 患者术后2小时逐渐出现背痛，随后很快出现肌无力及尿失禁，最可能发生什么？其原因是什么？如何处理？如何预防？

（1）硬膜外血肿。

（2）穿刺针尤其是置入导管造成血管损伤而出血。

（3）尽快手术减压。

（4）有凝血障碍的或正在抗凝治疗的患者，避免使用硬脊膜外阻滞。

（5）穿刺操作避免暴力及反复穿刺。

三、常见病例技能综合考站技能操作（1）（2）（3）考官评分标准参照本专业常用技能操作评分标准（附表16-1至附表16-6）。

技能操作（4）评分标准（表16-5）。

表16-5 病例口试评分标准（30分）

评分内容	标准分	得分
1. 该患者ASA分级为几级？为什么？患者合并高血压，高血压患者手术当日晨应停用哪些药物？围术期血压管理目标和基本原则？	7分	—
（1）ASA Ⅱ级	1	
（2）合并高血压，规律服药，血压控制良好，且无其他功能异常	1	
（3）择期手术患者手术当日晨应停用血管紧张素Ⅱ受体阻断药（ARB类）和血管紧张素转化酶抑制剂（ACEI类）	1	
（4）血压管理目标：使麻醉和手术刺激反应所致的血压波动最小化，血压波动控制在20%左右	1	
（5）根据手术和病情需要，尽量选择对循环影响小、可控性强的麻醉方法和药物	1	
（6）避免血流动力学剧烈波动，保证组织器官的血液灌流，维持机体氧供/需平衡	1	

续表

评分内容	标准分	得分
（7）提供完善的镇静、镇痛效果	1	
2. 与患者沟通后，确认使用硬脊膜外阻滞。穿刺应该选择哪个节段？各药在成人硬脊膜外中的常用浓度、剂量和药效维持时间是多少？	4分	—
（1）选择$L_{2\sim3}$或$L_{3\sim4}$间隙，头侧置管	1	
（2）常用利多卡因、罗哌卡因	1	
（3）利多卡因，浓度1～2%，最大剂量400mg，持续时间80～120分钟	1	
（4）罗哌卡因，浓度0.5%～0.75%，最大剂量200mg，140～180分钟	1	
3. 硬脊膜外阻滞平面与范围的调节因素有哪些？	5分	—
（1）穿刺部位（或节段）	1	
（2）导管的位置和方向	1	
（3）药物的容量和注药速度	1	
（4）患者自身情况影响：婴幼儿椎间隙窄、老年人椎间隙缩小、妊娠后期椎间隙变小	1	
（5）病理因素：全身情况差、脱水、血容量不足、腹内压增高，可加速药物扩散	1	
4. 手术以20%甘露醇膀胱持续冲洗，因前列腺较大，手术进行至2小时，患者忽然诉胸闷、躁动，静脉注射咪达唑仑2mg无效。继而心电图出现心动过缓，心率45次/min，血压下降至66/35mmHg，血气分析血钠128mmol/L。此时可能发生什么情况？应立即进行何种处理？如何预防？	9分	—
（1）TURP综合征	1	
（2）维持患者呼吸和循环功能稳定	1	
（3）提醒外科医师停止手术	1	
（4）监测动脉血气	1	
（5）立即使用袢利尿剂（如呋塞米）利尿	1	
（6）限制液体输入	1	
（7）血钠＜135mmol/L，可输注3%高渗盐水纠正低钠血症	1	
（8）手术医师方面：使用生理盐水作为膀胱冲洗液，保持低压灌注	1	
（9）麻醉医师方面：尽量选择椎管内麻醉，及时发现早期症状，早诊断，早治疗	1	
5. 患者术后2小时逐渐出现背痛，随后很快出现肌无力及尿失禁，最可能发生什么？其原因是什么？如何处理？如何预防？	5分	—
（1）硬膜外血肿	1	
（2）穿刺针尤其是置入导管造成血管损伤而出血	1	
（3）尽快手术减压	1	
（4）有凝血障碍的或正在抗凝治疗的患者，避免使用硬脊膜外阻滞	1	
（5）穿刺操作避免暴力及反复穿刺	1	
总分	30	

第二部分：特殊病例技能综合考站（时间30分钟，分值100分）

一、考生题干

现病史：患者男性，70岁。术前诊断："结肠恶性肿瘤"，拟行"腹腔镜探查＋右半结肠切除术"。既往史：冠心病史2年，未规律用药。

查体：患者神清，精神可，对答切题，检查合作。身高172cm，体重70kg，T 37.3℃，心率68次/分，呼吸15次/分，血压132/75mmHg，吸空气时SpO_2 93%。自述偶尔有心慌症状。

检查结果：胸部X线示双肺纹理增粗，心影略增大。ECG示：窦性心律，ST-T段改变。

超声心动图示：主动脉瓣钙化、二尖瓣钙化伴轻度反流，左室舒张功能减低、升主动脉轻度扩张，左心室射血分数62%。冠状动脉造影：前降支全程弥漫斑块、近段30%狭窄；右侧冠状动脉散在斑块，近中段25%狭窄。

检验结果：白细胞7.1×10^9/L，血红蛋白120g/L，血小板201×10^9/L；钠142mmol/L，钾3.2 mmol/L，HCO_3^- 30mmol/L；肌酐81.86μmol/L；血糖5.1 mmol/L。动脉血气：pH 7.43，PaO_2 75mmHg，$PaCO_2$ 47mmHg，碱剩余－3mmol/L。

1．请完成以下操作

（1）进行麻醉前准备。请检查设备器材、药物的准备情况；

（2）借助模型进行气管插管操作；

（3）借助模型进行中心静脉穿刺操作。

2．回答以下问题

术前管理

（1）该患者ASA分级为几级？为什么？患者主要的麻醉风险有什么？应做何种准备？

术中管理

（2）高龄患者诱导用药的原则是什么？有哪些注意事项？

（3）冠心病患者非心脏手术麻醉的基本原则有哪些？

（4）该患者术中出现心电图改变，窦性P波消失，代之以形态、间距及振幅均绝对不规则的颤动波，频率在350～600次/min，心室律绝对不规整，QRS波其形态和振幅与窦性基本相同，频率在80次/min左右，血压由130/75mmHg降至90/62mmHg左右。患者最有可能出现什么情况？如何处理？

术后管理

术后第一天，患者突然开始出现躁动、幻觉、胡言乱语、不听劝阻自行拔除心电监护导线。患者发生了什么？如何处理？

二、考官参考答案

1．该患者ASA分级为几级？为什么？患者主要的麻醉风险有什么？应做何种准备？

（1）ASA Ⅲ级。

（2）合并冠心病，未规律用药，有心慌胸闷症状，重要脏器功能受损，日常活动受限，故为Ⅲ级。

（3）高龄。

（4）冠心病，术中心肌缺血、心梗可能。

（5）术中维持心肌氧供氧耗平衡，内环境稳定，适宜的麻醉深度，镇痛良好等。

（6）腹腔镜气腹、体位对患者呼吸和循环的影响。

2．高龄患者诱导用药的原则是什么？有哪些注意事项？

（1）原则力求平稳，减少气管插管时的应激反应。

（2）高龄患者面部凹凸不平及口角塌陷，通气面罩不易扣紧，可用纱布垫辅助密封，备好口咽、鼻咽通气导管。

（3）高龄患者常有牙齿松动、残缺，插管时要注意保护牙齿，避免牙齿脱落误入食管或气管。

（4）麻醉诱导及维持药量均应减少1/3～2/3，以免药物过量致循环意外。

（5）高龄患者可能存在不同程度的冠状动脉狭窄，诱导前血压过高者可用硝酸甘油控制血压，改善冠状动脉供血。

（6）保证呼吸道通畅，防止缺氧和二氧化碳蓄积。

（7）麻醉操作注意无菌观念，减少肺部感染发生。

3．冠心病患者非心脏手术麻醉的基本原则有哪些？

（1）尽量选择对循环影响小、可控性强的麻醉方法和药物。

（2）避免心动过速、心律失常。

（3）维持术中循环稳定，避免血流动力学剧烈波动，保证组织器官的血流灌注。

（4）加强麻醉期间的器官功能监测，尤其是循环功能监测。

（5）提供较完善的镇静、镇痛效果。

（6）维持内环境稳定。

4．该患者术中出现心电图改变，窦性P波消失，代之以形态、间距及振幅均绝对不规则的颤动波，频率在350～600次/min，心室律绝对不规整，QRS波其形态和振幅与窦性基本相同，频率在80次/min左右，血压由130/75mmHg降至90/62mmHg左右。患者最有可能出现什么情况？如何处理？

（1）心房颤动。

（2）控制心室率（可选用β受体阻滞药、非二氢吡啶类钙通道阻滞药、洋地黄类药物及抗心律失常药）。

（3）维持血流动力学稳定（可选用去甲肾上腺素、间羟胺等）。

（4）监测内环境。

（5）必要时电复律。

5．术后第一天，患者突然开始出现躁动、幻觉、胡言乱语、不听劝阻自行拔除心电监护导线。患者发生了什么？如何处理？

（1）术后谵妄。

（2）目前尚无简单有效的治疗方法。

（3）对于发生谵妄的患者，应早期诊断，及时处理，综合治疗。

（4）注意营养、水电解质平衡，加强心理支持。

（5）若患者出现幻觉，需要予以镇静治疗，可选择氟哌啶醇、右美托咪定。

（6）积极治疗贫血、低氧血症、低血压，抗感染，避免扰乱患者睡眠。

三、特殊病例技能综合考站技能操作（1）（2）（3）考官评分标准参照本专业常用技能操作评分标准（附表16-2至附表16-6，附表16-9）。

技能操作（4）评分标准（表16-6）

表16-6　病例分析口试评分标准（30分）

评分内容	标准分	得分
1．该患者ASA分级为几级？为什么？患者主要的麻醉风险有什么？应做何种准备？	6分	—
（1）ASA Ⅲ级	1	
（2）合并冠心病，未规律用药，有心慌胸闷症状，重要脏器功能受损，日常活动受限，故为III级	1	
（3）高龄	1	
（4）冠心病，术中心肌缺血，心梗可能	1	
（5）术中维持心肌氧供氧耗平衡，内环境稳定，适宜的麻醉深度，镇痛良好等	1	
（6）腹腔镜气腹、体位对患者呼吸和循环的影响	1	
2．高龄患者诱导用药的原则是什么？有哪些注意事项？	7分	—
（1）原则：力求平稳，减少气管插管时的应激反应	1	
（2）高龄患者面部凹凸不平及口角塌陷，通气面罩不易扣紧，可用纱布垫辅助密封，备好口咽、鼻咽通气导管	1	
（3）高龄患者常有牙齿松动、残缺，插管时要注意保护牙齿，避免牙齿脱落误入食管或气管	1	
（4）麻醉诱导及维持药量均应减少1/3～2/3，以免药物过量致循环意外	1	
（5）高龄患者可能存在不同程度的冠状动脉狭窄，诱导前血压过高者可用硝酸甘油控制血压，改善冠状动脉供血	1	
（6）保证呼吸道通畅，防止缺氧和二氧化碳蓄积	1	
（7）麻醉操作注意无菌观念，减少肺部感染发生	1	
3．冠心病患者非心脏手术麻醉的基本原则有哪些？	6分	—
（1）尽量选择对循环影响小、可控性强的麻醉方法和药物	1	
（2）避免心动过速、心律失常	1	
（3）维持术中循环稳定，避免血流动力学剧烈波动，保证组织器官的血流灌注	1	
（4）加强麻醉期间的器官功能监测，尤其是循环功能监测	1	
（5）提供较完善的镇静、镇痛效果	1	
（6）维持内环境稳定	1	
4．该患者术中出现心电图改变，窦性P波消失，代之以形态、间距及振幅均绝对不规则的颤动波，频率在350～600次/min，心室律绝对不规整，QRS波其形态和振幅与窦性基本相同，频率在80次/min左右，血压由130/75mmHg降至90/62mmHg左右。患者最有可能出现什么情况？如何处理？	5分	—
（1）心房颤动	1	
（2）控制心室率（可选用β受体阻滞药、非二氢吡啶类钙通道阻滞药、洋地黄类药物及抗心律失常药）	1	
（3）维持血流动力学稳定（可选用去甲肾上腺素、间羟胺等）	1	
（4）监测内环境	1	
（5）必要时电复律	1	

续表

评分内容	标准分	得分
5．术后第一天，患者突然开始出现躁动、幻觉、胡言乱语、不听劝阻自行拔除心电监护导线。患者发生了什么？如何处理？	6分	—
（1）术后谵妄	1	
（2）目前尚无简单有效的治疗方法	1	
（3）对于发生谵妄的患者，应早期诊断，及时处理，综合治疗	1	
（4）注意营养、水电解质平衡，加强心理支持	1	
（5）若患者出现幻觉，需要予以镇静治疗，可选择氟哌啶醇、右美托咪定	1	
（6）积极治疗贫血、低氧血症、低血压，抗感染，避免扰乱患者睡眠	1	
总分	30	

第三部分：面试沟通及必备技能考站（时间30分钟，分值100分）

一、考生题干

现病史：患者，男性，75岁，主因“腰痛伴双下肢麻木”一年来我院就诊。入院后，患者精神状态可，术前准备已做，拟行腰椎后路椎板切除减压、椎弓根钉内固定术。

既往史：患者有高血压病史10年，规律服用硝苯地平缓释片；糖尿病病史15年，口服二甲双胍治疗；COPD病史10余年，曾行肺大疱手术，重体力活动有气喘；饮酒史2两/日。

查体：165cm，60kg，T 37.3℃，RR 20次/分，SpO_2 90%，BP 145/85mmHg，心率70次/分，患者神清，查体合作，皮肤、巩膜无黄染；肺部听诊呼吸音粗，心脏未及明显异常。

辅助检查：心电图示T波异常（可疑陈旧性高侧壁心梗）；心脏彩超示：心脏收缩功能正常，舒张功能减低，三尖瓣轻度反流。胸片示：右肺肺气肿、慢性支气管炎。

化验检查：Hb 90g/L，肌酐75.9μmol/L，余未见明显异常。

请完成以下任务：

1．完成术前一日的访视。本部分由标准化患者配合完成；

2．与考官沟通相关问题；

3．在模拟人身上完成徒手心肺复苏和除颤两项操作。

二、标准化患者扮演环节

（一般问候）

医生：你好，我是你今天手术的麻醉医生，我叫×××，请告诉我你的姓名、年龄。

SP：你好，我叫×××，今年××岁。

（核对并采集患者信息）

医生：请你告诉我你的身高和体重。

SP：身高165cm，体重：60kg。

医生：你今天做哪个部位的手术你知道吗？手术部位做了标识吗？

SP：做腰椎手术，这里划了标识（用手指背部）。

医生：手术医生有没有告诉你这个手术准备怎么做呢？

SP：说了，腰椎开刀，要打几个钉子。

医生：好的，您签了手术知情同意书吗？

SP：子女签了的。

医生：你提到你有高血压、糖尿病和COPD病史，这些都是我们需要特别注意的。你现在控制得怎么样？

SP：我现在每天都按时吃药，血压和血糖都控制得还可以，就是有时候会感到气喘。

医生：好的，我们会根据情况调整麻醉方案，尽量减轻你的不适感。

医生：之前有没有接受过麻醉啊？

SP：有，我七八年前做过肺大疱手术。做了全麻。

医生：上次麻醉感觉怎么样呢，有什么不舒服吗？

SP：上次手术完我很迷糊，嗓子很疼，其他的还好。

医生：嗓子难受是因为插气管导管，我们这次还是全麻，气管导管是比上次做肺大疱的管要细，但是也可能会有嗓子不舒服的感觉，我们尽量轻柔操作。

SP：那就好。

医生：有没有药物或者食物过敏史呢？

SP：没有。

医生：好的，谢谢你的配合，马上就要为你进行麻醉了，请问你还有什么问题吗？

SP：医生，上一次手术我一扣那个呼吸的面罩就睡着了，这次还是吗？我有点紧张。

医生：是的，全麻手术我们会给你戴上呼吸面罩，通过面罩给你输送麻醉气体或者静脉给药，你会慢慢失去意识，进入睡眠状态。在手术过程中，我们会密切监测你的生命体征，确保手术的安全进行。你需要做的是，保持放松，信任我们，配合我们的工作。

SP：好的，我明白了，谢谢医生。还有我之前每天大概喝二两白酒，对麻醉有影响吗，我戒酒一周了。

医生：饮酒史对你的手术和麻醉都会有一定的影响，你已经开始戒酒了。一周的时间虽然不长，但这对你的身体和手术恢复都是有益的。喝酒可能会增加手术的风险和麻醉药物的副作用，我们会根据你的身体状况和手术需求，为你制订最适合的麻醉方案。

SP：好的，我还想问一下，全麻是不是会有后遗症，我感觉记忆力越来越差了，和麻醉有关系吗？是不是对大脑有损害？

医生：这是很多患者都会担心的问题。全麻的确可能会对记忆力产生一定的影响，但这通常是暂时的，并且很快就会恢复。记忆力的下降可能与手术期间的应激反应、药物使用以及术后疼痛等因素有关。目前的研究并没有明确证据表明全麻会对大脑造成长期损害。我们会尽力确保麻醉过程的安全和舒适，并在术后给予适当的药物和护理，以减少对记忆力的影响。请放心，我们会全程关注你的身体状况的。

SP：好的，那我就放心了。谢谢医生。

医生：不客气，我们会尽力做好我们的工作，让你安全、舒适地度过手术。您好好休息吧，请家属跟我去医办室签一下麻醉同意书。

三、考官主动提出的问题

1．医患关系问题。腰椎手术时间短，创伤小，术后疼痛轻微，但是患者听说手术以后会很疼，麻醉前谈话时，患者和家属强烈要求术后配镇痛泵。你怎么办？

2．科室之间沟通问题。麻醉过程中，患者情况不稳定，你已经做了正确的处理，但外科医生还是不满意，说，你个小年轻人懂什么，快把主任给叫我过来。你怎么办？

3．其他问题。由考官即兴设计问题，此问题计分低，仅考察考生临场能力。

4．考生对未来的职业规划。由考官即兴设计问题，此问题计分低，仅考察考生工作态度。

四、面试沟通及必备技能考站技能操作（2）（3）考官评分标准参照本专业常用技能操作评分标准（附表16-7，附表16-8）。

技能操作（1）评分标准（表16-7）

表16-7　SP与沟通交流评分标准（40分）

项目	观察要点	标准分	得分
医患关系	完整完成所有术前访视内容	5	
医患关系	尊重患者，对待患者态度友善	5	
医患关系	正确回答患者问题	5	
科室沟通	在科室沟通题中答案准确度是否合格	5	
言语表达	理解考官意思，口齿清晰流畅，内容有逻辑性，有一定的说服力	5	
情绪控制	在考官刻意刺激下，表现冷静，对情绪抑制等	5	
应变能力	在有考官压力情况下，考生反应能力敏捷，考虑问题周到	5	
职业规划	对本专业的预见性、长远规划及决策，对自身资源的安排等	5	
总分		40	

附表：常用技能操作评分标准

附表16-1　对模拟患者的监测评估和三方核对评分标准（10分）

评分内容	标准分	得分
1．三方核查	4分	—
（1）姓名、性别、年龄、身高、体重	1	
（2）手术方式、手术部位与标识、过敏史、静脉通道	1	
（3）手术知情同意、麻醉知情同意	2	
2．患者进入手术室后的麻醉前评估	6分	—
（1）内容完善	1	
（2）过程熟练	1	
（3）动作正确规范	2	
（4）与模拟患者有一定互动交流同时体现人文关怀	2	
总分	10	

附表16-2　硬脊膜外阻滞评分标准　（30分）

项目	内容	标准分	得分
操作准备（3分）	三方核查	2	
	穿刺物品准备：穿刺包、手套、活力碘、局麻药、盐水等	1	
体位准备	开放静脉通道，建立心电监护，侧卧位，背部与床沿垂直，头向胸弯曲，双手抱膝贴腹	2	
定位	穿刺点的选择	1	
消毒铺巾（4分）	检查穿刺包完整性及有效期	1	
	手消毒，戴无菌手套	1	
	检查穿刺器械是否完好可用，导管及穿刺针是否通畅	1	
	消毒铺巾：以穿刺点为中心至少直径15cm。消毒3遍，勿留空隙	1	
麻醉药品	核对药品，吸药是否用过滤器和更换针头，逐层浸润麻醉	2	
穿刺置管（15分）	左手固定皮肤，右手持针垂直缓慢进入	2	
	退出针芯，用带水注射器试验负压	2	
	有落空感后，将导管置入硬膜外腔3～4cm	2	
	谨慎退出硬膜外针，固定导管	2	
	回抽无脑脊液和血，给予试验剂量3～5ml	3	
	患者平卧，测量生命体征，给予首剂量，调节麻醉平面	2	
	穿刺过程中观察：电击样感觉，停止进针，以免加重损伤（口述）	1	
无菌观念	操作过程中无菌原则	2	
人文关怀	动作规范，轻柔，将模型当作真实患者	1	
总分		30	

附表16-3　蛛网膜下腔阻滞评分标准（30分）

项目	内容	标准分	得分
操作准备（2分）	三方核查	1	
	穿刺物品准备：穿刺包、手套、活力碘、局麻药、盐水等	1	
体位准备	开放静脉通道，建立心电监护，根据病例具体要求准备穿刺体位	3	
定位	穿刺点的选择	2	
消毒铺巾（4分）	检查穿刺包完整性及有效期	1	
	手消毒，戴无菌手套	1	
	检查穿刺器械是否完好可用，导管及穿刺针是否通畅	1	
	消毒铺巾：以穿刺点为中心至少直径15cm，消毒3遍，勿留空隙	1	
麻醉	核对药品，吸药是否用过滤器和更换针头，逐层浸润麻醉	2	
穿刺（14分）	左手固定皮肤，右手持针垂直缓慢进入	2	
	缓慢进针，仔细观察是否出现落空感或负压	2	

续表

项目	内容	标准分	得分
穿刺	有落空感后，继续进针至脑脊液流出	2	
	缓慢注入局麻药物	2	
	患者平卧，测量生命体征	2	
	根据局麻药物比重调节麻醉平面	2	
	穿刺过程中观察：电击样感觉，停止进针，以免加重损伤	2	
无菌观念	操作过程中无菌原则	2	
人文关怀	动作规范、轻柔，将模型当作真实患者	1	
总分		30	

附表16-4　桡动脉穿刺术评分标准（30分）

项目	内容	标准分	得分
操作准备（6分）	三方核查，建立监护	1	
	检查穿刺套件、消毒液、局麻药、肝素水、测压管道	1	
	准备测压管道，校零，肝素化穿刺套件	2	
	监测生命体征，桡动脉尺动脉需行Allen试验	2	
消毒铺巾（3分）	暴露并固定穿刺部位，直径＞5～8cm范围消毒3遍	1	
	戴无菌手套	2	
穿刺（15分）	一手示指，中指定位，一手30°～45°持针穿刺	3	
	确定为动脉后，针角度放平后置管，边退内针边进套管，需改变进针方向时，针退至皮下重新进针	3	
	按压套管头端部位，拔出内针，防止血液喷出	2	
	接测压套件或针管套件	1	
	固定留置导管	2	
	注入肝素水时防止气泡进入动脉	2	
	标明为动脉管道，防止误用	2	
拔管（3分）	拔管按压10分钟防止局部血肿	2	
	清理用物	1	
人文关怀	动作流畅、规范、轻柔，将模型当作真实患者	1	
无菌原则	操作过程中无菌原则，无物品污染	2	
总分		30	

附表16-5　气管内插管术评分标准（30分）

项目	内容	标准分	得分
评估	牙齿情况判定，张口度（正常3.5～5.6cm，平均4.5cm）	2	
插管前准备（11分）	麻醉机，监护仪，吸引装置	2	
	控制呼吸用具：面罩、头带、口咽通气道、呼吸囊	2	

续表

项目	内容	标准分	得分
插管前准备（11分）	气管插管用具：不同类型导管、喉镜、喉镜照明情况、气管导管管芯	2	
	插管后导管固定及判定用具：牙垫、胶布、听诊器	1	
	麻醉用药及急救药物准备，监测生命体征	2	
	采用导管型号及长度的判定（成人、小儿）	2	
气管插管操作（15分）	托下颏方法（反咬颌）拇指位于面罩上缘，示指位于面罩下缘小指托下颏角	1	
	辅助及控制呼吸操作的正确（胸廓起伏好、无胃内进气，通气量合理、气道压适中）	2	
	摆正头位	2	
	右手拇指、示指和中指提起下颌并辅助开口	2	
	左手持喉镜沿口角右侧置入口腔，将舌体推向左侧，暴露悬雍垂，慢慢推进喉镜使其顶端抵达舌根，稍上提喉镜显露声门	3	
	右手以握毛笔式手势持气管导管，斜口端对准声门裂，将导管送入声门，在导管斜口端进入声门1cm后及时抽出管芯	3	
	导管插入气管后，插入牙垫，然后退出喉镜，气囊适度充气，判定气管导管的位置与深度是否合适（听诊器听诊、二氧化碳监测仪监测），将导管和牙垫一起固定并控制呼吸，测量生命体征	2	
人文关怀（2分）	整理用物	1	
	动作规范、轻柔，将模型当作真实患者	1	
总分		30	

附表16-6　中心静脉穿刺术评分标准（30分）

项目	内容	标准分	得分
操作准备（2分）	三方核查，建立监护监测生命体征	1	
	准备消毒液、局麻药、生理盐水、静脉输液一套，检查穿刺包及穿刺套件，检查管腔通畅并盐水润滑	1	
体位	平卧，头低位15°头偏向对侧，上肢贴于体侧	2	
标记	穿刺点解剖位置选择并标记，一般为颈总动脉搏动处外侧旁开1cm左右，状软骨水平或其他入路	2	
消毒铺巾（2分）	开包，手消，穿无菌衣，戴无菌手套	1	
	直径＞15cm范围消毒3遍，铺巾	1	
麻醉	穿刺部位局麻药逐层浸润麻醉	1	
穿刺置管（14分）	针干与皮肤呈30°～45°角，针尖指向同侧乳头方向进针	1	
	边回抽边进针，至回血通畅	3	
	穿中血管后判断是否为中心静脉	3	
	置入导丝（成人深度15cm左右）	2	
	扩皮针、扩皮刀扩皮	2	
	导管置入12cm左右，带盐水注射器回抽畅通	2	
	缝合或固定导管，敷料覆盖	1	

续表

项目	内容	标准分	得分
穿刺后处理（4分）	复原体位，测试管道各腔通畅，穿刺过程中防止空气进入	1	
	连接静脉液体，需要测压则接换能器、接肝素帽	1	
	听诊双肺呼吸音是否有变化，测量生命体征	1	
	清理用物	1	
人文关怀	动作规范，轻柔，将模型当作真实患者	1	
无菌原则	操作过程中无菌原则，无物品污染	2	
总分		30	

附表16-7　心肺复苏评分标准（30分）

项目	内容	标准分	得分
操作准备（2分）	着装整洁	1	
	检查模型及相关器材	1	
安全性	站立于模型旁，环顾四周，确认安全	1	
评估（5分）	迅速判断患者意识：呼叫患者，拍打患者肩部	2	
	观察患者胸廓起伏，判断患者呼吸	3	
检查生命体征	10s内确认患者呼吸停止，口述“呼吸停止或不能正常呼吸”，颈动脉搏动判断，口述“没有脉搏”	3	
呼救	呼救并取除颤仪解开上衣，暴露胸部	3	
胸外按压（8分）	双掌根部重叠于胸骨中、下1/3交界处或乳头连线与胸骨交叉处，双臂呈直线与患者胸部垂直	2	
	足够按压频率100～120次/分	2	
	足够的幅度约5～6cm	2	
	让胸壁完整回弹，掌根不能离开胸骨，平稳速率和力度	2	
人工呼吸（5分）	开放气道，异物取出，仰头提颏法，使下颌角与耳垂连线垂直与地面	1	
	捏住患者双侧鼻翼，吸气后，口对口形成密闭气道	1	
	缓慢吹气，吹气时间约1s至胸廓起伏	1	
	吹气后胸廓充分回弹后再次吹气	2	
复苏质量	按压通气30：2，中断＜10s，每次吹气＞1s	2	
人文关怀	动作规范，轻柔，将模型当作真实患者	1	
总分		30	

附表16-8　除颤评分标准（30分）

项目	内容	标准分	得分
操作准备（4分）	判断是否室颤	2	
	呼救，取除颤仪	2	
操作过程（24分）	暴露胸部，确认身体不接触金属部分	2	
	开启除颤仪，至监护模式	2	

续表

项目	内容	标准分	得分
操作过程（24分）	电极板涂抹导电糊	2	
	旋钮至非同步状态	2	
	调整除颤能量（单向波360J，双向波200J）	2	
	置电极板于右侧锁骨下方（胸骨右缘第二肋间）和左侧乳头外下方（左腋前线内第五肋间心尖部）	2	
	按下“充电”按钮，开始充电至所需能量	3	
	再次确认心电图	2	
	确认自己及周围人员与患者无接触	2	
	双手同时按压“放电”按钮	2	
	除颤后按压，判断复律效果或需下一次除颤	2	
	清洁患者皮肤，清洁电极板并归位，关机	1	
人文关怀（2分）	整理用物及病床	1	
	动作规范、迅速、轻柔，将模型当作真实患者	1	
总分		30	

附表16-9　麻醉设备药品物品准备评分标准（10分）

评分内容	标准分	得分
设备和麻醉前药品物品准备	（10）	
1．麻醉机（检测麻醉机可用）	4	
2．连接监护仪	2	
3．检查抢救设备（喉镜、呼吸囊、面罩、除颤仪）	2	
4．抢救药品	1	
5．麻醉药品	1	
总分	10	

（贾易周）

第十七章　临床病理科

为规范住院医师规范化培训结业临床实践能力考核，提高结业临床实践能力考核的质量，逐步实现住院医师规范化培训结业考核的同质化，特制订本规程。

一、使用范围

适用于山西省住院医师规范化培训结业临床实践能力考核-临床病理科专业。

二、制订依据

依据国家《住院医师规范化培训内容与标准（2022版）》《住院医师规范化结业临床实践能力考核指导标准-临床病理科（2018版）》，结合山西省住院医师规范化培训的实际，制订本标准。

三、考核对象

符合考核条件，参加住院医师规范化培训（临床病理科）专业结业临床实践能力考核的住院医师。

四、考核内容

包括切片诊断及诊断思路、病理标本描述及取材等内容。

五、考核重点

根据国家《住院医师规范化培训内容与标准（2022版）》-临床病理科培训细则的要求，重点考核住院医师对临床病理科的临床思维能力。

六、考核形式及考站设置

住院医师规范化培训结业临床实践能力考核采取客观结构化临床考核（OSCE）的方式进行。共设置切片诊断及诊断思路、病理标本描述及取材两站。

第一考站：切片诊断及诊断思路

考核内容：10例病例的HE切片，考试切片范围应为培训大纲中要求的疾病，为相对常见，往往在日常工作中需要鉴别诊断的疾病，应包括1到2例非肿瘤性疾病。

考核方式：笔试，显微镜阅片或数字切片阅片。

考核时间：90分钟。

分值：70分。

合格标准：正确描述镜下所见，提出相对准确的初步诊断意见，能够提出相关的鉴别诊断意见，能够开出适当的免疫组化/分子检测辅助诊断及鉴别诊断的具体项目，并说明这些项目的价值。

第二考站：病理标本描述及取材

考核内容：对小活检、肿瘤肿块切除及肿瘤根治切除三类标本进行准确的描述和规范的取材。

（1）小标本：主要包括内窥镜钳取标本、穿刺活检小标本、诊刮子宫内膜标本等；

（2）肿瘤肿块切除标本：主要包括乳腺、甲状腺、肺、肝等肿瘤切除，皮肤肿块及各种痣等；

（3）肿瘤根治切除标本：主要包括消化道癌（食管癌、胃癌、结肠癌）根治切除、乳腺癌改良根治切除、全子宫及双附件切除标本等。

考核方式：现场实际操作。

考核时间：50分钟。

分值占比：30分。

合格标准：

（1）小活检及穿刺标本：正确描述标本的大小、数目、颜色等，点染伊红或涂墨适宜。

（2）肿瘤肿块切除标本：正确描述及测量标本大小、肿瘤大小，正确描述肿瘤的形状、颜色、质地、边缘情况及有无出血、坏死退变等情况；正确地对切缘进行涂墨，取材块数、部位等符合规范的要求。

（3）肿瘤根治切除标本：正确摆放标本及还原、识别解剖结构及部位，正确测量及描述标本大小、形态，正确识别肿瘤病变并准确测量大小、范围，准确描述肿瘤的形态、颜色、质地、边界等情况；规范化取材，包括病变、病变与正常组织交界、癌周正常组织、TNM分期所需要的指标、各切缘以及周围淋巴结的寻找与取材等。

（4）能够对标本进行正确的前处理，如大标本提前剖开、钉板固定，骨及含骨标本的脱钙处理等。

（5）取材前后各种核对正确，每例取材前清洁台面及用具防止污染。

七、成绩评定

总分70分（含）以上为合格。

八、具体实施

1．采用统一考题、统一考核形式与标准进行集中考核，以保证考核的公平性和同质性。考核基地同一批次、同一时段使用同一考题。各站试题数量根据考试批次安排设定，每半天至少一套试题，各批次之间不得重复，并准备至少1套备用题。

2．每个考站配两名考官，两名考官来自不同培训基地，两名考官独立评分。

3．各类型人员考前培训

（1）考官培训内容：包括《住院医师规范化培训内容与标准（2022版）》《病理科住院医师规范化培训结业实践技能考核指导标准（试行）》、考官制度、执考要求、评分要求、注意事项等；考前培训应按分配的考核任务进行分组培训，由考核专业负责人及指定的考站组长负责召集该站考官进行培训，培训重点是评分细则的一致性，具体包括熟悉考核病例（或主题）的内容；对照评分细则进行一致性评分练习与讨论。

（2）考生培训内容：考场设置、考试流程、每站考核注意事项等。

（3）考务人员培训内容：考场设置、人员分工、不同岗位考务人员工作流程等。

（4）SP培训：案例培训、标准化回答、特殊体征培训等。

九、考站设置建议（表17-1）

表17-1 临床病理科考站设置方案

<table>
<tr><th>组别</th><th>序号</th><th colspan="2">换站顺序</th></tr>
<tr><td colspan="2">考站设置</td><td>第一站：切片诊断及诊断思路
90分钟</td><td>第二站：病理标本描述及取材
50分钟</td></tr>
<tr><td rowspan="2">第一组</td><td>01</td><td colspan="2">第一站→第二站</td></tr>
<tr><td>02</td><td colspan="2">第二站→第一站</td></tr>
<tr><td rowspan="2">第二组</td><td>03</td><td colspan="2">第一站→第二站</td></tr>
<tr><td>04</td><td colspan="2">第二站→第一站</td></tr>
</table>

说明：依据参考人数分组进行考核，两站同时进行考试（同时设置多组），首先完成的考生于候考区候考，每组完成考核需140分钟

十、模拟试题

模拟试题（第一套）

第一部分：切片诊断及诊断思路（时间90分钟，分值70分）

一、考生题干

请考生对以下10例病例的HE切片按要求进行作答。

注意：要求每题从以下4点作答：镜下形态描述（1分）；初步诊断意见（2分）；鉴别诊断意见（2分）；适当辅助检查项目（特染/免疫组化/分子检测），可说明其意义（2分）。

病例1：患者女，32岁，常规体检，行宫颈脱落细胞学筛查，液基薄层制片，巴氏染色。

病例2：患者：男性，52岁，主诉“间断咯血1年余”，间断咳嗽、咳痰，痰中带血，量少，不伴盗汗、胸痛、气紧及饮水呛咳等，体重未见明显变化。

胸部CT示：双肺上叶结核灶并钙化，多发小结节，行对症治疗，咯血消失；1年之后复查胸部CT：右肺上叶结节，直径2.5cm，较之前增大，遂行肺叶切除术。

大体所见：（右肺上叶）送检灰红灰褐肺叶切除标本一个（图17-1），大小13cm×8cm×3cm，切面可及一肿物，大小2.5cm×2.2cm×2cm，切面灰白质硬。

病例3：患者女，57岁，绝经后间断性阴道流血1年余，G_4P_2。

妇科B超显示：子宫前位，宫体大小约7.3cm×6.4cm×5.3cm，肌层回声均匀，宫腔内可见大小约4.5cm×1.5cm的不均质回声，宫颈前后径约2.3cm。双侧附件区未见明显异常。

行子宫及双附件切除，大体所见（图17-2）：宫体大小7.5cm×5.0cm×3.5cm，内膜灰

白灰红色，以左后壁为中心可见一隆起型肿物，范围8.0cm×6.5cm×1.5cm，大于1/2宫腔面积，肉眼侵及肌层<1/2，累及子宫下段，切面灰白色质软，肌壁厚1.2～2.5cm。

病例4：患者女，9岁，无明显诱因干咳、进行性加重10天。

胸部CT示：右中后纵隔占位性病变。（图17-3）

行胸腔镜下纵隔肿物切除术，术中所见：右后上纵隔可见一大小约6.5cm×6.0cm×4.5cm的类圆形实性肿物，包裹于纵隔胸膜内，肿物外膜较为完整，与周围界限相对清晰。

大体所见：（右后上纵隔）送检灰白结节样肿物一个（图17-4），大小6.5cm×6.0cm×4.5cm，表面可见包膜，切面灰白灰黄质中，局灶呈胶冻样，可见出血。

病例5：患者女，32岁，发现左肾积水4年余，偶有尿频、尿急、尿痛、腰困等症状。

超声提示：左肾上极结构消失，可见囊实混合回声包块，以囊性为主，内伴条索样分隔，大小约6.4cm×5.1cm，界清。行左肾切除，大体标本图17-5。

大体所见：（左肾）送检灰褐灰黄色肾脏切除标本一个，肾脏大小11cm×6cm×5cm，肾周脂肪囊较易剥离，沿肾门对侧剖开，结构破坏，切面呈多房囊性，囊内容物已流失，局灶可见灰黄坏死区（范围1cm×1cm）。

病例6：患者，男性，75岁，主诉无明显诱因出现上腹部疼痛，伴恶心，未呕吐，无其他不适症状。急诊立位腹平片：腹腔胀气明显，肝肾间隙少量积液。胸腹盆平扫：双肺炎症改变，双肺肺气肿，肺大疱，腹腔游离气体，考虑：消化道穿孔；腹腔积液，盆腔积液，前列腺增生、钙化灶。电子胃镜示：胃窦体交界部前壁可见一约4.0cm×2.5cm的溃疡隆起型肿物，底覆污秽厚苔，周边黏膜堤样隆起（图17-6）。

手术切除大体所见：送检灰白灰褐远端胃组织切除标本一个，胃组织大小11.0cm×9.0cm×4.5cm，小弯长8cm，大弯长14cm，沿胃大弯剪开，于胃窦小弯侧可见一隆起溃疡型肿物（图17-7），大小6.5cm×4.4cm×2.0cm，溃疡深2cm，切面灰白质韧，肉眼侵及胃壁全层。小弯侧见结节1枚，大小2.5cm×2.0cm×1.2cm；大弯侧见淋巴结十数枚，最大径0.4～1.2cm。

病例7：患者，男性，41岁，主因“右侧持续性鼻塞2个月”。查体：右侧鼻腔重度阻塞，左侧鼻腔中度阻塞。嗅觉检查：嗅觉异常。鼻窦CT示：右侧副鼻窦炎性改变伴右侧鼻息肉可能；MRI：右侧鼻道及筛窦内异常信号，考虑炎性息肉可能，建议结合腔镜。鼻内窥镜提示右侧鼻腔肿物，堵塞右侧鼻腔，且表面可见大量坏死物，有臭味，性质不明。为明确病变性质，鼻内窥镜下取活检。大体所见：（右鼻腔新生物）送检灰白灰褐不整形组织多块，总体积2.0cm×2.0cm×0.8cm。

病例8：患者，男性，6岁，“左面部皮下包块”1年余。彩超：左侧颌下皮下不均质低回声结节伴钙化。大体所见：（面部肿物）送检灰白灰褐结节样肿物一枚（图17-8），大小1.3cm×1.3cm×0.7cm，切面呈囊实性，内含豆渣样物。

病例9：患者女，22岁，发现右乳肿物1个月余，不伴疼痛、发热、乏力及乳头溢液等不适。乳腺超声：右乳11点乳头旁可见一低回声结节，大小约2.1cm×1.0cm，界清，BI-RADS 3类。大体所见：（右乳）送检灰白结节状肿物一块（图17-9），大小2.0cm×1.5cm×1.0cm。

病例10：患者女，55岁，主因“发现甲状腺结节8年”，检查甲状腺功能正常。

甲状腺超声：右叶可见多个囊实性结节，以囊性为主，较大约5.54cm×3.19cm，界清；提示：甲状腺右叶多发囊实性包块（TI-RADS4a类）。大体所见：（右侧甲状腺）送检灰红灰褐色甲状腺切除标本一个（图17-10），大小7.5cm×4.0cm×3.5cm，临床已沿最大面剖开，切面呈囊实性，实性区范围4cm×3.5cm，切面灰红灰褐质韧略脆。

图17-1　图17-2　图17-3　图17-4　图17-5

图17-6　图17-7　图17-8　图17-9　图17-10

二、考官参考答案

病例1：初步诊断意见：LSIL/HPV-LSIL。

鉴别诊断意见：糖原细胞、炎性反应性细胞、ASC-US、HSIL。

建议分子检测：HPV。

病例2：镜下形态描述：肺组织内肿瘤细胞呈腺管样、乳头状、微乳头、筛状增生浸润，间质纤维化明显，伴散在及小灶状淋巴细胞浸润，局灶累及支气管软骨，可见气道内播散，未见明确胸膜侵犯（PL0），未见明确脉管内癌栓及神经侵犯。

初步诊断意见：（右肺上叶）送检肺叶切除标本，符合浸润性肺腺癌（大小2.5cm×2.2cm×2.0cm；中分化；腺泡及乳头型为主，微乳头型约10%）。

鉴别诊断意见：转移性腺癌；大细胞型神经内分泌癌；小细胞肺癌；鳞状细胞癌。

建议免疫组化：AE1/AE3，Vimentin，CK20，CK7，Villin，Napsin-A，TTF-1，Syn，CgA，CD56，P63，P40，Ki67，P53，ALK融合蛋白，PD-L1（伴随诊断）。

建议分子检测：EGFR，ALK，ROS1，KRAS，NRAS，BRAF（V600E），HER-2，RET，PIK3CA，C-MET（exon14）。

病例3：镜下形态描述：肿瘤细胞呈腺管状、筛状及乳头状排列，并可见浸润性生长，侵及肌层（<1/2肌壁），局灶可见脉管内癌栓，未见明确神经侵犯；肿瘤前缘可见微囊性、伸长型和核碎片化的MELF型形态特征。初步诊断意见：高分化子宫内膜样癌（FIGO分级：1级）。

鉴别诊断意见：子宫内膜非典型增生；透明细胞癌；浆液性癌；中肾管样癌；子宫腺肌症。

建议免疫组化：ER，PR，P53，Ki67，错配修复蛋白（MLH1，PMS2，MSH2，MSH6），HNF1β，Napsin-A，CD10，CR，TTF-1，GATA3。

建议分子检测：POLE-1测序、MSI测序。

病例4：镜下形态描述：梭形施万细胞瘤样增生，其间可见散在成熟节细胞，部分间质黏液变性，伴点灶状钙化，部分区域可见包膜。

初步诊断意见：（右纵隔）节细胞神经瘤。

鉴别诊断意见：神经纤维瘤；神经鞘瘤；神经束膜瘤；神经母细胞瘤；节细胞性副神经节瘤；胸腺瘤。

建议免疫组化：AE1/AE3，Vimentin，SOX-10，CD34，SMA，NF，S-100，Syn，CgA，EMA，NSE，Ki67。

病例5：镜下形态描述：（左肾）肾组织内部分区域肾小球硬化，肾小管萎缩伴管内蛋白管型，间质多灶淋巴细胞、浆细胞浸润及纤维化，部分纤维囊性区域，内可见干酪样坏死伴局灶钙化，周围淋巴细胞、浆细胞为主炎细胞浸润，组织细胞反应、朗汉斯巨细胞及上皮样肉芽肿形成。

初步诊断意见：（左肾）干酪样坏死型结核。

鉴别诊断意见：慢性肾炎；非特异性肉芽肿性炎；结节病；真菌感染。

建议特殊染色：抗酸染色，PAS，PASM；分子检测：PCR结核杆菌DNA检测；免疫组化：CD68，AE1/AE3，Ki-67；

病例6：镜下形态描述：（远端胃）肿瘤细胞呈巢团状、条索状、假菊形团、器官样增生浸润，血窦丰富，细胞密集、略大、可见核仁，核分裂象易见（约＞30个/2平方毫米），伴坏死；侵及浆膜下纤维脂肪组织，未达浆膜层；未见明确脉管内癌栓及神经侵犯。

初步诊断意见：远端胃切除标本，胃窦小弯侧肿物（Borrmann Ⅲ型；大小6.5cm×4.4cm×2cm），镜下符合神经内分泌癌（NEC，大细胞型）；肿瘤分期：pT3。

鉴别诊断意见：腺癌；小细胞型神经内分泌癌；NET G3等。

建议免疫组化：CgA，CD56，Syn，Ki67，SSTR2，P53，Rb，AE1/AE3；CD34，D2-40，S-100；特殊染色：弹力纤维。

病例7：镜下形态描述：（右鼻腔新生物）送检活检黏膜组织，正常结构破坏，可见异型淋巴样细胞片灶状增生浸润伴坏死，细胞体积中等大小，核不规则形或类圆形，部分细胞可见核仁，局部细胞胞浆空亮，可见血管浸润现象；免疫组化结果：CD3（＋），CD20（－），Ki67（＋，80%）。

初步诊断意见：（右鼻腔）T淋巴细胞增殖性疾病，考虑非霍奇金T淋巴细胞来源淋巴瘤-结外NK/T细胞淋巴瘤可能性大，需补做免疫组化、原位杂交及分子检测。

鉴别诊断意见：T淋巴细胞反应性增生；外周T细胞淋巴瘤，非特指型；鼻咽癌；神经内分泌癌；鼻息肉。

建议补做免疫组化：AE1/AE3，CD56，CD30，CD2，CD7，CD5，CD4，CD8，GramB，TIA，Perforin，CD10，BCL-6，CXCL13，PAX5，P63，P40，Syn，CgA；加做原位杂交：EBER；

可行分子检测：TCR基因重排。

病例8：镜下形态描述：肿瘤边界尚清，可见中央为嗜酸性影细胞、周边为嗜碱性细胞，二者之间为过渡细胞所构成瘤团，伴灶状钙化及周围组织细胞、异物巨细胞反应。

初步诊断意见：毛母质瘤（钙化上皮瘤）。

鉴别诊断意见：表皮样囊肿；毛母质癌；增生性外毛根鞘瘤；基底细胞癌；毛发上皮瘤。

建议免疫组化：CK14，AR，EMA，BerEP4，CD10，P53，Ki67。

病例9：镜下形态描述：（右乳）分叶状纤维上皮性肿瘤，纤维及腺体混合性增生，腺体可见腺上皮及肌上皮两种上皮，间质纤维组织增生，细胞较稀疏，伴玻变、黏液变性，无病理性核分裂象及坏死。初步诊断意见：（右乳）纤维腺瘤或腺纤维瘤。鉴别诊断意见：良性叶状肿瘤；交界性叶状肿瘤；管内乳头状瘤。建议免疫组化：AE1/AE3，Vimentin，Ki67，CK5/6，P63，Calponin，ER，PR。

病例10：镜下形态描述：（右侧甲状腺）部分滤泡上皮乳头状增生，呈浸润性生长，可见毛玻璃样核、核内假包涵体、核重叠及核沟，间质纤维化。

初步诊断意见：（右侧）甲状腺乳头状癌（经典型）。

鉴别诊断意见：甲状腺滤泡结节性病变伴滤泡上皮乳头状增生；甲状腺乳头状癌其他亚型；NIFTP；甲状腺滤泡癌；浸润性包裹性滤泡亚型甲状腺乳头状癌；高级别分化型甲状腺癌；甲状腺低分化癌。

建议免疫组化：CK19，HBME-1，Galectin-3，Ki67，CD56，BRAf（V600E），TTF-1，TG。

可行分子检测：BRAF（V600E）突变，RAS突变。

三、考官评分标准（表17-2）

表17-2　切片诊断及诊断思路评分标准

评分项目	评分要素	标准分
镜下形态描述	病变组织结构描述有误扣0.5分； 如为肿瘤，需描述肿瘤细胞形态、肿瘤间质、肿瘤生长方式等，描述有误扣0.5分； 描述有遗漏扣0.5分； 病变描述叙述不清、条理性差扣0.5分； 叙述不符合诊断扣0.5分	1
初步诊断意见	诊断名称不规范扣0.5分； 如为肿瘤，遗漏分级等重要预后信息扣0.5分； 诊断错误扣2分	2
鉴别诊断意见	项目有遗漏者扣0.5分； 鉴别诊断名称不规范扣0.5分； 错别字、字迹潦草无法辨识扣0.5分	2
辅助检查项目（特染/免疫组化/分子检测）	特染不符合病例要求扣0.5分； 免疫组化不符合病例要求扣0.5分； 其他检查不符合病例要求扣0.5分； 错别字、字迹潦草无法辨识扣0.5分	2
每例分值合计		7

病理诊断得分

病例1		病例6	
病例2		病例7	
病例3		病例8	
病例4		病例9	
病例5		病例10	
合计			

第二部分：病理标本描述及取材（时间50分钟，分值30分）

一、考生题干

请考生依据现场标本三种类型各选其一操作。

1．小标本：主要包括内窥镜钳取标本、穿刺活检小标本、诊刮子宫内膜标本等。

2．肿瘤肿块切除标本：主要包括乳腺、甲状腺、肺、肝等肿瘤切除，皮肤肿块及各种痣等。

3．肿瘤根治切除标本：主要包括消化道癌（食管癌、胃癌、结肠癌）根治切除、乳腺癌改良根治切除、全子宫及双附件切除标本等。

二、考官评分标准（表17-3）

表17-3　病理标本描述及取材评分标准

<table>
<tr><th>评分项目</th><th colspan="2">评分要素</th><th>标准分</th><th>得分</th></tr>
<tr><td rowspan="4">取材前期准备
（2分）</td><td colspan="2">正确穿取材服，戴口罩、帽子、脚套及手套</td><td>0.5</td><td></td></tr>
<tr><td colspan="2">核对标本袋及病理申请单上：病理号、患者姓名、标本件数或块数是否相符</td><td>0.5</td><td></td></tr>
<tr><td colspan="2">仔细阅读病理申请单：标本取材部位、标本名称、临床症状、体征、影像学与实验室检查结果、临床诊断、临床医师的特殊标注及要求</td><td>0.5</td><td></td></tr>
<tr><td colspan="2">标本清洁：将标本用水轻轻冲洗，洗去标本表面的血渍、黏液及其他污染物，水分控干，或用手纸把多余水分吸干</td><td>0.5</td><td></td></tr>
<tr><td rowspan="4">取材的描述及
规范取材
（8分）</td><td colspan="2">小活检、穿刺标本
正确描述标本大小、数目、颜色及质地等</td><td>3</td><td></td></tr>
<tr><td></td><td>点染伊红或涂墨适宜，并用滤纸或纱布包好</td><td>2</td><td></td></tr>
<tr><td rowspan="2">肿瘤肿块切除标本</td><td>正确描述及测量标本大小、肿瘤大小</td><td>1</td><td></td></tr>
<tr><td>正确描述肿瘤的形状、颜色、质地、边缘情况，及有无出血、坏死退变等情况</td><td>2</td><td></td></tr>
<tr><td rowspan="7">取材的描述及
规范取材
（18分）</td><td>肿瘤肿块切除标本</td><td>正确地对切缘、基底进行涂墨，取材块数、部位等符合规范的要求</td><td>3</td><td></td></tr>
<tr><td rowspan="5">肿瘤根治切除标本</td><td>正确摆放标本及还原、识别解剖结构及部位</td><td>1</td><td></td></tr>
<tr><td>正确测量及描述标本大小、形态</td><td>1</td><td></td></tr>
<tr><td>正确识别肿瘤病变并准确测量大小、范围</td><td>1</td><td></td></tr>
<tr><td>准确描述肿瘤的形态、颜色、质地、边界、浸润深度等情况</td><td>1</td><td></td></tr>
<tr><td>规范化取材，包括病变、病变与正常组织交界、癌周正常组织、TNM分期所需要的指标、各切缘以及周围淋巴结的寻找与取材等</td><td>10</td><td></td></tr>
<tr><td colspan="2">取材完毕后，将组织块一一对应放入包埋盒；每例标本取材完毕必须用流水冲洗取材用具和取材台，避免前后标本的混杂污染。如有骨组织或钙化物要进行脱钙处理</td><td>1</td><td></td></tr>
<tr><td rowspan="3">取材完毕善后
（1.5分）</td><td colspan="2">清洗取材台和取材用具并摆放整齐</td><td>0.5</td><td></td></tr>
<tr><td colspan="2">将剩余标本放入指定的储存柜并贴标签（注明日期及取材者姓名）</td><td>0.5</td><td></td></tr>
<tr><td colspan="2">正确脱取材服、口罩、帽子、脚套及手套，并放入指定医用垃圾桶</td><td>0.5</td><td></td></tr>
<tr><td colspan="3">按时完成所有取材工作</td><td>0.5</td><td></td></tr>
<tr><td colspan="3">总分</td><td>30</td><td></td></tr>
</table>

模拟试题（第二套）

第一部分：切片诊断及诊断思路（时间90分钟，分值70分）

一、考生题干

请考生对以下10例病例的HE切片按要求进行作答。

注意：

要求每题从以下4点作答：镜下形态描述（1分）；初步诊断意见（2分）；鉴别诊断意见（2分）；适当辅助检查项目（特染/免疫组化/分子检测），可说明其意义（2分）。

病例1：患者女，48岁，常规体检，行宫颈脱落细胞学筛查，液基薄层制片，巴氏染色。

病例2：患者女，21岁，右颌下肿物2年余，增大2周。

查体：右侧颌下腺可触及“红枣”大小肿物，按压时有轻微疼痛，质韧、光滑、活动度佳，伴咽痛。颈部超声：右侧颌下腺实性低回声包块。术中所见：肿物位置较深，约2.0cm×1.5cm×1.5cm，质韧，呈实性，表面有粘连。大体所见：（右颌下腺）送检灰白灰褐不整形组织一块（图17-11），大小4.5cm×3.5cm×2.8cm，可见一灰黑类圆形肿物，大小2.4cm×1.5cm×1.3cm，切面灰白质韧，与周围组织界清。

病例3：患者女，52岁，体检发现左肺上叶占位4天余。胸部CT：左肺上叶尖后段可见一结节样高密度影，边界清，直径约1.2cm，内密度欠均匀，CT值约-48～5HU，增强扫描未见明显强化（图17-12）。行胸腔镜下肺叶节段切除术。术中所见：病变位于左肺上叶尖后段，约1.5cm×1.0cm×1.0cm，胸膜无凹陷。

大体所见：（左肺上叶尖后段亚段）送检肺叶节段切除标本一块，大小7.0cm×4.0cm×1.8cm，距夹闭端切缘最近0.5cm处可见一肿物，大小1.6cm×1.4cm×1.0cm，切面灰黄灰白质中，与周围组织界尚清，紧邻被膜。

病例4：患者：男性，70岁，胃部不适半年。胃镜示：胃窦胃角红白相间，以白为主，延至贲门，贲门处取检1块。大体所见：（贲门）灰白软组织一块，大小0.3cm×0.2cm×0.1cm。

病例5：患者女，26岁，发现腹部肿块17天。体检腹部彩超示：胰腺头部异常回声。增强CT示：胰头占位。术中探查：肿块位于胰头处，大小约7cm×6cm，质硬，活动性差。大体所见：送检Whipple切除标本，十二指肠长14cm，管径2～2.5cm，胰腺组织大小9cm×6cm×5cm，胰头处可见一肿物（图17-13），大小5.5cm×5.0cm×4.0cm，切面呈囊实性（囊性为主），灰红灰褐，质软，可见出血坏死，分界清楚，未累及胆总管。

病例6：患者：男性，25岁，右侧睾丸无痛性增大2月余，疼痛1周。彩超示：右侧睾丸体积增大伴多发实性结节，右侧睾丸鞘膜积液。术中纵行切开睾丸，观察见分叶鱼肉状肿物。

大体所见：（右侧）送检灰白灰褐色睾丸附睾切除标本一个，其中睾丸大小为5.0cm×2.5cm×2.5cm；切面可见一多结节状肿物（图17-14），大小4.5cm×2.5cm×2.0cm，切面灰白质软，周围见少量正常睾丸组织；附睾长3.5cm，相连精索长5cm，管径1.5～2cm。

病例7：患者女，60岁，绝经后阴道少量流血8天，伴有下腹憋胀。查体：盆腔正前方可及一12cm×10cm大小实性肿块，边界欠清活动好。妇科超声：子宫左上方可见

10.92cm×6.63cm实性低回声区，后方可见衰减，内部可见星点状血流信号。盆腔磁共振：子宫前方可见不规则形肿块影，T1WI呈低信号，T2WI呈稍高信号，DWI呈高信号，其内可见片状低信号，病灶上部信号混杂，呈中心高边缘低信号，大小约10.86cm×7.74cm×9.36cm，边界较清。

术中所见：左侧卵巢肿瘤大小约12cm×10cm，色白，表面光滑，包膜完整，左侧输卵管被动拉长，匍匐其上。大体所见：（左侧）送检灰白灰褐附件切除标本（图17-15），卵巢呈实性，大小12.0cm×9.0cm×7.5cm，切面灰白质韧，相连输卵管长7cm，管径0.3～0.4cm，伞端开放。

病例8：患者女，65岁，左乳肿物1年余。查体：肿块位于左乳房，1个，大小3cm×2cm，质地硬，边界不清楚，活动度可，无压痛，左乳头有内陷，未见橘皮征及酒窝征。乳腺钼靶：1. 左侧乳腺结节（BI-RADS 5类）；2. 左侧腋下淋巴结增大。乳腺彩超：左乳实性结节伴钙化，左侧腋窝多发淋巴结肿大。大体所见：（左乳）带皮肤乳腺组织一块，大小23.0cm×17.0cm×3.5cm，皮肤面积14cm×11cm，乳头直径1.2cm，于乳头2点方向距乳头3cm可见一结节样肿物，大小3.0cm×2.2cm×1.5cm，切面灰白质脆，与周围组织界限欠清晰，距基底2cm。

病例9：患者，男性，66岁，左侧胸背部疼痛6个月余。既往腹腔镜下右肾切除。胸部CT：右肺上叶钙化灶；左侧第6肋骨骨质破坏伴软组织块形成。骨扫描：左后第6肋骨骨盐代谢增高。PET/CT：右肺上叶后段钙化灶；左侧第6肋骨骨质破坏，伴FDG代谢增高。术中所见：可触及第6肋骨肿物，长7～8cm，表面凹凸不平，质硬，沿肋骨长轴生长。大体所见：（左侧第6肋骨肿物）送检灰白灰褐肋骨组织一条（图17-16），长10cm，直径1～1.5cm，距一侧断端2.5cm，另一侧断端5cm处可见一肿物，大小5.0cm×2.5cm×2.5cm，切面灰红灰褐质软，肋骨骨质破坏。

病例10：患者，男性，70岁，主因“突发左侧肢体抽搐伴言语不利约5秒”就诊。

头颅CT：右额顶片状低密度影，双侧侧脑室旁缺血灶、脑梗死。MRI：右侧额叶可见团块状长T1、长T2异常信号影，T2 FLAIR呈中央低边缘高信号，DWI上呈稍高信号，增强扫描呈环状强化，范围约3.10cm×2.74cm×2.52cm，周围可见大片状水肿信号影（图17-17）。

术中所见：肿瘤质地不均，呈鱼肉样，内有部分坏死，与周围脑组织无界限，部分肿瘤已浸润脑皮层。大体所见：（大脑右侧额叶）送检灰白灰褐不整形组织一块（图17-18），

图17-11　图17-12　图17-13　图17-14

图17-15　图17-16　图17-17　图17-18

大小4.5cm×3.0cm×1.5cm，切面质软，可见出血。

二、考官参考答案

病例1：患者女，48岁，常规体检，行宫颈脱落细胞学筛查，液基薄层制片，巴氏染色。

镜下形态描述：液基薄层制片中可见核异质细胞散在、小片状分布，细胞核大、深染，核浆比明显增高，核染色质增粗，核膜不规则。初步诊断意见：HSIL。鉴别诊断意见：鳞状细胞癌；ASC-H；LSIL；ASC-US。建议检测HPV，阴道镜检查，可做细胞免疫组化：p16，Ki67，P40。

病例2：镜下形态描述：（右颌下腺）涎腺来源肿瘤，肿瘤由上皮成分、黏液样组织和软骨样组织构成；上皮成分由腺上皮和肌上皮细胞构成，腺上皮细胞呈立方状，排列成腺管状，管腔周围为肌上皮细胞；肌上皮细胞呈梭形或星状，胞质透明状，浆细胞样或梭形，片状或弥散分布；上皮成分无细胞异型性，核分裂象少见；局灶侵犯包膜，周围涎腺腺泡萎缩、脂肪填充。初步诊断意见：（右颌下腺）多形性腺瘤（混合瘤，大小2.4cm×1.5cm×1.3cm），局灶侵犯包膜，此瘤易复发，建议定期复查。鉴别诊断意见：肌上皮瘤；腺样囊性癌；恶性多形性腺瘤（癌在多形性腺瘤中）；基底细胞腺瘤。建议免疫组化：S-100，SMA，Calponin，P63，GFAP，CK7，Cam5.2，Ki-67，CD117，EMA等；可行分子检测：PLAG1。

病例3：镜下形态描述：（左肺上叶尖后段亚段）间叶来源肿瘤，结节状或分叶状，边界清，可见成熟软骨、脂肪、疏松黏液样纤维、平滑肌及内陷的呼吸上皮，为正常组织的不正常组合和排列；其余肺组织结构大致正常，肺泡腔内可见尘细胞，间质碳沫沉积。初步诊断意见：（左肺上叶尖后段亚段）肺错构瘤（大小1.6cm×1.4cm×1.0cm）。鉴别诊断意见：软骨瘤；脂肪瘤；淋巴管平滑肌瘤病；良性血管周上皮样细胞肿瘤；胸膜肺母细胞瘤。建议免疫组化：AE1/AE3，Vimentin，Calponin，SMA，S-100，TTF-1，CD34，Ki67。

病例4：镜下形态描述：送检胃黏膜活检组织，慢性炎症伴糜烂、中度肠化及轻度急性炎症，部分区域颈腺增生、固有腺体减少，黏膜肌增厚，个别胃小凹及局部表面黏液内可见Hp，间质灶状淋巴细胞浸润。初步诊断意见：（贲门）慢性萎缩性胃炎伴糜烂；萎缩：中～重度；肠上皮化生：中度；Hp：中度（＋＋）；慢性炎症：中度；活动性炎症：轻度；其他：间质灶状淋巴细胞浸润。鉴别诊断意见：低级别上皮内瘤变（异型增生）；高级别上皮内瘤变（异型增生）；增生性息肉；炎性息肉；克罗恩病累及胃。建议免疫组化：P53，Ki67，HP；特殊染色：W-S染色，Giemsa染色，AB-PAS染色。

病例5：镜下形态描述：（胰头）肿瘤与周围组织界限尚清，具有纤维包膜，出血、囊性变显著，瘤细胞呈实性巢及假乳头排列，细胞形态较温和，大小较一致，黏附性差，其间有丰富的小血管，可见多量坏死、玻变、点状钙化及组织细胞反应、胆固醇结晶形成；未见明确脉管内瘤栓及神经侵犯。初步诊断意见：胰腺实性-假乳头状肿瘤。鉴别诊断意见：胰腺神经内分泌肿瘤；腺泡细胞癌；假性囊肿；胰母细胞瘤。免疫组化：AE1/AE3，Vimentin，β-catenin，NSE，CD10，CD56，LEF1，PR，Syn，CgA，INSM1，CK7，CK19，EMA，胰/糜蛋白酶，BCL-10，Ki67；特殊染色：D-PAS。

病例6：镜下形态描述：（右侧睾丸）肿瘤细胞呈实性巢团样分布，细胞体积大、边界清楚、核大、胞浆少，病理性核分裂象及大核仁易见，伴坏死，其间可见纤细纤维组织分隔，伴散在淋巴细胞浸润；周围生精小管内可见原位生殖细胞肿瘤；未侵及白膜；未见明确脉管内瘤栓及神经侵犯。初步诊断意见：精原细胞瘤（大小4.5cm×2.5cm×2.0cm），与原位生殖细胞肿瘤（GCNIS）相关。鉴别诊断意见：精母细胞瘤；胚胎性癌；卵黄囊瘤；混合性生殖细胞瘤；Sertoli细胞瘤（支持细胞瘤）；弥漫性大B细胞淋巴瘤等。建议免疫组化：PLAP，CD117，SALL4，OCT3/4，D2-40，GPC3（Glypican-3），Ki67，P53，EMA，CD30，AFP，HCG，AE1/AE3，Vimentin等。

病例7：镜下形态描述：（左侧卵巢）梭形细胞瘤样增生，部分呈席纹状排列，部分区域疏松、水肿，伴胶原变性，细胞界限不清，胞浆疏松、淡染，细胞核椭圆形或梭形，可见少许核沟，未见明确核分裂象。初步诊断意见：（左侧卵巢）性索-间质肿瘤，符合卵泡膜细胞瘤。鉴别诊断意见：粒层细胞瘤；纤维瘤；纤维肉瘤；平滑肌瘤等。建议免疫组化：Vimentin，AE1/AE3，Inhibin-α，Calretinin，WT1，Ki67，CD99，CD56，SMA，SF-1，FOXL2，S100，Desmin，P53；特殊染色：网染，Masson染色。

病例8：镜下形态描述：（左乳）肿瘤实质：呈微乳头状结构或中空或桑葚样细胞簇，伴细胞巢周围空隙，核中度多形性、异型性，浸润脂肪组织；肿瘤间质：多灶状少量淋巴细胞为主慢性炎细胞浸润，小灶状退变；周围可见中～高级别导管原位癌伴腔内坏死、钙化；可疑脉管内癌栓，无神经侵犯。初步诊断意见：浸润性微乳头状癌（组织学分级：3＋2＋2，中分化）；可见中～高级别导管原位癌伴腔内坏死、钙化。鉴别诊断意见：浸润性乳头状癌；浸润性小叶癌；导管内乳头状癌；浸润性导管癌（非特指型/非特殊型浸润性乳腺癌）；神经内分泌肿瘤等。建议免疫组化：EMA，ER，PR，P53，Her-2，Ki-67，P120，E-Cadherin，EGFR，AR，P63，CK5/6，Calponin，CD31，D2-40，S100，GATA-3，Syn，CgA，CD56；特殊染色：弹力纤维染色；必要时分子检测：Her-2，BRCA-1/2。

病例9：镜下形态描述：骨及周围软组织正常结构破坏，可见多量胞浆透亮的异型细胞增生浸润，呈团巢状、管状排列，局部胞浆嗜酸性，核圆形、椭圆形，可见小核仁，间质血管丰富，灶状出血坏死。初步诊断意见：（左侧第6肋骨）转移性透明细胞性肾细胞癌（Fuhrman分级及WHO/ISUP分级：G2）。鉴别诊断意见：转移性透明细胞乳头状肾细胞癌；转移性嫌色性肾细胞癌；转移性MiT家族易位/SDH缺乏相关性肾细胞癌；其他来源转移性腺癌；腺泡状软组织肉瘤；透明细胞肉瘤；造釉细胞瘤；透明细胞软骨肉瘤。建议免疫组化：AE1/AE3，Vimentin，CK7，CK20，Villin，PAX-8，CA-IX，CD10，RCC，EMA，P504S，TFE3，SDHB，Ki67，CD117，S-100，SOX-9，P63，MyoD1，CK5/6，SOX-10，HMB45，MelanA等；特殊染色：胶体铁染色；可行分子检测：3p染色体缺失，TFE3，TFEB。

病例10：镜下形态描述：（大脑右侧额叶）肿瘤细胞呈类圆形或卵圆形，胞浆丰富，核异型性明显，细胞密集，散在间变细胞及瘤巨细胞，微血管增生、内皮肿胀，核分裂象约5个/10HPF，小灶状坏死。初步诊断意见：（大脑右侧额叶）根据2021WHO-CNS肿瘤分类，高级别胶质瘤，形态学倾向胶质母细胞瘤（IDH野生型，WHO4级）。鉴别诊断意见：星形细胞瘤IDH突变型；少突胶质细胞瘤IDH突变型和1p/19q共缺失型；多形性黄色星形细胞瘤；反应性胶质细胞增生。建议免疫组化：GFAP，Olig-2，Vimentin，IDH1，ATRX，Ki67，P53，H3K27M，H3K27me3，EGFR，S-100，BRAF（V600E），Syn，MGMT，CD34或CD31，AE1/AE3；可行分子检测：1p/19q，IDH1，IDH2等。

三、考官评分标准（表17-4）

表17-4　切片诊断及诊断思路评分标准

评分项目	评分要素	标准分
镜下形态描述	病变组织结构描述有误扣0.5分； 如为肿瘤，需描述肿瘤细胞形态、肿瘤间质、肿瘤生长方式等，描述有误扣0.5分； 描述有遗漏扣0.5分； 病变描述叙述不清、条理性差扣0.5分； 叙述不符合诊断扣0.5分	1
初步诊断意见	诊断名称不规范扣0.5分； 如为肿瘤，遗漏分级等重要预后信息扣0.5分； 诊断错误扣2分	2
鉴别诊断意见	项目有遗漏者扣0.5分； 鉴别诊断名称不规范扣0.5分； 错别字、字迹潦草无法辨识扣0.5分	2
辅助检查项目（特染/免疫组化/分子检测）	特染不符合病例要求扣0.5分； 免疫组化不符合病例要求扣0.5分； 其他检查不符合病例要求扣0.5分； 错别字、字迹潦草无法辨识扣0.5分	2
每例分值合计		7

病理诊断得分

病例1		病例6	
病例2		病例7	
病例3		病例8	
病例4		病例9	
病例5		病例10	
合计			

第二部分：病理标本描述及取材（时间50分钟，分值30分）

一、考生题干

请考生依据现场标本三种类型各选其一操作。

1. 小标本：主要包括内窥镜钳取标本、穿刺活检小标本、诊刮子宫内膜标本等。

2. 肿瘤肿块切除标本：主要包括乳腺、甲状腺、肺、肝等肿瘤切除、皮肤肿块及各种痣等。

3. 肿瘤根治切除标本：主要包括消化道癌（食管癌、胃癌、结肠癌）根治切除、乳腺癌改良根治切除、全子宫及双附件切除标本等。

二、考官评分标准（表17-5）

表17-5　病理标本描述及取材评分标准

评分项目	评分要素		标准分	得分
取材前期准备（2分）	正确穿取材服，戴口罩、帽子、脚套及手套		0.5	
	核对标本袋及病理申请单上：病理号、患者姓名、标本件数或块数是否相符		0.5	
	仔细阅读病理申请单：标本取材部位、标本名称、临床症状、体征、影像学与实验室检查结果、临床诊断、临床医师的特殊标注及要求		0.5	
	标本清洁：将标本用水轻轻冲洗，洗去标本表面的血渍、黏液及其他污染物，水分控干，或用手纸把多余水分吸干		0.5	
取材的描述及规范取材（26分）	小活检、穿刺标本 正确描述标本大小、数目、颜色及质地等		3	
		点染伊红或涂墨适宜，并用滤纸或纱布包好	2	
	肿瘤肿块切除标本	正确描述及测量标本大小、肿瘤大小	1	
		正确描述肿瘤的形状、颜色、质地、边缘情况，及有无出血、坏死退变等情况	2	
		正确地对切缘、基底进行涂墨，取材块数、部位等符合规范的要求	3	
	肿瘤根治切除标本	正确摆放标本及还原、识别解剖结构及部位	1	
		正确测量及描述标本大小、形态	1	
		正确识别肿瘤病变并准确测量大小、范围	1	
		准确描述肿瘤的形态、颜色、质地、边界、浸润深度等情况	1	
		规范化取材，包括病变、病变与正常组织交界、癌周正常组织、TNM分期所需要的指标、各切缘以及周围淋巴结的寻找与取材等	10	
	取材完毕后，将组织块一一对应放入包埋盒；每例标本取材完毕必须用流水冲洗取材用具和取材台，避免前后标本的混杂污染。如有骨组织或钙化物要进行脱钙处理		1	
取材完毕善后（1.5分）	清洗取材台和取材用具并摆放整齐		0.5	
	将剩余标本放入指定的储存柜并贴标签（注明日期及取材者姓名）		0.5	
	正确脱取材服、口罩、帽子、脚套及手套，并放入指定医用垃圾桶		0.5	
按时完成所有取材工作			0.5	
总分			30	

（贾易周）

第十八章　医学检验科

为规范住院医师规范化培训结业临床实践能力考核，提高结业临床实践能力考核的质量，逐步实现住院医师规范化培训结业考核的同质化，特制订本规程。

一、使用范围

适用于山西省住院医师规范化培训结业临床实践能力考核-医学检验科专业。

二、制订依据

依据国家《住院医师规范化培训内容与标准（2022版）》《医学检验科住院医师规范化培训结业实践技能考核指导标准（试行）》，结合山西省住院医师规范化培训的实际，制订本标准。

三、考核对象

符合考核条件，参加住院医师规范化培训（医学检验科）专业结业临床实践能力考核的住院医师。

四、考核内容

包括细胞形态辨认及图像分析、检验技能操作、结果判读、沟通与人文内容、临床思维考核等内容。

五、　考核重点

根据国家《住院医师规范化培训内容与标准（2022版）》-医学检验科培训细则的要求，重点考核住院医师独立处理检验医学科临床工作的能力。

六、考核形式及考站设置

住院医师规范化培训结业临床实践能力考核采取客观结构化临床考核（OSCE）的方式进行。共设置细胞形态辨认及图像分析、检验技能操作、结果判读、沟通与人文内容、临床思维考核五站。

第一考站：细胞形态辨认及图像分析

考核内容：20张图片，辨认血液细胞、尿沉渣镜检、骨髓细胞、微生物等镜下形态。血细胞直方图的判读、蛋白电泳图的判读。

考核方式：多媒体演示。

考核考题：基本形态学分析。

考核时间：20分钟。

分值占比：20%。

第二考站：检验技能操作

考核内容：（1）临检、血液、微生物相关技能操作

（2）生化、免疫、分子相关技能考核

考核试题：（1）血涂片制备、尿镜检、微生物细菌接种、抗酸染色/革兰氏染色操作及要点、移液器操作。（从中选1～2种操作）

（2）全自动生化仪操作流程；ELISA操作要点及注意事项；血培养阳性报告程序PCR实验的操作流程、注意事项；（口试，4选1～2）

考核方式：实验室操作考核，口试。

考核时间：20分钟

分值占比：20%

第三考站：结果判读

考核内容：（1）七个专业化验单随机抽取两张化验报告进行分析。

（2）随机抽取1张溶血、脂血、抽错采血管等干扰因素影响检测结果的化验结果进行分析。

（3）质控图的失控分析和处理措施。

考核方式：面试

考核时间：10分钟

分值占比：20%

第四考站：沟通与人文内容

考核内容：（1）某个疾病实验诊断相关内容，如项目选择、患者准备、样本采集、运送。

（2）检验后结果报告、危急值报告、与临床医生沟通、与患者沟通等其中2项，口试（考官模拟患者或者临床医生）。

考核方式：患者准备、样本采集、运送。

考核时间：10分钟

分值占比：20%

第五考站：临床思维考核

考核内容：（1）病历资料主诉、现病史、既往史、体格检查、实验室和影像学检查

（2）考核学生结合实验室检查和其他检测对患者进行病例分析、诊断的能力

考生回答包括：病史特点；初步诊断、诊断依据及进一步的检查；鉴别诊断；处理方案。

考核方式：面试。

考核时间：20分钟。

分值占比：20%。

七、成绩评定

五站满分100分，达到70分合格。

八、具体实施

1．采用统一考题、统一考核形式与标准进行集中考核，以保证考核的公平性和同质性。考核基地同一批次、同一时段使用同一考题。各站试题数量根据考试批次安排设定，每半天至少一套试题，各批次之间不得重复，并准备至少1套备用题。

2．每个考站配两名考官，两名考官来自不同培训基地，两名考官独立评分。

3．各类型人员考前培训

（1）考官培训内容：包括《住院医师规范化培训内容与标准（2022版）》《医学检验科住院医师规范化培训结业实践技能考核指导标准（试行）》、考官制度、执考要求、评分要求、注意事项等；考前培训应按分配的考核任务进行分组培训，由考核专业负责人及指定的考站组长负责召集该站考官进行培训，培训重点是评分细则的一致性，具体包括熟悉考核病例（或主题）的内容；对照评分细则进行一致性评分练习与讨论。

（2）考生培训内容：考场设置、考试流程、考场纪律、每站考核注意事项等。

（3）考务人员培训内容：考场设置、人员分工、不同岗位考务人员工作流程等。

（4）SP培训：案例培训、标准化回答、特殊体征培训等。

九、考站设置建议

根据考核人数、考核基地场地、考官配置等因素，结合考核公平性、同质性，兼顾经济性，选择适宜的考站设置方案（表18-1）。

表18-1　医学检验科考站设置方案

组别	序号	换站顺序				
		第一站：细胞形态辨认及图像分析（20分钟）	第二站：检验技能操作（20分钟）	第三站：结果判读（10分钟）	第四站：沟通与人文内容（10分钟）	第五站：临床思维考核（20分钟）
		第一站：细胞形态辨认，统一人机对话考核（20分钟）				
第一组	01	第二站（20分钟）→第三＋四站（20分钟）→第五站（20分钟）				
	02	第三＋四站（20分钟）→第五站（20分钟）→第二站（20分钟）				
	03	第五站（20分钟）→第二站（20分钟）→第三＋四站（20分钟）				

说明：

1．依据参考人数分组进行考核，每站20分钟，换站1分钟；

2．根据考站数量及考核人数设置并行站

十、模拟试题

模拟试题（第一套）

第一部分：细胞形态辨认及图像分析（时间20分钟，分值20分，笔试）

一、考生题干

1．外周血涂片（图18-1）瑞氏-吉姆萨染色，请报告箭头所指细胞的名称。

2．外周血涂片（图18-2），瑞氏-吉姆萨染色，请报告箭头所指细胞的名称。

3．外周血涂片（图18-3），瑞氏-吉姆萨染色，请报告箭头所指细胞的名称。
4．外周血涂片（图18-4），瑞氏-吉姆萨染色，请报告箭头所指细胞的名称。
5．外周血涂片（图18-5），瑞氏-吉姆萨染色，请报告箭头所指细胞的名称。
6．请报告（图18-6）箭头所指现象的名称。
7．外周血涂片，瑞氏-吉姆萨染色，请报告箭头所指细胞的名称（图18-7）。
8．请报告图片中箭头所指对象的名称（图18-8）。
9．请报告图片中箭头所指细胞的名称（骨髓片）（图18-9）。
10．请报告图片中箭头所指细胞的名称（图18-10）。
11．请报告图片中箭头所指对象的名称（未染色标本）（图18-11）。
12．报告图片中箭头所指对象的名称（未染色标本）（图18-12）。
13．报告图片中箭头所指对象的名称（未染色标本）（图18-13）。
14．请报告图片中箭头所指对象的名称（未染色标本）（图18-14）。
15．请报告图片中箭头所指对象的名称（未染色标本）（图18-15）。
16．请报告图片中箭头所指物的名称（大小约为10-25mm×3-5mm）（图18-16）。
17．请报告图片中箭头所指物的名称（大小约为30μm×12μm）（图18-17）。
18．请指出图片中箭头所指物的名称（图18-18）。
19．请报告图片中箭头所指对象（大小约为30mm×50mm）（图18-19）。
20．请报告图片中箭头所指细胞内结构的名称（图18-20）。

图18-1　图18-2　图18-3　图18-4　图18-5

图18-6　图18-7　图18-8　图18-9　图18-10

图18-11　图18-12　图18-13　图18-14　图18-15

图18-16　图18-17　图18-18　图18-19　图18-20

二、考官参考信息（表18-2）

表18-2　细胞形态辨认及图像分析参考答案

考核项目	序号	考核内容	标准分	得分
细胞形态辨认及图像分析	1	中性杆状核粒细胞	1	
	2	毛细胞	1	
	3	口形红细胞	1	
	4	浆细胞	1	
	5	异型淋巴细胞	1	
	6	血小板聚集现象	1	
	7	畸形血小板/大血小板/巨血小板	1	
	8	卡波式环	1	
	9	早幼粒细胞	1	
	10	成骨细胞	1	
	11	真菌	1	
	12	胆固醇结晶	1	
	13	蜡样管型	1	
	14	鳞状上皮细胞	1	
	15	黏液丝	1	
	16	白细胞管型	1	
	17	华支睾吸虫虫卵	1	
	18	移行上皮细胞	1	
	19	鞭虫成虫	1	
	20	疟原虫环状体	1	
总分			20	

第二部分：检验技能操作（时间20分钟，分值20分，口试）

一、考生题干

请考生完成以下操作：

1. 血涂片制备流程及良好血涂片判断标准（分值8分）。
2. 抗酸染色操作流程及注意事项（分值12分）。

二、评分标准

1. 血涂片制备流程及良好血涂片判断标准（表18-3）。（分值8分）

表18-3　血涂片制备流程及良好血涂片判断标准评分标准

考核项目	考核内容	标准分	得分
操作步骤（5分）	采血：用毛细管或塑料吸管吸取EDTA抗凝的外周血4～6μl，或者直接采集患者末梢血一滴，置于载玻片的一端1cm处或整片的3/4处	1	

续表

考核项目	考核内容	标准分	得分
操作步骤（5分）	制备血涂片：①左手持载玻片，右手持推片接近血滴处，然后轻轻接触血滴并压在血滴上，使血液呈“一”字形展开，使血滴沿推片边缘展开；②推片与载玻片呈30°～45°，匀速、平稳地向前移动推制成血涂片	2	
	干燥：①推好的血涂片在空中晃动，使其迅速干燥；②天气寒冷或潮湿时可置于37℃温箱中保温促干，以免时间过长导致细胞变形、皱缩	2	
	标记：将该标本的患者姓名或编码标记在载玻片的磨砂处或血膜头部	1	
良好血涂片判断标准	外观头、体、尾分明，分布均匀，边缘整齐，两侧留有空隙	2	
总分		8	

2．抗酸染色操作流程及注意事项。（分值12分）（表18-4）

表18-4　抗酸染色评分标准

考核项目	考核内容	标准分	得分
操作步骤	在生物安全柜中进行标本涂片、干燥和固定	3	
	初染：石炭酸复红溶液染色10min后，流水自玻片一端轻缓冲洗，冲去染液，沥干	2	
	脱色：用酸性酒精溶液脱色1～2min至近无色（痰膜无可视红色斑块，如有必要，需用流水冲去酸性酒精溶液后，再次脱色至痰膜无可视红色为止）流水自玻片一端轻缓冲洗，冲去染液，沥干	2	
	复染：加亚甲蓝溶液染色30～60s，流水自玻片一端轻缓冲洗，待干	2	
	标本染色后，晾干或用吸水纸吸干，滴香柏油后在油镜下观察	1	
	注意事项：在生物安全柜中操作，结束后用酒精擦拭台面，并进行紫外消毒30分钟以上	2	
总分		12	

第三部分：结果判读（时间10分钟，分值20分，口试）

一、考生题干

1．请考生根据以下化验单回答（14分，图18-21）。

（1）化验单中“国际标准化比值”的英文缩写是什么？计算公式或来源是什么？它有什么临床意义？

（2）化验单中用于临床内源性凝血途径异常筛查的指标是哪项？主要用于哪些凝血因子？

图18-21

（3）化验单中用于原发性和继发性纤溶的指标是哪些？

2．干扰因素分析，请根据患者的临床资料和检验结果信息回答相应的问题（6分）

患者临床资料：女，46岁，因子宫肌瘤收治入院，一般情况良好，无肝炎、心脏疾病和肾脏疾病等。3月4日（子宫肌瘤手术后3天）的生化检验结果如下（表18-5），3月份生化实验室的IQC均在控。

表18-5 生化检验结果

序号	项目名称	检查结果3月4日	参考值	单位	历史结果3月1日
1	谷丙转氨酶（ALT）	89	0～40	IU/L	33
2	谷草转氨酶（AST）	126	0～40	IU/L	28
3	乳酸脱氢酶（LDH）	533.2	105～240	IU/L	125
4	肌酸激酶（CK）	198	25～170	IU/L	38
5	钾（K）	6.8	3.5～5.5	mmol/L	3.8
6	钠（Na）	136	135～145	mmol/L	140
7	氯（Cl）	98	98～108	mmol/L	104

（1）请指出造成两次检验结果明显差异的干扰因素有哪些（2分）？

（2）临床主管医师认为3月4日结果与患者临床症状不符，最可能的干扰因素是什么（2分）？为什么（2分）？

二、 考官资料

1．参考答案

（1）化验单中“国际标准化比值”的英文缩写是什么？计算公式或来源是什么？它有什么临床意义？

答：英文缩写：INR；计算公式：$INR=PTR^{ISI}$；INR主要用于口服抗凝药物华法林的临床监测，当INR的比值位于1.5～3.0区间时，患者抗凝效果好，出血风险低；当INR＜1.5时抗凝效果下降；当INR＞3.0时抗凝效果不再提升，但出血风险增加。

（2）化验单中用于临床内源性凝血途径异常筛查的指标是哪项？主要用于哪些凝血因子？

答：用于内源性凝血途径筛查的是活化部分凝血活酶时间测定，主要用于Ⅷ、Ⅸ、Ⅹ、Ⅺ、Ⅻ等凝血因子活性的筛查。

（3）化验单中用于原发性和继发性纤溶的指标是哪些？

答：纤溶酶原降解产物（FDPs）和D-二聚体两者结合使用可用于鉴别原发和继发性纤溶。

2．参考答案

患者临床资料：女，46岁，因子宫肌瘤收治入院，一般情况良好，无肝炎、心脏疾病和肾脏疾病等。3月4日（子宫肌瘤手术后3天）的生化检验结果如下，3月份生化实验室的IQC均在控。

（1）请指出造成两次检验结果明显差异的干扰因素有哪些（2分）？

答：a.标本混淆；b标本采集不当；c标本运送不当；d标本前处理不当。

（2）临床主管医师认为3月4日结果与患者临床症状不符，最可能的干扰因素是什么（2分）？为什么（2分）？

答：标本溶血（2分）。因为红细胞内外成分浓度差的干扰：红细胞内ALT、AST、LDH、K^+的浓度远高于胞外，故而溶血会导致这些指标明显增高（2分）。

三、考官评分标准（表18-6）

表18-6-1　结果判读化验单评分标准

考核项目	考核内容	标准分	得分
1. 化验单中“国际标准化比值”的英文缩写是什么？计算公式是什么？它有什么临床意义？	英文缩写：INR	2	
	计算公式：$INR=PTR^{ISI}$	1	
	INR主要用于口服抗凝药物华法林的临床监测，当INR的比值位于1.5～3.0区间时，患者抗凝效果好，出血风险低；当INR＜1.5时抗凝效果下降；当INR＞3.0出血风险增加	4	
2. 化验单中用于临床内源性凝血途径异常筛查的批标是哪项？主要用于哪些凝血因子？	用于内源性凝血途径筛查的是活化部分凝血活酶时间测定，主要用于Ⅷ、Ⅸ、Ⅹ、Ⅺ、Ⅻ等凝血因子活性的筛查	5	
3. 化验单中用于原发性和继发性纤溶的指标是哪些？	纤溶酶原降解产物（FDPs）和D-二聚体两者结合使用可用于鉴别原发和继发性纤溶	2	
总分		14	

表18-6-2　干扰因素分析结果判读化验单评分标准

考核项目	考核内容	标准分	得分
干扰因素分析（6分）	标本混淆	0.5	
	标本采集不当	0.5	
	标本运送不当	0.5	
	标本前处理不当	0.5	
	标本溶血	2	
	红细胞内外成分的浓度差	1	
	红细胞内ALT、AST、LDH、K^+的浓度远高于细胞浆，故溶血导致这些指标增高	1	
总分		6	

第四部分：沟通与人文内容（时间10分钟，分值20分，口试）

一、考生题干

考生根据设定情景回答考官提问：

1. 情景一：患者女性，51岁，已婚。突发左腹痛、寒战、高热、小便频繁。有3个月尿道感染史，口服氨苄西林治疗。无心脏病、糖尿病、结核病史。查体：T 39.2℃，脉搏102次/min，呼吸32次/min，血压100/70mmHg，为进一步诊治到我院检查（10分）。

（1）请问该患者实验室诊断时，如何进行检验项目选择，以及患者准备及样本采集送检要求？

（2）患者进行常规尿液分析时，出现尿比重1.000，其余项目均正常，是否可以直接发放报告，以及如何与临床医护及患者沟通？

2. 情景二：患者男性，54岁，1天前无明确原因出现腹痛，为绞痛，随后出现腹泻，先为稀便，后为水样便，便后腹痛可缓解，不伴发热、乏力、恶心、呕吐、便血等，就诊当地诊所。给予“氟哌酸”（具体不详）治疗，效果差，上述症状未缓解，为进一步诊治到我院检查（10分）。

（1）为明确诊断，请问该患者实验室检查时，如何进行检验项目选择，以及患者准备及样本采集送检要求和各项检查报告时间？

（2）患者听到培养结果要在三天以后出结果，对报告时间太长有情绪，如何给患者解释？

二、考官参考资料

1. 情景一：患者女性，51岁，已婚。突发左腹痛、寒战、高热、小便频繁。有3个月尿道感染史，口服氨苄西林治疗效果欠佳，为进一步诊治到我院检查（10分）。

（1）请问该患者实验室诊断时，如何进行检验项目选择，以及患者准备及样本采集送检要求？

答：1）患者可能为急性泌尿系感染/尿路感染，应选择尿液常规分析、血常规、尿液细菌培养、血培养、肾功能等检查。

2）采集前嘱患者清洗外生殖器、尿道口及周围皮肤后留取清洁中段晨尿，避免分泌物、月经、精液、化学物质及粪便等污染，无论是尿常规和尿培养均需使用专用容器。

3）采集后2小时内及时送检。

（2）患者进行常规尿液分析时，出现尿比重1.000，其余项目均正常，是否可以直接发放报告，以及如何与临床医护及患者沟通？

答：不能直接发放报告。应与临床医护和患者沟通，标本留取是否正确，如为B超憋尿或大量饮水后留取，可因尿液稀释造成结果假阴性，不能诊断病情，建议患者正确留取晨尿后重新检测。

2. 情景二：患者男性，54岁，1天前无明确原因出现腹痛，为绞痛，随后出现腹泻，先为稀便，后为水样便，便后腹痛可缓解，不伴发热、乏力、恶心、呕吐、便血等，就诊当地诊所，给予“氟哌酸”（具体不详）治疗，效果差，上述症状未缓解，为进一步诊治到我院检查（10分）。

（1）为明确诊断，请问该患者实验室检查时，如何进行检验项目选择，以及患者准备及样本采集送检要求和各项检查报告时间？

答：1）患者可能为急性感染性腹泻，应选择粪便常规＋潜血、粪便细菌培养等检查项目。

2）嘱患者将粪便标本留入清洁干燥容器内，取病理成分（黏液或脓血部位粪便）分别置入粪便常规容器和无菌容器内，及时送检（2小时内）。

3）报告时间：粪便常规30分钟发报告。粪便培养三天后发报告，如有特殊阳性结果会电话通知。

（2）患者听到培养结果要在三天以后出结果，对报告时间太长有情绪，如何给患者解释？

答：便培养是需要时间等待细菌生长，而细菌生长快慢会因菌种而异。便培养的目的是为明确哪种病原体感染，并且可据药物敏感试验报告选择相应的抗菌药物治疗，目前可经验用药，待结果出来后在医生的指导下调整用药。

三、考官评分标准（表18-7）

表18-7-1　沟通与人文内容情景1评分标准

考核项目	考核内容	标准分	得分
第一题（1）问（8分）	患者可能为急性泌尿系感染/尿路感染	1	
	应选择尿液常规分析、血常规	2	
	尿液细菌培养，血液细菌培养	1	
	肾功能检查	1	
	采集前嘱患者清洗外生殖器、尿道口及周围皮肤后留取清洁中段晨尿，避免分泌物、月经、精液、化学物质及粪便等污染	1	
	尿常规和尿培养均需使用专用容器	1	
	采集后2小时内及时送检	1	
第一题（2）问（2分）	不能直接发放报告	1	
	临床医护和患者沟通，标本留取是否正确，如为B超憋尿或大量饮水后留取，可因尿液稀释造成结果假阴性，不能诊断病情，建议患者留晨尿后重新检测	1	
总分		10	

表18-7-2　沟通与人文内容情景2评分标准

考官提问	沟通与人文内容评分标准	标准分	得分
第二题（1）问	患者可能为急性感染性腹泻	1	
	粪便常规＋潜血	1	
	粪便细菌培养等检查项目	1	
	嘱患者将粪便标本留入清洁干燥容器内，取病理成分（黏液或脓血部位粪便）	1	
	分别置入粪便常规容器（便常规）和无菌容器内（便培养）	1	
	及时送检（2小时内）	1	
第二题（1）问	报告时间：粪便常规30分钟发报告。粪便培养三天后发报告，如有特殊阳性结果会电话通知	2	
第二题（2）问	便培养是需要时间等待细菌生长，而细菌生长快慢会因菌种而异。便培养的目的是为明确哪种病原体感染，并且可据药物敏感试验报告选择相应的抗菌药物治疗，目前可经验用药，待结果出来后在医生的指导下调整用药	2	
总分		10	

第五部分：临床思维考核（时间20分钟，分值20分，考官提问）

一、考生题干

患者女，40岁。主诉：怕热、多汗、易怒、心悸，胫前水肿6个月，病情加重3个月。

现病史：患者6个月前无明显诱因出现怕热、多汗、多食易饥，体重下降，活动后心悸、气促，间断胸闷、气短，左肩胛区疼痛，口服速效救心丸后缓解。同时发现自足背部和踝关节处开始出现对称性皮肤破坏，皮肤增粗、变厚，呈暗红色，伴有瘙痒、脱屑，逐渐向上延伸累及双侧小腿胫前下端，有广泛大小不等的暗红色结节，边界清楚，局部皮温高，无压痛。1个月前外院胫前皮肤活检示黏液性水肿，为进一步诊治入院。患者自发病以来食欲差、睡眠可，大便每天2次，不成形，体重减轻5kg多。

既往史：患者既往无食物、药物过敏史，否认家族遗传病史。

查体：T 37.1℃，脉搏120次/分，呼吸25次/分，血压120/60mmHg，身高175cm，体重63kg。发育正常，营养中等，神清合作，自主体位。皮肤湿润多汗，黏膜无黄染、出血点，浅表淋巴结未触及肿大。头颅五官无畸形，突眼，眼睑水肿，巩膜无黄染，双侧瞳孔等大等圆，对光反射存在，口唇无发绀，伸舌细震颤，手颤（＋）。颈软，气管居中，甲状腺Ⅲ度肿大，质韧，未及结节，可闻及血管杂音。胸廓对称，双肺呼吸音粗，可闻及干性啰音。心界不大，心率120次/分，律齐，各瓣膜听诊区未闻杂音。腹平软，无压痛、反跳痛，肝、脾未及，双肾区无叩痛，肠鸣音活跃。双下肢胫前皮温升高、水肿、色素沉着。生理反射存在，病理反射未引出。

1．通过上述问诊与查体，请总结病史特点，该患者可能的诊断是什么？

2．需要与哪些疾病鉴别诊断？

3．为明确诊断，应进一步进行哪些检查？

二、考官资料

患者女，40岁。主诉：怕热、多汗、易怒、心悸，胫前水肿6个月，病情加重3个月。

现病史：患者6个月前无明显诱因出现怕热、多汗、多食易饥，体重下降，活动后心悸、气促，间断胸闷、气短，左肩胛区疼痛，口服速效救心丸后缓解。同时发现自足背部和踝关节处开始出现对称性皮肤破坏，皮肤增粗、变厚，呈暗红色，伴有瘙痒、脱屑，逐渐向上延伸累及双侧小腿胫前下端，有广泛大小不等的暗红色结节，边界清楚，局部皮温高，无压痛。1个月前外院胫前皮肤活检示黏液性水肿，为进一步诊治入院。患者自发病以来食欲差、睡眠可，大便每天2次，不成形，体重减轻5kg多。

既往史：患者既往无食物、药物过敏史，平素吸烟每天5～6支，否认家族遗传病史。

查体：T 37.1℃，P 120次/分，R 25次/分，BP 120/60mmHg，身高175cm，体重63kg。发育正常，营养中等，神清合作，自主体位。皮肤湿润多汗，黏膜无黄染、出血点，浅表淋巴结未触及肿大。头颅五官无畸形，突眼，眼睑水肿，巩膜无黄染，双侧瞳孔等大等圆，对光反射存在，口唇无发绀，伸舌细震颤，手颤（＋）。颈软，气管居中，甲状腺Ⅲ度肿大，质韧，未及结节，可闻及血管杂音。胸廓对称，双肺呼吸音粗，可闻及干性啰音。心界不大，心率120次/分，律齐，各瓣膜听诊区未闻杂音。腹平软，无压痛、反跳痛，肝、脾未及，双肾区无叩痛，肠鸣音活跃。双下肢胫前皮温升高、水肿、色素沉着。生理反射存在，病理反射未引出。

1．通过上述问诊与查体，该患者可能的诊断是什么？

答：患者中年女性，有典型的心悸、怕热、多汗、手抖、多食易饿、体重减轻及胫前水肿表现。根据患者主诉、症状、个人史，高度怀疑甲状腺功能亢进症，Graves病合并胫前黏液性水肿。

2．需要与哪些疾病鉴别诊断？

答：需要与如下疾病进行鉴别诊断：①单纯性甲状腺肿；②亚急性甲状腺炎；③神经官能症；④多结节性毒性甲状腺肿；⑤嗜铬细胞瘤。

3．为明确诊断，应进一步进行哪些检查？

答：为明确Graves病诊断，应对患者进行甲状腺功能检测（TSH、T_3、T_4、FT_3、FT_4、TRAb、TPOAb、TGAb、PTH等），I^{131}放射性核素检查，甲状腺B超、甲状腺穿刺、心电图等检查。

三、考官评分标准（表18-8）

表18-8　临床思维考核评分标准

考核项目	考核内容	标准分	得分
1．通过上述问诊与查体，该患者可能的诊断是什么？	患者中年女性，有典型的心悸、怕热、多汗、手抖、多食易饿、体重减轻及胫前水肿表现	2	
	高度怀疑甲状腺功能亢进症，Graves病合并胫前黏液性水肿	2	
2．需要与哪些疾病鉴别诊断？	单纯性甲状腺肿	1	
	亚急性甲状腺炎	1	
	神经官能症	1	
	多结节性毒性甲状腺肿	1	
	嗜铬细胞瘤	1	
3．为明确诊断，应进一步进行哪些检查？	TSH、T_3、T_4、FT_3、FT_4	5	
	TRAb、TPOAb、TGAb	1	
	PTH	1	
	^{131}I放射性核素检查	1	
	甲状腺B超	1	
	甲状腺穿刺	1	
	心电图等检查	1	
总分		20	

模拟试题（第二套）

第一部分：细胞形态辨认及图像分析（时间20分钟，分值20分）

一、考生题干

请考生按图中要求解答（图18-22到图18-41）

第一题（图18-22）	第二题（图18-23）

第三题（图18-24）	第四题（图18-25）
第五题（血涂片）（图18-26）	第六题（图18-27）
第七题（图18-28）	第八题（图18-29）
第九题（图18-30）	第十题（图18-31）
第十一题（图18-32）	第十二题（图18-33）
第十三题（图18-34）	第十四题（图18-35）
第十五题（图18-36）	第十六题（图18-37）

第十七题（图18-38）	第十八题（图18-39）
第十九题（图18-40）	第二十题（图18-41）

二、考官参考答案（表18-9）

表18-9　细胞形态辨认及图像分析参考答案

序列	参考答案	标准分	得分
图18-22	晚幼红细胞	1	
图18-23	大血小板、巨血小板（答出任意一项均可）	1	
图18-24	异型淋巴细胞	1	
图18-25	靶形红细胞	1	
图18-26	中性晚幼粒细胞	1	
图18-27	Auer小体	1	
图18-28	成熟嗜酸性粒细胞	1	
图18-29	抗酸杆菌	1	
图18-30	单核细胞	1	
图18-31	白细胞	1	
图18-32	草酸钙结晶	1	
图18-33	阴道毛滴虫	1	
图18-34	扁平上皮细胞（表层）或鳞状上皮细胞	1	
图18-35	颗粒管型	1	
图18-36	移形上皮细胞（中层）/尾形上皮细胞	1	
图18-37	加德纳菌感染（细菌性阴道病）	1	
图18-38	真菌或真菌孢子	1	
图18-39	淋病奈瑟氏球菌	1	
图18-40	疟原虫裂殖体	1	
图18-41	红细胞出现双峰，左边的峰是由缺铁贫的体积小的红细胞形成的左移，右边的峰是由治疗得当体积较大的红细胞形成的。说明治疗有效。（回答出双峰和治疗有效就判为正确）	1	
总分		20	

第二部分：检验技能操作（时间20分钟，分值20分）

一、考生题干

1．血涂片的制备（分值10分实验室操作）

2．血培养阳性报告程序？（分值10分口述）

二、考官参考资料

1．血涂片的制备（分值10分实验室操作）

（1）个人防护：戴口罩、帽子和手套。

（2）标记：在磨砂边做好和静脉血对应的标记。

（3）摇匀血样本：上下颠倒混匀4～5次。

（4）制片：使用玻棒或吸管在距载玻片一端1cm处加1滴抗凝血（5～7μl），直径约4mm，左手平执载玻片，或放在类似桌子等平坦处，右手持推片从后方移动接近血滴，使血液沿推片边缘展开，血液呈“一”字形展开，充满推片宽度，推片与载玻片呈30°～45°角，匀速向前将血液推成厚薄适宜的血涂片。标准的血涂片应做到头、体、尾分明，两边和两端留有空隙。（头体尾分明）

（5）空气中自然晾干。

（6）整理所用物品，物归原处，看完的片子放入利器盒。

2．血培养阳性报告程序？（分值10分口述）

血培养阳性结果采取分级报告，包括

（1）血流感染是一种严重的感染性疾病，死亡率很高，需要三级报告程序。

（2）一级报告（危急值报告）：为涂片镜检结果，报告内容包含患者姓名、阳性血培养瓶类型（需氧瓶、厌氧瓶）、报警时间、革兰染色特性及形态，询问患者目前感染状况和抗微生物药物使用情况并记录；医师提问时，可以向医师提出治疗建议。并且记录报告时间、接收者和报告者信息。一级报告应在血瓶报阳1小时内报告临床。

（3）二级报告：利用阳性血培养瓶经特殊处理后，经基质辅助激光解析电离飞行时间质谱（MALDI-TOF）、细菌鉴定卡、单靶标聚合酶链反应（PCR）、多重PCR等方法完成细菌鉴定。

（4）三级报告（最终报告）：包括菌种名称、阳性报告时间和标准药敏试验结果。

三、考官评分标准（表18-10）

表18-10A　血涂片的制备评分标准

考核项目：制备血涂片		考核内容	标准分	得分
考核内容	个人防护	做好个人防护，穿工作服、规范佩戴手套	1	
	试剂及器材准备（2分）	1．清洁、干燥、无尘、无油脂的载玻片 2．微量吸管 3．推片 4．EDTA抗凝全血	0.5 0.5 0.5 0.5	
	样本制备（2分）	1．核对样本/条码信息 2．检查样本质量（有无凝固）	0.5 0.5	

续表

考核项目：制备血涂片		考核内容	标准分	得分
考核内容	样本制备（2分）	3．充分混匀样本 4．样本标记（编号）	0.5 0.5	
考核内容	推片动作（2分）	1．用微量吸管距载玻片一端1cm处加一滴抗凝血（约10μl） 2．左手平执载玻片，右手持推片从前方接近血滴，使血液沿推片边缘展开成适当宽度 3．使推片与载玻片呈适当角度（30°～45°）进行推片，动作规范（快速、平稳） 4．干燥将推好的血涂片在空气中晃动，使其迅速干燥。天气寒冷或潮湿时，应于37℃温箱中保温促干，以免细胞变形缩小	0.5 0.5 0.5 0.5	
	血涂片质量（2分）	1．血涂片质量：舌状、头、体、尾分明； 2．长度3～4cm，血片两边留空白	1 1	
	实验室物品整理（1分）	1．医疗垃圾处理 2．物品归位	0.5 0.5	
总分			10	

表18-10B　血培养阳性报告程序评分标准

考核项目	考核内容	标准分	得分
血培养阳性报告程序（6.5分）	血流感染是一种严重的感染性疾病，死亡率很高	1	
	血培养阳性报告程序（三级）	1.5	
	报阳血培养瓶类型	0.5	
	报警时间	0.5	
	革兰染色特性及形态	0.5	
	询问患者感染情况	0.5	
	抗菌药物使用情况	0.5	
	治疗建议	0.5	
	报告时间	0.5	
	接收者及报告者信息	0.5	
血培养阳性报告程序（3.5分）	细菌鉴定：质谱法、鉴定卡、PCR等	1.5	
	阳性报告时间	0.5	
	菌种名称	0.5	
	标准药敏试验结果	1	
总分		10	

第三部分：结果判读（时间10分钟，分值20分，口试）

一、考生题干

1．请对以下质控图进行分析并回答考官提问（分值6分，图18-42）。

2．检验报告结果解读（分值5分，图18-43）。

3．检验报告结果解读（分值4分，图18-44）。

4．检验报告结果解读（分值5分，图18-45）。

图18-42　图18-43　图18-44　图18-45

病历摘要：患者男性，67岁。风湿病20余年，1个月前行心脏瓣膜置换术，术后口服抗凝药物（华法林），遵医嘱于出院后1个月复查凝血功能。

问题1．根据患者病史，其是否需要检测以上各项凝血指标？

问题2．通过该检验结果如何评价患者口服抗凝药物的剂量是否合适？

二、考官资料

1．质控图分析（表18-11）

表18-11　质控图分析评分标准

考官提问	质控图分析评分标准	标准分	得分
分析以上质控图，有几处失控？并进行简单分析	该质控图中出现了两处失控	1	
	在第3分析批违背了13_S规则，可能存在随机误差	1	
	第8分析批违背了22_S规则，可能存在系统误差	1	
	常见的失控原因包括：人机料法环分析，操作失误，试剂、校准物、质控品失效，水电等供应不符合要求，仪器维护不良以及采用的质控规则、控制限范围	2.5	
	重新检测质控品，直到质控结果在控，开始检测标本	0.5	
总分		6	

2．结果判读评分标准（表18-12）

表18-12　结果判读评分标准

考官提问	异常报告单分析评分标准	标准分	得分
1．此报告单中有哪些异常？	尿干化学中白细胞酯酶阴性，而尿沉渣镜检白细胞阳性	2	
2．尿干化学中白细胞酯酶阴性，而尿沉渣镜检白细胞阳性该如何解释？（3分）	仪器干化学法检测尿白细胞的原理是基于粒细胞胞浆内含有酯酶，此酶可作用于膜块中的吲哚酚酯，使其产生吲哚酚，后者与重氮盐反应形成紫色缩合物。通过酯酶检测白细胞，既能检测完整的细胞又能检测因细胞破坏胞浆内涵物来辨别细胞的多少	1.5	
	当尿液中为非中性粒细胞，如淋巴细胞、单核细胞，则镜检阳性；干化学阴性，多见于肾移植术后发生排异反应、淋巴细胞白血病患等，也可见于抗生素、抗癌药物引起的间质性肾炎和新月体性肾小球肾炎；另外高比重尿、高糖尿、尿液中维生素C含量较高时也会出现假阴性	1.5	
总分		5	

3．结果判读评分标准（表18-13）

表18-13　结果判读评分标准

考官提问	异常报告单分析评分标准	标准分	得分
1．根据检验报告结果分析，该患者初步考虑最可能的诊断是什么？	乙肝病毒表面抗原、e抗原和核心抗体同时阳性，俗称"大三阳"，此阶段乙肝病毒在体内复制活跃，传染性强。因此该病例最可能的实验室诊断为乙型肝炎病毒感染	2	
2．为确定其传染性还需做哪些项目检测？	乙型肝炎病毒核酸检测是判断有无传染性的更为准确的指标。高载量的病毒，说明体内病毒复制较为活跃，具有强传染性	2	
总分		4	

4．结果判读评分标准（表18-14）

（1）根据患者病史，其是否需要检测以上各项凝血指标？

答：凝血检查通常包括PT、APTT、FIB，其中PT不仅反映凝血酶原水平，也是反映因子Ⅴ、Ⅶ、Ⅹ和纤维蛋白原在血浆中的水平，为外源性凝血系统较为灵敏和最常用的筛选试验；APTT为内源性凝血系统较为灵敏和最常用的筛选试验。该患者为心脏瓣膜置换术后口服抗凝药物，需常规检测PT及其换算指标，对于APTT、FIB可不予检测，但考虑到患者为出院后第一次检测凝血指标，故选择了较为全面的检测。

（2）通过该检验结果如何评价患者口服抗凝药物的剂量是否合适？作为口服抗凝剂的首选监测指标，中国人的国际标准化比值（international normalized ratio，INR）一般维持在2.0～2.5之间，＜1.5为抗凝无效，＞3.0出血风险将大大增加。该患者PT＝18.45秒，INR＝1.65，提示抗凝药物疗效未达到预期的抗凝效果，应再加大抗凝药物剂量，调整药量后，再次检测凝血指标。

表18-14　结果判读评分标准

考官提问	考核内容及标准	标准分	得分
凝血相关检查？	简述各指标结果	0.5	
	PT意义	0.5	
	APTT意义	0.5	
	指标选择	0.5	
	首选指标	1	
	INR控制范围	1	
	是否调整药物	1	
总分		5	

第四部分：沟通与人文内容（时间10分钟，分值20分，口试）

一、考生题干

1．检验科标本收检窗口，一名患者怀疑自己患有糖尿病，请问该患者实验室诊断时，如何进行检验项目选择，以及患者准备、样本采集及运送（10分）。

2．住院患者血钾检测结果8.0mmol/L，是否可以直接审核报告单，以及如何与临床医护沟通（10分）？

二、考官资料

考官根据参考答案中的评分标准进行打分（表18-15）

表18-15-1　评分标准1

考官提问	沟通与人文内容评分标准	标准分	得分
1．糖尿病相关检测项目有哪些？	空腹血糖测定，口服糖耐量试验，胰岛素释放试验和C肽、糖化血红蛋白测定及尿糖检测	4	
2．标本采集注意事项有哪些？	空腹血糖、胰岛素释放试验和C肽测定，患者应空腹8～10h，但亦不可空腹时间过长，抽血前应避免激烈运动，样本采集后应立即送检	1.5	
	口服糖耐量试验前应空腹8～10h，口服葡萄糖应为75g无水葡萄糖，如为其他葡萄糖应进行换算，试验前及试验期间应避免剧烈运动，提前5分钟到采血窗口进行等候。服糖过程中或试验期间如发生呕吐等不适，应终止试验 分别于开始喝糖计时：30分、60分、120分、180分抽血检测，同时检测尿糖	1.5	
	尿糖检测前应避免进食大量水果等含糖量高的物质，留取的尿量不可过少	1	
3．交流过程中注意人文关怀	在此沟通过程中，使用礼貌用语，语速得当，态度和蔼，回答患者提问有耐心，无易引发医患冲突的不恰当言语或肢体语言	2	
总分		10	

表18-15-2　评分标准2

考官提问	沟通与人文内容评分标准	标准分	得分
1．处理流程	对标本外观进行核查，有无严重溶血，如无，则对标本进行复查，对检测结果进行确认	3	
	与主管医生进行沟通，患者是否在输液时采血，确认患者身体状态，有无肾功能不全，有无明显心电图改变，与患者临床是否相符，确认此检测结果是否为真实危急值	3	
	如此危急值与患者临床明显不相符，则应要求主管医生重新抽血进行复查，并进一步查找引起血钾假性增高的原因	2	
	如此检测结果，与患者临床表现相符，则记录危急值报告时间及接收人姓名	1	
2．交流过程中注意沟通技巧	在和医生沟通过程中，态度严谨，逻辑清楚，表达流畅，表现出应有的专业素养	1	
总分		10	

第五部分：临床思维考核（时间20分钟，分值20分，口试）

一、考生题干

患者，男性，11岁，水肿、血尿9天，进行性少尿6天入院就诊。

患儿9天前晨起后发现双眼睑水肿，出现洗肉水样小便。6天前尿量进行性减少。患儿1个月前曾患扁桃体炎，曾口服抗生素治疗。患病以来精神食欲稍差，大便正常，睡眠可，既往无肾病史。

查体：T 37℃，P 89次/分，R 25次/分，BP 144/81mmHg，发育正常，重病容，精神差，眼睑水肿，结膜稍苍白，巩膜无黄染。咽部充血，扁桃体肿大，可见少量脓性分泌物，黏膜无出血点。心肺无异常。肝、脾未扪及，移动性浊音（－），肠鸣音存在，双下肢出现凹陷性水肿。

实验室检查：Hb 85g/L，RBC 2.9×10^{12}/L，WBC 12.5×10^{9}/L，分类：N 0.82，L 0.15，M 0.03，PLT 210×10^{9}/L，ESR 105mm/h，尿液分析：尿蛋白：（＋＋），红细胞12～15/HP，白细胞2～3/HP，比重1.030；生化检查：BUN 37.5mmol/L，Cr 560.5μmol/L，TP 59g/L，ALB 34g/L，胆固醇3.8mmol/L。其他：补体C3 0.5g/L，ASO滴度升高。

考生需回答以下问题：

1．根据以上资料，请做出初步诊断并简述其诊断依据？

2．为明确诊断，应进一步做哪些检查？

二、考官资料

参考答案：

1．根据以上资料，初步诊断为：急性肾小球肾炎，诊断依据见评分标准。

2．为明确诊断，应进一步做（1）血气分析、血电解质；（2）B超；（3）X线胸片；（4）必要时肾活检。

三、评分标准（表18-16）

表18-16　临床思维考核评分标准

考核内容项目	评分内容及标准	标准分	得分
临床思维考核	1．简述患者临床资料 一般资料概括及检验结果描述：水肿、血尿9天，进行性少尿6天，曾患扁桃体炎，血常规、肾功能、尿常规等均有异常	2	
	2，初步诊断　急性肾小球肾炎	5	
	3．诊断依据　链球菌感染3～4周后，出现水肿、高血压、蛋白尿、血尿或肾功能进展等临床表现	5	
	4．鉴别诊断及最佳鉴别方式　肾小管肾炎、系统性肾脏疾病受累；肾活检是诊断这些疾病的金标准	4	
	5．进一步检查 （1）血气分析、血电解质；（2）B超；（3）X线胸片；（4）必要时肾活检	4	
总分		20分	

（赵星涛）

第十九章　放　射　科

为规范住院医师规范化培训结业临床实践能力考核，提高结业临床实践能力考核的质量，逐步实现住院医师规范化培训结业考核的同质化，特制订本规程。

一、使用范围

适用于山西省住院医师规范化培训结业临床实践能力考核-放射科专业。

二、制订依据

依据国家《住院医师规范化培训内容与标准（2022版）》《住院医师规范化培训结业临床实践能力考核标准方案（2023版）（放射科）》，结合山西省住院医师规范化培训的实际，制订本标准。

三、考核对象

符合考核条件，参加住院医师规范化培训（放射科）专业结业临床实践能力考核的住院医师。

四、考核内容

包括放射诊断基本功、放射诊断报告书写、临床思维与决策、实践技能操作、临床医患沟通等内容。

五、考核重点

根据国家《住院医师规范化培训内容与标准（2022版）》-放射科培训细则的要求，使用病例影像检查图像、标准化患者（简称SP）、真实患者或在医学模拟人（模具）上实际操作。

六、考核形式及考站设置

住院医师规范化培训结业临床实践能力考核采取客观结构化临床考核（OSCE）的方式，采用在标准化患者/真实患者或医学模拟人上实际操作。共设置放射诊断基本功站、放射诊断报告书写站、临床思维与决策站、实践技能操作站和临床医患沟通站五站。

第一考站：放射诊断基本功

考核内容：X线平片诊断基本功

考核方式：电脑笔试或者手写笔试。考生根据提供的X线平片考题图像，对病例做出快速定位和定性诊断。

考核考题：来源于临床常见多发疾病的X线平片图像，包括简单的病史介绍和X线图像（PPT或图片格式），一共有6个病例，其中急诊病例不少于3个。要求考生在规定时间内任意选择且只能选择5个病例作答。

考核时间：10分钟

分值占比：每例20分，共100分，60分为合格。总分的15%计入综合成绩。

第二考站：放射诊断报告书写

考核内容：CT/MRI诊断报告书写

考核方式：电脑笔试或者手写笔试。考生根据提供的CT/MRI考题图像，对病例进行规范的影像诊断报告书写。

考核考题：来源于临床常见多发疾病的CT/MRI图像（含神经&头颈、呼吸、循环、消化、泌尿生殖和骨骼肌肉等系统），包括临床病史、体格检查等资料，CT/MRI图像以PPT或图片格式提供，一共有3个病例（来自不同的系统），其中急诊病例不少于1个。要求考生在规定时间内完成影像诊断报告书写。

考核时间：30分钟

分值占比：每亚站100分，3个亚站的平均成绩≥60分为合格。3个亚站考核总分的10%计入综合成绩。

第三考站：临床思维与决策

考核内容：病史特点、影像表现归纳、影像诊断及依据、鉴别诊断要点、职业素养、人文关怀以及表达能力等。

考核方式：面试。考生根据提供的考题，对放射影像检查图像（PPT或图片格式）以口头报告形式进行规范描述，总结病例特点，并进行诊断以及鉴别诊断，然后回答考官提问。

考核时间：30分钟，该站共设置6个亚站，每亚站1份病例（来自不同的系统）。从中随机选取3个亚站进行考核。每亚站答题时间10分钟（含换站时间），该站总计30分钟。

分值占比：每亚站100分，3个亚站的平均成绩≥60分为合格。3个亚站考核总分的10%计入综合成绩。

第四考站：实践技能操作

考核内容：放射科实践技能操作规范和人文关怀

考核方式：上机操作、对标准化患者（SP）进行相应部位的现场操作、在模具上操作或观看视频。若为真实患者或者招募的SP，考生接诊后须与患者进行简单的沟通，然后开始操作或检查。

考核考题：考生在四个实践技能操作项目中随机抽取一项进行考核。

（1）消化道造影操作。（2）CT图像后处理操作。（3）对比剂不良反应的识别与处理。（4）股动脉穿刺插管术。

考核时间：10分钟

分值占比：满分100分，60分为合格，总分的15%计入综合成绩。

第五考站：临床医患沟通

考核内容：结合临床实际工作场景，考核住院医师与患者之间的有效沟通与交流能力。

考核方式：面试。采用真实患者或SP进行现场交流，也可以通过播放一段音频或观看一段视频，对音频或视频中的错误进行剖析。

考核时间：10分钟

分值占比：满分100分，60分为合格，总分的10%计入综合成绩。

七、成绩评定

同一次考试须同时满足下列2个条件判定为考核通过。

1. 单个大站分数：无亚站设置的单个大站得分≥60分；有亚站设置的单个大站，各亚站平均成绩≥60分。

2. 各大站分数总和：综合成绩≥70分。

八、具体实施

1. 采用统一考题、统一考核形式与标准进行集中考核，以保证考核的公平性和同质性。考核基地同一批次、同一时段使用同一考题。各站试题数量根据考试批次安排设定，每半天至少一套试题，各批次之间不得重复，并准备至少1套备用题。

2. 每个考站配两名考官，两名考官来自不同培训基地，两名考官独立评分。

3. 各类型人员考前培训

（1）考官培训内容：包括《住院医师规范化培训内容与标准（2022版）》《住院医师规范化培训结业临床实践能力考核标准方案（2023版）（放射科）》、考官制度、执考要求、评分要求、注意事项等；考前培训应按分配的考核任务进行分组培训，由考核专业负责人及指定的考站组长负责召集该站考官进行培训，培训重点是评分细则的一致性，具体包括熟悉考核病例（或主题）的内容；对照评分细则进行一致性评分练习与讨论。

（2）考生培训内容：考场设置、考试流程、每站考核注意事项等。

（3）考务人员培训内容：考场设置、人员分工、不同岗位考务人员工作流程等。

（4）SP培训：案例培训、标准化回答、特殊体征培训等。

九、考站设置建议（表19-1）

表19-1 放射科考站设置方案

组别	序号	轮转顺序				
		第一考站 放射诊断基本功 10分钟	第二考站 放射诊断报告书写 30分钟	第三考站 临床思维与决策 30分钟	第四考站 实践技能操作 10分钟	第五考站 临床医患沟通 10分钟
第一组	01	第一站①→第二站①→第四站①→第五站①→第三站①				
	02	第一站②→第二站②→第四站②→第五站②→第三站②				
	03	第一站③→第二站③→第四站③→第五站③→第三站③				
	04	第一站④→第二站④→第五站①→第四站①→第三站④				
	05	第一站⑤→第二站⑤→第五站②→第四站②→第三站⑤				
	06	第一站⑥→第二站⑥→第五站③→第四站③→第三站⑥				
第二组	07	第二站①→第一站①→第三站①→第四站①→第五站①				
	08	第二站②→第一站②→第三站②→第四站②→第五站②				

续表

组别	序号	轮转顺序				
		第一考站 放射诊断基本功 10分钟	第二考站 放射诊断报告书写 30分钟	第三考站 临床思维与决策 30分钟	第四考站 实践技能操作 10分钟	第五考站 临床医患沟通 10分钟
第二组	09	第二站③→第一站③→第三站③→第四站③→第五站③				
	10	第二站④→第一站④→第三站④→第五站①→第四站①				
	11	第二站⑤→第一站⑤→第三站⑤→第五站②→第四站②				
	12	第二站⑥→第一站⑥→第三站⑥→第五站③→第四站③				

1. 依据参考人数分组进行考核，所有考站同时进行考试（同时设置多站，进站人数根据每站考试时间设置，如：第一站考核设置6个人同时进站，30分钟内6人×3组共18位考生，同一时间第二站设置18人同时进站，每30分钟后两站考生交换考站继续完成考试，完成两站考试后分别进入第三站、第四站、第五站进行考试。如上表所述，其中编号①～⑥代表每站设置并行考站数）

2. 第四站设置3人同时进站，第五站设置3人同时进站，每10分钟后两站考生交换考站继续完成考试，20分钟完成第四站与第五站考试后，3人×2组共6位考生于候考区候考10分钟，待第三站6位考生结束后，交换考站继续完成考试，完成三站考试后分别进入第一站、第二站进行考试

3. 考虑时间不统一性，时长较少考站会适当补充下一组人数确保所有考站同时进行（上述表中第二站共18名考生，由三组、四组考生进入考站，未全部列出）

十、模拟试题

模拟试题（第一套）

第一部分：放射诊断基本功（时间10分钟，分值100分，笔试6选5）

一、考生题干

请考生在规定时间内任意选择且只能选择5个病例作出定位及定性诊断。

病例一：患者，男，82岁，入院前1小时发生外伤致左髋部大腿疼痛不适，不伴活动性出血（图19-1、图19-2）。

病例二：患儿，男，4岁，入院前3天出现腹痛、腹泻，伴发热，不伴呕吐（图19-3）。

病例三：患者，男，67岁，咳嗽、咳痰、咯血2个月（图19-4）。

病例四：患者，女，76岁，患者于20天前出现上腹部疼痛，伴气短，右侧卧位时气短明显（图19-5）。

病例五：患者，男，27岁，2天前无明显诱因出现腹部阵发性绞痛，约9小时前自觉疼痛加重（图19-6）。

病例六：患者，女，11岁，右大腿远端疼痛1个月余，活动时疼痛明显，无双下肢放射痛、麻木等不适（图19-7）。

图19-1　　图19-2　　图19-3　　图19-4

图 19-5　图 19-6　图 19-7

二、考官参考答案

病例一参考答案：左股骨颈（10分）骨折（10分）

病例二参考答案：小肠（10分）肠梗阻（10分）

病例三参考答案：左肺上叶（10分）肺癌（10分）

病例四参考答案：右侧（10分）气胸（10分）

病例五参考答案：腹腔（10分）消化道穿孔（10分）

病例六参考答案：右股骨下段（10分）非骨化性纤维瘤（10分）

第二部分：放射诊断报告书写（时间30分钟，分值100分，笔试）

一、考生题干

请考生在规定时间内选择3个病例，根据以下病例基本信息，临床病史和影像检查表现，为患者书写一份规范的影像诊断报告。

病例一（急诊患者）基本信息：患者，男，56岁。临床病史：右侧肢体无力5小时，伴言语不清、流涎，伴小便失禁。实验检查：无。临床诊断：肢体无力原因待查（图19-8）。

病例二（常规患者）基本信息：患者，男，32岁。临床病史：体检发现左肾占位，不伴腰背部胀痛不适，无血尿。实验检查：暂缺。临床诊断：左肾占位性质待定（图19-9）。

病例三（常规患者）基本信息：患者，男，70岁。临床病史：3年前体检发现右肺上叶结节，大小约0.8cm，无胸部不适，无心慌、气短，不伴咳嗽、痰中带血，不伴发热等症状，建议患者定期复查。实验检查：无。临床诊断：右肺上叶病变性质待定。（图19-10、图19-11、图19-12）

图 19-8　图 19-9　图 19-10　图 19-11　图 19-12

二、考官参考答案

病例一（急诊患者）参考答案：（核对患者一般信息和相关临床资料，准确说明所提供图像的影像检查技术或重建方法，共计10分）。患者姓名、性别、年龄，检查方法及检查部位无误；无明显运动伪影，图像质量满足诊断要求（4分）。头部MRI平扫、DWI扫描、MRA检查（6分）。

影像描述：（病变描述，包括病变部位、大小、信号、边界与周围结构的关系等，主要诊断征象，20分；应用专业术语描述重要征象，10分；重要阴性征象，10分；其他摄片范围内病变，10分；逻辑顺序、条理清楚，10分；共计60分）。

头部DWI示左侧颞叶、基底节区（10分）可见大片状异常高信号影，ADC对应区域显示为低信号改变（10分）。头部MRA示左侧颈内动脉颅内段及左侧大脑中动脉未见显示（10分）。头部MR平扫T2W显示双侧脑室旁可见多发点状长T2高信号影（10分），双侧脑室周围白质可见斑片状长T2高信号影（10分）。双侧脑室对称无扩大，中线结构未见移位（10分）。

影像诊断：（病变定位、定性，10分；诊断结论准确，10分；其他诊断，或需要其他检查并提出，10分；共计30分）。

1．左侧颞叶、基底节区（5分）脑梗死（5分）急性期（10分）。

2．双侧脑室旁多发腔隙性脑梗死，双侧脑室体旁脑白质疏松（5分），左侧颈内动脉颅内段及左侧大脑中动脉闭塞（5分）。

病例二（常规患者）参考答案：（核对患者一般信息和相关临床资料，准确说明所提供图像的影像检查技术或重建方法，共计10分）。患者姓名、性别、年龄，检查方法及检查部位无误；无明显运动伪影，图像质量满足诊断要求（4分）。上腹部CT平扫＋增强（6分）。

影像描述：（病变描述，包括病变部位、形态、数目、大小、密度/信号、边界、强化程度、与周围结构的关系等，主要诊断征象，20分；应用专业术语描述重要征象，10分；重要阴性征象，10分；其他摄片范围内病变，10分；逻辑顺序、条理清楚，10分；共计60分）

左肾（10分）可见占位病变，大小约5.4cm×5.7cm（10分），整体呈稍低密度改变，内部密度不均匀，低密度区域CT值约20HU，增强扫描后，肾皮质期病灶内可见多发的斑片状明显强化区域，高强化区域CT值达80HU，肾髓质期病变强化程度有下降（15分），周围可见包膜显示（5分）。病变整体突出于肾轮廓外（5分），腹膜后扫描范围内未见淋巴结肿大（5分），肾盂未见明显累及变形（5分），下腔静脉及肾静脉未见癌栓征象（5分）。

影像诊断：（病变定位、定性，10分；诊断结论准确，10分；其他诊断，或需要其他检查并提出，10分；共计30分）。左肾（10分）占位病变，考虑肾细胞癌（5分）、透明细胞癌可能性大（10分），未见确切累及肾盂（5分），请结合临床。

病例三（常规患者）参考答案：（核对患者一般信息和相关临床资料，准确说明所提供图像的影像检查技术或重建方法，共计10分）。患者姓名、性别、年龄，检查方法及检查部位无误；无明显运动伪影，图像质量满足诊断要求（4分），胸部CT平扫＋增强（6分）。

影像描述：（病变描述，包括病变部位、形态、数目、大小、密度/信号、边界、强化程度、与周围结构的关系等，主要诊断征象20分；应用专业术语描述重要征象，10分；重要阴性征象，10分；其他摄片范围内病变，10分；逻辑顺序、条理清楚，10分；共计60分）。

右肺上叶（10分）可见一类圆形占位病变，大小约5.4cm×5.7cm（10分），内部密度不均匀，CT值约35HU，增强扫描后，动脉期病灶内可见多发的斑片状明显强化区域，高强化区域CT值达60HU，门静脉期病变整体持续强化，CT值达75HU（20分），邻近胸膜凹陷（5分），右肺上叶支气管截断（5分），纵隔内未见明显肿大淋巴结（5分）。双肺野内另可见多发小囊状低密度影（5分）。

影像诊断：（病变定位、定性，10分；诊断结论准确，10分；其他诊断，或需要其他检查并提出，10分；共计30分）。1．右肺上叶占位病变，符合肺癌，建议CT引导下穿刺或支气管镜检查（25分）；2．肺气肿（5分）。

第三部分：临床思维与决策（时间30分钟，分值100分，6个亚站随机选3个进行考核，每题100分，各亚站占10%）

一、考生题干

请考生根据提供的考题，从中随机选取3个亚站进行考核。对放射影像检查图像以口头报告形式进行规范描述，总结病例特点，并进行诊断以及鉴别诊断，然后回答考官提问。

1．骨髂肌肉系统亚站

题干：患者，男，48岁，主诉：右髋部疼痛、活动受限8个月余。

体格检查：右腹股沟中点压痛阳性，右下肢4字试验阳性。

实验室检查：血清电解质及肿瘤标志物正常范围。

影像检查如下：图19-13、图19-14。

图19-13 图19-14

考官评分标准（一）（表19-2）：

表19-2 临床思维与决策评分标准

项目/问题	项目分	参考答案要点	标准分	得分
请简要概括患者的临床资料，并说明图像的影像检查技术	10分	一般资料概括：男性（1分），右髋部不适，活动受限8个月余（1分），实验室检查正常范围（1分）	3	
		影像检查方法：双髋关节MRI平扫（1分），T2WI冠状位（2分）、T1WI冠状位（2分）；CT平扫冠状位重建（2分）	7	
请对所提供图像的病变影像表现进行客观描述	30分	定位：双侧股骨头	5	
		数目：多发	2	
		形态：斑片状，迂曲线样	4	
		大小：无法测量	1	
		边界：边界模糊	3	
		密度/信号：负重区见线样长T2高信号（4分）、长T1低信号（4分），右侧股骨头略塌陷（5分），周围关节腔内可见长T2积液信号（2分）	15	
请对该病例的临床特点与影像特点进行归纳	20分	临床特点：青壮年，男性（2分），双侧股骨头发病（2分），右侧髋部不适合并活动受限8个月余（2分）	6	
		股骨头形态：右侧塌陷（2分），左侧正常（1分）	3	
		影像特点：关节面下T2线样高信号（4分），T1线样低信号（4分），关节腔积液（3分）	11	

续表

项目/问题	项目分	参考答案要点	标准分	得分
请诊断，包括定位和定性诊断等	10分	定位：双髋关节	3	
		定性：典型的双侧股骨头无菌坏死（4分），右侧Ⅲ级，左侧Ⅱ级（3分）	7	
请给出两个鉴别诊断的疾病，并简要说明鉴别点（临床表现、实验室检查以及影像表现等）	20分	强直性脊柱炎（1分）：常见于青少年男性（3分），多为双侧骶髂关节受累，血清检测HLA-B27阳性（3分），X线表现为股骨头保持圆形而关节间隙变窄、消失甚至融合（3分）	10	
		骨梗死（1分）：发生在干骺端的骨坏死，不同时期MRI影像表现不同。（1）急性期：病变中心T1WI呈与正常骨髓相同或略高信号，T2WI呈高信号，边缘呈长T1、T2信号（3分）；（2）亚急性期：病变中心T1WI呈与正常骨髓相同或略低信号，T2WI呈与正常骨髓相同或略高信号，边缘呈长T1、长T2信号（3分）；（3）慢性期：T1WI和T2WI均呈低信号（3分）	10	
股骨头坏死分期的目的	5分	对股骨头坏死进行分期的目的就是指导建立有助于逆转或阻止股骨头坏死继续发展的治疗方案，评估各种治疗方法的效果和预测股骨头坏死的演变规律	5	
沟通表达能力	5分	语言流利，思路清晰，逻辑严谨，沟通顺畅	5	
总分			100	
折算后综合成绩（本站实际得分×10%）				
点评：（未通过者需注明理由）				

2. 呼吸系统亚站

题干：患者，女，8岁，主诉：发热、咳嗽5天，热峰39.5～40℃。查体：双肺呼吸音粗，左上肺呼吸音降低，未闻及干湿啰音。实验室检查：WBC 11.71×10^9/L；影像检查（图19-15、图19-16）。

图19-15　图19-16

考官评分标准（二）（表19-3）：

表19-3　临床思维与决策评分标准

项目/问题	项目分	参考答案要点	标准分	得分
请简要概括患者的临床资料，并说明图像的影像检查技术	10分	一般资料概括：女性（1分），发热，咳嗽（2分），实验室检查WBC略升高（2分）	5	
		影像检查方法：胸部CT（1分），平扫CT轴位冠状位（2分），肺窗、纵隔窗（2分）	5	
请对所提供图像的病变影像表现进行客观描述	20分	定位：左肺上叶	4	
		数目：大片状	1	
		形态：以肺叶形态分布	1	
		大小：未提供	1	
		边界：较清晰，以叶间裂为分界	1	

续表

项目/问题	项目分	参考答案要点	标准分	得分
请对所提供图像的病变影像表现进行客观描述	20分	密度（信号）：病变内部整体呈高密度改变（2分），其内密度不均匀（2分），可见支气管通气征（2分）。纵隔窗内部呈软组织密度影（2分）	8	
		与邻近结构关系：左肺上叶实变，斜裂无移位改变	4	
请对病变影像征象产生的可能机制进行分析，包括定位的鉴别、病变强化机制等	20分	定位分析：病变位于左肺上叶，左肺上叶大部受累	6	
		形态分析：左肺上叶大片状高密度影，内见含气支气管征，提示肺实变，无胸腔积液	8	
		密度/信号分析：病变整体形态符合肺叶分布	6	
请对该病例的临床特点与影像特点进行归纳	15分	临床特点：小儿，女性（1分），单侧肺发病（1分），发热、咳嗽5天（1分）	3	
		实验室检查：实验室WBC增高（3分）	3	
		影像特点：病变位于左肺上叶，与叶间裂相贴（3分）；叶间裂无明显移位，边界清楚（3分）；病变实变，内部可见支气管气像（3分）	9	
请诊断，包括定位和定性诊断等	10分	定位：左肺上叶	3	
		定性：肺部感染（3分），大叶性肺炎（2分）	5	
		伴随症状：无伴随症状	2	
请给出两个鉴别诊断的疾病，并简要说明鉴别点（临床表现、实验室检查以及影像表现等）	10分	左肺上叶不张（2分）：常常由于腔内占位或者腔外压迫致气道狭窄、闭塞（1分）；肺组织萎陷、体积缩小，密度增高（1分）；肺门、纵隔、膈面等结构向病变侧偏移，叶间裂受牵拉移位（1分）	5	
		左肺上叶中央型肺癌伴阻塞性肺炎（2分）：左肺上叶支气管或段支气管管腔狭窄、闭塞伴局部软组织肿块，肿块密度不均匀，可有坏死或空洞，增强后一般呈中度不均匀强化（2分）；可伴阻塞性肺炎、肺不张，肺门、纵隔淋巴结增大，胸腔积液（1分）	5	
根据现有资料，请对该患者的下一步诊疗计划做出合理决策	10分	肺部感染的诊断依赖于临床病史、实验室检查、影像学检查以及病原体检测，最终诊断依赖于病原体检测结果	2	
		为进一步明确诊断，建议对患者行痰培养或血培养，寻找致病病原体	4	
		抗炎治疗后1周左右复查血常规，根据临床实际情况选择影像学复查时间	4	
沟通表达能力	5分	语言流利，思路清晰，逻辑严谨，沟通顺畅	5	
总分			100	
折算后综合成绩（本站实际得分×10%）				
点评（未通过者需注明理由）				

3．泌尿生殖系统亚站

题干：患者，男，59岁。主诉：1个月前外院体检发现左肾病变。

体格检查：无阳性体征；实验室检查：血清电解质及肿瘤标志物正常范围；影像检查（图19-17）。

考官评分标准（三）（表19-4）：

图19-17

表19-4 临床思维与决策评分标准

项目/问题	项目分	参考答案要点	标准分	得分
请简要概括患者的临床资料，并说明图像的影像检查技术	10分	一般资料概括：男性，59岁（1分），临床无特殊病史（1分）	2	
		影像检查方法：双肾CT平扫＋增强，平扫（2分），皮质期（2分）、实质期（2分），冠状位MRP重建（2分）	8	
请对所提供图像的病变影像表现进行客观描述	30分	定位：左肾下极	4	
		数目：1	2	
		形态：类圆形	2	
		大小：未提供	2	
		边界：CT平扫边界欠清，增强扫描后较清晰	2	
		密度（信号）： 平扫：稍低密度，内有斑片状稍高密度（4分） 皮质期：不均匀强化，高强化区域等皮质强化（4分） 实质期：不均匀强化，程度较皮质期稍减低（4分）	12	
		左侧肾盂肾盏略受压（1分），其余肾实质未见异常（1分），肾周间隙脂肪密度未见异常（1分），肾静脉未见充盈缺损（1分），未见肿大淋巴结（1分），腹膜后未见淋巴结肿大（1分）	6	
请对该病例的临床特点与影像特点进行归纳	25分	临床特点：老年，男性（2分），体检发现左肾病变（2分）	4	
		实验室检查：无异常（2分）	2	
		影像特点：左肾实性肿块（3分），密度不均匀（2分），可能合并出血（3分），富血供（3分），快进快出（3分），边界清楚（2分），有包膜（3分）	19	
请诊断，包括定位和定性诊断等	10分	定位：左肾下极	2	
		定性：肾细胞癌（4分），透明细胞癌（4分）	8	
请给出两个鉴别诊断的疾病	10分	鉴别诊断：肾血管平滑肌脂肪瘤、嗜酸细胞腺瘤、肾素瘤、后肾腺瘤、嫌色细胞癌、乳头状癌、尿路上皮癌侵犯肾脏、淋巴瘤、转移瘤（每答对1个得2分，答对5个以上得10分）	10	
请简述肾偶尔发现实性肿物患者常需要进行的检查及其目的	10分	肾脏肿物多为健康查体或因其他原因行腹部影像学检查偶尔发现，如发现肾脏实性肿物，常需进行以下检查包括：（1）血常规及肝肾功能　了解患者一般情况，评价肾脏功能，判断是否能够使用增强对比剂（2分）；（2）尿常规，尿液脱落细胞　判断有无尿路出血，判断是否尿路上皮肿瘤（2分）；（3）肾脏CT或MRI平扫＋增强　明确肿瘤性质、组织亚型判断；肿瘤分期、可切除性评价（4分）；（4）胸部影像学检查　了解有无肺部转移（2分）	10	
沟通表达能力	5分	语言流利，思路清晰，逻辑严谨，沟通顺畅	5	
总分			100	
折算后综合成绩（本站实际得分×10%）				
点评（未通过者需注明理由）				

4．神经头颈亚站

题干：患者，女，66岁。主诉：短暂性记忆减退约1年，间断发作，无头痛头晕，恶心呕吐。体格检查：病理征未引出。实验室检查：血清电解质及肿瘤标志物正常范围。影像检查（图19-18、图19-19、图19-20、图19-21）。

图19-18　图19-19　图19-20　图19-21

考官评分标准（四）（表19-5）：

表19-5　临床思维与决策评分标准

项目/问题	项目分	参考答案要点	标准分	得分
请简要概括患者的临床资料，并说明图像的影像检查技术	10分	一般资料概括：老年女性（1分），短暂性记忆力减退（1分），实验室检查正常范围（2分）	4	
		影像检查方法：头部MRI平扫轴位T2WI（1分），T1WI（1分），FLAIR（1分），增强扫描轴位、冠状位、矢状位T1WI（3分）	6	
请对所提供图像的病变影像表现进行客观描述	20分	定位：颅内（1分）、脑外（1分）、大脑镰（2分）	4	
		数目：1	1	
		形态：类圆形	1	
		大小：未提供	1	
		边界：较清晰（增强扫描后）相邻白质水肿	1	
		密度（信号）：T1呈等信号（1分），T2呈稍高信号（1分），信号均匀（1分），DWI未见弥散受限（1分），增强扫描后病变强化明显（1分），强化均匀（1分），并可见脑膜尾征（2分）	8	
		与邻近结构关系：大脑前纵裂占位，相邻脑实质及双侧脑室受压移位（2分）、水肿（2分）	4	
请对病变影像征象产生的可能机制进行分析，包括脑内外病变定位的鉴别、病变强化机制等	20分	定位分析：病变位于大脑前纵裂（2分），邻近的局部脑回受压变形（2分），但灰质受压变薄（2分），可见点状强化的脑沟血管分布于病变周围（2分），病变基底部紧贴颅骨内板（2分），以上征象均提示脑外病变	10	
		形态分析：病变外形呈类球形/椭圆形，边界清晰，邻近脑实质无明显侵犯，提示良性	2	
		密度/信号分析：平扫密度或信号均较均匀，提示病变内部组织成分较均一，无出血、坏死等	3	
		强化分析：较明显强化，提示血供丰富	2	
		脑膜尾征：病变附着处硬脑膜增厚且明显强化，强化幅度高于肿瘤，提示反应性增厚	3	
请对该病例的临床特点与影像特点进行归纳	15分	临床特点：老年女性（1分），记忆力减退1年（2分）	3	
		实验室检查：实验室检查正常（2分）	2	

续表

项目/问题	项目分	参考答案要点	标准分	得分
请对该病例的临床特点与影像特点进行归纳	15分	影像特点：颅内脑外（1分）、大脑前纵裂（1分）、单发（1分）、类圆形病灶（1分），边界清晰（1分），脑实质受压推移（1分）并可见水肿改变（1分）；病变密度/信号均匀（1分），较明显均匀强化（1分）；病变附着处硬脑膜增厚且明显强化（1分）	10	
请诊断，包括定位和定性诊断等	10分	定位：颅内脑外（2分）、大脑镰（1分）	3	
		定性：脑膜瘤（3分），WHO Ⅰ级（2分）	5	
		病变与临床症状的相关性：可能与邻近脑实质明显受压水肿有关	2	
请给出两个鉴别诊断的疾病，并简要说明鉴别点（临床表现、实验室检查以及影像表现等）	10分	转移瘤：多有原发肿瘤病史，实验室检查结果与原发肿瘤相关，症状主要包括颅内压增高以及神经系统定位体征（1分）；MRI比CT能发现更小的肿瘤（1分）。典型表现：脑转移瘤T1WI低信号、T2WI高信号，周边有更高信号的水肿带（1分），增强后呈结节状或环状强化，常有“小结节、大水肿”特点（1分）；脑膜转移瘤一般表现为脑膜异常增厚伴不规则强化（1分）	5	
		胶质瘤：是常见的原发性脑内肿瘤，临床表现主要包括颅内压增高、神经（认知）功能障碍和癫痫（1分）。实验室检查一般阴性（1分）。临床诊断主要依靠CT、MRI等影像检查（1分），肿瘤T1WI一般表现为较低信号，T2WI表现为较高信号，周边水肿轻重不一（1分），增强扫描强化程度不同（1分）	5	
根据现有资料，请对该患者的下一步诊疗计划做出合理决策	10分	完善其他相关检查，排除转移瘤（2分）	2	
		影像学是诊断脑膜瘤的主要手段，可进一步MRS检查（2分）及腰穿脑脊液检查（2分）	4	
		目前的临床相关症状主要由于肿瘤压迫所致（2分），未见明确的脑实质受侵征象，建议首选外科手术治疗（2分）	4	
沟通表达能力	5分	语言流利，思路清晰，逻辑严谨，沟通顺畅	5	
总分			100	
折算后综合成绩（本站实际得分×10%）				
点评（未通过者需注明理由）				

5．消化系统亚站

题干：患者，女，75岁。主诉：发现食管静脉曲张3个月余，呕血10天，伴黑便、乏力、头晕。

体格检查：腹部膨隆，无肠型，无蠕动波，腹式呼吸存在，腹壁静脉无曲张，腹壁柔软。肝浊音界存在，肝上界位于右锁骨中线第5肋间，移动性浊音阴性，双侧肾区无叩击痛。

实验室检查：AFP升高，HBsAg（＋）、HBeAg（＋）、HBV DNA（＋）。

影像检查如下：图19-22、图19-23、图19-24、图19-25。

图19-22　图19-23　图19-24　图19-25

考官评分标准（五）（表19-6）：

表 19-6　临床思维与决策评分标准

<table>
<tr><th>项目/问题</th><th>项目分</th><th>参考答案要点</th><th>标准分</th><th>得分</th></tr>
<tr><td rowspan="2">请简要概括患者的临床资料，并说明图像的影像检查技术</td><td rowspan="2">10分</td><td>一般资料概括：女性，75岁（1分），食管静脉曲张3个月余，呕血10天（2分），AFP升高，HBsAg（+）、HBeAg（+）、HBV DNA（+）（2分）</td><td>5</td><td></td></tr>
<tr><td>影像检查方法：上腹部CT平扫+增强（2分），肝脏MRI平扫+增强扫描（3分）</td><td>5</td><td></td></tr>
<tr><td rowspan="7">请对所提供图像的病变影像表现进行客观描述</td><td rowspan="7">20分</td><td>定位：肝右后叶下段（Ⅵ段）</td><td>4</td><td></td></tr>
<tr><td>数目：1</td><td>1</td><td></td></tr>
<tr><td>形态：类圆形</td><td>1</td><td></td></tr>
<tr><td>大小：未提供</td><td>1</td><td></td></tr>
<tr><td>边界：CT平扫边界欠清，动脉期以及静脉期，还有磁共振病灶边界基本清楚</td><td>1</td><td></td></tr>
<tr><td>密度（信号）：CT呈稍低密度改变，增强扫描快进快出，MR扫描T2与DWI均呈高信号，增强扫描亦呈快进快出</td><td>8</td><td></td></tr>
<tr><td>病灶外组织表现：肝叶比例失调（2分），肝裂增宽（2分）</td><td>4</td><td></td></tr>
<tr><td rowspan="3">请对病变影像征象产生的可能机制进行分析，包括定位的鉴别、病变强化机制等</td><td rowspan="3">20分</td><td>定位分析：肝右后叶下段（Ⅵ段），定位无争议</td><td>6</td><td></td></tr>
<tr><td>形态分析：1.5cm左右类圆形结节</td><td>8</td><td></td></tr>
<tr><td>密度/信号分析：长T2长T1信号改变，DWI高信号符合典型肝癌改变，动脉血供的增加，导致病灶出现快进快出的影像学表现</td><td>6</td><td></td></tr>
<tr><td rowspan="3">请对该病例的临床特点与影像特点进行归纳</td><td rowspan="3">15分</td><td>临床特点：老年，男性（1分），肝硬化病史（1分），腹胀（1分）</td><td>3</td><td></td></tr>
<tr><td>实验室检查：AFP增高（3分）</td><td>3</td><td></td></tr>
<tr><td>影像特点：结节状病变，低密度，长T2长T1，DWI高信号，增强扫描快进快出表现</td><td>9</td><td></td></tr>
<tr><td rowspan="3">请诊断，包括定位和定性诊断等</td><td rowspan="3">10分</td><td>定位：肝右后叶下段（Ⅵ段）（3分）</td><td>3</td><td></td></tr>
<tr><td>定性：小肝癌（3分），无明显子灶及门静脉癌栓（2分）</td><td>5</td><td></td></tr>
<tr><td>伴随症状：肝硬化（2分）</td><td>2</td><td></td></tr>
<tr><td rowspan="2">请给出两个鉴别诊断的疾病，并简要说明鉴别点（临床表现、实验室检查以及影像表现等）</td><td rowspan="2">10分</td><td>肝血管瘤：肝血管瘤一般没有肝炎病史，没有AFP升高的改变（2分），影像表现在增强扫描中有一定特征，与肝癌的强化方式恰巧相反，肝动脉期边缘结节状强化，门静脉期病灶持续强化，延迟扫描呈等密度或等信号改变（3分）</td><td>5</td><td></td></tr>
<tr><td>胆管细胞癌（2分）：胆管细胞癌一般没有肝炎病史，化验检查中，CA199会有升高，AFP不会增高，平扫时影像表现有类似，但是在增强扫描中更多的是渐进性轻度强化，而且胆管细胞癌病变内部可以伴有胆管增宽等表现（3分）</td><td>5</td><td></td></tr>
<tr><td rowspan="2">根据现有资料，请对该患者的下一步诊疗计划做出合理决策</td><td rowspan="2">10分</td><td>典型影像表现结合肝病病史，AFP升高，基本可以达到病理诊断（2分）</td><td>2</td><td></td></tr>
<tr><td>单发结节，条件允许的话，可以进行手术治疗（4分）</td><td>4</td><td></td></tr>
</table>

续表

项目/问题	项目分	参考答案要点	标准分	得分
根据现有资料，请对该患者的下一步诊疗计划做出合理决策	10分	如果全身条件不允许，可以考虑介入治疗，现在流行的肝癌射频、热消融治疗都可以尝试（4分）	4	
沟通表达能力	5分	语言流利，思路清晰，逻辑严谨，沟通顺畅	5	
总分			100	
折算后综合成绩（本站实际得分×10%）				
点评（未通过者需注明理由）				

6．心血管系统亚站

题干：患者，男，58岁。

现病史：6天前活动时出现腹痛不适，呈持续性，伴后腰部酸痛，无恶心、呕吐，无胸闷、气短。行腹部增强CT提示主动脉病变。

体格检查：腹部平坦，无肠型，无蠕动波，腹壁柔软，左中腹部压痛，无反跳痛。

实验室检查：D-dimer 11.65μg/ml

影像检查：图19-26、图19-27。

图19-26　图19-27

考官评分标准（六）（表19-7）：

表19-7　临床思维与决策评分标准

项目/问题	项目分	参考答案要点	标准分	得分
请简要概括患者的临床资料，并说明图像的影像检查技术	10分	一般资料概括：男性，58岁（1分），腹部疼痛（1分），实验室检查D-dimer 11.65μg/ml（2分）	4	
		影像检查方法：胸腹部主动脉CTA扫描（2分）；胸腹主动脉MIP图像（2分）；VR图像（2分）	6	
请对所提供图像的病变影像表现进行客观描述	20分	定位：降主动脉	5	
		数目：-	0	
		形态：主动脉扩张，内见分层，双腔征	4	
		大小：-	0	
		边界：-	0	
		密度（信号）：低密度线影	5	
		起始位置：主动脉弓（3分）（左锁骨下动脉开口以远，3分）	6	
请对病变影像征象产生的可能机制进行分析，包括定位的鉴别、病变强化机制等	20分	定位分析：降主动脉	2	
		形态分析：降主动脉线样低密度分层	3	
		密度/信号分析：主动脉弓（左锁骨下动脉开口以远）至腹主动脉见双腔征，真腔小，假腔大（5），近端破口位于主动脉弓层面（5分），破口未累及主动脉弓三大分支（5分）	15	
请对该病例的临床特点与影像特点进行归纳	15分	临床特点：老年，男性（1分），降主动脉病变（1分），腹部疼痛（1分）	3	

续表

项目/问题	项目分	参考答案要点	标准分	得分
请对该病例的临床特点与影像特点进行归纳	15分	实验室检查：D-二聚体增高（3分）	3	
		影像特点：分层、双腔（3分），破口位于主动脉层（3分），未累及主动脉弓三大分支（3分）	9	
请诊断，包括定位和定性诊断等	10分	定位：降主动脉	3	
		定性：主动脉夹层（3分），（Debaky Ⅲ型）（2分）	5	
		伴随症状：腹部疼痛	2	
请给出两个鉴别诊断的疾病，并简要说明鉴别点（临床表现、实验室检查以及影像表现等）	10分	主动脉壁内血肿（2分）：环形或新月形主动脉壁增厚，达5mm以上（2分），没有内膜撕裂（1分）	5	
		穿透性动脉硬化溃疡（2分）：在主动脉粥样硬化基础（1分）上形成溃疡（1分），可伴有局限性主动脉壁内血肿	5	
根据现有资料，请对该患者的下一步诊疗计划做出合理决策	10分	本病影像诊断典型	2	
		控制血压、心率、止痛等对症治疗	4	
		对于主动脉夹层患者，手术可去除病，防止病情发展，避免破裂等并发症的发生	4	
沟通表达能力	5分	语言流利，思路清晰，逻辑严谨，沟通顺畅	5	
总分			100	
折算后综合成绩（本站实际得分×10%）				
点评（未通过者需注明理由）				

第四部分：实践技能操作（时间10分钟，分值10分，4选1）

一、考生题干

操作一：股动脉穿刺插管

请进行股动脉穿刺插管术操作。

操作二：消化道造影

基本信息：住院患者李××，男，51岁。

影像检查编号：941490

临床病史：间断饭后上腹部疼痛不适半年，加重1个月余。无呕吐，无发热，无胸憋气短，无腹泻，无腰背部疼痛等不适。患者自述发现黑便数次，体重无明显减轻。

实验室检查：无

临床诊断：腹痛原因待查。

请进行上消化道造影操作。

操作三：对比剂不良反应的识别与处理

题干：患者女，43岁。胸部增强CT检查完成后3分钟出现呼吸困难、意识丧失，现场测血压测不到，触摸颈动脉无搏动。请对患者的情况做出快速判断，并进行处理操作。

操作四：CT图像后处理操作

题干：患者男性，70岁（CT6××99），主诉腰疼伴双下肢疼痛、麻木10余年就诊。临床怀疑腰椎滑脱，遂行腰椎CT三维重建检查。请对腰椎CT三维重建图像进行后处理操作。

二、考官评分标准参照本专业常用技能评分标准（详见附表19-3，附表19-4，附表19-5，附表19-6）。

第五部分：临床医患沟通考站（时间10分钟，满分100分）

一、考生任务

本题共三段对话，考生请根据对话内容，向考官说出对话中放射科住院医师在沟通交流中出现的错误，并指出应该如何改正。

二、考官参考答案

1. 所有的“你”，应换成“您”，显得对患者尊敬。

2. 回答过于生硬，要加上“请”“可以”等，如：请把你的照片和报告单拿来，我可以同你一起认真再核对一下，再认真阅一下片子。

3. “不可能，我们当时的报告肯定没有问题”回答过于肯定、不够客观，要给自己留余地，如回答：目前从两次片子看诊断报告是客观的，必要时咱们可以做个胸部CT检查。

4. “由于刚发生骨折时，局部可能发生出血、水肿、炎性细胞浸润等病理反应”回答过于专业，应用通俗易懂的言辞和患者沟通。

三、考官评分标准参照本专业常用技能评分标准（详见附表19-7）。

模拟试卷（第二套）

第一部分：放射诊断基本功（时间10分钟，6个病例任选5个，总分值100分）

一、考生题干

请考生在规定时间内任意选择且只能选择5个病例作出定位及定性诊断。

病例一：患者，男，2岁，误吞玩具1天。急诊腹平片（图19-28）。

病例二：患者，男，66岁，结肠发现恶性肿瘤。胸部平片（图19-29）。

病例三：患者，男，64岁，右侧髋关节活动受限10余年（图19-30）。

病例四：患者，女，9岁，咳嗽、发热5天（图19-31）。

病例五：患者，女，45岁，右侧上肢外伤1小时（图19-32）。

病例六：患者，男，7岁，左肩关节痛（图19-33）。

图19-28 图19-29 图19-30

图19-31 图19-32 图19-33

二、考官参考答案

病例一：患者，男，2岁，误吞玩具1天。

参考答案：消化道（10分）异物（10分）。

病例二：患者，男，66岁，结肠发现恶性肿瘤。

参考答案：双肺（10分）转移瘤（10分）。

病例三：患者，男，64岁，右侧髋关节活动受限10余年。

参考答案：右侧股骨头（10分）无菌坏死（10分）。

病例四：患者，女，9岁，咳嗽、发热5天。

参考答案：右肺（10分）大叶性肺炎（10分）。

病例五：患者，女，45岁，右侧上肢外伤1小时。

参考答案：右侧肩关节（10分）脱位（10分）。

病例六：患者，男，7岁，左肩关节痛。

参考答案：左侧肱骨（10分）骨囊肿（10分）。

第二部分：放射诊断报告书写站（时间30分钟，分值100分）

一、考生题干

请考生在规定时间内选择3个病例，根据以下病例基本信息、临床病史和影像检查表现，为患者书写一份规范的影像诊断报告。

病例一（急诊患者）

基本信息：患者李××，女，59岁。

临床病史：患者家属诉患者于1小时车祸外伤后出现恶心、呕吐。

实验室检查：无。

临床诊断：脑外伤。

影像检查见图19-34。

病例二

基本信息：王××，女，62岁。

临床病史：患者2周前无诱因出现黑便，为柏油样稀便，量约100ml，伴乏力、头晕，无恶心、呕吐、呕血、便血、腹痛、腹胀、发热、烧心、反酸等症状，未予重视及诊治。后上述症状反复发作。

体格检查：上腹部压痛。

实验室检查：血红蛋白77g/L。

临床诊断：上消化道出血。

影像检查见图19-35。

病例三

基本信息：段××，男，72岁。

临床病史：患者主诉咳嗽、咳痰4个月余，加重伴活动后气短1个月。

查体及实验室检查：T 36.6 ℃，WBC 6.58×10^{9}/L，RBC 3.53×10^{12}/L，Hb 116g/L，ESR 41mm/h。

临床诊断：左肺占位（图19-36、图19-37）。

图19-34　　图19-35　　图19-36　　图19-37

二、考官参考答案

病例一（急诊患者）

一般项目：（核对患者一般信息和相关临床资料，准确说明所提供图像的影像检查技术或重建方法，共计10分）。患者姓名、性别、年龄，检查方法及检查部位无误；无明显运动伪影，图像质量满足诊断要求（4分）。头颅CT平扫检查（4分）；脑窗（1分）、骨窗（1分）。

影像描述：（病变描述，包括病变部位、形态、数目、大小、密度/信号、边界、强化程度、与周围结构的关系等，主要诊断征象20分；应用专业术语描述重要征象，10分；重要阴性征象，10分；其他摄片范围内病变，10分；逻辑顺序、条理清楚，10分；共计60分）。右侧额顶部颅骨内板下梭形高密度灶，界清，大小约Acm×Bcm，邻近脑实质受压内移，双侧脑室前角受压变形，中线结构向左偏移（主要诊断影像征象20分）；额骨右侧见线状低密度裂隙（应用专业术语10分）；余脑实质内未见异常密度改变（重要阴性征象10分），脑沟、裂、池内未见异常密度改变。其他病变，逻辑顺序、条理清楚20分。

影像诊断：（病变定位、定性，10分；诊断结论准确，10分；其他诊断，或需要其他检查并提出，10分；共计30分）

影像诊断：

1. 右侧额顶部硬膜外血肿。（主要诊断定性、定位，结合病史20分）
2. 额骨右侧骨折。（其他诊断10分）

病例二（常规患者）

一般项目：（核对患者一般信息和相关临床资料，准确说明所提供图像的影像检查技术或重建方法，共计10分）。患者姓名、性别、年龄，检查方法及检查部位无误；无明显呼吸及运动伪影，图像质量满足诊断要求（4分）。上腹部CT平扫＋增强检查（4分）；上腹部MPR图像（2分）。

影像描述：（病变描述，包括病变部位、形态、数目、大小、密度/信号、边界、强化程度、与周围结构的关系等，主要诊断征象20分；应用专业术语描述重要征象，10分；重要其他征象，10分；其他摄片范围内病变，10分；逻辑顺序、条理清楚，10分；共计60分）。胃充盈，贲门-小弯侧胃壁局限性不均匀增厚，平扫及增强各期其形态无变化，大小约Xcm×Ycm，其黏膜侧不光整，可见多发局限性小凹陷，浆膜侧光滑，增强扫描动脉期及门脉期呈中度尚均匀强化（主要诊断征象20分）；肝脏大小形态未见异常，肝右叶见多发大小不等类圆形低密度结节，直径约Acm～Bcm，边界欠清，增强扫描病灶边缘明显环状强化，中央低强化或不强化，呈现“牛眼征”（专业术语描述重要征象10分）；肝左叶内侧段见类圆形水样密度囊，未见强化；胃小弯淋巴结肿大，短径约Dcm（重要其他征象10分）；胆囊不大，壁增厚毛糙，可见强化；扫描范围内骨质未见异常密度改变及异常强化。其他病变，逻辑顺序、条理清楚20分。

影像诊断：（病变定位、定性，10分；诊断结论准确，10分；其他诊断，或需要其他检查并提出，10分；共计30分）

影像诊断：

1. 胃贲门-小弯侧胃癌，伴肝内多发转移瘤，胃小弯旁淋巴结转移（T2N1M1）。（病变定位、定性10分；诊断结论准确10分）

2. 肝左叶内侧段囊肿、慢性胆囊炎。（其他诊断10分）

病例三（常规患者）

一般项目：（核对患者一般信息和相关临床资料，准确说明所提供图像的影像检查技术或重建方法，共计10分）。患者姓名、性别、年龄，检查方法及检查部位无误；无明显金属及运动伪影，图像质量满足诊断要求（2分）。胸部（2分）CT平扫＋增强扫描检查（2分）

横断位平扫纵隔窗和增强扫描纵隔窗（2分），冠状位重建肺窗及纵隔窗（2分）。

影像描述：（病变描述，包括病变部位、形态、数目、大小、密度/信号、边界、强化程度、与周围结构的关系等20分；主要诊断征象10分；重要阴性征象5分；其他并发征象5分；专业术语运用得当5分，逻辑严谨5分，条理清楚5分，语言精炼5分；共计60分）。

左肺上叶体积变小，未见明显含气肺组织影，可见实性大片状软组织密度影，密度欠均匀，边界尚清，增强扫描可见明显强化，对应支气管内可见软组织密度影，增强扫描可见中度强化（20分）；左肺上叶支气管呈现支气管截断征（主要诊断影像征象10分），纵隔及气管略向左移，左肺斜裂向上移位（并发征象5分），纵隔及肺门未见明显增大淋巴结，增强扫描未示明显异常强化，余肺野内未见明显异常密度影，双侧胸腔未见明显液体密度影（具有鉴别意义的阴性征象5分）。

影像诊断：

参考答案：（病变定位5分、定性5分；诊断结论主次分明5分；其他诊断或需要其他检查并提出5分；共计20分）。

1. 左肺上叶中央型肺癌（10分）。

2. 左肺上叶阻塞性肺不张（5分）。

3. 结合病史及影像可与大叶性肺炎，干酪性肺炎进行鉴别，进一步行支气管镜检查（5分）。

总体评价：

参考答案：报告书写格式规范（5分），无错别字确认签名（5分）

第三部分：临床思维与决策（时间30分钟，分值100分，6个亚站随机选3个进行考核，每题100分，各亚站占10%）

一、考生题干

请考生根据提供的考题，从中随机选取3个亚站进行考核。对放射影像检查图像以口头报告形式进行规范描述，总结病例特点，并进行诊断以及鉴别诊断，然后回答考官提问。

1．神经头颈亚站

题干：

患者：男性，65岁。右耳听力下降4年，偶伴耳鸣。

体格检查：未见异常。

实验室检查：血清电解质及肿瘤标志物正常范围。

影像检查如下：（图19-38至图19-44）

图19-38	图19-39
图19-40	图19-41
图19-42	图19-43
图19-44	

考官评分标准（一）（表19-8）：

表19-8　临床思维与决策评分标准

项目/问题	项目分	参考答案要点	标准分	得分
请简要概括患者的临床资料，并说明图像的影像检查技术	10分	一般资料概括：患者老年男性（1分），右耳听力下降4年，偶伴耳鸣（1分）。实验室检查正常范围（1分）	3	
		影像检查技术：头颅MRI轴位平扫（1分）、MR平扫T1WI（1分）、T2WI及FLAIR（1分）、DWI（1分），轴位、矢状位及冠状位T1WI增强（3分）	7	
请对所提供图像的病变影像表现进行客观描述	20分	定位：右侧（2分）、桥小脑角区（2分）	4	
		数目：单发	1	

续表

项目/问题	项目分	参考答案要点	标准分	得分
请对所提供图像的病变影像表现进行客观描述	20分	大小：局限性，Acm×Bcm×Ccm	1	
		形态：类圆形肿块	2	
		边界：清晰	1	
		密度（信号）：MRI平扫病变T1WI呈不均匀低信号（1分）、T2WI呈不均匀高信号（1分），FLAIR呈等、高信号信号（1分），DWI呈等、低混杂信号（1分）；增强扫描呈明显（1分）、不均匀强化（1分）	6	
		与邻近结构关系：邻近脑桥、桥臂、右侧小脑半球受推挤移位（1分），四脑室受压，变窄（1分），双侧脑室颞角及第三脑室轻度扩张（1分）。病灶与邻近面听神经复合体相连（1分），右侧内听道增宽（1分）	5	
请对病变影像征象产生的可能机制进行分析	20分	定位分析：右侧桥小脑角区肿块（4分），与邻近面听神经复合体相连（3分），内听道增宽（3分）	10	
		形态分析：类圆形肿块（3分）	3	
		密度/信号分析：信号不均匀（3分）	3	
		强化分析：明显强化，提示血供丰富（4分）	4	
请对该病例的临床特点、实验室检查与影像特点进行归纳	15分	临床特点：老年男性（1分），右侧听力下降4年（1分），伴耳鸣（1分）	3	
		实验室检查：实验室检查正常（1分）	1	
		影像特点：右侧桥小脑角区（1分）可见一类圆形不均匀T1稍低信号（1分），T2稍高信号肿块（1分），FLAIR序列呈不均匀等信号（1分），DWI序列呈等、低混杂信号（1分），界清，大小约Acm×Bcm×Ccm，增强扫描呈明显不均匀强化（1分），邻近脑桥、桥臂、右侧小脑半球受推挤移位（1分），四脑室受压、变窄，双侧脑室颞角及第三脑室轻度扩张（1分）。病灶与邻近面听神经复合体相连（1分），右侧内听道增宽（1分），左侧桥小脑角区未见异常信号改变及异常强化（1分）	11	
请诊断，包括定位和定性诊断等	10分	定位：右侧（2分）、桥小脑角区（2分）	4	
		定性：听神经瘤（4分）	4	
		病变与临床症状的相关性：右侧听力下降与听神经相关（1分），病程长良性可能（1分）	2	
需鉴别的疾病，并简要说明鉴别点（临床表现、实验室检查以及影像表现等）	10分	脑膜瘤：常见于老年女性（1分），以宽基底与岩骨相连（1分）；MRI扫描病变多表现为T1WI及T2WI等信号，信号均匀（1分），增强扫描明显均匀强化（1分）；邻近颅骨多有骨质增生硬化（1分）	5	
		胆脂瘤：有“钻缝样生长”特性（1分），T1WI呈低信号（1分）；T2WI及FLAIR呈絮状高信号（1分），DWI呈明显高信号（1分），增强扫描明多无强化（1分）	5	

续表

项目/问题	项目分	参考答案要点	标准分	得分
根据现有资料，请对该患者的下一步诊疗计划做出合理决策	10分	听神经瘤的处理策略包括随访观察、手术治疗和立体定向放射外科治疗（3分） 手术治疗是本例首选治疗方式（5分） 术后随访（2分）	10	
沟通表达能力	5分	语言流利，思路清晰，逻辑严谨，沟通顺畅	5	
总分			100	
折算后综合成绩（本站实际得分×10%）				
点评（未通过者需注明理由）				

2．呼吸系统亚站

题干：患者，男，31岁，9天前受凉后出现发热，最高体温39.7℃，伴咳嗽、咳大量黄痰。

体格检查：T 38.2℃。左下肺叩诊浊音，双肺呼吸音粗，闻及散在细湿啰音。

血常规：WBC 12.75×10^9/L，NEUT占比85.3%。

影像检查：图19-45。

图19-45

考官评分标准（二）（表19-9）：

表19-9　临床思维与决策评分标准

项目/问题	项目分	参考答案要点	标准分	得分
请简要概括患者的临床资料，并说明图像的影像检查技术	10分	一般资料概括：患者为青壮年男性（1分），受凉后出现发热，伴咳嗽、咳大量黄痰（1分），体温38.2℃（1分），左下肺叩诊浊音，双肺闻及散在细湿啰音（1分）。白细胞计数和中性粒细胞比例增高（1分）	5	
		影像检查技术：肺部CT（1分）、横断面（1分）平扫（1分）、肺窗（1分）与纵隔窗（1分）	5	
请对所提供图像的病变影像表现进行客观描述	20分	定位：左肺下叶（3分）及右肺下叶后基底段（2分）	5	
		数目：多发	2	
		形态：大片状/斑片状	2	
		大小：部分清晰，部分模糊	2	
		边界：较清晰	2	
		密度（信号）：CT平扫肺窗示左肺下叶呈大片状高密度影，其内密度不均，可见“空气支气管征”（2分），纵隔窗呈软组织密度（1分），其后缘见弧形细带状液性密度影（1分）；左肺下叶见斑片状高密度影（1分）	5	
		与邻近结构关系：左肺下叶实变，左侧斜裂无移位	2	
请对病变影像征象产生的可能机制进行分析	20分	病变位于左肺下叶（2分）和右肺下叶后基底段（1分），呈多发性（1分）	4	

续表

项目/问题	项目分	参考答案要点	标准分	得分
请对病变影像征象产生的可能机制进行分析	20分	左肺下叶大片高密度影，内见含气的支气管影，即支气管气象，又称“空气支气管征”，提示肺实变	6	
		左肺下叶病变符合肺叶解剖分布	3	
		左侧胸腔少量积液	3	
		右肺下叶后基底段少许斑片影，提示感染灶	4	
请对该病例的临床特点与影像特点进行归纳	15分	临床特点：青壮年男性，受凉后出现发热（1分），伴咳嗽、咳大量黄痰（1分），体温38.2℃（1分），左下肺叩诊浊音，听诊双肺散在细湿啰音（1分）	4	
		实验室检查：白细胞计数和中性粒细胞比例增高，提示细菌性感染	3	
		影像特点：病变位于左肺下叶（1分）和右肺下叶后基底段（1分），呈多发性（1分），左肺下叶实变（1分），内见支气管气象（1分），左侧斜裂无移位（1分），左侧胸腔少量积液（1分），右肺下叶后基底段少许斑片影（1分）	8	
请诊断，包括定位和定性诊断等	10分	定位：左肺下叶（1分）及右肺下叶后基底段（2分）	3	
		定性：肺部感染（3分），大叶性肺炎（2分）	5	
		伴随征象：左侧胸腔少量积液	2	
请给出两个需鉴别的疾病，并简要说明鉴别点（临床表现、实验室检查以及影像表现等）	10分	左肺下叶不张（2分）：常常由于腔内占位或者腔外压迫致气道狭窄、闭塞（1分），肺组织萎陷、体积缩小，密度增高（1分），肺门、纵隔、膈面等结构向病变侧偏移，叶间裂受牵拉移位（1分）	5	
		左肺下叶中央型肺癌伴阻塞性肺炎（2分）：左下肺叶支气管或段支气管管腔狭窄、闭塞伴局部软组织肿块，肿块密度不均匀，可有坏死或空洞，增强后一般呈中度不均匀强化（2分）；可伴阻塞性肺炎、肺不张，肺门、纵隔淋巴结增大，胸腔积液（1分）	5	
根据现有资料，请对该患者的下一步诊疗计划做出合理决策	10分	肺部感染的诊断依赖于临床病史、实验室检查、影像学检查以及病原体检测，最终诊断依赖于病原体检测结果	5	
		为进一步明确诊断，建议对患者行痰培养或血培养，寻找致病病原体	3	
		抗炎治疗后1周左右复查血常规（1分），根据临床实际情况选择影像学复查时间（1分）	2	
沟通表达能力	5分	语言流利，思路清晰，逻辑严谨，沟通顺畅	5	
总分			100	
折算后成绩（本站实际得分×10%）				
点评（未通过者需注明理由）				

3．心血管系统亚站

题干：

患者杜××，男，66岁，发作性胸痛2小时，以心前区为著，持续不缓解，伴胸闷、气短、大汗、背部不适，无发热、心悸、咳嗽、腹痛、腹泻等症。自行口服“硝酸甘油”3粒，效果差。

辅助检查：心梗三项、NT-proBNP均未见异常。血浆D-二聚体＞10mg/L。

影像检查（图19-46、图19-47、图19-48）

图19-46	图19-47	图19-48

考官评分标准（三）（表19-10）：

表19-10　临床思维与决策评分标准

项目/问题	项目分	参考答案要点	标准分	得分
请简要概括患者的临床资料，并说明图像的影像检查技术	15分	一般资料概括：患者老年男性（1分），发作性胸痛2小时（2分），自行口服“硝酸甘油”3粒，效果差（2分）	5	
		影像检查技术：全腹部CT平扫（2分），全主动脉CTA（2分），MIP图像（2分），VR图像（2分），CPR图像（2分）	10	
请对所提供图像的病变影像表现进行客观描述	25分	平扫：主动脉弓及胸主动脉管壁增厚（2分），管壁可见多发点状钙化斑（2分），管腔内见偏心性稍高密度改变（2分） 增强：主动脉弓及胸主动脉管腔周围呈充盈缺损改变（2分） CTA：主动脉弓及胸主动脉管腔局限性不规则扩张（2分），边缘不光滑（2分），扩张的胸主动脉邻近管腔外见大片状稍高密度灶（2分），局部脂肪密度增高（2分）；腹主动脉及双侧髂总动脉可见支架植入（2分），腹主动脉局部梭形增宽（2分），其内支架直径约6.8cm，支架周围管腔呈充盈缺损改变（2分），双侧髂动脉呈管壁可见高密度斑块（2分）；腹腔干、肠系膜上动脉、双侧肾动脉走行正常，血管腔未见狭窄（1分）	25	
请对该病例的临床特点与影像特点进行归纳	20分	临床特点：老年男性（1分），发作性胸痛2小时（2分），自行口服“硝酸甘油”3粒，效果差（2分）	5	
		影像特点：1. 胸主动脉增宽（2分），管腔内见偏心性稍高密度改变（2分），管腔周围软组织密度斑片（1分），左侧胸腔稍高密度脊液 2. 主动脉弓管腔局限性不规则扩张（2分），管壁增厚，管腔内见偏心性稍高密度改变（2分），增强呈充盈缺损（1分） 3. 腹主动脉动脉局部梭形增宽（2分），其内可见支架植入（2分），支架周围管腔呈充盈缺损改变（1分）	15	
请给出影像诊断	15分	主要诊断：1. 胸主动脉瘤破裂，伴周围渗血、左侧胸腔积血（5分） 2. 主动脉弓动脉瘤伴附壁血栓形成（5分）	10	
		次要诊断：腹主动脉动脉瘤支架植入术后改变（5分）	5	

续表

项目/问题	项目分	参考答案要点	标准分	得分
请列出2个常见的引起急性胸痛的大血管病变。并说明此类病变发病机制及影像学特征	20分	主动脉夹层（3分）：主动脉壁内膜损伤后，血液通过内膜破口进入主动脉壁中膜并在两层膜之间形成血肿（2分）。影像学特征：内膜钙化内移（2分），撕裂内膜表现为弯曲线样低密度影（1分），可见破口，真腔和假腔，一般真腔小，假腔大（2分）	10	
		急性肺动脉栓塞（3分）：脱落的血栓或者其他物质堵塞肺动脉及其分支所引起的一组临床综合征（2分）。影像学特征：直接征象：肺动脉腔内充盈缺损，可呈条状、斑片状或不规则形，增强扫描不强化；病变可位于血管中心，周围可见造影剂，呈轨道征；病变也可位于管腔边缘，与血管壁呈锐角（3分）；间接征象：肺动脉高压、右心室扩大、“马赛克”征，肺梗死（2分）	10	
沟通表达能力	5分	语言流利，思路清晰，逻辑严谨，沟通顺畅	5	
总分			100	
折算后成绩（本站实际得分×10%）				
点评（未通过者需注明理由）				

4．消化系统亚站

题干：

患者，男，66岁，乙型肝炎病史20余年。超声检查发现肝内肿块，AFP 573ng/ml，其他肿瘤标志物在正常范围，肝功能正常。

影像检查：见图19-49。

图19-49

考官评分标准（四）（表19-11）：

表19-11　临床思维与决策评分标准

项目/问题	项目分	参考答案要点	标准分	得分
请简要概括患者的临床资料，并说明图像的影像检查技术	10分	一般资料概括：患者为老年男性（1分），慢乙肝病史（2分），AFP增高（2分）	5	
		影像检查技术：肝脏多期增强CT扫描（1分），包括平扫（1分）、动脉期（1分）、门静脉期（1分）及平衡期（1分）	5	
请对所提供图像的病变影像表现进行客观描述	20分	定位：肝Ⅳ段（或肝S4）	2	
		数目：1个	2	
		形态：类圆形	1	
		大小：无法测量	2	
		边界：较清晰	1	
		密度（信号）：平片呈等密度（2分），动脉期高强化（2分），门脉期等密度（2分），平衡期低密度（2分）且周边有线环状高强化（2分）	10	
		病灶外组织表现：肝叶比例失调（1分）、肝裂增宽（1分）	2	

续表

项目/问题	项目分	参考答案要点	标准分	得分
请对该病例的临床特点与影像特点进行归纳	25分	临床特点：老年男性，慢乙肝，AFP高，为HCC危险人群	5	
		影像特点：肝硬化背景（4分），肝内单发实性肿块（4分），富动脉血供（4分），快进快出强化（4分），有包膜（4分）	20	
请诊断，包括定位和定性诊断等	10分	定位：肝Ⅳ段（或肝S4）	3	
		定性：肝细胞癌	7	
请给出5个鉴别诊断，并简述HCC与肝血管瘤的影像鉴别要点	20分	鉴别诊断：肝血管瘤、胆管细胞癌、肝细胞胆管细胞混合癌、转移瘤、局灶性结节性增生、肝硬化结节、血管平滑肌脂肪瘤、肝细胞腺瘤、炎性肌纤维母细胞瘤（每答对1个得2分，答对5个以上得10分）	10	
		HCC与肝血管瘤鉴别要点： 1．年龄性别HCC中老年男性，血管瘤青年女性 2．肝病背景HCC常有，血管瘤常无 3．AFP检测HCC常增高，血管瘤正常 4．T2WI HCC轻中度高信号，血管瘤灯泡征 5．增强HCC快进快出强化，血管瘤早期周边血池样强化逐渐向心填充 6．包膜HCC常有，血管瘤无 7．脂变HCC可有，血管瘤无 8．静脉癌栓HCC可有，血管瘤无 （以上每答对1条得2分，答对5条以上得10分）	10	
请简述肝细胞癌的防治基本方法	10分	基本原则（4分）慢乙肝及所有慢性肝病所致的肝硬化均为肝细胞危险人群，预防或早期治疗上述疾病为预防HCC的主要措施，早诊早治为HCC的诊疗基本原则常见的防治方法（6分，以下答对1条得2分，答对3条以上得满分）包括： 1．肝炎病毒疫苗接种 2．抗病毒治疗	10	
		3．其他慢性肝病的预防与康复 4．定期AFP检测 5．定期影像学筛查	10	
沟通表达能力	5分	语言流利，思路清晰，逻辑严谨，沟通顺畅	5	
总分			100	
折算后成绩（本站实际得分×10%）				
点评（未通过者需注明理由）				

5．泌尿生殖系统亚站

题干：

患者，女，49岁，健康查体发现右肾肿块。肝肾功能正常，肿瘤标记物阴性。

影像检查如下：见图19-50。

图19-50

考官评分标准（五）（表19-12）：

表19-12　临床思维与决策评分标准

项目/问题	项目分	参考答案要点	标准分	得分
请简要概括患者的临床资料，并说明图像的影像检查技术	10分	一般资料概括：患者为中年女性（1分），健康查体发现右肾肿块（1分）	2	
		影像检查技术：腹部多期增强CT扫描及CTU（1分），包括平扫（1分）、皮质期（2分）、实质期（2分）、排泌期及MPR重组（2分）	8	
请对所提供图像的病变影像表现进行客观描述	25分	定位：右肾下极实质内	4	
		数目：一个	2	
		形态：类圆形	2	
		大小：无法测量	2	
		边界：较清晰	2	
		密度（信号）： 平扫：稍低密度，内有斑片状稍高密度（2分）；皮质期：不均匀强化，高强化区域等皮质强化（2分）；实质期：不均匀强化，程度较皮质期稍减低（2分）；排泌期：密度低于肾实质（2分）	8	
		其他表现：右侧肾盂肾盏受压（1分），其余肾实质未见异常（1分），肾周间隙脂肪密度未见异常（1分），肾静脉未见充盈缺损（1分），未见肿大淋巴结（1分）	5	
请对该病例的临床特点与影像特点进行归纳	20分	临床特点：中年女性，体检发现肾脏肿块	5	
		影像特点：右肾实性肿块（3分）；富血供（3分）；密度不均匀（3分）；内有可疑出血（3分）；边界清楚，可能有包膜（3分）	15	
请诊断，包括定位和定性诊断等	10分	定位：右肾下极	3	
		定性：肾细胞癌（4分），透明细胞癌可能大（3分）	7	
请给出5个鉴别诊断，并简述肾透明细胞癌与血管平滑肌脂肪瘤的影像鉴别要点	20分	鉴别诊断：肾血管平滑肌脂肪瘤、嗜酸细胞腺瘤、肾素瘤、后肾腺瘤、嫌色细胞癌、乳头状癌、尿路上皮癌侵犯肾脏、淋巴瘤、转移瘤（每答对1个得2分，答对5个以上得10分）	10	
		肾透明细胞癌与血管平滑肌脂肪瘤鉴别要点： 1. 含脂CRCC可脂肪变性，AML含成熟脂肪 2. 动脉期CRCC等皮质高强化，AML强化低于皮质 3. 坏死囊变CRCC常有，AML常无 4. T2WI CRCC不均匀高信号，AML低信号 5. 包膜CRCC常有，AML常无 6. 劈裂征CRCC常无，AML常有 7. 静脉癌栓CRCC可有，AML无 8. 肿大淋巴结CRCC可有，AML无 （以上每答对1条得2分，答对5条以上得10分）	10	

续表

项目/问题	项目分	参考答案要点	标准分	得分
请简述肾偶尔发现实性肿物患者常需要进行的检查及其目的	10分	肾脏肿物多为健康查体或因其他原因行腹部影像学检查偶尔发现，如发现肾脏实性肿物，常需进行以下检查： 1. 血常规及肝肾功能 了解患者一般情况，评价肾脏功能，判断是否能够使用增强对比剂（2分） 2. 尿常规，尿液脱落细胞 判断有无尿路出血，判断是否尿路上皮肿瘤（2分） 3. 肾脏CT或MRI平扫＋增强 明确肿瘤性质、组织亚型；判断肿瘤分期、可切除性评价（4分） 4. 胸部影像学检查 了解有无肺部转移（2分）	10	
沟通表达能力	5分	语言流利，思路清晰，逻辑严谨，沟通顺畅	5	
总分			100	
折算后成绩（本站实际得分×10%）				
点评（未通过者需注明理由）				

6. 肌骨系统亚站

题干：患者：男性，16岁，患者于10年前无意中发现右手背局部肿胀，伴间歇性疼痛，活动后疼痛加重，后肿物逐渐增大，期间未予重视及诊治，近日感肿胀加重，伴间歇性疼痛。

实验室检查肿瘤标志物阴性；影像检查见图19-51。

图19-51

考官评分标准（六）（表19-13）：

表19-13 临床思维与决策评分标准

项目/问题	项目分	参考答案要点	标准分	得分
请简要概括患者的临床资料，并说明图像的影像检查技术	10分	一般资料概括：患者为青年男性（1分），10年前出现右手背局部肿胀（1分），伴间歇性疼痛，活动后疼痛加重，后肿物逐渐增大（1分），肿瘤标志物阴性（1分）	4	
		影像检查技术：右手正斜位（2分）及右手磁共振平扫冠状位T1WI（2分）及冠状位T2WI＋脂肪抑制图像（2分）	6	
请对所提供图像的病变影像表现进行客观描述	20分	定位：右手第3、4掌骨中段（2分）	2	
		数目：2（2分）	2	
		形态：圆形、类圆形（2分）	2	
		大小：未提供（2分）	2	
		边界：清晰（2分）	2	
		密度：右手第3、4掌骨形态变短（2分），见膨胀性骨质破坏（2分），边缘清晰，其内有钙化（2分）。右手第3、4掌骨中段局部膨大，并可见类圆形T1低信号、T2高信号结节（2分），界清，第4掌骨局部骨皮质不完整（2分）	10	
请对病变影像征象产生的可能机制进行分析	10分	病变位于右手掌骨短管状骨（2分），多发，X线平片显示中心性生长，位于骨髓腔内（2分），表现为边界清楚的类圆形骨质破坏区（2分），骨破坏区内可见小点状钙化影（2分），病变邻近的骨皮质变薄（2分）。MRI显示肿块呈长T1长T2信号	10	

续表

项目/问题	项目分	参考答案要点	标准分	得分
请对该病例的临床特点、实验室检查与影像特点进行归纳	15分	临床特点：患者为青年男性（1分），10年前出现右手背局部肿胀（1分），伴间歇性疼痛，活动后疼痛加重（1分），后肿物逐渐增大（1分），肿瘤标志物阴性（1分）	5	
		影像特点：病变发生于短管状骨（2分），膨胀性骨质破坏（2分），边缘清晰（2分），其内有钙化（2分），邻近骨皮质变薄（2分）	10	
请诊断，包括定位和定性诊断等	10分	定位：右手第3、4掌骨中段（5分）	5	
		定性：内生软骨瘤（5分）	5	
需鉴别的疾病，并简要说明鉴别点（临床表现及影像表现等）	20分	软骨肉瘤：中心型软骨肉瘤在骨内呈溶骨性骨破坏（2分），破坏区边界不清楚（2分），邻近骨皮质可有不同程度的膨胀（2分）、变薄，骨皮质或骨性包壳可被破坏（2分）并形成大小不等的软组织肿块（2分）。骨破坏区和软组织肿块内可见数量不等、分布不均、疏密不一或密集成堆或稀疏散在钙化影（2分）。钙化表现为密度不均的边缘清楚或模糊的环形、半环形或砂砾样影（2分）	14	
		骨巨细胞瘤：手足骨少见（2分），多见于干骺愈合后的骨端（2分）。膨胀一般较显著，骨破坏区内无钙化影（2分）	6	
根据现有资料，请对该患者的下一步诊疗计划做出合理决策	10分	为进一步明确诊断，建议影像引导下对病变穿刺活检（5分）	10	
沟通表达能力	5分	语言流利，思路清晰，逻辑严谨，沟通顺畅	5	
总分			100	
折算后综合成绩（本站实际得分×10%）				
点评（未通过者需注明理由）				

第四部分：实践技能操作（时间10分钟，分值15分，4选1）

一、考生题干

操作一：股动脉穿刺插管

请进行股动脉穿刺插管术操作。

操作二：消化道造影

基本信息：住院患者王××，男，59岁。

影像检查编号：74××90

临床病史：间断饭后上腹部疼痛不适8个月，加重2周。无呕吐，无发热，无胸憋气短，无腹泻，无腰背部疼痛等不适。患者自述发现黑便数次，体重减轻约3kg。

实验室检查：无

临床诊断：腹痛原因待查。

请进行上消化道造影操作。

操作三：对比剂不良反应的识别与处理

题干：患者男性，63岁。腹部增强CT检查完成后3分钟出现呼吸困难、意识丧失，现场测血压测不到，触摸颈动脉无搏动。请对患者的情况做出快速判断，并进行处理操作。

操作四：CT图像后处理操作

题干：患者女，67岁（CT6×××14），于住院病程中实验室检查发现凝血异常（D-二聚体1527.00ng/ml）。临床怀疑肺动脉栓塞，遂行肺动脉CTA检查。请对肺动脉CTA图像进行后处理操作。

二、考官评分标准参照本专业常用技能评分标准（附表19-3，附表19-4，附表19-5，附表19-6）。

第五部分：临床医患沟通（时间10分钟，分值100分，占总分值10%）

一、考生题干

在本考站场景为CT患者检查室，有急诊患者通过绿色通道找你优先做检查，后面正常排队的患者前来制止，由此产生了冲突，作为一名放射科医师该如何处理，从而解决医生患者之间矛盾？

二、考官评分标准参照本专业常用技能评分标准（附表19-7）。

附表：常用技能操作评分标准

附表19-1　放射诊断基本功评分标准

项目	评分内容	标准分	得分
病例一（20分）	定位	10	
	诊断	10	
病例二（20分）	定位	10	
	诊断	10	
病例三（20分）	定位	10	
	诊断	10	
病例四（20分）	定位	10	
	诊断	10	
病例五（20分）	定位	10	
	诊断	10	
总分		100	
折算后综合成绩（本站实际得分×15%）			
点评（未通过者需注明理由）			

附表19-2　放射诊断报告书写评分标准

项目	评分内容	标准分	得分
一般资料（10分）	核对患者一般信息（姓名、性别、年龄、检查部位、影像检查号、检查日期等）和相关的临床资料，准确说明所提供图像采用的影像检查技术、检查方法或图像重建类型等	10	
征象描述（60分）	包括病变部位、形态、数目、大小、密度/信号、边界、强化程度、与周围结构的关系	20	
	包括特征性的阳性征象，具有鉴别意义的阴性征象，其他并发征象	20	
	专业术语运用得当，逻辑严谨，条理清楚，语言精炼	20	

续表

项目	评分内容	标准分	得分
影像诊断（20分）	诊断结论准确，包括定位诊断和定性诊断	10	
	诊断结论主次分明	5	
	可能的鉴别诊断或进一步检查建议	5	
总体评价（10分）	报告书写格式规范，无错别字	5	
	确认签名	5	
总分		100	
折算后综合成绩（本站实际得分×10%）			
点评（未通过者需注明理由）			

附表19-3　对比剂不良反应识别与处理评分标准

考核项目	考核内容及标准		标准分	得分
操作判断（5分）	根据题干的信息判断为对比剂不良反应，且属于中度急性不良反应。若判断错误不得分，由考官告知其正确结果，考生进一步处理操作		5	
操作判断（20分）	核对患者信息（姓名、性别、年龄等）		3	
	询问病史，了解有无过敏史		3	
	确定心电监护、氧气设备、抢救药品等		4	
	评估患者状态，包括神志、呼吸、血压、心率、血氧饱和度等（各2分）		10	
操作过程（50分）	判断依据	碘对比剂注射1小时内出现的严重呕吐、明显的荨麻疹、面部水肿、呼吸困难、血管迷走神经反应等（各2分），均属于中度急性不良反应	10	
	本例表现	患者肝脏增强CT检查完成后10分钟出现恶心、呕吐、胸闷、气急（6分），同时全身皮肤多发隆起性红斑，提示全身多发荨麻疹（4分），属于中度急性不良反应（5分）	15	
	处理措施	对症处理，包括止吐药物、组胺H_1受体阻滞剂（如苯海拉明）、肾上腺素、氧气面罩吸氧等（各5分）	25	
操作后处理（10分）	安置患者体位，再次评估生命体征（4分）；物品复原（2分），交代患者注意事项（2分），送至急诊科或相关科室继续观察治疗（2分）		10	
总体评价（10分）	操作步骤规范、熟练（5分）；整个操作过程体现人文关怀（5分）		10	
沟通表达能力（5分）	针对操作过程考官提出1～2个相关问题（如操作过程中患者的病情变化、注意事项和操作后宣教等），考生思路清晰，回答准确到位，沟通顺畅		5	
总分			100	
折算后综合成绩（本站实际得分×15%）				
点评（未通过者需注明理由）				

附表19-4　肺动脉CTA图像后处理操作评分标准

考核项目	考核内容及标准	标准分	得分
操作前准备（15分）	核对患者一般信息：姓名、性别、年龄、门诊或住院号、影像号、检查方法和检查部位等	3	
	查看病史及相关检查：男，70岁，突发胸痛5小时，伴胸闷、气急。临床怀疑肺动脉栓塞，须了解D-二聚体结果和血氧饱和度情况等	2	

续表

考核项目	考核内容及标准	标准分	得分
操作前准备（15分）	检查目的和需要解决的临床问题：排除肺动脉栓塞	3	
	明确适应证和禁忌证：适应证为临床怀疑肺动脉栓塞的病例（2分）；禁忌证为对含碘对比剂过敏、孕早期孕妇、生命体征不平稳患者等（2分）	4	
	做好检查前准备：静脉套管针留置、高压注射器连接、呼吸训练、辐射防护等	3	
操作过程（60分）	CT扫描技术条件：根据患者体型选择低千伏扫描（80～100kVP）或进行双能扫描，以观察肺野的灌注情况（3分）；扫描范围包括整个肺野，以排除其他引起患者症状的肺部疾病（2分）	5	
	对比剂使用：推荐对比剂注射速率一般≥3ml/s（3分）。根据扫描时长，对比剂注射总量30～60ml（2分）	5	
	原始图像的评价：对比剂充填右心和肺动脉，为判断肺动脉CTA图像的标准（3分）。观察是否存在呼吸运动伪影（2分）及肺动脉对比剂充盈效果（2分），正确选择待重建图像序列和软件（3分）	10	
	诊断信息的捕捉：观察薄层横断面图像（2分），初步判断病变部位（3分），然后去除检查床及其他伪影（3分），自动切割不能满足要求时注意手动切割，避免目标结构的丢失（2分）	10	
	多种重建技术的应用：根据需要选择剔骨技术、VR、MPR（包括CPR）、MIP等方法进行图像后处理（8分），选择合适的重建厚度（2分）、旋转不同的角度逐段显示肺动脉（5分）	15	
	针对病变部位的重点显示：发现肺动脉栓塞节段，针对栓塞节段进行重建，优化栓塞节段的显示	5	
	对病变部位进行标记、测量：包括肺动脉主干直径测量（2分），左、右肺动脉及主要分支（3分）、肺动脉栓塞节段测量（3分），保存并上传图像、必要时打印胶片（2分）	10	
操作后处理（10分）	根据原始图像和后处理获得的图像，给出初步诊断，结论准确（5分），主次分明（5分）	10	
总体评价（10分）	操作步骤规范、熟练（4分），重点病变突出显示（4分），在规定时间内完成操作（2分）	10	
沟通表达能力（5分）	针对操作过程考官提出1～2个相关问题，考生思路清晰，回答准确到位（3分），沟通顺畅（2分）	5	
总分		100	
折算后综合成绩（本站实际得分×15%）			
点评（未通过者需注明理由）			

附表19-5 股动脉穿刺插管术操作评分标准

项目	评分内容	标准分	得分
操作前准备（15分）	核对患者一般信息（姓名、性别、年龄、门诊或住院号等）（1分）；查看病史及相关检查（1分）；了解操作目的和需要解决的临床问题（2分）；明确适应证和禁忌证（1分）	5	
	核对患者知情同意书签署情况（1分），评估患者状态及基础生命体征（2分）；协助患者摆好体位（一般取仰卧位），并与患者沟通操作配合及注意事项（2分）	5	

续表

项目	评分内容	标准分	得分
操作前准备（15分）	核对一次性手术包内物品齐全与否（1分）；确定穿刺针及碘伏、局麻药物等是否准备到位（2分）；戴帽子、口罩，洗手、戴无菌手套（2分）	5	
操作过程（60分）	根据手术要求消毒、铺巾（4分）；穿铅衣（2分），穿手术衣（2分），更换无菌手套（2分）	10	
	生理盐水冲洗穿刺针、导丝、导管鞘	5	
	确定股动脉穿刺靶点：腹股沟韧带与股动脉交叉处	5	
	确定皮肤进针点：股动脉穿刺靶点远侧，沿股动脉走行方向，约1～2cm	5	
	局部浸润麻醉	5	
	一侧手指轻压股动脉穿刺靶点（3分），对侧手指持针经皮肤进针点刺入皮下（3分），调整穿刺针方向与角度，必要时影像引导，斜行刺入股动脉穿刺靶点（4分）	10	
	根据针尾血液流动情况判断穿刺针是否位于股动脉内（6分），否则须进行调整或重新穿刺（4分）	10	
	确认穿刺针进入股动脉，引入导丝，放置导管鞘（5分）；撤出导丝，肝素生理盐水冲洗导管鞘（5分）	10	
操作后处理（10分）	安置患者体位，交代注意事项	5	
	物品复原，污物的分类处理	5	
总体评价（10分）	步骤规范、操作熟练，在规定时间内完成	5	
	整个操作过程体现人文关怀	5	
沟通表达能力（5分）	针对操作过程考官提出1～2个相关问题（如操作过程中的注意事项和操作后宣教等），考生思路清晰，回答准确到位，沟通顺畅	5	
总分		100	
折算后综合成绩（本站实际得分×15%）			
点评（未通过者需注明理由）			

附表19-6 消化道造影操作评分标准

考核项目	考核内容及标准	标准分	得分
操作前准备（15分）	核对患者信息（姓名、性别、年龄、门诊或住院号等）（2分）；询问病史及相关检查，了解检查部位、方法和检查目的（2分）；评估患者状态，明确适应证，判断是否存在禁忌证（3分）；解释操作中的患者配合及注意事项（3分）；准备适当浓度的钡剂、产气粉，根据病情需要采用泛影葡胺或水溶性碘剂（3分）；做好陪同人员的个人防护，无关家属或陪客须离开检查室（2分）	15	
操作过程（65分）	透视，必要时拍摄图像	3	
	口服足量产气粉	2	
	患者取立位右前斜位，口服钡剂后观察钡剂通过食管、贲门情况	3	
	分别取立位右前斜位、前后正位、左前斜位，口服钡剂后拍摄相应体位的食管充盈像、黏膜像。每个体位5分	15	

续表

考核项目	考核内容及标准	标准分	得分
操作过程（65分）	服足量钡剂，改卧位迅速逆时针左转2周以充分涂抹胃壁	5	
	改变体位，拍摄胃各部双对比像：俯卧右后斜位（胃窦前壁）→左后斜位（胃底前壁）→仰卧轻度右前斜位（胃窦后壁）→仰卧轻度左前斜位（胃体后壁）→半仰卧大角度左前斜位（贲门正位）→立位右前斜位（十二指肠球部）。每个体位3分	18	
	服适量钡剂，取立位前后正位，拍摄全胃立式充盈像；立位轻度右前斜位，观察胃角	5	
	取俯卧左后斜位及仰卧右前斜位，分别拍摄十二指肠充盈像及气钡双对比像，每个体位3分	6	
	对可疑病变部位重点观察、拍摄图像	5	
	上传图像，必要时打印胶片	3	
操作后处理（5分）	安置患者，交代注意事项，整理用物	5	
总体评价（10分）	步骤规范，操作熟练，在规定时间内完成	5	
	操作过程注意保护患者隐私，体现人文关怀	5	
沟通表达能力（5分）	针对操作过程考官提出1～2个相关问题（如操作过程中的注意事项等），考生思路清晰，回答准确到位，沟通顺畅	5	
总分		100	
折算后综合成绩（本站实际得分×15%）			
点评（未通过者需注明理由）			

附表19-7　临床医患沟通评分标准

项目	评分内容及标准	标准分	得分
	播放视频或音频，或者与真实患者/SP进行沟通。根据考生对沟通过程中错误做法与正确做法的认识程度进行评分。包括非常清楚（10分）、基本清楚（8分）、部分清楚（5分）、稍有知道（3分）、不清楚（0分）		
沟通准备（10分）	沟通环境相对轻松、安静；沟通者仪表整洁、着装得体、情绪平稳、态度积极、佩戴工作证件以及必要的材料准备，如纸和笔等	10	
沟通过程（70分）	是否有自我介绍：我是您的（检查/报告）医生，我的姓名是××，需要进一步了解您的情况	10	
	用语是否合适：应使用“您”“请”“谢谢”等礼貌用语，将医学专业知识用通俗的语言表达，语气平稳，语调恰当，对患者保持冷静和耐心，注意倾听患者陈述，当患者出现错误表达时给予恰当提醒	10	
	是否与患者共情：对患者的疾病和痛苦表示同情、理解，安抚患者紧张、焦虑的情绪，语言温和，密切注意患者的情绪变化并进行合理引导	10	
	是否注意信息采集：询问现病史、既往史、相关的检查、检验及手术资料等	10	
	对患者是否有宣教：向患者介绍影像检查或相关操作的流程、注意事项；针对影像检查或报告给予合理的解释	10	

续表

项目	评分内容及标准	标准分	得分
沟通过程（70分）	是否满足患者的合理要求：耐心回答患者问题，而不是简单地说“不知道”“不归我管”。对于知道的问题要尽力回答；对于不确定的问题，要有礼貌地告诉患者如何寻找答案	10	
	同行评价是否客观：客观、公正地评价本院同事或外院同行的诊疗过程或诊疗行为，避免无端指责和恶意批评	10	
沟通尾声（10分）	结语是否合理：简要复核与患者已沟通的问题，询问患者是否有其他或进一步的诉求	10	
总体评价（10分）	沟通者在整个医患沟通过程中所表现的职业素养以及对患者的人文关怀	10	
总分		100	
折算后综合成绩（本站实际得分×10%）			
点评（未通过者需注明理由）			

（李兆婷）

第二十章　超声医学科

为规范住院医师规范化培训结业临床实践能力考核，提高结业临床实践能力考核的质量，逐步实现住院医师规范化培训结业考核的同质化，特制订本规程。

一、使用范围

适用于山西省住院医师规范化培训结业临床实践能力考核-超声医学科专业。

二、制订依据

依据国家《住院医师规范化培训内容与标准（2022版）》《住院医师规范化培训结业临床实践能力考核标准方案-超声医学科（2022版）》，结合山西省住院医师规范化培训的实际，制订本标准。

三、考核对象

符合考核条件，参加住院医师规范化培训（超声医学科）专业结业临床实践能力考核的住院医师。

四、考核内容

包括超声临床思维、超声操作技能、临床人文沟通等内容。

五、考核重点

根据国家《住院医师规范化培训内容与标准（2022版）》-超声医学科培训细则的要求，重点考核住院医师的临床实践能力。

六、考核形式及考站设置

住院医师规范化培训结业临床实践能力考核采取客观结构化临床考核（OSCE）的方式，采用在标准化患者/真实患者或医学模拟人上实际操作。共设置超声临床思维站、超声操作技能站、临床人文沟通站三站。

第一考站：超声临床思维站，分四个亚站（腹部、浅表器官及外周血管、心脏、妇产临床思维站）

考核内容：超声医学科临床思维（腹部、浅表器官及外周血管、心脏、妇产超声读片及病例分析）超声读片、图像分析、诊断及鉴别诊断、回答问题。试题来源于临床的腹部疾病、浅表器官或外周血管疾病、心脏疾病、妇科或产科疾病患者的病例资料，包括主诉、病史、体格检查、影像资料等详细介绍的PPT试题。

考核方式：面试。考生根据试题的PPT，对超声以及影像图片以口头报告形式进行规范描述，总结病例特点，并进行诊断以及鉴别诊断，然后回答考官提问。

考核时间：各亚站分别5分钟，总计20分钟。

分值：各100分

第二考站：超声操作技能站

考核内容：超声仪器操作、图像存储、脏器或切面的显示、测量、检查规范及人文关怀。

（1）第一亚站：腹部超声技能站。重点考察仪器调节、检查规范、标准切面及测量。考生从腹部五个项目（①肝脏左叶及门静脉主干切面；②肝脏右叶及门静脉主干切面；③胆道系统；④胰腺；⑤肾脏）中随机抽选一项目对SP进行超声扫查。

（2）第二亚站：浅表器官及外周血管超声技能站。重点考察仪器调节、检查规范、标准切面及测量。考生从浅表器官及外周血管二个考核项目（①甲状腺及颈部淋巴结；②颈动脉）中随机抽选一个项目，对SP进行超声扫查。

（3）第三亚站：心脏超声技能站。重点考察仪器调节、检查规范、标准切面及测量。考生从心脏三个考核项目（①胸骨旁左室长轴切面；②大动脉短轴切面、左室短轴切面、剑下四腔心切面；③心尖四腔心、心尖五腔心、心尖两腔心、心尖三腔心切面及胸骨上窝主动脉弓长轴切面）中抽选一个项目，对SP进行超声扫查。

考核方式：上机操作。考生接诊后与患者沟通、简单采集病史开始检查。包括选择探头，调节仪器，以及各脏器规范扫查。扫查过程按考官要求打出相应标准切面或关键解剖部位。

考核时间：各5分钟

分值：均为100分

第三考站：临床人文沟通站

考核内容：住院医师经常面临的临床人文沟通问题。

考核方式：面试。考生进入考场后，用1分钟阅读提示信息和资料（时间包含在总时间内），然后按试题明示的要求与SP扮演的患者/家属进行沟通。

考核时间：5分钟

分值：100分

七、成绩评定

同一次考试满足下列3个条件判定为考核通过：（1）超声临床思维站：四亚站总平均分≥70分，或至少有三个亚站得分≥70分；（2）超声操作技能站：每个亚站均需得分≥70分；（3）临床人文沟通站：需得分≥70分。

八、具体实施

1. 采用统一考题、统一考核形式与标准进行集中考核，以保证考核的公平性和同质性。考核基地同一批次、同一时段使用同一考题。各站试题数量根据考试批次安排设定，每半天至少一套试题，各批次之间不得重复，并准备至少1套备用题。

2. 每个考站配两名考官，两名考官来自不同培训基地，两名考官独立评分。

3. 各类型人员考前培训

（1）考官培训内容 包括《住院医师规范化培训内容与标准（2022版）》《住院医师规范化培训结业临床实践能力考核标准方案（超声医学科）（2022版）》、考官制度、执考要求、评分要求、注意事项等；考前培训应按分配的考核任务进行分组培训，由考核专业负责人及指定的考站组长负责召集该站考官进行培训，培训重点是评分细则的一致性，具体包括熟悉考核病例（或主题）的内容；对照评分细则进行一致性评分练习与讨论。

（2）考生培训内容：考场设置、考试流程、考场纪律、每站考核注意事项等。

（3）考务人员培训内容 考场设置、人员分工、不同岗位考务人员工作流程等。

（4）SP培训：案例培训、标准化回答、特殊体征培训等。

九、考站设置建议

根据考核人数、考核基地场地、考官配置等因素，结合考核公平性、同质性，兼顾经济性，选择适宜的考站设置方案。（表20-1）

表20-1 超声医学科考站设置方案

组别	序号	换站顺序		
		第一站：超声临床思维站：四个亚站，各5分钟	第二站：超声操作技能站：三个亚站，各5分钟	第三站：临床人文沟通站：独立设站，5分钟
第一组	01	第一站1亚站→第一站2亚站→第一站3亚站→第一站4亚站→第二站1亚站→第二站2亚站→第二站3亚站→第三站		
	02	第一站2亚站→第一站3亚站→第一站4亚站→第二站1亚站→第二站2亚站→第二站3亚站→第三站→第一站1亚站		
	03	第一站3亚站→第一站4亚站→第二站1亚站→第二站2亚站→第二站3亚站→第三站→第一站1亚站→第一站2亚站		
	04	第一站4亚站→第二站1亚站→第二站2亚站→第二站3亚站→第三站→第一站1亚站→第一站2亚站→第一站3亚站		
	05	第二站1亚站→第二站2亚站→第二站3亚站→第三站→第一站1亚站→第一站2亚站→第一站3亚站→第一站4亚站		
	06	第二站2亚站→第二站3亚站→第三站→第一站1亚站→第一站2亚站→第一站3亚站→第一站4亚站→第二站1亚站		
	07	第二站3亚站→第三站→第一站1亚站→第一站2亚站→第一站3亚站→第一站4亚站→第二站1亚站→第二站2亚站		
	08	第三站→第一站1亚站→第一站2亚站→第一站3亚站→第一站4亚站→第二站1亚站→第二站2亚站→第二站3亚站		

说明：

1. 依据参考人数分组进行考核，每组8人，同时进站，每站5分钟，换站1分钟

2. 根据考站数量及考核人数设置并行站

十、模拟试题

模拟试题（第一套）

第一部分：临床思维（时间5分钟，分值100分，口试）

一、妇产超声临床思维站（时间5分钟，分值100分）

（一）考生题干

女性，27岁，已婚，平素月经规律，周期28天，现停经42天，恶心呕吐，阴道少量出血。内诊：子宫增大，如孕3月大小，质软。血hCG：110 000U/L。超声表现如图20-1，图20-2和图20-3所示。

图20-1　　图20-2　　图20-3

请考生根据以上图示，回答以下问题：

1．请描述超声图表现，做作出诊断。

2．请结合声像图表现，做出鉴别诊断。

3．超声在诊断该疾病中的意义。

（二）考官资料

1．请结合临床并描述超声图表现，作出诊断。

参考答案：

（1）病例临床特点（15分，总结完整）：

女性，已婚，平素月经规律，停经42天，内诊：子宫增大，如孕3月大小，质软。血hCG：110 000U/L。

（2）超声声像图描述（30分，描述规范，反映病例特点）

子宫增大，宫腔内回声杂乱，呈“蜂窝状”（或“落雪状”），与肌壁分界清，CDFI：未见明显血流信号。双侧卵巢黄素化，内均可见多个囊性结构，壁薄，透声好。

（3）诊断（15分，依据合理，诊断正确，逻辑性好）：

患者女性月经规律，停经42天，内诊：子宫增大，如孕3月大小，质软。血hCG：110 000U/L。超声见子宫增大，宫腔内见“蜂窝状”（或“落雪状”）杂乱回声，与肌壁分界清，CDFI：未见明显血流信号，双侧卵巢黄素化，可及多个囊性结构。

综合上述特征，诊断为1．完全性葡萄胎；2．双侧卵巢黄素化囊肿。

2．请结合声像图表现，做出鉴别诊断。

参考答案（30分，针对性强，依据合理，逻辑性好，完成至少以下两种疾病的鉴别）：

（1）流产：有停经史及阴道不规则出血，但血hCG水平不高，子宫增大不明显，超声“水泡样”回声较少且不规则，无黄素化囊肿，CDFI“水泡样”回声及其旁可见较丰富血流信号。

（2）子宫内膜增生过长：超声检查宫腔内可见蜂窝状回声，患者大多月经不调，但血hCG正常。

（3）黏膜下子宫肌瘤囊性变：病灶局限于局部内膜，超声检查宫腔内可见圆形或椭圆形低回声结节，边界清，内回声不均匀，可有蜂窝状回声，患者大多月经不调，但一般无停经史，血hCG正常。

3. 超声诊断该疾病的意义（10分）。

参考答案：超声是诊断葡萄胎的一项可靠和敏感的辅助检查，葡萄胎诊断一经成立，应及时清宫。因葡萄胎清宫时出血较多，子宫大而软，容易穿孔，故清宫应在手术室内进行。

（三）评分标准（表20-2）

表20-2　超声临床思维站评分标准

考核项目	考核内容	标准分	得分
病史总结及声像图描述（30分）	主诉、简要病史、重要检查结果等总结完整	5	
	超声图像描述规范，反映病例突出特点： 1. 灰阶超声描述准确　脏器形态、大小等，病变的位置、回声、形态、大小、与周围组织关系等 2. 彩色多普勒超声描述准确　彩色血流信息、频谱形态、流速等	25	
诊断与依据（30分）	诊断依据合理：结合临床表现及图像的综合分析正确	10	
	诊断正确：疾病诊断结果正确，诊断标准运用合理	10	
	逻辑性好：思路清晰、逻辑严密	10	
鉴别诊断（25分）	针对性强：针对症状及图像进行有针对性鉴别	10	
	依据合理：分析过程、疾病诊断标准运用合理	10	
	逻辑性好：思路清晰、逻辑严密	5	
相关知识拓展（15分）	有关疾病诊疗方法、疾病新进展、影像学检查的综合运用等方面	15	
总分（100分）		100	
点评（未通过者需注明未通过理由）	考官签名：　年　月　日		

注：若评分标准中有项目需经考官提示才能答出，则该项目评分不能高于满分的80%。

二、腹部超声临床思维站（时间5分钟，分值100分）

（一）考生题干

患者男性，71岁，胃癌术后5年，复查腹部超声表现（图20-4，图20-5，图20-6）。

图20-4　　图20-5　　图20-6

问题：

1．请描述声像图表现，并做出诊断。

2．请结合声像图表现，做出鉴别诊断。

3．超声在诊断该疾病中起到什么作用？

（二）考官资料

1．请结合临床并描述超声图表现，作出诊断。

参考答案：

（1）病例临床特点（5分，简要病史总结完整）：

老年男性患者，胃癌术后5年，规律复查。

（2）超声声像图描述（25分，描述规范，反映病例特点）：

肝脏切面大小形态正常，包膜光滑，实质回声均匀，未见局限性肿块图像。肝内血管显示清，走行正常，门静脉主干内径为1.2cm，CDFI示其内为入肝血流信号。肝内可见“平行管”征，左右肝管内径分别为0.5cm、0.6cm，两者相通。肝外胆管上段内径为1.4cm，中上段内可见范围约6.3cm×1.5cm的等回声团，形态不规则，边界尚清，其内可见条状血流信号。

空腹胆囊切面大小11.1cm×2.8cm，囊内可见粗细不均的点状回声，后方无声影，改变体位后可见变形移位。

（3）诊断（30分，依据合理，诊断正确，逻辑性好）

1）肝外胆管中上段占位性病变伴肝内外胆管扩张：癌可能性大；

2）胆囊内异常回声：胆囊内沉积物。

2．请结合声像图表现，作出鉴别诊断（25分）

参考答案（25分。针对性强，依据合理，逻辑性好，完成以下至少两种疾病的鉴别）：

（1）肝外胆管结石：多呈强回声，后伴声影。若嵌顿后不随体位改变而移动，但多有发病急，剧烈腹痛的病史。声像图显示结石周围有完整连续的胆管壁包绕。当胆管结石合并胆管癌时，CDFI和超声造影对二者的鉴别有价值。

（2）胆管内沉积物：胆管内团块状或粒状沉积的胆泥，改变体位后沉积物离开梗阻端，CDFI对二者的鉴别有价值。

（3）胆管良性肿瘤：包括乳头状瘤、腺瘤等，很难鉴别，但发病率较低。

3．超声在此类梗阻性黄疸疾病中会起到什么作用（15分）？

参考答案（15分。回答正确）：

（1）超声是此类疾病病因诊断的首选方法，不足之处是易受胃肠气体的干扰。

（2）经皮肝穿胆道引流术（PTCD）：经皮肝穿刺胆道，并置入引流管，使胆汁流向体外，从而减轻黄疸，恢复肝功能，为进一步手术创造条件或者达到姑息治疗的目的，对恶性梗阻性黄疸、急性胆管炎等疾病来说，是首选治疗方案。

（三）评分标准（表20-3）

表20-3　超声临床思维站评分标准

考核项目	考核内容	标准分	得分
病史总结及声像图描述（30分）	主诉、简要病史、重要检查结果等总结完整	5	

续表

考核项目	考核内容	标准分	得分
病史总结及声像图描述（30分）	超声图像描述规范，反映病例突出特点： 1．灰阶超声描述准确　脏器形态、大小等，病变的位置、回声、形态、大小、与周围组织关系等 2．彩色多普勒超声描述准确　彩色血流信息、频谱形态、流速等	25	
诊断与依据（30分）	诊断依据合理：结合临床表现及图像的综合分析正确	10	
	诊断正确：疾病诊断结果正确，诊断标准运用合理	10	
	逻辑性好：思路清晰、逻辑严密	10	
鉴别诊断（25分）	针对性强：针对症状及图像进行有针对性鉴别	10	
	依据合理：分析过程、疾病诊断标准运用合理	10	
	逻辑性好：思路清晰、逻辑严密	5	
相关知识拓展（15分）	有关疾病诊疗方法、疾病新进展、影像学检查的综合运用等方面	15	
总分		100	
点评（未通过者需注明未通过理由）	考官签名：　年　月　日		

三、浅表器官及外周血管临床思维站（时间5分钟，分值100分）

（一）考生题干

患者女，48岁，洗澡时偶然发现左乳肿物，遂到我院就诊，查体发现左乳外上象限可触及肿物，直径约2.0cm，质硬、活动度差。行双乳及双腋窝超声检查如图（图20-7至图20-12）。

图20-7	图20-8
图20-9	图20-10

左乳腺二维、彩色多普勒、脉冲多普勒及弹性成像

图20-11	图20-12
左腋窝肿大淋巴结	

请考生根据以上图示，回答以下问题：

1．根据上述病史及超声所见做出可能的诊断

2．请结合声像图表现，做出鉴别诊断

3．请描述超声新技术在乳腺肿瘤中的应用。

（二）考官资料

1．根据上述病史及超声所见可能的诊断

（1）病例临床特征（5分，总结完整）

患者女，48岁，洗澡时偶然发现左乳肿物，查体发现左乳外上象限可触及肿物，直径约2.0cm，质硬、活动度差，该患者属于我国乳癌的高发年龄。

（2）超声声像图描述（25分，描述规范，反映病例特点）：

双侧乳腺及腋窝超声检查示：左侧乳腺外上象限灰阶图像可见乳腺腺体层内实性低回声结节，形态欠规则，边界欠清，可见高回声晕，后方回声衰减，彩色多普勒图像见结节内穿支血流信号，脉冲多普勒呈高速高阻动脉血流显示，于左腋窝可见多发偏心靶环状肿大淋巴结，形态饱满，呈类圆形，髓质偏移，皮髓质分界欠清，皮质局限性不均质增厚。

（3）诊断（30分，依据合理，诊断正确，逻辑性好。）：

诊断依据：①我国乳腺癌发病高峰在40～50岁之间的中年女性；②左乳腺触及肿块，质硬、活动差；③双侧乳腺及腋窝超声检查示：左侧乳腺外上象限灰阶图像可见乳腺腺体层内实性低回声结节，形态欠规则，边界欠清，可见高边晕，后方回声衰减，彩色多普勒图像见结节内穿支血流信号，脉冲多普勒呈高速高阻动脉血流频谱，于左腋窝可见多发偏心靶环状肿大淋巴结，形态饱满、呈类圆形，髓质偏移，皮髓质分界欠清，皮质局限性不均质增厚。

诊断：左乳腺占位性病变：BI-RADS 5

左腋窝淋巴结肿大　考虑转移

2．请结合声像图表现，做出鉴别诊断（25分，针对性强，依据合理，逻辑性好，完成至少一下两种疾病的鉴别）？

（1）乳腺囊肿，患者一般无明显临床症状，超声显示腺体内无回声结节，边界清晰，包膜完整，后方回声增强，无明显血流信号。

（2）乳腺纤维腺瘤，一般好发于年轻女性，触诊活动度好，超声表现一般为均匀的低回声肿块，边界清晰，包膜完整，后方回声略增强或无增强，可见少量点状血流信号。

（3）乳腺炎，好发于育龄期女性，一般有全身症状，红、肿、热痛，肿块一般无明显占位效应，超声多表现为边界不清、形态不规则的低回声肿物，周边可及较丰富的血流信

号，有时与乳腺癌鉴别困难，需要超声造影或穿刺活检。

3．请描述超声新技术在乳腺癌中的应用（15分，回答正确，有一定的知识广度）。

（1）超声弹性成像在乳腺良恶性疾病诊断中的应用：

目前在临床上大多应用改良版5分评分标准，即：1分，病灶整体显示为绿色；2分，病灶大部分显示为绿色；3分，病灶范围内显示为绿色和蓝色所占比例相近；4分，病灶整体为蓝色或内部伴有少许绿色；5分，病灶及周边组织均显示为蓝色，内部伴有或不伴有绿色显示；

（2）三维超声影像技术，可获得二维超声难以获得的乳腺冠状面图像，从而更好地观察肿瘤的边界、浸润及整个瘤体的血管分布情况，提供更多的诊断信息；

（3）超声造影剂声诺维（SonoVue），与反向脉冲谐波造影技术相结合，可获得气泡在肿瘤微循环中的分布，通过显示乳腺肿瘤的微血管灌注形态和动态曲线，能够更好地辅助诊断乳腺癌。

（4）超声介入在乳腺癌中的应用：

1）超声引导下乳腺肿块组织穿刺活检术；

2）超声引导下乳腺结节术前、术中定位术；

3）超声引导下乳腺结节旋切术

（三）考官评分标准（表20-4）

表20-4　超声临床思维站评分标准

考核项目	考核内容	标准分	得分
病史总结及声像图描述（30分）	主诉、简要病史、重要检查结果等总结完整	5	
	超声图像描述规范，反映病例突出特点： 1. 灰阶超声描述准确　脏器形态、大小等，病变的位置、回声、形态、大小、与周围组织关系等 2. 彩色多普勒超声描述准确　彩色血流信息、频谱形态、流速等	25	
诊断与依据（30分）	诊断依据合理：结合临床表现及图像的综合分析正确	10	
	诊断正确：疾病诊断结果正确，诊断标准运用合理	10	
	逻辑性好：思路清晰、逻辑严密	10	
鉴别诊断（25分）	针对性强：针对症状及图像进行有针对性鉴别	10	
	依据合理：分析过程、疾病诊断标准运用合理	10	
	逻辑性好：思路清晰、逻辑严密	5	
相关知识拓展（15分）	有关疾病诊疗方法、疾病新进展、影像学检查的综合运用等方面	15	
总分		100	
点评（未通过者需注明未通过理由）	考官签名：　年　月　日		

四、心脏超声临床思维站（时间5分钟，分值100分，面试）

（一）考生题干

男性患者，57岁，体检发现心脏杂音就诊，查体胸骨左缘2～3肋间闻及Ⅱ/Ⅵ收缩期杂音，行常规超声及经食道超声表现（图20-13至图20-16）。

图 20-13 图 20-14 图 20-15 图 20-16

请考生根据以上图示，回答以下问题：

1．请描述声像图表现，并做出诊断

2．根据缺损部位不同简述该疾病的分型

3．超声在该疾病诊断、治疗中会起到什么作用？

（二）考官资料

1．请描述声像图表现，并做出诊断。

（1）病例临床特点（5分，总结完整）：

男性患者，57岁，体检发现心脏杂音，查体胸骨左缘2～3肋间闻及Ⅱ/Ⅵ收缩期杂音。考虑患者是否有先天性心脏病？

（2）超声声像图描述（25分，描述规范，反映病例特点）：

图20-4-1、图20-4-2：常规超声心尖五腔心切面及剑下两腔心切面可见房间隔中部回声连续性中断，房水平可见左向右穿隔分流；

图20-4-3、图20-4-4：经食道超声心动图所示房间隔中部回声中断，房水平可见左向右分流。

（3）诊断（30分，依据合理，诊断正确，逻辑性好）：

结合临床患者心脏杂音，查体胸骨左缘2～3肋间闻及Ⅱ/Ⅵ收缩期杂音，常规超声心尖五腔心切面及剑下两腔心切面可见房间隔中部回声连续性中断，房水平可见左向右穿隔分流，经食道超声心动图所示房间隔中部回声中断，房水平可见左向右分流，均符合：先天性心脏病房间隔缺损（继发孔中央型）的超声表现。

超声提示：

先天性心脏病

房间隔缺损（继发孔中央型）

2．根据缺损部位不同简述该疾病的分型（25分，回答正确，规范）

房缺可分为原发孔型和继发孔型，继发孔型约占95%，原发孔型较少见，又称为部分型心内膜垫缺损。

根据缺损部位不同又分为五型：

（1）中央型：多见，又称卵圆孔型，缺损位于房间隔中部，相当于卵圆窝处；

（2）下腔型：位置较低，缺损紧邻下腔静脉入口；

（3）上腔型：缺损靠近上腔静脉入口，常伴有部分型或完全型肺静脉异位引流；

（4）混合型：兼有上述两种以上的房间隔缺损。若缺损很大，无房间隔则为单心房。

（5）冠状静脉窦型：非常少见，缺损位于冠状静脉窦与左心房间。

3．超声在该疾病诊断、治疗中会起到什么作用（15分，回答正确，规范，有一定的广度）？

（1）95%以上的房间隔缺损常规超声心动图检查可以明确诊断。

（2）小房缺、冠状静脉窦型房缺、部分腔静脉型房缺经胸超声检查可能漏诊，应做经食管超声检查。

（3）准确评价房缺的大小、分型及与上下腔静脉的关系，有助于介入封堵治疗的病例筛选。

（三）考官评分标准（表20-5）

表20-5　超声临床思维站评分标准

考核项目	考核内容	标准分	得分
病史总结及声像图描述（30分）	主诉、简要病史、重要检查结果等总结完整	5	
	超声图像描述规范，反映病例突出特点： 1. 灰阶超声描述准确　脏器形态、大小等，病变的位置、回声、形态、大小、与周围组织关系等 2. 彩色多普勒超声描述准确　彩色血流信息、频谱形态、流速等	25	
诊断与依据（30分）	诊断依据合理：结合临床表现及图像的综合分析正确	10	
	诊断正确：疾病诊断结果正确，诊断标准运用合理	10	
	逻辑性好：思路清晰、逻辑严密	10	
鉴别诊断（25分）	针对性强：针对症状及图像进行有针对性鉴别	10	
	依据合理：分析过程、疾病诊断标准运用合理	10	
	逻辑性好：思路清晰、逻辑严密	5	
相关知识拓展（15分）	有关疾病诊疗方法、疾病新进展、影像学检查的综合运用等方面	15	
总分		100	
点评（未通过者需注明未通过理由）	考官签名：　年　月　日		

第二部分：超声操作技能站（三个亚站，时间各5分钟，分值各100分）

一、心脏超声技能站（时间5分钟，100分）

（一）考生题干

请从以下三项中随机抽选一项目对SP进行超声扫查。

1. 胸骨旁左室长轴切面；
2. 大动脉短轴切面、左室短轴切面、剑下四腔心切面；
3. 心尖四腔心、心尖五腔心、心尖两腔心、心尖三腔心切面及胸骨上窝主动脉弓长轴切面。

（二）评分标准（见附表20-8至附表20-10）

二、腹部超声技能站（时间5分钟，100分）

（一）考生题干

请从以下五项中随机抽选一项目对SP进行超声扫查。

1. 肝脏左叶及门静脉主干切面；
2. 肝脏右叶及门静脉主干切面；
3. 胆道系统；

4．胰腺；

5．肾脏。

（二）考官评分标准（见附表20-1至附表20-5）

三、浅表器官及外周血管超声技能站（时间5分钟，100分）

（一）考生题干

请从以下两项中随机抽选一项目对SP进行超声扫查。

1．甲状腺及颈部淋巴结；

2．颈动脉。

（二）考官评分标准（附表20-6、附表20-7）

第三部分：临床人文沟通（时间5分钟，分值100分，口试）

一、考生题干

患者行胆囊切除术后1个月，复查腹部超声，超声提示胆囊床旁囊性区。患者拿到超声报告后情绪激动，认为未切除胆囊并扬言要找手术医师，你如何跟患者解释？

二、考官参考资料

（一）医生对患者态度和霭，对患者表现出足够的关心和耐心，并告知患者你已经做了详细的检查，确实存在囊性区域。

（二）主动沟通：可以用语言安慰患者，避免患者情绪激动。

1．让患者对胆囊手术及手术常见并发症有个初步了解。这个囊性区并不代表就是胆囊或者没切干净的残留胆囊，它有可能是术后的渗液，属于手术后比较常见的术后改变。

2．纠正患者的一些片面、不正确的认识，减轻患者的心理负担。

3．服务患者，解决问题

（1）能够为患者提供必要的、力所能及的帮助。

（2）对患者下一步的诊断及治疗给予合理的建议，比如：超声定期观察。

三、评分标准（表20-6）

表20-6 临床人文沟通评分标准

考核项目	考核内容	标准分	得分
职业素养（20分）	1．尊重并理解患者	4	
	2．态度真诚和蔼	4	
	3．以患者为中心的交流方式	4	
	4．知情同意	4	
	5．没有违背伦理和可能引起纠纷的言语和行为	4	
交流技巧（50分）	1．恰当的目光交流	5	
	2．耐心观察、倾听并有恰当反应	10	
	3．鼓励患者充分表达	5	
	4．对重要信息和解释有核实	10	
	5．提供恰当的具体建议	10	
	6．清楚表明医生的意见	10	

续表

考核项目	考核内容	标准分	得分
整体印象（30分）	1. 达到沟通目的或者没有达成目的但不是医生的问题	10	
	2. 患者感到舒适和被理解	10	
	3. 考官认为考生有较好的沟通能力	10	
总分（100分）		100	
点评（未通过者需注明未通过理由）	考官签名： 年 月 日		

注：本站最小评分值1分，初始分70分及以上为通过

模拟试题（第二套）

第一部分：超声临床思维（分四个亚站，时间各5分钟，分值100分，口试）

一、妇产超声临床思维站（时间5分钟，分值100分，口试）

（一）考生题干

女性患者，29岁，自然流产1次，后不孕2年。子宫超声表现（图20-17，图20-18）。

图20-17　图20-18

请考生根据以上图示，回答以下问题：

1. 请描述超声声像图表现，并做出诊断。
2. 请结合声像图表现，做出鉴别诊断。
3. 超声在该疾病诊断中的意义。

（二）考官参考病历资料

参考答案：

女性患者，29岁，自然流产1次，后不孕2年。超声表现如下。

1. 请描述超声图表现，并作出诊断。

（1）病例临床特点：（5分，总结完整）女性患者，自然流产1次，不孕2年，首先要除外宫腔病变。

（2）超声声像图描述：（25分，描述规范，反映病例特点）子宫外形轮廓正常，横径略宽，横切面时见两个宫腔内膜回声，间以带状低回声分隔。三维成像，宫腔内膜呈“V”形，隔样低回声未达宫颈。

（3）诊断：（30分，依据合理，诊断正确，逻辑性好）女性患者，自然流产后不孕，阴超下子宫外形轮廓正常，横切子宫可见两团内膜回声，三维成像显示宫腔内膜形态呈深“V”形，分隔深度大于1cm，且未达宫颈内口处。

综合上述特征：考虑子宫畸形——不全纵隔子宫。

2．请结合声像图表现，作出鉴别诊断（25分，针对性强，依据合理，逻辑性好，完成至少以下两种疾病的鉴别）。

（1）双子宫：超声纵切时可见两个完全分开的完整子宫，横切时两个宫体完全分开，之间有深的凹陷，延续至宫颈，两个宫颈彼此相邻但完全分开。常伴有阴道纵隔或斜隔。双子宫患者可无临床症状，月经正常，妊娠分娩过程可无并发症。

（2）双角子宫：子宫外形异常，宫底部明显凹陷，子宫上段完全分开，呈两个分开的宫角，子宫下段仍部分融合。宫腔呈“Y”形或马鞍形。双角子宫妊娠结局较差，有较高的流产率及早产率。

（3）弓形子宫：为最轻的一种子宫发育异常。子宫宫底部中央区肌层增厚，向宫底部宫腔轻度突出，在超声冠状切面上宫底部子宫内膜呈弧形凹陷，深度小于1cm，内膜夹角呈钝角，这一点可与不全纵隔子宫相鉴别。子宫外形轮廓正常或仅宫底部轻微凹陷。患者通常没有任何临床症状。

（4）单角合并残角子宫：一侧副中肾管发育正常，另一侧副中肾管中下段在发育过程中停滞，形成不同程度的残角子宫。常表现为发育侧子宫旁一小子宫及其附件。发育侧子宫多为团状内膜的单角子宫，与之相连的残角子宫肌性回声内可有内膜或无内膜回声。残角子宫可以妊娠，但由于肌层发育不良，常于3～4个月时自发破裂，危及孕妇生命。因此尽早诊断尤为重要。

3．超声在该疾病诊断中的意义（15分，回答正确，有一定的知识广度）。

超声对子宫畸形的诊断有较高的特异性，显示子宫的冠状切面是诊断关键。三维超声的应用使宫腔畸形、内膜息肉、宫腔粘连等宫腔病变的显示更加直观立体。

二、腹部超声临床思维（时间5分钟，分值100分，口试）

（一）考生题干

男性患者，60岁，因“食管癌术后常规随访复查”就诊。患者半年前因食管癌行切除术，手术顺利。病理提示食管鳞癌，腹部超声表现见图20-19至图20-22。

图20-19　图20-20　图20-21　图20-22

请考生根据以上图示，回答以下问题：

1．请描述声像图表现，并做出诊断。

2．请结合声像图表现，做出鉴别诊断。

3．超声在该疾病的诊治中起到什么作用?

（二）考官参考资料

1．请描述声像图表现，并做出诊断。

（1）病例临床特点（5分。总结完整）：

患者为老年男性，行食管癌切除术后，病理提示食管鳞癌，是转移性肝癌的好发因素。

（2）超声声像图描述（25分。描述规范，反映病例特点）：

超声扫查示：肝内可见两个等高回声包块，形态尚规则，边界尚清，周边可见低回声晕，呈“牛眼征”；CDFI：病灶内部可见血流信号，频谱呈动脉频谱。

（3）诊断（30分。依据合理，诊断正确，逻辑性好）：

食管癌病史患者，肝内等高回声包块，形态尚规则，边界尚清，周边可见低回声晕，呈“牛眼征”；CDFI：病灶内部可见血流信号，频谱呈动脉频谱等，综合上述特点诊断转移性肝癌。

2．请结合声像图表现，做出鉴别诊断。

参考答案（25分。针对性强，依据合理，逻辑良好，完成以下至少两种疾病的鉴别诊断）：

（1）原发性肝细胞肝癌：原发性肝癌结节可呈圆形、椭圆形、分叶状或不规则形，边界清楚或模糊不清，结节周缘可有声晕，也可不规则，呈“蟹足状”。弥漫性肝癌其瘤体直径多在1cm左右，边界不清，数目众多，弥散分布于全肝。

（2）肝血管瘤：可见后方回声增强，较大病变亦可表现为不均匀低回声包块。但边界清晰，内部呈筛网状改变，周边多强回声晕环绕。

3．超声在该疾病的诊治中会起到什么作用？

参考答案（15分。回答正确，有一定的知识广度）：

超声能够观察肝脏是否有转移，转移瘤体大小、数目及分布，必要时可进行超声造影以及超声引导下穿刺活检明确诊断，也可进行超声引导下射频消融，为临床治疗提供帮助，并可用于疗效评估。

三、浅表临床思维（时间5分钟，分值100分，口试）

（一）考生题干

患者，周×，女，37岁，1个月前体检时发现甲状腺右侧叶肿物，约花生大小，质地硬，活动度尚可，随吞咽上下活动，不伴声音嘶哑、吞咽困难、胸闷气促（图20-23至图20-30）。

图20-23	图20-24
图20-25	图20-26

图20-27	图20-28
图20-29	图20-30

请考生根据以上图示，回答以下问题：

1．病史总结及超声描述？

2．超声诊断及依据。

3．鉴别诊断（至少说出三种鉴别诊断，描述出主要鉴别点即可，30分）：声图像描述规范，反映病例突出特点（25分）。

拓展题：关于该项诊断技术的发展趋势，新技术方面？（说出2项即可）

（二）考官参考资料

1．请对患者超声图像进行描述，并做出合理诊断

（1）病例临床特点：女性患者，体检时发现甲状腺右侧叶肿物，约花生大小，质地硬，活动度尚可，随吞咽上下活动，无其他不适（5分，总结完整）。

（2）声像图描述：于甲状腺右侧叶中部可见一实性、低回声结节，紧邻前被膜，大小约0.88cm×0.87cm×0.67cm，边缘不规则，无声晕，纵横比>1，结节内可见散在的点状强回声；CDFI：内未见明显血流信号（25分，描述规范，反映病例特点）。

（3）诊断（30分，依据合理，诊断正确，逻辑性好）。

1）女性患者，体检时发现甲状腺右侧叶肿物，约花生大小，质地硬，活动度尚可，随吞咽上下活动，无其他不适。

2）超声描述：于甲状腺右侧叶中部可见一实性、低回声结节，紧邻前被膜，大小约0.88cm×0.87cm×0.67cm，边缘不规则，无声晕，纵横比>1，结节内可见散在的点状强回声；CDFI：内未见明显血流信号。

综上所述超声特征诊断为：甲状腺右侧叶低回声结节——符合C-TIRADS 5类，甲状腺乳头状癌可能。

2．请结合声像图表现做出鉴别诊断。参考答案（25分，针对性强，依据合理，逻辑性好，完成至少以下两种疾病的鉴别）。

（1）甲状腺囊肿：结节内部为囊性，结节内可见点状强回声伴彗星尾；

（2）结节性甲状腺肿：结节内部为囊实性、海绵状，结节边界清晰，结节内可见血流信号；

（3）囊性结节或囊实性结节吸收后改变（僵尸结节）：可见双壁征；

（4）甲状腺腺瘤：边缘光整，有包膜，内部实质回声多较均匀，结节较大时可见液化，结节周边及内部可见血流信号。

3．关于该项诊断技术的发展趋势，新技术方面？参考答案（15分，回答正确，有一定的知识广度，说出2项即可）。

（1）弹性成像；

（2）超声造影；

（3）人工智能（AI）；

（4）超声引导下细针穿刺活检（FNA）。

四、心脏临床思维（时间5分钟，分值100分，口试）

（一）考生题干

患者，女，52岁，劳力性或夜间阵发性呼吸困难，端坐呼吸，双颊暗红，心尖区可闻及舒张中晚期杂音，行超声心动图（图20-31）。

图20-31

请考生根据以上图示，回答以下问题：

1．请描述声像图表现，并做出诊断。

2．请结合声像图表现，做出鉴别诊断。

3．试述该疾病还可应用哪些超声技术进一步检查，及该技术的临床价值。

（二）考官参考资料

1．请描述声像图表现，并做出诊断。

参考答案：

（1）超声声像图描述（30分）：

二尖瓣增厚、回声增强（以瓣尖为著），粘连、开放受限，瓣口开放呈“鱼口样”改变，轨迹法测瓣口面积约0.89cm²。M型超声：舒张期二尖瓣前叶EF斜率减慢，前后叶同向运动，呈城墙样改变。彩色多普勒：舒张期二尖瓣口五彩镶嵌射流束。频谱多普勒：舒张期二尖瓣口血流速度增快，呈单峰，频带增宽并填充，压力半降时间延长。

主动脉瓣增厚，开放轻度受限。彩色多普勒：舒张期主动脉瓣口可见少量反流。频谱多普勒：收缩期主动脉瓣口血流速度轻度增快。

左房扩大，左房内可见团状等回声，大小约8.13cm×5.57cm，活动度差。

（2）诊断（30分）：

风湿性心脏病：二尖瓣狭窄（重度）、主动脉瓣狭窄（轻度）、主动脉瓣关闭不全（轻度）、左房扩大、左房内血栓形成。

2．请结合声像图表现，做出鉴别诊断。

参考答案（25分）：

（1）瓣膜退行性变：退行性变的钙化常见于二尖瓣的瓣环及瓣叶，病变常自瓣叶基底部向瓣尖扩展，瓣叶增厚变形，呈结节状，主要发生于瓣环和瓣叶基底部，很少累及游离缘，一般瓣叶交界处也不发生粘连融合。重度者可累及大部或整个瓣环，也可累及瓣体部。退变常发生在60岁以上的老年人。

（2）左房内肿瘤：呈实性占位性病变，有血流信号。左房内血栓形成常合并有二尖瓣狭窄和/或房颤病史，内无血流信号。当难以鉴别时，可应用超声造影观察有无血供进行鉴别诊断。

3．试述该病还可应用哪些超声技术进一步检查，及该技术的临床价值。

参考答案（15分）：

经食道超声心动图：可清晰显示瓣膜的形态结构以及左心耳的结构，判断瓣叶是否有畸形及病变程度，并判断左心耳内是否有血栓形成。

左心超声造影：通过注射超声造影剂，可观察占位性病变有无血供，进而对肿瘤与血栓进行鉴别诊断，有血供为肿瘤性疾病，无血供主要考虑血栓形成。

第二部分：超声操作技能站（三个亚站，时间各5分钟，分值各100分）

一、心脏超声技能站（时间5分钟，100分）

（一）考生题干

请从以下三项中随机抽选一项目对SP进行超声扫查。

（1）胸骨旁左室长轴切面；

（2）大动脉短轴切面、左室短轴切面、剑下四腔心切面；

（3）心尖四腔心、心尖五腔心、心尖两腔心、心尖三腔心切面及胸骨上窝主动脉弓长轴切面

（二）考官评分标准（附表20-8至附表20-10）

二、腹部超声技能站（时间5分钟，100分）

（一）考生题干

请从以下五项中随机抽选一项目对SP进行超声扫查。

（1）肝脏左叶及门静脉主干切面；

（2）肝脏右叶及门静脉主干切面；

（3）胆道系统；

（4）胰腺；

（5）肾脏

（二）考官评分标准（附表20-1至附表20-5）

三、浅表器官及外周血管超声技能站（时间5分钟，100分）

（一）考生题干

请从以下两项中随机抽选一项目对SP进行超声扫查。

（1）甲状腺及颈部淋巴结；

（2）颈动脉。

（二）考官评分标准（附表20-6、附表20-7）

第三部分：临床人文沟通（时间5分钟，分值100分，口试）

一、考生题干

患者颈部不适，行甲状腺检查，超声报告提示甲状腺右侧叶结节：TI-RADS 4a，患者认为自己得了癌症，比较焦虑恐慌，你该如何与之沟通？

二、考官参考资料

1．医生对患者态度和蔼，对患者表现出足够的关心和耐心。

2．主动沟通

（1）可以用语言安慰患者，让患者对自己的病情有个大致的了解。甲状腺结节分良性和恶性，患者目前结节良性可能性大，但是，还是不能完全排除恶性可能，需要进一步明确。

（2）既不能让患者觉得疾病很严重，加重患者的心理负担，又不能让患者认为疾病无大碍，对疾病掉以轻心，延误诊断及治疗。

3．服务患者，解决问题

（1）能够为患者提供必要的、力所能及的帮助。

（2）告知患者下一步检查流程，帮助患者顺利进行下一步的检查及治疗。比如穿刺活检，超声引导下在结节上取一点细胞出来，做病理检查，确定良恶性。

三、评分标准（表20-7）

表20-7　临床人文沟通评分标准

考核项目	考核内容	标准分	得分
职业素养（20分）	1．尊重并理解患者	4	
	2．态度真诚和蔼	4	
	3．以患者为中心的交流方式	4	
	4．知情同意	4	
	5．没有违背伦理和可能引起纠纷的言语和行为	4	
交流技巧（50分）	1．恰当的目光交流	5	
	2．耐心观察、倾听并有恰当反应	10	
	3．鼓励患者充分表达	5	
	4．对重要信息和解释有核实	10	
	5．提供恰当的具体建议	10	
	6．清楚表明医生的意见	10	
整体印象（30分）	1．达到沟通目的或者没有完成达成目的但不是医生的问题	10	
	2．患者感到舒适和被理解	10	
	3．考官认为考生有较好的沟通能力	10	
总分（100分）		100	
点评（未通过者需注明未通过理由）	考官签名：　年　月　日		

注：本站最小评分值1分，初始分70分及以上为通过

附件：常用操作评分标准

附表20-1　肝脏左叶及门静脉主干超声技能考核评分标准

考核项目	考核内容	标准分	得分
患者准备工作及仪器调节（10分）	核对患者资料，询问病史，了解检查目的及患者检查前的准备，注意检查体位及人文关怀	5	
	恰当选择探头及调节仪器，包括调节深度、增益、血流速度量程、取样框大小、频谱方向、取样位置及多普勒角度校正等	5	

续表

考核项目	考核内容		标准分	得分
肝脏超声扫查规范、标准切面的显示及测量（85分）	肝脏剑突下扫查60分	1. 剑突下纵切及斜切 肝左叶显示清晰，扫查完整未能显示（0分） 仅显示部分切面，扫查手法生疏（6分） 能进行连续性扫查，各切面显示较清晰，扫查手法欠流畅（8分） 连续性扫查手法流畅，各切面显示清晰完整（10分）	10	
		2. 剑突下纵切，在腹主动脉切面，正确测量自肝左叶最下缘至横膈内缘间的上下径及与之垂直的最大前后径未能测量（0分）。部分测量位置不准确，测量有偏差（6分），测量位置基本准确，测量有偏差（8分），测量位置正确，测量准确（10分）	10	
		3. 剑突下横切及斜切，肝左叶显示清晰，扫查完整，分别正确显示及识别肝静脉韧带、肝圆韧带以及正中裂等结构，未能显示（0分），仅显示部分切面及结构，扫查手法生疏（12分），能进行连续性扫查，各切面及结构显示较清晰，扫查手法欠流畅（16分），连续性扫查手法流畅，各切面及结构显示清晰完整（20分）	20	
		4. 剑突下斜切，显示肝左叶内的门静脉左支“工”字结构，正确识别肝脏S1～S4段未能显示（0分），仅显示及识别部分肝段，扫查手法生疏（12分），显示“工”字结构较清晰，肝段识别正确，扫查手法欠流畅（16分），清晰显示“工”字结构，正确识别肝段，扫查手法流畅（20分）	20	
	肝脏右肋缘下扫查10分	1. 肝右肋缘下斜切，左内叶扫查完整，第二肝门标准切面显示清晰，至少两支肝静脉血流信号同时清晰显示，未能显示（0分），扫查不完整，第二肝门切面、肝静脉血流信号显示不佳，扫查手法生疏（6分），能连续性扫查，第二肝门切面、肝静脉血流信号显示较满意，扫查手法欠流畅（8分），连续性扫查手法流畅，第二肝门显示清晰规范，肝静脉内血流信号显示满意（10分）	10	
	肝脏右肋间扫查15分	1. 右6～7肋间斜切，显示第一肝门，并正确测量门静脉主干内径：下腔静脉前方最宽处，垂直于管壁测量内壁间距离，未能显示，测量错误（0分），仅显示部分结构，扫查手法生疏，测量不准确（3分）		
		能进行连续性扫查，门静脉主干显示较清晰，扫查手法欠流畅，测量较准确（4分），连续性扫查手法流畅，门静脉主干显示清晰，测量准确（5分）	5	
		2. 门静脉主干内血流信号显示良好，血流速度测量准确，未能显示，测量错误（0分），仅显示部分切面、仪器调整不规范，未进行多普勒角度校正，测量欠准确（6分），切面显示较清晰，仪器调节尚可，测量欠准确（8分），切面显示清晰完整，仪器调节得当，测量准确（10分）	10	

续表

考核项目	考核内容	标准分	得分
整体胜任力及相关知识储备（5分）	整体扫查操作手法生疏，相关知识储备欠缺（1分） 整体扫查操作欠流畅，相关知识储备尚可（3分） 整体扫查操作熟练、流畅，具有良好的知识储备（5分）	5	
总分（100分）		100	
点评（未通过者需注明未通过理由）			

注：本站最小评分值1分，初始分70分及以上为通过

附表20-2　肝脏右叶及门静脉主干超声技能考核评分标准

<table>
<tr><th>考核项目</th><th colspan="2">考核内容</th><th>标准分</th><th>得分</th></tr>
<tr><td rowspan="2">患者准备工作及仪器调节（10分）</td><td colspan="2">核对患者资料，询问病史，了解检查目的及患者检查前的准备，注意检查体位及人文关怀</td><td>5</td><td></td></tr>
<tr><td colspan="2">恰当选择探头及调节仪器，包括调节深度、增益、血流速度量程、取样框大小、频谱方向、取样位置及多普勒角度校正等</td><td>5</td><td></td></tr>
<tr><td rowspan="5">肝脏超声扫查规范、标准切面的显示及测量（85分）</td><td rowspan="3">肝脏右肋缘下扫查（30分）</td><td>1．肝右肋缘下斜切，肝右叶扫查完整，第二肝门标准切面显示清晰，至少两支肝静脉血流信号同时清晰显示，未能显示（0分），扫查不完整，第二肝门切面、肝静脉血流信号显示不佳，扫查手法生疏（6分），能连续性扫查，第二肝门切面、肝静脉血流信号显示较满意，扫查手法欠流畅（8分），连续性扫查手法流畅，第二肝门显示清晰规范，肝静脉内血流信号显示满意（10分）</td><td>10</td><td></td></tr>
<tr><td>2．正确测量肝右叶最大斜径：自肝表面至横膈内缘间最大垂直距离，未能测量（0分），部分测量位置不准确，测量有偏差（6分），测量位置基本准确，测量有偏差（8分），测量位置正确，测量准确（10分）</td><td>10</td><td></td></tr>
<tr><td>3．正确识别肝S4～S8段，肝S4～S8段不识别（0分），肝S4～S8段少部分识别（6分），肝S4～S8段大部分识别（8分），肝S4～S8段准确识别（10分）</td><td>10</td><td></td></tr>
<tr><td rowspan="2">肝脏右肋间扫查（55分）</td><td>1．右6～7肋间斜切，显示第一肝门，并正确测量门静脉主干内径。下腔静脉前方最宽处，垂直于管壁测量内壁间距离未能显示，测量错误（0分）
仅显示部分结构，扫查手法生疏，测量不准确（3分）
能进行连续性扫查，门静脉主干显示较清晰，扫查手法欠流畅，测量较准确（4分）
连续性扫查手法流畅，门静脉主干显示清晰，测量准确（5分）</td><td>5</td><td></td></tr>
<tr><td>2．门静脉主干内血流信号显示良好，血流速度测量准确未能显示，测量错误（0分）
仅显示部分切面，仪器调整不规范，未进行多普勒角度校正，测量欠准确（6分）
切面显示较清晰，仪器调节尚可，测量欠准确（8分）
切面显示清晰完整，仪器调节得当，测量准确（10分）</td><td>10</td><td></td></tr>
</table>

续表

考核项目	考核内容		标准分	得分
肝脏超声扫查规范、标准切面的显示及测量（85分）	肝脏右肋间扫查（55分）	3．右6～7肋间斜切及横切，肝右前叶扫查完整，门静脉右前支及其分支显示清晰，准确识别肝S5、S8段未能显示（0分） 仅显示及识别部分肝段，扫查手法生疏（12分） 能进行连续性扫查，显示并识别肝S5、S8段，扫查手法欠流畅（16分） 连续性扫查手法流畅，清晰显示并识别肝S5、S8段（18分）	20	
		4．右8～9肋间偏腋中线处斜切，肝右后叶扫查完整，肝右静脉、门静脉右后支及其分支显示清晰，准确识别肝S5～S8段未能显示（0分） 仅显示及识别部分肝段，扫查手法生疏（12分） 能进行连续性扫查，显示并识别肝S5～S8段，扫查手法欠流畅（16分） 连续性扫查手法流畅，清晰显示并识别肝S5～S8段（20分）	20	
整体胜任力及相关知识储备（5分）	整体扫查操作手法生疏，相关知识储备欠缺（1分） 整体扫查操作欠流畅，相关知识储备尚可（3分） 整体扫查操作熟练、流畅，具有良好的知识储备（5分）		5	
总分（100分）			100	
点评（未通过者需注明未通过理由）				

注：本站最小评分值1分，初始分70分及以上为通过

附表20-3　胆道系统超声技能考核评分标准

考核项目	考核内容		标准分	得分
患者准备工作及仪器调节（10分）	核对患者资料，询问病史，了解检查目的及患者检查前的准备，注意检查体位及人文关怀		5	
	恰当选择探头及调节仪器，包括调节深度、增益、血流速度量程、取样框大小、频谱方向、取样位置及多普勒角度校正等		5	
胆道系统超声扫查规范、标准切面的显示及测量（85分）	未能显示（0分） 仅显示部分切面，扫查手法生疏（12分） 显示较清晰完整，扫查手法欠流畅（16分） 显示清晰完整，扫查手法流畅（20分）	1．胆囊长轴扫查　右肋缘下及肋间纵切及斜切，胆囊颈部、体部、底部均清晰显示，扫查完整	20	
		2．胆囊短轴扫查　右肋缘下及肋间横切及斜切，清晰显示胆囊颈部、体部、底均清晰显示，扫查完整	20	
	未能显示（0分） 仅显示部分切面，扫查手法生疏（3分） 显示较清晰完整，扫查手法欠流畅（4分） 显示清晰完整，扫查手法流畅（5分）	1．左肝内胆管扫查　剑突下斜切，清晰显示门静脉左支“工”字结构及伴行的左肝内胆管，并扫查完整	5	
		2．右肝内胆管扫查　右肋间斜切，清晰显示与门静脉右支伴行的右肝内胆管，并扫查完整	5	
		1．肝总管及胆总管上段扫查　右肋缘下斜切，清晰显示门静脉及其腹侧的肝总管及胆总管上段长轴，并扫查完整	5	

续表

<table>
<tr><th>考核项目</th><th colspan="2">考核内容</th><th>标准分</th><th>得分</th></tr>
<tr><td rowspan="7">胆道系统超声扫查规范、标准切面的显示及测量（85分）</td><td rowspan="2">未能显示（0分）
仅显示部分切面，扫查手法生疏（3分）
显示较清晰完整，扫查手法欠流畅（4分）
显示清晰完整，扫查手法流畅（5分）</td><td>2. 胆总管下段短轴扫查　上腹正中线右侧横切，清晰显示胰头背侧的胆总管下段短轴，并扫查完整</td><td>5</td><td></td></tr>
<tr><td>3. 胆总管下段长轴扫查　上腹正中线右侧、下腔静脉切面纵切，清晰显示胰头背侧胆总管下段长轴，并扫查完整</td><td>5</td><td></td></tr>
<tr><td rowspan="4">未能测量（0分）
测量位置不准确（3分）
测量位置不够准确（4分）
测量位置准确（5分）</td><td>1. 胆囊长径　清晰完整显示胆囊长轴切面，测量胆囊颈部至底部的内壁间距离，如胆囊折叠明显，应分段测量并相加</td><td>5</td><td></td></tr>
<tr><td>2. 胆囊横径　清晰完整显示胆囊长轴切面，在与胆囊长轴垂直方向，测量胆囊最宽处内壁间距离</td><td>5</td><td></td></tr>
<tr><td>3. 胆囊壁厚径　清晰显示胆囊长轴切面，在胆囊体部与超声声束垂直部位，测量胆囊前壁处的内外壁间距离（正常人无须测量，可口头提问）</td><td>5</td><td></td></tr>
<tr><td>4. 肝外胆管内径　清晰显示肝外胆管长轴切面，在肝右动脉横断面下方约1cm左右或肝外胆管最宽处，测量与长轴相垂直的内壁间距离</td><td>5</td><td></td></tr>
<tr><td colspan="2" style="display:none"></td></tr>
<tr><td>整体胜任力及相关知识储备（5分）</td><td colspan="2">整体扫查操作手法生疏，相关知识储备欠缺（1分）
整体扫查操作欠流畅，相关知识储备尚可（3分）
整体扫查操作熟练、流畅，具有良好的知识储备（5分）</td><td>5</td><td></td></tr>
<tr><td>总分（100分）</td><td colspan="2"></td><td>100</td><td></td></tr>
<tr><td colspan="3">点评（未通过者需注明未通过理由）</td><td></td><td></td></tr>
</table>

注：本站最小评分值1分，初始分70分及以上为通过

附表20-4　胰腺超声技能考核评分标准

<table>
<tr><th>考核项目</th><th colspan="2">考核内容</th><th>标准分</th><th>得分</th></tr>
<tr><td rowspan="2">患者准备工作及仪器调节（10分）</td><td colspan="2">核对患者资料，询问病史，了解检查目的及患者检查前的准备，注意检查体位及人文关怀</td><td>5</td><td></td></tr>
<tr><td colspan="2">恰当选择探头及调节仪器，包括调节深度、增益、血流速度量程、取样框大小、频谱方向、取样位置及多普勒角度校正等</td><td>5</td><td></td></tr>
<tr><td rowspan="2">胰腺超声扫查规范、标准切面的显示及测量（85分）</td><td rowspan="2">胰腺长轴切面扫查40分</td><td>1. 剑突下横切，胰腺头部及体部显示清晰并扫查完整
未能显示（0分）
仅显示部分切面，扫查手法生疏（8分）
能进行连续性扫查，各切面显示较清晰，扫查手法欠流畅（12分）
连续性扫查手法流畅，各切面显示清晰完整（15分）</td><td>15</td><td></td></tr>
<tr><td>2. 剑突下横切，通过倾斜探头将胰腺体部及尾部显示清晰并扫查完整未能显示（0分）
仅显示部分切面，扫查手法生疏（8分）
能进行连续性扫查，各切面显示较清晰，扫查手法欠流畅（12分）
连续性扫查手法流畅，各切面显示清晰完整（15分）</td><td>15</td><td></td></tr>
</table>

续表

<table>
<tr><th>考核项目</th><th colspan="2">考核内容</th><th>标准分</th><th>得分</th></tr>
<tr><td rowspan="7">胰腺超声扫查规范、标准切面的显示及测量（85分）</td><td>胰腺长轴切面扫查40分</td><td>3．剑突下横切，脾静脉及管腔内血流信号显示清晰并扫查完整未能显示（0分）
仅显示部分切面，血流信号显示不佳，扫查手法生疏（6分）
能进行连续性扫查，切面显示较清晰，血流信号显示较满意，扫查手法欠流畅（8分）
连续性扫查手法流畅，切面显示清晰完整，脾静脉血流信号显示良好（10分）</td><td>10</td><td></td></tr>
<tr><td rowspan="2">胰腺头部纵切面扫查20分</td><td>1．上腹正中线右侧纵切，胰腺钩突部显示清晰并扫查完整，肠系膜上静脉及管腔内血流信号显示清晰并扫查完整未能显示（0分）
仅显示部分切面，血流信号显示不佳，扫查手法生疏（6分）
能进行连续性扫查，切面显示较清晰，血流信号显示较满意，扫查手法欠流畅（8分）
连续性扫查手法流畅，切面显示清晰完整，血流信号显示良好（10分）</td><td>10</td><td></td></tr>
<tr><td>2．上腹正中线右侧纵切，胰腺头部及胆总管下段显示清晰并扫查完整未能显示（0分）
仅显示部分切面，胆总管下段未能显示，扫查手法生疏（6分）
能进行连续扫查，切面显示较清晰完整，胆总管下段部分显示，扫查手法欠流畅（8分）
连续性扫查手法流畅，胰头部各切面显示清晰完整，胆总管下段能完整显示（10分）</td><td>10</td><td></td></tr>
<tr><td rowspan="2">胰腺尾部长轴切面扫查15分</td><td>1．左肋间斜切及左腰部冠状切，脾门处脾静脉及管腔内血流信号显示清晰并扫查完整未能显示（0分）
仅显示部分切面，血流信号显示不佳（3分）
能进行连续性扫查，切面显示较清晰，血流信号显示较满意，扫查手法欠流畅（4分）
连续性扫查手法流畅，切面显示清晰完整，血流信号显示良好（5分）</td><td>5</td><td></td></tr>
<tr><td>2．左肋间斜切及左腰部冠状切，胰腺尾部长轴显示清晰并扫查完整未能显示（0分）
仅显示部分切面，扫查手法生疏（6分）
能进行连续性扫查，切面显示较清晰，扫查手法欠流畅（8分）
连续性扫查手法流畅，各切面显示清晰完整（10分）</td><td>10</td><td></td></tr>
<tr><td>胰腺及胰管测量10分</td><td>清晰显示胰腺长轴切面，在正确位置对胰腺前后径及胰管内径进行测量（正常人胰管无需测量，可口头提问）
测量错误（0分）
部分测量位置不准确，测量有偏差（6分）
测量位置基本准确，测量有偏差（8分）
测量位置正确，测量准确（10分）</td><td>10</td><td></td></tr>
</table>

续表

考核项目	考核内容	标准分	得分
整体胜任力及相关知识储备（5分）	整体扫查操作手法生疏，相关知识储备欠缺（1分） 整体扫查操作欠流畅，相关知识储备尚可（3分） 整体扫查操作熟练、流畅，具有良好的知识储备（5分）	5	
总分（100分）		100	
点评（未通过者需注明未通过理由）			

注：本站最小评分值1分，初始分70分及以上为通过

附表20-5　肾脏超声技能考核评分标准

<table>
<tr><th>考核项目</th><th colspan="3">考核内容</th><th>标准分</th><th>得分</th></tr>
<tr><td rowspan="2">患者准备工作及仪器调节（10分）</td><td colspan="3">核对患者资料，询问病史，了解检查目的及患者检查前的准备，注意检查体位及人文关怀</td><td>5</td><td></td></tr>
<tr><td colspan="3">恰当选择探头及调节仪器，包括调节深度、增益、血流速度量程、取样框大小、频谱方向、取样位置及多普勒角度校正等</td><td>5</td><td></td></tr>
<tr><td rowspan="6">肾脏超声扫查规范、标准切面的显示及测量（85分）</td><td rowspan="3">肾脏冠状切面扫查40分</td><td colspan="2">1. 全面扫查肾脏，上、下两极轮廓显示完整，肾内结构显示清晰，正确识别肾皮质、肾髓质、肾窦等结构未能显示（0分）
仅显示及识别部分结构，扫查手法生疏僵硬（12分）
能连续性扫查，各结构显示较清晰并基本识别，扫查手法欠流畅（16分）
连续性扫查手法流畅，各结构显示清晰完整并能正确识别（20分）</td><td>20</td><td></td></tr>
<tr><td colspan="2">2. 清晰显示肾内段动静脉及叶间动静脉未能显示（0分）
仅显示部分血管，血流信号显示不佳，扫查手法生疏僵硬（6分）
能进行连续性扫查，手法欠流畅，各血管血流信号显示较清晰（8分）
连续性扫查手法流畅，各区域血流信号显示清晰完整（10分）</td><td>10</td><td></td></tr>
<tr><td colspan="2">3. 获得标准叶间动脉频谱，正确测量流速、阻力指数、加速时间未能显示（0分）
仅部分测量正确，基线及取样线调节不佳，扫查手法生疏僵硬（6分）
能进行连续性扫查，测量基本正确，基线及取样线调节欠佳，扫查手法欠流畅（8分）
连续性扫查手法流畅，数据测量正确，基线及取样线调节正确（10分）
连续性扫查手法流畅，切面显示清晰完整，脾静脉血流信号显示良好（10分）</td><td>10</td><td></td></tr>
<tr><td rowspan="2">肾脏短轴扫查30分</td><td colspan="2">1. 全面扫查肾脏，上、下两极轮廓显示完整，肾内结构显示清晰，识别肾门结构并显示清晰未能显示（0分）
仅显示部分结构，扫查手法生疏僵硬（12分）
能进行连续性扫查，各结构显示较清晰，扫查手法欠流畅（16分）
连续性扫查手法流畅，各结构显示清晰完整（20分）</td><td>20</td><td></td></tr>
<tr><td colspan="2">2. 清晰显示肾门部位的肾动静脉主干及段动静脉未能显示（0分）
仅显示部分血管，血流信号显示不佳，扫查手法生疏僵硬（6分）
能进行连续性扫查，手法欠流畅，各血管血流信号显示较清晰（8分）
连续性扫查手法流畅，各血管血流信号显示清晰完整（10分）</td><td>10</td><td></td></tr>
<tr><td>肾脏测量15分</td><td>未能测量0分</td><td>肾脏长径：经腰部冠状切显示肾脏最大冠状切面，自肾上极的上缘测至肾下极的下缘</td><td>5</td><td></td></tr>
</table>

续表

<table>
<tr><th>考核项目</th><th colspan="3">考核内容</th><th>标准分</th><th>得分</th></tr>
<tr><td rowspan="2">肾脏超声扫查规范、标准切面的显示及测量（85分）</td><td rowspan="2">肾脏测量
15分</td><td rowspan="2">测量位置不准确3分
测量位置准确5分</td><td>肾脏宽径：经腰部冠状切显示经肾门处的冠状切面，或腰部显示经肾门处的横切面，自肾门内缘测至肾脏外缘</td><td>5</td><td></td></tr>
<tr><td>肾脏厚径：经腰部横切显示经肾门处的横切面，在最厚部位垂直于宽径，自肾脏前缘测至肾脏后缘</td><td>5</td><td></td></tr>
<tr><td>整体胜任力及相关知识储备（5分）</td><td colspan="3">整体扫查操作手法生疏，相关知识储备欠缺（1分）
整体扫查操作欠流畅，相关知识储备尚可（3分）
整体扫查操作熟练、流畅，具有良好的知识储备（5分）</td><td>5</td><td></td></tr>
<tr><td>总分</td><td colspan="3"></td><td>100</td><td></td></tr>
<tr><td colspan="4">点评（未通过者需注明未通过理由）</td><td></td><td></td></tr>
</table>

注：本站最小评分值1分，初始分70分及以上为通过

附表20-6　甲状腺及颈部淋巴结超声技能考核评分标准

<table>
<tr><th>考核项目</th><th colspan="3">考核内容</th><th>标准分</th><th>得分</th></tr>
<tr><td rowspan="2">患者准备工作及仪器调节（10分）</td><td colspan="3">核对患者资料，询问病史，了解检查目的及患者检查前的准备，注意检查体位及人文关怀</td><td>5</td><td></td></tr>
<tr><td colspan="3">恰当选择探头及调节仪器，包括调节深度、增益、血流速度量程、取样框大小、频谱方向、取样位置及多普勒角度校正等</td><td>5</td><td></td></tr>
<tr><td rowspan="5">甲状腺及颈部淋巴结超声扫查规范、标准切面的显示及测量（85分）</td><td rowspan="2">甲状腺灰阶超声扫查30分</td><td colspan="2">1. 横切扫查　全面扫查甲状腺，腺体显示清晰，上下两极及峡部轮廓显示
完整未能显示（0分）
仅显示部分切面，扫查手法生疏僵硬（9分）
能进行连续性扫查，各切面显示较清晰，扫查手法欠流畅（12分）
连续性扫查手法流畅，各切面显示清晰完整（15分）</td><td>15</td><td></td></tr>
<tr><td colspan="2">2. 纵切扫查　全面扫查甲状腺，腺体显示清晰，上下两极及峡部轮廓显示完整，未能显示（0分）
仅显示部分切面，扫查手法生疏僵硬（9分）
能进行连续性扫查，各切面显示较清晰，扫查手法欠流畅（12分）
连续性扫查手法流畅，各切面显示清晰完整（15分）</td><td>15</td><td></td></tr>
<tr><td rowspan="3">甲状腺测量
15分</td><td>未测量（0分）</td><td>上下径：显示甲状腺侧叶最大纵切面，自上缘测至下缘</td><td>5</td><td></td></tr>
<tr><td rowspan="2">切面不正确或测量不准确（3分）
测量切面正确，测量不够准确（4分）
测量切面正确，测量准确（5分）</td><td>左右径及前后径：显示甲状腺侧叶最大横切面，测量左右径及前后径（前后径如从纵切面测量不扣分）</td><td>5</td><td></td></tr>
<tr><td>峡部前后径：显示峡部横切面，在气管前方测量最厚处的前后径</td><td>5</td><td></td></tr>
</table>

续表

考核项目		考核内容	标准分	得分
甲状腺及颈部淋巴结超声扫查规范、标准切面的显示及测量（85分）	彩色及频谱多普勒超声扫查 20分	1．清晰显示甲状腺上动脉、前后分支及甲状腺腺体内的血流信号 未能显示（0分） 彩色增益、取样框角度调节不正确，血流信号显示不佳，扫查手法生疏（6分） 彩色增益、取样框角度调节基本正确，血流信号显示较清晰，扫查手法欠流畅（8分） 彩色增益、取样框角度调节正确，血流信号显示清晰，连续性扫查手法流畅（10分）	10	
		2．甲状腺上动脉测量　清晰显示甲状腺上动脉频谱，正确测量流速、阻力指数，注意基线位置、流速范围、多普勒角度校正等指标调节正确未能显示（0分） 仅部分测量正确，仪器调节不佳，扫查手法生疏僵硬（6分） 测量基本正确，仪器调节欠佳，扫查手法欠流畅（8分） 测量准确，基线位置及多普勒角度校正调节佳，扫查手法流畅（10分）	10	
	淋巴结扫查 20分	准确识别各区淋巴结（可由考官指定有代表性的任何一区淋巴结进行具体分析） 清晰显示淋巴结内部结构及血流分布未能显示（0分） 淋巴结显示欠清晰，分区1～2个正确，扫查手法生疏僵硬（12分） 淋巴结显示较清晰，分区3～5个正确，扫查手法欠流畅（16分） 淋巴结显示清晰，分区正确，连续性扫查手法流畅（20分）	20	
整体胜任力及相关知识储备（5分）	整体扫查操作手法生疏，相关知识储备欠缺（1分） 整体扫查操作欠流畅，相关知识储备尚可（3分） 整体扫查操作熟练、流畅，具有良好的知识储备（5分）		5	
总分			100	
点评（未通过者需注明未通过理由）				

注：本站最小评分值1分，初始分70分及以上为通过

附表20-7　颈动脉超声技能考核评分标准

考核项目		考核内容	标准分	得分
患者准备工作及仪器调节（10分）	核对患者资料，询问病史，了解检查目的及患者检查前的准备，注意检查体位及人文关怀		5	
	恰当选择探头及调节仪器，包括调节深度、增益、血流速度量程、取样框大小、频谱方向、取样位置及多普勒角度校正等		5	
颈动脉超声扫查规范、标准切面的显示及测量（85分）	灰阶超声扫查（30分）	颈总动脉及颈动脉分叉处显示清晰并扫查完整未能显示（0分） 仅显示部分血管且扫查手法生疏僵硬（9分） 能进行连续性扫查，扫查不够完整或扫查手法欠流畅（12分） 血管显示清晰完整，连续性扫查手法流（15）	15	
		正确识别颈内动脉及颈外动脉，颈内、颈外动脉显示清晰并扫查完整未能显示（0分） 颈内、颈外动脉识别不正确，仅显示部分血管，手法生疏僵硬（9分） 颈内、颈外动脉识别正确，血管显示较清晰，扫查欠不够完整，连续性扫查手法欠流畅（12分） 颈内、颈外动脉识别正确，血管显示清晰完整，连续性扫查手法流畅（15分）	15	

续表

<table>
<tr><th>考核项目</th><th colspan="3">考核内容</th><th>标准分</th><th>得分</th></tr>
<tr><td rowspan="3">颈动脉超声扫查规范、标准切面的显示及测量（85分）</td><td>颈总动脉测量（20分）</td><td>未能测量（0分）
测量位置不正确，颈总动脉内径及/或IMT测量不准确（12分）
测量位置基本正确，颈总动脉内径及/或IMT测量有偏差（16分）
测量位置正确，测量准确（20分）</td><td>测量部位：颈总动脉最大纵切面，分叉处下方1～1.5cm范围内颈总动脉内径：垂直管腔长轴，自前壁内缘测量至后壁内缘IMT：垂直管壁长轴，自内膜内缘测量至中膜外缘（必要时将图像适当放大，IMT如从横切面测量不扣分）</td><td>20</td><td></td></tr>
<tr><td>彩色及频谱多普勒超声扫查（20分）</td><td colspan="2">清晰显示颈总、颈内、颈外动脉内的血流信号，并能在横切面同时清晰显示及在纵切面分别清晰显示颈内、颈外动脉内的血流信号。未能显示血流（0分）
彩色增益、取样框角度调节不正确，血流信号显示不佳，扫查手法生疏僵硬（12分）
彩色增益、取样框角度调节基本正确，血流信号显示较清晰，扫查不够完整，连续性扫查手法欠流畅（16分）
彩色增益、取样框角度调节正确，血流信号显示清晰，连续性扫查手法流畅（20分）</td><td>20</td><td></td></tr>
<tr><td>频谱多普勒超声（15分）</td><td colspan="2">在血管长轴切面清晰显示颈总动脉和颈内动脉起始段动脉频谱，测量各自的峰值流速及阻力指数，注意基线位置、流速范围、多普勒角度校正等指标调节正确。未能测得频谱（0分）
各项指标调节不佳，仅部分测量正确，扫查手法生疏僵硬（9分）
各项指标调节欠佳，测量基本正确，连续性扫查手法欠流畅（12分）
各项指标调节佳，测量准确，连续性扫查手法流畅（15分）</td><td>15</td><td></td></tr>
<tr><td>整体胜任力及相关知识储备（5分）</td><td colspan="3">整体扫查操作手法生疏，相关知识储备欠缺（1分）
整体扫查操作欠流畅，相关知识储备尚可（3分）
整体扫查操作熟练、流畅，具有良好的知识储备（5分）</td><td>5</td><td></td></tr>
<tr><td>总分</td><td colspan="3"></td><td>100</td><td></td></tr>
<tr><td>点评（未通过者需注明未通过理由）</td><td colspan="3"></td><td></td><td></td></tr>
</table>

注：本站最小评分值1分，初始分70分及以上为通过

附表20-8　心脏超声技能考核评分标准——胸骨旁左室长轴切面

<table>
<tr><th>考核项目</th><th>考核内容</th><th>标准分</th><th>得分</th></tr>
<tr><td rowspan="2">患者准备工作及仪器调节（10分）</td><td>检查前准备：核对患者资料，询问病史，了解检查目的，选择合适体位，对患者进行人文关怀</td><td>5</td><td></td></tr>
<tr><td>仪器调节：恰当选择探头，调节仪器成像参数，包括深度、增益、聚焦、彩色取样框大小和位置、血流速度量程、取样线位置等</td><td>5</td><td></td></tr>
<tr><td>胸骨旁左室长轴切面扫查及测量（85分）</td><td>1. 二维超声心动图（满分20分）
（1）清晰显示右心室前壁、右心室、室间隔、左心室、左心室后壁、左心房、主动脉、主动脉瓣、二尖瓣，观察二尖瓣和主动脉瓣的开放及关闭，观察室间隔连续性是否完整
（2）具体评分细则如下：未能显示（0分）；仅显示部分结构，扫查手法生疏僵硬（10分）；能连续扫查，手法欠流畅，各结构显示较清晰（15分）；能连续扫查，手法流畅，各结构显示清晰完整（20分）</td><td>20</td><td></td></tr>
</table>

续表

<table>
<tr><th>考核项目</th><th>考核内容</th><th>标准分</th><th>得分</th></tr>
<tr><td rowspan="3">胸骨旁左室长轴切面扫查及测量（85分）</td><td>2．M型超声心动图观察及测量（满分35分）
（1）参数测量
M型取样线垂直主动脉前壁、主动脉后壁、左心房后壁，位于主动脉瓣瓣尖水平测量：①舒张末期升主动脉近段最大径（5分）；②收缩末期左心房前后径（5分）。
M型取样线垂直左心室长轴，位于刚过二尖瓣瓣尖水平测量：③舒张末期右心室前后径（5分）；④舒张末期室间隔厚度（5分）；⑤舒张末期左心室内径（5分）；⑥舒张末期左心室后壁厚度（5分）；⑦收缩末期左心室内径（5分）。
（2）以上每个参数参量具体评分细则如下：测量位置、时期不正确（0分）
测量位置、时期基本准确，扫查手法生疏僵硬（3分）；测量位置、时期基本准确，手法欠流畅（4分）；测量位置、时期准确，手法流畅（5分）</td><td>35</td><td></td></tr>
<tr><td>3．M型超声心动图观察二尖瓣前后叶运动曲线（满分15分）
（1）注意M型取样线垂直于左心室长轴，在二尖瓣瓣尖水平放置，观察二尖瓣前叶及后叶的开放、关闭情况
（2）具体评分细则如下：M型曲线无法显示（0分）；M型曲线可以显示，但不稳定，手法生疏僵硬（8分）；M型曲线较清晰显示，手法较流畅（12分）；M型曲线可以清晰显示，手法流畅（15分）</td><td>15</td><td></td></tr>
<tr><td>4．彩色多普勒（满分15分）
（1）CDFI观察：二尖瓣（5分）、主动脉瓣（5分）血流；室间隔（5分）有无分流
（2）以上每个参数参量具体评分细则如下：未能显示（0分）；能连续扫查，各瓣膜血流信号显示欠清晰，扫查手法欠流畅（3）；能连续扫查，各瓣膜血流信号显示较清晰，扫查手法较流畅（4分）；能连续扫查，手法流畅，各瓣膜血流信号显示清晰完整（5分）</td><td>15</td><td></td></tr>
<tr><td>整体胜任力及相关知识储备（5分）</td><td>整体扫查操作手法生疏，相关知识储备欠缺（1分）
整体扫查操作欠流畅，相关知识储备尚可（3分）
整体扫查操作熟练、流畅，具有良好的知识储备（5分）</td><td>5</td><td></td></tr>
<tr><td>总分（100分）</td><td></td><td>100</td><td></td></tr>
<tr><td colspan="2">点评（未通过者需注明未通过理由）</td><td></td><td></td></tr>
</table>

注：本站最小评分值1分，初始分70分及以上为通过

附表20-9　心脏超声技能考核评分标准——大动脉短轴切面、左室短轴切面、剑下四腔心切面

<table>
<tr><th>考核项目</th><th colspan="2">考核内容</th><th>标准分</th><th>得分</th></tr>
<tr><td rowspan="2">患者准备工作及仪器调节（10分）</td><td colspan="2">检查前准备：核对患者资料，询问病史，了解检查目的，选择合适体位，对患者进行人文关怀</td><td>5</td><td></td></tr>
<tr><td colspan="2">仪器调节：恰当选择探头，调节仪器成像参数，包括深度、增益、聚焦、彩色取样框大小和位置、血流速度量程、取样线位置等</td><td>5</td><td></td></tr>
<tr><td>心脏彩超（大动脉短轴切面、左室短轴切面、剑下四腔心切面）扫查及测量标准（85分）</td><td>动脉短轴切面扫查及测量（40分）</td><td>1．二维超声心动图（满分10分）
（1）清晰显示左心房、右心房、右心室、右心室流出道、肺动脉主干及分支、三尖瓣、肺动脉瓣、主动脉瓣等；观察三尖瓣、主动脉瓣、肺动脉瓣的开放及关闭，观察房间隔、室间隔连续性是否完整
（2）具体评分细则如下：未能显示（0分）；仅显示部分结构，扫查手法生疏僵硬（5分）；能连续扫查，手法欠流畅，各结构显示较清晰（8分）；能连续扫查，手法流畅，各结构显示清晰完整（10分）</td><td>10</td><td></td></tr>
</table>

续表

<table>
<tr><th>考核项目</th><th colspan="2">考核内容</th><th>标准分</th><th>得分</th></tr>
<tr><td rowspan="6">心脏彩超（大动脉短轴切面、左室短轴切面、剑下四腔心切面）扫查及测量标准（85分）</td><td rowspan="3">动脉短轴切面扫查及测量（40分）</td><td>2. 二维超声心动图测量（满分10分）
（1）肺动脉主干内径测量：舒张末期，肺动脉瓣附着点上方1.0cm处测量，连线平行于肺动脉瓣环连线
（2）具体评分细则如下：测量位置、时期不正确（0分）；测量位置、时期基本准确，扫查手法生疏僵硬（5分）；测量位置、时期基本准确，手法欠流畅（8分）；测量位置、时期准确，手法流畅（10分）</td><td>10</td><td></td></tr>
<tr><td>3. 彩色多普勒（满分15分）
（1）CDFI观察：三尖瓣血流（3分）、主动脉瓣血流（3分）、肺动脉瓣血流（3分）、房间隔（3分）和室间隔（3分）有无分流
（2）以上每个参数参量具体评分细则如下：未能显示（0分）；能连续扫查，手法欠流畅，各瓣膜、房间隔、室间隔血流信号显示欠清晰（1分）；能连续扫查，手法较流畅，各瓣膜、房间隔、室间隔血流信号显示较清晰（2分）；能连续扫查，手法流畅，各瓣膜、房间隔、室间隔血流信号显示清晰完整（3分）</td><td>15</td><td></td></tr>
<tr><td>4. 频谱多普勒超声测量肺动脉流速（满分5分）
（1）调节声束与血流方向平行，将PW取样容积置于肺动脉瓣上方1.0cm处中央位置，或将CW取样线放置于肺动脉血流中央
（2）具体评分细则如下：测量位置、时期不正确（0分）；测量位置、时期基本准确，手法生疏僵硬（2分）；测量位置、时期基本准确，手法欠流畅（4分）；测量位置、时期准确，手法流畅（5分）</td><td>5</td><td></td></tr>
<tr><td>胸骨旁左心室短轴（二尖瓣水平）切面扫查及测量（10分）</td><td>二维超声心动图（满分10分）
（1）清晰显示二尖瓣前后叶、室间隔、右心室、左心室及室壁，观察左心室壁基底段各节段运动情况
（2）具体评分细则如下：未能显示（0分）；仅显示部分结构，扫查手法生疏僵硬（5分）；能连续扫查，手法欠流畅，各结构显示较清晰（8分）；能连续扫查，手法流畅，各结构显示清晰完整（10分）</td><td>10</td><td></td></tr>
<tr><td>胸骨旁左心室短轴（乳头肌水平）切面扫查及测量（10分）</td><td>二维超声心动图（满分10分）
（1）清晰显示前外、后内组乳头肌，室间隔、右心室、左心室及室壁，观察左心室壁中间段各节段运动情况
（2）具体评分细则如下：未能显示（0分）；仅显示部分结构，扫查手法生疏僵硬（5分）；能连续扫查，手法欠流畅，各结构显示较清晰（8分）；能连续扫查，手法流畅，各结构显示清晰完整（10分）</td><td>10</td><td></td></tr>
<tr><td>二维超声心动图（10分）</td><td>二维超声心动图（满分10分）
（1）清晰显示左心室及室壁，观察左心室壁心尖段各节段运动情况
（2）具体评分细则如下：未能显示（0分）；仅显示部分结构，扫查手法生疏僵硬（5分）；能连续扫查，手法欠流畅，各结构显示较清晰（8分）；能连续扫查，手法流畅，各结构显示清晰完整（10分）</td><td>10</td><td></td></tr>
</table>

续表

考核项目	考核内容		标准分	得分
心脏彩超（大动脉短轴切面、左室短轴切面、剑下四腔心切面）扫查及测量标准（85分）	剑突下四腔心切面扫查及测量（15分）	1．二维超声心动图（满分10分） （1）清晰显示四个房室腔；两组房室瓣形态结构，观察房间隔回声连续性 （2）具体评分细则如下：未能显示（0分）；仅显示部分结构，扫查手法生疏僵硬（5分）；能连续扫查，手法欠流畅，各结构显示较清晰（8分）；能连续扫查，手法流畅，各结构显示清晰完整（10分）	10	
		2．彩色多普勒（满分5分） （1）CDFI观察：房间隔有无异常分流信号 （2）具体评分细则如下：未能显示（0分）；能连续扫查，各瓣膜血流信号显示欠清晰，扫查手法欠流畅（2分）；能连续扫查，各瓣膜血流信号显示较清晰，扫查手法较流畅（4分）；能连续扫查，手法流畅，各瓣膜血流信号显示清晰完整（5分）	5	
整体胜任力及相关知识储备（5分）	整体扫查操作手法生疏，相关知识储备欠缺（1分） 整体扫查操作欠流畅，相关知识储备尚可（3分） 整体扫查操作熟练、流畅，具有良好的知识储备（5分）		5	
总分			100	
点评（未通过者需注明未通过理由）				

注：本站最小评分值1分，初始分70分及以上为通过

附表20-10　心脏超声技能考核评分标准
——心尖四腔心、心尖五腔、心尖两腔心、心尖三腔心、胸骨上窝主动脉弓长轴切面

考核项目	考核内容		标准分	得分
患者准备工作及仪器调节（10分）	检查前准备：核对患者资料，询问病史，了解检查目的，选择合适体位，对患者进行人文关怀		5	
	仪器调节：恰当选择探头，调节仪器成像参数，包括深度、增益、聚焦、彩色取样框大小和位置、血流速度量程、取样线位置等		5	
心脏彩超（心尖四腔心、心尖五腔心、心尖两腔心、心尖三腔心、胸骨上窝主动脉弓长轴切面）扫查规范、切面的显示及测量（85分）	心尖四腔心切面扫查及测量（30分）	1．二维超声心动图（满分10分） （1）清晰显示左心室、右心室、左心房、右心房、室间隔、房间隔、二尖瓣、三尖瓣，并完整显示左心室心尖，观察瓣膜开放、室壁厚度和运动，CDFI观察瓣膜血流情况（满分10分） （2）具体评分细则如下：未能显示（0分）；仅显示部分结构，扫查手法生疏僵硬（5分）；能连续扫查，手法欠流畅，各结构显示较清晰（8分）；能连续扫查，手法流畅，各结构显示清晰完整（10分）	10	
		2．二尖瓣口频谱测量（满分10分） （1）参数测量：声束方向与二尖瓣血流方向平行，PW取样容积置于二尖瓣瓣尖水平的中央位置，测量舒张早期和舒张晚期的二尖瓣口流速 （2）具体评分细则如下：测量位置、时期不正确（0分）；测量位置、时期基本准确，扫查手法生疏僵硬（5分）；测量位置、时期本准确，手法欠流畅（8分）；测量位置、时期准确，手法流畅（10分）	10	

续表

考核项目	考核内容		标准分	得分
心脏彩超（心尖四腔心、心尖五腔心、心尖两腔心、心尖三腔心、胸骨上窝主动脉弓长轴切面）扫查规范、切面的显示及测量（85分）	心尖四腔心切面扫查及测量（30分）	3．右心房内径的测量（满分10分） （1）参数测量：于收缩期测量，右房横径：房间隔中点到侧壁的距离；右心房上下径：三尖瓣瓣环连线中点至心房顶部的距离，并与横径连线垂直，注意避开上腔静脉 （2）具体评分细则如下：测量位置、时期不正确（0分）；测量位置、时期基本准确，扫查手法生疏僵硬（5分）；测量位置、时期基本准确，手法欠流畅（8分）；测量位置、时期准确，手法流畅（10分）	10	
	心尖五腔心切面扫查及测量（30分）	二维超声心动图（满分15分） （1）清晰显示左心室、右心室、左心房、右心房、室间隔、二尖瓣、三尖瓣、主动脉瓣及升主动脉近端 （2）具体评分细则如下：未能显示（0分）；仅显示部分结构，扫查手法生疏僵硬（8分）；能连续扫查，手法欠流畅，各结构显示较清晰（12分）；能连续扫查，手法流畅，各结构显示清晰完整（15分）	15	
		二维超声心动图（满分15分） （1）清晰显示左心室、左心房、二尖瓣 （2）具体评分细则如下：未能显示（0分）；仅显示部分结构，扫查手法生疏僵硬（8分）；能连续扫查，手法欠流畅，各结构显示较清晰（12分）；能连续扫查，手法流畅，各结构显示清晰完整（15分）	15	
	心尖三腔心切面扫查及测量（10分）	二维超声心动图（满分10分） （1）清晰显示左心室、左心房、二尖瓣、左室流出道、主动脉瓣、主动脉 （2）具体评分细则如下：未能显示（0分）；仅显示部分结构，扫查手法生疏僵硬（5分）；能连续扫查，手法欠流畅，各结构显示较清晰（8分）；能连续扫查，手法流畅，各结构显示清晰完整（10分）	10	
	胸骨上窝主动脉弓长轴切面扫查及测量（15分）	二维超声心动图（满分15分） （1）清晰显示升主动脉、主动脉弓、降主动脉、右无名动脉、左颈总动脉、左锁骨下动脉 （2）具体评分细则如下：未能显示（0分）；仅显示部分结构，扫查手法生疏僵硬（8分）；能连续扫查，手法欠流畅，各结构显示较清晰（12分）；能连续扫查，手法流畅，各结构显示清晰完整（15分）	15	
整体胜任力及相关知识储备（5分）	整体扫查操作手法生疏，相关知识储备欠缺（1分）；整体扫查操作欠流畅，相关知识储备尚可（3分）；整体扫查操作熟练、流畅，具有良好的知识储备（5分）		5	
总分（100分）			100	
点评（未通过者需注明未通过理由）				

注：本站最小评分值1分，初始分70分及以上为通过

（吴志芳）

第二十一章　核医学科

为规范住院医师规范化培训结业临床实践能力考核，提高结业临床实践能力考核的质量，逐步实现住院医师规范化培训结业考核的同质化，特制订本规程。

一、使用范围

适用于山西省住院医师规范化培训结业临床实践能力考核-核医学科专业。

二、制订依据

依据国家《住院医师规范化培训内容与标准（2022版）》《住院医师规范化培训结业临床实践能力考核指导标准-核医学科》，结合山西省住院医师规范化培训的实际，制订本标准。

三、考核对象

符合考核条件，参加住院医师规范化培训（核医学科）专业结业临床实践能力考核的住院医师。

四、考核内容

包括接诊患者、基本技能操作、临床思维（读片）、检查报告等内容。

五、考核重点

根据国家《住院医师规范化培训内容与标准（2022版）》-核医学科培训细则的要求，重点考核住院医师对核医学科多发病、常见病的独立诊治能力。

六、考核形式及考站设置

住院医师规范化培训结业临床实践能力考核采取客观结构化临床考核（OSCE）的方式，采用在标准化患者/真实患者或医学模拟人上实际操作。共设置接诊患者、基本技能操作、临床思维（读片）、检查报告四站。

第一考站：接诊患者

考核内容：包括病史采集、查体、医患沟通、选取检查方式。

考核方式：考官模拟患者或真实患者。

考核时间：25分钟。

分值占比：20分，其中病史采集6分、查体6分、医患沟通4分、选取检查方式4分，合格标准16分。

第二考站：基本技能操作

考核内容：高活性室、图像采集、图像处理。

考核方式：高活室及机房实地操作。

考核时间：35分钟。

分值占比：30分，其中高活性室、图像采集、图像处理分别10分，合格标准24分。

第三考站：临床思维（读片）

考核内容：对给出的图像进行分析。

考核方式：现场读片。

考核时间：30分钟。

分值占比：30分，合格标准24分。

第四考站：检查报告

考核内容：包含一般项目、影像描述、结论印象、检查图像、图像质量。

考核方式：现场书写报告。

考核时间：30分钟。

分值占比：20分，其中一般项目4分、影像描述6分、结论印象3分、检查图像3分、图像质量4分，合格标准16分。

七、成绩评定

总分80分及以上，且每站均合格才视为合格；若以上任何一站不通过，均视为不通过。

八、具体实施

1. 采用统一考题、统一考核形式与标准进行集中考核，以保证考核的公平性和同质性。考核基地同一批次、同一时段使用同一考题。各站试题数量根据考试批次安排设定，每半天至少一套试题，各批次之间不得重复，并准备至少1套备用题。

2. 每个考站配两名考官，两名考官来自不同培训基地，两名考官独立评分。

3. 各类型人员考前培训

（1）考官培训内容：包括《住院医师规范化培训内容与标准（2022版）》《住院医师规范化培训结业临床实践能力考核指导标准-核医学科》、考官制度、执考要求、评分要求、注意事项等；考前培训应按分配的考核任务进行分组培训，由考核专业负责人及指定的考站组长负责召集该站考官进行培训，培训重点是评分细则的一致性，具体包括熟悉考核病例（或主题）的内容；对照评分细则进行一致性评分练习与讨论。

（2）考生培训内容：考场设置、考试流程、每站考核注意事项等。

（3）考务人员培训内容：考场设置、人员分工、不同岗位考务人员工作流程等。

（4）SP培训：案例培训、标准化回答、特殊体征培训等。

九、考站设置建议

根据考核人数、考核基地场地、考官配置等因素，结合考核公平性、同质性，兼顾经济性，选择适宜的考站设置方案（表21-1）。

表21-1 核医学科考站设置方案

考生组别	序号	换站顺序			
		第一站 接诊患者25分钟	第二站 基本技能操作35分钟	第三站 临床思维（读片）30分钟	第四站 检查报告30分钟
第一组	01	第一站→第二站→第三站→第四站			
	02	第二站→第三站→第四站→第一站			
	03	第三站→第四站→第一站→第二站			
	04	第四站→第一站→第二站→第三站			

说明：

1. 依据参考人数分组进行考核，以本方案为例，各站单独设站；
2. 本方案仅供参考，可根据具体情况进行调整

十、专业模拟试题

模拟试题（第一套）

第一部分：接诊患者（时间25分钟，分值20分）

一、考生题干

考生随机抽取核医学专业第一站考核项目，考官模拟患者，依次完成以下方面考核。①病史采集；②查体；③医患沟通（交代行此项检查时的注意事项等）及选取检查方式：根据病情确定患者应行的检查方式并交代检查注意事项；④书写病历一份（可以续页）。

二、考官参考信息

考官根据《核医学专业检查项目》内的病例内容模拟患者，要求考生随机抽取的考核项目进行考核，并从以下4方面进行评分。①病史采集；②查体；③医患沟通（交代行此项检查时的注意事项等）及选取检查方式，根据病情确定患者应行的检查方式并交代检查注意事项；④书写病历一份。

核医学专业检查项目

【病例1】患者，宋××，女，50岁，心慌、消瘦、乏力2^+个月，血清甲状腺功能提示FT_3、FT_4升高，TSH减低，未治疗，超声提示双叶甲状腺弥漫增大，回声欠均匀。

既往史：（－）。

家族史：无遗传及相关家族病史。

临床诊断：甲状腺功能亢进症

1. 病史采集参照评分标准得分；
2. 查体方式正确；
3. 有医患沟通、人文关怀；
4. 选取最佳检查方式：甲状腺静态显像，注意事项交代完整。
5. 病历书写完整并在评分标准打分。

【病例2】患者，男，30岁，右侧颈部肿块2年，偶尔疼痛。

化验：血清FT_3、FT_4、TSH均正常。B超示右侧甲状腺内见3.0cm×2.0cm中等回声区，内见1.5cm×1.3cm强回声，右侧颈部3.0cm×2.3cm，1.3cm×1.3cm低回声区，右侧甲状

腺异常增大，实质内不均匀性占位。

既往史：(－)。

家族史：无遗传及相关家族病史。

临床诊断：甲状腺结节。

1．病史采集参照评分标准得分；

2．查体方式正确；

3．有医患沟通、人文关怀，

4．选取最佳检查方式：甲状腺静态显像＋SPECT/CT融合断层显像，注意事项交代完整。

5．病历书写完整并在评分标准打分。

【病例3】女性，56岁，发现甲状旁腺激素（PTH）、血钙升高10个月余。半年前曾行右下甲状旁腺切除术，术后1周复查PTH、血钙未下降。

相关化验及检查：PTH：190pg/ml（参考值15～88pg/ml），血钙2.9mmol/L（参考值2.25～2.75mmol/L），血磷0.9lmmol/L（参考值0.96～1.62mmol/L）。

既往史：(－)。

家族史：无遗传及相关家族病史。

临床诊断：甲状旁腺功能亢进症。

1．病史采集参照评分标准得分；

2．查体方式正确；

3．有医患沟通、人文关怀；

4．选取最佳检查方式：甲状旁腺显像＋SPECT/CT融合显像，注意事项交代完整；

5．病历书写完整并在评分标准打分。

【病例4】患儿，男，10^+个月，无诱因出现腹痛、便血1^+周。病程中无发热、咳嗽，皮肤无出血点、无皮肤黏膜色素沉着等症状，患儿自发病以来，精神食欲一般，小便外观正常。

体检：面色略显苍白，轻度贫血貌，心肺听诊无异常，腹平软，脐周压痛（＋），肝脾不大。

实验室检查：血红蛋白89g/L，红细胞计数3.8×10^{12}/L，余（－）。

检查目的：明确便血原因。

既往史：(－)。

家族史：无遗传及相关家族病史。

临床诊断：异位胃黏膜？

1．病史采集参照评分标准得分；

2．查体方式正确；

3．有医患沟通、人文关怀；

4．选取最佳检查方式：异位胃黏膜显像，注意事项交代完整；

5．病历书写完整并在评分标准打分。

【病例5】患者，女，77岁，主诉：间断性黑便2周。

现病史：患者间断无痛性暗红色血便、进行性血红蛋白（Hb）下降2周；既往因高血压肾损害行规律性血液透析1年余。食欲、睡眠、小便正常。

【辅助检查及化验】 Hb 53g/L（参考值116～155g/L）；大便潜血试验（化学法＋免疫法）阳性。胃镜检查未见明确出血部位。

既往史：（－）。

家族史：无遗传及相关家族病史。

查体：腹部未见异常。

临床诊断：消化道出血。

1. 病史采集参照评分标准得分；
2. 查体方式正确；
3. 有医患沟通、人文关怀；
4. 选取最佳检查方式：消化道出血显像，注意事项交代完整；
5. 病历书写完整并在评分标准打分。

【病例6】 患者，男性，78岁。既往高血压病、前列腺增生、肾功能不全病史，再发颜面水肿6天，降压、利尿对症治疗。

相关化验及检查：血肾功能示BUN 19.16mmol/L，Cr 779.1μmol/L，予抗炎、护肾、血液透析、双肾微造瘘治疗后，但左肾造瘘管引流不畅，肾功能好转：BUN 14.01mmol/L，Cr 259.2μmol/L。盆腔MRI和泌尿系彩超检查示：双肾体积缩小。

既往史：高血压20年，口服降压药物治疗，最高180/110mmHg，平素血压控制差。

家族史：无遗传及相关家族病史。

临床诊断：高血压，肾功能衰竭。

1. 病史采集参照评分标准得分；
2. 查体方式正确；
3. 有医患沟通、人文关怀；
4. 选取最佳检查方式：肾动态显像，注意事项交代完整；
5. 病历书写完整并在评分标准打分。

【病例7】 患者，男，65岁，间断性胸闷、胸痛5年；3年前曾因急性下壁心肌梗死入院，接受药物治疗，近期反复胸痛发作。

相关辅助检查：CTCA示LAD、LCX、右冠状动脉（right coronary artery，RCA）三支血管弥漫性钙化病变，无法判断管腔狭窄程度。

既往史：糖尿病8年，口服降糖药治疗，平素血糖在8mmoL/L；高血压10年，口服降压治疗，血压控制欠佳。

家族史：父母均为高血压患者。

临床诊断：冠心病。

1. 病史采集参照评分标准得分；
2. 查体方式正确；
3. 有医患沟通、人文关怀；
4. 选取最佳检查方式：静息＋负荷心肌血流灌注显像，注意事项交代完整；
5. 病历书写完整并在评分标准打分。

【病例8】患者，男性，55岁。1日前出现胸骨后闷痛，出汗，双上肢乏力、麻木，恶心。就诊于医院心内科门诊，经口服速效救心丸后，症状逐渐缓解，心电图：V_2～V_3导联ST段压低。次日动态心电图示V_2～V_3导联Q波，CK-MB 105U/L，超敏肌钙蛋白35mg/L，提示升高，门诊以“急性心肌梗死”收住院，给予抗凝、调脂、扩冠治疗。

既往史：糖尿病8年，口服降糖药治疗，平素血糖在8.0mmoL/L；高血压10年，口服降压治疗，血压控制欠佳。

家族史：父母均为高血压患者。

临床诊断：冠心病，急性心肌梗死。

1．病史采集参照评分标准得分；

2．查体方式正确；

3．有医患沟通、人文关怀；

4．选取最佳检查方式：静息心肌灌注显像，注意事项交代完整；

5．病历书写完整并在评分标准打分。

【病例9】患者，女性，56岁，因左侧股骨头坏死行髋关节置换术后4天，突然出现胸闷、胸痛伴气促，呈进行性加重，左大腿根部胀痛。

查体：血压115/70mmHg；口唇发绀，左下肢水肿，左小腿周径比右小腿粗2.8cm。

相关检查：血气分析示$PaO_2$55mmHg，$PaCO_2$48mmHg；D-二聚体2568μg/L↑。

既往史：(－)。

家族史：无遗传及相关家族病史。

临床诊断：肺栓塞?

1．病史采集参照评分标准得分；

2．查体方式正确；

3．有医患沟通、人文关怀；

4．选取最佳检查方式：肺通气/灌注显像，注意事项交代完整；

5．病历书写完整并在评分标准打分。

【病例10】患者，女，49岁，患者行急性胆囊炎急诊手术后10天，无诱因出现气短、胸痛、胸闷2天，症状持续加重。

相关检查：

实验室检查：血浆D-二聚体10.88μg/ml。胸部X线片显示双侧肋膈角变钝。CT显示：双肺透过度减低，双肺纹理增多，双肺下野可见多发索条影。双下肢彩超：左侧胫后静脉一支血栓形成，右侧胫后静脉一支附壁血栓形成，双小腿肌间静脉血栓形成伴右侧部分静脉石形成。

既往史：(－)。

家族史：无遗传及相关家族病史。

临床诊断：肺栓塞?

1．病史采集参照评分标准得分；

2．查体方式正确；

3．有医患沟通、人文关怀；

4．选取最佳检查方式：肺通气/灌注显像，注意事项交代完整；

5. 病历书写完整并在评分标准打分。

【**病例11**】患者，男，12岁，偶然发现左侧股骨下段、近膝关节处肿胀、疼痛2^{+}周，不伴发热等其他不适症状。

相关检查及实验室检查：血常规示白细胞计数及分类正常，碱性磷酸酶升高。

X线检查提示左股骨下端骨肉瘤。

既往体健。

家族史：无遗传及相关家族病史。

临床诊断：骨肉瘤?

1. 病史采集参照评分标准得分；
2. 查体方式正确；
3. 有医患沟通、人文关怀；
4. 选取最佳检查方式：全身骨显像＋SPECT/CT融合显像，注意事项交代完整；
5. 病历书写完整并在评分标准打分。

【**病例12**】病史：患者，男，75岁，肺癌1^{+}年，未行手术切除，全身化疗3次，局部放疗2个疗程，近期出现腰部疼痛2^{+}月，伴有消瘦、乏力等症状。

相关检查及实验室检查：CT提示右下肺占位伴纵隔淋巴结转移。

既往史：(－)。

家族史：无遗传及相关家族病史。

临床诊断：肺癌，骨转移?

1. 病史采集参照评分标准得分；
2. 查体方式正确；
3. 有医患沟通、人文关怀；
4. 选取最佳检查方式：全身骨显像＋SPECT/CT融合显像，注意事项交代完整；
5. 病历书写完整并在评分标准打分。

三、考官评分标准（表21-2）

表21-2　接诊患者评分标准

考核项目	考核内容	评分细则	评分标准	标准分	得分	合格标准
接诊患者（20分）	病史采集	要严肃、认真，详细记录患者及家属所述内容。沟通仔细，不遗漏相关信息	1. 患者症状，持续时间，缓解方式（1分）； 2. 诊治经过（2分）； 3. 既往相关辅助化验及检查结果并记录（2分）； 4. 既往史，家族史（1分）	6		16
	查体	认真、详细，操作规范	与考核案例相关的重点身体部位的查体，操作规范（3分）；评估患者状态（3分）	6		
	医患沟通及选取检查方式	采集患者病史过程中，医师态度要和蔼，着装整洁；有人文关怀；检查方式正确，图像处理方正确	选取最佳检查方式（2分）；医师态度要和蔼，着装整洁（2分）；指导患者检查时间及过程、注意事项，患者满意（4分）	8		
总分				20		

第二部分：基本技能操作（时间35分钟，分值30分，实践操作＋口试）

一、考生题干

随机抽取核医学专业第二站考核项目，依次完成以下3方面的具体实践操作和相关问题的口头作答。①高活性室；②图像采集；③图像处理。

二、考官参考信息

考官要求考生对随机抽取的第二站考核项目进行实践操作，并根据评分标准就以下环节进行打分和提问。①高活性室；②图像采集；③图像处理。具体内容：要求演示图像处理过程，图像质量符合诊断需求。

考生随机抽取考核项目如下：①甲状腺显像；②肺通气/灌注显像；③心肌灌注显像；④骨显像；⑤甲状旁腺显像；⑥肾动态显像；⑦异位胃黏膜显像；⑧分化型甲状腺癌 ^{131}I 显像。

三、考官评分标准（表21-3）

表21-3　基本技能操作评分标准

考核项目	考核内容	评分细则	评分标准	标准分	得分	合格标准
基本技能操作（30分）	高活性室	无菌操作正确 放射防护正确 显像剂选取正确	1. 放射性药物选择及剂量判断核对（1分） 2. 标记药盒有效时间及质量判断（1分） 3. 操作者准备院感及消毒物品准备（1分），辐射防护及穿戴（1分） 4. 同位素淋洗（口述）（1分） 5. 放射性药物标记及无菌操作（口述，2分） 6. 再次核对患者信息、药物准确无误（1分） 7. 给药方法及途径（1分），注药后注意事项（1分）	10		24
	图像采集	认真、仔细， 操作规范有相关记录	1. 检查前要求患者排净小便，除去身上金属物品等干扰因素（1分） 2. 准直器选择（2分） 3. 采集模式及参数设置能峰、窗宽、矩阵、采集速度、计数（5分） 4. 患者体位，协助患者摆好体位（1分），检查结束，归位（1分）	10		
	图像处理	能正确选择图像处理软件及处理方式。图像要清晰，标识正确	1. 图像后处理图像灰度选择恰当，图像清晰，影响图像质量的原因（5分） 2. 图像质量的优化及截图保存，图像结果清晰，标识正确（5分）	10		
总分					30	

第三部分：临床思维（时间30分钟，分值30分，口试）

一、考生题干

随机抽取核医学专业第三站考核项目，依次从3方面进行口头读片。①影像表现描述；②诊断思路；③鉴别诊断。

二、考官参考信息

考官要求考生对随机抽取的第三站考核项目进行口头读片，并根据评分标准就以下3方面进行打分和提问。①影像表现描述；②诊断思路；③鉴别诊断。

考生随机抽取考核项目如下：①甲状腺显像；②肺通气/灌注显像；③心肌灌注显像；④骨显像；⑤甲状旁腺显像；⑥肾动态显像；⑦异位胃黏膜显像；⑧分化型甲状腺癌 ^{131}I 显像。

三、考官评分标准（表21-4）

表21-4 临床思维评分标准

考核项目	考核内容	评分细则级标准	标准分	得分	合格标准
临床思维（读片）（30分）	影像表现描述（10分）	1. 读片内容基本准确、全面（3分）； 2. 内容充实，重点突出，思路条理（3分）； 3. 时间安排合理，用语专业、规范、合理（2分）	8		24
	诊断思路（10分）	1. 熟悉患者病史，全面掌握患者各项实验室检查及其他影像学检查结果（4分）； 2. 能正确判读影像学资料，分析图像并总结图像特征，提出诊断依据，诊断思路及个人见解（4分）； 3. 结合影像所见及相关辅助检查，综合分析结果，叙述诊断思路，做出正确诊断（4分）	12		
	鉴别诊断（10分）	1. 做出鉴别诊断的思路对各种异常影像学表现可能涉及的疾病进行分析（5分）； 2. 并提供鉴别诊断要点和重要诊断信息（5分）	10		
总分			30		

第四部分：检查报告（时间30分钟，分值20分，报告书写＋口试）

一、考生题干

随机抽取第四站考核病例编号，并从以下5方面进行报告书写，并对考官提问进行现场口头作答。①一般项目；②影像描述；③结论或印象；④检查图像；⑤图像质量。

二、考官参考信息

考官要求考生对随机抽取到的第四站考核病例编号进行报告书写，并根据评分标准从以下5个方面就报告信息的完整性、准确性进行打分，并随机对考生进行提问。①一般项目；②影像描述；③结论或印象；④检查图像；⑤图像质量。

考生随机抽取考核项目如下：①甲状腺显像；②肺通气/灌注显像；③心肌灌注显像；④骨显像；⑤甲状旁腺显像；⑥肾动态显像；⑦异位胃黏膜显像；⑧分化型甲状腺癌 ^{131}I 显像。

三、考官评分标准（表21-5）

表21-5　检查报告评分标准

考核项目	考核内容	评分标准	标准分	得分	合格标准
检查报告（20分）	一般项目	报告单内容：患者姓名、性别、年龄、病历号（或住院号）、检查号（缺一项扣0.5分）	4		16
		临床诊断、检查类型或名称、检查日期，放射性药物、给药剂量和途径（缺一项扣0.5分）			
		报告医师、审核医师签名及报告签发日期（缺一项扣0.5分）			
	影像描述	静态检查时：缺少描述正常和异常放射性分布（增高或减低）的部位和范围（缺一项扣1分）	6		
		动态或多时相检查：缺少描述放射性分布的变化与时间的关系（缺一项扣1分）			
		断层检查时：没有写明病变累及的部位和范围，缺少其他需要描述或说明的内容，如图像融合、非靶区组织的异常发现等（缺一项扣1分）			
		特殊情况没有明确说明：如强迫体位、放射性污染等。需比较：缺少和患者既往的检查和报告进行比较描述　（缺一项扣1.5分）			
	结论或印象	诊断尽可能明确，尽量回答或涉及临床送检时提出的问题（2分）	3		
		需要时，没有给出鉴别诊断，缺少和先前的结论进行比较，缺少必要时，提出随访或进行其他检查的建议（1分）			
	检查图像	选择与结论相关的代表性图像（2分），图像要求基本项目齐全，图像质量好（1分）	3		
	影像质量	图像清晰完整，对比度好（1分），图像采集及处理条件得当（2分），影像位置准确、前后左右等标识无误（1分）	4		
总分			20		

模拟试题（第二套）

第一部分：接诊患者（时间25分钟，分值20分）

一、考生题干

考生随机抽取核医学专业第一站考核项目，考官模拟患者，依次完成以下方面考核。①病史采集；②查体；③医患沟通（交代行此项检查时的注意事项等）及选取检查方式：根据病情确定患者应行的检查方式并交代检查注意事项；④书写病历一份（可以续页）。

二、考官参考信息

考官根据《核医学专业检查项目》内的病例内容模拟患者，并从以下4方面对考生考核完成情况进行评分。①病史采集；②查体；③医患沟通（交代行此项检查时的注意事项等）及选取检查方式，根据病情确定患者应行的检查方式并交代检查注意事项；④书写病历一份。

核医学专业检查项目

【病例1】患者，女，16岁；主诉：手抖、多汗、全身乏力2年余，加重伴咳嗽4天。

现病史：2年前无明显诱因出现手抖、多汗，伴全身乏力，同时颈部增粗，无心悸，无烦躁易怒，无腹泻等不适症状，4个月前上述症状加重，伴咳嗽，未监测体温，无咳痰，无恶心、呕吐，无腹痛、腹泻等不适症状。2年来体重减轻5斤，大便次数3～4次/天，小便正常。

既往史：体健。

家族史：无甲状腺及其他相关家族史。

查体：双眼眼球有突出，活动无受限，甲状腺Ⅲ度肿大，质地软。

【辅助检查及化验】（2024年××月××日，我院）甲功：FT_3 6.97pg/ml，FT_4 5.74ng/dl，TT_3 4.53ng/ml，TT_4 28.92μg/dl，TSH＜0.01μIU/ml，甲状腺球蛋白133.21ng/ml，抗甲状腺过氧化物酶抗体25.10IU/ml，甲状腺球蛋白抗体＜0.90IU/ml。

甲状腺及颈部淋巴结彩超（2024年××月××日，我院）：甲状腺回声弥漫性改变——考虑桥本。

临床诊断：甲状腺功能亢进症。

1. 病史采集参照评分标准得分；
2. 查体方式正确；
3. 有医患沟通、人文关怀；
4. 选取最佳检查方式：甲状腺静态显像，局部显像，注意事项交代完整；
5. 病历书写完整并在评分标准打分。

【病例2】患者，女，62岁；主诉：颈部疼痛1个月伴发热2天。

现病史：1个月前无明显诱因出现颈部疼痛，左侧有压痛，伴吞咽时疼痛、颈后放射痛。2天前出现发热，伴吞咽疼痛、颈后放射痛，体温最高38.5℃，自行口服“布洛芬1片，阿莫西林1片2次/d”，上述症状未明显好转，为进一步治疗收入我院。大小便及体重无明显变化。

既往史：体健。

家族史：无甲状腺及其他相关家族史。

查体：甲状腺I°肿大，质韧，压痛（＋）；

【辅助检查及化验】甲功示（2024年××月××日，我院）：FT_3 7.6pg/ml（2.76～7.14）↑，FT_4 26.6ng/dL（11.5～22.7）↑，TSH 0.686mIU/L（0.3～1.5）↓，TPOAb 28.3IU/ml，TGAb 21.9IU/ml；ESR 60（mm/h）↑（0～20mm/h）。

摄碘率：3H 1.2%，6H 1.5%，24H 1.0%

临床诊断：亚急性甲状腺炎。

1. 病史采集参照评分标准得分；
2. 查体方式正确；
3. 有医患沟通、人文关怀；
4. 选取最佳检查方式：甲状腺静态显像，注意事项交代完整；
5. 病历书写完整并在评分标准打分。

【病例3】 患儿，男，1.5岁；主诉：腹痛5天、不明原因便血2天。

现病史：患儿于5天前无明显诱因出现腹痛，2日前发现便中带血，为稀水样鲜红色便，鲜血，量少，就诊于当地医院完善血常规，直肠指检满视野鲜血（家长口述，未见报告），呕吐1次，呈非喷射性，呕吐物为胃内容物，排便时肛周无痛感，伴头晕、恶心、乏力，现为进一步诊治入住我科。病程中无发热、咳嗽，皮肤无出血点、无皮肤黏膜色素沉着等症状，患儿自发病以来，精神食欲一般，小便外观正常。

既往史：（－）。

家族史：无遗传及相关家族病史。

查体：腹部压痛（＋），无反跳痛。

【辅助检查及化验】 血红蛋白81g/L，红细胞计数3.0×10^{12}/L；余（－）。

临床诊断：异位胃黏膜？

1．病史采集参照评分标准得分；

2．查体方式正确；

3．有医患沟通、人文关怀；

4．选取最佳检查方式：异位胃黏膜显像，注意事项交代完整；

5．病历书写完整并在评分标准打分。

【病例4】 患者，女，77岁；主诉：便血5天余。

现病史：患者5天前无明显诱因出现间断便血3次，每次量约200ml，为暗红色不成形便，无头晕、心慌、出冷汗，无便前腹痛、腹胀、发热、皮疹等其他不适，家属遂将其送入我院急诊。化验血常规示：WBC 11.1×10^{9}/L、RBC 4.23×10^{12}/L、Hb 125g/L、PLT 167×10^{9}/L；便常规：红色糊状便，便红细胞30～40/HP、便白细胞1～3/HP；期间患者仍间断暗红色血便6～7次，仍为不成形暗红色血便，量多少不等，仍无腹痛、发热等不适，急诊予以补液、营养支持、抗感染等治疗，为进一步诊治收入我科。自发病以来小便及体重无明显变化。

既往史：冠心病病史，先后于2010年、2011年及2021年1月行冠脉支架植入术，术后开始规律服用“阿司匹林肠溶片、氯吡格雷、尼可地尔、阿托伐他汀、倍他乐克”等药物治疗至今。高血压病40余年，最高达200＋/130mmHg，规律降压治疗，血压控制可。

家族史：无遗传及相关家族病史。

查体：腹部压痛（＋）。

【辅助检查及化验】 腹盆CT示：结肠多发粪石及气液平，胆囊小结石，胰腺萎缩伴脂肪浸润；腹部超声示胆囊炎伴胆囊沉积物形成。

肠镜示：消化道出血待查（因肠道内积血及粪便影响观察）。

临床诊断：消化道出血、冠心病、高血压。

1．病史采集参照评分标准得分；

2．查体方式正确；

3．有医患沟通、人文关怀；

4．选取最佳检查方式：消化道出血显像，注意事项交代完整；

5．病历书写完整并在评分标准打分。

【病例5】患者，女，47岁；主诉：左侧腰背部憋胀5天。

现病史：患者5天前出现左侧腰背部间断憋胀，下午为著，有肉眼血尿，无尿频、尿急、尿痛等不适，不伴排尿困难。2天前患者于当地医院B超检查发现“左肾盂与输尿管移行处结石伴左肾积水、左肾小囊肿”，未行特殊治疗。现为求进一步诊治就诊于我院，以“左肾结石、左肾积水”收入我科，发病以来精神尚可，食欲正常，睡眠尚可，大便正常，体重无明显减轻。

既往史：高血压病史6年，平素规律口服尼群地平片，自诉血压控制可。

家族史：无遗传及相关家族病史。

查体：左肾区叩击痛（＋）。

【辅助检查及化验】肾功能：BUN 21.3 mmol/L，Ccr 640.4μmol/L。

临床诊断：左肾结石伴肾积水、高血压。

1．病史采集参照评分标准得分；

2．查体方式正确；

3．有医患沟通、人文关怀；

4．选取最佳检查方式：利尿肾动态显像，注意事项交代完整；

5．病历书写完整并在评分标准打分。

【病例6】患者，女，47岁；主诉：右侧腰部、腹部隐痛2年余。

现病史：患者于2年前自觉腰部、腹部疼痛，与进食无关，持续数分钟至数小时，严重时自行口服“环丙沙星”可缓解，无尿痛、尿色发红、少尿等症状，未予诊治。于1年前在当地体检，B超回报：右肾重度积水。现为求进一步治疗，就诊于我院门诊，行CT检查，以“右肾积水”收住入院。患者发病以来，精神尚可，食欲正常，睡眠尚可，大小便正常。

既往体健。

家族史：无遗传及相关家族病史。

查体：右肾区叩击痛（＋）。

【辅助检查及化验】腹部CT平扫（2024-××-××我院）：右肾肾盂肾盏明显扩张积水，肾实质变薄，右侧肾盂输尿管移行处狭窄（先天？）。

肾功能化验：尿素14.1mmol/L，血肌酐252.2μmol/L，尿酸470.4μmol/L。

双肾彩超示：右肾积水，双肾弥漫性改变；右肾动脉血流阻力指数增高，双肾体积缩小。

临床诊断：右肾积水。

1．病史采集参照评分标准得分；

2．查体方式正确；

3．有医患沟通、人文关怀；

4．选取最佳检查方式：利尿肾动态显像，注意事项交代完整；

5．病历书写完整并在评分标准打分。

【病例7】患者，男，60岁；主诉：“冠心病”10余年，胸闷1周余。

现病史：患者2013年因胸闷于××县人民医院检查“冠心病”后长期口服倍他乐克、阿司匹林、辛伐他汀，期间无明显胸闷不适发作。1周以前无明显诱因出现间断性胸闷，心慌，出虚汗，伴随呼吸困难和全身乏力，每次发病时间持续约5分钟，休息后缓解。就诊于××县人民医院行心电图、心脏彩超检查，提示“冠心病”可能。今为求进一步诊治收住我院。

既往史：无高血压及糖尿病病史，无吸烟、饮酒史，无家族史。

家族史：无遗传及相关家族病史。

查体：心脏扩大。

【辅助检查及化验】心肌标志物3项检验报告：高敏肌钙蛋白-I 565.80ng/L↑；B型钠尿肽（BNP）测定检验报告：B型钠尿肽测定720.00pg/ml↑。2024-××-×× 12通道心电图检查结果：窦性心律，V_1～V_5 ST段压低＞1.0mV。

心脏彩超：左房、左室扩大，左室前壁心尖段、前间隔中段及心尖段变薄、回声增强，运动几乎消失；余左室壁运动弥漫性减弱。EF40%。

临床诊断：冠心病。

1．病史采集参照评分标准得分；

2．查体方式正确；

3．有医患沟通、人文关怀；

4．选取最佳检查方式：静息心肌血流灌注显像，注意事项交代完整；

5．病历书写完整并在评分标准打分。

【病例8】患者，男，75岁；主诉：胸部隐痛3小时。

现病史：3小时前活动后出现胸部隐痛，无大汗，无咽部紧缩感，无肩背部放射痛，无头晕、头痛，无恶心、呕吐，持续不缓解，为求进一步诊治就诊我院门诊。患者发病以来，精神尚可，食欲正常，睡眠尚可，大小便正常。

既往史：高血压病史20余年，最高达180/100mmHg，平素口服苯磺酸氨氯地平5mg/d，血压控制在120/80mmHg。糖尿病病史16年，平素注射诺和灵胰岛素18U，早晚各1次，口服拜糖平2片/d，血糖控制可。

家族史：母亲高血压，无遗传病家族病史。

查体：未见明显异常。

【辅助检查及化验】心肌酶阴性；心电图检查（我院）：窦性心律，大致正常心电图。

心脏超声：主动脉硬化，主动脉瓣退行性变伴过瓣流速快，二尖瓣退行性变。EF：69%。

临床诊断：冠心病？高血压、糖尿病。

1．病史采集参照评分标准得分；

2．查体方式正确；

3．有医患沟通、人文关怀；

4．选取最佳检查方式：静息心肌血流灌注显像，注意事项交代完整；

5．病历书写完整并在评分标准打分。

【病例9】患者，男，65岁；主诉：间断气短9天，加重5天。

现病史：患者于9天前无明显诱因出现气短，伴咳嗽、咳痰，为白色黏痰，未重视。近5天感上述气短症状加重，伴左侧胸憋、后背憋闷感，无压榨样疼痛、肩部放射痛、咽部紧缩感，步行50米即感呼吸困难，日常体力活动明显受限，夜间使用呼吸机治疗。患者发病以来，精神不振，食欲减退，睡眠欠佳，大便正常，小便较平素少。

既往史：高血压病史40余年，血压最高170/100mmHg，现口服“氨氯地平片2.5mg/日”降压治疗，平素血压波动于130～150/80～90mmHg。有手术史，胆囊切除术史12年，否认外伤史。

家族史：无遗传及相关家族病史。

查体：脉搏100次/分，呼吸27次/分，血压120/70mmHg。听诊双肺呼吸音减弱，双下肺闻及少许湿啰音。双小腿静脉曲张。

【辅助检查及化验】双下肢彩超：右侧胫后静脉一支血栓形成（急性期）、左侧胫后静脉一支附壁血栓形成（急性期）、双小腿肌间静脉血栓形成伴右侧部分静脉石形成。

D-二聚体1200ng/ml↑。

临床诊断：肺栓塞？高血压、胆囊切成术后。

1．病史采集参照评分标准得分；

2．查体方式正确；

3．有医患沟通、人文关怀；

4．选取最佳检查方式：肺通气/灌注显像，注意事项交代完整；

5．病历书写完整并在评分标准打分。

【病例10】患者，女，72岁；主诉：间断晕厥3个月，加重3天。

现病史：3个月余前无明显诱因出现晕厥，伴跌倒，持续时间1～5分钟不等，无恶心、呕吐、心悸、胸闷、胸痛等症状，就诊于山西省××医院，完善肺动脉CT增强示肺动脉栓塞，给予抗凝等治疗后晕厥症状好转出院，仍有间断咳嗽、咳痰、活动后气短，院外规律抗凝治疗（利伐沙班片15mg 2次/d×3周，20mg 1次/d），后复查肺血管CT未见明显血栓征象（未见报告及CT）。3天前患者无明显诱因再次出现间断晕厥，持续时间1～5分钟不等，伴跌倒，伴剑突下不适、双下肢乏力，共发作5次。自发病以来二便及体重无明显变化。

既往体健。

家族史：无遗传及相关家族病史。

查体：脉搏90次/分，呼吸27次/分，血压110/70mmHg。听诊双肺呼吸音减弱，双下肺闻及少许湿啰音。

【辅助检查及化验】××县人民医院行肺动脉CT示双侧肺动脉主干分支处可见充盈缺损；D-二聚体1500ng/ml↑。

临床诊断：肺栓塞。

1．病史采集参照评分标准得分。

2．查体方式正确；

3．有医患沟通、人文关怀；

4．选取最佳检查方式；肺通气/灌注显像，注意事项交代完整；

5．病历书写完整并在评分标准打分。

【病例11】患者，男性，64岁，主诉：发现PSA升高2个月，后背疼痛10天。

现病史：3年前前列腺癌根治术，术后口服比卡鲁胺及注射亮丙瑞林治疗。发现PSA升高2个月。小便次数增多，自发病以来大便及体重无明显变化。

既往史：体健。

家族史：无遗传及相关家族病史。

查体：后背压痛（＋）。

【辅助检查及化验】FPSA：15.620ng/ml（＜1.0），TPSA：59.210ng/ml（＜4.0），F/T：0.26（＞0.20），ALP：646U/L（45-125），血常规（－），肝肾功能（－），电解质（－），尿常规（－）。

CT示：脊柱及骨盆可见多发弥漫分布的成骨性骨质破坏灶。

临床诊断：前列腺癌，骨转移？

1．病史采集参照评分标准得分；

2．查体方式正确；

3．有医患沟通、人文关怀；

4．选取最佳检查方式：全身骨扫描，注意事项交代完整；

5．病历书写完整并在评分标准打分。

【病例12】患者，男，75岁；主诉：多关节疼痛8年，左股骨头置换术后发热1个月。

现病史：患者8年前出现双膝关节疼痛，上下楼梯时明显，下楼梯时为著，长期激素治疗。2个月前发现左股骨头坏死于当地医院行股骨头置换术，术后1个月出现局部疼痛伴发热，最高39℃，为行进一步治疗入院。自发病以来二便及体重无明显变化。

既往史：40年前因外伤致右手第1、2、3指缺如。

家族史：无遗传及相关家族病史。

查体：双手关节略变形；左髋关节压痛（＋），局部红肿。

【辅助检查及化验】

X线：双手骨质改变，类风湿关节炎可能，请结合临床。左股骨头置换术后，术区未见明显异常。

类风湿因子35.34IU/ml（＜20），血沉50mm/h，血常规白细胞13×10^9/L。

临床诊断：类风湿性关节炎，左股骨头置换术后，右手第1、2、3指缺如。

1．病史采集参照评分标准得分；

2．查体方式正确；

3．有医患沟通、人文关怀；

4．选取最佳检查方式：骨三相，注意事项交代完整；

5．病历书写完整并在评分标准打分。

【病例13】男，46岁；主诉：发现颈部疼痛2个月。

现病史：2个月因颈部疼痛就诊于我院，诊断为亚急性甲状腺炎。住院期间发现甲状旁腺激素PTH：99.3pg/ml（12～88），嘱院外观察，规律复查。1个月前开始出现颈部偏左侧按压痛，近期复查甲状旁腺激素均升高，为求进一步诊治收住我科。自发病以来二便及体重无明显变化。

既往史：（－）

家族史：无遗传及相关家族病史。

查体：患者颈部无触痛。

【辅助检查及化验】（2023-17，我科）甲状腺彩超：甲状腺左侧叶片状低回声区——考虑亚甲炎。PTH（2023年1月16日）：109.3pg/ml；PTH（2023年3月6日）：159.3pg/ml。甲功正常。

骨密度示：骨钙含量减低。

甲超：甲状腺左侧叶中上部片状低回声区——结合病史，考虑亚甲炎；其后方等密度结节影，甲状旁腺？左颈部Ⅱ、Ⅲ区多发淋巴结肿大——考虑炎性。

临床诊断：甲状旁腺功能亢进症？亚急性甲状腺炎。

1．病史采集参照评分标准得分；

2．查体方式正确；

3．有医患沟通、人文关怀；

4．选取最佳检查方式：甲状旁腺显像，注意事项交代完整；

5．病历书写完整并在评分标准打分。

【病例14】患者，女性，46岁；主诉：口干、多饮1年余，骨痛3个月余。

现病史：1年前患者无明显诱因出现口干、多饮，化验血糖正常，3个月前无明显诱因出现腰背部疼痛，就诊于当地医院。

【辅助检查及化验】PTH 1700pg/ml（7.0～53pg/ml），Ca^{2+} 3.53mmol/L（2.13～2.7mmol/L），P 0.43mmol/L（0.81～1.45mmol/L）；颈部超声：左上甲状旁腺区占位性病变。

查体：颈部未见明显异常。

临床诊断：甲状旁腺功能亢进症？

1．病史采集参照评分标准得分；

2．查体方式正确；

3．有医患沟通、人文关怀；

4．选取最佳检查方式：甲状旁腺显像，注意事项交代完整；

5．病历书写完整并在评分标准打分。

三、考官评分标准（表21-6）

表21-6　接诊患者评分标准

考核项目	考核内容	评分细则	评分标准	标准分	得分	合格标准
接诊患者（20分）	病史采集	要严肃、认真，详细记录患者及家属所述内容；沟通仔细，不遗漏相关信息	患者症状，持续时间，缓解方式（1分）；诊治经过（2分）；既往相关辅助化验及检查结果并记录（2分）；既往史，家族史（1分）	6		16
	查体	认真、详细，操作规范	与考核案例相关的重点身体部位的查体，操作规范（3分）；评估患者状态（3分）	6		
	医患沟通及选取检查方式	采集患者病史过程中，医师态度要和蔼，着装整洁，有人文关怀；检查方式正确，图像处理方正确	选取最佳检查方式（2分）；医师态度要和蔼，着装整洁（2分）；指导患者检查时间及过程、注意事项，患者满意（4分）	8		
总分				20		

第二部分：基本技能操作（高活室及机房实地操作，时间35分钟，分值30分）

一、考生题干

随机抽取核医学专业第二站考核项目，依次从3方面的具体实践操作和相关问题的口头作答。①高活性室；②图像采集；③图像处理。

二、考官参考信息

考官要求考生对随机抽取的第二站考核项目进行实践操作，并根据评分标准就以下环节进行打分和提问。①高活性室；②图像采集；③图像处理。

具体内容：要求演示图像处理过程，图像质量符合诊断需求。

考生随机抽取考核项目如下：①甲状腺显像；②肺通气/灌注显像；③骨扫描；④心肌灌注显像；⑤肾动态显像；⑥甲状旁腺显像。

三、考官评分标准（表21-7）

表21-7 基本技能操作评分标准

考核项目	考核内容	评分细则	评分标准	标准分	得分	合格标准
基本技能操作（30分）	高活性室	无菌操作正确 放射防护正确 显像剂选取正确	放射性药物选择及剂量判断核对（1分）；标记药盒有效时间及质量判断（1分）；操作者准备：院感及消毒物品准备（1分）；辐射防护及穿戴（1分）；同位素淋洗（口述，1分）；放射性药物标记及无菌操作（口述，2分）；再次核对患者信息、药物准确无误（1分）；给药方法及途径（1分）；注药后注意事项（1分）	10		24
	图像采集	认真、仔细，操作规范，有相关记录	检查前要求患者排净小便，除去身上金属物品等干扰因素（1分）；准直器选择（2分）；采集模式及参数设置：能峰、窗宽、矩阵、采集速度、计数（5分）；患者体位，协助患者摆好体位（1分）；检查结束，归位（1分）	10		
	图像处理	能正确选择图像处理软件及处理方式；图像要清晰，标识正确	图像后处理：图像灰度选择恰当，图像清晰，影响图像质量原因（5分）；图像质量的优化及截图保存，图像结果清晰，标识正确（5分）	10		
总分				30		

第三部分：临床思维（现场读片，时间30分钟，30分）

一、考生题干

随机抽取核医学专业第三站考核项目，依次从3方面进行口头读片。①影像表现描述；②诊断思路；③鉴别诊断。

二、考官参考信息

考官要求考生对随机抽取的第三站考核项目进行口头读片，并根据评分标准就以下3方面进行打分和提问。①影像表现描述；②诊断思路；③鉴别诊断。

考生随机抽取考核项目如下：①甲状腺显像；②肺通气/灌注显像；③骨扫描；④心肌灌注显像；⑤肾动态显像；⑥甲状旁腺显像。

三、考官评分标准（表21-8）

表21-8 临床思维评分标准

<table>
<tr><th>考核项目</th><th>考核内容</th><th>评分细则级标准</th><th>标准分</th><th>得分</th><th>合格标准</th></tr>
<tr><td rowspan="3">临床思维（读片）（30分）</td><td>影像表现描述（10分）</td><td>读片内容基本准确、全面（3分）；内容充实，重点突出，思路条理（3分）；时间安排合理，用语专业、规范、合理（2分）</td><td>8</td><td></td><td rowspan="3">24</td></tr>
<tr><td>诊断思路（10分）</td><td>熟悉患者病史，全面掌握患者各项实验室检查及其他影像学检查结果（4分）；能正确判读其他影像学资料，分析各种辅助检查报告单，并能提出个人见解（4分）；结合影像所见及相关辅助检查，综合分析结果，叙述诊断思路，做出正确诊断（4分）</td><td>12</td><td></td></tr>
<tr><td>鉴别诊断（10分）</td><td>做出鉴别诊断的思路：对各种异常影像学表现可能涉及的疾病进行分析（5分），并提供鉴别诊断要点和重要诊断信息（5分）</td><td>10</td><td></td></tr>
<tr><td colspan="3">总分</td><td>30</td><td></td><td></td></tr>
</table>

第四部分：检查报告（时间30分钟，分值20分，口试＋报告书写）

一、考生题干

随机抽取第四站考核病例编号，并从以下5方面进行报告书写，并对考官提问进行现场口头作答。①一般项目；②影像描述；③结论或印象；④检查图像；⑤图像质量。

二、考官参考信息

考官要求考生对随机抽取到的第四站考核病例编号进行报告书写，并根据评分标准从以下5个方面就报告信息的完整性、准确性进行打分，并随机对考生进行提问。①一般项目；②影像描述；③结论或印象；④检查图像；⑤图像质量。

考生随机抽取考核项目如下：①甲状腺显像；②肺通气/灌注显像；③心肌灌注显像；④骨扫描；⑤肾动态显像；⑥甲状旁腺显像。

三、考官评分标准（表21-9）

表21-9 检查报告评分标准

<table>
<tr><th>考核项目</th><th>考核内容</th><th>评分标准</th><th>标准分</th><th>得分</th><th>合格标准</th></tr>
<tr><td rowspan="4">检查报告（20分）</td><td rowspan="3">一般项目</td><td>报告单内容：患者姓名、性别、年龄、病历号（或住院号）、检查号（缺一项扣0.5分）</td><td rowspan="3">4</td><td rowspan="3"></td><td rowspan="4">16</td></tr>
<tr><td>临床诊断、检查类型或名称、检查日期，放射性药物、给药剂量和途径（缺一项扣0.5分）</td></tr>
<tr><td>报告医师、审核医师签名及报告签发日期（缺一项扣0.5分）</td></tr>
<tr><td>影像描述</td><td>静态检查时：缺少描述正常和异常放射性分布（增高或减低）的部位和范围（缺一项扣1分）</td><td>6</td><td></td></tr>
</table>

续表

<table>
<tr><th>考核项目</th><th>考核内容</th><th>评分标准</th><th>标准分</th><th>得分</th><th>合格标准</th></tr>
<tr><td rowspan="7">检查报告（20分）</td><td rowspan="3">影像描述</td><td>动态或多时相检查：缺少描述放射性分布的变化与时间的关系（缺一项扣1分）</td><td rowspan="3">6</td><td></td><td rowspan="8">16</td></tr>
<tr><td>断层检查时：没有写明病变累及的部位和范围，缺少其他需要描述或说明的内容：如图像融合、非靶区组织的异常发现等（缺一项扣1分）</td><td></td></tr>
<tr><td>特殊情况没有明确说明：如强迫体位、放射性污染等。需比较：缺少和患者既往的检查和报告进行比较描述 （缺一项扣1.5分）</td><td></td></tr>
<tr><td rowspan="2">结论或印象</td><td>诊断尽可能明确，尽量回答或涉及临床送检时提出的问题（2分）</td><td rowspan="2">3</td><td rowspan="2"></td></tr>
<tr><td>需要时，没有给出鉴别诊断，缺少和先前的结论进行比较，缺少必要时，提出随访或进行其他检查的建议（1分）</td></tr>
<tr><td>检查图像</td><td>选择与结论相关的代表性图像（2分），图像要求基本项目齐全，图像质量好（1分）</td><td>3</td><td></td></tr>
<tr><td>影像质量</td><td>图像清晰完整，对比度好（1分），图像采集及处理条件得当（2分），影像位置准确、前后左右等标识无误（1分）</td><td>4</td><td></td></tr>
<tr><td colspan="3">总分</td><td>20</td><td></td></tr>
</table>

（宁丽晖）

第二十二章　放射肿瘤科

为规范住院医师规范化培训结业临床实践能力考核，提高结业临床实践能力考核的质量，逐步实现住院医师规范化培训结业考核的同质化，特制订本规程。

一、使用范围

适用于山西省住院医师规范化培训结业临床实践能力考核-放射肿瘤科专业。

二、制订依据

依据国家《住院医师规范化和培训内容与标准（2022版）》《住院医师规范化结业临床实践能力考核指导标准-放射肿瘤科》，结合山西省住院医师规范化培训的实际，制订本标准。

三、考核对象

符合考核条件，参加住院医师规范化培训（放射肿瘤科）专业结业临床实践能力考核的住院医师。

四、考核内容

包括接诊患者、病例分析、放疗基本技能操作、计划审核及放疗质控、放疗期间和疗末日常医疗事务等内容。

五、考核重点

根据国家《住院医师规范化培训内容与标准（2022版）》-放射肿瘤科培训细则的要求，重点考核住院医师对放射肿瘤科多发病、常见病的独立诊治能力。临床实践能力考核内容涉及日常临床工作的各方面，包括接诊患者、病例分析、放疗基本技能操作、计划审核及放疗质控、放疗期间和疗末日常医疗事务等内容。

六、考核形式及考站设置

住院医师规范化培训结业临床实践能力考核采取客观结构化临床考核（OSCE）的方式，采用在标准化患者或医学模拟人上实际操作。共设置接诊患者、病例分析、放疗基本技能操作（1）、放疗基本技能操作（2）、计划审核及放疗质控、放疗期间和疗末日常医疗事务六站。

第一考站：接诊患者

考核内容：放射肿瘤科患者接诊，包括病史采集、重点查体、医患沟通。

考核方式：面试＋SP，需要对SP进行病史采集、重点查体，并基于此站问诊内容及提供的部分查体内容，向患者及家属解释病情及下一步诊疗计划，考核住院医师的医患沟通能力。

考核考题：食管癌和肺癌患者需行肺部查体和锁骨下淋巴结查体；乳腺癌需做乳腺查体、上肢查体和腋窝淋巴结查体；直肠癌和前列腺癌患者需做肛门指诊，宫颈癌患者需做三合诊。鼻咽癌和头颈肿瘤患者查体可适当延长考核时间至30分钟。

考核时间：20分钟。

分值占比：20分。

第二考站：病例分析

考核内容：收集诊断资料，包括各项辅助检查包括影像学资料。根据资料结合病史进行判读，做出疾病的规范诊断和分期（包括合并症的诊断），初步制订综合治疗方案（包括放疗指征说明，放疗技术选择）以及并发症处理（包括对放疗的影响。）

评判依据：化验结果、影像学检查判读是否规范有序，是否判读准确；诊断是否明确，依据是否充分；鉴别诊断是否准确，分析是否得当；综合治疗方案是否明确有效。如果检查不够完善，补充相关检查是否得当。化验：三大常规，肿瘤标志物，生化全项，肺功能。

考核方式：笔试＋口试。

考核时间：30分钟。

分值占比：20分，合格分数16分。

第三考站：放疗基本技能操作（1）

考核内容：定位、定位准备、定位注意事项。

考核方式：模拟定位机实践。

考核时间：10分钟。

分值占比：10分。

第四考站：放疗基本技能操作（2）

考核内容：靶区具体勾画以及勾画原则（包括GTV，CTV）、剂量处方、正常组织限量，标准剂量换算。

考核方式：放疗计划系统中实践＋笔试。

考核时间：30分钟。

分值占比：30分。

第五考站：计划审核及放疗质控

考核内容：对放疗计划审核及评估。包括靶区适形度、均匀性和正常组织受量的评价，注重靶区和正常组织剂量相互之间的权衡。放射治疗过程中的质控（包括校位、摆位，CT或验证片判读），是否需要更改二程计划。

考核方式：放疗计划系统实践。

考核时间：15分钟。

分值占比：10分。

第六考站：放疗期间和疗末日常医疗事务

考核内容：预测放疗期间的并发症以及处理方案，评价副反应和疗效，以及放疗期间、疗末注意事项。

考核方式：读片或人机对话＋口试。
考核时间：10分钟。
分值占比：10分。

七、成绩评定

总计100分：总分60及以上，第二站考试分数16分及以上，两个条件同时达到才算合格。

八、具体实施

1. 采用统一考题、统一考核形式与标准进行集中考核，以保证考核的公平性和同质性。考核基地同一批次、同一时段使用同一考题。各站试题数量根据考试批次安排设定，每半天至少一套试题，各批次之间不得重复，并准备至少1套备用题。

2. 每个考站配两名考官，两名考官来自不同培训基地，两名考官独立评分。

3. 各类型人员考前培训

（1）考官培训内容：包括《住院医师规范化培训内容与标准（2022版）》《住院医师规范化结业临床实践能力考核指导标准—放射肿瘤科》、考官制度、执考要求、评分要求、注意事项等；考前培训应按分配的考核任务进行分组培训，由考核专业负责人及指定的考站组长负责召集该站考官进行培训，培训重点是评分细则的一致性，具体包括熟悉考核病例（或主题）的内容；对照评分细则进行一致性评分练习与讨论。

（2）考生培训内容：考场设置、考试流程、每站考核注意事项、考场纪律等。

（3）考务人员培训内容：考场设置、人员分工、不同岗位考务人员工作流程等。

（4）SP培训：案例培训、标准化回答、特殊体征培训等。

九、考站设置建议

根据考核人数、考核基地场地、考官配置等因素，结合考核公平性、同质性，兼顾经济性，选择适宜的考站设置方案（表22-1）。

表22-1　放射肿瘤科考站设置方案

考生组别	序号	换站顺序					
		第一站 接诊患者 20分钟	第二站 病例分析 30分钟	第三站 放疗基本技能操作（1） 10分钟	第四站 放疗基本技能操作（2） 30分钟	第五站 计划审核及放疗质控15分钟	第六站 放疗期间和疗末日常医疗事务 10分钟
第一组	01	第一站①→第二站①→第三站→第四站→第五站→第六站					
	02	第一站②→第二站②→第三站→第四站→第五站→第六站					

说明：

1. 依据参考人数分组进行考核，以本方案为例，第一、二站在同一考场进行（同时设置2组），其余各站单独设站（各设1组）；

2. ①②代表每站设置并行考站数（相同考站设置数量）；

3. 本方案仅供参考，可根据具体情况进行调整

十、模拟试题

模拟试题（第一套）

第一部分：接诊患者（时间20分钟，分值20分，考核方式：SP）

一、　考生题干

考生接诊SP（患者张×，女性，71岁）。

门诊接诊患者，完成门诊病历书写，涉及隐私部位查体可补充口述。

二、考官参考病历摘要

题干：患者张×，女性，71岁，主因“不规则阴道出血1个月余”就诊。

现病史：患者1个月前无明显诱因阴道不规则出血，颜色淡粉色，量多少不等，伴有阴道排液，不伴发热、尿频、尿急、腹泻、腹痛及下肢肿痛等不适。就诊当地医院行盆腔B超提示：宫颈病变，恶性可能。后为行进一步治疗就诊我院妇科，完善相关检查，妇科检查：宫颈呈糜烂样改变，质硬，考虑子宫颈恶性肿瘤。妇科彩超：宫颈癌、宫腔积液、阴道壁囊肿。阴道镜活检提示：（阴道左侧壁）鳞状上皮黏膜慢性炎，中表层可见个别可疑挖空细胞；（颈管刮出物）鳞状细胞癌伴坏死。现患者为行进一步治疗收入院。自发病以来，食欲、睡眠可，大小便正常，体重未见明显下降。

既往史：否认高血压、心脏病史，否认糖尿病、脑血管疾病病史，否认肝炎、结核、疟疾病史，预防接种史不详，无手术史，无外伤史，无输血史。

过敏史：否认药物、食物过敏史。

个人史：生于山西省××市××县，久居本地，无疫区、疫情、疫水接触史，无牧区、矿山、高氟区、低碘区居住史，无化学性物质、放射性物质、有毒物质接触史，无吸毒史，无吸烟、饮酒史，无冶游史。

婚育史：20岁结婚，夫长5岁，G_6P_5，配偶子女均健康。

月经史：月经初潮15岁，51岁绝经。月经周期规则，月经量中等，颜色正常。无血块、无痛经史。

家族史：否认家族性遗传病史。

查体：T 36.7℃，脉搏121次/分，呼吸20次/分，血压105/80mmHg，神志清，精神可，查体合作，颈部及全身未触及肿大淋巴结，双肺呼吸音清，未闻及干湿啰音，心率齐，瓣膜听诊区无病理性杂音及心包摩擦音。腹软，无压痛及反跳痛，四肢肌张力正常，肢体无瘫痪，双下肢无水肿。

专科查体：

外阴：婚产式；阴道：光畅，穹隆完整，前壁近处女膜缘可触及一囊肿，约2cm×2cm，无触痛；宫颈：触诊不清；附件：双侧附件区对合好，无压痛；三合诊：右侧骶韧带增粗、缩短，左侧宫旁软组织软，无短缩及结节。直肠黏膜光，指套无血染。

要求考生：病史采集＋重点查体＋医患沟通。

病史采集：询问阴道出血、阴道排液，是否腹痛、尿频、尿急、腹泻、下肢肿痛等症状。

重点查体：专科查体及三合诊。

医患沟通：人文关怀，向患者及家属耐心认真地解释病情及下一步诊疗计划。

三、标准化患者扮演环节

医生：您好，我是医生×××，请问您是张×吗？

患者：是的，您好。

医生：请问您有什么不舒服？

患者：没有什么原因，阴道间断出血。

医生：出血多长时间？

患者：差不多1个月了。

医师：什么时候绝经的，每次出血量有多少，是什么颜色？

患者：51岁绝经，出血有时候多有时候少，颜色是淡红色的。

医师：有没有其他液体排出？

患者：有的。

医生：有没有发热、尿频、尿急、腹泻、腹痛及下肢肿痛等不适？

患者：没有。

医生：出血后，做没做什么检查或者治疗？

患者：去当地医院做了盆腔B超，这是结果：宫颈病变，恶性可能。

医生：之后还做其他检查了吗？

患者：之后来了咱们医院妇科，做了妇科检查，结果：宫颈呈糜烂样改变，质硬，考虑子宫颈恶性肿瘤。妇科彩超：宫颈癌、宫腔积液、阴道壁囊肿。还做了阴道镜检查，检查结果：（阴道左侧壁）鳞状上皮黏膜慢性炎，中表层可见个别可疑挖空细胞；（颈管刮出物）鳞状细胞癌伴坏死。

医生：中间接受过什么治疗吗？比如吃什么药、输液等？

患者：没有。

医生：最近体重、食欲、睡眠、大小便怎么样？

患者：都还可以，体重也没什么变化。

医生：以前有什么疾病吗，比如高血压、糖尿病、冠心病等？

患者：没有。

医生：那之前做过什么手术，输过血吗？

患者：没有。

医生：有没有过敏的？

患者：没有。

医生：抽烟、喝酒吗？

患者：没有。

医生：什么时候结婚的，配偶、孩子身体怎么样？

患者：20岁结婚，配偶子女均健康。

医生：什么时候来的月经，什么时候绝经的，月经规律吗？

患者：月经初潮15岁，51岁绝经，月经规律。

医生：父母或者其他亲戚有没有什么遗传疾病？

患者：没有。

医生：好的，谢谢。接下来我给您做一下查体，请您配合。

患者：好的。

医生：查体完成，谢谢您的配合，接下来办理入院接受进一步治疗。

患者：好的，谢谢！

四、考官评分标准（表22-2）

表22-2　接诊患者评分标准

<table>
<tr><th colspan="2">考核项目</th><th>考核内容及标准</th><th>标准分</th><th>得分</th></tr>
<tr><td colspan="2">病史采集</td><td>阴道出血，阴道排液，是否腹痛、尿频、尿急、腹泻</td><td>5</td><td></td></tr>
<tr><td rowspan="2">重点查体（6分）</td><td>妇科专科查体</td><td>按解剖部位的先后顺序记录如下。（1）外阴：发育情况及婚产式；（2）阴道：是否通畅，黏膜情况，分泌物的量、色、性状以及有无异味；（3）宫颈：大小、质地、有无糜烂、撕裂、息肉、腺囊肿，有无接触性出血等；（4）宫体：位置、大小、质地、活动度，有无压痛等；（5）附件：有无块物，有无增厚或压痛</td><td>3</td><td></td></tr>
<tr><td>三合诊</td><td>三合诊：是经直肠、阴道、腹部联合检查。一般用示指进阴道，中指进直肠，另手置下腹部协同触摸。这种方法可以查清骨盆腔较后部及子宫直肠窝的情况</td><td>3</td><td></td></tr>
<tr><td colspan="2" rowspan="3">医患沟通（9分）</td><td>人文关怀，病情解释</td><td>3</td><td></td></tr>
<tr><td>下一步诊疗计划</td><td>3</td><td></td></tr>
<tr><td>初步诊断</td><td>3</td><td></td></tr>
<tr><td colspan="3">总分</td><td>20</td><td></td></tr>
</table>

第二部分：病例分析（时间30分钟，分值20分，笔试＋口试）

一、考生题干

1．描述女性盆腔增强MRI所见？

2．下一步需做哪些检查？

3．做出初步诊断和临床分期（答此题可向考官索要检查结果）？

4．下一步如何治疗方案及依据？

二、考官参考信息

题干：针对此患者，向考生展示首次女性盆腔增强MRI片；要求考生：影像判读，下一步检查，诊断，下一步治疗。

1．辅助检查影像判读　女性盆腔磁共振：宫颈可见团块状长T1等长T2信号影，增强扫描示上述病灶呈明显渐进性强化，病灶累及阴道穹隆，双侧附件区未见异常信号影，子宫直肠陷窝可见片状长T1长T2信号影；双侧髂血管可见多发淋巴结影，较大者位于右侧髂血管旁，直径约1.5cm。

2．下一步需做检查　颈胸腹CT，全身骨扫描、心电图以及血常规、生化、凝血、肿瘤标志物（主要SCC）、HPV等。

3．目前诊断及分期（全身检查未见转移灶）　宫颈恶性肿瘤（Figo 2018 Ⅲ c1r）；阴道壁囊肿；子宫腔积液。

4. 下一步治疗（同步放化疗）

（1）放疗　外照射＋三维后装治疗；

（2）化疗　顺铂40mg/m^{2}周疗，每周一次，4～6次。

三、考官评分标准（表22-3）

表22-3　病例分析评分标准

考核项目	考核内容及标准	标准分	得分
女性盆腔增强MRI	宫颈可见团块状长T1等长T2信号影，增强扫描示上述病灶呈明显渐进性强化，病灶累及阴道穹隆（2分）；双侧附件区未见异常信号影，子宫直肠陷窝可见片状长T1长T2信号影（1分）；双侧髂血管可见多发淋巴结影，较大者位于右侧髂血管旁，直径约1.5cm（2分）	5	
下一步检查	颈胸腹CT，全身骨扫描（2分）；心电图以及血常规、生化、凝血（2分）；肿瘤标志物（主要SCC）、HPV等（1分）	5	
诊断及分期	宫颈恶性肿瘤（2分），（Figo2018 Ⅲ c1r）；（2～3分）阴道壁囊肿；子宫腔积液	5	
下一步治疗	同步放化疗 （1）放疗：外照射＋三维后装治疗（3分）； （2）化疗：顺铂40mg/m^{2}周疗，每周一次，4～6次（2分）	5	
总分		20	

第三部分：放疗基本技能操作（1）（时间10分钟，分值10分，模拟机操作）

一、考生题干

考生接诊SP，完成模拟CT定位，操作加口述。

二、考官参考信息

要求考生：外照射定位准备、定位以及定位注意事项（模拟机房）

1. 定位前准备　患者定位前应排空直肠，适当充盈膀胱，显影小肠。根据经验安排患者喝水憋尿。

2. 体位固定　采用真空垫或热塑体膜进行体位固定。患者通常仰卧位，双上肢上举，双腿并拢平放。注意面罩成形后松紧有度，既不能过松，导致精度下降；又不能过紧，导致依从性下降。在体位固定完成后，通过CT两侧的激光十字线在左、右体侧和中线附近标记十字线，通过顶部的激光十字线在体正中面罩标记直径1～2mm金属球。体位标记线或金属球尽量靠近肿瘤区域。

3. CT扫描　建议行CT增强扫描，过敏或严重肾功能不全者除外。扫描范围：上界为第10胸椎上缘，下界为坐骨结节下5cm。通常层厚2～5mm。扫描结束后在体表再次进行体表标记。

三、考官评分标准（表22-4）

表22-4　放疗基本技能操作（1）评分标准

考核项目	考核内容及标准	标准分	得分
定位前准备	1. 排空直肠； 2. 适当充盈膀胱； 3. 显影小肠	3	

续表

考核项目	考核内容及标准	标准分	得分
体位固定	1. 真空垫或热塑体膜进行体位固定，注意面罩成形后松紧有度； 2. CT两侧的激光十字线在左、右体侧和中线附近标记十字线； 3. 通过顶部的激光十字线在体正中面罩标记直径1～2mm金属球；体位标记线或金属球尽量靠近肿瘤区域	4	
CT扫描	1. 相应部位进行CT扫描，最好采用增强扫描； 2. 扫描范围上界为第10胸椎上缘，下界为坐骨结节下5cm； 3. 肿瘤区域层厚最好为2～5mm	3	
总分		10	

第四部分：放疗基本技能操作（2）（时间30分钟，分值30分，靶区勾画操作）

一、考生题干

考生在计划系统中完成靶区勾画，并完成以下任务。

1. 靶区勾画原则（补充口述）。

2. 处方剂量（外照射及近距离）。

3. 危及器官剂量限制。

二、考官参考信息

要求考生：现场勾画靶区（包括GTV，CTV，PTV）及危及器官，给出剂量处方和正常组织限量（有条件的考点需提供CT和MRI融合图像）。

1. 靶区勾画

（1）CTV：宫颈，宫体，宫旁，附件，部分阴道（阴道受侵时，勾画到肿瘤下界2～3cm；若阴道未受侵，直接勾画正常阴道3cm），盆腔淋巴引流区（包括：髂总、髂内、髂外、骶前、闭孔淋巴引流区，有延伸野照射需要勾画腹主动脉旁淋巴结引流区）；

（2）GTVnd：包括影像学和触诊可确定的转移性淋巴结；

（3）PTV：CTV外放5mm；

（4）PGTVnd：GTVnd外放5mm。

2. 剂量要求

（1）PTV：45～50Gy/25～28F；PGTVnd：56～60Gy/25～28F。

（2）近距离剂量：常采用30Gy/5F（6Gy/f）或者28Gy/4F（7Gy/f）。

3. 危及器官限量

直肠：V45＜50%；小肠：V30＜40%；膀胱：V45＜50%；

股骨头：V45＜5%；脊髓：D1cc＜40Gy。

三、考官评分标准（表22-5）

表22-5　放疗基本技能操作（2）评分标准

考核项目	考核内容及标准	标准分		得分
靶区范围	CTV勾画，未包括腹膜后酌情扣1～2分	5	15分	

续表

考核项目	考核内容及标准	标准分		得分
靶区范围	GTVnd勾画	5	15分	
	PTV勾画	5		
剂量要求	PTV：45～50Gy/25～28F；PGTVnd：56～60Gy/25～28F	5	10分	
	近距离剂量：常采用30Gy/5F（6Gy/f）或者28Gy/4F（7Gy/f）	5		
危及器官限量	直肠：V45＜50%	1	5分	
	小肠：V30＜40%	1		
	膀胱：V45＜50%	1		
	股骨头：V45＜5%	1		
	脊髓：D1cc＜40Gy	1		
总分		30		

第五部分：计划审核及放疗质控（时间15分钟，分值10分，放疗计划系统实践）

一、考生题干

根据提供的放疗计划完成以下任务。

1．CB-CHOP方案评估放疗计划；

2．放射治疗前及过程质控。

二、考官参考信息

要求考生：对放疗计划审核及评估。

1．CB-CHOP方案评估放疗计划。

2．放射治疗过程中的质控，包括调强计划的剂量验证是否达标、复位/摆位是否准确，尤其是首次治疗时，要求医生、物理师及治疗技师三方必须到场，现场核实患者与否、计划选择正确与否、治疗中心是否调整、摆位有无误差、摆位误差是否可接受等事项。

为了保证精准放射治疗的实施，必须强化图像引导治疗的积极作用，尽可能选择CBCT或EPID进行位置验证，治疗过程中是否需要更改二程计划。

三、考官评分标准（表22-6）

表22-6　计划审核及放疗质控评分标准

考核项目	考核内容及标准	标准分	得分
计划审核及放疗质控	CB-CHOP方案评估放疗计划，每一项1分	6	
	放射治疗过程中的质控：剂量验证是否达标；复位/摆位是否准确；首次治疗时，要求医生、物理师及治疗技师三方必须到场；治疗中心是否调整、摆位有无误差、摆位误差是否可接受	4	
合计		10	

第六部分：放疗期间和疗末日常医疗事物（时间10分钟，分值10分，口试或笔试）

一、考生题干

简述：该患者放疗期间可能出现的并发症及处理方案，评价副作用和疗效以及放疗期间、疗末注意事项。

二、考官参考信息

要求考生：该患者放疗期间可能出现的并发症及处理方案，评价副作用和疗效以及放疗期间、疗末注意事项。

1. 放疗期间或放疗后的并发症以及处理方法

（1）全身反应：乏力、食欲缺乏、恶心，个别患者有呕吐。白细胞、血小板轻度下降。一般对症处理后，可继续进行放射治疗。

（2）直肠反应：多发生在放射治疗开始2周后，几乎所有的患者都会有不同程度的反应。主要表现里急后重、腹泻、黏液便、大便疼痛、便血，合并痔疮者反应更严重。可嘱患者食用高蛋白、高维生素、易消化的食物。用止泻药物进行对症治疗，严重者可暂停放射治疗。

（3）膀胱反应：多发生在放射治疗开始3周后，表现为尿频、尿急、尿痛，部分患者可有血尿。抗炎、止血治疗后可好转。严重者需要暂停放射治疗。

（4）近距离治疗相关反应：操作过程中可出现出血、疼痛，通常程度轻，若出血较多可用止血药物或纱布填塞。子宫穿孔、宫腔感染发生率低。可降低单次剂量照射。

（5）化疗相关毒副作用：恶心呕吐、脱发及骨髓抑制。

2. 放疗后的疗效评价（RECIST评价标准）

3. 制订随访计划

放射治疗后2年内，每3～6个月随访1次，便于了解患者的治疗效果和放射治疗反应。放射治疗后3～5年，每6～12个月随访1次。检查项目：血常规、尿常规、肝肾功能、肿瘤标志物、盆腔磁共振、胸腹部CT等。

三、考官评分标准（表22-7）

表22-7　放疗期间和疗末日常医疗事物评分标准

考核项目	考核内容及标准	标准分	得分
预测放疗期间的并发症以及处理方法	（1）全身反应	6	
	（2）直肠反应		
	（3）膀胱反应		
	（4）近距离治疗相关反应		
	（5）化疗毒副作用		
疗效评价	RECIST标准	2	
治疗结束后随访	鼻咽癌患者治疗结束后3年内，每3个月返院随访复查一次；3～5年内，每6个月随访一次；5年后，每年随访一次	1	
	推荐的随访内容包括鼻咽/口咽增强磁共振、电子鼻咽镜、胸部CT、血常规、生化、EBV-DNA等化验和检查评估局部病灶及全身情况	1	
总分		10	

模拟试题（第二套）

第一部分：接诊患者（时间20分钟，分值20分，考核方式：SP）

一、考生题干

考生接诊SP。请对患者进行问诊（注意问诊技巧和医患沟通），写一份门诊病历。

二、考官参考病历摘要

题干：患者李××，女性，59岁，务农。主因“持续性右侧鼻塞半年余，加重10天余”就诊。

现病史：患者半年余前无明显诱因出现右侧鼻塞，伴黄脓涕、涕中带血、回吸性血涕、右眼复视、右眼转动受限、右眼干涩、头痛，不伴听力下降、耳痛、耳闷、耳胀、饮水呛咳、声音嘶哑等特殊不适，未予重视。10天余前右侧鼻塞、头痛加重，出现右耳听力下降，右耳闷胀感，不伴耳鸣、声音嘶哑、面部麻木等，后就诊于我院。完善颌面部MR：右侧鼻咽占位，电子鼻咽镜示：鼻咽鼻腔肿物（右），建议入院治疗，遂门诊以“鼻咽肿物（右）”收入院。自发病以来，食欲欠佳，睡眠欠佳，大小便正常，近4个月余体重较前减轻10余斤。

既往史：高血压病史10余年，最高血压160/90mmHg，规律口服“非洛地平缓释片5mg/次，1次/d”。否认心脏病史，否认糖尿病、脑血管疾病病史，否认肝炎、结核等病史，预防接种史不详，无手术史，无外伤史，无输血史。

过敏史：否认药物、食物过敏史。

个人史：生于山西省××市××县，久居本地，无疫区、疫情、疫水接触史，无牧区、矿山、高氟区、低碘区居住史，无化学性物质、放射性物质、有毒物质接触史，无吸毒史，无吸烟、饮酒史，无冶游史。

婚育史：22岁结婚，有1子1女，配偶子女均健康。

月经史：月经初潮15岁，55岁绝经。月经周期规则，月经量中等，颜色正常。无血块、无痛经史。

家族史：否认家族性遗传病史。

查体：T 36.7℃，脉搏121次/分，呼吸20次/分，血压165/95mmHg，右侧眼睑下垂，右侧眼球活动障碍，右耳听力下降，右侧面部麻木，触觉钝，双侧颈部可触及多发肿大淋巴结，质硬，有融合，活动度差。

要求考生：病史采集＋重点查体＋医患沟通。

病史采集：询问是否有鼻塞、回吸性涕血、复视、听力下降、头痛、张口困难等表现。

重点查体：神经受累症状检查（面部麻木，复视、视力下降，伸舌受限等）；颈部淋巴结检查（触诊方法、顺序以及鼻咽癌最常见转移部位）。

医患沟通：人文关怀，向患者及家属耐心认真地解释病情及下一步诊疗计划。

三、标准化患者扮演环节

医生：您好，我是××科医生，我来给您看病，您是患者李××吗？

患者：是的，您好。

医生：您觉得哪里不舒服？

患者：我最近半年出现右侧鼻塞，最近10天加重。

医生：您觉得有什么诱因吗？

患者：没什么诱因。

医生：您除了鼻塞还有别的症状吗？比如黄脓涕、涕中带血、回吸性血涕、右眼复视、右眼转动受限、右眼干涩、头痛，不伴听力下降、耳痛、耳闷、耳胀、饮水呛咳、声音嘶哑等特殊不适。

患者：我除了鼻塞，有时候还伴黄脓涕、涕中带血、回吸性血涕、右眼复视、右眼转动受限、右眼干涩、头痛，不伴听力下降、耳痛、耳闷、耳胀、饮水呛咳、声音嘶哑等特殊不适，之前也没有重视，10天余前感觉右侧鼻塞、头痛加重，出现右耳听力下降，右耳闷胀感，不伴耳鸣、声音嘶哑、面部麻木。

医生：您出现这种症状后看病做检查了吗？

患者：来我院做颌面部MR：鼻咽部右侧肿物；电子鼻咽镜：鼻咽、鼻腔肿物（右）。

医生：您自发病以来，精神、食欲、睡眠、大小便怎么样？体重有下降吗？

患者：食欲不太好，晚上睡不好，白天没精神，大小便正常，最近4个月余体重下降10余斤。

医生：您既往有别的病吗？有没有做过手术住过院？

患者：高血压10余年，最高血压160/90mmHg，规律口服“非洛地平缓释片5mg/次，1次/d”。没有其他病。

医生：您有食物、药物过敏的吗？

患者：没有。

医生：您是哪里人，什么工作，是否长期在本地生活？

患者：山西省××市××县，农民，一直在老家。

医生：您吸烟喝酒吗？

患者：没有。

医生：您多少岁结婚，几个子女，身体如何？

患者：22岁结婚，有1子1女，配偶子女均健康。

医生：您月经情况如何？什么时候绝经？

患者：规律，55岁。

医生：您家上一代人身体好吗？有什么遗传病吗？

患者：没有。

医生：那下面我给您进行体格检查。

患者：好。

四、考官评分标准（表22-8）

表22-8　接诊患者评分标准

考核项目		考核内容及标准	标准分	得分
病史采集		鼻塞、回吸性涕血，听力下降，头痛，张口困难（每项1分）	5	
		既往史、食物药物过敏、烟酒史、籍贯、家族史（每项1分）	5	

续表

考核项目		考核内容及标准	标准分	得分
重点查体	神经受累症状检查	（1）面部麻木：肿瘤压迫三叉神经，表现为三叉神经分布区皮肤蚁爬感、触觉麻木；（2）复视、视力下降：肿瘤侵犯Ⅲ、Ⅳ、Ⅵ对颅神经或者侵入眼眶；（3）伸舌受限：侵犯舌下神经，患侧伸舌受限，伸舌时偏向患侧	3	
	颈部淋巴结检查	（1）检查方式一般用四指并拢，用指腹在皮肤的表面触摸；（2）检查的顺序是从耳前、耳后过渡到枕后，再检查下颌、下颏，以及颈前方、颈侧方，最后再检查双侧锁骨上淋巴结情况；（3）鼻咽癌最常见的颈部淋巴结转移位置为Ⅱ、Ⅲ区	3	
医患沟通		人文关怀，病情解释	2	
		下一步诊疗计划	2	
总分			20	

第二部分：病例分析（时间30分钟，分值20分，笔试+口试）

一、考生题干

1．描述首次鼻咽/口咽增强MRI所见？

2．做出初步诊断和临床分期。

3．下一步需做哪些检查？

4．下一步如何治疗（治疗方案和放疗技术选择）？

二、考官参考信息

题干：针对此患者，向考生展示首次鼻咽/口咽增强MRI片。

要求考生：影像判读、诊断、下一步检查、下一步治疗。

1．辅助检查影像判读

鼻咽/口咽增强MRI：鼻咽顶后部偏右侧可见不规则等T1、稍长T2软组织信号影；注入造影剂后病灶不均匀强化、向前突入鼻腔，向两侧累及双侧海绵窦，包绕双侧颈内动脉，邻近颞部硬脑膜增厚强化，向后累及斜坡；右侧颈血管旁可见多发肿大淋巴结影，部分融合。

2．诊断

鼻咽恶性肿瘤，颈部淋巴结继发恶性肿瘤，T4N1Mx。

3．下一步需做检查

颈部及胸部CT、腹部彩超、全身骨扫描、心电图以及血常规、生化、凝血、EBV-DNA拷贝数等。

4．下一步治疗

（1）明确分期，制订治疗方案。治疗方案如下。Ⅰ期（T1N0M0）：单纯放射治疗；Ⅱ期（T1N1M0、T2N0M0、T2N1M0）：单纯放疗或者同期放化疗；Ⅲ～ⅣA期：诱导化疗+同步放化疗；ⅣB期（M1）：以化疗为主的综合治疗，根据化疗后缓解情况补充局部放疗。

（2）三维适形或IMRT放射治疗联合化学治疗；最新指南推荐诱导化疗后同步放化疗。

三、考官评分标准（表22-9）

表22-9 病例分析评分标准

考核项目	考核内容及标准	标准分	得分
鼻咽/口咽增强MRI（4分）	鼻咽顶后部偏右侧可见不规则等T1、稍长T2软组织信号影；注入造影剂后病灶不均匀强化、向前突入鼻腔，向两侧累及双侧海绵窦，包绕双侧颈内动脉，邻近颞部硬脑膜增厚强化，向后累及斜坡；右侧颈血管旁可见多发肿大淋巴结影，部分融合	4	
诊断（6分）	鼻咽恶性肿瘤，颈部淋巴结继发恶性肿瘤	3	
	T4N1Mx	3	
下一步检查（3分）	颈部及胸部CT、腹部彩超、全身骨扫描、心电图以及血常规、生化、凝血、EBV-DNA拷贝数等	3	
下一步治疗（7分）	明确分期，制订治疗方案。 治疗方案如下。Ⅰ期（T1N0M0）：单纯放射治疗；Ⅱ期（T1N1M0、T2N0M0、T2N1M0）：单纯放疗或者同期放化疗；Ⅲ～ⅣA期：诱导化疗＋同步放化疗；ⅣB期（M1）：以化疗为主的综合治疗，根据化疗后缓解情况补充局部放疗	2	
	三维适形或IMRT放射治疗联合化疗	5	
总分		20	

第三部分：放疗基本技能操作-1（时间10分钟，分值10分，模拟机操作）

一、考生题干

考生接诊SP，完成模拟CT定位。

二、考官参考信息

要求考生：定位准备、定位以及定位注意事项（模拟机房）。

1．高重复性体位固定

这是获得精确放疗结果的第一步。根据患者情况和部位进行体位固定。目前常用头颈肩热塑面罩＋固定板进行体位固定，注意面罩成形后松紧有度，既不能过松，导致精度下降；又不能过紧，导致依从性下降。

2．画摆位线标记

在体位固定完成后，通过CT两侧的激光十字线在左、右体侧和中线附近标记十字线，通过顶部的激光十字线在体正中面罩标记直径1～2mm金属球。体位标记线或金属球尽量靠近肿瘤区域。体位标记线是为了使患者体位在CT定位扫描和放疗时均保持一致，是提高放疗摆位和重复摆位精度的重要标记。

3．CT扫描

按治疗计划的要求对相应部位进行CT扫描，最好采用增强扫描，扫描范围应比常规CT检查范围大，特别在立体定向放疗时，靶区上下两端的范围更需大一些，一般扫描层次要求40层以上，肿瘤区域层厚最好为2～5mm（具体根据肿瘤大小和定位精度要求而定）。扫描结束后，通过CT网络（Network）直接传送所有CT图像到治疗计划的工作站。强烈推荐MRI融合，勾画靶区。

三、考官评分标准（表22-10）

表22-10　放疗基本技能操作（1）评分标准

考核项目	考核内容及标准	标准分	得分
高重复性体位固定（2分）	头颈肩热塑面罩＋固定板进行体位固定	1	
	注意面罩成形后松紧有度，既不能过松，又不能过紧	1	
画摆位线标记（4分）	CT两侧的激光十字线在左、右体侧和中线附近标记十字线	1	
	通过顶部的激光十字线在体正中面罩标记直径1～2mm金属球	1	
	体位标记线或金属球尽量靠近肿瘤区域	1	
	体位标记线是为了使患者体位在CT定位扫描和放疗时均保持一致，是提高放疗摆位和重复摆位精度的重要标记	1	
CT扫描（4分）	相应部位进行CT扫描，最好采用增强扫描	1	
	扫描范围应比常规CT检查范围大	1	
	肿瘤区域层厚最好为2～5mm	1	
	通过CT网络（Network）直接传送所有CT图像到治疗计划的工作站，推荐MRI融合勾画靶区	1	
总分		10	

第四部分：放疗基本技能操作-2（时间30分钟，分值30分，靶区勾画操作）

一、考生题干

考生在计划系统中完成靶区勾画，并完成一下任务。

1. 靶区勾画原则；
2. 处方剂量；
3. 危及器官剂量限制。

二、考官参考信息

要求考生：现场勾画靶区（包括GTV，CTV，PTV）及危及器官，给出剂量处方和正常组织限量。（有条件的考点需提供CT和MRI融合图像）

根据医科院肿瘤医院鼻咽癌靶区定推荐：

1. 靶区勾画

GTVnx：包括影像学及临床检查可见的原发肿瘤部位；

GTVnd：包括影像学和触诊可确定的转移性淋巴结；

PGTVnx：GTVnx外放5mm；

PGTVnd：GTVnd外放5mm；

CTV1：PGTVnx＋周围高危区域＋上颈部淋巴结引流区；

PTV1：CTV1外放3mm；

CTV2：中下颈淋巴结引流区；

PTV2：CTV2外放3mm；

2. 剂量要求

PGTVnx：69.96Gy/2.12Gy/33F；

PGTVnd：69.96Gy/2.12Gy/33F；

PTV1：60.06Gy/1.82Gy/33F；

PTV2：50.96Gy/1.82Gy/28F；

3．危及器官限量

脑干：＜54Gy；视交叉/视神经：＜54Gy；晶体：＜9Gy；

脊髓＜45Gy；腮腺：平均剂量＜26Gy。

三、考官评分标准（表22-11）

表22-11　放疗基本技能操作（2）评分标准

考核项目	考核内容及标准	标准分	得分
靶区范围（10分）	GTVnx：包括影像学及临床检查可见的原发肿瘤部位域	2	
	GTVnd：包括影像学和触诊可确定的转移性淋巴结	2	
	CTV1：PGTVnx＋周围高危区域＋上颈部淋巴结引流区	2	
	CTV2：中下颈淋巴结引流区	2	
	PGTVnx和PGTVnd：GTVnx和GTVnd分别外放3mm PTV1和PTV2：CTV和CTV2分别外放3mm	2	
剂量要求（10分）	PGTVnx：70～75Gy/2～2.2Gy/30～35F	2.5	
	PGTVnd：70～75Gy/2～2.2Gy/30～35F	2.5	
	PTV1：60Gy/1.8～2.0Gy/30～33F	2.5	
	PTV2：50～54Gy/1.8～2.0Gy/25～28F	2.5	
危及器官限量（10分）	脑干：＜54Gy	2.5	
	脊髓：＜45Gy	2.5	
	视交叉/视神经：＜54Gy	2.5	
	腮腺：平均剂量＜26Gy	2.5	
总分		30	

第五部分：计划审核及放疗质控（时间15分钟，分值10分，放疗计划系统实践）

一、考生题干

考生在计划系统中完成靶区勾画，并完成一下任务。

1．计划评估包括哪些内容，结合已完成的放疗计划请进行评价（CB-CHOP）；

2．放射治疗过程中的质控包括哪些内容？

二、考官参考信息

要求考生：

1．计划审核CB-CHOP计划评估法

靶区勾画（contours）：首先需要审核已经勾画的靶区，包括肿瘤靶区和危及器官（OAR）或者正常的器官结构，必须确保每个危及器官都被准确勾画出来，

射束设野（beams/field）：可以通过设野观视方向（beam's eye views）直观地观察每个射野的形状，并且基于3D等剂量线的形状可以在CT图像上显示出来。例如在进行胸部

或颈部放疗时，医生必须确定射线不经过肩膀或者不必要的口腔组织。

靶区覆盖（coverage）：在评估靶区覆盖之前，可以在CT图像上先观察等剂量线的形状，处方剂量线需要包绕对应的PTV（补充：最好用绝对剂量的等剂量线来检查，如给予60Gy处方剂量，则用60Gy处方剂量线检查覆盖PTV情况），覆盖不到的PTV区域以及处方剂量包绕的PTV之外的区域需要认真识别和评估。如果覆盖不到的PTV区域可能是肿瘤容易复发的部位或是处方剂量包绕的PTV之外的区域落在重要器官上，则需要修改计划。

靶区覆盖通常会应用剂量-体积直方图（DVH）来定量评估。X轴显示相对或者绝对剂量（Gy），Y轴显示相对或绝对体积。当95%等剂量线至少接受处方剂量或更高的剂量，则认为靶区覆盖是足够的。

剂量均匀性（heterogeneity）：对于常规分割的调强放疗计划，可以接受的PTV最低剂量为95%左右的处方剂量，可以接受的最大剂量为115%左右的处方剂量，在确定了冷点和热点的量化数值后，需要进一步确定冷点和热点的空间分布。相对于危及器官内的热点，GTV内的热点是可以接受的；

危及器官（organ at risk）：评估危及器官的第一步是确定危及器官优先考虑位次。某些OAR由严格的剂量阈值，超过此值就会发生严重的毒性反应，这些器官的限量是要严格遵守的。例如，对于视觉通路器官或者脊髓的限量非常重要，可以避免失明和无力的发生，而腮腺和口腔就没有这么重要。

处方剂量（prescription）：最后一步是制订和确认处方剂量。物理师在计划完成后已经编辑好处方剂量，我们必须再次确定处方总剂量和分割剂量。

2．对放射治疗过程中的质控

包括调强计划的剂量验证是否达标、复位/摆位是否准确，尤其是首次治疗时，要求医生、物理师及治疗技师三方必须到场，现场核实患者与否、计划选择正确与否、治疗中心是否调整、摆位有无误差、摆位误差是否可接受等等事项。为了保证精准放射治疗的实施，必须强化图像引导治疗的积极作用，尽可能选择CBCT或EPID进行位置验证。

三、考官评分标准（表22-12）

表22-12　计划审核及放疗质控评分标准

考核项目	考核内容及标准	标准分	得分
计划审核（6分）	靶区勾画	1	
	射束设野	1	
	靶区覆盖	1	
	剂量均匀性	1	
	危及器官	1	
	处方剂量	1	
放疗质控（4分）	剂量验证	2	
	图像引导	2	
总分		10	

第六部分：放疗期间和疗末日常医疗事务（时间10分钟，分值10分，口试或笔试）

一、考生题干

简述：预测放疗期间并发症及处理方法，制订随访计划。

二、考官参考信息

要求考生：预测放疗期间并发症及处理方法，制订随访计划。

1．预测放疗期间的并发症以及处理方法

（1）全身反应：包括乏力、骨髓抑制、咳嗽、咳痰、食欲下降、胃肠道反应等。其反应的程度与分割照射方法和照射部位与照射体积有关，也与每个人的体质相关。患者可以发生外周血象改变，尤其是白细胞减少。每周复查血常规，如白细胞数下降低于3×10^9/L时应注射升白针。强调治疗期间全程营养支持治疗。

（2）局部反应：包括急性放射性皮炎、急性黏膜炎、口腔干燥、味觉改变等。预防急性放射性皮炎需要保持皮肤干燥和清洁、避免摩擦、使用肥皂清洗、阳光照射，Ⅱ度以上放射性皮炎可使用放射皮肤保护剂、表皮生长因子外用药治疗；预防急性黏膜炎需要勤漱口、保持口腔清洁，早期放射性黏膜炎使用利多卡因含漱减轻疼痛，严重者局部可喷涂表皮生长因子，含细菌感染可使用抗生素治疗。

要叮嘱患者治疗期间鼻腔冲洗及张口训练。

2．治疗结束后随访

（1）鼻咽癌患者治疗结束后3年内，每3个月返院随访复查一次；3～5年内，每6个月随访一次；5年后，每年随访一次；

（2）推荐的随访内容包括鼻咽/口咽增强磁共振、电子鼻咽镜、胸部CT、血常规、生化、EBV-DNA等化验和检查评估局部病灶及全身情况。

三、考官评分标准（表22-13）

表22-13　放疗期间和疗末日常医疗事物评分标准

考核项目	考核内容及标准	标准分	得分
预测放疗期间的并发症以及处理方法（6分）	全身反应：包括乏力、骨髓抑制、咳嗽、咳痰、食欲下降、胃肠道反应等（1分）； 患者可以发生外周血象改变，尤其是白细胞减少处理方法（1分）； 强调治疗期间全程营养支持治疗（1分）	3	
	局部反应：包括急性放射性皮炎、急性黏膜炎、口腔干燥、味觉改变等（1分）；急性放射性皮炎和急性黏膜炎的预防和处理方法（1分）；鼻腔冲洗和张口训练（1分）	3	
治疗结束后随访（4分）	鼻咽癌患者治疗结束后3年内，每3个月返院随访复查一次（0.5分）；3～5年内，每6个月随访一次（0.5分）；5年后，每年随访一次（1分）	2	
	推荐的随访内容包括鼻咽/口咽增强磁共振、电子鼻咽镜、胸部CT、血常规、生化、EBV-DNA等化验和检查评估局部病灶及全身情况（2分）	2	
总分		10	

（宁丽晖）

第二十三章　口腔科系列

为规范住院医师规范化培训结业临床实践能力考核，提高结业临床实践能力考核的质量，逐步实现住院医师规范化培训结业考核的同质化，特制订本规程。

一、使用范围

适用于山西省住院医师规范化培训结业临床实践能力考核-口腔科系列专业（口腔全科、口腔内科、口腔颌面外科、口腔修复科、口腔正畸科、口腔颌面影像科、口腔病理科）。

二、制订依据

依据国家《住院医师规范化培训内容与标准（2022版）》《住院医师规范化培训结业临床实践能力考核标准方案-口腔科系列专业（2023版）》，结合山西省住院医师规范化培训的实际，制订本标准。

三、考核对象

符合考核条件，参加住院医师规范化培训（口腔科系列）专业结业临床实践能力考核的住院医师。

四、考核内容

包括接诊患者、技能操作等内容。

五、考核重点

根据国家《住院医师规范化培训内容与标准（2022版）》-口腔科系列专业培训细则的要求，重点考核住院医师对口腔科多发病、常见病的独立诊治能力。

六、考核形式及考站设置

住院医师规范化培训结业临床实践能力考核采取客观结构化临床考核（OSCE）的方式，采用在标准化患者/真实患者或医学模拟人上实际操作。共设置接诊患者、技能操作两大站。

第一考站：接诊患者

考核内容：病史采集＋医患沟通＋病历书写。

（1）病史采集　含接诊、问诊、口腔临床检查，并给出诊断及治疗计划；

（2）医患沟通能力　包括问诊及交代病情；

（3）病历书写　根据所查患者，书写一份门诊病历。

考核方式：（1）病史采集和医患沟通利用标准化患者SP/真实患者，椅旁考核；（2）病历书写采取笔试形式。

考核考题：口腔科常见疾病及重点疾病。

考核时间：共20分钟，其中病史采集＋医患沟通10分钟，病历书写10分钟。

第二考站：技能操作

考核内容：口腔科相关技能操作。

（1）口腔全科：开髓术（考核牙位：16（右上6））、前牙烤瓷冠牙体预备（考核牙位：11（右上1））、牙周龈下刮治和根面平整术、口内切开缝合；

（2）口腔内科：开髓术、前牙烤瓷冠牙体预备、牙周龈下刮治和根面平整术、口内切开缝合、橡皮障隔离术、牙周探诊；

（3）口腔颌面外科：开髓术、前牙烤瓷冠牙体预备、牙周龈下刮治和根面平整术、口内切开缝合、牙拔除术、牙周探诊；

（4）口腔修复科：开髓术、前牙烤瓷冠牙体预备、牙周龈下刮治和根面平整术、口内切开缝合、上颌中切牙-尖牙烤瓷桥牙体预备；

（5）口腔正畸科：开髓术、前牙烤瓷冠牙体预备、牙周龈下刮治和根面平整术、口内切开缝合、弓丝弯制；

（6）口腔病理科：开髓术、前牙烤瓷冠牙体预备、牙周龈下刮治和根面平整术、口内切开缝合，显微镜观察病理切片诊断、大体病理标本取材；

（7）口腔颌面影像科：开髓术、前牙烤瓷冠牙体预备、牙周龈下刮治和根面平整术、口内切开缝合、根尖片投照。

考核方式：口腔模拟设备（仿头模）上操作、专用口内缝合模型上操作。

考核时间：开髓术15分钟，前牙烤瓷冠牙体预备20分钟，牙周龈下刮治和根面平整术15分钟，口内切开缝合20分钟，橡皮障隔离术8分钟，牙周探诊10分钟，牙拔除术15分钟，上颌中切牙-尖牙烤瓷桥牙体预备30分钟，弓丝弯制40分钟，显微镜观察病理切片诊断60分钟，大体病理标本取材30分钟，根尖片投照10分钟。

七、成绩评定

1. 口腔全科

第一项：接诊患者，满分100分，70分及格。

第二项：技能操作（包含4个小站，四项技能操作成绩各占25%），满分总分100分，80分及格。

同时，以上两大项实行单项淘汰制，即任意一个一级考站（接诊患者或技能操作）不及格，则结业临床实践能力考核最终结果不通过。

2. 口腔内科、口腔病理科

第一大站：接诊患者，满分100分，70分合格；

第二大站：技能操作，满分100分，80分合格；第二大站得分＝［（技能操作1＋技能操作2＋技能操作3＋技能操作4）/4］×50%＋［（技能操作5＋技能操作6）/2］×50%。

同时，以上两大项实行单项不合格，即任意一个一级考站不通过，则结业临床实践能力考核最终结果不通过。

3．口腔颌面外科、口腔修复科、口腔正畸科、口腔颌面影像科

第一大站：接诊患者，满分100分，70分合格；

第二大站：技能操作，满分100分，80分合格；第二大站总得分＝［(技能操作1＋技能操作2＋技能操作3＋技能操作4)］/4×50%＋技能操作5×50%。

同时，以上两大项实行单项不合格，即任意一个一级考站不通过，则结业临床实践能力考核最终结果不通过。

八、具体实施

1．采用统一考题、统一考核形式与标准进行集中考核，以保证考核的公平性和同质性。考核基地同一批次、同一时段使用同一考题。各站试题数量根据考试批次安排设定，每半天至少一套试题，各批次之间不得重复，并准备至少1套备用题。

2．每个考站配两名考官，两名考官来自不同培训基地，两名考官独立评分。

3．各类型人员考前培训

（1）考官培训内容：包括《住院医师规范化培训内容与标准（2022版）》《住院医师规范化培训结业临床实践能力考核标准方案（口腔各专业）》、考官制度、执考要求、评分要求、注意事项等；考前培训应按分配的考核任务进行分组培训，由考核专业负责人及指定的考站组长负责召集该站考官进行培训，培训重点是评分细则的一致性，具体包括熟悉考核病例（或主题）的内容；对照评分细则进行一致性评分练习与讨论。

（2）考生培训内容：考场设置、考试流程、每站考核注意事项、考场纪律等。

（3）考务人员培训内容：考场设置、人员分工、不同岗位考务人员工作流程等。

（4）SP培训：案例培训、标准化回答、特殊体征培训等。

九、考站设置建议（以口腔全科为例）

根据考核人数、考核基地场地、考官配置等因素，结合考核公平性、同质性，兼顾经济性，选择适宜的考站设置方案（表23-1）。

表23-1　口腔全科考站设置方案

组别	序号	轮转顺序					
		第一站1（接诊患者）10分钟	第一站2（病历书写）10分钟	第二站1（技能1）15分钟	第二站2（技能2）20分钟	第二站3（技能3）15分钟	第二站4（技能4）20分钟
第一组	01	第一站1→第一站2→第二站1→第二站2→第二站3→第二站4					
	02	第一站1→第一站2→第二站1→第二站2→第二站3→第二站4					
	03	第一站1→第一站2→第二站1→第二站2→第二站3→第二站4					
	04	第一站1→第一站2→第二站1→第二站2→第二站3→第二站4					
	05	第一站1→第一站2→第二站2→第二站3→第二站4→第二站1					
	06	第一站1→第一站2→第二站2→第二站3→第二站4→第二站1					
	07	第一站1→第一站2→第二站2→第二站3→第二站4→第二站1					
	08	第一站1→第一站2→第二站2→第二站3→第二站4→第二站1					

续表

<table>
<tr><th colspan="2" rowspan="2">组别</th><th rowspan="2">序号</th><th colspan="6">轮转顺序</th></tr>
<tr><th>第一站1
（接诊患者）
10分钟</th><th>第一站2
（病历书写）
10分钟</th><th>第二站1
（技能1）
15分钟</th><th>第二站2
（技能2）
20分钟</th><th>第二站3
（技能3）
15分钟</th><th>第二站4
（技能4）
20分钟</th></tr>
<tr><td colspan="2" rowspan="8">第一组</td><td>09</td><td colspan="6">第一站1→第一站2→第二站3→第二站4→第二站1→第二站2</td></tr>
<tr><td>10</td><td colspan="6">第一站1→第一站2→第二站3→第二站4→第二站1→第二站2</td></tr>
<tr><td>11</td><td colspan="6">第一站1→第一站2→第二站3→第二站4→第二站1→第二站2</td></tr>
<tr><td>12</td><td colspan="6">第一站1→第一站2→第二站3→第二站4→第二站1→第二站2</td></tr>
<tr><td>13</td><td colspan="6">第一站1→第一站2→第二站4→第二站1→第二站2→第二站3</td></tr>
<tr><td>14</td><td colspan="6">第一站1→第一站2→第二站4→第二站1→第二站2→第二站3</td></tr>
<tr><td>15</td><td colspan="6">第一站1→第一站2→第二站4→第二站1→第二站2→第二站3</td></tr>
<tr><td>16</td><td colspan="6">第一站1→第一站2→第二站4→第二站1→第二站2→第二站3</td></tr>
<tr><td rowspan="16">第二组</td><td rowspan="4">第一小组</td><td>17</td><td colspan="6">第二站1→第二站2→第二站3→第二站4→第一站1→第一站2</td></tr>
<tr><td>18</td><td colspan="6">第二站1→第二站2→第二站3→第二站4→第一站1→第一站2</td></tr>
<tr><td>19</td><td colspan="6">第二站1→第二站2→第二站3→第二站4→第一站1→第一站2</td></tr>
<tr><td>20</td><td colspan="6">第二站1→第二站2→第二站3→第二站4→第一站1→第一站2</td></tr>
<tr><td rowspan="4">第二小组</td><td>21</td><td colspan="6">第二站2→第二站3→第二站4→第二站1→第一站1→第一站2</td></tr>
<tr><td>22</td><td colspan="6">第二站2→第二站3→第二站4→第二站1→第一站1→第一站2</td></tr>
<tr><td>23</td><td colspan="6">第二站2→第二站3→第二站4→第二站1→第一站1→第一站2</td></tr>
<tr><td>24</td><td colspan="6">第二站2→第二站3→第二站4→第二站1→第一站1→第一站2</td></tr>
<tr><td rowspan="4">第三小组</td><td>25</td><td colspan="6">第二站3→第二站4→第二站1→第二站2→第一站1→第一站2</td></tr>
<tr><td>26</td><td colspan="6">第二站3→第二站4→第二站1→第二站2→第一站1→第一站2</td></tr>
<tr><td>27</td><td colspan="6">第二站3→第二站4→第二站1→第二站2→第一站1→第一站2</td></tr>
<tr><td>28</td><td colspan="6">第二站3→第二站4→第二站1→第二站2→第一站1→第一站2</td></tr>
<tr><td rowspan="4">第四小组</td><td>29</td><td colspan="6">第二站4→第二站1→第二站2→第二站3→第一站1→第一站2</td></tr>
<tr><td>30</td><td colspan="6">第二站4→第二站1→第二站2→第二站3→第一站1→第一站2</td></tr>
<tr><td>31</td><td colspan="6">第二站4→第二站1→第二站2→第二站3→第一站1→第一站2</td></tr>
<tr><td>32</td><td colspan="6">第二站4→第二站1→第二站2→第二站3→第一站1→第一站2</td></tr>
</table>

说明：

1. 依据参考人数、考场分组进行考核；

2. 第一、二站各设16个并行站；第三、四、五、六站各设四个并行站。32人同时进站，按上述换站顺序进行换站，以此类推

十、专业模拟试题

模拟试题（第一套）- 口腔全科

第一部分：接诊患者（病史采集＋医患沟通＋病历书写）

（时间20分钟，分值100分，病史采集10分钟，病历书写10分钟）

一、考生题干

患者，男性，58岁，左侧后牙疼痛2天，影响睡眠。近一年经常疼痛。

你作为接诊医生，请根据患者的主诉进行问诊、查体，给出该患者的诊断、治疗建议。

口内像（图23-1至图23-3）。

图23-1　　图23-2　　图23-3

二、考官参考信息

患者姓名：闫××；性别：男；年龄：58岁；联系方式：×××。

主诉：左侧后牙疼痛2天余。

现病史：患者自述一年前左侧后牙冷刺激疼痛，逐渐加重，冷热刺激均疼痛但可耐受，未处理。近二天左侧后牙疼痛，夜间加剧，疼痛影响睡眠，口服止疼痛药，效果不佳，为求进一步诊治，前来我科就诊。

既往史：高血压、糖尿病20余年，心脏病支架植入、搭桥手术1年。口服药物控制良好。平日血压130/90mmHg，空腹血糖5.4mmol/L，否认药物过敏史。否认传染病史，否认手术外伤史、输血史。

个人史：无烟酒嗜好。

家族史：否认家族病史。

体格检查：双侧颌面部基本对称，颞下颌关节无弹响无压痛，开口度、开口型正常。全口牙龈充血肿胀，PD 4～6mm，BI 4～5，AL有，色素（＋），牙结石（＋＋＋）。牙列完整、前牙拥挤，覆𬌗、覆盖正常。37远中邻面龋坏，探诊不适，叩痛（±），无松动，热刺激疼痛剧烈，冷刺激迟缓痛。11远中龋坏，探诊敏感，可探及牙本质中层，叩痛（－），冷刺激同对照牙。12近中龋坏，探诊敏感，可探及牙本质浅层，叩痛（－），冷刺激同对照牙。27、47远中邻面龋坏，无探诊不适，叩痛（±），冷刺激无反应，无松动，牙龈未见明显异常。18残根，松动1°。38、48近中阻生，近中牙尖分别位于37、47远中颈部，黏膜未见异常。

辅助检查：

CBCT：27牙冠远中低密度影像及髓、根尖周低密度影像。37牙冠远中低密度影像及髓，根尖周未见明显异常。11冠部远中低密度影近髓腔。47牙冠远中低密度影像及髓、根尖周低密度影像，全口牙槽骨水平吸收至根上1/3至根中1/3。

初步诊断：①37慢性牙髓炎急性发作。②27、47慢性根尖周炎。③11、12龋齿。④18残根。⑤慢性牙周炎。⑥38、48近中阻生。

治疗计划：①27、37根管治疗＋冠修复。②择日拔除48后，决定47治疗计划。③11、12充填治疗。④牙周序列治疗。⑤择期拔除18、38、48。⑥口腔卫生宣教，定期复查，不适随诊。

三、评分标准（表23-2）

表23-2　接诊患者评分标准

考核项目		评分标准	说明	标准分	得分
问诊及临床检查（38分）	病史采集	1. 针对主诉进行病史采集	患者八年前曾进行过义齿修复，2个月前曾于外院拔牙后旧义齿不能戴用，要求重新修复（5分）	10	
			现患者自觉口内余留牙轻微松动（3分）		
		2. 询问治疗史或用药史	询问治疗史或用药史（2分）		
	口腔检查	1. 关键性的检查没有遗漏	全口牙周检查（2分）	20	
			口内缺失牙情况（3分）		
			口内剩余牙情况（3分）		
		2. 次要的辅助检查没有遗漏	全景片检查（4分）		
		3. 检查中操作方法正确	检查中操作方法正确（4分）		
		4. 检查过程中有无菌观念	检查过程中有无菌观念（4分）		
	爱伤观念	检查前向患者进行必要的告知与检查动作	检查前向患者进行必要的告知（4分）	8	
			检查动作不粗暴，注意保护患者（4分）		
病历书写（42分）	主诉	主诉记录正确	上下颌牙缺失数年，要求修复（4分）	4	
	现病史	现病史描述正确	8年前曾做过义齿修复，2个月前曾于外院拔牙后旧义齿松动不可戴用，要求修复（4分）	6	
			自觉口内余留牙轻微松动（2分）		
	既往史	有既往史记录	高血压、糖尿病史（2分）	2	
	药敏史	有药敏史记录	否认药物过敏史（2分）	2	
	临床检查	1. 主诉牙（病）描述正确	16、17、31、34、35、36、37、41、42、45、46、47缺失（3分）	10	
		2. 非主诉牙（病）描述正确且无遗漏	32牙冠完整，松动Ⅱ°，牙龈退缩可见牙根暴露（1分）；26牙冠完整，松动Ⅰ°，牙龈轻微退缩伴轻度根分歧暴露，未见明显牙周袋（1分）；27牙冠远中邻面及近中颈部可探及龋坏组织，松动Ⅰ°，牙龈退缩可见牙根暴露（1分）；面部对称，面下1/3丰满度不足，颞下颌关节区无疼痛、弹响等异常；开口度、开口型正常（2分）		
		3. 辅助检查	16、17、31、34、35、36、37、41、42、45、46、47缺失，全口牙槽骨可见吸收至中1/3，根尖未见明显异常（2分）		
	诊断	主诉疾病诊断正确	下颌牙列缺损（肯氏Ⅰ类，2分）	6	

续表

考核项目		评分标准	说明	标准分	得分
病历书写	诊断	主诉疾病诊断正确	上颌牙列缺损（肯氏Ⅱ类，2分）	6	
			慢性牙周炎（2分）		
	治疗计划	主诉疾病的治疗计划正确	行上下颌可摘局部义齿修复（6分）	8	
			行全口牙周系统治疗（2分）		
	书写规范	1. 病历字迹工整	病历字迹工整（2分）	4	
		2. 无不规范涂改	无不规范涂改（2分）		
医患沟通（20分）		1.病情及治疗计划交代清晰	病情及治疗计划交代清晰（8分）	20	
		2.治疗后注意事项交代清晰	治疗后注意事项交代清晰（4分）		
		3.表达流畅，使用礼貌用语	表达流畅，使用礼貌用语（4分）		
		4.适度使用专业术语	适度使用专业术语（4分）		
总分				100	

第二部分：技能操作（共4项）

一、考生题干

请考生在口腔模拟设备（仿头模）上操作

1. 开髓术（时间15分钟，分值100分）。
2. 前牙烤瓷冠牙体预备（时间20分钟，分值100分）。
3. 牙周龈下刮治和根面平整术（时间15分钟，分值100分）。
4. 口内切开缝合（时间20分钟，分值100分）。

二、评分标准

1. 开髓术（时间15分钟，分值100分），见附表23-1。
2. 前牙烤瓷冠牙体预备（时间20分钟，分值100分），见附表23-2。
3. 牙周龈下刮治和根面平整术（时间15分钟，分值100分），见附表23-3。
4. 口内切开缝合（时间20分钟，分值100分），见附表23-4。

模拟试题（第二套）-口腔内科

第一部分：接诊患者（时间20分钟，分值100分，口试）

一、考生题干

患者女性，50岁。1周前左下后牙开始出现肿痛，自行服用“消炎药”后疼痛有所缓解，2日前该位置牙龈肿胀加剧，遂就诊。近4年来牙龈反复刷牙出血，2年来感觉全口牙齿逐渐出现松动，偶有咀嚼不适，1年前曾于外院检查并建议行“牙周治疗”，但患者未接受治疗方案（图23-4）。

图23-4

二、考官参考信息

患者姓名：×××；性别：女；年龄：50岁；联系方式：×××××××。

主诉：左下后牙肿痛2天。

现病史：1周前左下后牙开始出现肿痛，自行服用“消炎药”后疼痛有所缓解，2日前该位置牙龈肿胀加剧，遂就诊。近4年来牙龈反复刷牙出血，2年来感觉全口牙齿逐渐出现松动，偶有咀嚼不适。

既往史：1年前曾于外院检查并建议行“牙周治疗”，但患者未接受治疗方案。

全身情况：否认全身系统性疾病。

药物过敏：无。

家族疾病史：无。

检查所见：

1. 口腔外部情况及开口状况　面部对称，张口度、张口型正常。

2. 全口牙周状况　全口牙石牙垢（++～+++），全口牙龈广泛退缩1～2mm，探诊深度4～6mm，全口牙位不同程度松动Ⅰ°～Ⅱ°，后牙区根分叉可探及或探入。

3. 主诉牙位情况　37颌面重度磨耗，可见充填体，探诊无敏感，叩痛（+++），Ⅱ°松动，颊侧牙龈肿胀，扪诊疼痛。

4. 其他牙位　27冠修复，叩痛（−）；46远中邻面龋，探痛（−），可探及牙本质浅层，叩痛（−），Ⅰ°松动，冷诊同对照牙；47近中倾斜，余未见明显异常。

辅助检查：

全口曲面断层片：上下颌骨未见明显异常，全口牙牙槽骨普遍水平吸收达根中1/3，37根尖周低密度影像，46冠部远中低密度影像达牙本质浅层，根尖周未见明显异常；47近中牙槽骨垂直吸收至根尖1/3。

初步诊断：①37慢性根尖周炎急性发作。②慢性牙周炎。③46中龋。

治疗意见：①主诉牙37开髓引流，后行根管治疗+冠修复。②其他牙体问题，46行充填治疗。③牙周序列治疗。④口腔卫生宣教。

三、考官评分标准（表23-3）

表23-3　接诊患者评分标准

考核项目		评分标准	说明	标准分	得分
1. 问诊及临床检查	病史采集	1. 针对主诉进行病史采集	患者八年前曾进行过义齿修复，2月前曾于外院拔牙后旧义齿不能戴用，要求重新修复（5分）	10	
			现患者自觉口内余留牙轻微松动（3分）		
		2. 询问治疗史或用药史	询问治疗史或用药史（2分）		
	口腔检查	1. 关键性的检查没有遗漏	全口牙周检查（2分）	20	
			口内缺失牙情况（3分）		
			口内剩余牙情况（3分）		
		2. 次要的辅助检查没有遗漏	全景片检查（4分）		
		3. 检查中操作方法正确	检查中操作方法正确（4分）		
		4. 检查过程中有无菌观念	检查过程中有无菌观念（4分）		

续表

考核项目		评分标准	说明	标准分	得分
1. 问诊及临床检查	爱伤观念	1. 检查前向患者进行必要的告知与检查动作	检查前向患者进行必要的告知（4分）	8	
			检查动作不粗暴，注意保护患者（4分）		
2. 病历书写	主诉	1. 主诉记录正确	上下颌牙缺失数年，要求修复（4分）	4	
	现病史	1. 现病史描述正确	8年前曾做过义齿修复，2个月前曾于外院拔牙后旧义齿松动不可戴用，要求修复（4分）	6	
			自觉口内余留牙轻微松动（2分）		
	既往史	1. 有既往史记录	高血压，糖尿病史（2分）	2	
	药敏史	1. 有药敏史记录	否认药物过敏史（2分）	2	
	临床检查	1. 主诉牙（病）描述正确	16、17、31、34、35、36、37、41、42、45、46、47缺失（3分）	10	
		2. 非主诉牙（病）描述正确且无遗漏	32牙冠完整，松动Ⅱ°，牙龈退缩可见牙根暴露（1分）；26牙冠完整，松动Ⅰ°，牙龈轻微退缩伴轻度根分歧暴露，未见明显牙周袋（1分）；27牙冠远中邻面及近中颈部可探及龋坏组织，松动Ⅰ°，牙龈退缩可见牙根暴露（1分） 面部对称，面下1/3丰满度不足，颞下颌关节区无疼痛、弹响等异常；开口度、开口型正常（2分）		
		3. 辅助检查	16、17、31、34、35、36、37、41、42、45、46、47缺失，全口牙槽骨可见吸收至中1/3，根尖未见明显异常（2分）		
	诊断	1. 主诉疾病诊断正确	下颌牙列缺损（肯氏Ⅰ类，2分）	6	
			上颌牙列缺损（肯氏Ⅱ类，2分）		
			慢性牙周炎（2分）		
	治疗计划	1. 主诉疾病的治疗计划正确	行上下颌可摘局部义齿修复（6分）	8	
			行全口牙周系统治疗（2分）		
2. 病历书写	书写规范	1. 病历字迹工整	病历字迹工整（2分）	4	
		2. 无不规范涂改	无不规范涂改（2分）		
3. 医患沟通		1. 病情及治疗计划交代清晰	病情及治疗计划交代清晰（8分）	20	
		2. 治疗后注意事项交代清晰	治疗后注意事项交代清晰（4分）		
		3. 表达流畅，使用礼貌用语	表达流畅，使用礼貌用语（4分）		
		4. 适度使用专业术语	适度使用专业术语（4分）		
总分				100	

第二部分：技能操作（共6项）

一、考生题干

请考生在口腔模拟设备（仿头模）上操作

1. 开髓术（时间15分钟，分值100分）。
2. 前牙烤瓷冠牙体预备（时间20分钟，分值100分）。
3. 牙周龈下刮治和根面平整术（时间15分钟，分值100分）。
4. 口内切开缝合（时间20分钟，分值100分）。
5. 橡皮障隔离术（时间8分钟，分值100分，占比25%）。
6. 牙周探诊（时间10分钟，分值100分）。

二、评分标准

1. 开髓术（时间15分钟，分值100分），见附表23-1。
2. 前牙烤瓷冠牙体预备（时间20分钟，分值100分），见附表23-2。
3. 牙周龈下刮治和根面平整术（时间15分钟，分值100分），见附表23-3。
4. 口内切开缝合（时间20分钟，分值100分），见附表23-4。
5. 橡皮障隔离术（表23-4）。

表23-4 橡皮障隔离术（翼法）评分标准

序号	评分内容	评分标准	标准分	得分
1	术前准备（20分）	①打孔器在第二象限打孔，位置准确（5分）； ②孔径与磨牙要求一致（5分）	10	
		①选择合适的磨牙夹（3分）； ②试橡皮障夹（3分）； ③将橡皮布套至翼上，磨牙夹的方向正确（4分）	10	
2	操作过程（40分）	①橡皮障钳夹持，已套入橡皮布的橡皮障夹（6分）； ②放置于左侧上颌第一磨牙颈部外形高点根方，暴露牙冠（9分）	15	
		③将橡皮布自橡皮障翼部分离，紧贴牙面	10	
		④使用牙线将橡皮布压至近远中邻面外形高点下方	10	
		⑤橡皮障支架固定橡皮布（支架缺口方向朝向鼻部，橡皮布三边固定牢固）	5	
3	操作结果（40分）	①橡皮布无撕裂	15	
		②橡皮障夹四点固定稳固	10	
		③封闭严密无渗漏（试水）	10	
		④橡皮布方向正确，遮盖大部分仿头模口腔	5	
总分			100	

6. 牙周探诊（时间10分钟，分值100分）（表23-5）。

表23-5　牙周探诊评分标准

序号	评分内容	评分标准 （教师随机选取1个后牙区段）	标准分	得分
1	体位	由考官指定区段，调整好体位 1. 一般选择8点到12点位（2分）； 2. 双腿分开，双脚踏地，大腿与地面平行，腰部挺直，双肩下垂（4分）； 3. 上颌𬌗平面与地平面呈90°角，下颌𬌗平面尽量与地平面平行（2分）； 4. 患者口腔高度与术者自然下垂肘关节平齐（2分）	10	
2	器械	选择正确的器械进行检查 1. 牙周刻度探针（Williams标记刻度探针）探牙周袋（5分）； 2. 尖探针探根分叉（5分） （如用小弯探诊根分叉，先扣2.5分，提示考生用大弯探针端，再做评分）	10	
3	探诊操作（考官指定1个后牙区段）	牙周探针的基本使用情况 1. 改良握笔式握持（4分）； 2. 要有支点（3分）； 3. 每个牙6个位点进行探查（3分）； （颊、舌侧中央，颊侧近远中邻面，舌侧近远中邻面）	10	
		探诊方向正确 1. 邻面探诊时探针紧靠接触点（4分）； 2. 探针10°～15°倾斜探入邻面接触点正中根方邻面（4分）； 3. 颊舌（腭）侧探诊时探针与牙齿长轴基本平行（7分）	15	
		探诊动作正确、力量适当 1. 探针检查时工作头接触牙面，移行到根面直达袋底（8分）； 2. 力量20～25g（每个考生单独询问并演示轻压指甲盖模拟法，7分）	15	
		根分叉探诊（Glickman分度法） 上磨牙探查颊侧、近远中三个位置，近远中由腭侧探入（近远中如果考生由颊侧探入先扣6分，提示后腭侧探入继续完成检查）；下磨牙探查颊舌侧	10	
4	结果记录	完整正确记录探诊和根分叉病变相关结果 1. 和标准的探诊参考结果差异≥2mm视为探诊不准确，每个位点探诊不准确扣1分（共24分）； 2. 根分叉病变上颌磨牙每个位点探诊不准确扣1分，下颌磨牙每个位点扣1.5分（共6分）	30	
总分			100	

模拟试题（第三套）-口腔修复科

第一部分：接诊患者（时间20分钟，其中病史采集＋医患沟通10分钟，病历书写10分钟，分值100分）

一、考生题干

患者姓名：张××；性别：男；年龄：72岁；联系方式：133×××××××。

张××，男，72岁，8年前曾在外院制做活动义齿，大约戴用8年，后因基牙松动，活动义齿固位不良，影响使用。2个月前曾于外院就诊，拔除松动牙齿。现因旧义齿不能戴用，影响咀嚼功能，要求修复（图23-5）。

图23-5

二、考官参考信息

椅位编号：

患者姓名：张××；性别：男；年龄：72岁；联系方式：133××××××××。

主诉：上下颌旧义齿不能戴用，影响进食，要求修复。

现病史：8年前曾于外院进行义齿修复，2个月前外院拔牙后旧义齿松动，并伴有进食疼痛，不易咬碎食物等，不能戴用，要求重新修复。现患者自觉口内余留牙轻微松动，无其他不适症状。

既往史：高血压、糖尿病史，否认过敏史。

家族史：无特殊。

全身情况：良好。

检查所见：

口外检查：面部对称，面下1/3丰满度不足，颞下颌关节区无疼痛、弹响等异常；开口度、开口型正常。

口内检查：16、17、31、34、35、36、37、41、42、45、46、47缺失，剩余牙槽嵴无明显吸收，无明显骨突及骨刺，缺牙区近远中间隙无减小，颌间隙正常。32牙冠完整，位置正常，叩痛（－），松动Ⅱ°，牙龈退缩可见牙根暴露，X线示牙槽骨吸收达根长2/3；26牙冠完整，位置正常，叩痛（－），松动Ⅰ°，牙龈轻微退缩伴轻度根分歧暴露，未见明显牙周袋，X线示牙槽骨吸收达根长1/3。余留牙牙冠完整，位置基本正常，叩痛（－），松动Ⅰ°，X线示牙槽骨吸收达根长1/3，根尖无病变。前牙正常覆盖覆𬌗，上腭未见明显隆突。

全口口腔卫生不良，牙龈略红肿，下颌舌侧少量牙石，余留牙可见软垢及色素沉着。

初步诊断：下颌牙列缺损（肯氏Ⅰ类）；上颌牙列缺损（肯氏Ⅱ类）；慢性牙周炎。

治疗计划：①转口腔内科行系统牙周治疗。②上下颌可摘局部义齿修复。

处置：①向患者详细介绍修复类型、程序、费用、时间、修复效果及风险。②告知患者牙周治疗后拟行上下颌铸造支架式可摘局部义齿修复。

三、考官评分标准（表23-6）

表23-6　接诊患者评分标准

考核项目		评分标准	说明	标准分	得分
1，问诊及临床检查	病史采集	1．针对主诉进行病史采集	患者8年前曾进行过义齿修复，2个月前曾于外院拔牙后旧义齿不能戴用，要求重新修复（5分）	10	
			现患者自觉口内余留牙轻微松动（3分）		
		2．询问治疗史或用药史	询问治疗史或用药史（2分）		
	口腔检查	1．关键性的检查没有遗漏	全口牙周检查（2分）	20	
			口内缺失牙情况（3分）		
			口内剩余牙情况（3分）		
		2．次要的辅助检查没有遗漏	全景片检查（4分）		

续表

<table>
<tr><th colspan="2">考核项目</th><th>评分标准</th><th>说明</th><th>标准分</th><th>得分</th></tr>
<tr><td rowspan="4">1，问诊及临床检查</td><td rowspan="2">口腔检查</td><td>3．检查中操作方法正确</td><td>检查中操作方法正确（4分）</td><td rowspan="2">20</td><td></td></tr>
<tr><td>4．检查过程中有无菌观念</td><td>检查过程中有无菌观念（4分）</td><td></td></tr>
<tr><td rowspan="2">爱伤观念</td><td rowspan="2">1．检查前向患者必要的告知与检查动作</td><td>检查前向患者必要的告知（4分）</td><td rowspan="2">8</td><td rowspan="2"></td></tr>
<tr><td>检查动作不粗暴，注意保护患者（4分）</td></tr>
<tr><td rowspan="18">2．病历书写</td><td>主诉</td><td>主诉记录正确</td><td>上下颌牙缺失数年，要求修复（4分）</td><td>4</td><td></td></tr>
<tr><td rowspan="2">现病史</td><td rowspan="2">现病史描述正确</td><td>8年前曾做过义齿修复，2个月前曾于外院拔牙后旧义齿松动不可戴用，要求修复（4分）</td><td rowspan="2">6</td><td rowspan="2"></td></tr>
<tr><td>自觉口内余留牙轻微松动（2分）</td></tr>
<tr><td>既往史</td><td>有既往史记录</td><td>高血压、糖尿病史（2分）</td><td>2</td><td></td></tr>
<tr><td>药敏史</td><td>有药敏史记录</td><td>否认药物过敏史（2分）</td><td>2</td><td></td></tr>
<tr><td rowspan="3">临床检查</td><td>1．主诉牙（病）描述正确</td><td>16、17、31、34、35、36、37、41、42、45、46、47缺失（3分）</td><td rowspan="3">10</td><td rowspan="3"></td></tr>
<tr><td>2．非主诉牙（病）描述正确且无遗漏</td><td>32牙冠完整，松动Ⅱ°，牙龈退缩可见牙根暴露（1分）；
26牙冠完整，松动Ⅰ°，牙龈轻微退缩伴轻度根分歧暴露，未见明显牙周袋（1分）；
27牙冠远中邻面及近中颈部可探及龋坏组织，松动Ⅰ°，牙龈退缩可见牙根暴露（1分）；
面部对称，面下1/3丰满度不足，颞下颌关节区无疼痛、弹响等异常；开口度、开口型正常（2分）</td></tr>
<tr><td>3．辅助检查</td><td>16、17、31、34、35、36、37、41、42、45、46、47缺失，全口牙槽骨可见吸收至中1/3，根尖未见明显异常</td></tr>
<tr><td rowspan="3">诊断</td><td rowspan="3">主诉疾病诊断正确</td><td>下颌牙列缺损（肯氏Ⅰ类，2分）</td><td rowspan="3">6</td><td></td></tr>
<tr><td>上颌牙列缺损（肯氏Ⅱ类，2分）</td><td></td></tr>
<tr><td>慢性牙周炎（2分）</td><td></td></tr>
<tr><td rowspan="2">治疗计划</td><td rowspan="2">主诉疾病的治疗计划正确</td><td>行上下颌可摘局部义齿修复（6分）</td><td rowspan="2">8</td><td rowspan="2"></td></tr>
<tr><td>行全口牙周系统治疗（2分）</td></tr>
<tr><td rowspan="2">书写规范</td><td>1．病历字迹工整</td><td>病历字迹工整（2分）</td><td rowspan="2">4</td><td></td></tr>
<tr><td>2．无不规范涂改</td><td>无不规范涂改（2分）</td><td></td></tr>
<tr><td colspan="2" rowspan="4">3．医患沟通</td><td>1．病情及治疗计划交代清晰</td><td>病情及治疗计划交代清晰（8分）</td><td rowspan="4">20</td><td></td></tr>
<tr><td>2．治疗后注意事项交代清晰</td><td>治疗后注意事项交代清晰（4分）</td><td></td></tr>
<tr><td>3．表达流畅，使用礼貌用语</td><td>表达流畅，使用礼貌用语（4分）</td><td></td></tr>
<tr><td>4．适度使用专业术语</td><td>适度使用专业术语（4分）</td><td></td></tr>
<tr><td colspan="4">总分</td><td>100</td><td></td></tr>
</table>

第二部分：技能操作（共5项）

一、考生题干

请考生在口腔模拟设备（仿头模）上操作

1. 开髓术（时间15分钟，分值100分）
2. 前牙烤瓷冠牙体预备（时间20分钟，分值100分）
3. 牙周龈下刮治和根面平整术（时间15分钟，分值100分）
4. 口内切开缝合（时间20分钟，分值100分）
5. 上颌中切牙-尖牙烤瓷桥牙体预备（时间30分钟，分值100分分值比50%）

二、评分标准

1. 开髓术（时间15分钟，分值100分），见附表23-1。
2. 前牙烤瓷冠牙体预备（时间20分钟，分值100分），见附表23-2。
3. 牙周龈下刮治和根面平整术（时间15分钟，分值100分），见附表23-3。
4. 口内切开缝合（时间20分钟，分值100分），见附表23-4。
5. 上颌中切牙-尖牙烤瓷桥牙体预备（时间30分钟，分值100分分值比50%）（表23-7）。

表23-7　上颌中切牙-尖牙烤瓷桥牙体预备评分标准

序号	评分项目	标准分	得分
1	基牙预备前准备工作（口述）： 1．留存印模或模型，以备制作临时修复体（1分）； 2．转移面弓以及相关正中、前伸、侧方咬合记录，作用为留存切导和尖牙引导（4分）	5	
2	切端预备： 1．有1.5～2.0mm深度的引导沟预备（2分）； 2．车针与牙体长轴呈45°（2分）； 3．预备量1.5～2.0mm（2分）； 4．车针选择正确（2分）； 5．尖牙切缘预备后保留牙尖轮廓（2分）	10	
3	唇面预备： 1．切1/2与颈1/2均有1.2mm深度的引导沟预备（2分）； 2．切1/2与颈1/2形成凸面（2分）； 3．颈1/2方向与牙体长轴一致（1分）； 4．颈1/2中切牙与尖牙平行预备（1分）； 5．预备量1.2～1.5mm（2分）； 6．车针选择正确（2分）	10	
4	邻面预备： 1．先用最细车针，邻面打开后才能换用较粗车针（2分）； 2．打开邻面使用上下提拉动作，注意保护邻牙（2分）； 3．轴聚角度2°～5°（2分）； 4．预备中有观测两颗基牙共同就位道的手法（用车针、口镜、探针，2分）； 5．与唇舌面移行尤其形成良好的唇外展隙雏形（2分）	10	
5	舌侧预备： 1．舌面窝预备量1.0mm（3分）； 2．外形与舌侧窝一致（2分）	10	

续表

序号	评分项目	标准分	得分
5	3．在舌隆突轴面预备量1.0mm（2分）； 4．方向与牙体长轴一致（3分）	10	
6	肩台预备： 1．唇侧宽度1.0mm左右，舌侧宽度0.5mm左右（4分，一颗基牙2分）； 2．边缘齐龈（4分，一颗基牙2分）； 3．肩台连续无锐利边缘（4分，一颗基牙2分）	12	
7	支点： 1．若以软组织为支点扣5分； 2．无支点扣10分	10	
8	邻牙无损害： 1．邻牙损害＜1mm酌情扣1～5分； 2．邻牙损害＞1mm扣10分	10	
9	牙龈无损害： 1．牙龈边缘受损扣1～5分； 2．牙龈撕裂扣10分	10	
10	综合评价： 1.整体基牙轴面光滑连续，无锐利线角、无倒凹（5分）； 2.中切牙和尖牙有理想共同就位道（聚合度过大或没有共同就位道均为0分）（8分）	13	
总分		100	
	负分项： 1．预备顺序（1-6）错误，扣5分； 2．预备全过程中无观测共同就位道任何意识和手法，扣15分		

模拟试题（第四套）-口腔正畸科

第一部分：接诊患者（时间20分钟，分值100分）

一、考生题干

男，26岁，自幼牙不齐，近期发现下巴偏右伴右侧开口弹响；右下后牙咬合疼1个月余（图23-6，图23-7，图23-8）。考生需完成问诊及临床检查、病历书写。

图23-6　　图23-7　　图23-8

二、考官资料

椅位编号：××

患者姓名：×××；性别：男；年龄：26岁；联系方式：×××××××××××。

病史及相关情况

1．主诉　自幼牙齿不齐，发现下颌右偏数月伴右侧耳前区开口弹响；右下后牙咬合疼1个月余。

2．病史

（1）全身各系统有无慢性疾病与营养不良：无；药物过敏史：无。

（2）口腔科病史：

口腔习惯：否认。

正畸史：无。

错𬌗家族史：无。

3．牙颌面检查

（1）牙及牙列：恒牙列，牙列式18～27，38～48；全口牙齿色黄；47残冠，髓腔开放，有息肉，探痛，髓底完整，叩痛（－），牙髓温度测试（＋）；17伸长。36残根，松动度Ⅱ°；38口面色黑，探诊，质软，冷热敏感；上颌牙列排列整齐，下颌牙列轻度拥挤。

（2）咬合关系：

矢状关系——右侧磨牙、尖牙中性关系；左侧尖牙近中关系；前牙覆盖正常。

横向关系——上下牙弓宽度正常；上牙中线对齐面中线；下牙中线右偏。

垂直向关系——前牙Ⅱ°深覆合；Spee曲线深。

（3）口内其他软硬组织：口腔卫生状况良好；牙龈无红肿；牙结石（－）。

（4）口外与面部形态：正面观，面部不对称，颏部右偏；侧面观，直面型。

（5）颞下颌关节检查：压痛无；开口度、开口型正常；右侧开口初闭口末有弹响；前伸与侧方移动无受限。

4．X线检查

（1）CBCT关节截图：髁突皮质骨连续；右侧关节后间隙减小（提示关节盘前移位可能）。

（2）头颅侧位片：双侧下颌下缘高低不齐。

（3）47残冠，髓室底完整（排除牙龈息肉）；36残根；38冠部密度减低区（提示龋齿可能）

5．初步诊断

（1）错颌畸形——安氏Ⅲ类错𬌗亚类。

（2）颞下颌关节紊𬌗乱病。

（3）47牙髓息肉（慢性增生性牙髓炎）；37残根；38龋齿；17伸长。

6．治疗计划

（1）拍头颅正位片评估双侧骨骼对称状况。

（2）评估颞下颌关节状况。

（3）正畸治疗设计。

（4）口内治疗47根管治疗，38充填。

（5）36拔除。

三、考官评分标准（表23-8）

表23-8　接诊患者评分标准

考核项目		评分标准	标准分	得分
1．问诊及临床检查（40分）	病史采集	1．针对主诉进行病史采集（6分）； 2．询问需要鉴别诊断的阳性或阴性症状（4分）； 3．询问治疗史或用药史（2分）	12	
	口腔检查	1．关键性的检查没有遗漏（8分）； 2．次要的辅助检查没有遗漏（4分）； 3．检查中操作方法正确（4分）； 4．检查过程中有无菌观念（4分）	20	
	爱伤观念	1．检查前向患者必要的告知（4分）； 2．检查动作不粗暴，注意保护患者（4分）	8	
2．病历书写（40分）	主诉	主诉记录正确（6分）	6	
	现病史	现病史描述正确（4分）	4	
	既往史	有既往史记录（2分）	2	
	药敏史	有药敏史记录（2分）	2	
	临床检查	1．主诉描述正确（4分）； 2．主诉描述无缺项（2分）； 3．非主诉牙（病分）描述正确且无遗漏（2分）	8	
	诊断	1．主诉疾病诊断正确（4分）； 2．非主诉疾病诊断正确（2分）	6	
	治疗计划	1．主诉疾病的治疗计划正确（4分）； 2．非主诉疾病治疗计划正确（4分）	8	
	书写规范	1．病历字迹工整（2分）； 2．无不规范涂改（2分）	4	
3．医患沟通		1．病情及治疗计划交代清晰（8分）； 2．治疗后注意事项交代清晰（4分）； 3．表达流畅，使用礼貌用语（4分）； 4．适度使用专业术语（4分）	20	
总分			100	

第二部分：技能操作（共5项）

一、考生题干

请考生在口腔模拟设备（仿头模）上操作

1．开髓术（时间15分钟，分值100分）。

2．前牙烤瓷冠牙体预备（时间20分钟，分值100分）。

3．牙周龈下刮治和根面平整术（时间15分钟，分值100分）。

4．口内切开缝合（时间20分钟，分值100分）。

5．弓丝弯制（时间40分钟，分值100分）。

二、评分标准

1．开髓术（时间15分钟，分值100分），见附表23-1。

2．前牙烤瓷冠牙体预备（时间20分钟，分值100分），见附表23-2。

3．牙周龈下刮治和根面平整术（时间15分钟，分值100分），见附表23-3。

4．口内切开缝合（时间20分钟，分值100分），见附表23-4。

5．弓丝弯制（时间40分钟，分值100分），见表23-9。

表23-9　弓丝弯制评分标准

考题	弓丝弯制及评分标准		标准分	得分
一、下颌0.016”不锈钢圆丝（40分）	标准弓形（13分）	与弓形图匹配	3	
		弓形圆滑	3	
		水平性	3	
		对称性	4	
	牵引用小圈曲（12分）	形态	3	
		左右方向一致	3	
		位置	3	
		对称性	3	
	双侧第一磨牙近中外展弯（9分）	形态	3	
		大小	3	
		对称性	3	
	双侧第一磨牙10°后倾曲（6分）	大小	3	
		对称性	3	
二、上颌0.019”×0.025”不锈钢方丝（60分）	标准弓形（28分）	与弓形图匹配	8	
		弓形圆滑	5	
		水平性	5	
		对称性	10	
	弯制第一序列弯曲（16分）	双侧侧切牙远中内收弯	8	
		双侧尖牙近中外展弯	8	
	弯制第三序列弯曲上切牙＋10°（16分）	双侧第一磨牙近中外展弯 上切牙＋10°	8 8	
总分			100	

模拟试题（第五套）-口腔颌面外科

第一部分：接诊患者（时间20分钟，病史采集＋医患沟通10分钟，病历书写10分值，分值100分）

一、考生题干

刘××，男，35岁。患者2天前驾驶摩托车摔倒致面部外伤，拍片发现颌骨骨折。请接诊该患者。

二、考官参考资料

患者姓名：刘××；性别：男；年龄：35岁。

主诉：面部外伤2天。

现病史：患者2天前驾驶摩托车摔倒致面部外伤，自觉面部出血，口内牙齿脱落，于当地县医院就诊，行“下唇裂伤清创缝合术”，拍摄CT发现颌骨骨折，建议转上级医院行进一步诊疗，今就诊于我科。自发病以来，精神、食欲可，受伤当时无恶心、呕吐和意识丧失等不适症状，大小便正常。

既往史：既往体质健康，否认高血压病史，否认糖尿病病史。否认手术史，否认外伤史，否认输血史，否认肝炎史，否认结核病史，无传染病病史，否认食物过敏史，无药物过敏史。

检查所见：颌面部左右不对称，左侧面部肿胀，张口度1.5cm（或中度受限），开口型偏左，双侧颞下颌关节区压痛（＋），颏部和下唇内侧黏膜分别可见一约3.0cm×2.5cm大小创口，创口均已对位缝合，缝线固定无松动，未见明显血性及脓性分泌物渗出。咬合关系紊乱，左侧后牙区咬合早接触，前牙及右侧后牙开合，上颌骨前部骨块动度明显，11、12 Ⅲ°松动；13临床牙冠变短，Ⅰ°松动；21、22缺失；31、41 Ⅱ°度松动；31叩痛（＋）；31、41间牙龈撕裂，长约3cm，该位置可扪及台阶感；余未触及明显骨异常活动度，眶下区及下唇无麻木。

辅助检查：（颌面部CT，图23-9）

初步诊断：①下颌骨体双侧髁突骨折；②上颌前部牙槽突骨折；③11、12、31、34牙外伤，13嵌入性脱位，21、22完全脱位；④下唇和颏部清创缝合；⑤术后牙列缺损。

治疗计划：①手术治疗；②抗感染治疗；③外伤松动牙牙弓夹板固定术；④11、12、13、31、34牙外伤，建议口腔内科进一步治疗；⑤21、22择期修复治疗。

图23-9

三、标准化患者扮演环节

患者姓名：刘××；性别：男；年龄：35岁。

考生：你好，怎么不舒服了？

SP：你好，2天前骑摩托车摔倒，把脸磕了。

考生：当时受伤是什么情况？

SP：摔倒以后下巴先着地了，然后感觉掉了几颗牙，嘴里一直流血

考生：当时做什么处理了吗？

SP：当时被送到我们当地县医院，说脸上和嘴上有口子，就缝了针。

考生：做什么检查了吗？

SP：拍了个片子，发现骨折了，让来大医院看一下

考生：现在有什么不舒服吗？

SP：现在感觉脸肿，嘴肿，张不开嘴，一张嘴就疼。

考生：还有什么不舒服？

SP：饭也吃不了，牙咬不住了，上面的牙掉了两颗，周围的牙一动就疼，感觉也要掉，左面后牙能咬住，右边咬不住了。

考生：面部和下唇有麻木的感觉吗？

SP：没有。

考生：你平时有什么基础病吗？糖尿病？高血压？有没有外伤、手术输血史？肝炎、结核等传染病有吗？平时吸烟饮酒吗？

SP：没有基础性疾病、传染病、没有手术治疗史，不吸烟饮酒。

考生：有没有过敏的药物或食物？

SP：没有。

考生：有没有做过什么检查？

SP：拍了个CT。

四、评分标准（表23-10）

表23-10　接诊患者评分标准

<table>
<tr><th colspan="2">考核项目</th><th>评分标准</th><th>标准分</th><th>得分</th></tr>
<tr><td rowspan="3">问诊及临床检查（40分）</td><td>病史采集</td><td>1. 针对主诉进行病史采集（6分）；
2. 询问需要鉴别诊断的阳性或阴性症状（4分）；
3. 询问治疗史或用药史（2分）</td><td>12</td><td></td></tr>
<tr><td>口腔检查</td><td>1. 关键性的检查没有遗漏（8分）；
2. 次要的辅助检查没有遗漏（4分）；
3. 检查中操作方法正确（4分）；
4. 检查过程中有无菌观念（4分）</td><td>20</td><td></td></tr>
<tr><td>爱伤观念</td><td>1. 检查前向患者进行必要的告知（4分）；
2. 检查动作不粗暴，注意保护患者（4分）</td><td>8</td><td></td></tr>
<tr><td rowspan="5">病历书写（22分）</td><td>主诉</td><td>主诉记录正确（6分）</td><td>6</td><td></td></tr>
<tr><td>现病史</td><td>现病史描述正确（4分）</td><td>4</td><td></td></tr>
<tr><td>既往史</td><td>有既往史记录（2分）</td><td>2</td><td></td></tr>
<tr><td>药敏史</td><td>有药敏史记录（2分）</td><td>2</td><td></td></tr>
<tr><td>临床检查</td><td>1. 主诉牙（病）描述正确（4分）；
2. 主诉牙（病）描述无缺项（2）；
3. 非主诉牙（病）描述正确且无遗漏（2分）</td><td>8</td><td></td></tr>
<tr><td rowspan="3">病历书写（18分）</td><td>诊断</td><td>1. 主诉疾病诊断正确（4分）；
2. 非主诉疾病诊断正确（2分）</td><td>6</td><td></td></tr>
<tr><td>治疗计划</td><td>1. 主诉疾病的治疗计划正确（4分）；
2. 非主诉疾病治疗计划正确（4分）</td><td>8</td><td></td></tr>
<tr><td>书写规范</td><td>1. 病历字迹工整（2分）；
2. 无不规范涂改（2分）</td><td>4</td><td></td></tr>
<tr><td colspan="2">3. 医患沟通</td><td>1. 病情及治疗计划交代清晰（8分）；
2. 治疗后注意事项交代清晰（4分）；
3. 表达流畅，使用礼貌用语（4分）；
4. 适度使用专业术语（4分）</td><td>20</td><td></td></tr>
<tr><td colspan="3">总分</td><td>100</td><td></td></tr>
</table>

第二部分：技能操作（共5项）

一、考生题干

请考生在口腔模拟设备（仿头模）上操作。

1．开髓术（时间15分钟，分值100分）。
2．前牙烤瓷冠牙体预备（时间20分钟，分值100分）。
3．牙周龈下刮治和根面平整术（时间15分钟，分值100分）。
4．口内切开缝合（时间20分钟，分值100分）。
5．牙拔除术（时间15分钟，分值100分）。

二、评分标准

1．开髓术（时间15分钟，分值100分），见附表23-1。
2．前牙烤瓷冠牙体预备（时间20分钟，分值100分），见附表23-2。
3．牙周龈下刮治和根面平整术（时间15分钟，分值100分），见附表23-3。
4．口内切开缝合（时间20分钟，分值100分），见附表23-4。
5．牙拔除术（时间15分钟，分值100分），见表23-11。

表23-11　牙拔除术评分标准

序号	评分项目	标准分	得分
1	无菌原则：六步洗手法（6分），戴手套方法（4分）	10	
2	体位、灯光调整：（按指定牙位） 上颌牙与地面呈45°角，下颌牙与地面平行（4分），灯光聚焦于术野（4分）	8	
3	器械准备： 器械盘准备（2分），注射器准备（1分），牙龈分离器（1分），牙钳（3分）（上颌磨牙牙钳区分左右），刮匙（1分），器械摆放整齐，工作端同向（2分）	10	
4	局部麻醉：（按指定牙位选局部浸润、上颌结节、翼下颌注射法其一）。 局部消毒方法（2分）， 执笔式持握注射器（4分）， 局部浸润注射法：左手持口镜牵拉口唇动作（1分），进针点在根尖上方（3分）	10	
5	方向平行于牙长轴，呈45°角进针（3分），示指与中指夹持，拇指推注（3分），支点有无 翼下颌注射法：左手持口镜牵拉口角动作（1分），从对侧前磨牙间进针（3分）	10	
	进针点位于翼下颌韧带中点偏外，进针平面高于下牙平面1cm 回吸动作有无，示指与中指夹持针管，拇指推注针栓（3分）。 上颌结节及腭大孔注射法：左手持口镜后上牵拉上唇动作，自上颌第二磨牙远中根黏膜皱襞处，与上颌牙平面呈45°角进针，沿上颌结节向后上内进针深度2～2.5cm（3分），回吸动作有无（1分），示指与中指夹持针管，拇指推注针栓，自上颌第三磨牙腭侧龈缘距腭中线中外1/3处进针注射（3分）		
6	分离牙龈：执笔式持握牙龈分离器（3分），从近中或远中一侧开始，紧贴牙面插入龈沟底部，分离应包含颊、舌、近中、远中四面（8分），支点有无（3分）， 连续分离，动作连贯，不应反复来回分离（2分）	16	
7	安放牙钳： 正确选择牙钳（2分） 掌心向上正手握持牙钳（4分） 钳喙紧贴牙面插入龈沟底部（3分） 夹持于外形高点以下牙颈部（3分） 牙钳与牙长轴方向一致（4分）	16	

续表

序号	评分项目	标准分	得分
8	患牙脱位： 摇动、扭转、牵引三力合理使用（6分） 对合牙保护有无（4分） 牵拉、保护动作有无（4分）	14	
9	拔牙创处理： 检查牙齿完整性（2分） 刮匙搔刮牙槽窝（2分） 牙槽窝复位（2分）	6	
总分		100	

模拟试题（第六套）-口腔颌面影像科

第一部分：接诊患者

（病史采集＋医患沟通＋病历书写。时间：病史采集＋医患沟通10分钟，病历书写10分钟，分值100分，SP或真实患者）

一、考生题干

患者韩×，男，50岁，烤瓷冠反复脱落半年，全口牙齿咬合不适5年。半年前于外院行右上6、7烤瓷冠修复，因牙齿太短，反复脱落，双侧后牙不能同时咬住。前牙区散在缝隙，逐渐加重，下前牙先天缺失1颗（图23-10）。请询问相关病史，及查体后给出相关诊断。

图23-10

二、考官资料

（考官材料：患者口腔检查参考答案）

示例：患者口腔检查参考答案。

椅位编号：××。

患者姓名：×××；性别：男；年龄：50；联系方式：×××××××××××。

主诉：右上后牙牙冠反复脱落半年。

现病史：患者半年前曾于外院行右上后牙烤瓷冠修复，后烤瓷全冠反复脱落，部分牙齿牙根暴露，进食时自觉咬合酸软，咀嚼无力，不能吃硬食，双侧后牙不能同时咬住，今来就诊。

既往史：右下后牙5年前于外院行冠修复，该牙未做根管治疗。

全身情况：体健。

过敏史：无。

体格检查：全口口腔卫生差，无龋坏，牙龈红肿，牙石（＋），探诊出血，前牙区散在间隙，33～43牙根暴露，牙龈退缩；16、17牙体预备后，牙本质暴露；41缺失；12、22过小牙；46烤瓷冠修复；全口牙齿不同程度磨耗，25、26、36、37、47磨耗较重，咬合面牙本质暴露；21、31切端牙釉质缺损，牙本质暴露；双侧颞下颌关节区无弹响及压痛，开口度正常，开口型正常。

影像学检查：全口牙槽骨水平吸收至根上1/3，27近远中牙槽骨可见弧型吸收；41缺失；12、22过小牙；16、17预备体，16、17根管内未见高密度影像；46冠部高密度影像，根管内未见高密度影像；14～24、34～44牙齿间可见散在间隙；25、26、36、37、47咬合面牙釉质牙本质部分缺失，37牙本质近髓；双侧髁突无明显吸收；

初步诊断：①慢性牙周炎；②41缺失；③21、31、16、17牙体缺损；④12、22过小牙；⑤25、26、36、37、47磨耗。

治疗计划：①牙周序列治疗；②16、17冠修复；③修复治疗25、26、36、37、47，行咬合重建；④牙周病情控制后，建议进行正畸治疗，关闭前牙散在间隙。口腔卫生宣教。

三、标准化患者扮演环节

题干：患者，男性，50岁。右上后牙牙冠冠反复脱落半年。

考核内容：病史采集的内容和相关技巧，以及诊断及治疗意见。

要求：利用标准化患者模拟门诊接诊情境进行考核，完成病史采集，重点查体，并结合阳性体征进行初步诊断及治疗意见（学员询问时予以提供，不提问不予告知）。

学生：您多大了？

SP：50岁

学生：您的牙齿有什么不舒服吗？

SP：半年前因为牙齿磨耗太重，吃东西酸软，把右上牙齿磨小了做的烤瓷牙，但是做了牙冠后反复脱落，黏不住，没有镶上，现在也不戴了，想重新镶一下。

学生：您以前还做过什么口腔治疗吗？

SP：5年前右下做过1颗烤瓷牙。

学生：您这颗烤瓷牙做过根管治疗吗？

SP：没有。

学生：您口腔还有什么不舒服吗？

SP：有牙结石，口内牙根有部分露出来，前牙的缝隙也越来越大，后牙牙面磨耗得比较厉害，双侧咬合也不太好，咬东西比较费劲，吃硬的东西不舒服，觉得酸软。左侧咬住了，右侧咬不住，双侧不能同时咬合；还有右下前牙先天少了一颗。

学生：您双侧关节区有没有不舒服过，有没有出现过弹响？

SP：双侧关节区没有响过，也没有不舒服过。

学生：您的嘴能张大吗？

SP：能张大嘴。

学生：您张嘴时候，嘴有歪斜么？

SP：不歪

学生：您全身情况怎么样？对什么药物过敏吗？

SP：身体健康；没有药物过敏。

四、评分标准（表23-12）

表23-12　接诊患者评分标准

考核项目		评分标准	标准分	得分
1. 问诊及临床检查	病史采集	1. 针对主诉进行病史采集（6分）； 2. 询问需要鉴别诊断的阳性或阴性症状（4分）； 3. 询问治疗史或用药史（2分）	12	
	口腔检查	1. 关键性的检查没有遗漏（8分）； 2. 次要的辅料检查没有遗漏（4分）； 3. 检查中操作方法正确（4分）； 4. 检查过程中有无菌观念（4分）	20	
	爱伤观念	1. 检查前向患者进行必要的告知（4分）； 2. 检查动作不粗暴，注意保护患者（4分）	8	
2. 病历书写	主诉	主诉记录正确（6分）	6	
	现病史	现病史描述正确（4分）	4	
	既往史	有既往史记录（2分）	2	
	药敏史	有药敏史记录（2分）	2	
	临床检查	1. 主诉牙（病）描述正确（4分）； 2. 主诉牙（病）描述无缺项（2分）； 3. 非主诉牙（病）描述正确且无遗漏（2分）	8	
	诊断	1. 主诉疾病诊断正确（4分）； 2. 非主诉疾病诊断正确（2分）	6	
	治疗计划	1. 主诉疾病的治疗计划正确（4分）； 2. 非主诉疾病治疗计划正确（4分）	8	
	书写规范	1. 病历字迹工整（2分）； 2. 无不规范涂改（2分）	4	
3. 医患沟通		1. 病情及治疗计划交代清晰（8分）； 2. 治疗后注意事项交代清晰（4分）； 3. 表达流畅，使用礼貌用语（4分）； 4. 适度使用专业术语（4分）	20	
总分			100	

第二部分：技能操作（5项操作合计满分100分，80分合格，其中，技能操作1～4各占比12.5%，技能操作5占比50%）

一、考生题干

请考生按要求完成以下操作

1. 开髓术（15min）。
2. 前牙烤瓷冠预备（20min）。
3. 牙周龈下刮治和根面平整术（15min）。
4. 口内切开缝合（20min）。
5. 根尖片投照（10min）。

二、评分标准

1．开髓术（15min），见附表23-1。

2．前牙烤瓷冠预备（20min），见附表23-2。

3．牙周龈下刮治和根面平整术（15min），见附表23-3。

4．口内切开缝合（20min），见附表23-4。

5．根尖片投照（10min），见表23-13。

表23-13　根尖片投照评分标准

考核内容	评分标准	标准分	得分
1．投照前（20分）	摘除头面部饰物及可摘带义齿	5	
	严格遵循院感防控原则	5	
	给患者正确佩戴铅围脖	10	
2．投照中（40分）	1．依据上下颌不同牙位调整患者头位	10	
	2．依据不同牙位调整X线球管位置	10	
	3．依据患者不同选择不同曝光参数	20	
3．投照后（40分）	1．目标牙位于图像中心	10	
	2．图像无扭曲变形	10	
	3．根尖下遗留空间至少2mm	10	
	4．图像的对比度、明亮度适宜	10	
4．单项否决	未给患者佩戴铅围脖（扣100分）	-100	
总分		100	

备注：对考生可能发生的伤害患者行为（比如未给患者佩戴铅围脖），考官须予以制止，并扣减相应分数。

模拟试题（第七套）- 口腔病理科

第一部分：接诊患者（病史采集＋医患沟通＋病历书写。时间：接诊10分钟，病历书写10分钟，分值100分，SP或真实患者）

一、考生题干

患者宋××，女，31岁，近一年出现下颌牙齿间断性疼痛，全口无力不敢咬硬物现象，已在外院拔除右下后牙。请询问相关病史，及查体后给出相关诊断（口内照及曲面断层影像，图23-11）。

图23-11

二、考官资料

示例：患者口腔检查参考答案。

椅位编号：××。

患者姓名：×××；性别：女；年龄：31；联系方式：×××××××××××。

全身情况：体健；药物过敏：无。

口腔检查所见：

缺失牙：13，25，46缺失，25缺牙间隙小。龋：无。非龋：34、35颈部楔形缺损，探诊敏感，冷热诊正常，叩诊（－），不松动。36颌面可见银白色充填物，牙体不完整，探诊无反应，冷热诊无反应，叩诊（±），不松动。37颌面可见龋坏，牙体不完整，探诊无反应，冷热诊无反应，叩诊（++），松动Ⅱ°。47颌面可见银白色充填物，牙体不完整，探诊无反应，冷热诊无反应，叩诊（+），松动Ⅰ°。全口PD：6～8mm。AL：有牙石（+～++）；BI：1～4；色素：（+）。智齿：无。

已充填牙齿：36、47。已修复牙齿：24～26烤瓷冠修复。咬合情况：前牙Ⅰ°深覆，后牙：无特殊。过长：无。关节：双侧TMJ无弹响及压痛，开口度正常，开口型正常。

初步诊断：①慢性牙周炎；②13、25、46牙体缺失；③34、35楔状缺损；④36、47牙体缺损。

治疗计划：①36、37、47拍根尖片后决定进一步方案；②OHI，牙周基础治疗；③34、35树脂充填；④定期复查。

三、标准化患者扮演环节

题干：患者，女性，31岁。下颌双侧后牙不适。

考核内容：病史采集的内容和相关技巧，以及诊断及治疗意见。

要求：利用标准化患者模拟门诊接诊情境进行考核，完成病史采集，重点查体，并结合阳性体征进行初步诊断及治疗意见。

学员询问时予以提供，不提问不予告知内容：

学生：您多大了？

SP：31岁。

学生：您全身情况如何，有无药物过敏？

SP：全身健康，无药物过敏。

学生：您全口卫生状况如何？

SP：全口牙龈肿胀，刷牙有出血，有牙垢。

学生：您有无智齿和已充填的牙齿，以及已修复的牙齿？

SP：没有智齿，无已充填牙齿，左上有烤瓷冠修复。

学生：您咬合状况怎样，双侧关节有无异常？

SP：没有感到异常。

学生：您张口有歪斜么？有无缺失牙？

SP：张口无歪斜，上颌及下颌都有缺牙。

学生：您有无龋坏牙？

SP：有龋坏牙。

学生：您其余牙有无异常？

SP：下颌后牙补过牙，有咬合不舒服。

四、评分标准（表23-14）

表23-14　接诊患者评分标准

考核项目		评分标准	标准分	得分
1. 问诊及临床检查	病史采集	1. 针对主诉进行病史采集（6分）； 2. 询问需要鉴别诊断的阳性或阴性症状（4分）； 3. 询问治疗史或用药史（2分）	12	

续表

考核项目		评分标准	标准分	得分
1. 问诊及临床检查	口腔检查	1. 关键性的检查没有遗漏（8分）； 2. 次要的辅料检查没有遗漏（4分）； 3. 检查中操作方法正确（4分）； 4. 检查过程中有无菌观念（4分）	20	
	爱伤观念	1. 检查前向患者进行必要的告知（4分）； 2. 检查动作不粗暴，注意保护患者（4分）	8	
2. 病历书写	主诉	主诉记录正确（6分）	6	
	现病史	现病史描述正确（4分）	4	
	既往史	有既往史记录（2分）	2	
	药敏史	有药敏史记录（2分）	2	
	临床检查	1. 主诉牙（病）描述正确（4分）； 2. 主诉牙（病）描述无缺项（2分）； 3. 非主诉牙（病）描述正确且无遗漏（2分）	8	
	诊断	1. 主诉疾病诊断正确（4分）； 2. 非主诉疾病诊断正确（2分）	6	
	治疗计划	1. 主诉疾病的治疗计划正确（4分）； 2. 非主诉疾病治疗计划正确（4分）	8	
	书写规范	1. 病历字迹工整（2分）； 2. 无不规范涂改（2分）	4	
3. 医患沟通		1. 病情及治疗计划交代清晰（8分）； 2. 治疗后注意事项交代清晰（4分）； 3. 表达流畅，使用礼貌用语（4分）； 4. 适度使用专业术语（4分）	20	
总分			100	

第二部分：技能操作（5项操作合计满分100分，80分合格，其中，技能操作1～4各占比12.5%，技能操作5和6占比25%）

一、考生题干

请考生在指定时间内完成以下操作：

1. 开髓术（15min）。
2. 前牙烤瓷冠预备（20min）。
3. 牙周龈下刮治和根面平整术（15min）。
4. 口内切开缝合（20min）。
5. 显微镜观察病理切片诊断（时间60分钟，分值100分，占比25%）。

病例1：患者女，52岁。发现左腮腺区肿物3个月。

病史：3个月前无意中发现左腮腺区肿物，约“蚕豆”大小，无疼痛等不适，自发现以来，肿物未见明显变化。

临床检查：左腮腺区肿物最大径约为3cm，中心位于耳垂后内侧，表面光滑，质地中等，无明显触痛，边界清楚，活动度一般。肿物表面皮肤无明显异常。未见口角歪斜、鼻唇沟变浅、闭眼不全、额纹消失。口腔卫生状况好；肿物所在的腺体导管口无红肿、溢脓；唾液分泌量正常，清亮；咽旁未见膨隆。未触及肿大颈部淋巴结。

影像学检查：①腮腺彩超可见左侧腮腺内大小约3.0cm×2.3cm无回声、形态规则、边界清晰肿块影，未见明显血流信号。②CT：左腮腺内见类圆形软组织肿块影，边界清晰，大小约2.7cm×2.6cm×2.7cm，密度均匀，CT值23HU，增强扫描边缘可见明显环形强化，内部未见强化。双颈部未见肿大淋巴结。

手术：左腮腺肿物及部分腺体探查切除术＋面神经解剖术。术中见肿物为单个，中心位于腮腺后下极，包膜完整。

大体检查：类圆形软组织肿物，界清，表面光滑，大小约2.8cm×2.8cm×2.6cm，剖开呈囊性，充满淡灰黄色胶冻样内容物，囊壁厚0.1～0.2cm。

请阅片后回答以下问题（请在答题纸上作答）：①请描述病变的镜下表现。②病理诊断及主要诊断依据是什么？③哪些辅助检查有助于该病的诊断和鉴别诊断？④该疾病的生物学行为和预后如何？

病例2：患儿，女，12岁。拍片发现左下颌骨后牙区病变2个月。

病史：2个月前因正畸治疗进行影像学检查，发现左下颌骨后牙区高密度影。无疼痛不适。

临床检查：双侧面部对称，开口度三指。37口内未见，对应牙槽骨无膨隆，质硬，无压痛，周围牙龈无红肿，无溢脓。

影像学检查（CBCT）：左下颌骨内见37阻生，牙根发育中，冠方可见密度不均匀增高团块影，大小约1.0cm×1.0cm×0.8cm，边界清晰，其上方见薄层骨质。38恒牙胚未见。

手术：局麻下切开表面黏膜，翻瓣，去除部分骨质，暴露病灶，分块摘除质硬病变组织，刮除周围软组织。

大体检查：不规整硬组织3块，淡黄色，总体积约2.0cm×1.5cm×0.5cm，脱钙。

请阅片后回答以下问题（请在答题纸上作答）：①请描述病变的镜下表现。②病理诊断及主要诊断依据是什么？③简述该疾病的性质、生物学行为及预后。

6．大体病理标本取材（时间30分钟，分值100分　占比25%）。

二、评分标准

1．开髓术（15min），见附表23-1。

2．前牙烤瓷冠预备（20min），见附表23-2。

3．牙周龈下刮治和根面平整术（15min），见附表23-3。

4．口内切开缝合（20min），见附表23-4。

5．显微镜观察病理切片诊断，见表23-15。

表23-15　显微镜观察病理切片诊断评分标准

序号	内容	评分项目	标准分	得分
1	镜下描述	组织结构描述正确（5分），病变描述无遗漏（10分），叙述符合诊断要求（5分）	20	
2	病理诊断	诊断方向正确（10分） 诊断经过叙述清晰、有条理，且无遗漏（10分）；诊断正确（30分）	50	

续表

序号	内容	评分项目	标准分	得分
3	辅助检查	特殊染色符合病例要求（5分），免疫组化符合病例要求（10分），其他检查符合病例要求（5分）	20	
4	基础知识	全面掌握病变相关基础知识10分	10	
总分			100	

6．大体病理标本取材（表23-16）。

表23-16　大体标本检查取材评分标准

考核内容	评分标准	标准分	得分
标本核对制度（5分）	取出标本前核对、无遗漏项目（3分），回答问题（2分）	5	
标本固定方法（5分）	回答问题（固定液类型、用量、时间、容器等）（5分）	5	
标本检查、描述（40分）	全面、准确（15分）； 病变性质判断（15分），临床病理联系（10分）	40	
标本取材（50分）	操作规范熟练（20分）； 选取部位有代表性，无漏检（20分）；防组织污染、防医院感染（5分）； 剩余标本处理（3分）； 20分钟内完成（2分）	50	
总分100			

附件：常用技能操作评分标准

附表23-1　开髓术评分标准

考核项目		考核内容及标准	标准分	得分
1	无菌观念	六步洗手法，戴手套、防护面罩，贴避污膜	1	
2	物品准备	器械盒、高速手机、低速手机、三枪、慢球钻、裂钻、安全车针、C挫或10号或15号锉	1	
3	器械选择	1．裂钻穿通髓腔，球钻揭髓室顶（6分）； 2．裂钻或安全车针修整髓室侧壁（4分）； 3．10号或15号手动根管锉探查根管（4分）	14	
4	体位和手法	1．医师位于9～12点，坐姿端正（4分）； 2．调整椅位灯光，上颌合平面与地面呈45°～90°； 3．人文沟通关怀，牙位，麻醉，不适示意等； 4．开髓过程中，无名指作稳定支（5分）； 5．正确使用口镜牵拉和反射（5分）	14	
5	入口洞形	1．去除龋坏组织； 2．上颌磨牙洞口外形为钝圆的三角形，三角形顶在腭侧，底边在颊侧（7分）； 3．其中一腰在斜嵴的近中侧，与斜嵴平行，另一腰与近中边缘嵴平行（6分）； 4．入口洞形大小合理（7分）	20	
6	揭髓室顶	1．用探针双弯小沟提拉髓角，无阻力（10分）； 2．暴露髓室底和根管口，无阻挡（5分）	15	

续表

考核项目		考核内容及标准	标准分	得分
7	修整髓室侧壁，定位根管口	1．髓室侧壁修整，窝洞壁与髓腔壁过渡平滑（5分）； 2．髓室底形态完整（12分）； 3．定位根管口，所有根管口均能顺滑进入（8分）	25	
8	熟练程度	15分钟内完成	10	
9	单项否决	髓室穿孔或未揭全髓室顶	-100	
10	负分项	考生选错牙位，单项扣40分	-40	
总分			100	

附表23-2　上颌中切牙烤瓷牙体预备评分标准

序号	考核内容及标准	标准分	得分
1	1．六步洗手法，戴手套，防护面罩、贴避污膜； 2．调整椅位灯光，上颌颌平面与地平面呈90°角； 3．用物主要有高速手机，平头或圆头锥形车针	6	
2	1．握笔式，无名指或中指，以邻牙作支点； 2．间断点磨，喷水冷却	2	
3	切端预备：1．有1.5～2.0mm深度的引导沟预备（4分）； 2．车针与牙体长轴呈45°（2分）； 3．预备量1.5～2.0mm（2分）； 4．车针选择正确（2分）	10	
4	唇面预备：1．有1.2深度的引导沟预备（2分）； 2．有切1/2与颈1/2形成凸面（2分）； 3．颈1/2方向与牙体长轴一致（4分）； 4．预备量1.5～2.0mm（2分） 5．车针选择正确（2分）	12	
5	邻面预备：1．先用最细车针，邻面打开后才能换用较粗车针（2分）； 2．打开邻面使用上下提拉动作，注意保护邻牙（4分）； 3．轴聚合角度2°～5°（2分）； 4．与唇舌面移行（2分）	10	
6	舌侧预备：1．预备量0.8～1.5mm（4） 2．外形与舌侧窝一致（4）	8	
7	肩台预备：1．唇侧宽度1.0mm左右，舌侧宽度0.5mm左右（4分）； 2．边缘齐龈（4分）； 3．肩台连续无锐利边缘（4分）	12	
8	支点：1．若以软组织为支点扣5分 2．无支点扣10分	10	
9	邻牙无损害：1．邻牙损害＜1mm酌情扣1～5分； 2．邻牙损害＞1mm扣10分	10	
10	牙龈无损害：1．牙龈边缘受损扣1～5分； 2．牙龈撕裂扣10分	10	
11	总体外观及综合评价：1．牙体预备量过大（0分）； 2．聚合度大于10°（0分）；3．有倒凹（0分）	10	
	负分项：预备顺序（1～5）错误扣5分，牙位选择错误直接扣20分	－20	
总分		100	

附表23-3　牙周龈下刮治和根面平整术评分标准

序号	考核项目	考核内容及标准	标准分	得分
1	术前准备	六步洗手法、戴手套、防护面罩、贴避污膜；一次性器械盒、牙周探针、刮治器	3	
2	器械及工作刃选择	1. 根据牙位选择不同Gracey刮治器，前牙5/6，后牙7/8、11/12、13/14（5分）。 2. 确认刮治器的锐利度（2分）。 3. 前后牙工作刃选错分别扣除本项前后牙相应分数，考官指出错误后继续考试	7	
3	体位	由考官指定牙位，根据牙位调整好体位： 1. 一般选择7～12点位（上下前牙7～8点位和12点位；左侧上下后牙颊侧面和右侧上下后牙舌/腭侧面10～11点位；右侧上下后牙颊侧面和左侧后牙舌/腭侧面9～10点位，2分）。 2. 双腿分开，双脚踏地，大腿与地面平行，腰部挺直，双肩下垂（4分），上颌𬌗平面与地平面呈90°，下颌𬌗平面呈0°角（2分）。 3. 患者口腔高度与术者自然下垂肘关节基本平齐（2分）	10	
4	探查	1. 沟通后刮治前用牙周探针探查每颗牙6个位点牙周袋的深度、位置和形状（2分）。 2. 用尖探针或牙周探针探查牙石位置和形状（2分）	4	
5	握持方法	改良握笔式（6分）	6	
6	支点	1. 没有支点扣10分。中指作支点，或无名指辅助中指形成复合支点（4分）。 2. 指腹放在所在牙或邻牙上（4分）。操作过程中，支点必须一直保持稳固（2分）	10	
7	器械角度	1. 工作面与根面平行0°角进入牙周袋底（5分）改变角度，工作面与根面呈80°角左右。 2. 考官观察器械下段颈部是否与牙长轴平行即可判断角度是否正确（5分）	10	
8	工作端在操作中的使用情况	是否选择正确的工作端和工作刃进行操作： 1. 前牙5/6的工作端适合前牙的各个面；后牙：7/8适合颊舌侧面、11/12适合近中面、13/14适合远中面（以上为4分）。 2. 确定工作刃的方法，Low shank垂直地面，低的一侧刃，即是工作刃（6分）	10	
9	用力方式和方向	1. 主要应用前臂-腕的力量，刮治器柄位于拇指与示指间虎口处（5分）。 2. 通过侧向加压＋冠向提拉（腕部＋前臂转动发力，3分）去除牙石，不能层层刮削。 3. 方向主要以冠向为主，也可选择斜向或水平方向（主要做颊舌侧时）（5分）	13	
10	运动幅度	1. 每一个刮治＋根面平整动作的范围不能过大，工作端不要超出龈缘（7分）。 2. 刮治要有连续性，有顺序，不遗漏（3分）	10	
11	探针检查	操作结束后应用尖探针或牙周探针检查有无龈下牙石的存在（5分）	5	
12	干净程度	由考官负责检查： 1. 一颗前牙4个面，近中面2分，远中面2分，颊侧面1，舌侧面1分（6分）。	12	

续表

序号	考核项目	考核内容及标准	标准分	得分
12	干净程度	2．一颗后牙4个面，近中面2分，远中面2分，颊侧面1分，舌侧面1分（6分）	12	
负分项		未按照考官指定牙位进行操作，每错1个牙位扣10分，最高扣20分	-20	
总分			100	

附表23-4　口内切开缝合评分标准

	考核项目	考核内容及标准	标准分	得分
1	器械准备（戴无菌手套前）	1．在无菌区域内按序摆放手术器械，打开刀片、缝线外包装（2分）。 2．调整灯光聚焦于术野处（2分）。 3．器械工作端朝向一致（2分）	6	
2	无菌原则（洗手、戴手套）	1．六步洗手方法（6分），可模拟。 2．穿戴无菌手套方法（2分），可用一次性手套代替。 3．戴手套后无菌手端放要高于肘上，符合无菌要求（2分）	10	
3	安插刀片、夹持缝针	1．用持针器正确安插刀片的方法（2分）。 2．持针器夹持缝针位置，缝针后1/3处（2分）	4	
4	画线	1．用划线笔在套筒内橡胶片上画2.5cm长直线（2分）。 2．用钢尺比对画线，直线长短适中（2分）	4	
5	切开	1．执笔式持握手术刀，沿画线切开（4分）。 2．直线切口整齐，无锯齿（4分）	8	
6	缝合	1．右手持握持针器的姿势以及方法（4分）。 2．左手持血管钳或齿摄的姿势及方法（4分）。 3．进针时针尖方向应与橡胶片垂直（4分）。 4．沿缝针弧度进、出针，平稳、顺畅程度（4分）。 5．血管钳或齿镊夹持出针（4分）。 6．针距对称一致（3mm，4分）。 7．线距对称一致（5mm，4分）	28	
7	打结	1．正确持针器打结（4分），正确手打结（4分）。 2．打结熟练、顺畅，无滑结（4分）。 3．打结松坚度恰当，创缘对齐程度（4分）。 4．创缘无缝隙（2分），创缘无卷曲（2分）	20	
8	剪线	1．右手握持剪刀的方法（4分），剪线方法（2分）。 2．剪线位置（2分），留线长短评价（2分）	10	
9	整体评价	切缘对齐、无卷曲，针距、线距对称一致，线结同侧无杂乱，缝合美观度	10	
总分			100	

（李兆婷）